알기쉽게 풀이한 사람해부학

알기쉽게 풀이한

사람해부학

아카데미아

정 인 혁

전 연세대학교 의과대학 해부학교실 교수
대한의사협회 의학용어실무위원회 위원장
대한해부학회 용어위원회 위원장
대한해부학회 이사장
대한체질인류학회 회장

주요 저서 및 역서

- 사람해부학(1~5판)
- 간추린 사람해부학
- 근육뼈대계통의 기능해부학
- 해부학을 통해 본 사회모습
- 해부학용어 그림사전
- 생생사진해부학
- 우리말의학사전

알기쉽게 풀이한 **사람해부학**

1판 1쇄 발행 | 2020년 3월 3일
1판 5쇄 발행 | 2024년 9월 2일

편저자 | 정인혁

펴낸이 | 주용진
펴낸곳 | 도서출판 아카데미아
주　소 | 경기도 안양시 동안구 시민대로 401 대륭테크노타운15차 2003호
전　화 | 031-389-8811
팩　스 | 031-389-8817
E-mail | books@academya.co.kr
http://www.academya.co.kr

ISBN 978-89-5938-427-3
값 48,000원

편저자 / 도움주신 분

편 저 자　정 인 혁 | 전 연세대학교 의과대학 해부학교실 교수

도움주신 분 / 가나다순 /

강 현 승 | 순천제일대학교 의료재활과
권 영 은 | 청운대학교 간호학과
김 경 완 | 청암대학교 응급구조과
김 상 현 | 신한대학교 방사선학과
김 익 성 | 동아보건대학교 응급구조과
김 정 삼 | 목포과학대학교 방사선과
김 진 섭 | 선문대학교 물리치료학과
김 철 용 | 울산과학대학교 물리치료학과
김 철 태 | 건양대학교 응급구조학과
박 대 성 | 광주보건대학교 응급구조학과
박 정 숙 | 남부대학교 간호학과
박 종 항 | 광양보건대학교 물리치료과
박 진 홍 | 충청대학교 응급구조과
박 철 수 | 한림성심대학교 방사선과
소 은 선 | 전북대학교 간호학과
송 종 남 | 동신대학교 방사선학과
송 창 호 | 전북대학교 의과대학 해부학교실
양 대 중 | 세한대학교 물리치료학과
여 진 동 | 신경주대학교 방사선과
오 승 휴 | 위덕대학교 물리치료학과
오 혜 원 | 우석대학교 작업치료학과
원 영 덕 | 전주기전대학교 응급구조과
이 기 준 | 광주보건대학교 병원전산관리과
이 민 우 | 고려대학교 보건환경융합과학부
이 수 현 | 공주대학교 의료정보학과
이 준 호 | 대전대학교 응급구조학과
이 지 웅 | 서영대학교 임상병리과
이 진 종 | 전남과학대학교 작업치료학과
이 창 현 | 우석대학교 한의예과
이 태 훈 | 남서울대학교 응급구조학과
이 한 춘 | 마산대학교 재활과
이 행 기 | 수성대학교 방사선과
이 현 주 | 건양대학교 물리치료학과
이 효 정 | 한국교통대학교 물리치료학과
임 인 철 | 동의대학교 방사선학과
전 경 희 | 전남과학대학교 물리치료과
전 영 주 | 조선이공대학교 보건의료행정과
전 용 현 | 조선대학교 의과대학 해부학교실
정 다 은 | 김해대학교 물리치료과
조 광 호 | 백석문화대학교 방사선과
진 종 언 | 동강대학교 방사선과
한 용 수 | 한림성심대학교 방사선과
홍 성 일 | 광양보건대학교 방사선과
홍 재 란 | 광양보건대학교 물리치료과
황 구 연 | 서영대학교 임상병리과

머리말

국내에는 많은 해부학 교재가 출판되어 있지만 「알기쉽게 풀이한 사람해부학」을 편찬하게 된 이유는 예전부터 아카데미아출판사로부터 "보건의료분야 학생들에게 꼭 필요한 쉬운 해부학 교과서를 만들어보자"라는 요청을 받았기 때문이다. 그리고 예전에 국소 및 계통해부학 교재들을 저술한 적이 있지만, 최근 의학 전반의 발전에 따라 그에 맞는 새로운 해부학 교과서가 필요한 시점이기도 하여 편찬하게 되었다.

본서는 기능에 따라 해부학의 중요 내용을 선별하여 기관계통별로 서술한 계통해부학 교재이다. 그리고 단순한 텍스트 위주의 편집보다는 그림과 표를 통해 해부학적 구조물의 형태와 기능 및 특징들을 한눈에 보고 쉽게 이해할 수 있도록 구성되어 있다. 그래서 다른 어떤 해부학 교재보다도 어려운 해부학을 학습하는 데 많은 도움을 줄 것이다.

또한 해부학은 사람 몸의 입체적인 구조를 공부하는 분야이므로 그림과 함께 설명해야 이해하기가 쉽다. 그래서 이 책에는 최신 컴퓨터그래픽기술을 이용하여 새롭게 묘사한 상세한 해부도를 수록하였으며, 표현력이 풍부한 해부도를 본문과 함께 배치하여 글로는 잘 이해되지 않는 인체구조를 쉽게 이해할 수 있도록 구성하였다.

해부학회와 의사협회의 많은 노력으로 현재 많은 곳에서 우리말 용어가 쓰이고는 있지만 아직까지도 분야에 따라 한자 용어인 구용어와 우리말 용어인 신용어가 함께 쓰이고 있다. 이 책에서는 대한해부학회 해부학용어 여섯째판과 대한의사협회 의학용어집 제5판 용어를 사용하였으며, 특히 독자의 편의를 위하여 본문과 그림 설명에 신용어와 함께 구용어와 영어를 함께 기록하여 다양한 상황에서 활용할 수 있도록 하였다.

학생들이 해부학이라는 학문에 흥미를 갖도록 쉽게 접근할 수 있게 정리하려고 노력하였으나 여전히 일말의 아쉬움이 남는다. 이 부분은 독자들이 이 책에 대한 의견을 많이 보내준다면 앞으로 더 알찬 해부학 교과서가 될 수 있을 것으로 기대한다.

그리고 본서가 보건의료분야에서 꼭 필요한 해부학 교재가 될 수 있도록 해부학을 담당하는 여러 교수님들이 직접 참여하여 조언해 주시고 미비점도 보완해 주셨다. 참여 교수님들에게 다시 한번 감사를 드린다.

아무쪼록 이 책이 우리나라 보건의료계의 학문 발전에 기여하고, 해부학을 공부하는 모든 분들에게 쉽고 효율적으로 공부할 수 있도록 방향을 제시하는 좋은 길잡이가 되기를 진심으로 기원한다.

2019년 12월 정 인 혁

차 례

Chapter 1. 해부학 총론

Chapter 2. 세포 및 조직

Chapter 3. 뼈대계통

Chapter 4. 관절계통

Chapter 5. 근육계통

Chapter 6. 순환계통

Chapter 7. 림프계통

Chapter 8. 소화계통

Chapter 9. 호흡계통

Chapter 10. 비뇨계통

Chapter 11. 생식계통

Chapter 12. 내분비계통

Chapter 13. 신경계통

Chapter 14. 감각기관

Chapter 1

해부학 총론

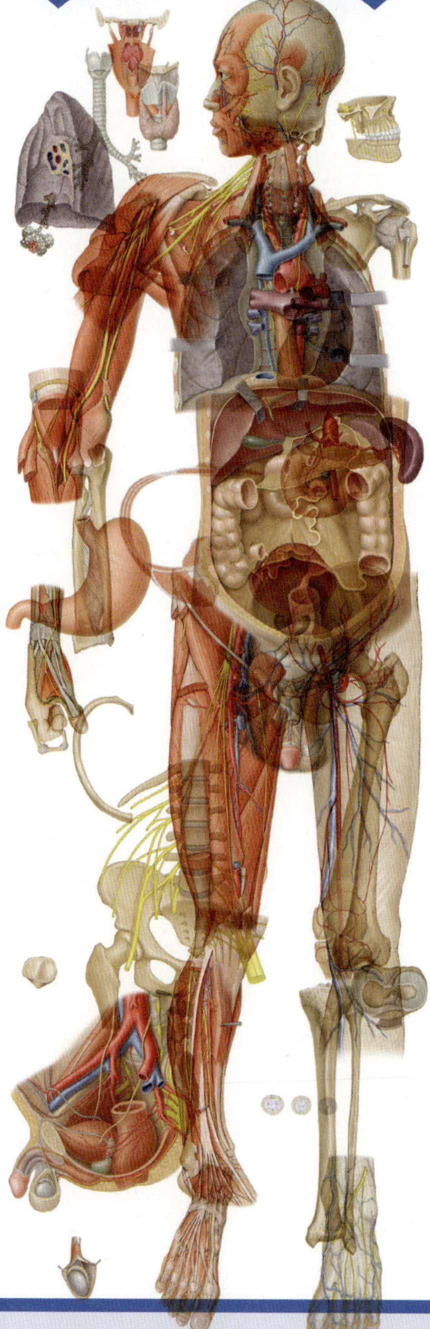

개요

인체는 한 사람 한 사람을 지탱하고 있는 생명체이며, 복잡한 구조와 정교한 기능이 있는 넓은 세계이다. 이런 신체의 세계를 탐험하기 위한 길잡이가 바로 해부학이다.

해부학은 현대의학의 모체인 서양의학의 출발점이다. 해부학을 배우면, 인체의 여러 구조가 어떻게 구성되어 있고 어떠한 기능을 하며 어떻게 발달해 왔는지 이해할 수 있는 기초지식을 가지게 된다.

인체를 설명하기 위한 기본적인 규칙과 신체 부위나 부분을 가리키는 용어가 정해져 있다. 인체의 구조와 기능을 이해하는 데에는 두 가지 접근방법이 있다.

첫 번째는 부위별로 구성하는 구조물들을 설명하는 방법으로 **국소해부학** 또는 **비교해부학**이 있다. 즉, 몸의 부위에 따라 그 부위의 구조를 일괄적으로 다룬다.

두 번째는 기능에 따라 기관계통별로 설명하는 방법으로 **계통해부학**이 있다. 즉, 구조 및 기능상 서로 연관성이 있는 계통을 중심으로 학습하는 것을 말한다.

또한, 해부학의 지식을 외과해부학, 방사선해부학 등과 같이 어떤 특수 분야 또는 목적에 이용하기 위하여 체계화한 것이 있는데 이를 **응용해부학**이라고 한다.

이 책에서는 사람 몸의 구조를 계통해부학적으로 기술하였으며, 중점을 맨눈(육안) 해부학에 두고 있다.

해부학의 역사

해부학 anatomy 이 언제부터 체계를 갖춘 지식 분야로 발달되었는지는 문헌들이 소실되어 정확히 확인할 방법은 없다. 그렇지만 고대에도 죽은 사람을 관찰하였고, 점차 장기들의 구조와 기능을 이해하고 실병이 생긴 경우 장기들이 어떻게 손상되는지를 알아가면서 해부학은 점차 체계화되었을 것이다. 해부학의 지식은 인류에게 고통을 안겨주고 생존을 위협하였던 질병을 극복하는 과정에서 축적되었으며, 질병의 원인을 규명하고 치료법을 발견하거나 개발되는 과정에서 필수적인 지식이었을 것이다.

고대 이집트 시대의 해부학 기록은 적어도 기원전 16세기부터 확인할 수 있다. 산부인과 질환과 임신, 통증처치, 궤양 및 암의 처치 등을 기록한 10여 종의 파피루스가 발견되면서 이집트의 해부학적 지식수준을 알게 되었다. 『에드윈 스미스 파피루스』에는 외상의 치료에 대한 외과적 처치법이 기술되어 있으며, 『에버 파피루스』에는 혈액순환의 중심이 심장이며 심장에서 나온 혈관이 몸 각 부위에 위치한다고 기술되어 있다.

고대 그리스 시대에는 동물과 사람의 해부를 근거로 지식이 축적되면서 해부학이 체계를 갖추기 시작하였다. **알크메온** Alcmaeon of Croton 은 기원전 500년 무렵에 살았던 의사이며 해부학자로, 시각신경과 귀관을 처음으로 관찰하였으며, '뇌가 의식과 감각을 담당하는 장소'라고 생각하였다. **히포크라테스** Hippocrates, B.C. 460~377 는 윤리적 측면을 중시하는 경험적 의학의 새 틀을 연 것으로 평가받고 있으며 해부학 분야를 최초로 기술하였고, 의학에서 해부학이 매우 중요하다고 강조하였다. **아리스토텔레스** Aristotle, B.C. 384~322 는 철학자로 알려져 있으나 동물비교해부학과 발생학 분야에 큰 업적을 남긴 생물학자이기도하다. 그는 『동물지』와 『동물 부분론』에서 동물을 척추동물인 유혈동물과 무척추동물인 무혈동물로 구분하였고, 동맥과 정맥을 형태적으로 구분하였다.

알렉산드리아 시대의 **헤로필로스** Herophilus of Chalcedon, B.C. 335~280 는 해부학의 초석을 다진 '해부학의 아버지'이다. 그는 공개적으로 사람을 해부한 최초의 학자로, 600여 구 이상의 사람해부를 통하여 거미막과 뇌실, 정맥굴, 눈, 간, 자궁, 부고환 등의 구조를 자세하게 기술하였고, 신경을 운동신경과 감각신경으로 구분하였다.

로마제국 시대의 **갈레노스** Galen of Pergamon, 129~200 는 해부학과 생리학, 진단법, 치료법에 이르기까지 의학의 모든 분야에 걸쳐 천 년 이상 서양의학에 영향을 미친 의사로, 고대의 말기와 중세 시대를 지나 근대 초기까지 의학의 황제로 칭송을 받았던 인물이다. 갈레노스는 검투사의 상처를 치료하면서 얻은 지식과 원숭이와 소, 개, 돼지 등을 해부하여 관찰한 지식으로 해부학 관련 저서들을 많이 남겼다.

7세기 이후에는 급성장한 이슬람 국가들이 의학의 중심지가 되었다. 히포크라테스와 갈레노스의 저서들이 아랍어로 번역되었고, 이러한 저서들은 훗날 유럽에서 근대의학이 태동하던 시기에 고대와 근대의학을 연결하는 가교 역할을 하였다. 그러나 해부학은 중세 그리스도교 시대보다 중세 이슬람 시대에 더욱 위축되었다. 사람해부는 불법이었고 종교적으로도 허용되지 않았다. 유명한 이슬람 의사들 중에서 **아비센나(이븐시나)** Avicenna, 980~1037 는 갈레노스의 개념과 아리스토텔레스의 철학을 바탕으로 『의학규범』을 1020년에 발간하였다. 『의학규범』은 아라비아와 그리스의학의 집대성이며 해부학과 관련된 위대한 업적은 갈레노스를 능가하였다. **아벤조아르(어빈 쥬)** Avenzoar, 1094~1162 는 부검과 사람해부를 시도한 최초의 이슬람 의사로 알려져 있다. **이븐 알 나피스** Ibn al-Nafis, 1213~1288 는 사람의 해부와 부검을 제안했고, 허파순환을 최초로 기술하였다.

10세기 이후부터 유럽 전역에 의학교들이 설립되기 시작했고, 의학교육이 체계화되면서 시체해부에 대한 욕구가 높아져 사람해부가 시행되었다. **몬디노** Mondino de' Luzzi 또는 Mundinus, 1276~1326 는 '해부학의 재건자'로 근대해부학의 시작을 알렸으며, 1315년 볼로냐에서 공개적으로 해부를 시행하였고, 이를 바탕으로 1316년 해부실습지침서인 『**해부학** Anathomia corporis humani』을 저술하였다(그림 1-1).

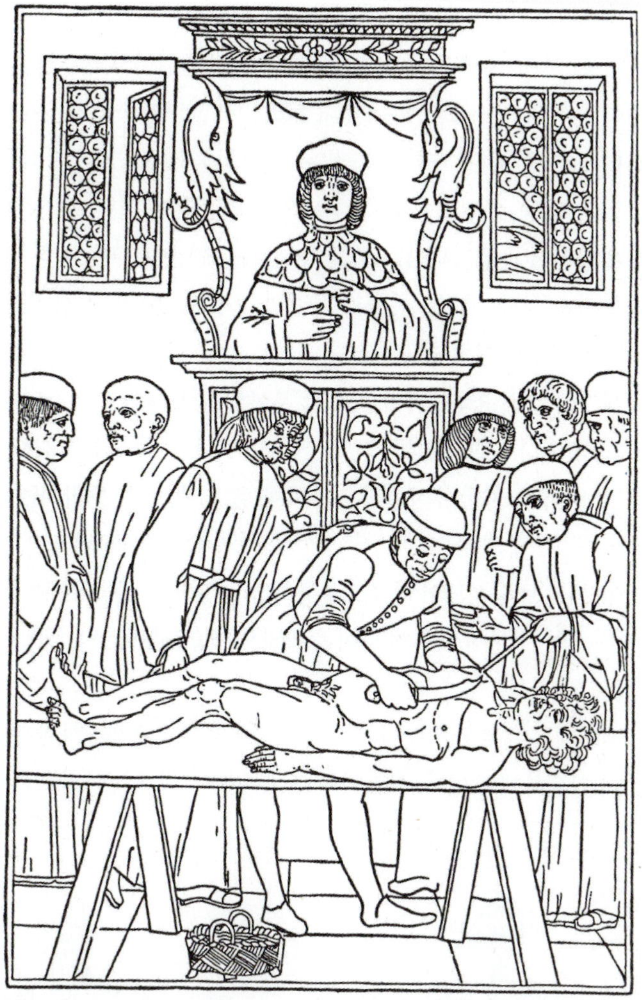

그림 1-1. 1493년 베네치아(Venice)에서 출간된 『의학소집성(Fasciculo di medicina)』 이탈리어 판에 나오는 해부 그림. 이 그림은 몬디노의 『해부학(Anothomia)』의 이탈리아어 번역서 첫 페이지에도 나온다. 예복을 입은 교수가 교수전용의자에서 강의를 하고 있고, 지시에 따라 조수가 사람을 해부를 하고 있다. 학사복을 입은 학생들은 둘러서서 해부장면을 보고 있으나 직접 해부를 시행하지는 않는 모습이다.

르네상스 시기에는 새로운 지식이 요구되면서 의학 분야에서는 고전의 재해석과 원전을 확인하는 연구가 시작되었고, 인쇄술이 발달하면서 연구결과들이 많이 출판되었다. 예술가들의 창작활동이 활발해지면서 사람 몸에 대한 지식이 요구되었다. 이 시기는 예술과 기술, 과학이 해부학의 발전을 이끌어낸 시기였다. 특히 **레오나르도 다 빈치** Leonardo da Vinci, 1452~1519 는 직접 시체를 해부하고 관찰한 다음 사람 몸의 구조를 그림으로 그렸다(그림 1-2). 그의 해부도들은 그가 죽은 후 200년이 지난 다음에 세상에 공개되었다. **베살리우스** Andreas Vesalius, 1514~1564 는 벨기에 사람으로 이탈리아 파도바 대학에서 1537년부터 외과학과 해부학 교수로 재직하였고, 1543년에 『**파브리카** On the Fabric of the Human Body』를 출판하였다. 이 위대한 『파브리카』가 출판된 이후부터 근대 해부학의 역사는 시작되었다

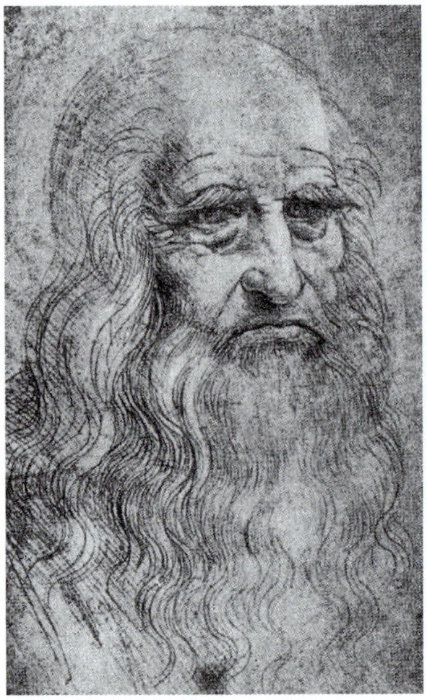

그림 1-2. 레오나르도 다 빈치(Leonardo da Vinchi, 1452~1519)의 자화상. 토리노(Torino) 왕립도서관 소장. 파스텔로 그렸다.

(그림 1-3).

르네상스를 거치면서 해부학의 체계적 발전은 현미경의 발명으로 조직학과 발생학 분야의 발전으로 이어졌다. **하비** William Harvey, 1578~1657 는 영국 의사로 1628년에 혈액순환에 대한 역사적 논문인『동물의 심장과 혈액의 운동에 관한 해부학적 연구』를 발표하였다. 하비의 혈액순환에 대한 이론은 근대의학의 시작을 알린 것과 같았다. 17세기와 18세기를 거치면서 획득된 해부학 지식들은 체계화되기 시작하였고, 동물과 사람의 발생학 연구와 정상 및 질병에 대한 조직학적 연구도 점차 활발해졌다.

19세기에는 신경해부학과 세포학 분야에서 훌륭한 업적들이 많이 이루어졌다. 영국 의사인 **찰스 벨** Sir Charles Bell, 1774~1842 은 운동신경과 감각신경을 구분하여 설명하고 얼굴마비현상을 설명하였다. 독일의 **슐라이덴** Matthias Jakob Schleiden, 1804~1881 과 **슈반** eodor Schwann, 1810~1882, **슐츠** Max Schultze, 1825~1874 는 모든 조직이 '세포'로 구성되어 있다고 주장하였다. 영국에서는 1858년에 **그레이** Henry Gray, 1827~1861 가 현재 41번째 판이 출간된『**그레이해부학** Gray's Anatomy』을 출판하였다.

20세기에는 새로운 진단기기가 개발됨에 따라 응용해부학 분야에서 새로운 지식이 필요하게 되었다. 사람의 구조에 대한 이해가 높아지고, 분자생물학적

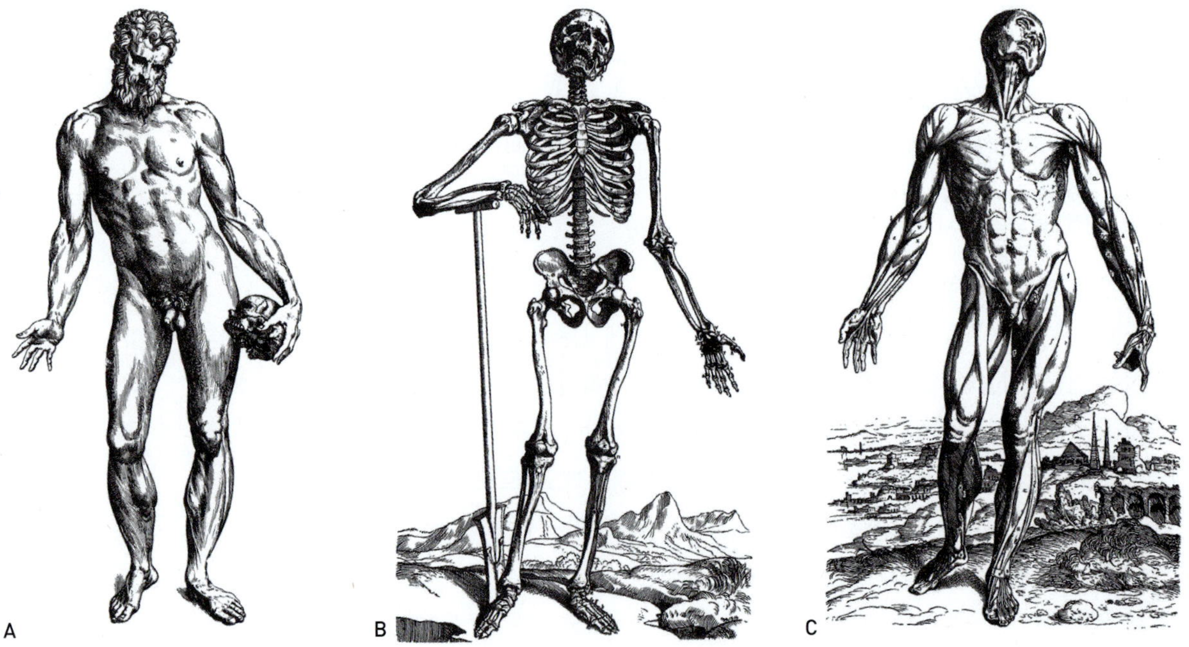

그림 1-3. A. 비례의 기준(Canon of Proportion)*을 보이는 남자의 전신 누드화(베살리우스의『에피톰(Epitome)』에서 발췌). B. 사람 뼈대의 해부 그림(베살리우스의『파브리카(Fabrica)』에서 발췌). C. 사람 근육의 해부 그림(베살리우스의『파브리카(Fabrica)』에서 발췌).

* 조화를 잘 이룬 사람의 비례는 7등신이다.

기법이 발전하면서 구조의 기능에 대한 지식과 질병에 대한 이해도 증가하였다. 1931년 독일에서 개발된 전자현미경으로 루덴버그가 소아마비 바이러스를 발견하였고, 1950년대에는 초음파발생기를 진단에 활용하기 시작하였다. **하운스필드** Godfrey Hounsfield, 1919~2004 가 컴퓨터단층촬영기를 개발하여 진단에 사용하기 시작하였고, 1970년대 후반에는 1946년 개발된 핵자기공명기를 미국의 에델스타인이 임상적 응용이 가능하도록 개선하여 상용화에 성공하였다.

오늘날에는 의학 분야에서 지식이 급속도로 증가되고 있어 해부학의 중요성이 감소하는 것처럼 느껴진다. 그러나 해부학은 현재에도 기초의학 분야에서 가장 큰 비중을 차지할 뿐 아니라 수술 시 환자의 생존율을 높이고 부작용을 감소시키며 새로운 시술법을 개발하는 데 있어서 없어서는 안 될 꼭 필요한 지식이다.

해부학의 기본용어

1. 해부학자세 (그림 1-4)

해부학은 신체 구조물의 위치와 상호관계를 기술한다. 이러한 기술을 명확히 하기 위해서는 특정한 신체자세를 기준으로 삼을 필요가 있으며, 이러한 기준이 되는 자세를 **해부학자세** anatomical position 라고 한다. 즉, 해부학자세란 1) 발 끝부분이 앞쪽을 향하도록 양쪽 발을 나란히 해서 똑바로 서고, 2) 손바닥이 앞쪽을 향하도록 해서 양쪽 손을 몸통 옆에 두고, 3) 얼굴은 정면을 향해 앞쪽을 바라보는 것을 말한다.

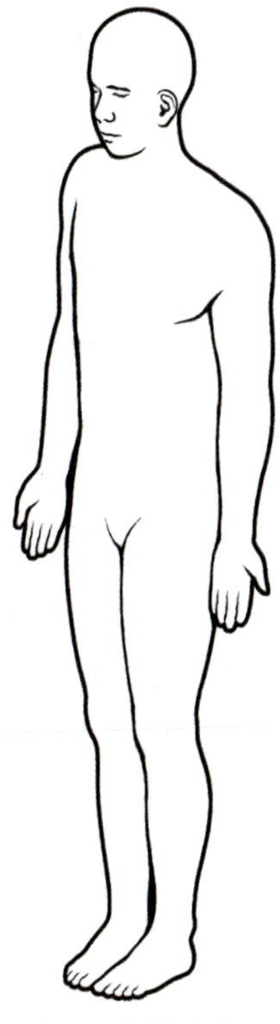

그림 1-4. 해부학자세

2. 몸의 면에 대한 용어 (그림 1-5A)

신체의 방향을 기술하기 위해서는 서로 직각으로 교차하는 3개의 단면을 기준으로 한다.

시상면 sagittal plane | 앞뒤 방향에서 수직으로 자른 면이며 신체를 좌우로 나눈다. 시상면 중에서 신체의 가운데를 통과해 좌우를 정확히 반으로 나누는 면을 **정중면** median plane 이라고 한다.

이마면 전두면/frontal plane (관상면 coronal plane) | 좌우 방향에서 수직으로 자른 면이며, 신체를 앞뒤로 나눈다.

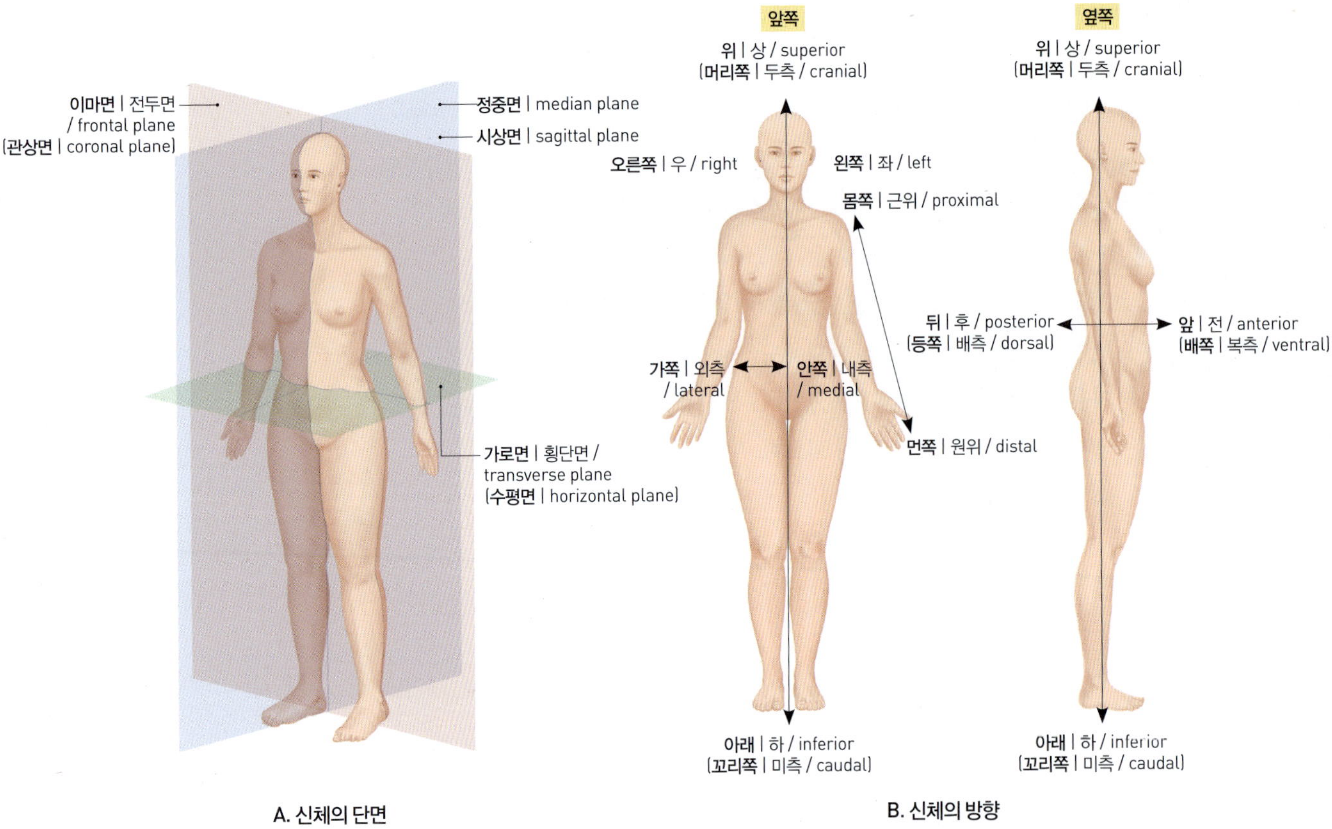

그림 1-5. 신체의 단면과 방향을 나타내는 용어

가로면 횡단면/transverse plane (수평면 horizontal plane) | 지면과 평행한 면, 또는 신체의 축에 대해 직각을 이루도록 가로 방향에서 자른 면이며, 신체를 위아래로 나눈다.

3. 방향을 나타내는 용어 (그림 1-5B)

방향이나 위치관계를 나타내기 위해 다음과 같이 짝지은 용어를 사용한다.

앞 전/anterior / 뒤 후/posterior (배쪽 복측/ventral / 등쪽 배측/dorsal) | 인체는 앞쪽에 배가 있고 뒤쪽에 등이 있다. 동물은 앞쪽에 머리가 있고 뒤쪽에 꼬리가 있다. 인간과 동물 공통으로 방향을 나타내는 경우에는 배쪽 / 등쪽을 사용한다.

위 상/superior / 아래 하/inferior (머리쪽 두측/cranial / 꼬리쪽 미측/caudal) | 인체는 위쪽에 머리가 있고 아래쪽에 발이 있다. 동물은 위쪽에 등이 있고 아래쪽에 배가 있다. 인간과 동물 공통으로 방향을 나타내는 경우에는 머리쪽 / 꼬리쪽을 사용한다.

오른 우/right / 왼 좌/left | 관찰 대상 인체 기준에서 오른쪽 / 왼쪽이다. 관찰자 기준에서 본

오른쪽 / 왼쪽이 아님을 주의해야 한다.

안쪽 내측/medial / 가쪽 외측/lateral | 정중면과의 위치관계를 나타낸다. 안쪽은 정중면과 가까운 쪽이고 가쪽은 정중면에서 먼 쪽이다.

속 내/internal / 바깥 외/external | 신체중심과의 위치관계를 나타낸다. 속은 중심과 가까운 쪽이고 바깥은 중심에서 먼 쪽이다.

얕은 천/superficial / 깊은 심/deep | 신체표면과의 위치관계를 나타낸다. 얕은쪽은 신체표면에 가까운 쪽이고 깊은쪽은 신체표면에서 먼 쪽이다.

몸쪽 근위/proximal / 먼쪽 원위/distal | 몸통에서 주변으로 뻗어나간 구조에 대해 사용한다. 몸쪽은 몸통에서 가까운 쪽이고 먼쪽은 몸통에서 먼 쪽이다.

4. 운동을 나타내는 용어 (그림 1-6)

신체에서 일어나는 운동을 설명하기 위해 다음과 같이 짝지은 용어를 사용한다.

굽힘 굴곡/flexion / 폄 신전/extension | 관절을 사이에 둔 2개의 부분이 각도를 바꾸는 운동이다. 굽힘은 각도를 줄이고 폄은 각도를 180°에 가깝게 넓힌다. 이러한 운동을 담당하는 근육을 **굽힘근육** 굴근/flexor muscle / **폄근육** 신근/extensor muscle 이라고 한다. 발의 운동에서는 **발바닥굽힘** plantarflexion / **발등굽힘** dorsiflexion 이라고 한다.

벌림 외전/abduction / 모음 내전/adduction | 축(또는 정중면)으로부터 거리(또는 각도)를 바꾸는 운동이다. 벌림은 축에서 멀어지고 모음은 축에 가까워진다. 이러한 운동을 담당하는 근육을 **벌림근육** 외전근/abductor muscle / **모음근육** 내전근/adductor muscle 이라고 한다.

돌림 회전/rotation | 축을 중심으로 회전하는 운동이며 일반적으로 **가쪽돌림** 외회전/external rotation / **안쪽돌림** 내회전/internal rotation 이라고 한다. 아래팔의 운동은 **뒤침** 회외/supination / **엎침** 회내/pronation 이라고 한다. 가쪽돌림과 뒤침은 바깥쪽으로 돌리는 것으로 팔다리의 앞쪽이 바깥쪽으로 향한다. 안쪽돌림과 엎침은 안쪽으로 돌리는 것으로 팔다리의 앞쪽이 정중앙으로 향한다.

올림 거상/elevation / 내림 하제/depression | 신체의 어느 한 부분을 위아래로 움직이는 운동이다. 이러한 운동을 담당하는 근육을 **올림근육** 거근/levator muscle / **내림근육** 하제근/depressor muscle 이라고 한다(예: 어깨올림근, 입꼬리내림근).

조임 괄약/constriction / 확대 산대/dilation | 구멍을 닫거나 여는 운동이다. 이러한 운동을 담당하는 근육을 **조임근육** 괄약근/sphincter / **확대근육** 산대근/dilator muscle 이라고 한다(예: 바깥항문조임근, 동공확대근).

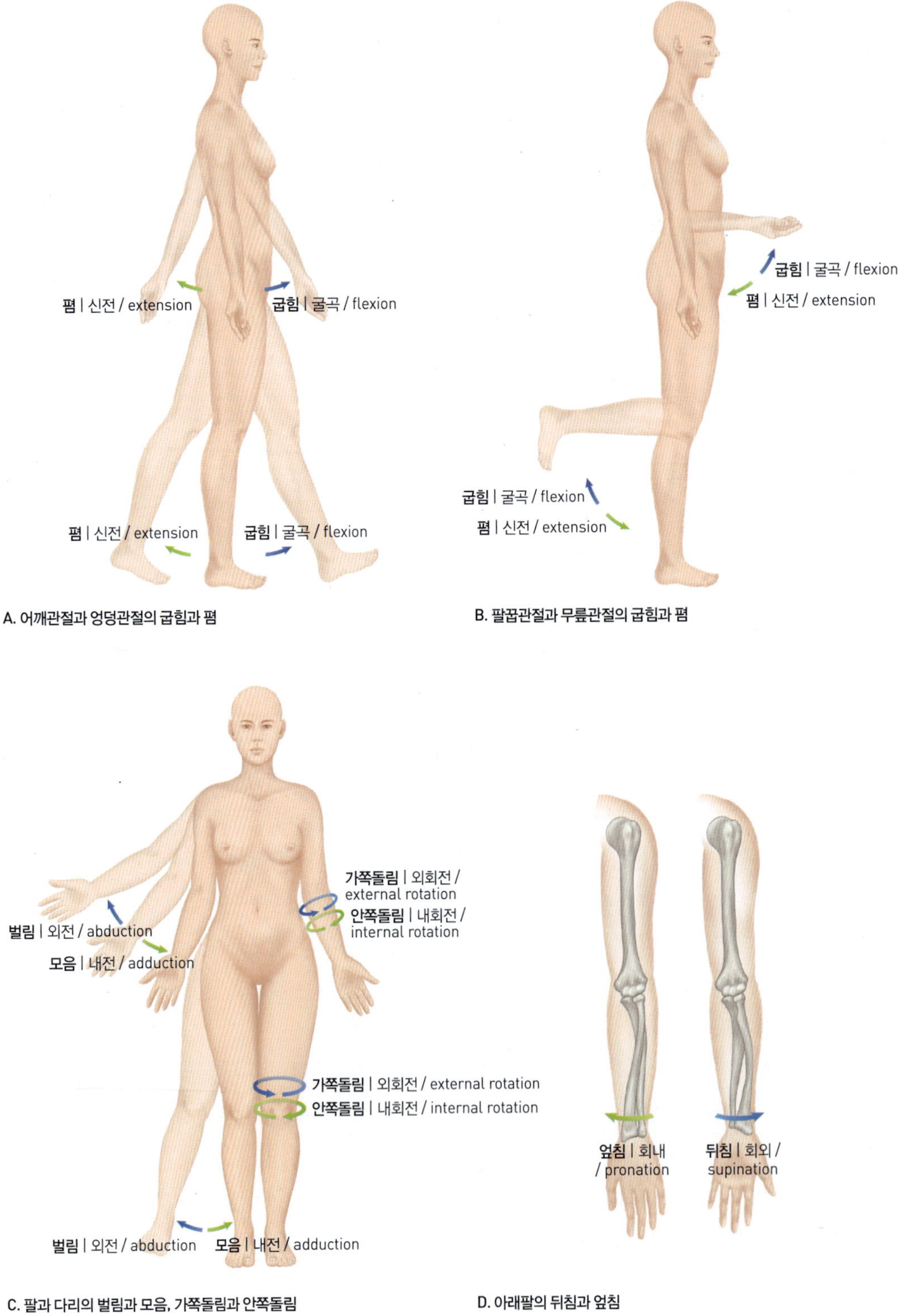

펌 | 신전 / extension
굽힘 | 굴곡 / flexion
펌 | 신전 / extension
굽힘 | 굴곡 / flexion
A. 어깨관절과 엉덩관절의 굽힘과 펌
굽힘 | 굴곡 / flexion
펌 | 신전 / extension
굽힘 | 굴곡 / flexion
펌 | 신전 / extension
B. 팔꿉관절과 무릎관절의 굽힘과 펌
가쪽돌림 | 외회전 / external rotation
안쪽돌림 | 내회전 / internal rotation
벌림 | 외전 / abduction
모음 | 내전 / adduction
가쪽돌림 | 외회전 / external rotation
안쪽돌림 | 내회전 / internal rotation
벌림 | 외전 / abduction
모음 | 내전 / adduction
C. 팔과 다리의 벌림과 모음, 가쪽돌림과 안쪽돌림
엎침 | 회내 / pronation
뒤침 | 회외 / supination
D. 아래팔의 뒤침과 엎침

그림 1-6. 운동용어

5. 돌출부위와 함몰부위의 용어 (그림 1-7)

1) 돌출부위 용어

관절융기 과/condyle | 관절부위에서 둥글게 튀어나온 모양

위관절융기 상과/epicondyle | 융기 위쪽

돌기 process | 크고 무디게 튀어나온 모양

결절 tubercle | 작게 튀어나온 모양

가시 극/spine | 가늘고 뾰족하게 튀어나온 모양

거친면 조면/tuberosity | 작게 튀어나와 면을 이루는 모양

거친선 조선/linea aspera | 작게 튀어나와 선을 이루는 모양

능선 능/crest; ridge | 무디게 튀어나와 길게 늘어진 모양

면 facet | 매끈한 표면

선 line | 가늘게 튀어나와 선을 이루는 모양

2) 함몰부위 용어

오목(우묵) 와/fossa | 움푹 꺼진 모양

고랑 구/groove | 길게 움푹 파인 모양

굴 동/sinus | 뼈 속이 파인 모양

구멍 공/foramen | 뼈를 관통하는 구멍

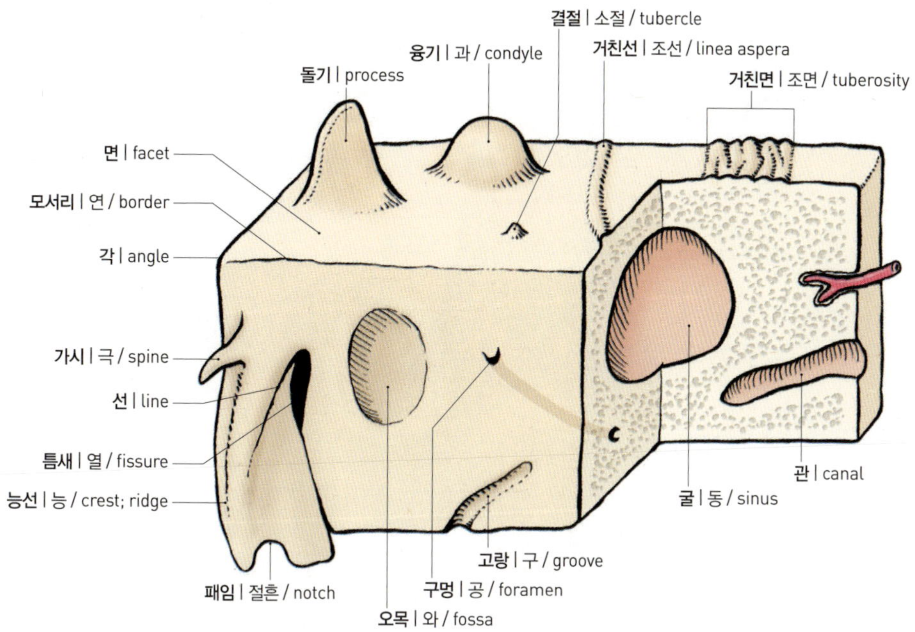

그림 1-7. 뼈의 특징을 보여주는 가상의 뼈그림

관 canal | 구멍이 길어져 생긴 긴 공간
틈새 열/fissure | 갈라진 것처럼 생긴 틈새
패임 절흔/notch | 뼈의 모서리가 움푹 들어간 모양

구조로 본 인체

1. 겉모습에서 부위 (그림 1-8)

인체를 겉에서 보면 **몸통** torso 을 중심으로 위쪽으로 **머리** head 가 돌출되어 있다. 몸통 위부분의 좌우로 **팔** arm 이 뻗어 나와 있고 몸통 아래부분에는 **다리** leg 가 뻗어 나와 있다.

몸통 앞쪽의 위부분에는 뼈대로 둘러싸인 **가슴** 흉부/chest 이 있고 아래부분에는 근육으로 둘러싸인 **배** 복부/abdomen 가 있다. 몸통 뒤쪽에는 **등** 배부/back 이 있다. 몸통 아래끝부분의 양쪽 다리 사이에 있는 부분은 **샅** 회음/perineum 이라고 한다.

머리 아래에는 가늘고 움직일 수 있는 **목** 경부/neck 이 있다. 목 위부분에는 상자 모양의 뼈대로 이루어진 **머리** 두/head 가 있다. 머리의 앞부분은 **얼굴** 안면/face 이며 눈, 귀, 코, 입이 있다.

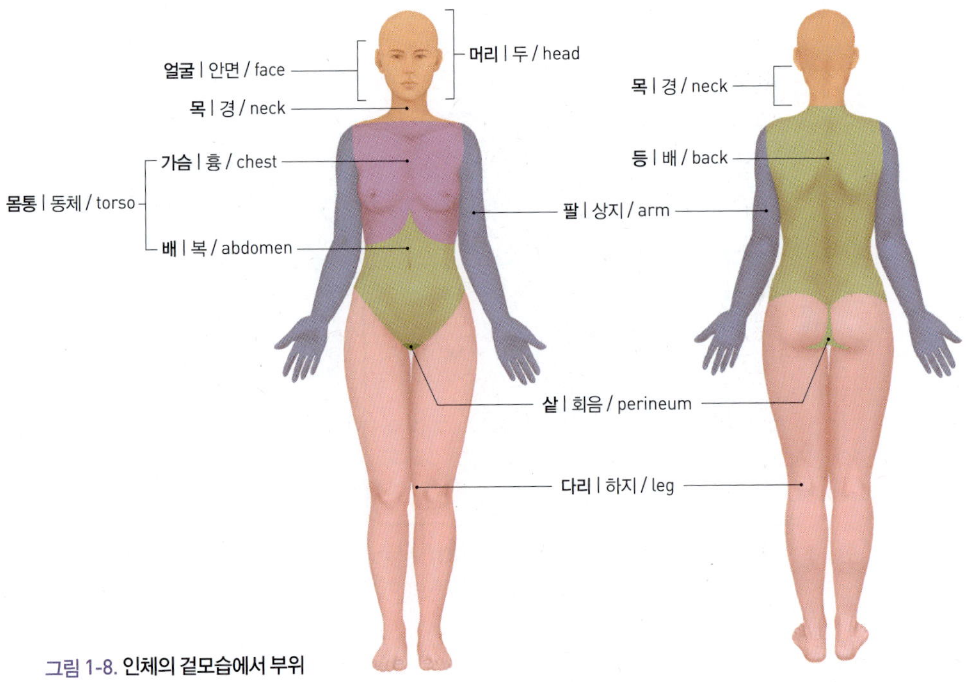

그림 1-8. 인체의 겉모습에서 부위

2. 뼈대에 기초한 부위 (그림 1-9)

인체 구조는 뼈대로 이루어져 있기 때문에 뼈대를 기초로 부위를 구분하는 것이 바람직하다.

우선 중심축을 이루는 **몸통** 체간/trunk 과 그곳에서 좌우로 뻗어 나온 2쌍의 **팔다리** 사지/extremity 로 구분한다.

몸통뼈대는 머리 뼈대를 이루는 **머리뼈** 두개/skull 와 목에서부터 아래로 뻗어 있는 **척주** vertebral column 로 이루어져 있다. 척주의 가슴부위에는 **가슴** 흉곽/thorax 이라고 하는 바구니 모양의 뼈대가 더해지고 척주 아래쪽 끝부분은 다리와 연결되는 **골반** pelvis 을 이루고 있다. 즉 몸통뼈대는 머리뼈, 가슴, 골반의 3부분으로 되어 있고, 그 사이에는 움직임이 가능한 목과 허리가 있다. 척주는 **목뼈** 경추/cervical vertebra, **등뼈** 흉추/thoracic vertebra, **허리뼈** 요추/lumbar vertebra, **엉치뼈** 천추/sacral vertebra, **꼬리뼈** 미추/coccygeal vertebra 로 구분한다.

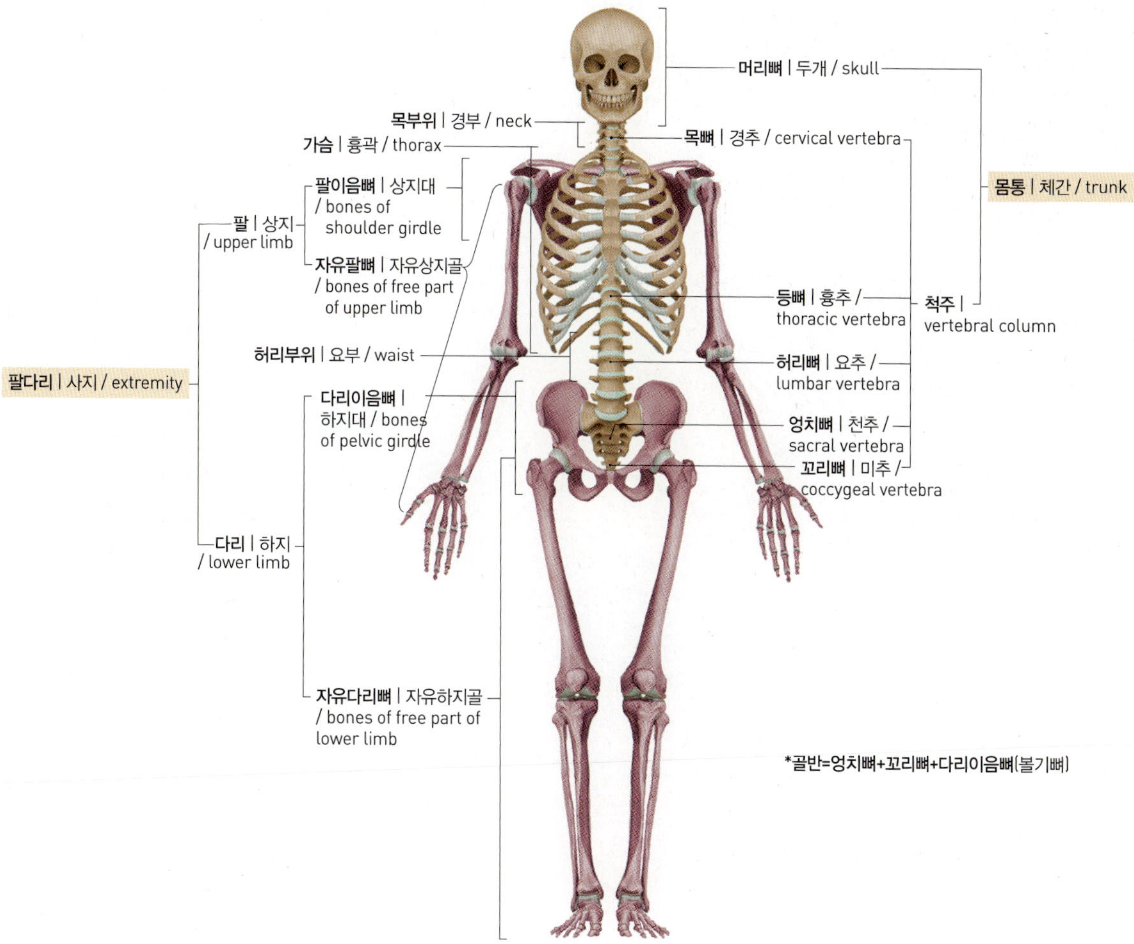

그림 1-9. 인체의 뼈대

팔다리에는 **팔** 상지/upper limb; upper extremity 과 **다리** 하지/lower limb; lower extremity 가 있다. **팔이음부위** 상지대/shoulder girdle 와 **다리이음부위** 하지대/pelvic girdle 는 각각 팔과 다리의 시작 부위이며, 몸통과 이어주는 부위이기도 하다. 겉모습으로는 몸통에 포함되어 있지만 기능적으로는 팔과 다리의 일부로 움직인다. 팔이음관절의 뼈는 어깨뼈와 빗장뼈이다. 다리이음관절의 뼈는 볼기뼈이며 골반의 가쪽부분을 이루고 있다. 팔이음부위와 다리이음부위 각각에 이어지는 팔과 다리부위는 **자유팔뼈** 자유상지골/bones of free part of upper limb 와 **자유다리뼈** 자유하지골/bones of free part of lower limb 로 구성되어 있다.

3. 각 부위별 부위

1) 머리얼굴부위(그림 1-10)

머리 head 는 동물이나 인간의 신체 중에서도 가장 특별한 부위이다. 우선 1) 뇌라고 하는 신경계통의 중추가 있고, 2) 눈, 귀, 코와 같은 특수감각기관이 있으며, 3) 입, 코와 같은 소화기관과 호흡기관의 입구가 있다.

개체의 생존에 있어 중요한 이들 기관들은 동물인 경우에는 신체의 가장 앞쪽 끝부분에 위치하고, 인간은 직립해 있기 때문에 가장 높은 위치에 있다.

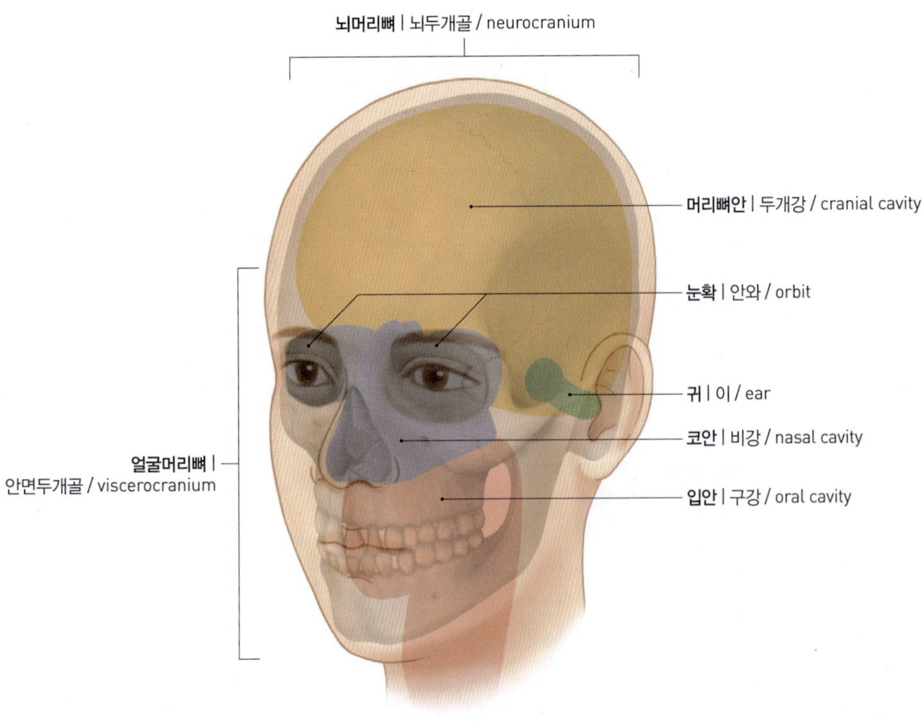

그림 1-10. 머리의 개요

● 중요 영역

머리부위에는 중요한 기능을 담당하는 5개의 중요 영역이 있다.

머리뼈안 두개강/cranial cavity | 뇌를 수용하고 있다.
눈확공간 안와강/orbital cavity | 눈을 수용하고 있다.
귀 이/ear | 바깥귀, 가운데귀, 속귀로 이루어져 있다.
코안 비강/nasal cavity | 후각기관인 동시에 호흡기관의 입구이다.
입안 구강/oral cavity | 소화기관의 입구이다.

● 보조 영역

중요 영역 주위에는 보조 영역이 몇 군데 있다.

얼굴 안면/face 과 머리덮개 두피/scalp | 머리부위의 표면을 덮고 있다. 특히 얼굴은 근육에 의해 표정이 만들어지고 눈과 입을 열거나 닫는다.
관자부위 측두부/temporal region | 턱을 움직이는 턱관절이 있다.
관자아래우묵 측두하와/infratemporal fossa 과 날개입천장오목 익구개와/pterygopalatine fossa | 신경과 혈관의 중요한 통로이다.

2) 목부위(그림 1-11)

목 경부/neck 은 머리와 가슴 사이에 있는 몸통의 잘록한 부위이며 팔로도 연결된다. 목은

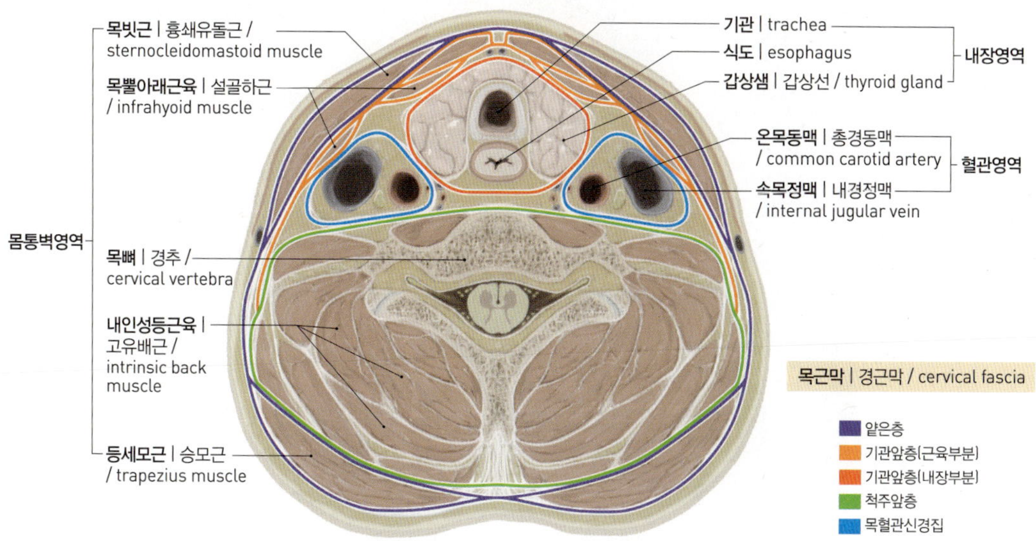

그림 1-11. 목의 영역과 목근막, 수평단면

3개의 영역으로 구분한다.

몸통벽영역 | 목뼈와 근육으로 이루어져 있다. 얕은층 근육(얕은목근육, 앞목근육)이 피부밑조직 바로 아래에서 목을 감싸고 있고, 깊은층 근육(뒤목근육, 내인성등근육)이 척주 주위에서 기둥 역할을 한다.

내장영역 | 목 가운데에 있으며 소화기관(인두, 식도), 호흡기관(후두, 기관), 내분비샘(갑상샘, 부갑상샘)이 있다.

혈관영역 | 목 양쪽에 있으며 머리와 목으로 이어지는 중요한 혈관과 신경(온목동맥, 속목정맥, 미주신경 등)이 목혈관신경집에 감싸여서 지나며 위쪽에서 인두곁공간에 위치한다. 목의 아래부분은 팔로 향하는 중요한 혈관과 신경(빗장밑동맥 · 정맥, 팔신경얼기)의 통로가 된다.

3) 가슴부위 (그림 1-12)

몸에서 가장 두꺼운 부분은 **몸통** 동체/torso 이고 그 위쪽 절반은 **가슴** 흉부/thorax, 아래쪽 절반은 **배** 복부/abdomen 이다. 가슴벽은 **가슴우리** 흉곽/thoracic cage 라고 하는 뼈대로 구성되어 있으며 배벽은 주로 근육으로 이루어져 있다.

가슴부위의 위쪽은 잘록한 **목** 경부/neck 으로 이어져 있다. 또한 가슴부위 위가쪽에는

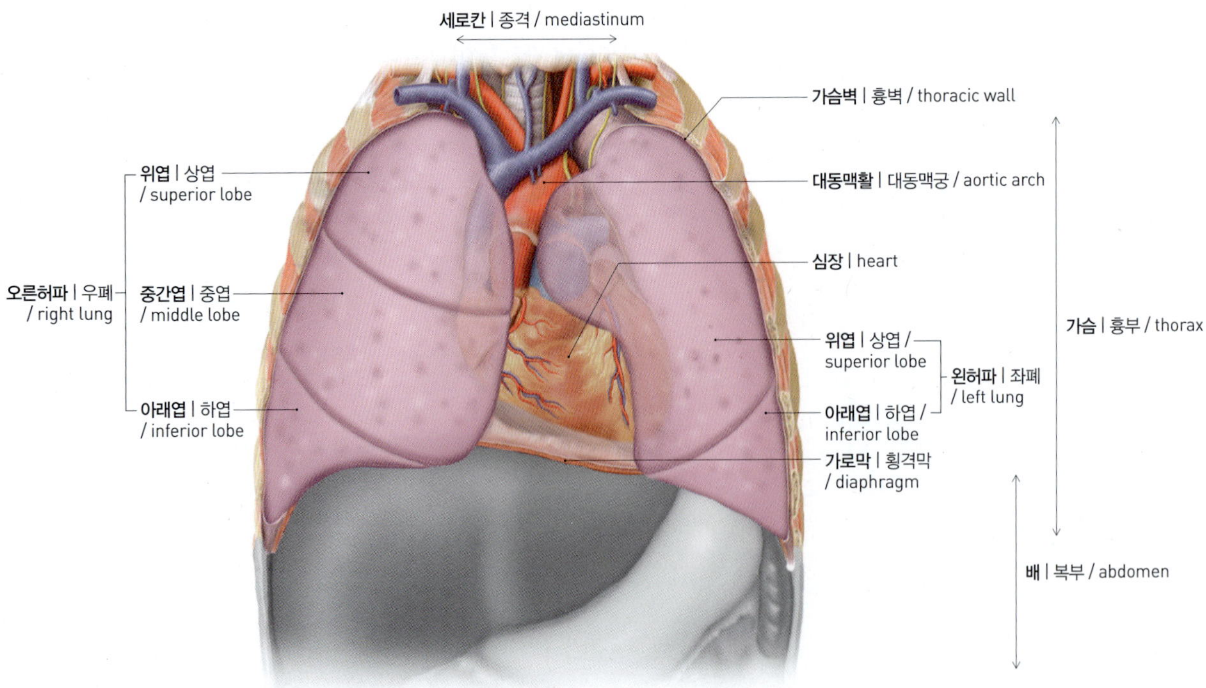

그림 1-12. 가슴의 개요

어깨 견/shoulder 가 있으며 양쪽 팔로 이어지는 팔이음뼈가 있다.

가슴안 흉강/thoracic cavity 은 가슴우리로 둘러싸인 가슴 속의 공간이다. 가슴안의 양쪽에는 **가슴막** 흉막/pleura 으로 덮여 있는 **허파** 폐/lung 가 있으며, 양쪽 가슴막 사이 공간은 **세로칸** 종격/mediastinum 이다. 세로칸에는 **심장막** 심막/pericardium 으로 덮여 있는 **심장** heart 이 있고, 심장으로 들어오고 나가는 큰혈관과 기관, 식도 등의 장기가 있다.

가슴벽 흉벽/thoracic wall 은 가슴의 바깥부위를 만드는 벽이다. 가슴벽 앞부분에는 **복장뼈각** 흉골각/sternal angle 이 있다. 복장뼈각의 높이는 뒤쪽으로 넷째, 다섯째등뼈 사이에 해당하며, 임상적으로 중요한 기준이 되고 있다. 심장막의 위끝, 위대정맥이 오른심방으로 들어가는 부분, 허파동맥이 나뉘는 위끝부분, 그리고 기관이 좌우로 나뉘는 높이가 바로 여기에 해당한다.

● 몸통표면의 기준점과 기준선(그림 1-13)

가슴은 뼈대로 둘러싸여 있기 때문에 가슴의 내장을 피부에서 촉진하기 어렵다. 대신 겉으로 보이는 독특한 부위나 피부에서 만져지는 뼈를 기준점으로 삼거나, 그 지점을 잇는 가상선을 기준선으로 삼아 정상 내장의 위치를 추정할 수 있다.

● 몸통표면의 기준점

다음과 같은 기준점이 자주 이용된다.

빗장뼈 쇄골/clavicle | 피부에서 전체를 만질 수 있으며, 목과 가슴을 나누는 기준이 된다. 안쪽끝부분은 복장뼈자루와 관절을 이루고 있다.

목아래패임 경절흔/jugular notch | 복장뼈자루의 위모서리 중앙의 움푹 패여 있는 곳이다. 양쪽 빗장뼈 안쪽 끝부분 사이에서 만져진다.

복장뼈각 흉골각/sternal angle | 복장뼈자루와 복장뼈몸통의 관절부분이며 앞쪽으로 약간 튀어나와 있다. 넷째, 다섯째등뼈 사이 높이에 해당한다.

갈비뼈 늑골/rib, 갈비사이공간 늑간극/intercostal space | 높이의 기준으로 자주 이용된다. 둘째 갈비연골이 복장뼈각 가쪽에서 관절을 이루므로, 그곳에서부터 순서대로 세어 보면 갈비뼈와 갈비사이공간의 번호를 알 수 있다.

명치각 흉골하각/infrasternal angle | 좌우의 갈비활이 만드는 각이다.

갈비모서리 늑골궁/costal margin | 일곱째~열째갈비연골이 연결되어 만들어지며, 가슴우리의 아래모서리를 이루고 있다.

● 몸통표면의 기준선

다음의 수직선이 자주 이용된다.

앞정중선 전정중선/anterior median line | 몸통의 앞쪽 중앙을 통과하는 수직선
빗장중간선 쇄골중간선/midclavicular line | 빗장뼈 중앙을 통과하는 수직선
앞 · 뒤겨드랑선 전 · 후액와선/anterior · posterior axillary line | 겨드랑의 앞모서리와 뒤모서리를 통과하는 수직선
중간겨드랑선 중액와선/midaxillary line | 겨드랑 중앙을 통과하는 수직선

유두는 몸통표면에서 눈에 잘 띄지만, 특히 여성에서는 유방의 크기로 인해 위치가 자주 바뀌므로 기준점으로 이용하지 않는다.

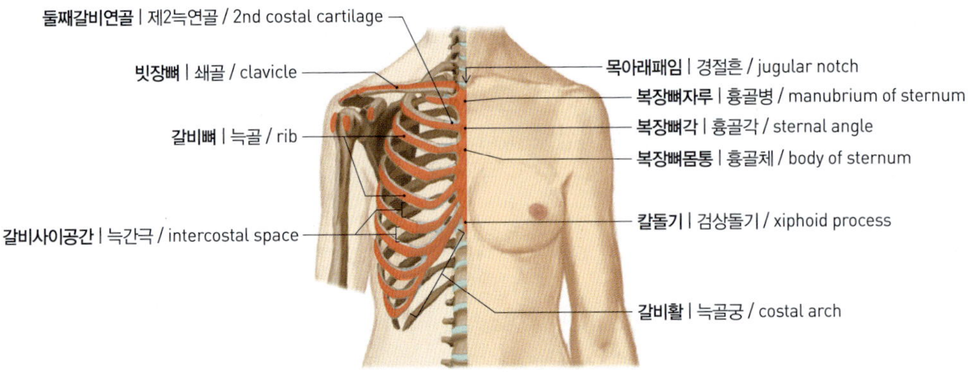

A. 기준점. 붉은색은 촉진할 수 있는 부분을 나타낸다.

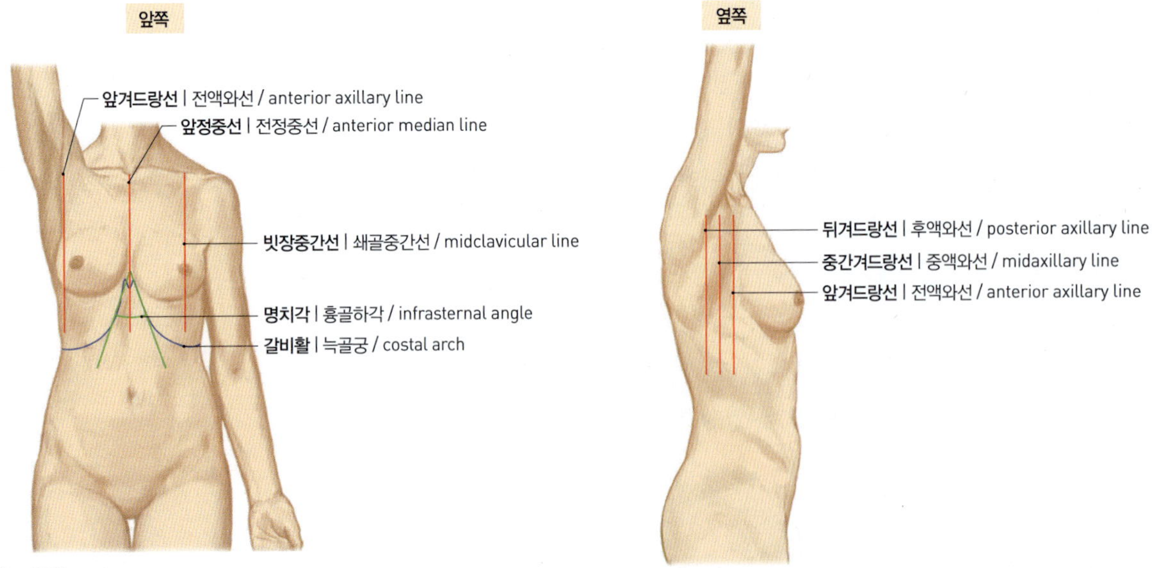

B. 기준선

그림 1-13. 가슴부위의 몸통표면

4) 배부위(그림 1-14)

몸의 두꺼운 부분이 **몸통** 동체/torso 이며 그 위쪽 절반 부분이 **가슴** 흉부/thorax 이고 아래쪽 절반 부분이 **배** 복부/abdomen 이다. 배의 아래쪽에는 **골반** pelvic part 이 있어서 배의 내장을 받치고 있다. 가슴에는 가슴우리라고 하는 뼈대가 있고 골반에는 골반뼈가 있으며 배벽은 주로 근육으로 되어있다. 배 높이의 등과 이어진 아래쪽은 **허리** 요/loin 라고 한다.

배안 복강/abdominal cavity 은 배벽에 둘러싸여 있는 배 속의 공간이다. 배안과 가슴안은 가로막에 의해 분리되어 있으며, 배안과 골반안은 위골반문을 경계로 이어져 있다. 배안의 대부분은 **복막** peritoneum 으로 덮여 있고, 위나 창자 등의 소화기관과 간 등의 실질장기가 있으며, 이 부위를 **복막(속)부위** 복막역/peritoneal region 라고 한다. 이보다 뒤쪽에는 콩팥 등의 장기와 큰 혈관 등이 있으며, 이 부분을 **복막뒤부위** 복막후역/retroperitoneal region 라고 한다.

배벽 복벽/abdominal wall 은 배의 바깥 둘레를 감싸고 있다. 앞가쪽부분은 거의 일정한 두께의 근육의 벽으로 이루어져 있으며, 뒤쪽 부분은 척주 양쪽으로 근육이 모여 벽을 만들고 있다.

● **몸표면에서 배의 구분**(그림 1-15)

몸표면에서 본 배는 가슴우리보다 아래쪽에 있고, 골반보다 위쪽에 있으며, 근육으로

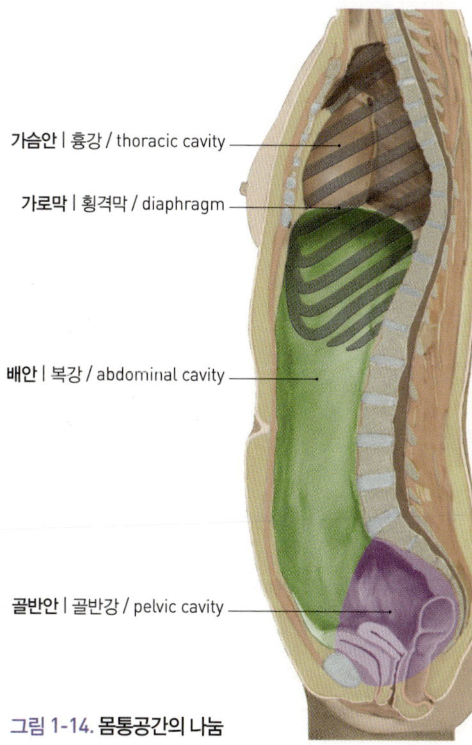

그림 1-14. 몸통공간의 나눔

된 벽으로 둘러싸여 있다. 뒤쪽의 척주와 그 주변은 등부위에 포함된다. 임상적으로 통증의 위치와 촉진 내용을 기록하기 위해 수직면과 수평면을 사용해 배의 부위를 나눈다.

● 9개의 배부위(그림 1-15A)

2개의 수직면(양쪽 빗장중간면)과 2개의 수평면(갈비밑면과 결절사이면)에 의해 나뉜다. 중앙부위가 3개의 부위(**명치부위** 상위부/epigastric region, **배꼽부위** 제부위/umbilical region, **두덩부위** 치골부/pubic region)로, 가쪽부분은 각각 3개의 부위(**갈비밑부위** 하늑부/hypochondriac region, **옆구리부위** 측복부/lateral region, **고샅부위** 서혜부/inguinal region)로 나뉜다.

빗장중간면 | 빗장뼈 중앙과 고샅인대의 중앙을 통과하는 시상면이다. 마른 사람의 경우에는 배곧은근(반달선)을 기준점으로 삼는 경우도 있다.
갈비밑면 | 양쪽 갈비활의 아래끝(열째갈비뼈의 아래모서리)을 연결하는 수평면이다.
결절사이면 | 양쪽 엉덩뼈결절을 연결하는 수평면이다. 엉덩뼈결절은 엉덩뼈능선이 가장 가쪽으로 튀어나온 곳이며, 위앞엉덩뼈가시에서 5 cm 뒤쪽에 위치한다.

● 배의 사분역

하나의 수직면(정중면)과 하나의 수평면(배꼽면)에 의해 **오른 · 왼위사분역** 우 · 좌상복부/right · left upper quadrant 과 **오른 · 왼아래사분역** 우 · 좌하복부/right · left lower quadrant 으로 나뉜다. 임상의사들은 영문약어(RUQ, RLQ, LUQ, LLQ)를 많이 사용한다.

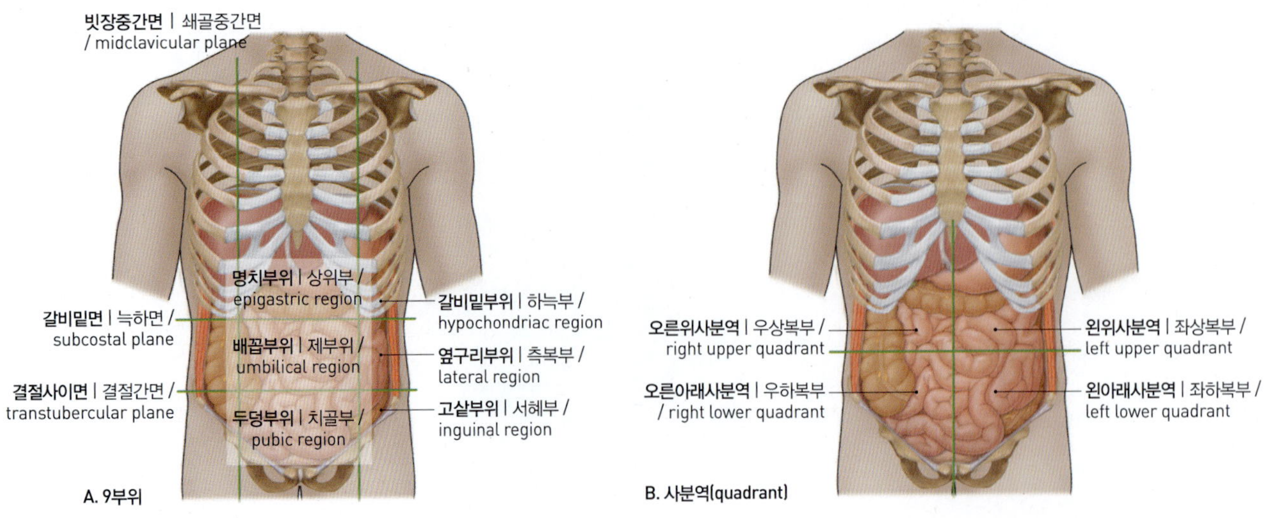

그림 1-15. 배부위

5) 골반부위(그림 1-16)

골반부위 골반부/pelvic part 는 몸통의 가장 아래부분에 있다. **배** 복부/abdomen 의 아래쪽으로 연결되며 배안내장을 아래에서 받치고 있다. 골반부위는 2부분으로 나뉜다. 위부분인 큰골반은 배안의 바닥을 형성하고, 아래부분인 작은골반은 골반안을 둘러싼다.

골반안 골반강/pelvic cavity 은 작은골반에 둘러싸인 골반 속의 공간으로 소화기관, 비뇨기관의 아래끝부분, 남녀생식기 등의 골반안내장을 포함하고 있다. 배안과 골반안 사이는 **위골반문** 골반상구/pelvic inlet 을 경계로 연결되어 있다. 골반안 아래쪽은 근육으로 이루어진 **골반바닥** pelvic floor 에 의해 막혀있으며, 그 아래쪽은 샅이다.

샅 회음/perineum 은 앞쪽의 두덩뼈와 뒤쪽의 꼬리뼈 사이에서 좌우 넓적다리 사이에 끼어있는 영역이며, 골반바닥 아래쪽에 있다. 소화관의 출구(항문)와 비뇨기관의 출구(요도), 남성과 여성의 바깥생식기가 있다.

6) 등부위(그림 1-17)

등부위 배부/back 는 몸통 뒤쪽에 있는 척주와 그 주변 영역이다. 등부위 중에서 목부위 뒤쪽은 **목덜미** 항/nucha 라고 부르며 배부위 뒤쪽은 **허리** 요/loin 라고 한다.

척주 vertebral column 는 **척추뼈** 추골/vertebra 가 쌓아 올려져서 만들어진 것이다. 척주는 5개의 부분으로 구분된다. **목뼈** 경추/cervical vertebra 는 7개, **등뼈** 흉추/thoracic vertebra 는 12개, **허리뼈** 요추/lumbar vertebra 는 5개의 척추뼈로 이루어져 있으며, 엉치부위의 5개의 척추뼈가 합쳐져서 **엉치뼈** 천골/sacrum 를 이루고 꼬리척추뼈의 흔적인 4~5개의 척추뼈가 합쳐져서 **꼬리뼈** 미골/coccyx 를 이룬다. 척주 속에 세로로 뻗어있는 척주관에는 **척수** spinal cord 가 들어있다.

등부위의 근육 중에서 얕은층에 있는 **외인성등근육** 부대배근/extrinsic back muscle 은 팔과 배벽을 움직이며, 깊은층에 있는 **내인성등근육** 고유배근/intrinsic back muscle 은 척주를 움직

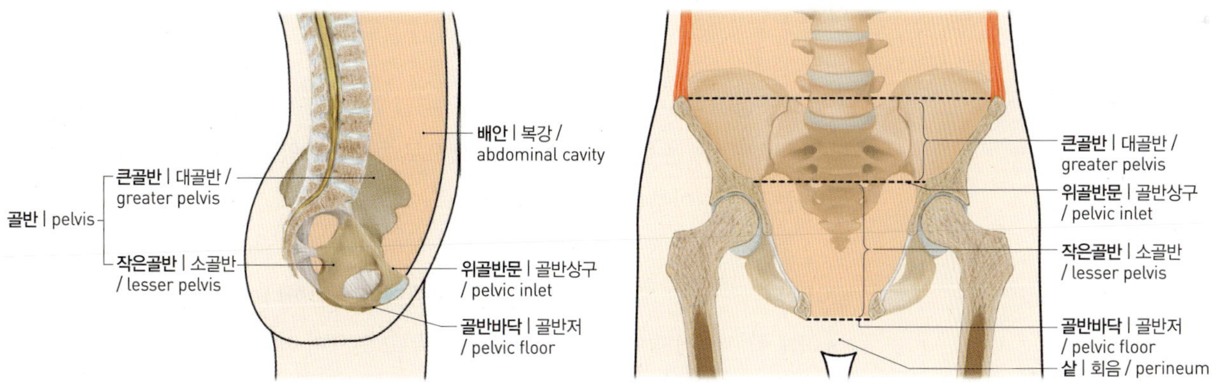

A. 정중단면 B. 이마단면

그림 1-16. 큰골반과 골반안

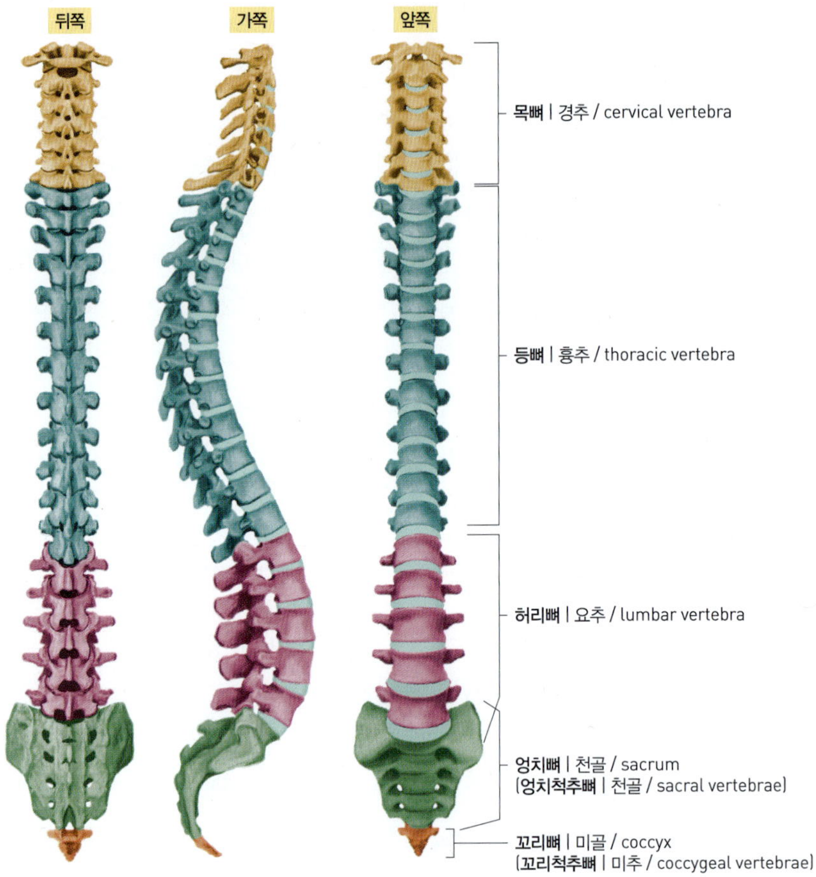

그림 1-17. **척주의 다섯 부위**

인다. 척주는 체중을 지지하는 동시에 척주 전체를 앞뒤와 좌우로 구부리거나 척주를 중심으로 몸을 돌리는 일을 담당한다.

7) 팔부위

● **팔의 구성**(그림 1-18)

팔 상지/upper limb 은 몸통 위부분에서 양옆으로 돌출되어 있는 부위를 말한다. 4부분으로 나뉘며 큰 관절을 이루는 부위에 따라 분리되어 있다.

팔이음부위 상지대/shoulder girdle | 빗장뼈와 어깨뼈를 포함한다.

- 어깨 견/shoulder | 팔이음부위와 위팔을 나누고 있으며 어깨관절을 포함한다.

위팔 상완/arm | 위팔뼈를 포함한다.

- 팔꿉 주/elbow | 위팔과 아래팔을 나누고 있으며 팔꿉관절을 포함한다.

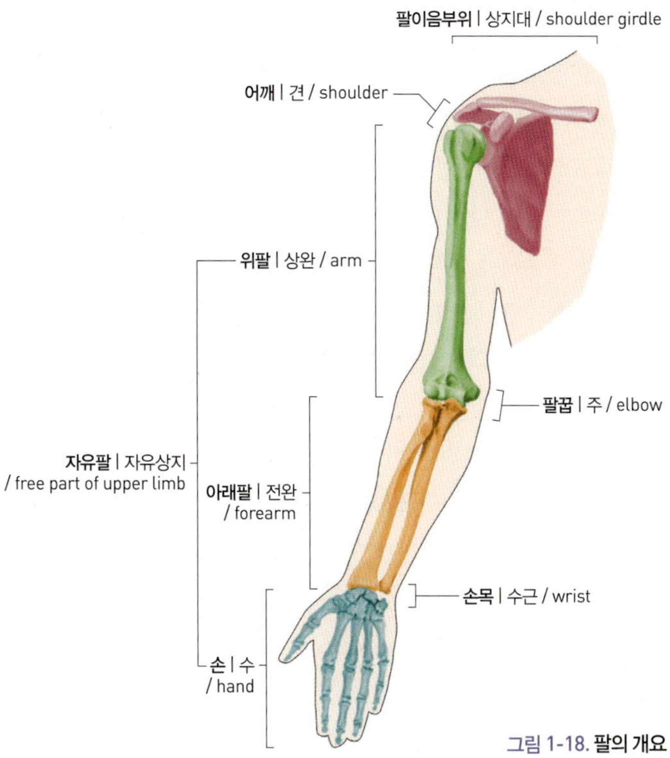

그림 1-18. 팔의 개요

아래팔 전완/forearm | 자뼈와 노뼈를 포함한다.

- 손목 수근/wrist | 아래팔과 손을 나누고 있으며 손목관절을 포함한다.

손 수/hand | 3그룹의 뼈(손목뼈 8개, 손허리뼈 5개, 손가락뼈 14개)를 포함한다.

팔이음부위는 팔이 몸통에서 나오는 부위에 해당한다. 겉으로 보면 몸통에 포함되어 있는 것처럼 보인다. **위팔, 아래팔, 손**은 몸통에서 바깥으로 튀어나와 있는 부분이며 이들을 **자유팔** 자유상지/free part of upper limb 이라고 한다.

8) 다리부위

● **다리의 구성**(그림 1-19)

다리 하지/lower limb 는 몸통의 아래 부분에서 아래쪽으로 뻗어 나와 있는 구조이며 4부분으로 나뉘어져 있다. 뼈대는 큰 관절에 의해 분리되어 있다.

다리이음부위 하지대/pelvic girdle | 볼기뼈로 이루어져 있다. 볼기뼈는 척주 아래부분의 엉치뼈 및 꼬리뼈와 함께 **골반** pelvis 을 이룬다. 이와 관련된 몸표면의 영역은 **볼기부위** 둔부/gluteal region 이며 엉덩뼈능선에서 볼기고랑까지의 범위이며 뒤가쪽으로 둥글게 튀어

나와 있다.

- 엉덩관절부위 고관절부/hip region | 엉덩관절 주위에서 다리이음부위와 넓적다리를 분리하고 있다.

넓적다리 대퇴/thigh | 넙다리뼈를 포함한다.

- 무릎 슬/knee | 넓적다리와 종아리를 나누고 있으며 무릎관절을 포함한다.

종아리 하퇴/leg | 정강뼈와 종아리뼈를 포함한다.

- 발목 족근/ankle | 종아리와 발을 나누고 있으며 발목관절을 포함하고 있다.

발 족/foot | 3그룹의 뼈(발목뼈 7개, 발허리뼈 5개, 발가락뼈 14개)를 포함한다.

다리이음부위는 다리의 바닥부분에 해당하며 외견상 몸통에 포함되어 있는 것처럼 보인다. **넓적다리, 종아리, 발**은 몸통에서 아래쪽으로 뻗어 나와 있는 부분이며 이들을 묶어서 **자유다리** 자유하지/free part of lower limb 라고 한다.

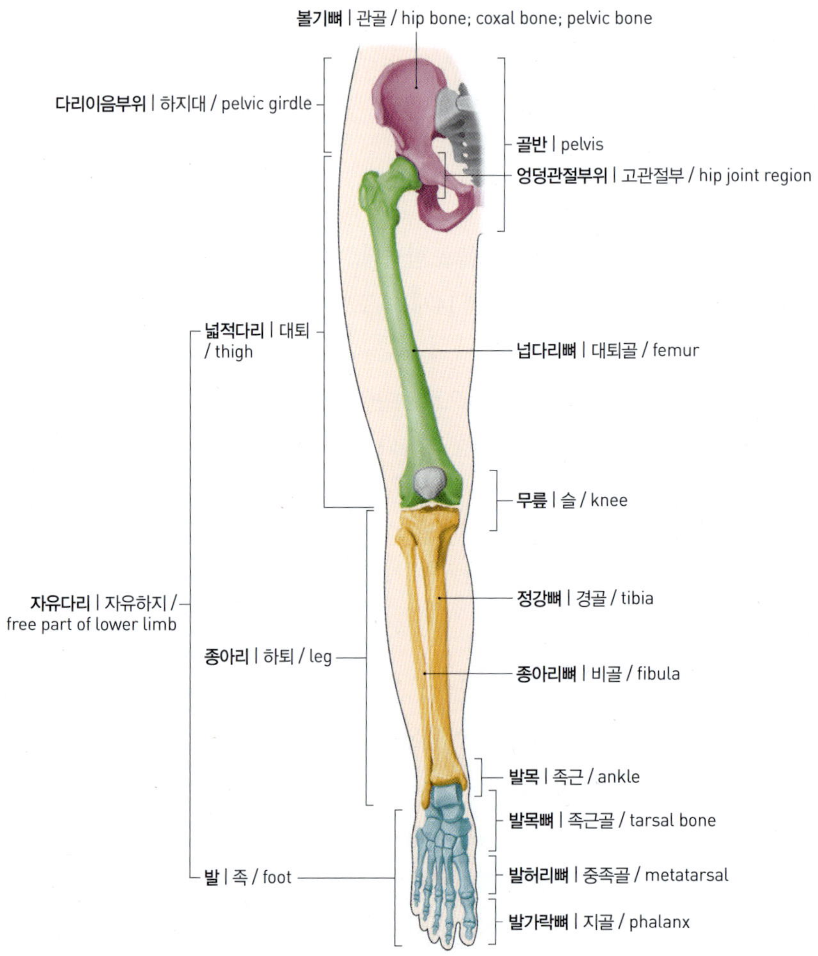

그림 1-19. 다리의 개요

기능으로 본 인체

인체에는 다양한 **기관(장기)** organ 이 있으며 각각 고유의 기능을 하고 있다. 기관이 하는 다양한 기능은 몇 가지 기능그룹으로 모아지며, 기능그룹은 각각 **기관계통** 기관계/organ system 으로 묶을 수 있다.

인체의 기능은 식물성기능과 동물성기능으로 크게 구분된다. **식물성기능** vegetarian function 은 생명을 유지하기 위해 필요한 기능이며 의식과 관계없이 작용한다. **동물성기능** animal function 은 생명을 활용하는 능동적 기능으로 의식적으로 작용한다. 12개의 기관계통은 각각 식물성기능을 담당하는 것과 동물성기능을 담당하는 것으로 구별해 볼 수 있다.

1. 식물성기능의 기관계통 [그림 1-20]

소화계통 소화기계/digestive system | 입에서 시작해서 배부위의 위, 작은창자, 큰창자가 중심이 되는 소화관과 간과 이자 등의 부속샘으로 이루어져 있다. 위와 창자는 음식물을 소화해서 영양분을 흡수하고 간은 영양소의 대사 활동을 한다.

호흡계통 호흡기계/respiratory system | 코와 입에서 시작하고 후두와 이어지는 가슴부위의 기도와 허파(폐)로 이루어져 있다. 허파에서 외부 공기와 교환이 이루어져서 산소를 혈액으로 흡수하고 이산화탄소를 몸밖으로 배출한다.

비뇨계통 비뇨기계/urinary system | 소변을 만드는 콩팥과 배뇨가 이루어지는 요관, 방광, 요도로 이루어져 있다. 소변을 생성해서 체액의 양과 성분을 조절하고, 체내의 불필요한 물질을 배출한다.

순환계통 순환기계/circulatory system | 혈액을 내보내는 심장과 혈액을 온몸으로 운반하는 혈관으로 이루어져 있다. 혈액을 순환시켜서 신체의 각 부위로 물질을 제공하고 회수한다.

생식계통 생식기계/reproductive system | 남성과 여성의 구조가 다르다. 남성의 고환에서 정자를 만든다. 여성의 난소에서 난자를 만든다. 정자와 난자가 만나 수정란이 되고, 자궁에 착상하게 된다. 자궁에서 태아가 성장하고, 출산을 통해 몸밖으로 나오게 된다.

내분비계통 내분비계/endocrine system | 뇌하수체, 갑상샘, 부신, 이자의 랑게르한스섬 등의 내분비샘과 여러 곳에 흩어져 있는 내분비세포가 있다. 호르몬을 체내에 분비해서 기관과 세포의 기능을 조절한다.

림프계통 면역계/immune system | 면역계통의 세포가 모여 있는 림프조직은 림프절, 내장의 점막, 지라 등에 있다. 병원체나 이물질에 대해 면역반응을 나타내며, 신체를 방어한다.

식물성기능을 포함한 기관은 주로 가슴안과 배안에 있으며 **내장** viscera 이라고 한다. 내장은 **자율신경** autonomic nerve 에 의해 지배되며 의식적인 운동을 하지 않는다.

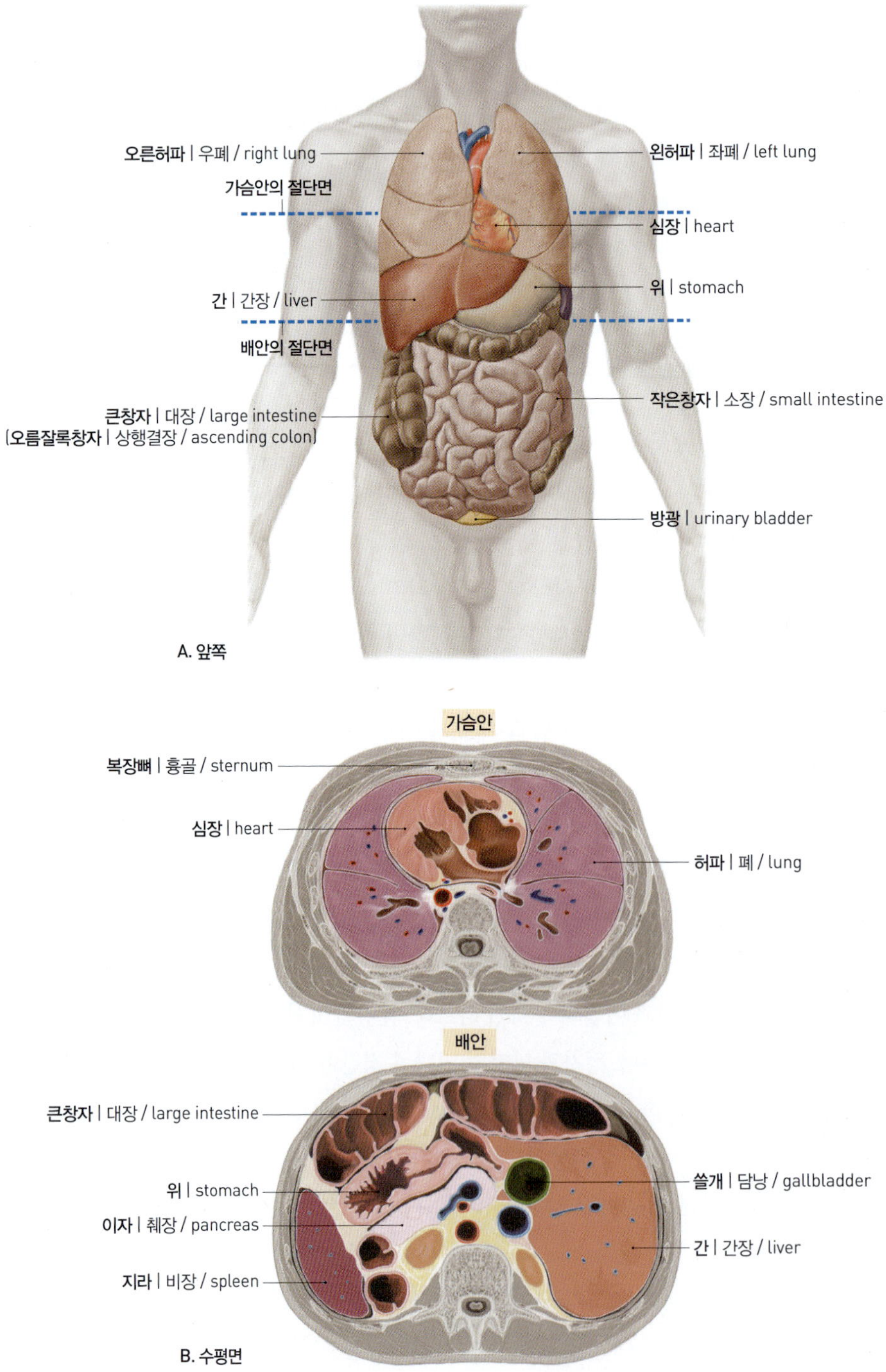

그림 1-20. 식물성기능의 기관계통(내장)

소화계통, **호흡계통**, **비뇨계통**은 모두 외부와 물질교환을 하며, 아래와 같은 공통적인 특징을 가지고 있어서 3대 내장이라고 한다.

- 외부와 연결되어 있다.
- 넓은 표면적을 가지고 있다.
- 혈류량이 많다.

2. 동물성기능의 기관계통 (그림 1-21)

뼈대계통 골격계/skeletal system | 온몸의 206개의 뼈와 연골, 관절 등으로 이루어져 있다. 뼈대를 이루며 신체를 지지한다.

근육계통 근계/muscular system | 팔 근육, 다리 근육, 몸통 근육, 머리부위 근육 등으로 나뉜다. 뼈대근육으로 이루어져 있으며 온몸의 뼈대를 움직여서 운동을 한다.

피부계통 외피계/integumentary system | 온몸을 덮고 있는 피부이며 상피조직인 표피와 결합조직인 진피로 이루어져 있다. 신체를 외부로부터 보호하고 감각을 받아들인다.

신경계통 신경계/nervous system | 중추신경인 뇌와 척수, 그곳으로 들어가고 나오는 말초신경으로 이루어져 있다. 말초신경은 뇌와 온몸을 연결해서 정보를 받아들이고 보내는 기능을 담당한다.

감각계통 감각기계/sensory system | 머리부위에 있는 특수감각기관으로 이루어져 있다. 눈은 시각을, 귀는 청각을, 코는 후각을 담당한다.

동물성기능을 갖는 기관은 주로 몸통의 벽과 팔다리를 구성하고 있어서 **몸벽** body wall 이라고 한다. 몸벽에는 **몸신경** 체신경/somatic nerve 이 분포하며 의식적인 운동을 한다.

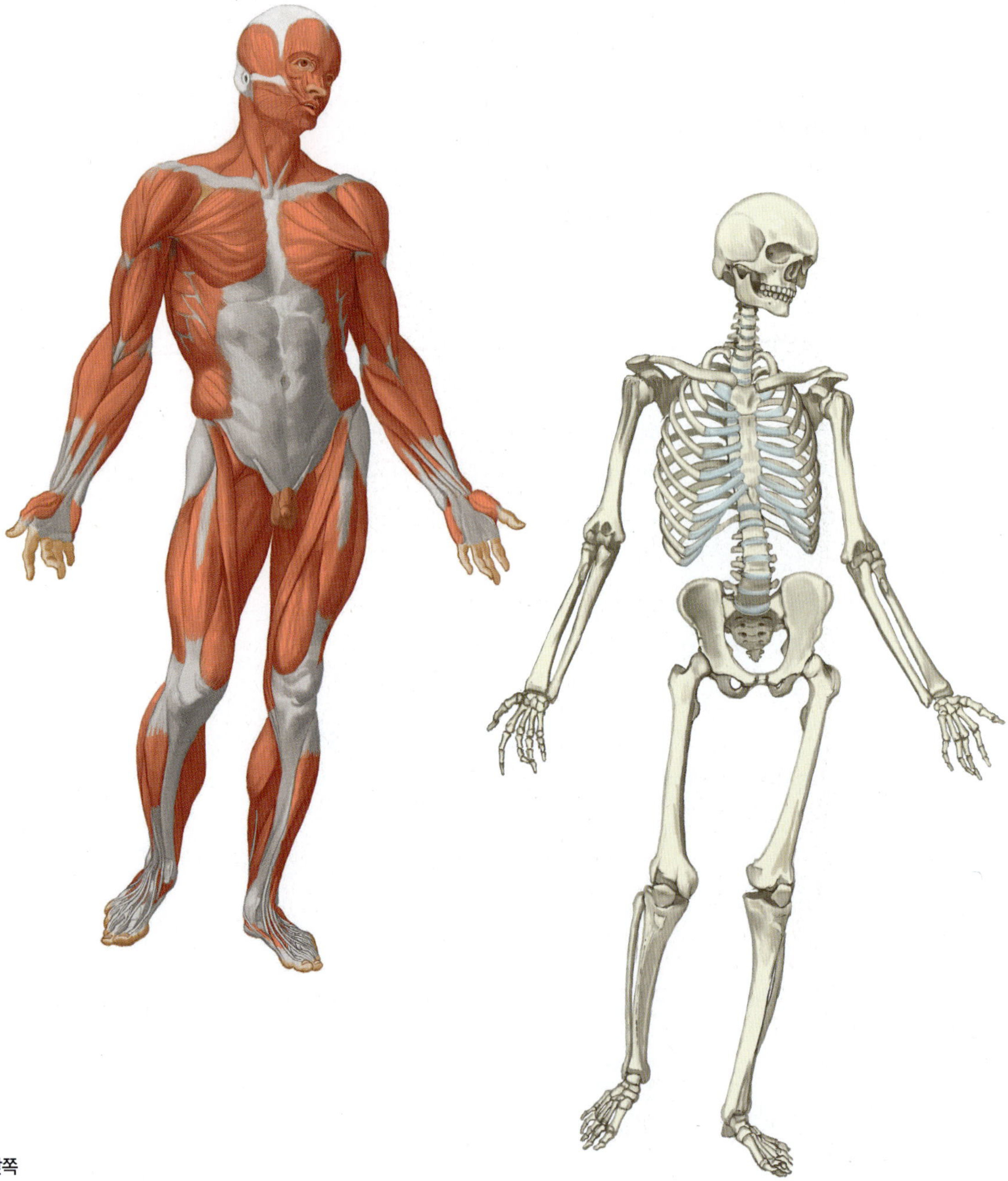

A. 앞쪽

그림 1-21. 몸벽의 개요: 근육계통과 뼈대계통(다음 페이지에 계속됨)

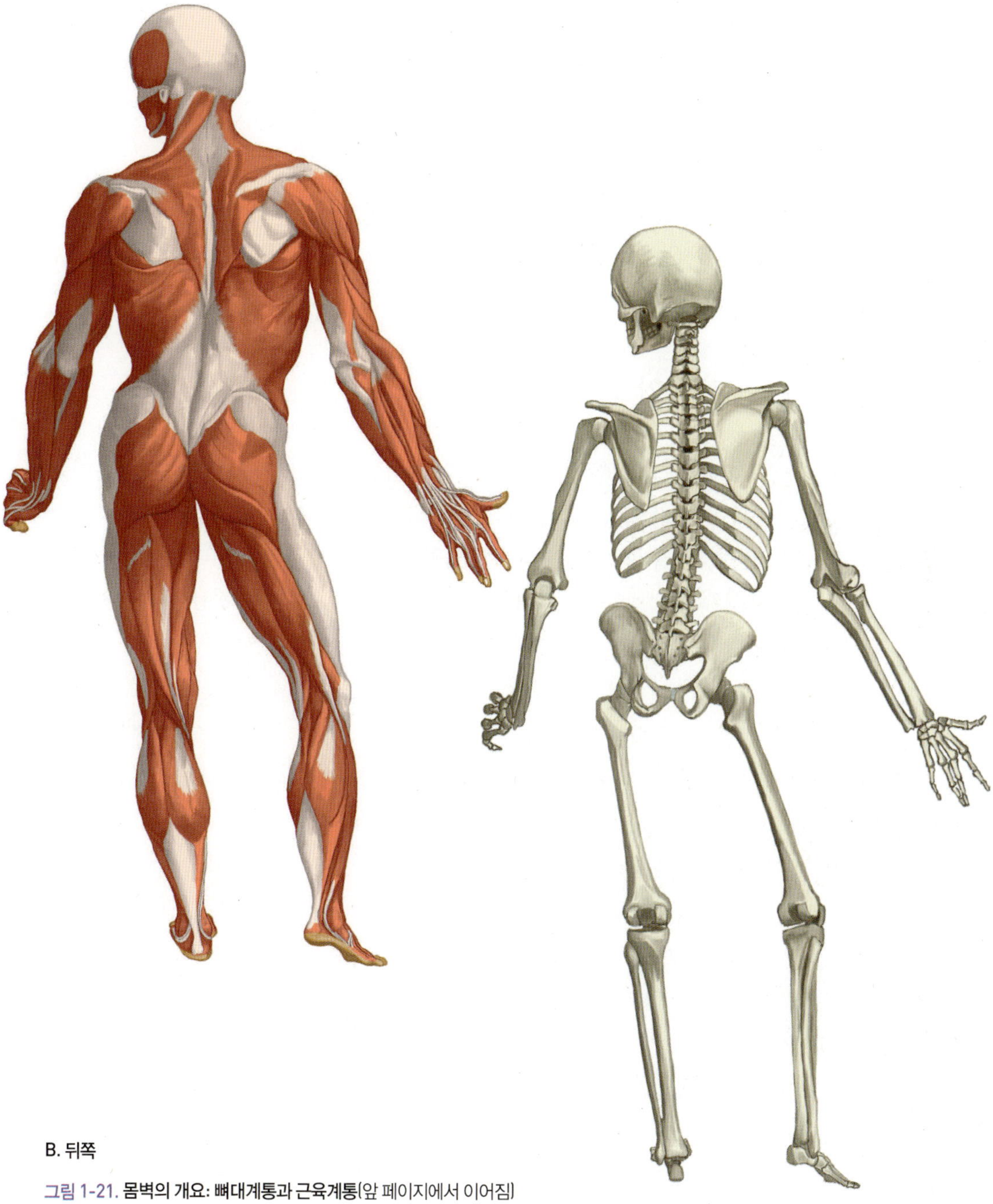

B. 뒤쪽

그림 1-21. 몸벽의 개요: 뼈대계통과 근육계통(앞 페이지에서 이어짐)

몸속의 공간 [그림 1-22]

몸속의 공간은 내장기관을 보호해 주고, 구분 지어 주고, 지지해 주는 몸속 공간이다. 뼈, 근육, 인대들에 의해 몸속의 공간이 서로 구분된다.

1. 머리뼈안과 척주안

머리뼈에 의해 형성되는 **머리뼈안** 두개강/cranial cavity 에는 뇌가 들어 있으며, 척추뼈로 만들어지는 **척주안** vertebral cavity 은 척수를 담고 있다. 머리뼈안과 척주안은 세 겹으로 된 보호조직인 뇌척수막이 있다.

2. 가슴안

가슴안 흉강/thoracic cavity 은 갈비뼈, 가슴근육, 복장뼈와 척주의 가슴부분에 의해 만들어지는 공간이다. 가슴안 내부에는 심장을 둘러싸고 있는 **심장막안** 심막강/pericardial cavity 과 양쪽 허파를 싸고 있는 두 개의 **가슴막안** 흉막강/pleural cavity 이 있다. 가슴안 중앙에는 **세로칸** 종격/mediastinum 이라고 불리는 해부학 부위가 있으며, 세로칸은 두 가슴안 내벽 사이의

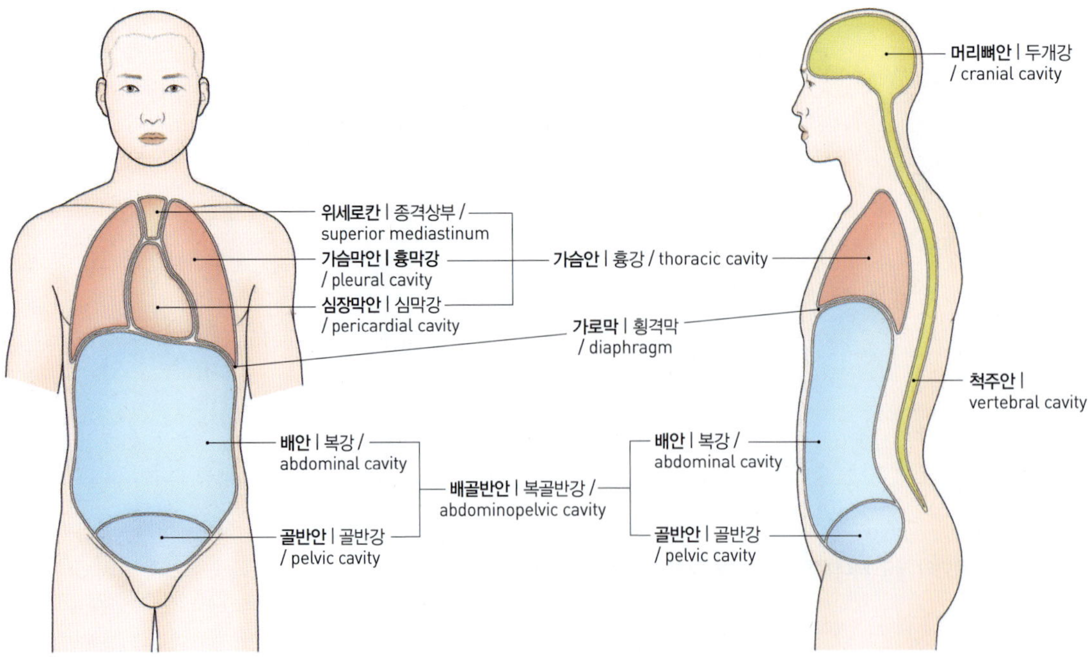

그림 1-22. 몸안

공간으로 복장뼈에서부터 척주까지, 첫째갈비뼈부터 가로막까지의 공간이다. 세로칸은 심장, 식도, 기관, 가슴샘과 다수의 큰 혈관이 있다. **가로막** 횡격막/diaphragm 은 가슴안과 배골반안을 분리시켜 주는 반구형의 근육이다.

3. 배골반안

배골반안 복골반강/abdominopelvic cavity 은 가로막에서부터 고샅부위까지 공간으로 배벽 근육과 골반의 뼈와 근육으로 둘러싸여 있다. **배안** 복강/abdominal cavity 에는 위, 간, 쓸개, 작은창자, 큰창자의 대부분이 담겨 있다. **골반안** 골반강/pelvic cavity 은 방광, 큰창자의 일부, 생식계통의 내부 기관들을 담고 있다. 가슴안과 배골반안에 들어 있는 기관들을 **내장** viscera 이라고 한다.

Chapter 2
세포 및 조직

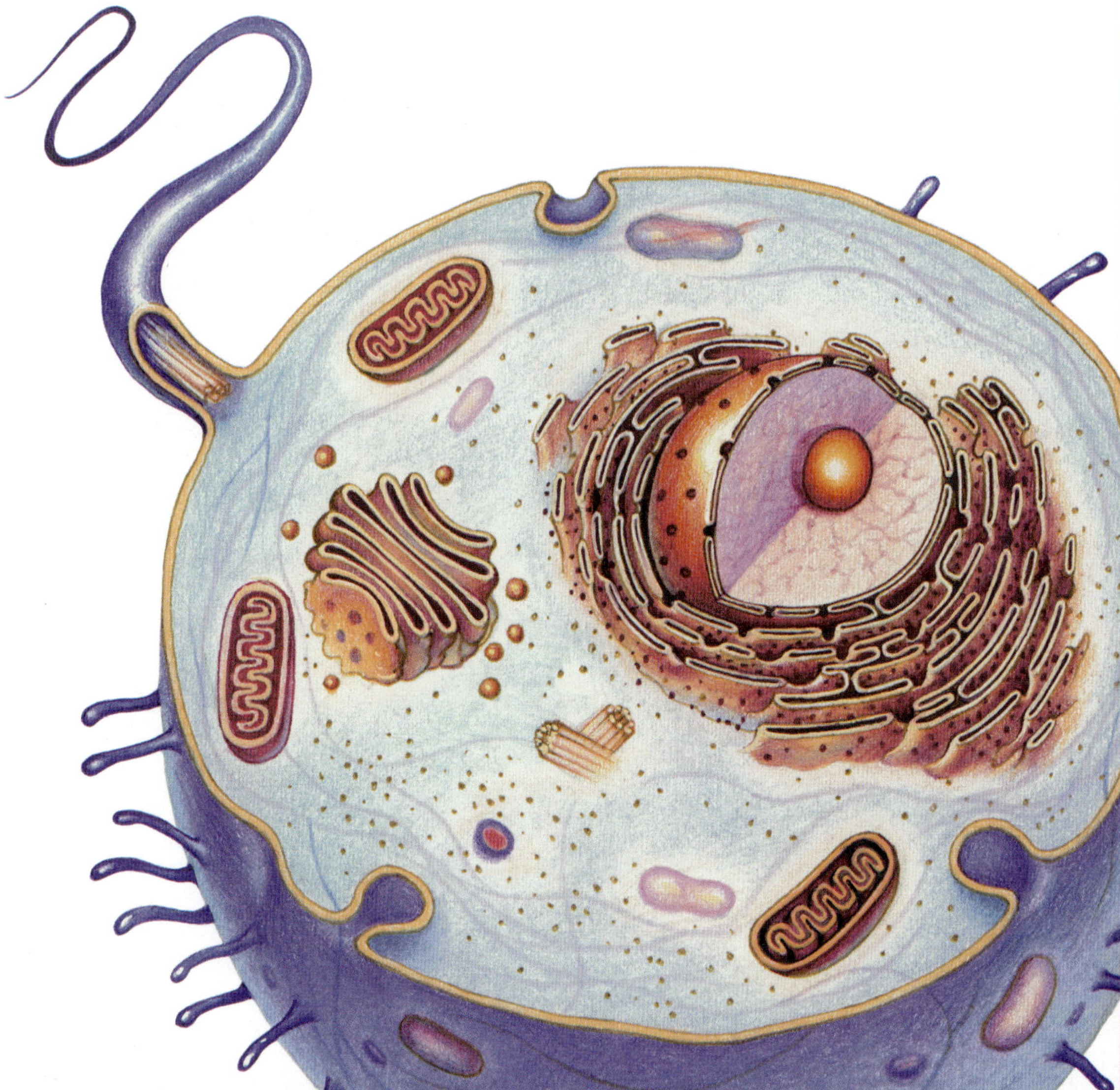

세포 및 조직의 개요

인체는 다양한 구조가 모여서 이루어진 것이다. 그중에서도 신체를 만드는 구조에서, 육안으로 보이는 형태를 가진 것은 **기관** organ 이라고 부른다. 예를 들어 간이나 심장 등이 기관의 예이다. 또한 세밀하게 현미경으로 들여다 보면 **세포** cell 라고 하는 생명의 단위가 되는 작은 구조가 보인다. 인체는 약 60조개의 세포로 구성되어 있다.

인체는 기관이나 세포가 무질서하게 모여 있는 것이 아니라 공통의 기능을 가진 기관이 모여서 **기관계통** organ system 이라고 하는 기능계통(시스템)을 만들고 있다. 기관을 만드는 소재는 몇 가지 종류의 세포가 모여 이루어져 있으며 이를 **조직** tissue 이라고 한다. 그리고 세포의 구조를 자세히 보면, **세포소기관** cell organelle 이라고 하는 전자현미경으로 보이는 구조가 있으며, 그것들은 단백질 등의 **분자** molecule 로부터 이루어져 있다.

세포

모든 생명체를 이루는 가장 작은 기본 구성요소는 **원자** atom 이며, 원자가 모여 **분자** molecule 를 이루며, 많은 분자가 모여 생명체의 구조와 기능의 기본단위가 되는 **세포** cell 를 이룬다. 인간의 신체는 무수히 많은 세포로 구성되며, 다양한 크기와 형태를 가진다. 그중 많은 수가 직경 10 μm 정도지만 아주 큰 것이나 아주 긴 것도 있다. 또한 형태도 편평한 것, 가늘고 긴 것, 긴 돌기를 뻗은 것(신경세포) 등 다양한 형태로 분화해 있다.

1. 세포의 구조 [그림 2-1]

세포는 세포마다 그 기능에 따라 다양하게 분화하여 특징적인 구조를 갖지만 공통된 기본적인 구조를 가지고 있다. 예를 들면 핵이나 세포소기관과 같은 내부의 구조는 많은 세포에서 공통적으로 발견된다. 세포를 구성하는 기본적인 성분은 다음과 같다.

원형질 protoplasm | 원형질은 점성이 강한 반투명의 액체로 모든 동식물의 기본적인 구성요소이며, 다량의 수분과 무기질이온(칼륨, 칼슘, 마그네슘, 나트륨 등), 자연적으로 발생하는 유기화합물(단백질, 지질, 탄수화물)로 이루어져 있다.
핵질 necleoplasm 은 세포핵의 원형질이며 복제기능을 담당한다. **세포질** cytoplasm 은 핵을

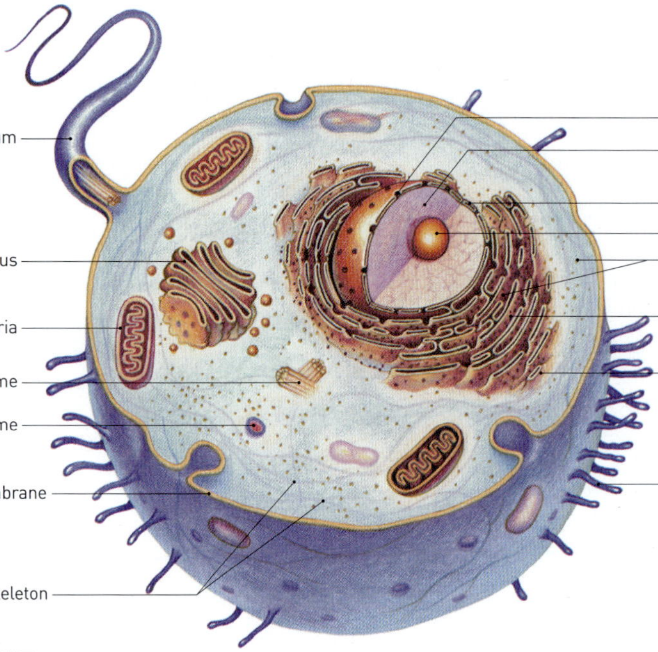

그림 2-1. 세포의 구조

둘러싸고 있는 세포체의 원형질로서 원료를 에너지로 바꾸는 역할을 담당하며 대부분의 합성활동이 일어나는 곳이다.

세포막 cell membrane/원형질막 plasma membrance | 세포막은 지질분자들이 두 층을 이루고 있고, 그 사이사이에 여러 단백질분자가 다양하게 끼어 들어가 있는 구조를 갖는다. 기능은 외부의 위험으로부터 세포를 보호하고 외부와의 경계를 만들며, 물질들이 드나드는 투과성을 조절한다.

핵 nucleus | 세포 안에는 보통 한 개의 핵(세포핵)이 있으며, 형태는 거의 구형에 가깝다. 핵은 안과 밖에 두 장의 막(핵막)으로 둘러싸여 있다. 핵막의 여기저기에는 핵막구멍이 있어서 핵의 내부와 그 외부의 세포질 사이에 교류를 가능하게 한다. 핵 안에는 그물 모양구조를 나타내는 한 개나 여러 개의 **핵소체** nucleolus 가 보인다. 세포의 종류에 따라서 핵의 수나 형태는 서로 약간씩 다르다.
핵에는 **데옥시리보핵산** deoxyribonucleic acid, DNA 이 **히스톤** histone 이라고 하는 단백질과 합성되고 저장되어진다. 세포분열이 진행되면 DNA와 히스톤이 응집해서 **염색체** chromosome 가 된다. DNA는 유전정보를 저장하는 분자이며 인체의 설계도로서 기능하고 있다. 핵소체에는 **리보핵산** ribonucleic acid, RNA 이 모여 있다. RNA는 DNA의 유전정보를 복사해서 핵에서 세포질로 옮기는 등의 기능을 한다.

2. 세포소기관

세포를 구성하는 내용 중에는 핵을 제외한 부분을 **세포질** cytoplasm 이라고 부른다. 세포질에는 세포소기관이 있다. **세포소기관** cell organelle 에는 다양한 종류가 있으며, 그 대부분은 세포막과 동일한 종류의 막으로 둘러싸여 있다. 그 외에는 세포뼈대라고 불리는 섬유형태의 구조물이 있어서 세포의 구조를 유지하거나 운동을 행하기도 한다.

미토콘드리아 mitochondria | 0.5~1 μm 정도의 구형이나 실모양의 구조를 가지며, 내막과 바깥막의 2중의 주머니로 이루어져 있다. 내막은 자주 막의 안쪽으로 접혀서 주름을 만든다. 탄수화물이나 지방을 산화하는 산소를 다량 포함하고 있으며, 세포 내부에서 활동의 에너지 원천이 되는 **아데노신삼인산** adenosine triphosphate, ATP 을 효율적으로 생산한다.

리보솜 ribosome | 리보솜은 작은 과립형태로 과립세포질그물에 부착하는 것과 세포질 안으로 유리되는 것이 있다. 핵에서 유전정보를 운반해 온 RNA를 기준으로 **단백질 합성**이 일어나는 곳이다. 과립세포질그물에는 세포막의 일부가 되는 단백질이나 세포 바깥으로 분비되는 단백질이 만들어지고, 유리리보솜에서는 세포질 안에서 사용되는 단백질이 만들어진다.

세포질그물 소포체/endoplasmic reticulum | 얇은 막으로 덮여 있는 주머니 형태(또는 관 형태)의 구조이며 세포내부에 그물처럼 넓게 펴져 있다. 표면에 리보솜이 붙어있는 것을 **과립세포질그물** 조면소포체/rough endoplasmic reticulum 이라고 한다. 단백질의 합성을 활발하게 수행하는 세포에서는 과립세포질그물이 발달해 있다. 한편 리보솜이 부착되어 있지 않은 세포질그물을 **무과립세포질그물** 활면소포체/smooth endoplasmic reticulum 이라고 하며, 지질대사에 관여한다. 특히 근육세포에서는 Ca^{2+}의 저장부위이며 근육의 수축에 중요한 역할을 한다(근육세포질그물).

골지기관 golgi apparatus | 막으로 둘러싸인 끝이 불룩한 납작한 주머니가 나란하게 배열된 모양을 한다. 탄수화물 분자를 합성하고, 이 분자들은 과립세포질그물이 만들어낸 단백질과 결합하여 당단백질과 같은 분비물을 생산한다.

리소좀 용해소체/lysosome | 막에 둘러싸인 구형의 소체로 고분자 물질을 가수분해하는 산소를 다량 포함하고 있다. 더 이상 필요 없어진 세포의 구성성분이나 세포 안으로 들어온 이물질을 분해한다.

과산화소체 peroxisome microbody | 리소좀과 비슷하지만 더 작고 여러 산화효소를 포함한다. 아미노산과 지방산 그리고 여러 독성물질도 산화한다. 그래서 해독작용이 일어나는 간에 매우 많다. 산화작용의 부산물인 과산화수소(H_2O_2)를 분해하여 세포를 보호한다.

세포뼈대 cytoskeleton | 세포질속에 단백질로 구성된 가느다란 섬유가 그물처럼 연결되어 세포의 틀을 유지하는데 이들을 세포뼈대라고 한다. 이것은 세포 형태 유지 외에 세포소기관의 위치를 유지하고 **포식작용** phagocytosis 때 세포의 이동 그리고 세포속 물질의 이동에도 작용한다.

세포중심 중심체/centrosome | 작은 막대 형태의 **중심소체** centriole 2개가 직각 방향으로 쌍을 이루고 있으며 핵분열이 일어날 때 염색체를 양쪽 끝으로 분리시키는 역할을 한다.

조직

일정한 구조와 기능을 가진 체내의 구조물을 **기관** organ 이라고 부르며, 기관의 다양한 부분을 이루고 있는 재질을 **조직** tissue 이라고 부른다. 기관은 몇 개의 서로 다른 조직이 함께 모인 상태로 혼재해 있다. 뼈와 같은 단순한 기관을 보아도 단단한 뼈 조직 이외에 골수라고 하는 부드러운 조직과 뼈막이라고 하는 섬유가 풍부한 조직이 있다.

조직을 이루고 있는 것은 세포이다. 또한 세포와 세포 사이에는 빈틈이 있고 여기에 세포사이물질이라고 하는 물질이 채워져 있기 때문에 조직은 세포와 **세포사이물질** intercellular substance 로 이루어져 있다고 말하는 것이 정확하다. 또한 세포사이물질의 양과 성질이 조직의 특징과 기능을 결정하는 경우가 많다. 조직은 크게 **상피조직**, **지지조직**, **근육조직**, **신경조직**으로 구별할 수 있다.

1. 상피조직 [그림 2-2]

몸의 표면을 시작으로 입의 안, 위와 창자의 안쪽 면, 샘의 도관, 체강과 혈관의 안쪽 면 등, 자유표면을 덮고 있는 모든 막 형태의 세포층을 **상피** epithelium 라고 하며 이 세포집단을 **상피조직** epithelial tissue 이라고 부른다. 상피조직의 특징은 그것을 만드는 세포가 한 층, 또는 몇 개의 층으로 마치 잉카의 벽에 있는 돌처럼 맞붙어 있으며 그 사이에 세포사이물질이 거의 없다는 것이다.

상피의 일부가 자유표면에서 깊은 곳으로 들어가서 분비 기능을 하는 세포무리를 만드는 경우가 있는데 이러한 분비기관을 **샘** gland 이라고 한다. 커다란 샘으로는 침샘, 간, 이자가 있고 작은 샘으로는 피부의 땀샘이나 기름샘이 있다. 이러한 샘은 상피와 도관으로 연결되어 있으며 분비물을 밖으로 방출하므로 **외분비샘** exocrine gland 이라고 불린다. 그러나 갑상샘이나 뇌하수체(앞엽) 등은 상피와 연결되어 있지 않으며 도관도 가지고

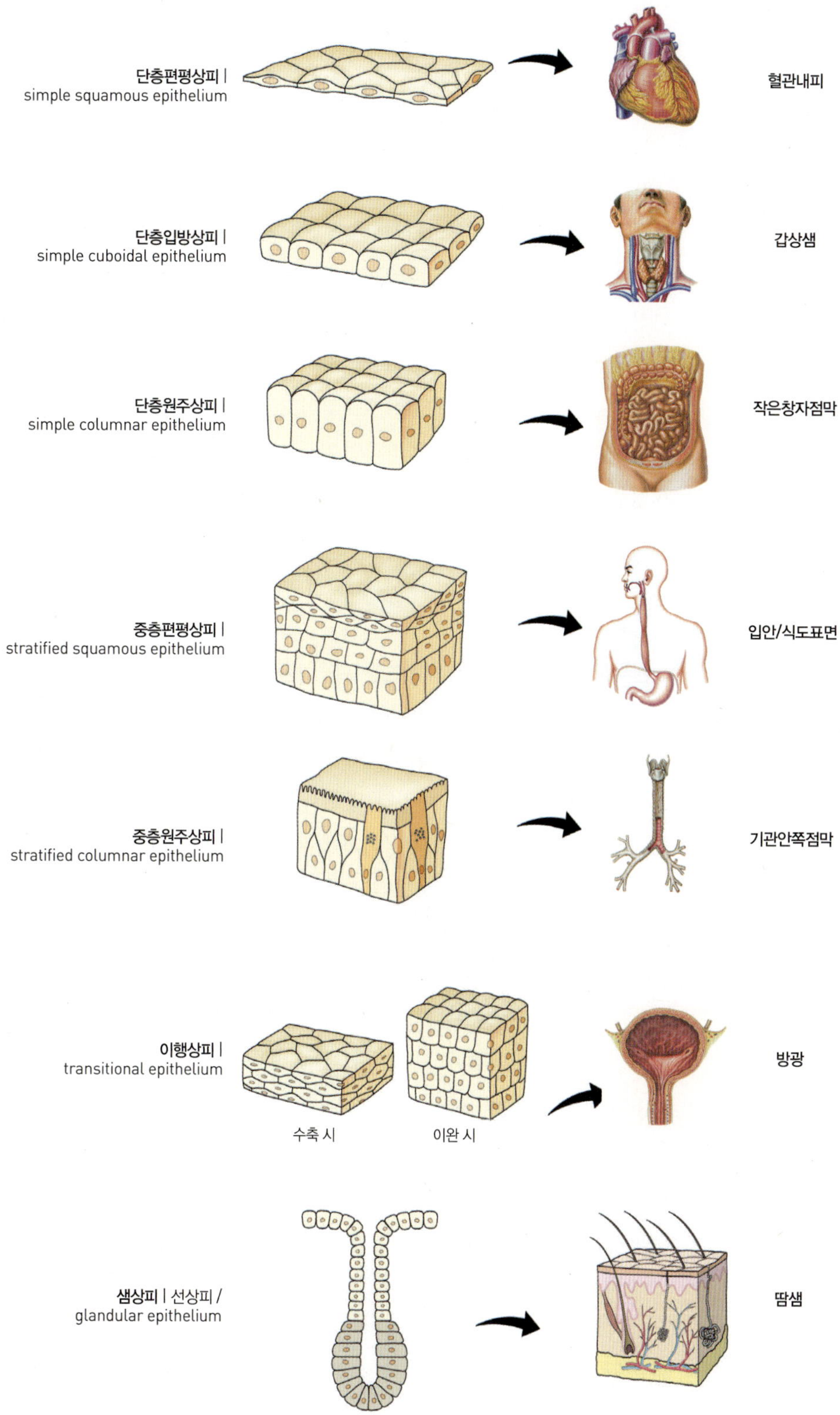
단층편평상피 | simple squamous epithelium
혈관내피
단층입방상피 | simple cuboidal epithelium
갑상샘
단층원주상피 | simple columnar epithelium
작은창자점막
중층편평상피 | stratified squamous epithelium
입안/식도표면
중층원주상피 | stratified columnar epithelium
기관안쪽점막
이행상피 | transitional epithelium
수축 시
이완 시
방광
샘상피 | 선상피 / glandular epithelium
땀샘

그림 2-2. 상피조직

있지 않으므로, 분비물인 호르몬을 혈액 안으로 방출한다. 이것이 **내분비샘**endocrine glands 이다. 상피조직은 세포의 형태와 배열에 따라 다음과 같이 분류된다.

1) 편평상피

편평상피 squamous epithelium 는 얇고 편평한 세포로 이루어진 상피이다. 한 층만 있는 경우는 **단층편평상피** simple squamous epithelium 라고 불리며, 가슴부위와 배부위의 내부장기 표면 등에서 볼 수 있다. 혈관과 림프관의 안쪽 면 역시 단층편평상피로 덮여 있으며 이것들은 특별하게 취급되어 내피라고 불린다. 편평한 세포가 몇 개의 층으로 겹쳐서 두꺼운 판을 이루면 **중층편평상피** stratified squamous epithelium 라고 불린다. 이 경우에는 편평한 것은 표면 가까운 곳에 있는 세포뿐이고, 심부로 내려갈수록 점점 높이가 긴 세포로 구성된다. 중층편평상피는 물리적인 자극(마찰과 온도)이나 화학적 자극에 강해서 몸의 표면을 덮고 있는 피부나 입안, 식도, 곧창자의 아래 끝부분, 질의 점막이 이러한 형태의 상피로 덮여 있다.

2) 원주상피

원주상피 columnar epithelium 는 기다란 원기둥 형태(사실은 육각기둥 형태)의 세포가 한 층으로 늘어서 있는 상피이다. 원주상피는 기계적인 자극에는 약하며 특정 물질을 흡수하거나 분비하는 세포들로 이루어져 있는 경우가 많다. 위나 창자의 점막 표면에는 이러한 종류의 상피가 덮여 있다. 많은 수의 **샘** 선/gland 과 **도관** duct 역시 원주상피로 이루어져 있다. 원주상피 중에서 길이가 짧은 것은 **입방상피** cuboidal epithelium 라고 부르기도 한다. 원주상피의 위면에 섬모라고 불리는 다수의 미세한 털이 나 있는 경우에는 이를 **섬모상피** ciliated epithelium 라고 부른다. 섬모는 일정한 방향으로 채찍을 때리는 것과 같은 운동을 해서 상피 표면에 있는 분비물이나 이물질을 그 방향으로 운반할 수 있다. **기관** trachea 과 **기관지** bronchi, **자궁관** 난관/fallopian tube 등의 안쪽 면은 섬모상피로 덮여 있다.

3) 이행상피

요관과 방광은 신축 능력이 큰 상피로 덮여 있으며, 이를 **이행상피** transitional epithelium 라고 한다. 작은 원주 형태의 세포가 몇 개의 단으로 겹쳐 있고 그 위를 큰 돔 형태의 세포가 덮고 있으며, 모든 세포가 돌기를 바닥막에 붙이고 있다. 소변이 차면 세포가 세포 사이에서 크게 어긋나며 편평하게 됨으로써 면적을 확대할 수가 있다.

상피조직의 밑면에는 결합조직과의 경계에 바닥막이라고 하는 얇은 층이 있다. 이는 매우 작은 아교섬유의 그물에 다당류가 채워진 것으로 상피를 유지하고 결합조직과 접착되는 동시에 물질의 이동(삼투)을 도와준다.

2. 지지조직

몸을 지지해 주고, 각각의 부위를 결합해 주는 다양한 조직을 통틀어 **지지조직** supporting tissue 이라고 부른다. 이 조직은 세포사이물질이 풍부하고 그곳에 다량의 섬유가 존재하고 있다는 특징을 가지고 있다. 지지조직은 세포사이물질의 특성에 의해 **결합조직** connective tissue, **연골조직** cartilage tissue, **뼈조직** 골조직/osseous tissue 의 3종류로 크게 구별된다. 결합조직은 **성긴결합조직** 소성결합조직/loose connective tissue 과 **치밀결합조직** dense connective tissue 이 있다(그림 2-3, 4).

1) 성긴결합조직

조직과 조직을 결합하거나 틈을 매우거나 하는 유연하고 변형이 잘 되는 조직이다. 예를 들어 피부가 밑에 있는 뼈나 근육에 붙어 있으면서도 어느 정도 밀리거나 꼬집어 올릴 수 있는 것은 피부 밑에 느슨한 결합조직이 있기 때문이다. 이 조직의 주요 성분은 **아교섬유(콜라겐섬유)** collagenous fiber 라고 하는 섬유이며, 이것과 혼합된 형태로 미세하게 탄력을 지닌 **탄력섬유** elastic fiber 가 있다. 아교섬유는 잡아당겨도 늘어나거나 끊어지지 않으며, 장력에 대해 강한 저항력을 갖는다. 한편 탄력섬유는 장력이 발생하면 늘어나고 장력이 없어지면 다시 줄어드는 고무줄 같은 탄력성을 가지고 있다. 이 2종류의 섬유 사이에는 **섬유모세포** fibroblast 가 산재해 있다. 사실 이 세포는 세포사이물질에 아교섬유나 탄력섬유 그리고 그 사이를 채우는 형체 없는 물질(바탕질이라고 불린다)을 분비하지만,

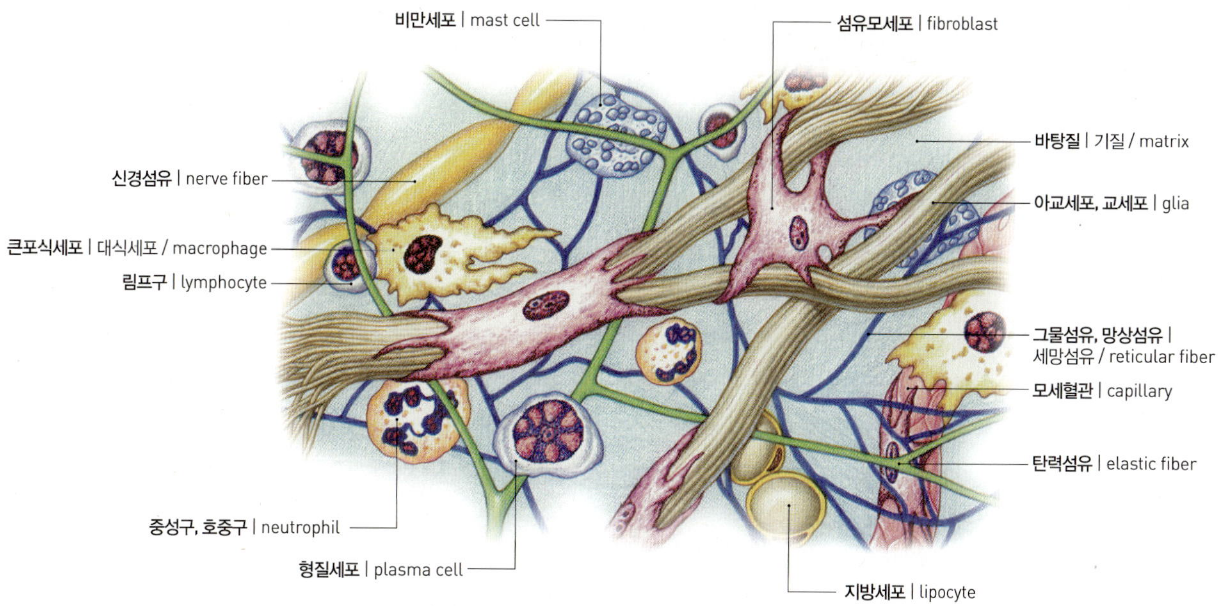

그림 2-3. 결합조직의 구성섬유와 세포

다량의 섬모들에 가려져서 눈에 띄는 경우가 드물다.

성긴결합조직 안에는 때때로 다량의 지방이 포함되기도 한다. 세포가 크고 동그랗게 부풀어 올라서 그 안에 지방을 한가득 지니고 있는 것을 **지방세포** lipocyte 라고 부른다. 지방세포가 특히 많이 포함되어 있는 조직을 **지방조직** adipose tissue 이라고 한다.

성긴결합조직에는 **림프구** lymphocyte 나 **형질세포** plasma cell (항체를 만드는 세포), **비만세포** mast cell (히스타민을 분비하며 알레르기반응에 관여하는 세포) 등이 산재해 있다. 또한 세균이나 노화, 변성된 세포를 먹어치우는(포식작용) **큰포식세포** 대식세포/macrophage 가 민달팽이처럼 여기저기 돌아다니고 있다. 또한 최근 주목을 받는 가지세포가 있는데 이는 이물질을 먹는 일은 거의 없지만 가늘고 긴 돌기를 다른 세포의 틈새에 찔러 넣어 몸 안에 침입한 항원을 뽑아서 분해한 후 그 정보를 림프구에 전달해서 림프구가 항체를 생산하도록 만든다.

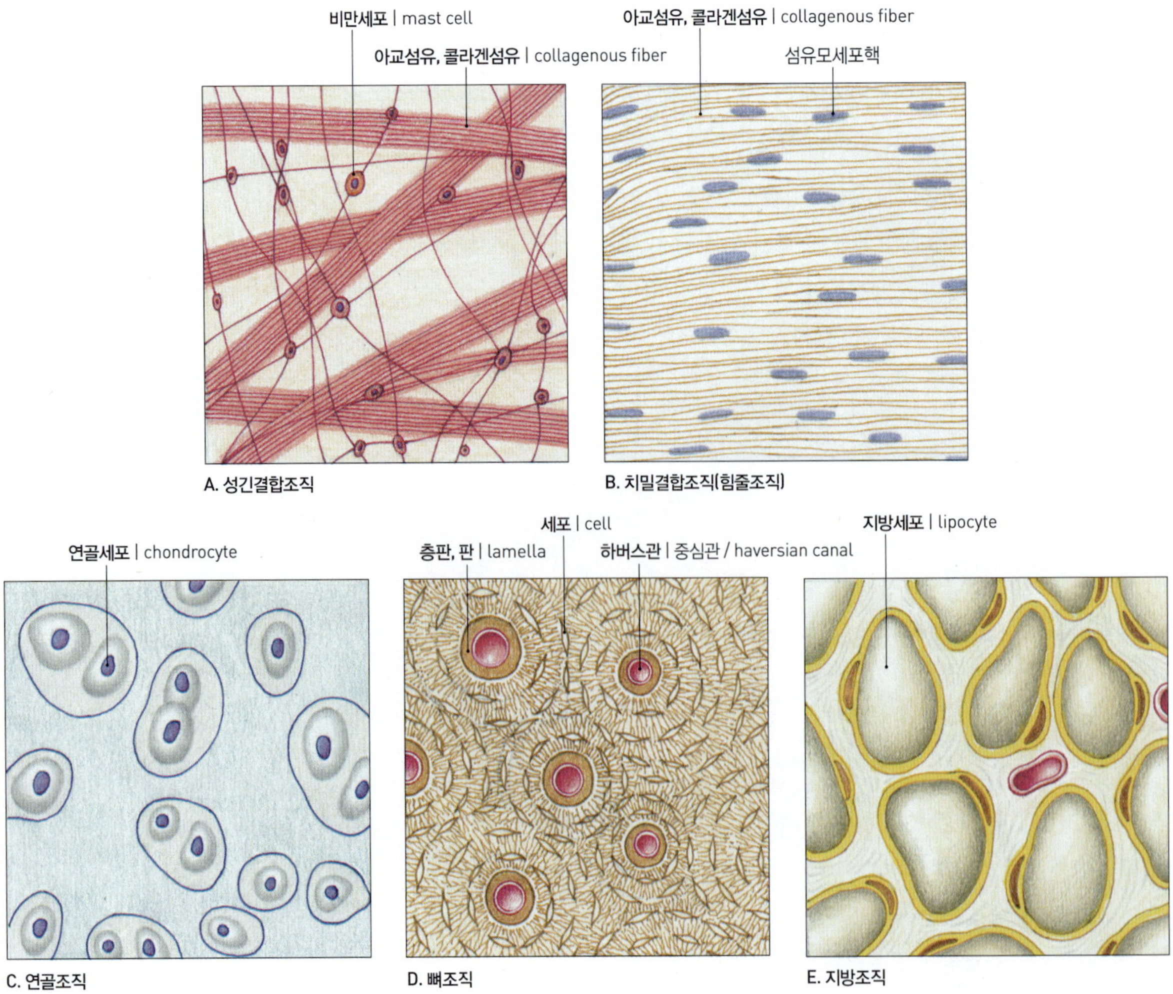

그림 2-4. 결합조직

2) 치밀결합조직

성긴결합조직과는 대조적으로 **아교섬유** collagenous fiber 의 배열이 밀집되어 있으며, 섬유의 방향도 그 부분에 가해지는 장력의 방향으로 모여 있다. 이 때문에 단단하며 일정한 형태가 무너지지 않는 결합조직을 이루고 있다. 피부의 진피처럼 가로와 세로 방향으로 뻗어 있는 섬유로 짜여 있는 조직이나 **힘줄** 건/tendon (근육과 뼈, 때로는 근육과 근육을 결합하는 띠), **인대** ligaments (뼈와 뼈를 결합하는 띠)처럼 평행하는 섬유의 다발도 있다. 아교섬유 외에도 탄력섬유가 다소 섞여 있는 것도 있다. 그리고 섬유 사이에는 그것을 만든 섬유모세포가 있다.

3) 연골조직

우리 몸의 뼈는 태아 때에는 연골로 이루어져 있다. 임신 후기에 연골의 뼈 되기가 시작되고 출생 후에는 대부분이 뼈로 자라지만 성인이 되어서도 갈비뼈의 앞 방향 부위(갈비연골)나, 뼈의 관절에 닿아 있는 부분(관절연골) 등에는 연골이 남아 있다. 연골은 뼈보다 부드럽고 칼로 자를 수 있으며, 압력에 대해 놀라울 정도의 저항력을 가진 조직이다.

연골조직을 현미경으로 보면 치밀한 세포사이물질 안에 그것을 만든 연골세포가 갇혀 있다. 세포사이물질에는 미세한 아교섬유가 다량 포함되어 있으며 유리와 같이 균질적인 물질(연골바탕질) 안에 파묻혀 있으므로 보통의 염색으로는 섬유가 보이지 않는다. 그래서 이 형태의 연골을 **유리연골** hyaline cartilage 이라고 부른다. **관절연골** articular cartilage, **갈비연골** 늑연골/costal cartilage, **코연골** 비연골/nasal cartilages, **후두연골** laryngeal cartilage, **기관연골** tracheal cartilage 등이 이에 해당된다. 유리연골은 큰 압력을 받아도 찌그러지지 않고 구부리는 힘을 받아도 잘 부러지지 않는다.

4) 뼈조직

뼈의 기본을 이루는 단단한 조직이다. 세포사이물질은 연골과 같이 풍부한 아교섬유를 포함하며 섬유 사이의 바탕질에 다량의 칼슘이 침착해 있다. 그리고 이 조직은 베니어판과 같이 층을 이루며 겹쳐서 **층판** lamella 이라고 하는 구조를 이루고 있다. 층판의 대부분은 혈관이 통하는 구멍(하버스관)을 중심으로 동심원 형태로 늘어서 있으며, 이를 **하버스층판** haversian lamella 이라고 한다. 또한 뼈의 표층 부위에는 층판에 있는 몇 개의 층이 뼈 표면과 평행으로 배열되어 있으며 이를 **바탕질층판** ground lamella 이라고 부른다. 층판의 각 층에 포함되어 있는 아교섬유는 서로 다른 방향으로 뻗어 있어서 역학적으로 매우 튼튼한 구조를 만들고 있다. 층판 사이에는 뼈세포가 산재해 있다. 뼈를 만드는 세포는 **뼈모세포** osteoblast 이며 분해하고 흡수하는 것은 **뼈파괴세포** 파골세포/osteoclast 이다.

뼈는 단단한 구조물이므로 일단 만들어지면 그 상태로 오래 사용할 수 있을 것으로 생각되지만, 사실은 끊임없이 파괴되고 다시 만들어진다. 완성된 하버스층판이 뼈파괴세포에 의해 중심(하버스관) 방향에서부터 침식당해 큰 동굴이 되면 다시 그 안쪽 벽에 뼈모세포가 새로운 층판을 쌓아서 동굴을 메워 나간다. 이러한 뼈의 리모델링은 그 부분의 역학적 요구에 대응하는 공사인 동시에 뼈를 파괴하는 과정에서는 뼈로부터 혈액 안으로 칼슘을 뽑아내고, 뼈를 만드는 과정에서는 혈액의 칼슘을 뼈에 저장해서 혈중칼슘농도를 거의 일정 수준으로 유지시키는 매우 중요한 작업이기도 하다.

3. 근육조직

근육조직 muscle tissue 은 세포뼈대의 일종인 **액틴(가는근육미세섬유)** actin 과 **필라멘트(미세섬유)** filament 를 수축장치로서 발달시킨 **근육섬유(근육세포)** myofiber 로 이루어진다. 근육조직에는 뼈대를 움직이는 **뼈대근육** 골격근/skeletal muscle 외에, 심장벽을 만드는 **심장근육** myocardium 과, 그 외의 내장이나 혈관의 벽을 만드는 **민무늬근육** 평활근/smooth muscle 의 3종류가 있다.

뼈대근육과 심장근육은 근육섬유 안에 줄무늬가 있기 때문에 **가로무늬근육** 횡문근/striated muscle 이라고 불린다. 한편 뼈대근육은 운동신경의 명령을 받아서 의지에 따라 수축시키거나 이완시키는 것이 가능한 것에 비해, 심장근육이나 민무늬근육의 수축은 의지의 영향을 받지 않기 때문에 **뼈대근육** 골격근/skeletal muscle 은 **수의근육** voluntary muscle, **심장근육** 심근/myocardium 과 **민무늬근육** 평활근/smooth muscle 은 **불수의근육** involuntary muscle 이라고도 불린다(그림 2-5).

1) 민무늬근육조직

민무늬근섬유라고 불리는 가늘고 긴 방추 모양의 세포집합으로 그 사이에 약간의 결합조직이 존재한다. 민무늬근섬유의 세포 중앙에는 가늘고 긴 핵이 하나씩 있고 세포질 안에는 **근육원섬유** 근원섬유/myofibril 라고 불리는 가는 섬유가 세로 방향으로 뻗어 있다. 민무늬근육조직은 **위** stomach, **방광** urinary bladder 등 내부장기의 벽 안에서 층을 이루고 있으며, 그 수축운동에 의해 음식을 소화하거나 운반하거나 소변으로 배출한다. **혈관** blood vessel 의 벽에도 민무늬근육 조직층이 있어서 경우에 따라 긴장하거나 수축하기도 한다. **동공** pupil 이 열리거나 닫히는 것은 민무늬근육의 역할이며 피부에 닭살이 돋는 것은 **털세움근** 입모근/arrector pili muscle 이라고 하는 민무늬근육의 수축에 의한 것이다.

2) 뼈대근육조직

뼈대근육을 만드는 조직으로 **가로무늬근육** 횡문근/striated muscle 이라고 불리는 긴 끈 형태를 가진 세포들의 집합체이다. 이 세포의 핵은 그 수가 많으며(수백 개), 모두 세포의 표면 주위에 존재한다. 세포질에는 많은 수의 **근육원섬유** 근원섬유/myofibril 가 수직으로 평행하게 뻗어 있으며 근육원섬유에는 빛의 굴절성이 다른 명암 부분이 주기적인 띠를 이루고 있다. 하나의 근육섬유 안에서는 근육원섬유의 띠 높이가 모두 같기 때문에 근육섬유의 아름다운 가로줄무늬를 볼 수 있다.

근육섬유에는 **백색근(육)섬유** white muscle fiber 와 **적색근(육)섬유** red muscle fiber 의 2가지 종류가 있다. 전자를 많이 포함한 근육은 하얗게 보이고(백색근육), 후자를 많이 포함한 근육은 붉은 정도가 강하다(적색근육). 백색근(육)섬유는 짧은 시간의 민첩한 운동에 적합하며 팔다리 근육과 눈을 움직이는 근육 등에 많이 포함되어 있다. 적색근(육)섬유는 긴 시간에 걸친 운동에 적합하며 자세의 유지를 담당하는 몸줄기 근육에 많이 포함되어 있다. 이처럼 분포되는 장소가 서로 다르기는 하지만 인체의 뼈대근육은 일반적으로 백색근(육)섬유와 적색근(육)섬유가 모자이크 형태의 조합으로 이루어져 있다.

전자현미경으로 보면 근육원섬유는 **액틴** actin 과 **미오신** myosin 이라고 하는 2종류의 막대기 모양 단백질분자가 세로로 뻗어 있는 다발로 이루어져 있다. 이것이 정연하게 같은 높이로 배열되어 있어서, 광학현미경으로도 그 줄무늬를 확인할 수 있다.

민무늬근육은 액틴과 미오신이 불규칙적으로 섞여 있을 뿐이어서 가로무늬근육처럼 신속하고 강력한 수축은 불가능하다.

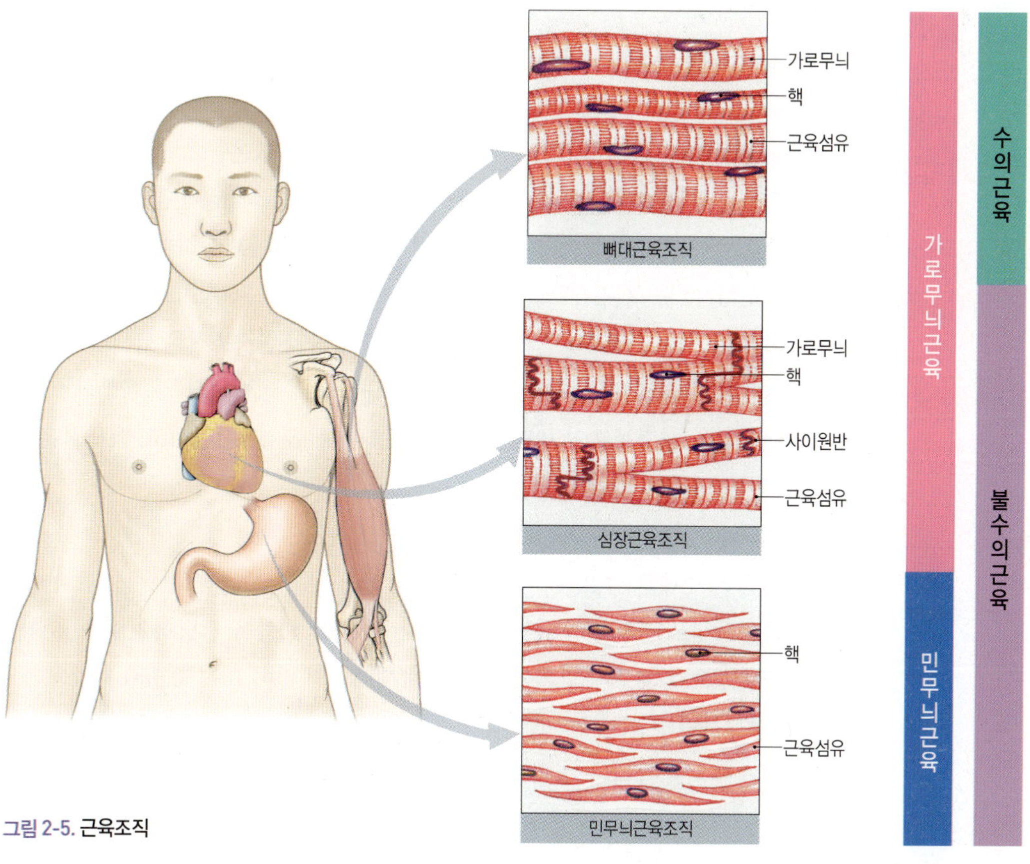

그림 2-5. 근육조직

3) 심장근육조직

심장의 벽을 만드는 근육에도 **뼈대근육** 골격근/skeletal muscle 과 비슷한 **가로무늬** 횡문/cross striation 가 있다. 그러나 세포 그 자체의 형태와 기능은 뼈대근육과 다른 점이 많아서 **심장근육조직** 심근조직/cardiac muscle tissue 으로 분류된다. 심장근육조직은 그물형태로 서로 연결되어 있는 근육섬유들로 이루어져 있다. 섬유는 뼈대근육처럼 길쭉한 하나의 세포가 아닌 다수의 세포가 대나무 마디처럼 연결되어 있다. 세포가 연결되는 자리(대나무의 마디)가 있는 곳은 **사이원반** intercalated disc 이라고 불린다. 심장근육세포의 중앙에는 핵이 하나 있으며, 이 핵을 피해 근육원섬유가 뻗어 있다. 근육원섬유에 가로무늬가 있는 점이나 근육수축의 분자적 구조 역시 뼈대근육과 비슷하다.

민무늬근육과 심장근육은 마음먹은 대로 움직이거나 멈출 수 없어서 의지에 따르지 않는 근육이라는 뜻으로 **불수의근육** involuntary muscle 이라고 부른다. 뼈대근육은 일반적으로 의지에 따라 움직일 수 있으므로 **수의근육** voluntary muscle 이라고 부르며 수의와 불수의의 구별이 명확하지 않은 경우도 있다.

가로무늬근육은 민첩하게 운동하지만 민무늬근육은 지렁이가 움츠리는 것과 비슷한 굼뜬 수축만 할 수 있다. 심장근육은 그 중간에 해당하며 형태적으로나 기능적으로 양쪽의 중간적 성격을 띠고 있다.

4. 신경조직

뇌 brain 와 **척수** spinal cord (**중추신경** central nerve) 그리고 온몸으로 퍼지는 **말초신경** peripheral nerve 을 만드는 것이 **신경조직** nervous tissue 이다. 신경조직은 **신경세포** nerve cell 와 **신경아교세포** 신경교/neuroglia로 이루어져 있다. 신경세포는 자극에 반응하여 그것을 전달하는 형태로 바꾸어서 다른 신경세포나 근육 또는 샘으로 전달하고, 신경아교세포는 자극전달에 관여하지 않으며, 신경세포를 지지하고 보호한다. 중추신경조직은 회색의 균질적이고 부드러운 부분(**회색질** 회백질/gray matter)과 희고 단단한 부분(**백색질** 백질/white matter)이 구별된다. 회색질은 신경세포의 **세포체** cyton (세포의 본체 부분) 집합이고, 백색질은 신경세포의 돌기로 구성된 **다발** fascicle 이다.

1) 신경세포 [그림2-6]

신경세포는 흥분의 전달이라고 하는 특별한 기능을 담당하기 위해 분화된 세포로, 일반적으로 세포체나 핵이 매우 크며(세포체의 길이 10~150 μm), 핵소체가 잘 발달해 있다. 신경세포는 다양한 형태의 돌기를 갖추고 있다. 돌기는 섬유 형태를 띠고 있어서 신경섬유로 불리며, 전형적인 신경세포는 2종류의 돌기를 갖는다. 일반적으로 흥분을 말초에서 세포체 방향으로 전달하는 것을 **가지돌기** 수상돌기/dendrite 라고 하고, 흥분을 세포체에서 먼 곳으로 보내는 것을 **신경돌기** neurite (**축삭돌기** 또는 간단히 **축삭** 축삭돌기/axon 이라고 한다)라고 부르는데, 이는 편의적으로 그렇게 부르는 것이다. 세포체와 그 돌기, 즉 하나의 신경세포 전체를 **뉴런** 신경원/neuron 이라고 부른다. 신경세포의 돌기나 세포체는 다른 신경세포의 그것들과 접촉하며, 복잡한 뉴런의 연쇄와 그물망을 만든다. 뉴런과 뉴런이 접촉하는 부분은 특수한 구조와 흥분전달 능력을 갖추고 있으며 **연접** 시냅스/synapse 이라고 부른다(그림 2-7).

연접은 일반적으로 뉴런A의 돌기(축삭)의 앞쪽 끝(종말)이 연접단추로 불리는 부푼 부분을 만들고, 그것을 전달받는 뉴런B(의 가지돌기, 또는 세포체)에 접촉해 있다. 전자현미경으로 보면, A와 B 모두 명료한 빈틈(**연접틈새** 시냅스틈새/synaptic cleft)을 두고 서로

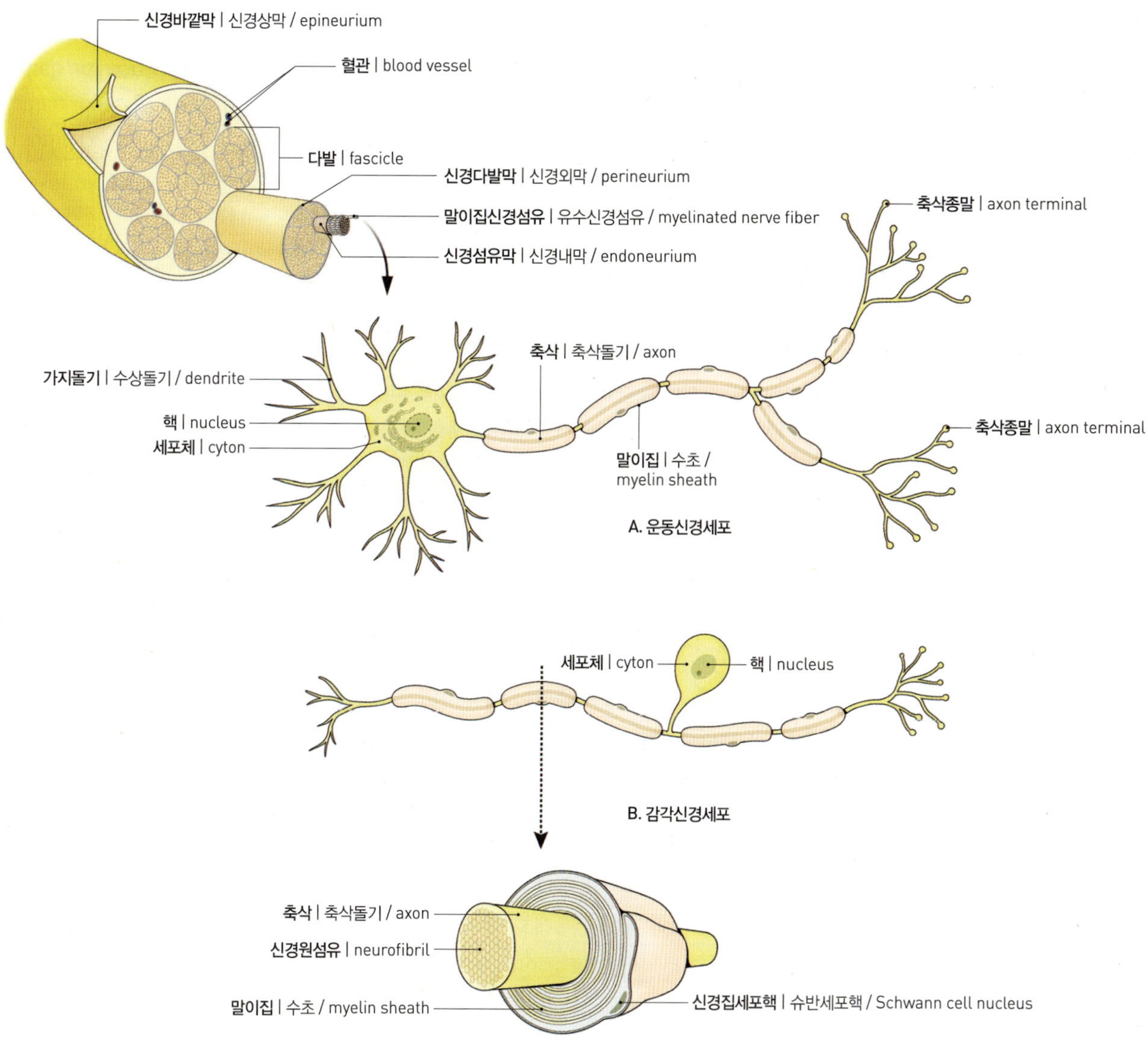

그림 2-6. 신경세포

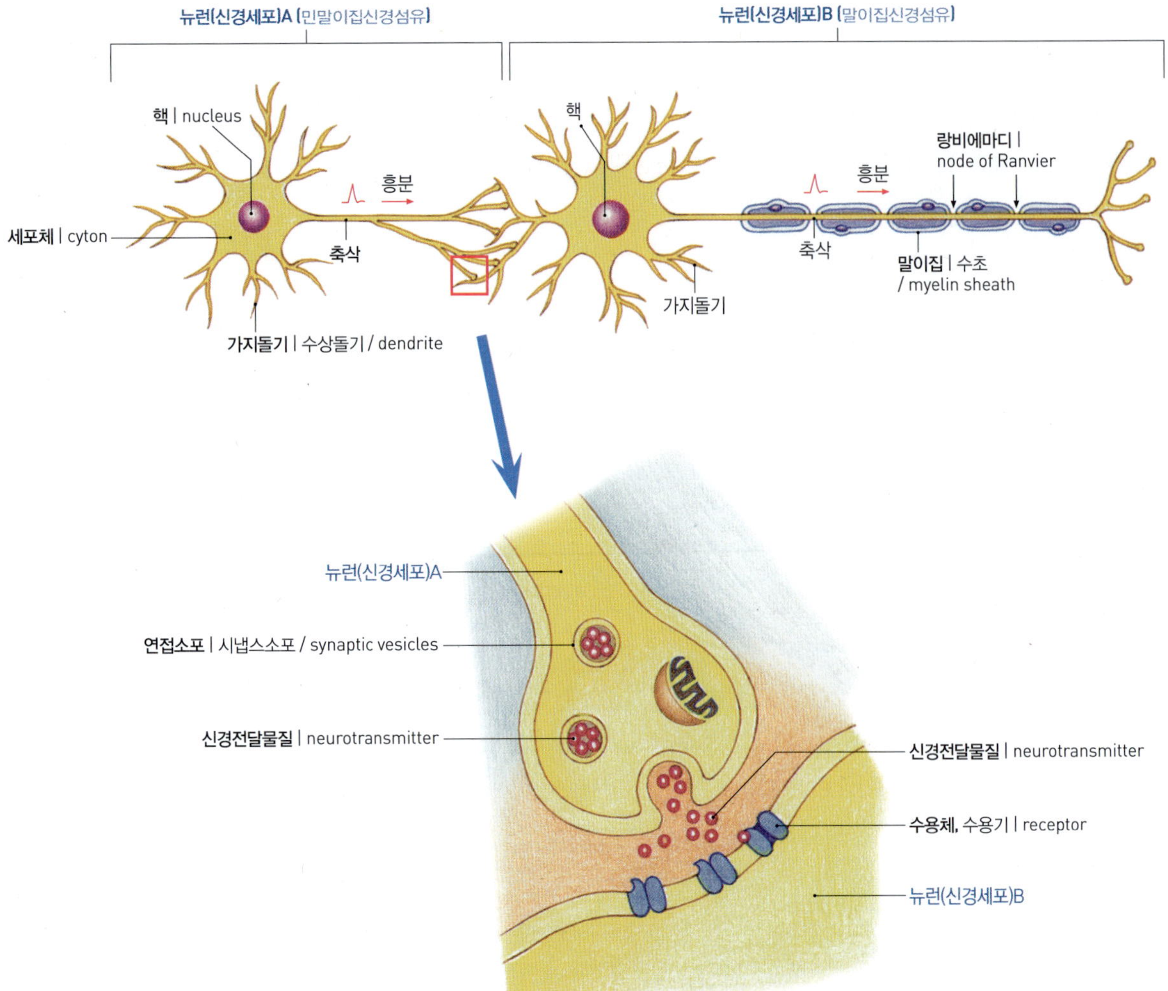

그림 2-7. 연접(시냅스)

마주 보고 있다. 연접단추 안에는 특정한 크기와 형태의 소포와 소과립이 모여 있다. 이것이 **연접소포** 시냅스소포/synaptic vesicles 로 **신경전달물질** neurotransmitter 을 포함하고 있다.

뉴런A의 흥분이 축삭의 종말에 도달하면 연접소포가 간극의 바로 앞 세포막(**연접앞막** 시냅스이전막/presynaptic membrane)에 접착해서 오메가(Ω) 형태로 열려서 이곳으로 전달물질을 방출한다(개구방출). 한편 이것과 마주한 뉴런B 세포막(**연접뒤막** 시냅스이후막/postsynaptic membrane)에는 전달물질에 대한 수용체 분자가 배치되어 있어 전달 물질이 이것에 결합하면 뉴런B가 흥분하게 된다. 이처럼 뉴런 사이의 **연접전달** 시냅스전달/synaptic transmission 은 화학물질을 매개로 해서 이루어진다. 이 현상을 화학전달이라고 한다.

연접에서 화학전달을 맡고 있는 신경전달물질 중에서 가장 중요한 것은 **아세틸콜린** acetylcholine 이며, 그 밖에 아민(노르아드레날린, 도파민 등), 펩티드(서브스탠스P, 혈관작용성장관폴리펩티드 등), 아미노산의 한 부류(글루타민산, 감마아미노부티르산 등)가 있다.

신경섬유는 신경세포의 돌기인 **축삭** 축삭돌기/axon 과 **말이집(미엘린집)** 수초/myelin sheath 이라고 불리는 지질이 풍부하고 두꺼운 껍질로 이루어져 있다. 말이집은 **말초신경** peripheral nerve 에서는 **신경집세포** 슈반세포/Schwann cell 가, 그리고 **중추신경** central nerve 에서는 **희소돌기아교세포** 핍지교/oligodendroglia 가 각각 세포막을 뻗어서 축삭을 겹겹이 둘러싸서 이루어진 것으로 독특한 층구조를 이루고 있다.

말이집은 간격마다 잘록해져서 단절되어 있으며 이 잘록한 부분을 **랑비에마디** node of Ranvier 라고 한다. 말이집은 축삭이 전기적으로 흥분을 전달할 때에 절연체 역할을 하며 도약전도(흥분이 결절에서 결절로 건너뛰며, 따라서 신속하게 전달되는 구조)를 가능하게 한다.

말이집의 바깥쪽은 편평한 세포에 의해 감싸여 있다. 신경집세포로 불리는 이 세포는 말이집의 지질성 물질을 분비하고 이것이 층판 형태로 겹쳐져서 축삭을 둘러싸는 일을 하는 세포이다.

신경섬유 안에는 말이집을 가지지 않은 것도 있는데, 이 경우는 신경집세포가 축삭을 직접 둘러싸고 있다. 말이집을 가진 신경섬유는 **말이집신경섬유** 유수신경섬유/myelinated nerve fiber 라고 하고, 가지지 않은 섬유는 **민말이집신경섬유** 무수신경섬유/nonmyelinated nerve fiber 라고 한다. 민말이집신경섬유는 말이집신경섬유에 비해서 흥분전도 속도가 매우 늦고, 주로 자율신경에 포함되어 있다.

2) 신경아교세포

중추신경의 신경조직을 만드는 것은 신경세포와 그 돌기뿐만이 아니다. **신경아교세포** 신경교/neuroglia 는 중추신경을 지지하고 또한 영양을 공급해 주며 주위의 유해물질을 제거해 주는 역할을 한다. 중추신경에는 **별아교세포** 성상교세포/astrocyte, **미세아교세포** 소교세포/microglia, **희소돌기아교세포** 핍지교/oligodendroglia 가 있으며, 말초신경에는 **신경집세포** 슈반세포/Schwann cell 가 있다.

별아교세포는 여러 가지 기능을 가지고 있으며 그중에서 가장 중요한 것은 모세혈관벽에 돌기를 뻗어서 여러 가지 물질을 신경세포와 혈액 사이로 운반하는 것과, 모세혈관을 둘러싸서 혈액 안의 독소와 항원물질 등이 중추신경조직에 도달하지 못하도록 엄격한 관문 역할을 하는 것이다. 이 장벽을 **혈액뇌장벽**이라고 한다.

미세아교세포는 신경조직 안의 **포식세포** phagocyte 이며 손상된 신경세포를 제거하거나 대사산물을 청소하는 역할을 한다. 희소돌기아교세포와 신경집세포는 말이집의 형성에 기여한다

Chapter 3
뼈대계통

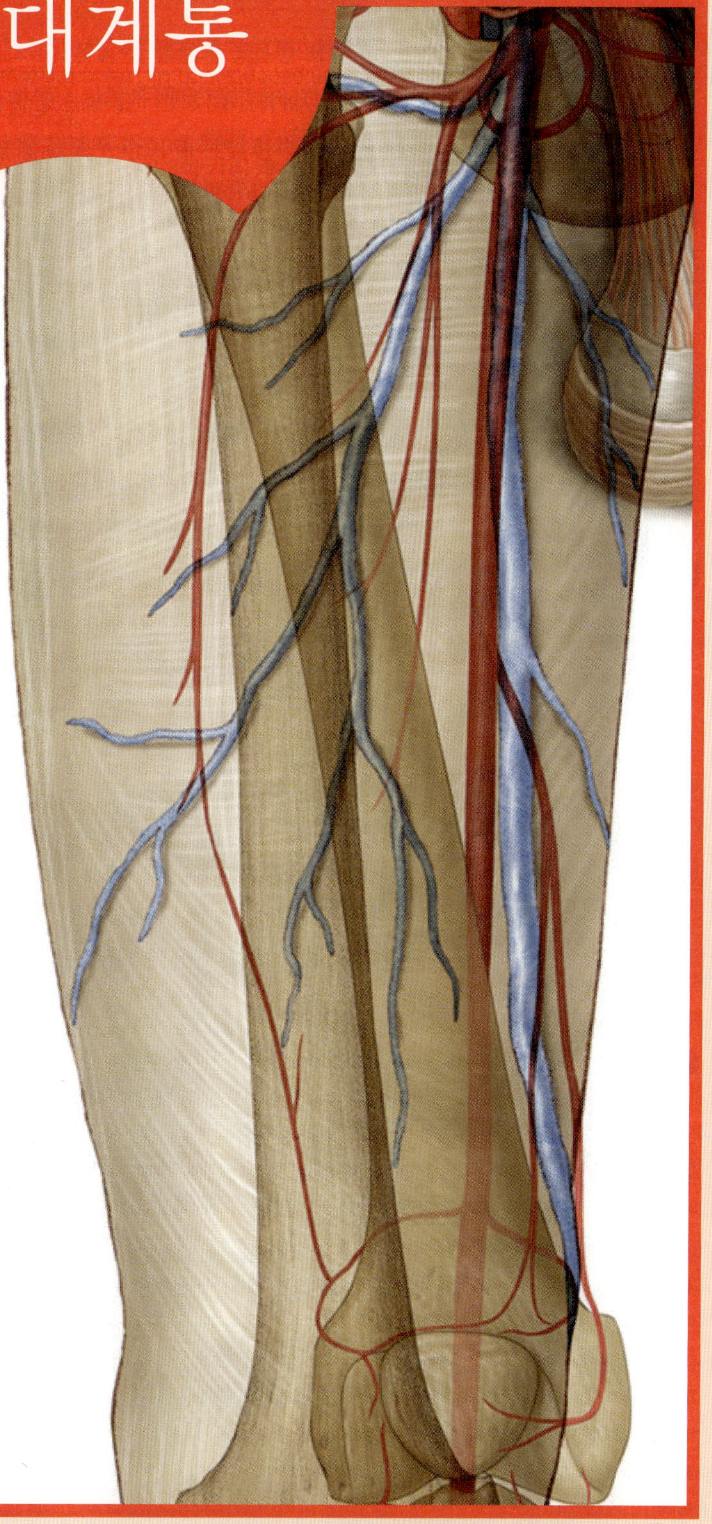

뼈대계통의 개요

인체는 **뼈대** 골격/skeleton 에 의해 지지된다. 뼈대는 주로 뼈와 연골로 이루어져 있으며 섬유결합조직도 보조적인 역할을 담당하고 있다. 뼈와 연골은 아교섬유가 풍부한 특수한 결합조직이다.

1. 뼈대계통의 분류

어른의 뼈는 206개 정도이지만 어린이의 뼈는 아직 결합이 되지 않아서 그보다 많다. 어른의 뼈는 크게 몸통뼈대와 팔다리뼈대로 분류한다.

몸통뼈대는 머리 뼈대를 이루는 **머리뼈** 두개/skull 와 목에서부터 아래로 뻗어 있는 **척주** vertebral column 로 이루어져 있다. 척주의 가슴부위에는 **가슴** 흉곽/thorax 이라고 하는 바구니 모양의 뼈대가 더해지고 척주 아래쪽 끝부분은 다리와 연결되는 **골반** pelvis 을 이루고 있다. 즉 몸통뼈대는 머리뼈, 가슴, 골반의 3부분으로 되어 있고, 그 사이에는 움직임이 가능한 목과 허리가 있다. 척주는 **목뼈** 경추/cervical vertebra, **등뼈** 흉추/thoracic vertebra, **허리뼈** 요추/lumbar vertebra, **엉치뼈** 천추/sacral vertebra, **꼬리뼈** 미추/coccygeal vertebra 로 구분한다.

팔다리에는 **팔** 상지/upper limb; upper extremity 과 **다리** 하지/lower limb; lower extremity 가 있다. **팔이음부위** 상지대/shoulder girdle 와 **다리이음부위** 하지대/pelvic girdle 는 각각 팔과 다리의 시작 부위이며, 몸통과 이어주는 부위이기도 하다. 겉모습으로는 몸통에 포함되어 있지만 기능적으로는 팔과 다리의 일부로 움직인다. 팔이음관절의 뼈는 어깨뼈와 빗장뼈이다. 다리이음관절의 뼈는 볼기뼈이며 골반의 가쪽부분을 이루고 있다. 팔이음부위와 다리이음부위 각각에 이어지는 팔과 다리부위는 **자유팔뼈** 자유상지골/bones of free part of upper limb 와 **자유다리뼈** 자유하지골/bones of free part of lower limb 로 구성되어 있다(그림 3-1).

2. 뼈대의 구성 성분

뼈 골/bone 는 단단한 성질의 희고 불투명한 성분이며 세포바깥바탕질의 아교섬유에 인산칼슘이 더해져 단단함을 유지한다. 구석구석까지 혈관이 분포되어 있으며 조직의 회복능력이 뛰어나다. 뼈는 큰 형태를 만드는 것이 가능하고 충분히 단단해서 뼈대를 구성하는 기본 성분으로 적합하다.

연골 cartilage 은 덜 단단한 성질의 탄력성이 있는 불투명한 성분이며 세포바깥바탕질의 아교섬유에 프로테오글라이칸이 더해져 탄력성을 갖는다. 조직 속에는 혈관이 없으며 회복능력이 매우 약하다. 연골은 큰 형태를 이루지 못하며 탄력성이 필요한 부위에 분포

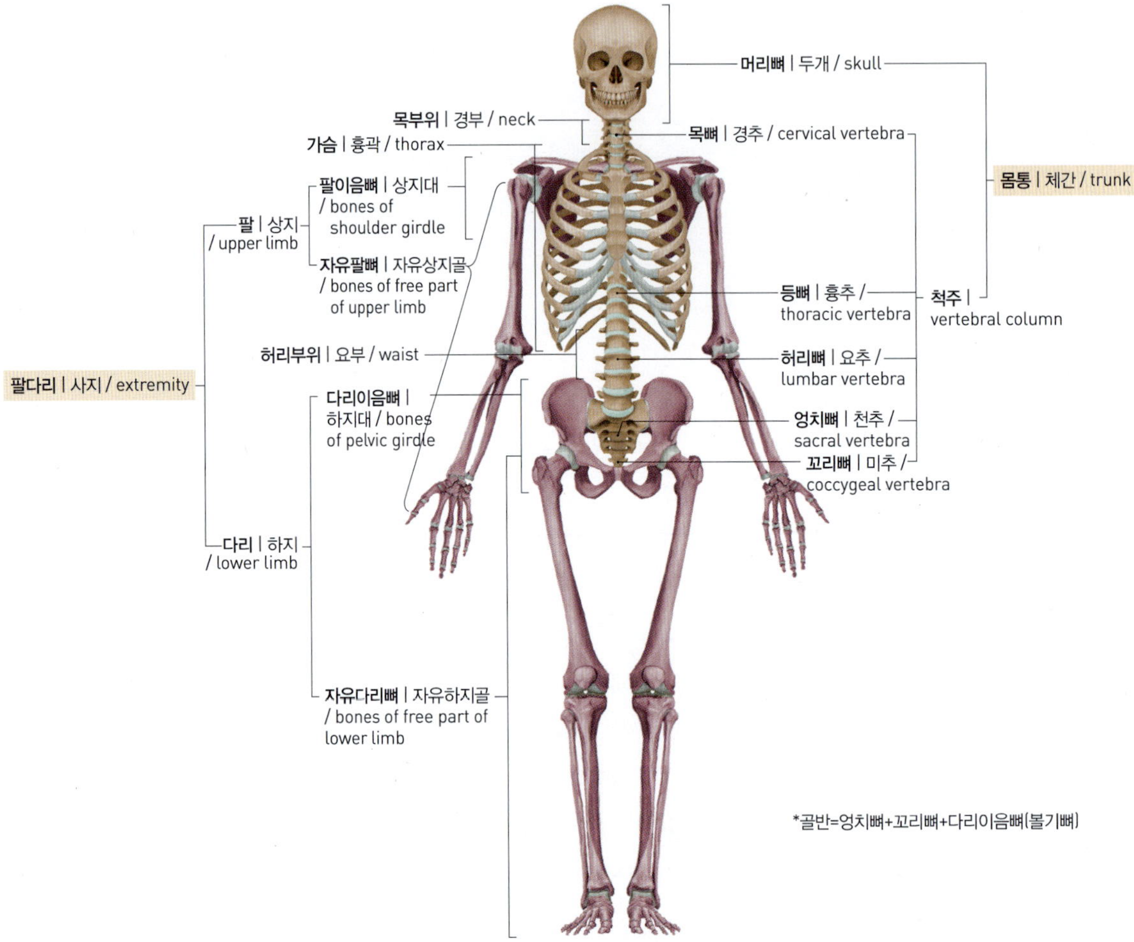

그림 3-1. 인체의 뼈대

한다. 관절연골, 연골결합(척추사이원반, 두덩결합), 가슴(갈비연골), 얼굴의 연골(귓바퀴, 바깥코), 기도(후두, 기관), 연골속뼈되기 과정 등에 나타난다.

섬유결합조직 fibrous connective tissue 은 주로 세포바깥바탕질의 아교섬유로부터 만들어지며 인대, 힘줄, 근막 등의 구조를 이룬다. 진피 역시 섬유결합조직으로 이루어져 있다. 조직 속에는 혈관이 여러 개 분포하고 있으며 조직의 회복도 가능하다. **인대** ligament 는 주로 관절 주위에 있으며 뼈와 뼈 사이를 연결해서 관절을 보강한다. **힘줄** 건/tendon 은 근육 끝부분을 뼈에 연결해서 근육의 수축력을 뼈대에 전달한다. **근막** fascia 은 막 모양의 결합조직이며 대부분 근육을 감싸고 있다.

3. 뼈의 크기와 모양

인체에는 206개의 뼈가 있으며 크기와 모양은 다양하다. 인체에서 가장 큰 뼈는 넙다리뼈이며 길이가 40~45 cm이다. 가장 작은 뼈는 귀속뼈 가운데 하나인 등자뼈로 길이가 3 mm 정도 된다.

형태적인 특징에 따라 뼈를 다음과 같이 나눌 수 있다.

긴뼈 장골/long bone | 팔이나 다리의 길쭉한 뼈다. 관 모양을 하고 있어서 긴뼈라고 한다.
짧은뼈 단골/short bone | 손목이나 발목을 구성하는 주사위 모양의 뼈다.
납작뼈 편평골/flat bone | 머리덮개뼈같이 납작한 뼈이다.
불규칙뼈 불규칙골/irregular bone | 얼굴을 구성하는 뼈같이 복잡한 모양의 뼈이다.

긴뼈의 가운데부분은 **뼈몸통** 골간/diaphysis 이라고 하며 양쪽 끝부분은 **뼈끝** 골단/epiphysis 이라고 한다.

● **뼈의 부위 명칭**(그림3-2)

뼈에는 특징 있는 융기나 함몰부분이 있어서 다음과 같은 이름이 붙어있다. 그 유래는 다양하다.

관절면의 불룩한 부분 | **턱뼈머리** 두/head, **위팔뼈작은머리** 소두/capitulum, **목말뼈도르래** 활차/trochlea, 넙다리뼈의 **가쪽관절융기·안쪽관절융기** 과/condyle 등
관절면의 오목한 부분 | 어깨뼈의 **접시오목** 와/cavity, 자뼈의 **도르래패임** 절흔/notch 등
불규칙한 융기(근육이나 힘줄의 부착으로 인한) | **엉덩뼈결절** tubercle, 넙다리뼈의 **큰돌기** 전자/trochanter, **정강뼈거친면** 조면/tuberosity, **두덩뼈능선** 릉/crest, 위팔뼈의 **가쪽위관절융기·안쪽위관절융기** 상과/epicondyle, 아래턱뼈의 **근육돌기** process, **어깨뼈가시** 극/spine 등
움푹 들어간 부분(주위의 구조로 인한) | **어깨뼈패임** 절흔/notch, **노신경고랑** 구/groove, **팔꿈치오목** 와/fossa, **큰구멍** 공/foramen 등

4. 뼈의 구조(그림 3-3, 4)

뼈를 구성하는 뼈구조는 2종류가 있다.

치밀뼈 치밀골/compact bone 는 강하고 단단한 구조이며 뼈의 바깥부분을 이룬다.
치밀뼈 속에는 혈관이 통과하기 위한 관이 많이 있다. 긴뼈의 치밀뼈에는 뼈의 긴축

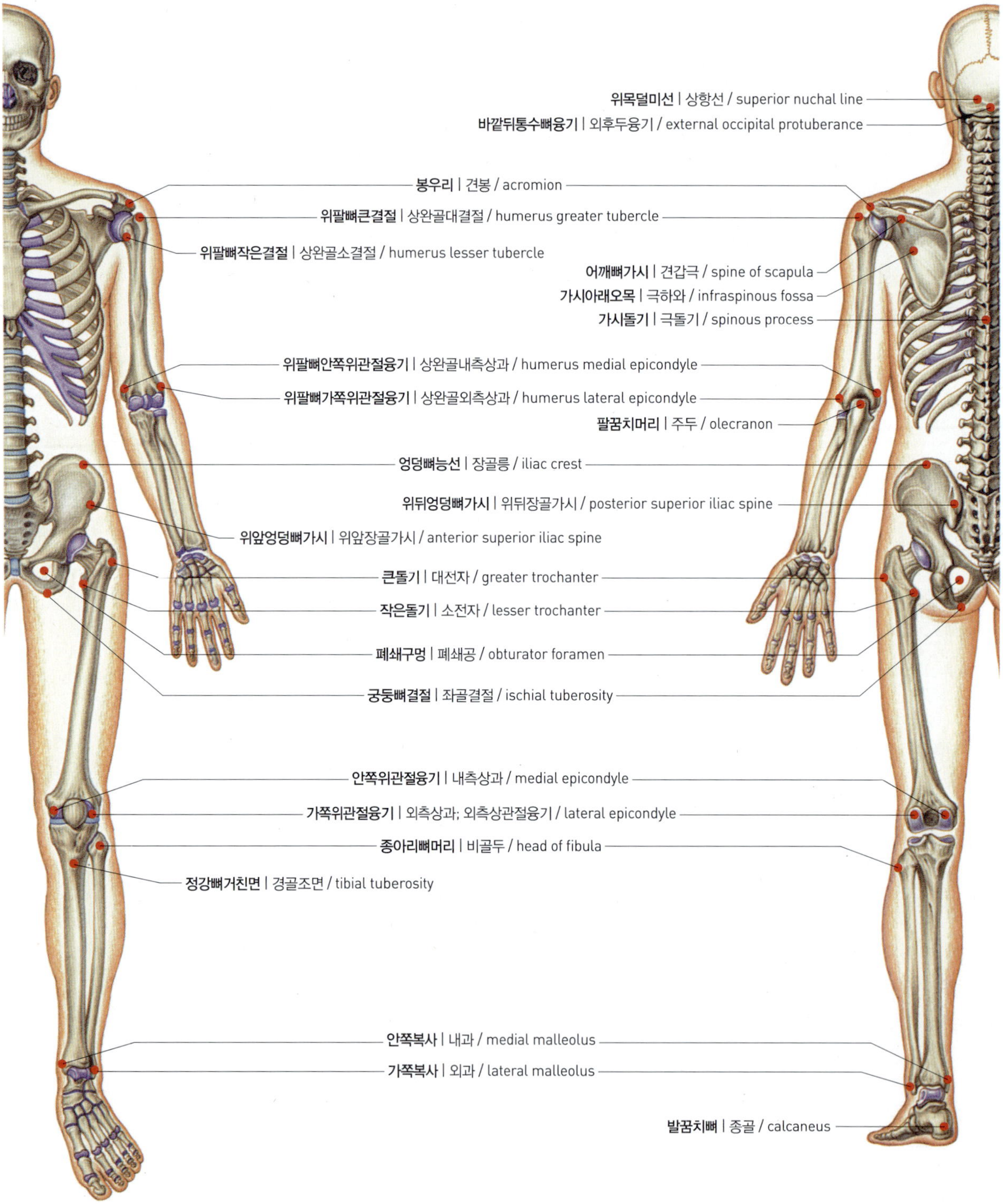

그림 3-2. 뼈의 특징을 보여주는 부위 명칭

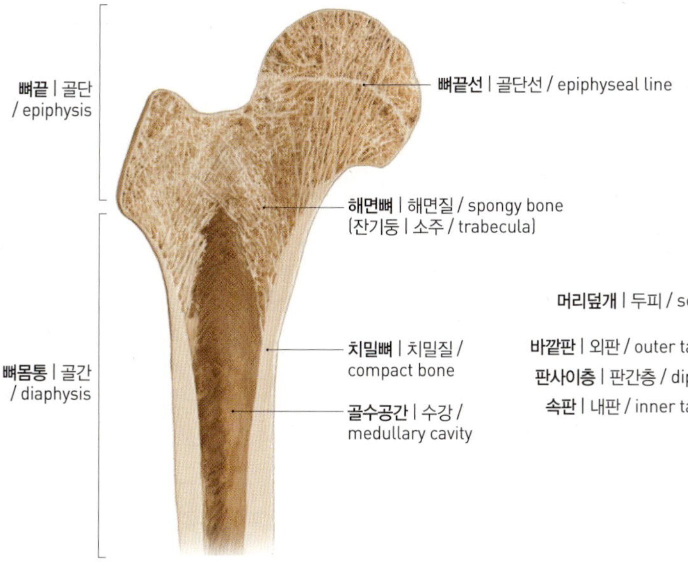

A. 긴뼈(넙다리뼈)

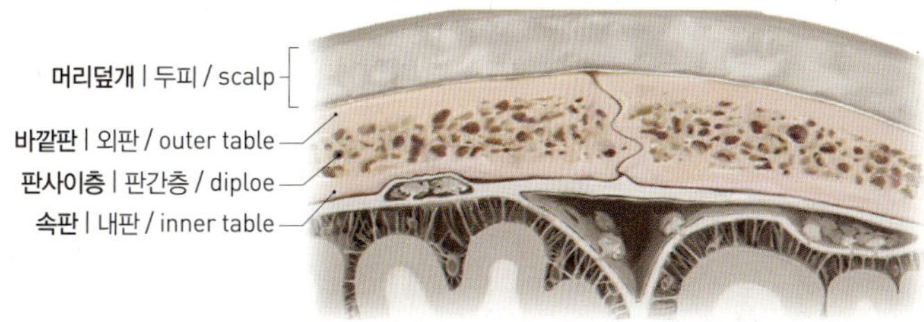

B. 납작뼈(머리덮개뼈)

그림 3-3. 긴뼈와 납작뼈의 구조

방향으로 뻗어있는 **중심관** 하버스관/Haversian canal 과 뼈막에서 속으로 가로질러 뻗어있는 **관통관** 폴크만관/Volkmann's canal 이 있다. 하버스관 주위에는 4~10층의 동심원 모양의 층판이 모여서 **뼈단위** 골단위/osteon 를 이루고 있다. 층판 사이 좁은 틈새에 **뼈세포** 골세포/osteocyte 가 있다. 뼈단위 이외의 부분(뼈막 바로 밑, 뼈단위 사이, 해면뼈 잔기둥 등)에서는 혈관과 관계없이 뼈세포를 포함한 층판이 뼈조직을 이룬다.

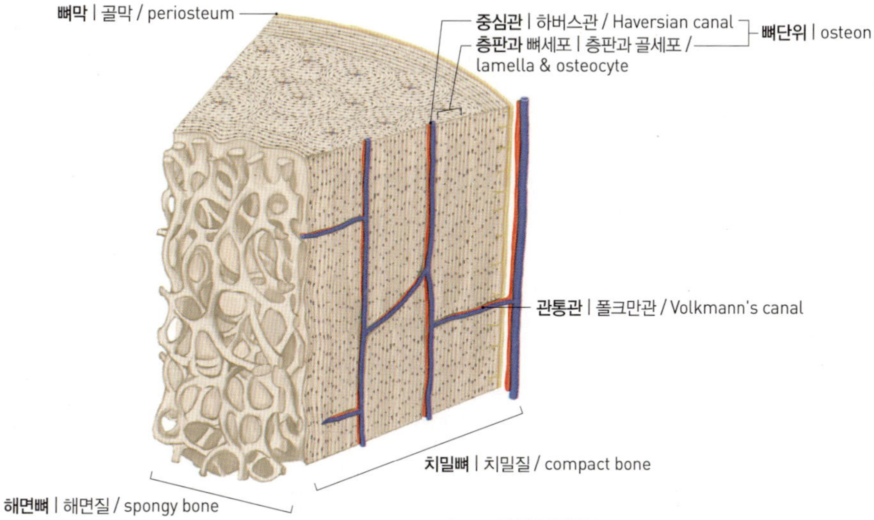

그림 3-4. 뼈의 조직구조

해면뼈 해면골/spongy bone 는 틈이 많은 구조이며 속부분을 차지하고 있다.

대부분의 뼈에서는 바깥쪽의 얇은 치밀뼈가 안쪽의 해면뼈 덩어리를 감싸고 있다. 해면뼈에는 미세한 **잔기둥** 소주/trabecula 이 촘촘히 배열되어 있으며 그 틈새에 **골수** bone marrow 가 채워져 있다. 잔기둥은 뼈에 가해지는 무게나 외부의 힘에 대응하는 방향으로 배열되어 있어서 역학적으로 강도를 높인다.

● **긴뼈**

긴뼈는 뼈구조의 배치가 부위에 따라 다르다. 뼈끝에서는 다른 뼈와 마찬가지로 얇은 치밀뼈가 속의 해면뼈 잔기둥을 둘러싸고 있다. 뼈몸통에서는 표면의 치밀뼈가 눈에 띄게 두꺼워지고 속의 해면뼈가 사라져서 넓은 **골수공간** 수강/medullary cavity 이 형성되고 골수가 채워져 있다.

● **납작뼈**

머리덮개뼈를 이루는 판자 모양의 납작뼈에서 양면의 치밀뼈는 두꺼운 **바깥판 · 속판** 외판 · 내판/outer · inner table 을 구성하며, 그 사이에 끼워진 해면뼈는 **판사이층** 판간층/diploe 이라 한다.

● **뼈막**

뼈의 표면은 섬유결합조직인 **뼈막** 골막/periosteum 이 덮고 있다. 뼈막에는 혈관과 신경이 풍부하게 분포하고 있다. 뼈막에서 들어온 혈관이 치밀뼈에 영양을 공급하고 있다. 또한 뼈막에는 뼈모세포의 전구세포가 있어서 새로운 뼈를 만든다. 이 때문에 뼈막이 없어지면 그 부위의 뼈는 살 수 없게 된다.

뼈의 감각신경은 뼈막에 분포하고 있다. 뼈가 부러질 때 발생하는 강한 통증은 뼈막의 감각신경에 의한 것이다.

● **골수**

골수 bone marrow 는 해면뼈의 틈새와 골수공간을 채우고 있는 내용물이다. 성인의 골수는 2,600 g 정도이며 그 절반은 조혈을 담당하는 **적색골수** red bone marrow 이다. 적색골수는 몸통이나 팔다리의 몸쪽부위같이 체온이 높은 부위의 뼈에 분포한다. 팔다리뼈의 골수 대부분은 지방으로 이루어진 **황색골수** yellow bone marrow 이다. 혈구는 종류에 따라 수명이 다르다. 적혈구가 120일, 백혈구의 과립구가 수일, 림프구의 T세포가 4~6개월, 혈소판이 10일 정도이다. 성인의 경우 적색골수에서 다양한 종류의 혈구가 만들어져서 사라진 혈구를 보충하고 있다.

5. 뼈의 발생과 성장 [그림 3-5]

뼈는 태아기의 미분화된 **결합조직** 중간엽/mesenchyme 에서 2가지 방식으로 발생한다.

막속뼈되기 막내골화/intramembranous ossification | 막속뼈되기에서는 결합조직으로부터 직접 뼈가 형성된다. 이러한 양식으로 만들어진 뼈를 **막뼈** 막상골/membrane bone 라고 하며 머리덮개뼈의 대부분과 빗장뼈가 이에 해당한다.

연골속뼈되기 연골내골화/endochondral ossification | 연골속뼈되기에서는 먼저 작은 연골모형이 생기고 그것이 뼈로 바뀐다. 이러한 양식으로 만들어진 뼈는 **연골뼈** cartilage bone 라고 하며 머리덮개 중심부의 뼈와 목에서부터 아래로 이어지는 대부분의 뼈가 이에 해당한다.

팔다리의 긴뼈는 연골뼈이며 다음과 같이 형성된다.

배아기 | 연골모형이 만들어지고 가운데부위에 **일차뼈되기중심** primary ossification center 이 나타나며 뼈몸통의 분화가 시작된다.

출생 후 | 양쪽 끝부분에 **이차뼈되기중심** secondary ossification center 이 나타나고 뼈끝의 분화가 시작된다.

영유아기~사춘기 | 뼈몸통과 뼈끝 사이에 판자 모양의 **뼈끝연골** 골단연골/epiphysial cartilage

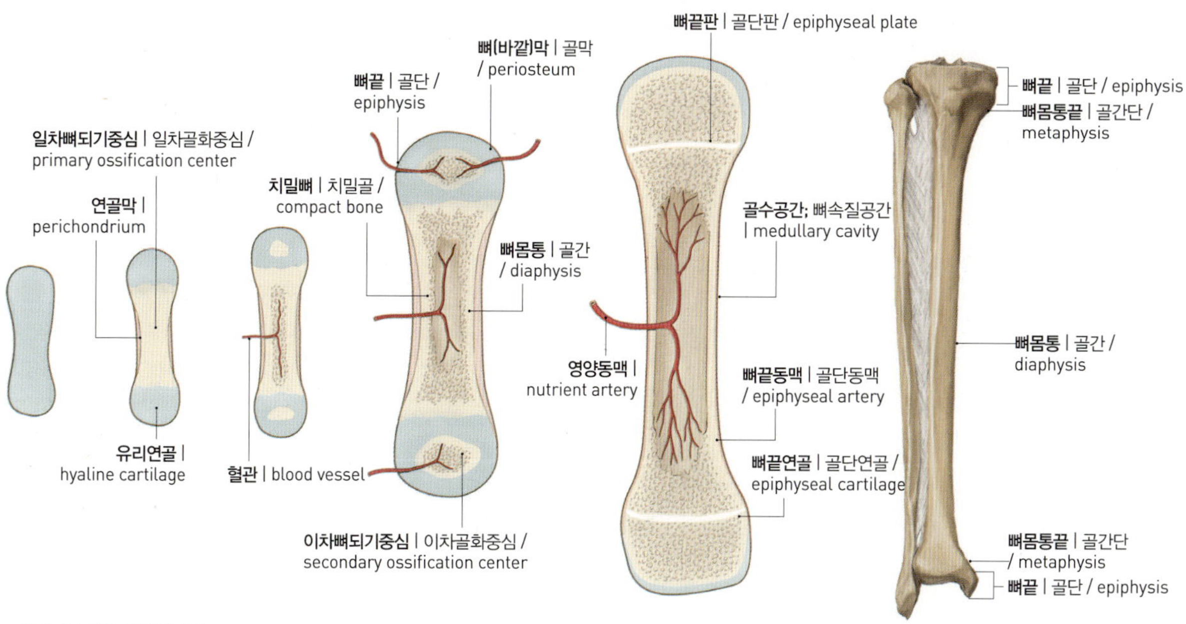

그림 3-5. 긴뼈의 발생과정

(**뼈끝단** 골단판/epiphyseal plate)이 있어 연골이 성장하는 한편, 뼈되기가 진행되어 연골이 뼈로 바뀌고 뼈의 길이가 성장한다. 굵기의 성장은 뼈막에 의해 이루어진다.

사춘기 이후 | 뼈몸통과 뼈끝이 합쳐지고 뼈끝연골이 사라져 그 흔적이 해면뼈 안에 **뼈끝선** 골단선/epiphyseal line 으로 남는다.

뼈대계통

몸통뼈대

머리뼈

척주

가슴우리

머리뼈

머리뼈는 15종류 23개의 뼈로 구성되었으며 이 중 홀으로 된 뼈 7개, 쌍으로 된 뼈 8쌍이다.

뇌를 감싸는 뇌머리뼈와 얼굴부분을 형성하는 얼굴머리뼈로 나뉜다. 뇌머리뼈는 돔 모양의 머리덮개뼈와 바닥부분의 머리뼈바닥으로 이루어져 있으며 납작뼈이다. 얼굴머리뼈는 입주위와 눈확 그리고 코와 코안을 이루는 뼈들로 이루어져 있으며 불규칙뼈이다.

머리뼈 안에는 뇌가 차 있는 큰 공간과 청각과 평형감각과 연관된 구조물이 차 있는 작은 공간이 있다. 바깥쪽에는 뼈콧구멍과 눈확부분이 있다. 일부 머리뼈(이마뼈, 관자뼈, 벌집뼈, 나비뼈)는 안에 공기가 차 있어서 뼈의 무게를 가볍게 해 주며 코곁굴을 형성한다. 아래턱뼈와 관자뼈사이의 턱관절은 움직일 수 있지만 나머지 머리뼈 대부분은 봉합으로 이루어져 움직임이 없다.

1. 머리뼈의 바깥면

머리뼈는 **뇌머리뼈**와 **얼굴머리뼈**의 2부분으로 나뉜다.

뇌머리뼈 뇌두개골/neurocranium | 머리부위의 뒤위쪽을 차지하고 있으며 뇌를 수용하고 있는 머리안의 벽을 만든다. 뇌머리뼈는 이마뼈, 마루뼈, 관자뼈, 뒤통수뼈, 나비뼈, 벌집뼈로 구성되어 있다.

얼굴머리뼈 안면두개골/viscerocranium | 머리부위의 앞아래쪽을 차지하고 있으며 정보의 창(눈, 귀, 코)과 물질의 창(입, 코)이라고 하는 2개의 중요한 역할을 담당하고 있다. 얼굴머리뼈는 코뼈, 눈물뼈, 입천장뼈, 코선반뼈, 보습뼈, 위턱뼈, 아래턱뼈, 광대뼈로 이루어져 있다.

인류는 뇌가 크게 발달하면서 뇌머리뼈가 차지하는 비율이 커지게 되었다.

1) 머리뼈의 앞쪽 [그림 3-6]

머리뼈의 앞쪽은 눈, 코, 입을 위한 3개의 입구와 그것들로 인해 나눠진 3개의 영역으로 구별된다.

● **입구**

눈확 안와/orbit 은 눈을 위한 뼈대로 된 용기이며 머리뼈 앞쪽의 위부분에서 좌우로 열려

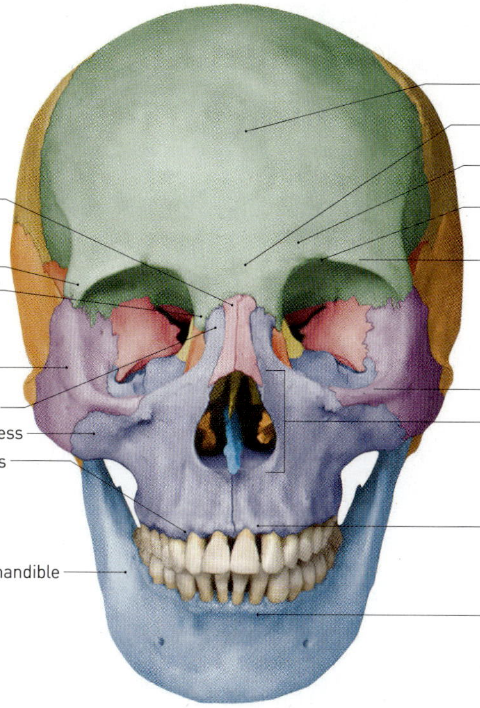

그림 3-6. **머리뼈의 앞쪽**

있고 안쪽으로 깊게 패여 있다. 눈확의 위모서리는 이마뼈로 이루어져 있으며 **눈확위패임 · 구멍** 안와상절흔 · 공/supraorbital notch · foramen (눈확위동맥/신경의 통로)이 있다. 아래안쪽 모서리는 위턱뼈로 이루어져 있고 아래가쪽모서리는 광대뼈로 이루어져 있다.

뼈콧구멍 이상구/piriform aperture 은 코를 위한 삼각형의 구멍이며 눈확보다 약간 아래쪽의 정중앙에서 외부로 열려있다. 뼈콧구멍의 위부분은 코뼈로 이루어져 있고 나머지 대부분은 위턱뼈로 이루어져 있다.

입 mouth 은 위턱뼈와 아래턱뼈 사이의 틈새에 있다.

● 영역

이마 sinciput (전두 forehead)는 눈확 위쪽에서 머리뼈 앞쪽 위부분의 영역에 있다. 이마뼈로 이루어져 있다. 눈확 위모서리의 약간 위쪽은 튀어나와서 **눈썹활** 미궁/superciliary arch 을 만들며 그 사이의 약간 패인 부분이 **미간** glabella 이다.

위턱 상악골/maxilla 은 위쪽의 눈확과 아래쪽의 입 사이에 끼인 영역에 있다. 위턱뼈로 이루어져 있다. 입을 향해 **위치아활** 상악치열궁/maxillary dental arcade 이 튀어나와 있다.

아래턱 하악골/mandible 은 입보다 아래쪽 영역에 있다. 아래턱뼈로 이루어져 있다. 입을 향해 **아래치아활** 하치열궁/mandibular dental arcade 이 튀어나와 있다.

● **머리뼈 앞쪽을 구성하는 뼈**

이마뼈 전두골/frontal bone 는 이마부위에 있는 조개껍질과 같은 평평한 뼈이다(쌍을 이루지 않는다). 대부분의 편평한 부분을 **비늘부분** 인부/squamous part 이라고 하며 머리안의 앞벽을 만들고, 아래쪽 부분은 눈확의 위벽을 만든다. 위쪽에는 관상봉합을 통해 마루뼈와 연결되고(그림 3-7), 아래가쪽으로 튀어나와서(광대돌기) 광대뼈와 연결되며, 아래안쪽으로 튀어나와서(위턱돌기) 위턱뼈와 연결된다. 뼈의 안쪽부분은 이마굴이라고 하는 코곁굴을 포함하고 있다.

광대뼈 관골/zygomatic bone 는 눈확의 아래가쪽에서 볼의 튀어나온 부분을 만드는 별 모양의 뼈이다(한 쌍). 눈확의 아래가쪽모서리를 만들며 안쪽에서 위턱뼈와 연결된다. 위쪽으로 튀어나와서(이마돌기) 이마뼈와 연결되고, 뒤가쪽으로 튀어나와서(관자돌기) 관자뼈와 연결되며 광대활을 만든다(그림 3-9).

코뼈 비골/nasal bone 는 코뿌리부분에 있는 직사각형 모양의 작은 뼈이다(한 쌍). 뼈콧구멍의 위모서리를 만든다.

위턱뼈 상악골/maxilla 는 위턱부분을 차지하는 복잡한 모양의 뼈이다(한 쌍). 위쪽에서 눈확의 아래안쪽벽을 만들고, 안쪽에서 뼈콧구멍의 모서리를 만들며, 아래쪽에서 구멍의 위쪽(입천장)을 만든다. 위안쪽으로 튀어와서(이마돌기) 이마뼈와 연결되고 뒤가쪽으로 튀어나와서(광대돌기) 광대뼈와 연결되며, 아래쪽으로 튀어나와서(이틀돌기) 위턱의 치아를 지지하는 구멍이 열려있다. 뼈의 속에는 위턱굴이라고 하는 코곁굴을 포함하고 있다.

아래턱뼈 하악골/mandible 는 아래턱을 형성하는 말굽 모양의 뼈이다(쌍을 이루지 않는다). 아래턱 몸통(**턱뼈몸통** 하악체/body of mandible)의 뒤쪽부분에서 위쪽으로 **턱뼈가지** 하악지/ramus mandible 가 튀어나오고 그 위쪽끝부분이 2개로 갈라진다. 위쪽의 **근육돌기** 근돌기/coronoid process 에는 관자근이 정지하고 뒤쪽의 **관절돌기** condylar process 는 관자뼈와의 사이에서 턱관절을 만든다(그림 3-9).

턱뼈몸통의 위부분(이틀부분)에는 아래턱의 치아를 지지하는 구멍이 열려 있으며, 턱뼈몸통의 속에는 치아에 분포하는 신경과 혈관이 지나가는 관(턱뼈관)이 통과하고 있다.

2) 머리덮개뼈

머리덮개뼈 두개관/calvaria 는 머리안의 위덮개이며 머리뼈 앞쪽 이외에도 위쪽, 가쪽, 뒤쪽에서도 관찰할 수 있다.

● **머리덮개뼈의 위쪽**(그림 3-7)

앞쪽의 이마뼈, 좌우의 마루뼈, 뒤쪽의 뒤통수뼈와 그 사이를 이어주는 3종류의 봉합이 있다.

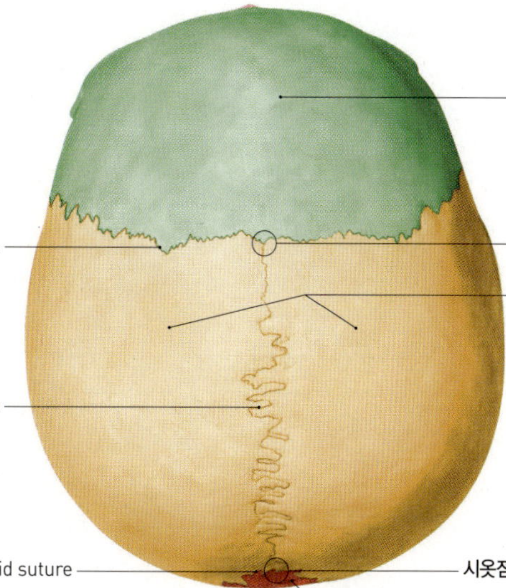

그림 3-7. 머리덮개뼈의 위쪽

관상봉합 coronal suture 은 머리뼈 앞쪽을 가로질러서 이마뼈와 좌우의 마루뼈를 연결한다.

시상봉합 sagittal suture 은 정중앙을 세로로 뻗어나가서 좌우의 마루뼈를 연결한다.

시옷봉합 lambdoid suture 은 뒤통수부분을 가로질러서 좌우의 마루뼈와 뒤통수뼈 사이를 연결한다.

시상봉합의 앞끝부분이 관상봉합과 연결되는 부위를 **정수리점** 전정/bregma, 뒤끝부분이 시옷봉합과 연결되는 부위를 **시옷점** 람다/Lambda 이라고 하며 머리뼈 측정의 기준이 된다.

● **머리덮개뼈의 뒤쪽**[그림 3-8]

마루뼈, 뒤통수뼈, 관자뼈와 그 사이를 이어주는 봉합이 있다.

뒤통수꼭지봉합 후두유돌봉합/occipitomastoid suture 은 뒤통수뼈와 관자뼈 사이를 연결한다. 뒤통수뼈의 뒤쪽에서 정중앙으로 **바깥뒤통수뼈융기** 외후두융기/external occipital protuberance 라고 하는 튀어나온 부분이 있으며, 그 꼭대기는 **뒤통수점** inion 이라고 하며 생체에서 기준점이 된다.

● **머리덮개뼈의 가쪽면**

위에서 설명한 3종류의 뼈와 봉합에 더해서 관자부위의 관자뼈와 그 앞쪽에 나비뼈의 큰날개와 그것들 사이를 연결하는 봉합이 있다.

비늘봉합 인상봉합/squamous suture 은 마루뼈와 관자뼈 사이를 연결한다. 비늘봉합의 앞끝부분에서 이마뼈, 마루뼈, 나비뼈, 관자뼈가 만나는 부위를 **관자놀이점** pterion 이라고 하며 머리덮개뼈에서 가장 약한 부분이다.

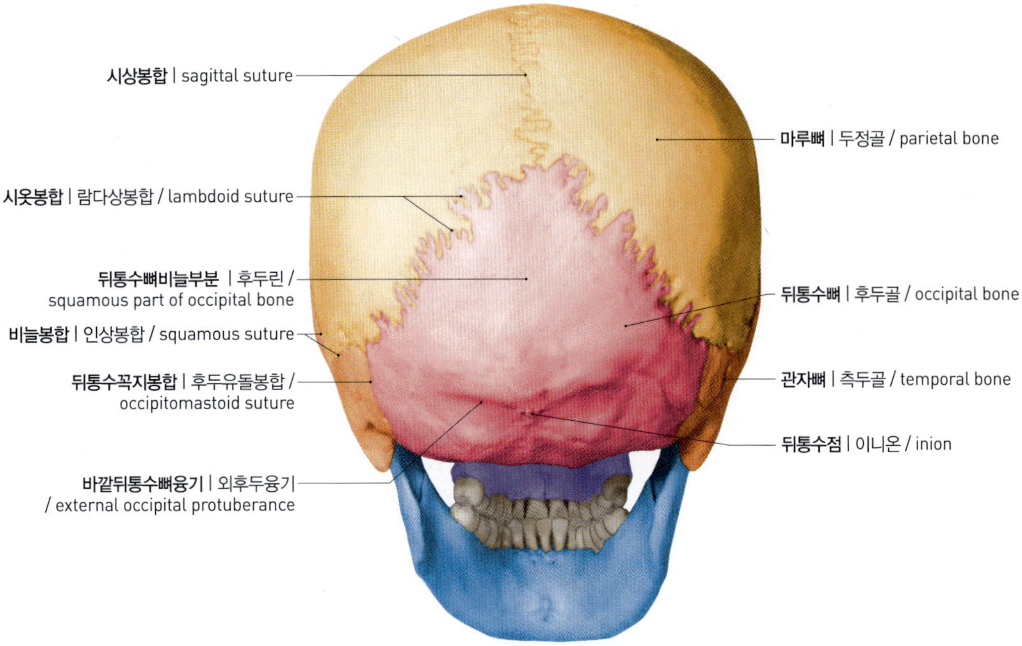

그림 3-8. 머리뼈의 뒤쪽

- **머리덮개뼈를 구성하는 뼈**

마루뼈 두정골/parietal bone 는 머리뼈 위부분에 있는 사각형의 편평한 뼈이다(한 쌍). 앞쪽에서 이마뼈와, 뒤쪽에서 뒤통수뼈와, 아래쪽에서 관자뼈와, 위쪽에서 반대쪽의 마루뼈와 정중앙에서 연결된다.

뒤통수뼈 후두골/occipital bone 는 뒤통수부위에 있는 나뭇잎 모양의 뼈이다(쌍을 이루지 않는다). 앞쪽에서 마루뼈, 관자뼈, 나비뼈와 연결된다. 앞아래부분에는 **큰구멍** 대후두공/foramen magnum 이라고 하는 머리안과 척주관을 연결하는 큰 구멍이 있으며(그림 3-10), 그보다 아래쪽의 편평한 부분은 **뒤통수뼈비늘부분** 후두린/squamous part of occipital bone 이라고 한다.

3) 얼굴머리뼈의 가쪽면 (그림 3-9)

머리덮개뼈의 가쪽면에는 위부분에 머리덮개뼈, 아래부분에 얼굴머리뼈가 있다. 얼굴머리뼈의 가쪽면에는 눈확, 위턱, 아래턱과 함께 광대활, 꼭지돌기, 바깥귓구멍이 있다.

광대활 관골궁/zygomatic arch 은 광대뼈의 관자돌기와 관자뼈의 광대돌기에서 만들어지며 그 깊은층에는 관자근이 통과하고 있다.

꼭지돌기 유양돌기/mastoid process 는 관자뼈 뒤쪽에서 아래쪽으로 둥글게 튀어나와서 목빗근이 이곳에 닿는다. **바깥귓구멍** 외이공/external acoustic opening 은 관자뼈 가운데에 열려있는 구멍이며 바깥귀길의 입구이다.

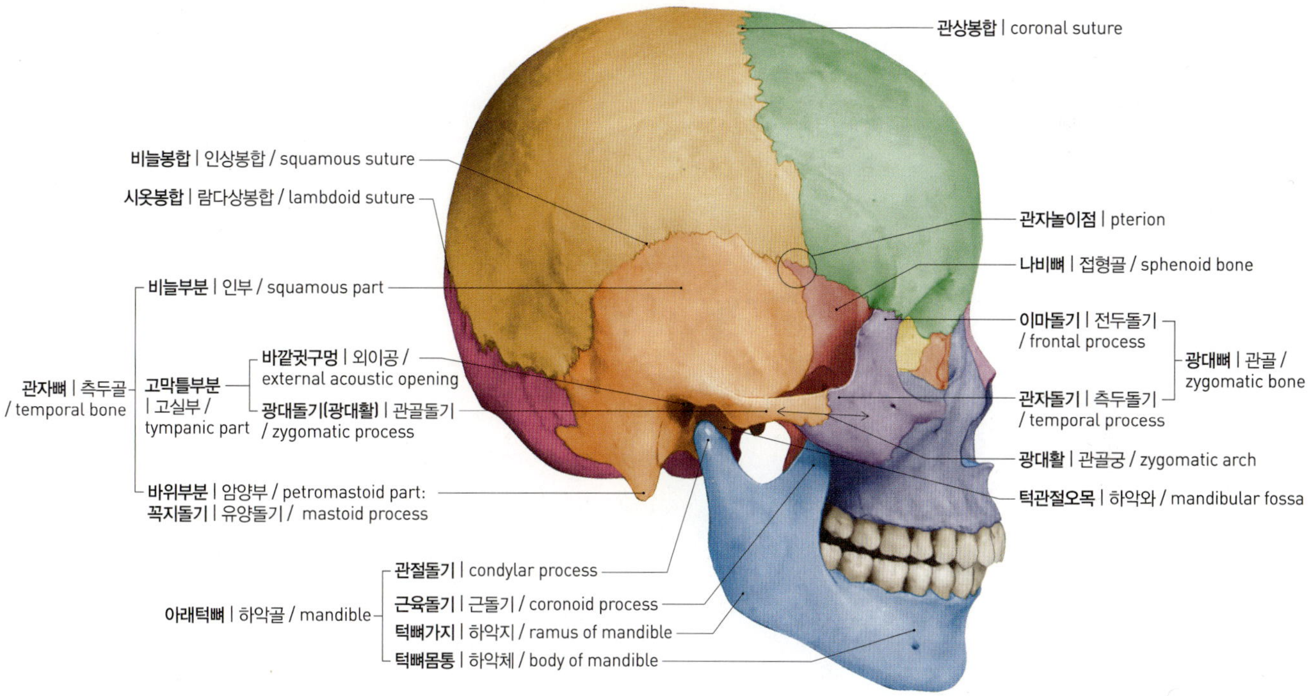

그림 3-9. **머리뼈의 가쪽면**

● 얼굴머리뼈의 가쪽면을 구성하는 뼈

관자뼈 측두골/temporal bone 는 머리안 가쪽벽의 아래부분과 얼굴머리뼈의 일부를 만드는 복잡한 모양의 뼈이다(한 쌍). 위쪽에서 마루뼈와, 뒤쪽에서 뒤통수뼈와, 앞쪽에서 나비뼈와 연결되며 다음의 3부분에서 갈라진다.

비늘부분 인부/squamous part | 위쪽으로 튀어나온 편평한 부분이며 머리안의 아래가쪽 벽을 만든다.

바위부분(바위꼭지부분) 암양부/petromastoid part | 뒤부분에서 안쪽은 바위가 되어 머리뼈 바닥속면으로 튀어나오고, 가쪽에서는 꼭지돌기가 되어 아래쪽으로 튀어나온다.

고막틀부분 고실부/tympanic part | 양쪽 중간의 바깥귀길 주변 부위에 있다. 가쪽면에서 광대돌기가 앞쪽으로 튀어나와 있다.

4) 머리뼈의 아래쪽 (그림 3-10, 표 3-1)

머리뼈의 아래쪽은 **머리뼈바닥바깥면** 외두개저/external surface of cranial base 이라고 한다. 물렁입천장의 뒤모서리와 큰구멍의 앞모서리를 경계로 앞, 중간, 뒤부분으로 나뉜다.

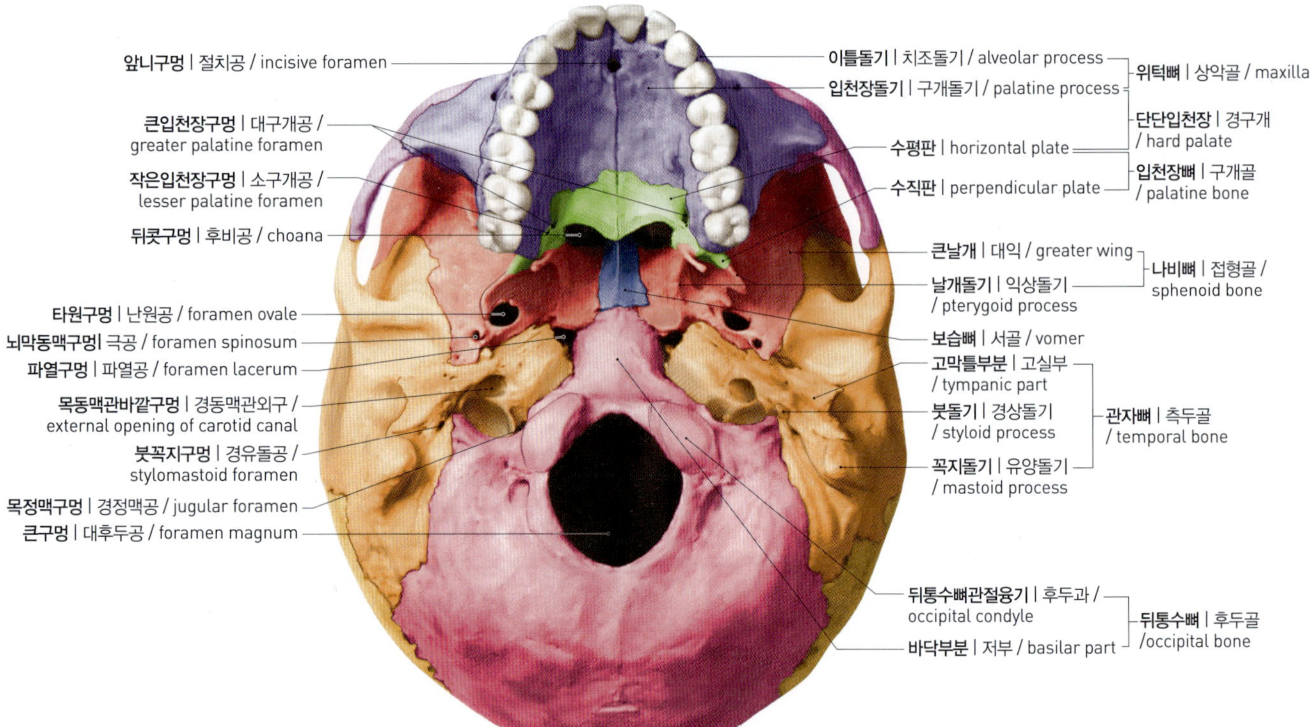

그림 3-10. 머리뼈의 아래쪽(머리뼈바닥바깥면)

표 3-1. 머리뼈를 구성하는 뼈와 관여하는 부위

	개수	머리안	얼굴	눈확	코안	입안	관자부위
이마뼈	1	●	●	●	●		
마루뼈	2	●					
뒤통수뼈	1	●					
관자뼈	2	●					●
나비뼈	1	●		●	●		●
벌집뼈	1	●		●	●		
위턱뼈	2		●	●	●	●	●
광대뼈	2		●	●			●
눈물뼈	2			●	●		
코뼈	2		●		●		
보습뼈	1				●		
아래코선반	2				●		
입천장뼈	2			●	●	●	●
아래턱뼈	1		●			●	●
목뿔뼈*	1						

*목뿔뼈는 머리와 목의 경계에 있다.

● 앞부분

치아와 물렁입천장을 포함한 부분이다.

위턱뼈의 **이틀돌기** 치조돌기/alveolar process 가 입천장을 둘러싸듯이 U자 모양으로 튀어나와 있으며 이곳에서 위턱의 치아가 나와 있다. 뼈로 이루어진 입천장을 **단단입천장** 경구개/hard palate 이라고 하며 앞쪽 2/3은 위턱뼈의 입천장돌기에서, 뒤쪽 1/3은 입천장뼈의 수평판으로 이루어져 있다.

단단입천장의 앞끝부분에는 앞니관의 구멍(**앞니구멍** 절치공/incisive foramen)이 있으며, 뒤끝부분의 양쪽에는 **큰 · 작은입천장관**(큰 · 작은입천장동맥 · 정맥과 신경의 통로)의 **구멍** 대 · 소구개공 greater · lesser palatine foramen 이 있다.

입천장뼈 구개골/palatine bone 는 위턱뼈의 뒤쪽에 맞닿아 있는 L자 모양의 뼈이다(한 쌍). **수직판** perpendicular plate 은 코안뒤벽의 뒤부분을 만들고 **수평판** horizontal plate 은 물렁입천장의 뒤부분을 만든다.

● 중간부분

물렁입천장의 뒤모서리에서 큰구멍의 앞모서리까지의 부분이며 표면이 울퉁불퉁하다.

물렁입천장의 바로 뒤쪽은 **뒤콧구멍** 후비공/choana 이며 코중격의 뒤쪽을 만드는 **보습뼈** 서골/vomer (쌍을 이루지 않는다)에 의해 좌우로 나뉘어져 있다. 보습뼈는 코중격의 절반을 만드는 얇은 뼈이며 벌집뼈 수직판 아래에 맞닿아 있다. 뒤콧구멍의 양쪽에는 나비뼈의 **날개돌기** 익상돌기/pterygoid process (가쪽 · 안쪽날개근육, 입천장올림근의 시작부위)가 튀어나와 있으며, 그 가쪽에는 나비뼈의 **큰날개** 대익/greater wing 가 머리안의 아래가쪽 벽의 일부를 만들고 있다. 큰날개의 뒤부분에는 **타원구멍** 난원공/foramen ovale (아래턱신경[V_3]의 통로)이 열려있다. 나비뼈의 뒤쪽 정중앙에는 뒤통수뼈의 바닥부분이, 가쪽에는 관자뼈의 바위부분이 맞닿아 있다.

바위부분 아래쪽에는 가느다란 **붓돌기** 경상돌기/styloid process (붓목뿔근, 붓혀근, 붓인두근, 붓아래턱인대, 붓목뿔인대가 붙어있다)가 튀어나와 있으며, 바로 그 뒤쪽에는 얼굴신경관(얼굴신경[VII]의 통로)의 구멍(**붓꼭지구멍** 경유돌공/stylomastoid foramen)이 있다. 붓돌기 안쪽 바위부분의 바닥면에는 **목동맥관** 경동맥관/carotid canal (속목동맥의 통로)의 바깥구멍이 있으며, 바위부분의 안쪽끝부분과 나비뼈 사이의 틈새(**파열구멍** 파열공/foramen lacerum)는 생체에서 섬유연골에 묻혀있다.

● 뒤부분

큰구멍과 그 뒤쪽 부분에 있으며 평탄하고 단조로운 모양을 띠고 있다.

뒤통수뼈의 **큰구멍** 대후두공/foramen magnum 은 척주관을 연결하는 큰 구멍이며 그 양쪽에 **뒤통수뼈관절융기** 후두과/occipital condyle (첫째목뼈와의 관절면)가 튀어나와 있다. 뒤통수뼈의 바닥부분을 **혀밑신경관** 설하신경관/hypoglossal canal (혀밑신경의 통로)이 관통하며 뒤통수뼈관절융기의 앞가쪽으로 구멍이 나있다. 뒤통수뼈와 관자뼈 사이에는 **목정맥구멍** 경정맥공/jugular foramen (속목정맥의 통로)이 있다.

2. 머리안의 속면

머리안 두개강/cranial cavity 의 천정은 머리덮개뼈이고 바닥은 머리뼈바닥속면이다.

1) 머리덮개뼈 (그림 3-11)

머리덮개뼈 두개관/calvaria 의 속면은 이마뼈, 마루뼈, 뒤통수뼈로 구성되어 있다. 앞쪽 정중앙에는 **이마뼈능선** 전두릉/frontal crest (대뇌낫의 부착부위)이라고 하는 융기가 있다. 이마뼈능선 위쪽끝에서 **위시상정맥굴고랑** 상시상동구/groove for superior sagittal sinus (위시상정맥굴의 위치)이 시작되며 뒤쪽으로 넓어지고 깊어진다. 그 좌우에는 작은 함입부분(거미막과립오목)이 몇 군데 보인다.

2) 머리뼈바닥속면 (그림 3-12)

머리뼈바닥속면 내두개저/internal surface of cranial base 은 앞 · 중간 · 뒤머리뼈우묵이라고 하는 3개의 영역으로 나뉜다. 앞머리뼈우묵과 중간머리뼈우묵의 경계는 나비뼈의

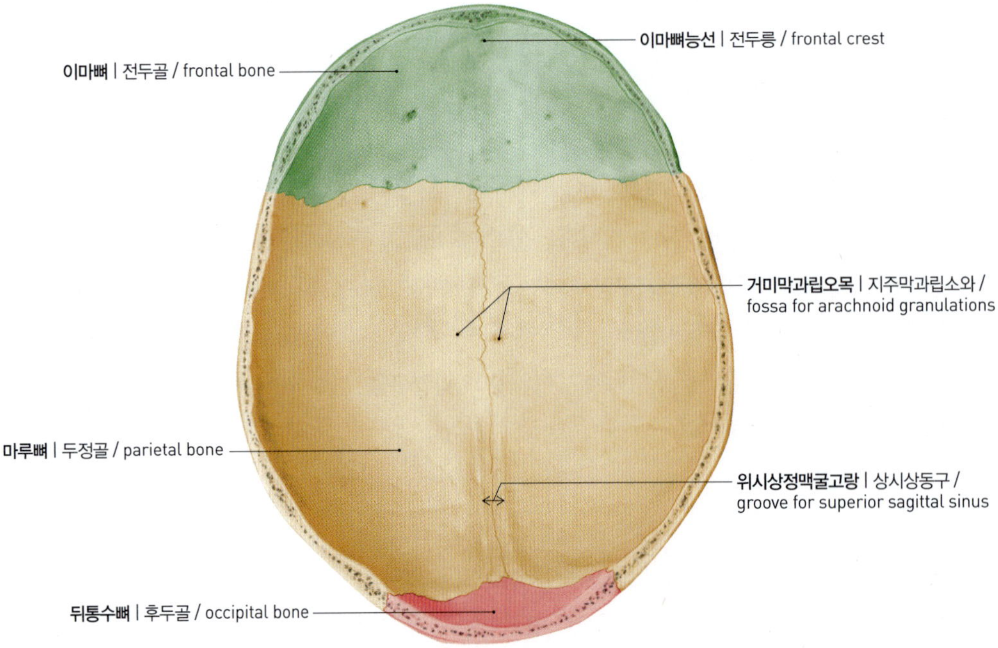

그림 3-11. 머리안의 위쪽(머리덮개뼈의 안쪽면)

작은날개이며 중간머리뼈우묵과 뒤머리뼈우묵의 경계는 관자뼈의 바위부분이다.

●앞머리뼈우묵

앞머리뼈우묵 전두개와/anterior cranial fossa 은 코안과 눈확의 위쪽에 있으며 대뇌반구의 이마엽을 수용한다. 뒤모서리는 나비뼈의 **작은날개** 소익/lesser wing 이며 차양 모양으로 좌우로 뻗어 나와 중간머리뼈우묵과의 경계가 된다.

앞머리뼈우묵의 대부분은 이마뼈로 이루어져 있으며 뒤쪽부위의 일부는 나비뼈로 이루어져 있다. 앞머리뼈우묵의 중앙부분은 벌집뼈로 이루어져 있고 큰 쐐기 모양의 **볏돌기** 계관/crista galli 가 정중앙으로 튀어나와 있다. 볏돌기 양쪽에는 작은구멍이 여러 개 있는 영역이 있으며 이를 **체판** 사판/cribriform plate (후각신경의 통로)이라고 한다.

벌집뼈 사골/ethmoid bone 는 코안의 천정을 만드는 뼈이며 나비뼈 앞에서 이마뼈 바로 아래와 맞닿아 있다(쌍을 이루고 있지 않다).

●중간머리뼈우묵

중간머리뼈우묵 중두개와/middle cranial fossa 의 정중부분은 높게 되어 있으며 **나비뼈몸통**

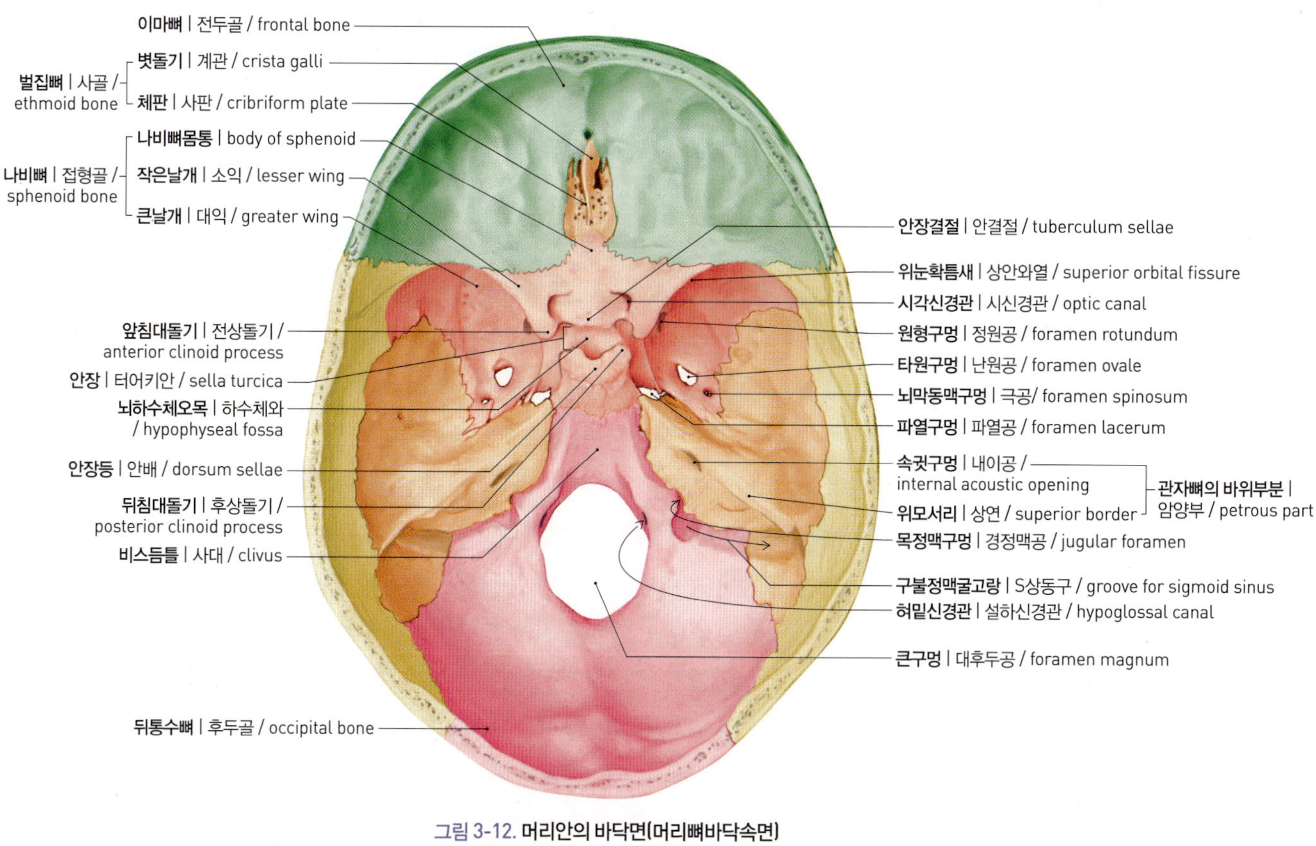

그림 3-12. 머리안의 바닥면(머리뼈바닥속면)

접형골체/body of sphenoid 으로 이루어져 있다. 앞부분은 크게 패여 있어서 대뇌반구의 이마엽을 수용하고 나비뼈의 큰날개와 관자뼈로 이루어져 있다. 앞모서리는 나비뼈의 작은날개이며 뒤모서리는 관자뼈의 바위부분 위모서리이다. **바위부분** 암양부/petrous part 은 중간머리뼈우묵의 중심에서 뒤가쪽을 향하며 산맥 모양으로 튀어나와 있다.

중간머리뼈우묵의 정중부분은 높게 들어올려져 있다. 그 꼭대기부분은 **안장** 터어키안/sella turcica 이며 중심부분은 **뇌하수체오목** 하수체와/hypophyseal fossa (뇌하수체를 수용한다)이라고 하는 함입부분으로 되어 있다. 안장의 앞모서리에는 **안장결절** 안결절/tuberculum sellae 이라고 하는 작은융기가 있으며, 뒤모서리는 **안장등** 안배/dorsum sellae 이 되어 높이 올려져 있으며 그 가쪽끝부분은 **뒤침대돌기** 후상돌기/posterior clinoid process 가 되어 튀어나와 있다. 안장의 가쪽에는 나비뼈의 작은날개 안쪽끝부분이 **앞침대돌기** 전상돌기/anterior clinoid process 가 되어 뒤쪽으로 튀어나와 있다.

시각신경관 시신경관/optic canal (시각신경[II]과 눈동맥이 통과한다)은 안장의 앞쪽에 있는 앞침대돌기 안쪽에 있으며 눈확으로 이어진다.

위눈확틈새 상안와열/superior orbital fissure (눈신경[V_1], 눈돌림신경[III], 도르래신경[IV], 갓돌림신경[VI]이 통과한다)는 나비뼈의 작은날개와 큰날개 사이에 있으며 눈확으로 이어진다.

원형구멍 정원공/foramen rotundum (위턱신경[V_2]이 통과한다)은 위눈확틈새 안쪽끝부분의 뒤쪽에 있으며 날개입천장오목으로 이어진다.

타원구멍 난원공/foramen ovale (아래턱신경[V_3]이 통과한다)은 원형구멍의 뒤가쪽에 있는 큰 구멍이며 관자아래우묵으로 이어진다.

뇌막동맥구멍 극공/foramen spinosum 은 타원구멍 가쪽에 있는 작은 구멍이며 관자아래우묵으로 이어진다. 뇌막동맥구멍을 통해 들어온 중간뇌막동맥이 지나가는 작은 고랑이 중간머리뼈우묵의 바닥과 가쪽벽에 보인다.

파열구멍 파열공/foramen lacerum 은 타원구멍의 뒤안쪽에서 바위끝과 나비뼈몸통 사이에 있는 불규칙한 구멍이다. 생체에서는 섬유연골에 묻혀 있으며 이곳에서 **목동맥관** 경동맥관/carotid canal (속목동맥이 통과한다)의 속구멍이 열려있다.

나비뼈 접형골/sphenoid bone 는 머리뼈바닥의 가운데에 위치해 있으며 나비 모양을 하고 있다(쌍을 이루고 있지 않다). 앞쪽에서 이마뼈, 위턱뼈, 광대뼈, 입천장뼈, 보습뼈, 벌집뼈와 맞닿아 있으며, 위쪽에서 마루뼈, 뒤쪽에서 관자뼈, 뒤통수뼈와 맞닿아 있다. 중앙부분의 몸통에서 좌우로 한 쌍의 **큰날개** 대익/greater wing 와 **작은날개** 소익/lesser wing, 아래쪽으로 한 쌍의 **날개돌기** 익상돌기/pterygoid process 가 튀어나와 있다. 몸통의 위쪽은 오목하게 패여서 안장이 되고 속에는 나비굴이라고 하는 코곁굴이 있다. 큰날개는 중간머리뼈우묵의 바닥을 형성하고 이곳으로 원형구멍, 타원구멍, 뇌막동맥구멍이 열려있다. 작은날개는 앞머리뼈우묵과 중간머리뼈우묵의 경계가 되며 그 바닥부분을 시각신경관이 관통하고 있다.

● **뒤머리뼈우묵**

뒤머리뼈우묵 후두개와/posterior cranial fossa 은 깊게 패여 있으며 뇌줄기와 소뇌를 수용하고 있다. 뒤통수뼈가 대부분을 차지하며 앞가쪽으로 관자뼈, 앞쪽으로 나비뼈, 뒤가쪽으로 마루뼈가 더해진다. 앞모서리는 바위부분의 위모서리에서 소뇌천막이 붙어있다.

뒤머리뼈우묵의 가운데에는 **큰구멍** 대후두공/foramen magnum 이라고 하는 커다란 구멍이 있으며, 그 앞쪽은 **비스듬틀** 사대/clivus 이라고 하는 경사면이 안장으로 향하고 가쪽에는 바위부분의 뒤쪽이 우뚝 솟아있다.

속귀길 내이도/internal acoustic meatus (얼굴신경[VII]과 속귀신경[VIII]이 통과한다)의 입구인 **속귓구멍** 내이공/internal acoustic opening 이 바위부분의 뒤쪽으로 열려있다.

목정맥구멍 경정맥공/jugular foramen (속목정맥, 혀인두신경[IX], 미주신경[X], 더부신경[XI]이 통과한다)은 관자뼈의 바위부분과 뒤통수뼈 사이에 있다.

혀밑신경관 설하신경관/hypoglossal canal (혀밑신경[XII]이 통과한다)은 큰구멍 앞가쪽 모서리의 약간 위쪽으로 열려있다.

바위부분과 뒤통수뼈 사이에 **구불정맥굴고랑** S상동구/groove for sigmoid sinus (구불정맥굴의 위치)이 구불구불하게 뻗어있다.

3. 머리뼈의 발생(숫구멍)

뼈는 태아의 결합조직에서 발생한다. 뼈의 발생양식에는 2가지의 종류가 있다.

막속뼈되기 막내골화/intramembranous ossification | 결합조직에서 직접 뼈가 발생한다.
연골속뼈되기 연골내골화/endochondral ossification | 일단 연골이 형성된 후에 그것이 뼈로 바뀐다.

머리뼈의 대부분은 막속뼈되기에 의해 발생하는 **섬유막머리뼈** 막성두개/membranous cranium 이며, 머리뼈바닥의 일부분이 연골속뼈되기에 의해 발생한 **연골머리뼈** 연골두개/cartilaginous cranium 이다.

● **신생아의 머리뼈**

신생아의 머리뼈는 성인과 다른 특징을 가지고 있다(그림 3-13).

얼굴머리뼈가 뇌머리뼈에 비해 작다. 신생아의 얼굴은 머리뼈 전체의 1/8 정도지만 성인이 되면 1/3 정도가 된다. 이는 태아기에 뇌와 안구가 급속히 발달 성장하기 때문이다.

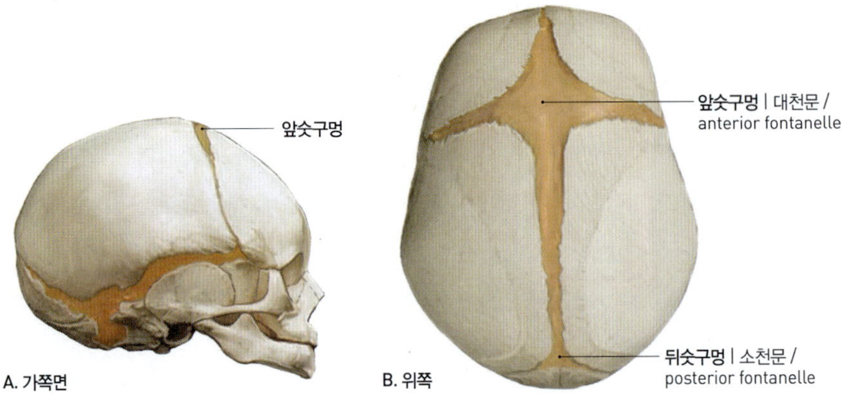

그림 3-13. 신생아의 머리뼈

출생 후에는 얼굴의 뼈가 성장해서 성인의 머리뼈가 된다.

머리덮개뼈의 뼈 사이가 벌어져 있으며, 특히 간격이 넓은 부분을 **숫구멍** 천문/fontanelle 이라고 한다. 이마뼈는 단일한 뼈가 아니며 정중앙의 이마봉합에 의해 분리되어 있다.

앞숫구멍 대천문/anterior fontanelle | 좌우의 이마뼈와 좌우의 마루뼈 사이에 있으며 마름모 모양이다.

뒤숫구멍 소천문/posterior fontanelle | 좌우의 마루뼈와 뒤통수뼈 사이에 있으며 삼각형이다.

앞숫구멍은 1살 6개월 무렵까지, 뒤숫구멍은 1살 무렵까지 만져서 확인할 수 있다.

4. 머리뼈의 복합적 구조들

1) 코중격(그림 3-14)

코중격은 공기가 지나는 콧길을 왼쪽과 오른쪽의 콧구멍으로 나누며, 코중격이 뭉툭하게 끝나는 부분을 코기둥이라 한다. 보습뼈, 벌집뼈수직판은 단단한 뼈부분으로 뒤쪽에 위치하고 부드럽고 약간의 움직임이 있는 연골부분인 코중격연골은 앞쪽에 있다. 벌집뼈수직판 뒤모서리에는 보습뼈의 위앞모서리가 연결되어 코중격의 맨 뒷부분을 형성한다.

2) 눈확(그림 3-15)

● 눈확의 뼈

눈확은 안구와 부속구조물(안구근육, 눈물기관, 신경, 혈관 등)을 보호하며 7개의 뼈들(이마뼈, 나비뼈, 벌집뼈, 입천장뼈, 광대뼈, 눈물뼈, 위턱뼈)이 서로 연결되어 있다. 사각

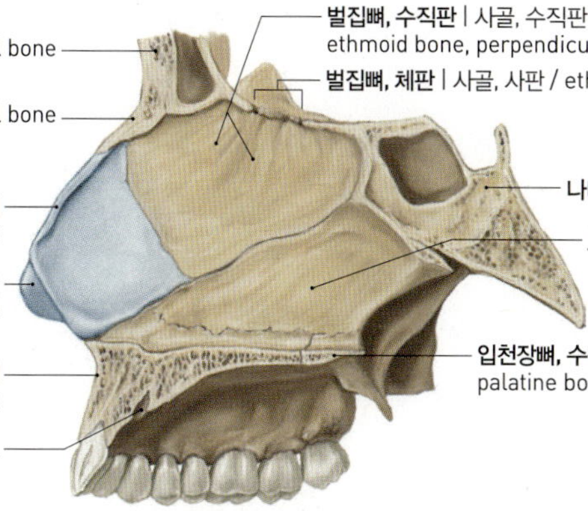

그림 3-14. **코중격**

뿔 모양의 공간으로 꼭지부분은 뒤안쪽을 향하고 바닥부분은 앞가쪽을 향해 열려 있다.

눈확꼭지 | 위눈확틈새 바로 안쪽에 있는 나비뼈작은날개로 시각신경관에 해당된다.

위벽 | 눈확의 천장부분으로 이마뼈의 눈확부분과 그보다 안쪽에 나비뼈작은날개로 이루어져있다. 앞가쪽에는 눈물샘의 눈확부분을 수용하는 **눈물샘오목** 누선와/lacrimal fossa 이 있다.

안쪽벽 | 벌집뼈, 이마뼈, 눈물뼈, 나비뼈로 이루어져 있으며 두께가 몹시 얇다. 앞아래쪽으로 눈물주머니를 수용하는 **눈물고랑** 누낭구/lacrimal groove 이 있다.

가쪽벽 | 광대뼈와 나비뼈큰날개로 이루어져 있다. 벽 중에서 가장 단단하며 위벽과 경계부위에 위눈확틈새가 있다.

아래벽 | 주로 위턱뼈로 이루어져 있으며 광대뼈와 입천장뼈의 일부도 포함된다. 가쪽

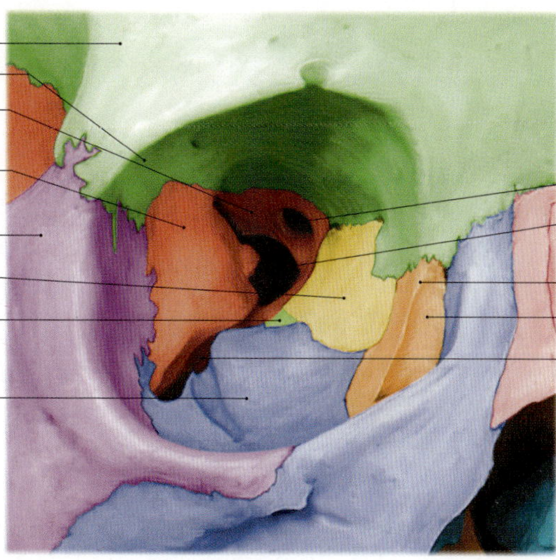

그림 3-15. **눈확의 벽**

벽과 경계부위에 아래눈확틈새가 있다.

● **눈확의 통로**

눈확의 벽에는 틈새와 구멍이 있으며 대부분의 신경과 혈관이 들어가고 나온다.

시각신경관 시신경관/optic canal | 눈확의 가장 깊은부분에서 원형으로 보이는 구멍이며 중간머리뼈우묵으로 연결되어 있다. 관의 안쪽벽은 나비뼈몸통으로, 가쪽벽은 나비뼈작은날개로 이루어져 있다. 관 속을 시각신경과 눈동맥이 통과한다.
위눈확틈새 상안와열/superior orbital ssure | 시각신경관 바로 가쪽에 있는 삼각형의 나비뼈의 작은날개로, 아래벽은 큰날개로 이루어져 있다. 틈새 속을 눈돌림신경[III]의 위가지와 아래가지, 도르래신경[IV], 갓돌림신경[VI], 눈신경[V1]의 가지(눈물샘신경, 이마신경, 코섬모체신경), 위눈정맥이 통과한다.
아래눈확틈새 하안와열/inferior orbital ssure | 눈확의 가쪽벽과 아래벽의 경계에서 앞뒤로 뻗어 있는 틈새이며, 날개입천장오목, 관자아래우묵, 관자우묵으로 연결되어 있다. 나비뼈큰날개, 위턱뼈, 입천장뼈, 광대뼈로 둘러싸여 있다. 틈새 속을 위턱신경[V2]의 가지인 눈확아래신경과 광대뼈신경, 눈확아래동맥·정맥, 날개근정맥얼기로 향하는 정맥이 통과한다.

3) 코곁굴

코곁굴은 코안 근처 머리뼈에 공기가 차 있는 곳으로 태어날 때는 보이지 않지만 사춘기 동안 후각점막이 자람에 따라 생기게 된다. 끈끈한 점막으로 덮여 있으며 여기서 나온 분비물은 코안으로 흘러들어 간다. 이마뼈, 나비뼈, 벌집뼈, 위턱뼈 속에 있으며 머리뼈의 시상면절단면에서 쉽게 관찰할 수 있다. 코곁굴은 머리뼈의 무게를 최소화하고, 코점막의 표면적을 넓혀 공기를 더 촉촉하고 깨끗하게 하며, 소리를 더 크고 길게 늘이는 공명기관의 역할도 한다(자세한 내용은 호흡계통 코곁굴에서 자세히 설명한다).

4) 목뿔뼈 [그림 3-16]

목뿔뼈 설골/hyoid bone 는 U자 모양의 작은 뼈이며 셋째목뼈 높이에서 아래턱뼈의 약간 뒤쪽에 위치해 있다. 위쪽은 혀, 아래턱뼈와 근육으로 연결되고 아래쪽은 방패연골과 연결되어 있다. 가운데에는 **목뿔뼈몸통** 설골체/body of hyoid bone 이 있으며 양쪽의 **큰뿔** 대각/greater horn 이 뒤쪽에서 약간 위쪽으로 튀어나와 있고, 몸통과 큰뿔의 경계에서 뒤위쪽으로 **작은뿔** 소각/lesser horn 이 튀어나와 있다. 여기에 부착되는 근육들은 혀를 지지하고 삼킴작용에 관여한다.

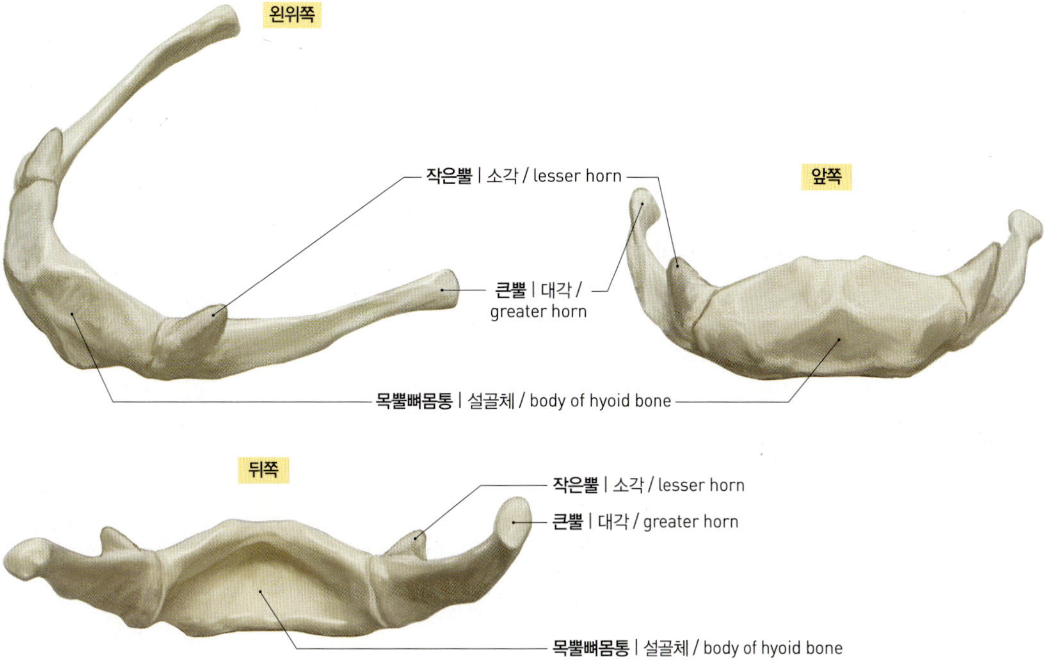

왼위쪽
작은뿔 | 소각 / lesser horn
앞쪽
큰뿔 | 대각 / greater horn
목뿔뼈몸통 | 설골체 / body of hyoid bone
뒤쪽
작은뿔 | 소각 / lesser horn
큰뿔 | 대각 / greater horn
목뿔뼈몸통 | 설골체 / body of hyoid bone

그림 3-16. **목뿔뼈**

척주

척주 vertebral column 는 **척추뼈** 추골/vertebra 와 **척추사이원반** 추간원판/intervertebral disc 이 연결된 기둥모양의 뼈대로 우리 몸의 중심축을 이룬다. 척주는 척수를 감싸서 보호하고, 머리뼈를 지지하며, 갈비뼈와 연결되어 **가슴우리** 흉곽/thoracic cage 를 이루며, **다리이음뼈** 하지대/bones of pelvic girdle 와 연결되고, 몸통근육의 부착점을 제공한다. 척주는 앞뒤나 옆으로 움직일 때 또는 회전할 때 필요한 유연성을 제공하고 위로부터의 충격을 흡수한다.

척주는 척추뼈가 쌓아 올려져서 만들어진 것이다. 척주는 5개의 부분으로 구분된다. **목뼈** 경추/cervical vertebra 는 7개, **등뼈** 흉추/thoracic vertebra 는 12개, **허리뼈** 요추/lumbar vertebra 는 5개의 척추뼈로 이루어져 있으며, 엉치부위의 5개의 척추뼈가 합쳐져서 **엉치뼈** 천골/sacrum 를 이루고 꼬리척추뼈의 흔적인 4~5개의 척추뼈가 합쳐져서 **꼬리뼈** 미골/coccyx 를 이룬다. 척주 속에 세로로 뻗어있는 **척주관** vertebral canal 에는 **척수** spinal cord 가 들어있다(그림 3-17).

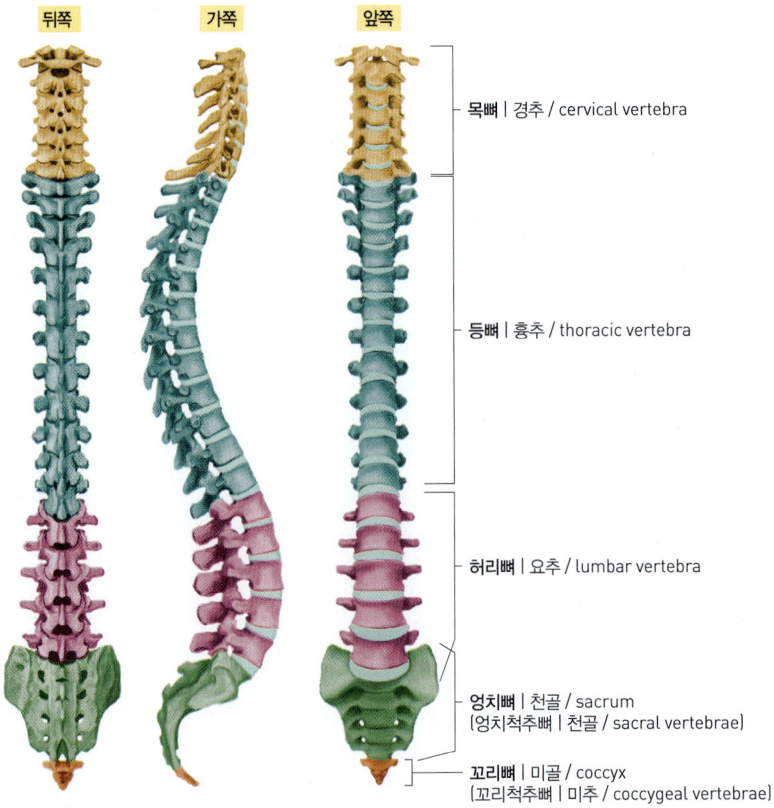

그림 3-17. 척주의 다섯 부위

1. 척추뼈의 일반적 구조

척추뼈 추골/vertebra 는 부위에 따라 차이는 있지만 기본적으로 공통적인 형태를 가지고 있다. 척추뼈는 본체인 **척추뼈몸통** 추체/vertebral body 과 그 뒤쪽에 붙어있는 아치 모양의 **척추뼈고리** 추궁/vertebral arch 로 이루어져 있다. 척추뼈몸통과 척추뼈고리는 **척추뼈구멍** 추공/vertebral foramen 이라고 하는 큰 구멍을 둘러싸고 있다. 척추뼈몸통에 붙어있는 척추뼈고리의 앞쪽부분은 **고리뿌리** 추궁근/pedicle 이며 뒤쪽부분은 **고리판** 추궁판/lamina 이다. 척추뼈구멍은 척주 안에서 위아래로 이어져서 **척주관** vertebral canal 을 이루며 중추신경인 척수를 포함하고 있다. 척추뼈고리에는 3종류 7개의 돌기가 튀어나와 있다(그림 3-18).

가시돌기 극돌기/spinous process | 척추뼈고리의 뒤끝 중앙에서 뒤아래쪽으로 튀어나와 있다.

가로돌기 횡돌기/transverse process | 고리뿌리 바로 뒤에서 가쪽으로 튀어나와 있다.

위 · 아래관절돌기 상 · 하관절돌기/superior · inferior articular process | 고리뿌리 바로 뒤에서 위쪽과 아래쪽으로 튀어나와 있다.

가시돌기와 가로돌기는 내인성등근육의 부착부위가 된다. 위 · 아래관절돌기는 위쪽과 아래쪽의 척추뼈 사이에서 관절을 이룬다.

고리뿌리가 있는 곳에서 척추뼈고리의 위모서리와 아래모서리는 오목하게 들어가 있어서 **위 · 아래척추뼈패임** 상 · 하추절흔/superior · inferior vertebral notch 을 만들고 있다. 위 · 아래척추뼈패임은 위쪽과 아래쪽의 척추뼈 사이에 **척추사이구멍** 추간공/intervertebral foramen 을 만든다. 척추사이구멍은 척수가 들어가고 나오는 척수신경의 통로가 된다.

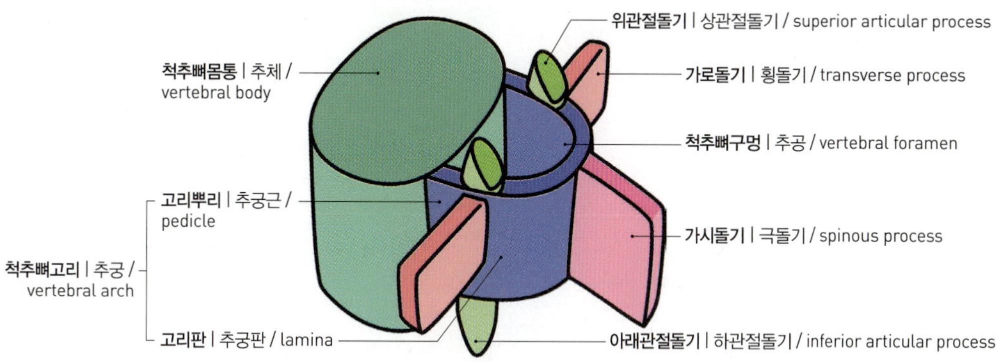

그림 3-18. 척추뼈의 기본형태

2. 목뼈 (그림 3-19)

목뼈 경추/cervical vertebra 는 7개가 있으며(C1~7), 다른 척추뼈에 비해 짧고 다음과 같은 특징이 있다.

- 척추뼈몸통은 가로로 넓은 타원형이며 높이가 낮다. 척추뼈몸통의 위쪽면은 양 가쪽 부분이 위로 솟아 있고 가운데가 오목하며 아래쪽면은 약간 볼록하게 되어 있다.
- 가로돌기에는 둥근 **가로구멍** 횡돌기공/foramen transversarium 이 있으며 끝부분이 앞뒤로 나뉘어져 앞·뒤결절을 만들고 있다. 척추동맥·정맥이 가로구멍 사이를 통과하고 있다.
- 가시돌기는 짧고 끝부분이 두 갈래로 나뉘어져 있다.
- 척추뼈구멍의 모양은 삼각형에 가깝다.
- 위·아래관절돌기의 관절면은 이마면에서 앞쪽으로 약 45° 기울어져 있어서 앞뒤와 좌우로 굽히는 것이 가능하다.

첫째, 둘째, 일곱째목뼈는 다른 척추뼈와 형태가 크게 다르다.

1) 첫째목뼈(그림 3-20)

첫째목뼈(**고리뼈** 환추/atlas, C1)는 척추뼈몸통이 없고 좌우의 **가쪽덩이** 외측괴/lateral mass 와 그것을 연결하는 **앞고리** 전궁/anterior arch 와 **뒤고리** 후궁/posterior arch 로 이루어져 있다. 각각의 가쪽덩이는 위쪽과 아래쪽에 관절면이 있고(**위 · 아래관절면** 상 · 하관절면/superior · inferior articular surface), 위쪽의 뒤통수뼈관절융기와 아래쪽의 둘째목뼈(중쇠뼈) 위관절면이 관절을 이루고 있다. 첫째목뼈의 가로돌기는 가쪽으로 크게 튀어나와서 머리부위를 움직이는 뒤통수밑근육의 부착부위가 된다.

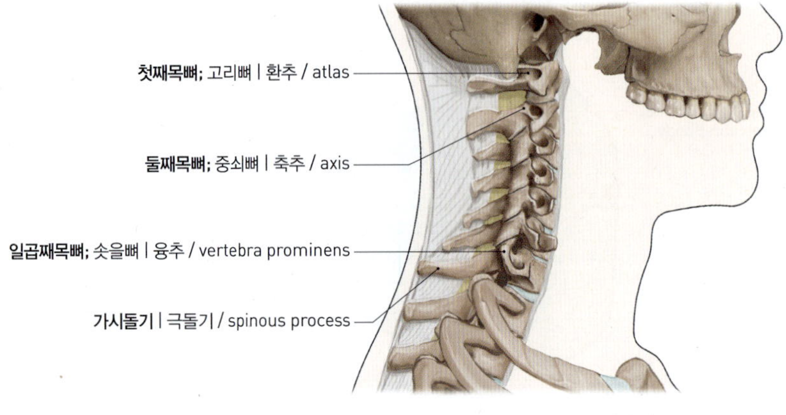

그림 3-19. 목뼈, 가쪽면

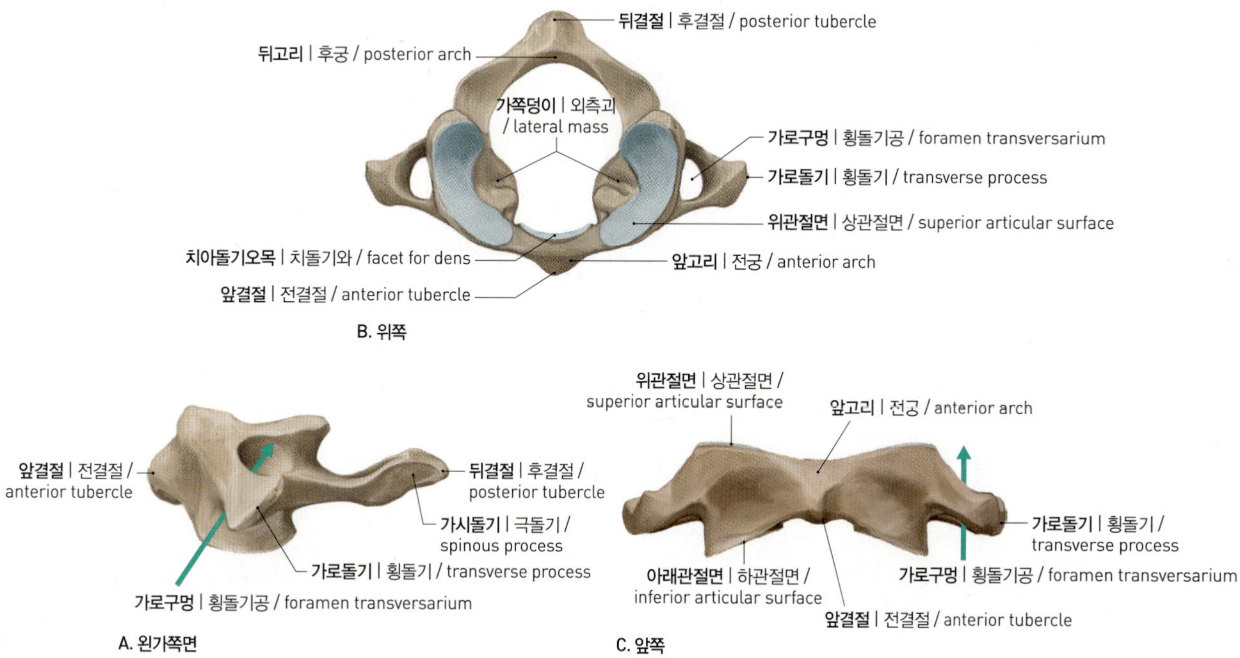

그림 3-20. **첫째목뼈**

2) 둘째목뼈[그림 3-21]

둘째목뼈(중쇠뼈 축추/axis, C2)에서는 척추뼈몸통에서 위쪽으로 **치아돌기** 치돌기/dens 가 튀어나와 있다. 치아돌기는 원래 첫째목뼈의 척추뼈몸통이 될 부위였지만 발생과정에서 분리되어 둘째목뼈로 합쳐진 것이다. 치아돌기는 첫째목뼈의 앞고리와 가쪽덩이에 둘러싸이고 척추뼈구멍의 앞부분에 끼여서 중쇠(차축) 형태의 관절을 이루고 있다. 치아돌기의 좌우에는 **위관절면** 상관절면/superior articular surface 이 있다.

3) 일곱째목뼈

일곱째목뼈(C7)는 가시돌기가 현저하게 튀어나와서 **솟을뼈** 융추/vertebra prominens 라고 한다.

3. 등뼈 [그림 3-22]

등뼈 흉추/thoracic vertebra 는 12개가 있으며(T1~12) 12쌍의 갈비뼈와 관절을 이루어 가슴우리를 구성한다.

- 척추뼈몸통은 앞으로 튀어나온 하트 모양이며 아래쪽으로 내려오면서 커진다.
- 척추뼈구멍은 거의 원형이다.

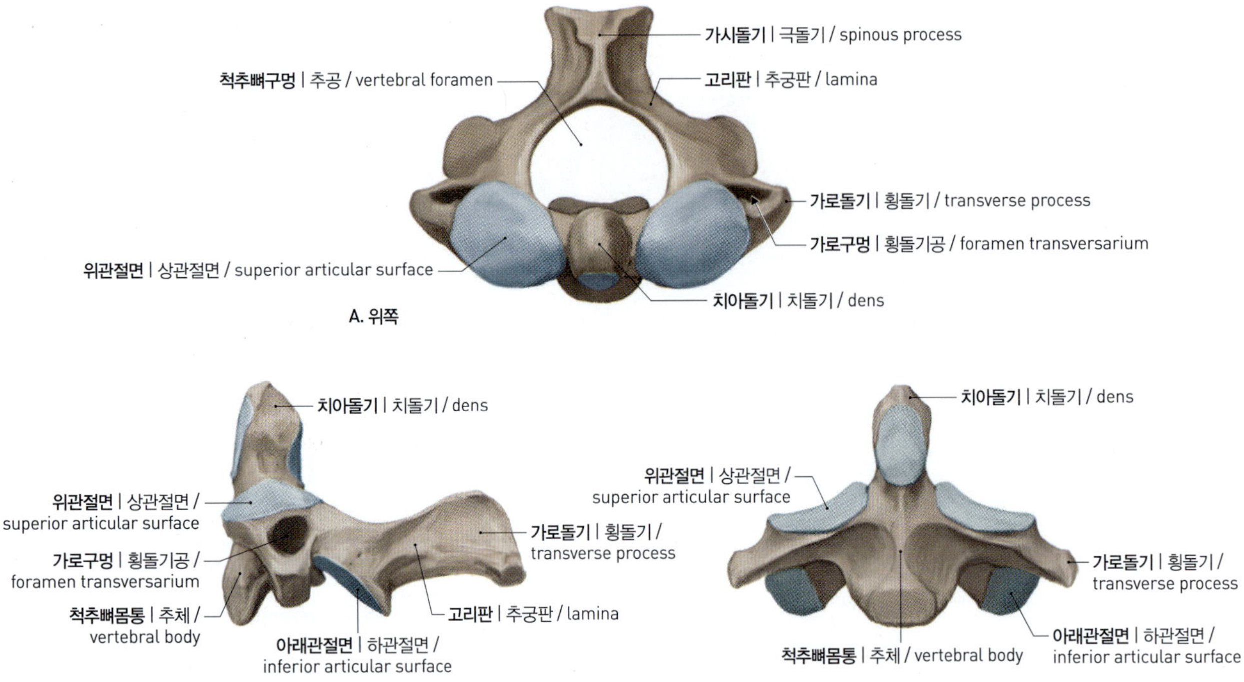

그림 3-21. 둘째목뼈

- 가시돌기는 길고 아래쪽으로 급격히 경사져 있다.
- 관절돌기의 관절면은 이마면에서 앞쪽으로 약 10°, 안쪽으로 약 20° 기울어져 있어 관절운동에서 앞뒤 좌우로 굽히거나 돌리는 운동은 어느 정도 가능하다.

전형적인 등뼈는 척추뼈몸통의 양쪽 면에서 위모서리와 아래모서리로 된 2개의 접시오목(**위 · 아래갈비오목** 상 · 하늑골와/superior · inferior costal facet)을 가지며 갈비뼈머리와 관절을 이룬다. 또한 가로돌기 끝부분에 하나의 접시오목(**가로돌기갈비오목** 횡돌기늑골와/transverse costal facet)을 가지고 있어서 갈비뼈결절과 관절을 이룬다. 위갈비오목과 가로돌기갈비오목은 동일한 높이의 관절을 이루고 아래갈비오목은 아래쪽 갈비뼈와 관절을 이룬다.

4. 허리뼈 (그림 3-23)

허리뼈 요추/lumbar vertebra 는 5개가 있으며(L1~5) 다른 척추뼈에 비해 크기가 크다.

- 척추뼈몸통은 가로로 넓은 타원형이며 크고 두껍다.
- 척추뼈구멍은 뒤쪽을 정점으로 하는 삼각형이다.

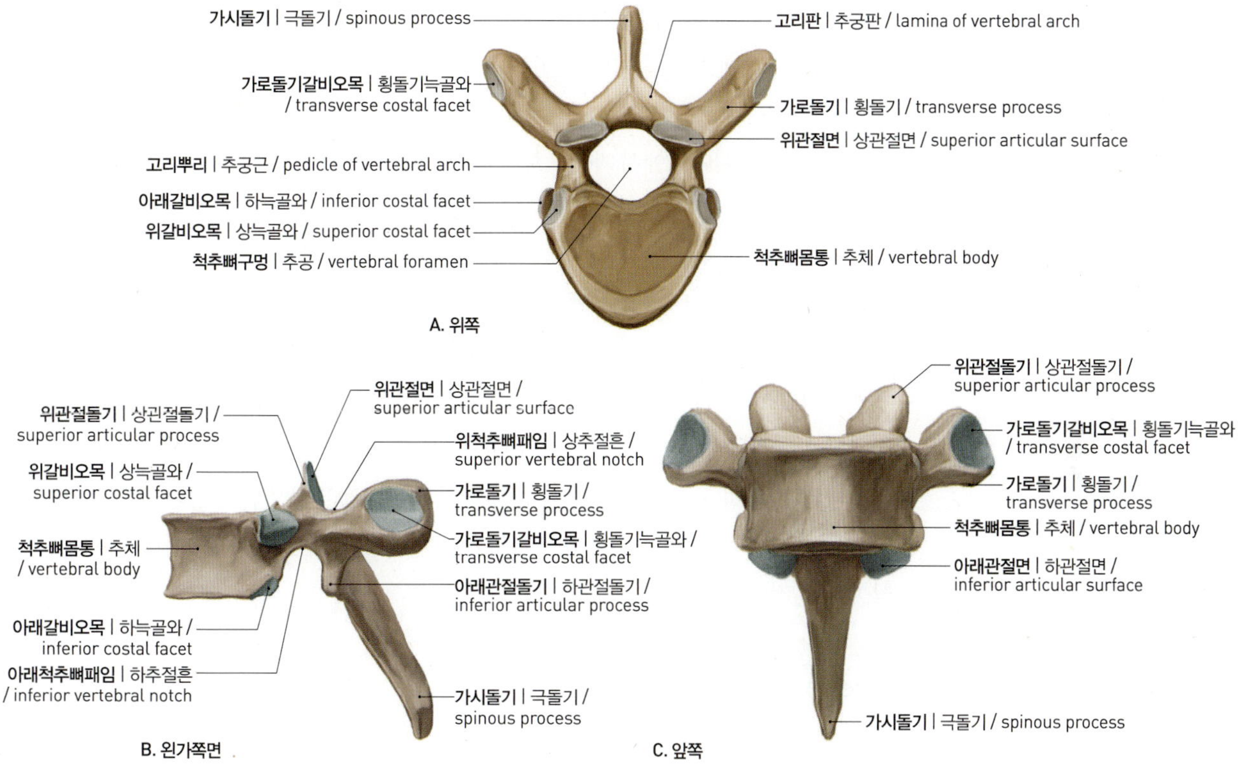

그림 3-22. 여섯째등뼈의 형태

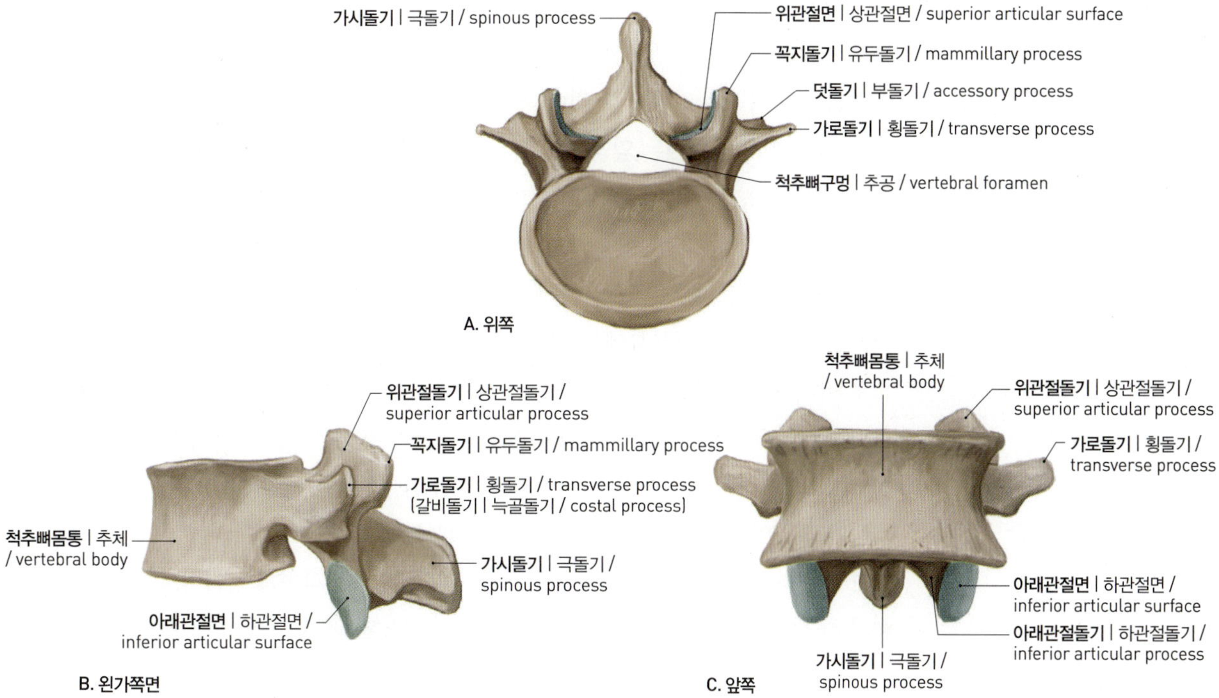

그림 3-23. 넷째허리뼈의 형태

- 가시돌기는 사변형의 판 모양이며 거의 수평으로 튀어나와 있다.
- 척추뼈고리에는 가시돌기와 가로돌기 외에도 몇 가지의 작은 돌기가 있으며 복잡한 겉모습을 가지고 있다.
- 관절돌기는 이마면에서 가쪽으로 약 45° 기울어져 있으며 위관절면이 오목하고 아래관절면이 볼록한 원통 모양으로 구부러져 있다. 돌림운동과 가쪽굽힘을 매우 제한한다.

허리뼈의 **가로돌기** 횡돌기/transverse process 는 발생학적으로 갈비뼈에서 나온 것이어서 **갈비돌기** 늑골돌기/costal process 라고도 한다. 첫째~넷째허리뼈의 가로돌기는 얇고 길며 다섯째허리뼈의 가로돌기는 두껍고 **엉덩허리인대** 장요인대/iliolumbar ligament 가 붙어있다. **꼭지돌기** 유두돌기/mammillary process 는 위관절돌기의 뒤가쪽모서리가 튀어나온 것으로 위쪽 허리뼈에서 두드러지게 보이며 내인성등근육의 부착부위가 된다. **덧돌기** 부돌기/accessory process 는 가로돌기의 바닥부위에서 뒤쪽으로 나온 작은 돌기이며 원래 가로돌기의 흔적이다.

5. 엉치뼈와 꼬리뼈 (그림 3-24)

엉치뼈 천골/sacrum 는 5개의 **엉치척추뼈** 천추/sacral vertebra (S1~5)가 합쳐져서 이루어진 뼈이다. 엉치뼈의 모양은 역삼각형이며, 앞쪽이 오목하고 뒤쪽이 볼록하게 굽이져 있다. 위끝부분의 **엉치뼈바닥** 천골저/base of sacrum 은 다섯째허리뼈와 관절을 이루고 아래끝부분의 **엉치뼈끝** 천골첨/apex of sacrum 은 꼬리뼈와 관절을 이룬다(엉치꼬리관절). 엉치뼈바닥의 앞모서리는 앞쪽으로 튀어나와 있으며, **엉치뼈곶** 천골곶/sacral promontory 이라고 한다. 엉치뼈의 앞쪽에는 **앞엉치뼈구멍** 전천골공/anterior sacral foramen 이라고 하는 4쌍의 구멍이 있으며, 척수신경 S1~4의 앞가지가 통과하는 경로가 된다. 뒤쪽에 있는 4쌍의 **뒤엉치뼈구멍** 후천골공/posterior sacral foramen 은 S1~4의 뒤가지가 통과하는 경로가 된다. 척주관의 일부를 이루는 **엉치뼈관** 천골관/sacral canal 은 엉치뼈의 등쪽 정중앙에 세로로 뻗어있으며, 그 아래끝부분에는 **엉치뼈틈새** 천골열공/sacral hiatus 가 있어서 등쪽 아래부분으로 열려있다. 엉치뼈의 엉치뼈구멍 가쪽에 있는 부분을 **가쪽부분** 외측부/lateral part 이라고 하며, 그 가쪽면에 있는 **귓바퀴면** 이상면/auricular surface 은 볼기뼈의 귓바퀴면과의 사이에서 엉치엉덩관절을 만든다. 가쪽부분의 위끝부분은 엉치뼈바닥에서 좌우로 날개처럼 퍼져있어서 **엉치뼈날개** 천골익/ala of sacrum 라고 한다.

꼬리뼈 미골/coccyx 는 척주 아래끝부분에 있는 작은 역삼각형의 뼈이며, 4개의 꼬리척추뼈가 합쳐진 것이다. 꼬리뼈의 뒤쪽에서 위쪽으로 **꼬리뼈뿔** 미골각/coccygeal cornu 이라고 하는 한 쌍의 돌기가 나와서 엉치뼈 뒤쪽에서 아래쪽으로 나오는 **엉치뼈뿔** 천골각/sacral horn 과 함께 관절을 이룬다.

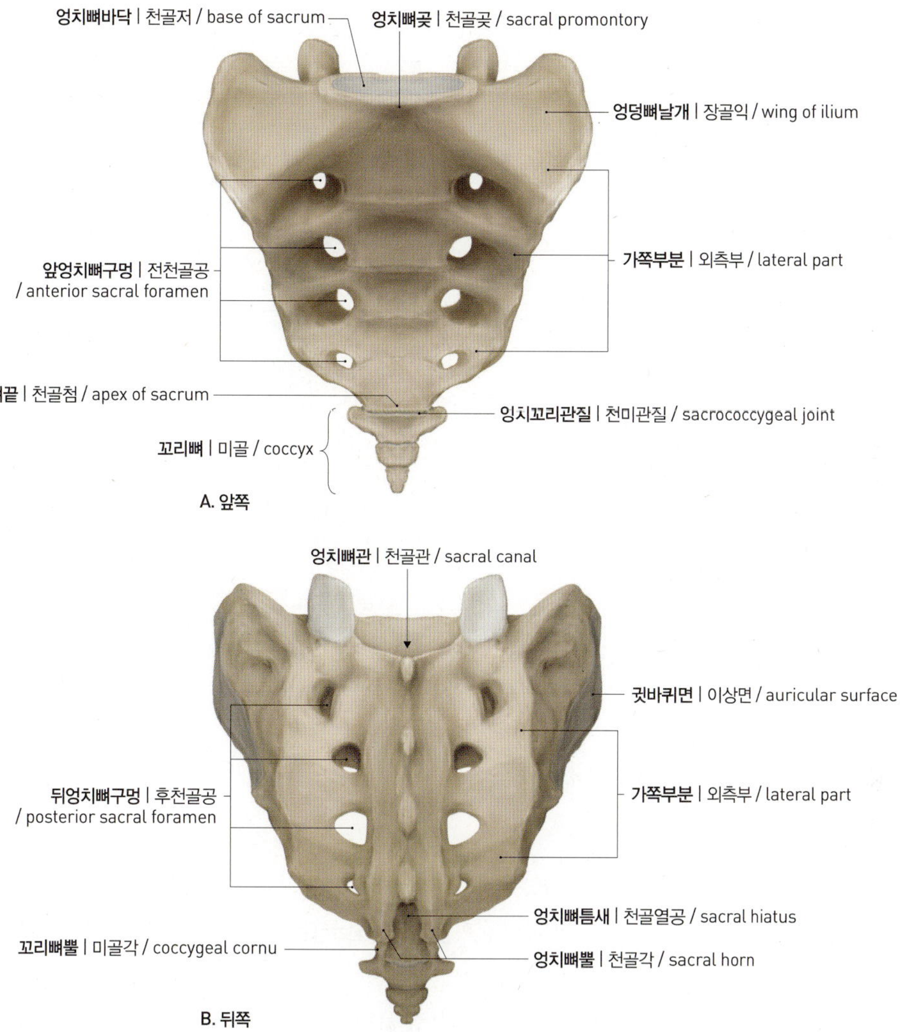

그림 3-24. 엉치뼈와 꼬리뼈

6. 척주 전체의 모양 [그림 3-25]

성인의 **척주** vertebral column 에는 앞뒤 방향의 굽이가 4군데 있다. **목굽이** 경추만곡/cervical curvature 는 앞쪽이 볼록하고 **등굽이** 흉추만곡/thoracic curvature 는 뒤쪽이 볼록하다. **허리굽이** 요추만곡/lumbar curvature 는 앞쪽이 볼록하고 **엉치굽이** 천추만곡/sacral curvature 는 뒤쪽이 볼록하다.

앞쪽이 볼록한 굽이를 **척주앞굽음** 전만/lordosis 이라고 하며 목부위와 허리부위에서 볼 수 있다. 뒤쪽이 볼록한 굽이는 **척주뒤굽음** 후만/kyphosis 이라고 하며 등부위와 엉치부위에서 볼 수 있다. 다섯째허리뼈와 엉치뼈 사이는 약 140° 정도로 꺾여 있으며 **허리엉치각**

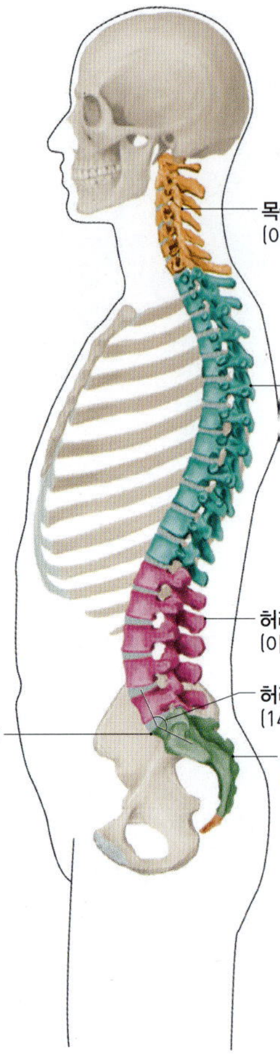

그림 3-25. 척주의 굽이

요천각/lumbosacral angle 이라고 한다. 엉치뼈의 가장 위끝부분은 **엉치뼈곶** 갑각/promontory 이라고 하며 앞쪽으로 튀어나와 있다.

등부위와 엉치부위에서 보이는 척추뒤굽음은 태아기에서 신생아기에 나타나는 굽이가 유지된 것으로 **일차굽이** 일차만곡/primary curvature 이다. 이에 비해 목부위와 허리부위는 원래 뒤굽이였지만 성장함에 따라 앞굽이로 바뀐 **이차굽이** 이차만곡/secondary curvature 이며, 앉은자세나 선자세 등의 자세변화로 인해 발생한 것이다.

척주가 4개의 굽이를 갖게 됨으로써 직립자세를 취할 때 그 중심선이 척주굽이와 겹쳐지게 된다. 이 때문에 가벼운 근육수축으로도 직립자세가 유지되게 된다.

가슴우리

가슴우리 흉곽/thoracic cage 는 가슴벽의 뼈대이며 위로 갈수록 좁아지는 불규칙한 원통형이다. 위쪽으로 좁게 열려 있는 부분은 위가슴문이며 머리부위로 연결된다. 아래쪽으로 넓게 열려 있는 부분은 아래가슴문이다.

가슴우리는 **등뼈**, **갈비뼈**, **복장뼈** 등 3종류의 뼈로 이루어져 있다(그림 3-26).

- 뒤쪽에 위치해 있는 12개의 **등뼈** 흉추/thoracic vertebra 와 그 사이에 있는 **척추사이원반** 추간판/intervertebral disc
- 가쪽벽을 구성하는 12쌍의 **갈비뼈** 늑골/rib
- 앞쪽에 있는 **복장뼈** 흉골/sternum 는 복장뼈자루, 복장뼈몸통, 칼돌기로 이루어져 있다.

인접해 있는 갈비뼈 사이의 공간은 **갈비사이공간** 늑간극/intercostal space 이라고 한다. 갈비뼈가 등뼈와 복장뼈 사이에서 움직일 수 있는 관절을 이루고 있기 때문에 가슴우리가 유연하게 움직여서 가슴안의 부피를 바꿀 수 있게 된다.

1. 가슴문 (그림 3-26)

위가슴문 흉곽상구/superior thoracic aperture 은 가슴우리 위쪽으로 좁아지면서 열려 있는 부분이다. 뒤쪽은 첫째등뼈, 좌우는 첫째갈비뼈의 안쪽모서리, 앞쪽은 복장뼈자루에 의해 테두리를 만든다. 첫째갈비뼈가 앞쪽을 향해 아래로 비스듬하여 위가슴문이 만드는 면은 앞쪽으로 약간 기울어져 있다.

아래가슴문 흉곽하구/inferior thoracic aperture 은 가슴우리 아래쪽의 넓은 구멍을 말한다. 아래가슴문의 대부분은 갈비활이 테두리를 만들며, 앞가쪽은 일곱째부터 열째갈비연골이, 뒤가쪽은 열한째, 열두째갈비뼈가 만든다. 나머지 앞쪽은 복장뼈 칼돌기, 뒤쪽은 열두째등뼈에 의해 둘러싸여 있다. 아래가슴문은 위가슴문보다 넓고 윤곽은 불규칙하다. 아래가슴문은 **가로막** 횡격막/diaphragm 으로 막혀있으며 가로막은 가슴안과 배안을 거의 완전하게 분리하고 있다.

2. 복장뼈 (그림 3-27)

복장뼈 흉골/sternum 는 납작하며 가늘고 긴뼈이다. 위쪽부터 **복장뼈자루**, **복장뼈몸통**, **칼돌기**의 3부분으로 나뉜다. 복장뼈자루와 복장뼈몸통의 연결부위는 앞쪽으로 약간

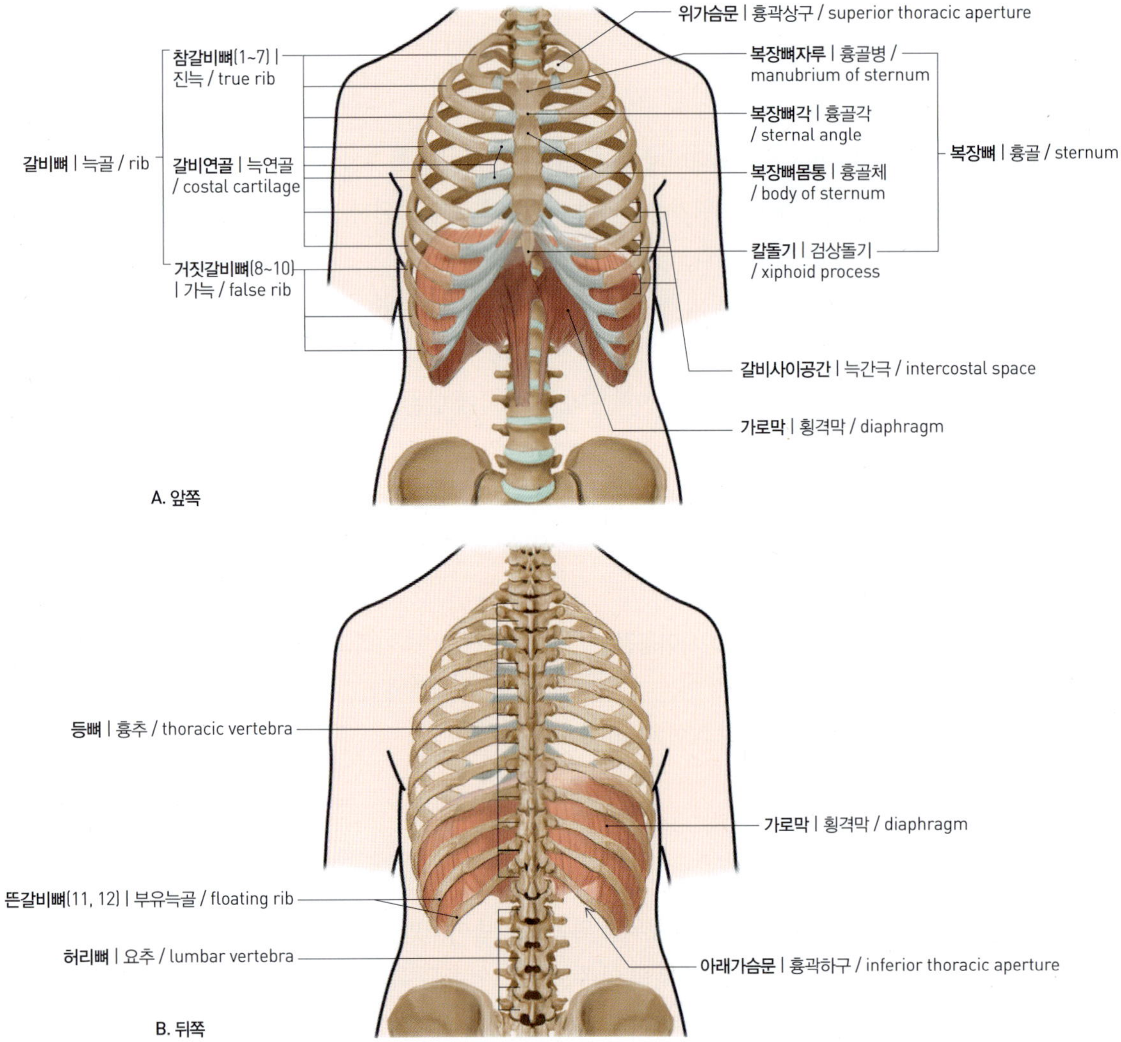

그림 3-26. 가슴우리의 개요와 가로막

튀어나와 있어서 **복장뼈각** 흉골각/sternal angle 이라고 하며 피부에서 만져질 수 있다.

복장뼈자루 흉골병/manubrium of sternum | 거의 팔각 모양을 가지고 있으며 위모서리 중앙에는 **목아래패임** 경절흔/jugular notch 이라고 하는 얕게 패인 부위가 있다. 이 양쪽에 있는 타원형의 오목하게 패인 부위가 빗장뼈 안쪽 끝부분과 관절하는 **빗장패임** 쇄골절흔/clavicular notch 이다. 또한 가쪽모서리에 첫째갈비연골과 관절을 이루는 **갈비패임** 늑골절흔/costal notch 이 있고, 그 아래쪽에 둘째갈비연골과 관절하는 갈비패임이 있다.

복장뼈몸통 흉골체/body of sternum | 위아래로 뻗어 있으며 사각 모양을 가지고 있다. 위쪽 끝부분 양쪽에 둘째갈비연골과 관절하는 갈비패임이 있으며, 가쪽모서리에는 셋째~

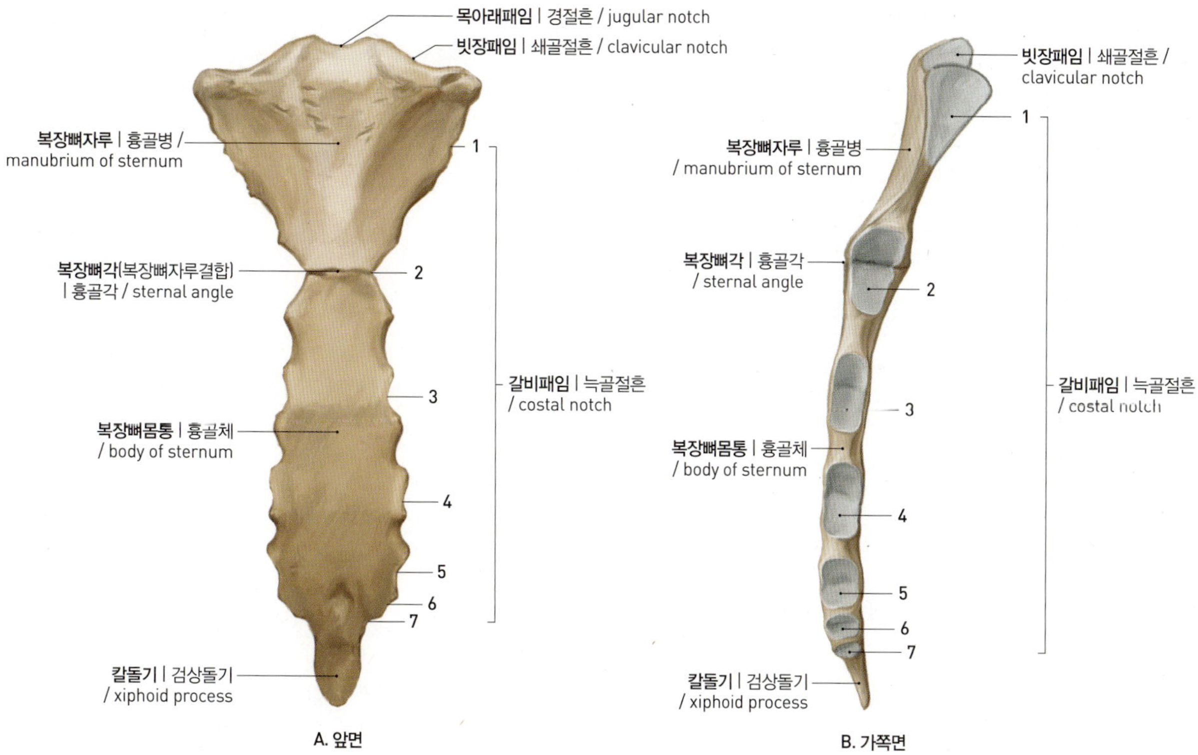

그림 3-27. 복장뼈

일곱째갈비연골과 관절하는 갈비패임이 있다.

칼돌기 검상돌기/xiphoid process | 복장뼈에서 가장 작은 부분이며 모양은 사람에 따라 다양하다. 위가쪽 끝부분에 일곱째갈비연골과 관절하는 갈비패임이 있다.

3. 갈비뼈 (그림 3-28)

갈비뼈 늑골/rib 는 12쌍이 있다. 뒤쪽 부분은 뼈이고 앞쪽은 **갈비연골** 늑연골/costal cartilage 로 이어진다. 또한 뒤쪽에서 등뼈와 관절을 이루고 있다.

첫째~일곱째쌍 | **참갈비뼈** 진늑/true rib 라고 부르며 갈비연골이 복장뼈와 직접 관절한다(그림 3-26).

여덟째~열두째쌍 | **거짓갈비뼈** 가늑/false rib 라고 부르며 이어진 갈비연골이 직접 복장뼈와 관절하지 않는다. 이 중에서 여덟째~열째쌍은 일곱째갈비연골에 이어진다. 열한째, 열두째쌍은 **뜬갈비뼈** 부유늑골/floating rib 라고 부르며 다른 갈비연골이나 복장뼈와 관절을 이루지 않는다(그림 3-26).

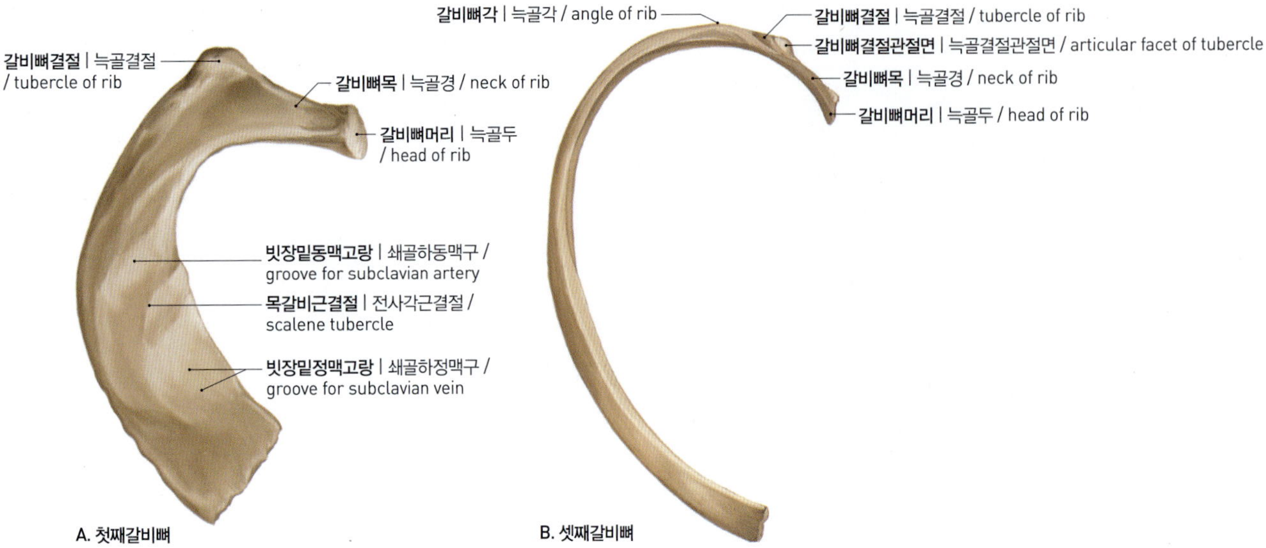

그림 3-28. **갈비뼈, 위쪽**

갈비뼈 뒤쪽 끝부분의 **갈비뼈머리** 늑골두/head of rib 는 **갈비뼈머리능선** 늑골두능/crest of rib 에 의해 위아래의 관절면으로 나뉘어져 있다. 약간 작은 위관절면은 위쪽 척추뼈몸통의 아래접시오목과 관절을 이루고 더 큰 아래관절면은 같은 높이에 있는 척추뼈몸통의 위접시오목과 관절한다. 갈비뼈머리에서 짧은 **갈비뼈목** 늑골경/neck of rib 을 지나면 **갈비뼈결절** 늑골결절/tubercle 이 바깥쪽으로 뻗어 나와 있으며, 결절 끝에 있는 타원형의 **갈비뼈결절관절면** 늑골결절관절면/articular facet 은 같은 높이의 척추뼈가로돌기와 관절한다. 갈비뼈결절의 약간 가쪽에서 갈비뼈가 급격하게 구부러지며 이를 **갈비뼈각** 늑골각/angle of rib 이라고 한다.

갈비뼈의 몸통은 휘어져 있고 얇고 납작하며 안쪽면과 가쪽면으로 구분된다. 갈비뼈몸통의 위모서리는 두껍고 둥글며 아래모서리는 예리하게 되어있다. 안쪽면 아래쪽에는 **갈비뼈고랑** 늑골구/costal groove 이라는 얕은 고랑이 뚜렷하게 보인다.

첫째갈비뼈 제1늑골/first rib 는 폭이 넓고 짧다. 또한 위아래로 납작하고 위쪽과 아래쪽이 구분된다. 위쪽 중앙에 **목갈비근결절** 사각근결절/scalene tubercle 이라고 하는 작은 융기가 있으며 그곳에 앞목갈비근이 붙게 된다. 이 결절의 앞뒤로 얕은 고랑이 있는데, 앞쪽 고랑에는 빗장밑정맥이 놓이고 뒤쪽 고랑에는 빗장밑동맥이 지나간다.

뼈대계통

팔다리뼈

팔의 뼈

1. 빗장뼈
2. 어깨뼈
3. 위팔뼈
4. 아래팔의 뼈: 자뼈와 노뼈
5. 손의 뼈: 손목뼈, 손허리뼈, 손가락뼈

다리의 뼈

1. 볼기뼈
2. 골반
3. 넙다리뼈
4. 무릎뼈
5. 정강뼈와 종아리뼈
6. 발의 뼈: 발목뼈, 발허리뼈, 발가락뼈

팔의 뼈

팔의 뼈는 4개의 부분으로 구성되어 있다. 팔을 이루고 있는 4개의 부분 중에서 팔이음 부위는 빗장뼈와 어깨뼈, 위팔은 위팔뼈, 아래팔은 자뼈와 노뼈, 손은 손목뼈(8개)와 손허리뼈(5개), 손가락뼈(14개)로 되어 있다(그림 3-29).

1. 빗장뼈 (그림 3-30)

빗장뼈 쇄골/clavicle 는 신체 앞쪽에서 보았을 때 목부위와 가슴부위의 경계에 위치해 있는 막대 모양의 뼈이며 길이는 성인의 경우 12~15 cm 정도이다. 팔을 몸통에 연결시키는 유일한 뼈이다.

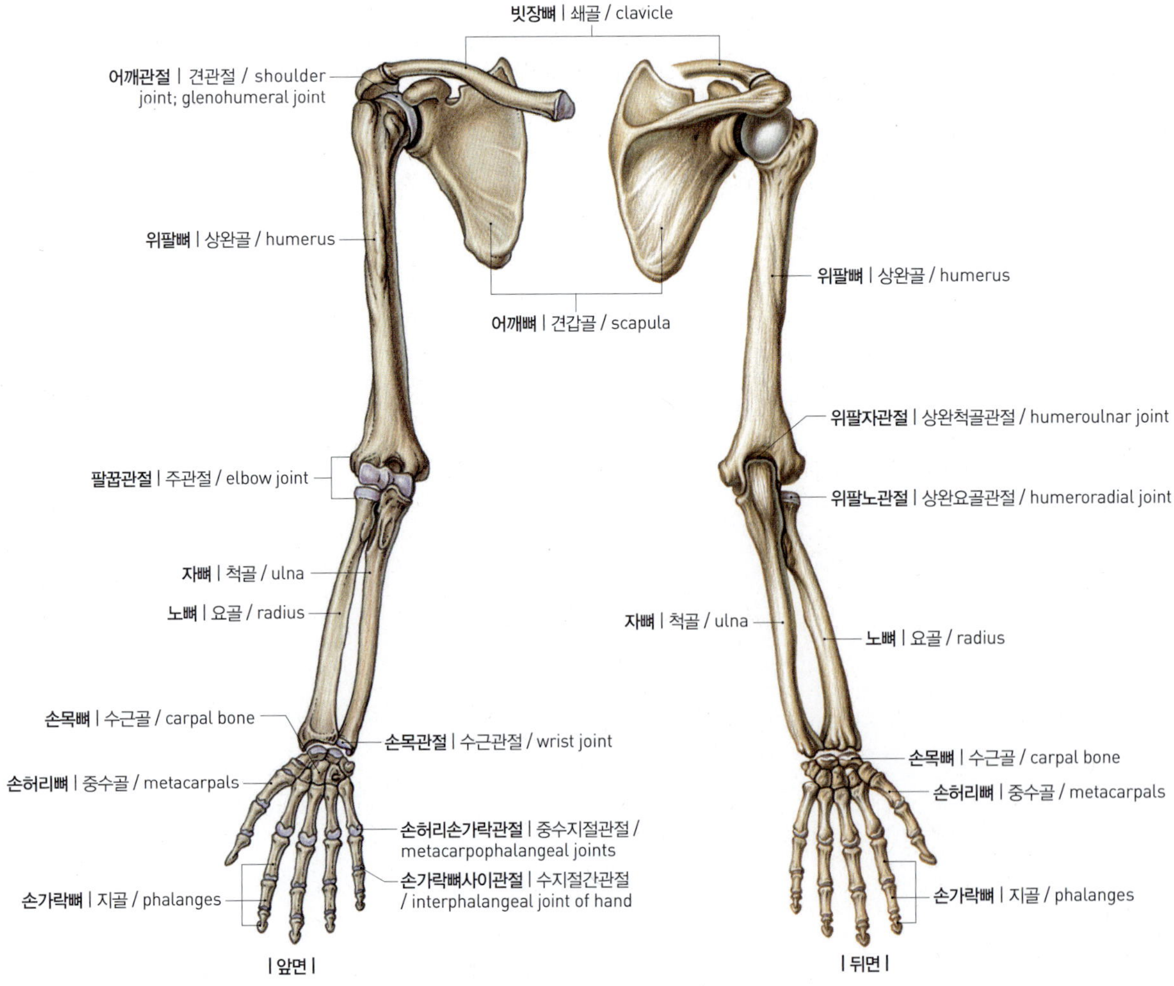

그림 3-29. 팔의 뼈

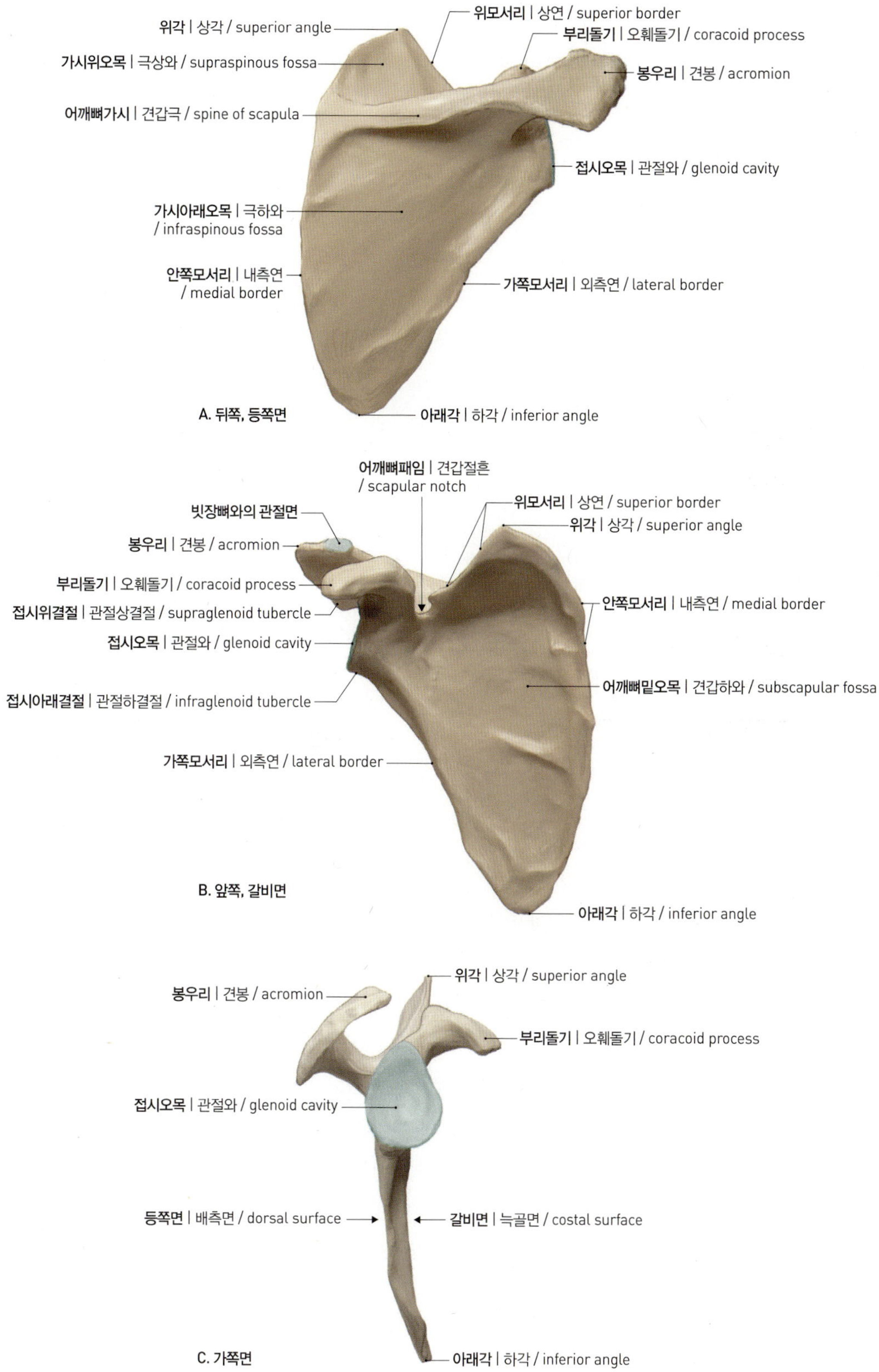
위각 | 상각 / superior angle
위모서리 | 상연 / superior border
부리돌기 | 오훼돌기 / coracoid process
가시위오목 | 극상와 / supraspinous fossa
봉우리 | 견봉 / acromion
어깨뼈가시 | 견갑극 / spine of scapula
접시오목 | 관절와 / glenoid cavity
가시아래오목 | 극하와 / infraspinous fossa
안쪽모서리 | 내측연 / medial border
가쪽모서리 | 외측연 / lateral border
A. 뒤쪽, 등쪽면
아래각 | 하각 / inferior angle
어깨뼈패임 | 견갑절흔 / scapular notch
위모서리 | 상연 / superior border
빗장뼈와의 관절면
위각 | 상각 / superior angle
봉우리 | 견봉 / acromion
부리돌기 | 오훼돌기 / coracoid process
안쪽모서리 | 내측연 / medial border
접시위결절 | 관절상결절 / supraglenoid tubercle
접시오목 | 관절와 / glenoid cavity
어깨뼈밑오목 | 견갑하와 / subscapular fossa
접시아래결절 | 관절하결절 / infraglenoid tubercle
가쪽모서리 | 외측연 / lateral border
B. 앞쪽, 갈비면
아래각 | 하각 / inferior angle
위각 | 상각 / superior angle
봉우리 | 견봉 / acromion
부리돌기 | 오훼돌기 / coracoid process
접시오목 | 관절와 / glenoid cavity
등쪽면 | 배측면 / dorsal surface
갈비면 | 늑골면 / costal surface
C. 가쪽면
아래각 | 하각 / inferior angle

그림 3-31. 어깨뼈

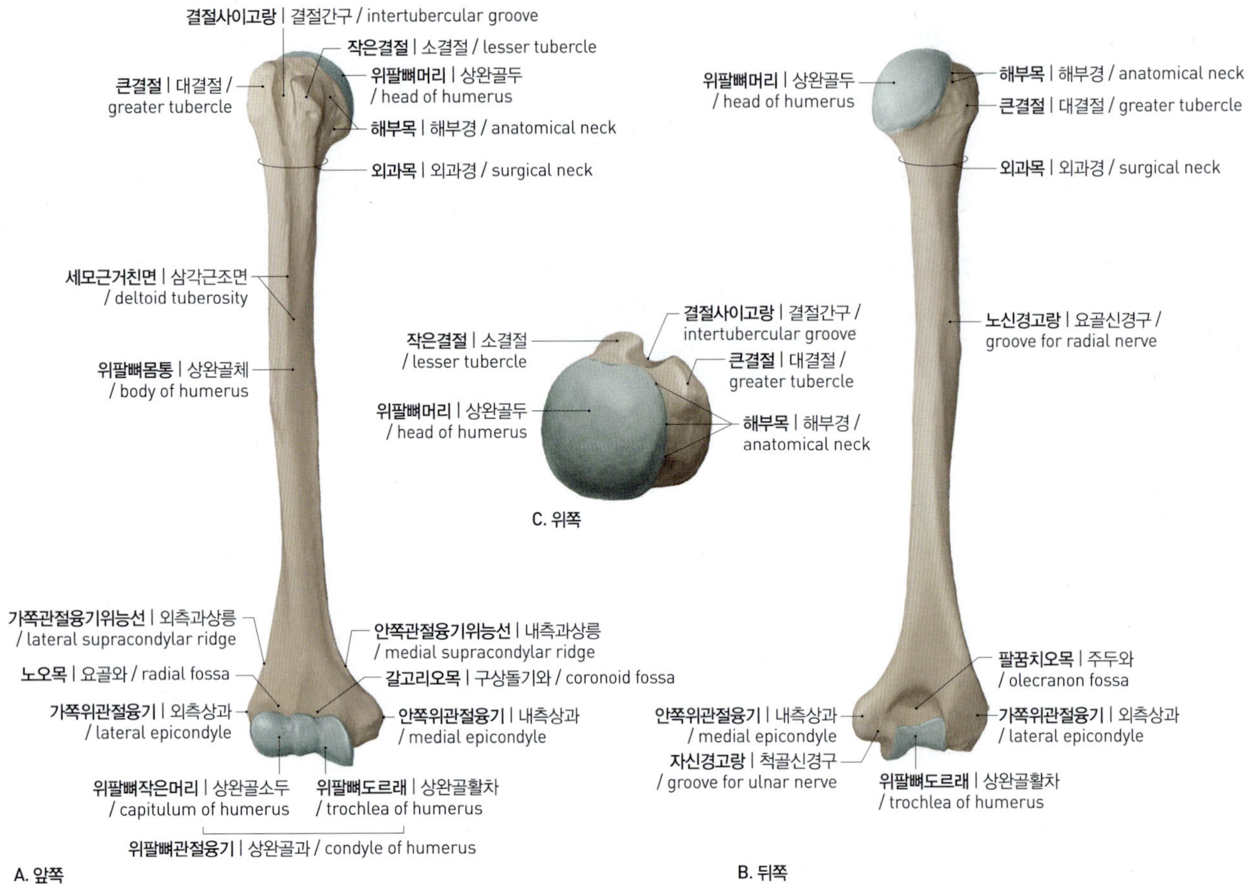

그림 3-32. 위팔뼈

근)이 닿는곳이다. 2개의 결절 사이에는 **결절사이고랑** 결절간구/intertubercular groove 이 있으며 이곳을 위팔두갈래근긴갈래의 가느다란 힘줄이 통과한다. 위팔뼈의 두꺼운 위끝부분에서 가느다란 위팔뼈몸통으로의 이행부위(외과목)에서 골절이 일어나기 쉽다.

2) 뼈몸통

위팔뼈몸통 상완골체/body of humerus 이라고 한다. 뼈몸통의 가쪽면에는 V자 모양의 **어깨세모근거친면** 삼각근조면/deltoid tuberosity (어깨세모근의 닿는곳)이 있다. 한쪽 모서리는 위쪽에서 큰 결절로 향하고 다른 한쪽 모서리는 위팔세갈래근 가쪽갈래의 닿는곳으로 연결된다. 뼈몸통 뒤쪽에는 **노신경고랑** 요골신경구/groove for radial nerve (노신경과 깊은위팔동맥이 통과한다)이 있으며 어깨세모근거친면 뒤모서리를 따라 비스듬히 뻗어있다.

3) 아래부분, 아래끝

아래부분은 **가쪽 · 안쪽관절융기위능선** 외측 · 내측과상릉/lateral · medial supracondylar ridge 이

되어 좌우로 튀어나와 있고, 아래끝부분은 좌우로 넓게 펴져서 **가쪽 · 안쪽위관절융기** 외측 · 내측상과/lateral · medial epicondyle 라고 하는 볼록한 부분을 만든다. 안쪽위관절융기 앞쪽에서는 아래팔앞부위의 굽힘근이 시작되며 뒤쪽의 고랑(**자신경고랑** 척골신경구/groove for ulnar nerve)으로 자신경이 통과한다. 가쪽위관절융기 뒤쪽에서는 아래팔뒤부위의 폄근이 시작된다. 위팔뼈의 아래끝 중앙에는 **위팔뼈관절융기** 상완골과/condyle of humerus 라고 하는 볼록한 부분이 있으며 아래팔의 뼈 사이에는 2개의 관절면이 있다. 위팔뼈관절융기 안쪽 2/3 되는 지점에 있는 **위팔뼈작은머리** 상완골소두/capitulum of humerus 는 반구 모양이며 앞아래쪽으로 튀어나와서 노뼈머리와 관절을 이룬다(위팔노관절). 위팔뼈관절융기 바로 위쪽의 뒤쪽에는 **팔꿈치오목** 주두와/olecranon fossa (자뼈의 팔꿈치머리가 관절운동에 따라 들어감)이라고 하는 함입부분이 있으며, 앞쪽에는 안쪽에 **갈고리오목** 구상돌기와/coronoid fossa (자뼈의 갈고리돌기가 관절운동에 따라 들어감)과 가쪽에 **노오목** 요골와/radial fossa (노뼈머리가 관절운동에 따라 들어감)이라고 하는 함입부분이 있다.

4. 아래팔의 뼈: 자뼈와 노뼈 [그림 3-33]

아래팔의 뼈대는 2개의 뼈로 이루어져 있다. **자뼈** 척골/ulna 는 안쪽(새끼쪽)에 있으며 위쪽이 두껍고 위팔뼈와 강한 관절(팔꿉관절; 중쇠형 관절)을 이룬다. **노뼈** 요골/radius 는 가쪽(엄지쪽)에 있으며 아래쪽이 두껍고 손목뼈와 강한 관절(손목관절)을 이룬다.

1) 자뼈

위끝부분 | 두꺼우며 2개의 큰 돌기와 그 사이에 옴폭하게 패인 관절면이 있다. 뒤쪽의 **팔꿈치머리** 주두/olecranon 는 위쪽으로, 앞쪽의 **갈고리돌기** 구상돌기/coronoid process 는 앞쪽으로 튀어나와 있다. 이들 사이에는 **도르래패임** 활차절흔/trochlear notch 이라고 하는 가로방향의 원통 모양의 깊은 함입부분이 있으며 그 관절면은 위팔뼈도르래와 관절을 이룬다(위팔자관절). 갈고리돌기의 가쪽에는 **노패임** radial notch 이라고 하는 작은 오목부위가 있으며, 노뼈머리와 관절을 이룬다(몸쪽노자관절). 갈고리돌기 바로 아래의 앞쪽에는 **자뼈거친면** 척골조면/tuberosity of ulna (위팔근의 닿는곳)이 있다.

뼈몸통 | **자뼈몸통** 척골체/body of ulna 은 원통 모양이며 아래쪽으로 향할수록 좁아진다. 노뼈쪽으로 향하는 가쪽에 예리한 **뼈사이모서리** 골간연/interosseous border (뼈사이막이 붙어 있다)가 있다.

아래끝부분 | 아래쪽으로 지름이 약간 넓어져 있어서 자뼈머리라고 하며 그 주위의 원통 모양의 관절면(둘레관절면)은 노뼈의 자패임과 관절을 이룬다(먼쪽노자관절). 자뼈머리 뒤쪽으로는 **붓돌기** 경상돌기/styloid process 가 아래쪽으로 튀어나와 있다.

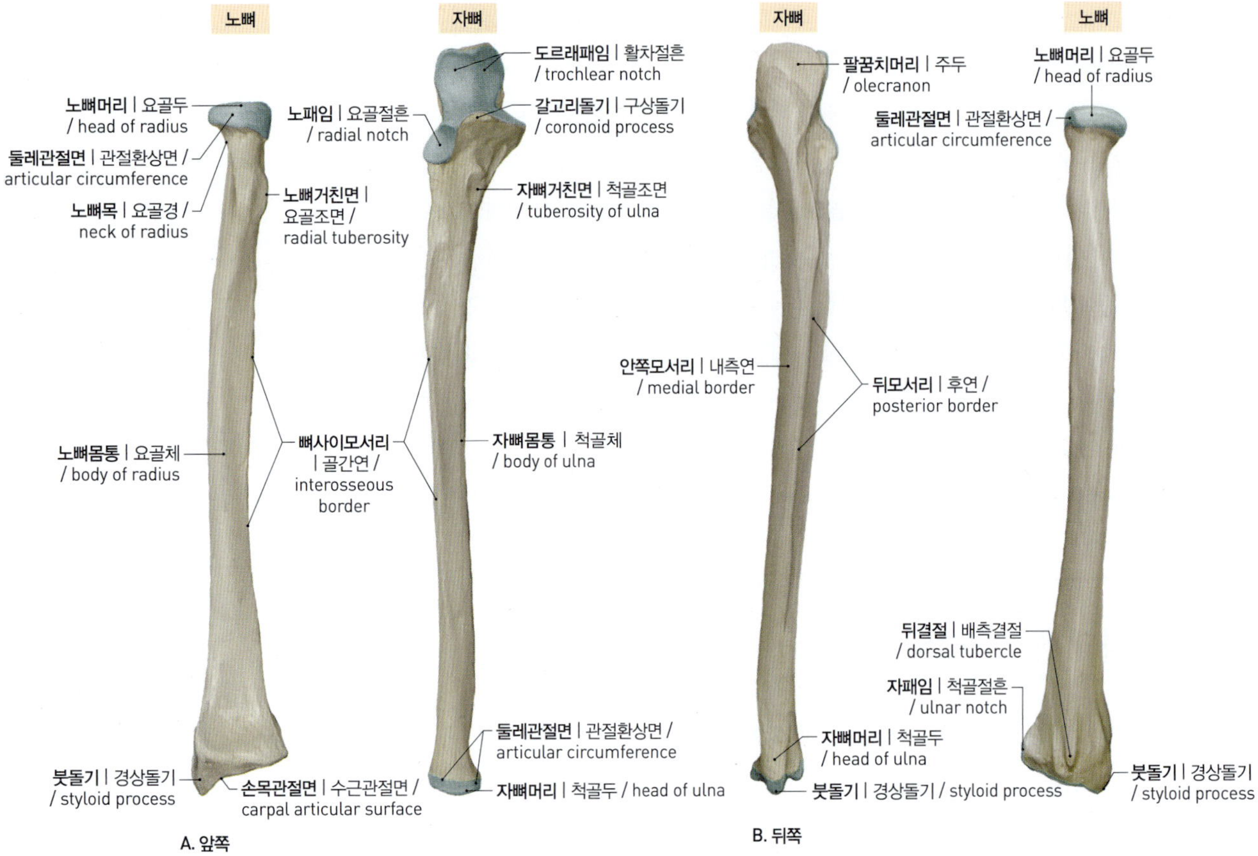

그림 3-33. **아래팔: 자뼈와 노뼈**

2) 노뼈

위끝부분 | 위쪽으로 약간 넓어져 있는 **노뼈머리** 요골두/head of radius 가 있으며 그 위쪽(접시오목)은 위팔뼈작은머리와 관절을 이루고(위팔노관절), 원통 모양의 가쪽면(둘레관절면)은 자뼈의 노패임과 관절을 이룬다(몸쪽노자관절). 노뼈머리 바로 아래쪽에는 약간 좁아져 있으며(노뼈목) 그 보다 약간 아래의 앞안쪽에는 결절 모양의 **노뼈거친면** 요골조면/radial tuberosity (위팔두갈래근의 닿는곳)이 두드러져 있다.

뼈몸통 | **노뼈몸통** 요골체/body of radius 은 아래쪽으로 향할수록 넓어진다. 자뼈쪽으로 향하는 안쪽에는 예리한 **뼈사이모서리** 골간연/interosseous border (뼈사이막이 붙어 있다)가 있다.

아래끝부분 | 두껍게 퍼져 있으며 그 가쪽모서리는 **붓돌기** 경상돌기/styloid process 가 되어 아래쪽으로 튀어나와 있다. 뒤쪽에는 세로방향의 고랑(폄근힘줄이 통과한다)이 있으며 고랑 사이는 **뒤결절** 배측결절/dorsal tubercle 이 되어 튀어나와 있다. 아래끝부분의 안쪽면에는 **자패임** 척골절흔/ulnar notch 이라고 하는 원통 모양의 함입부분이 있으며 그 관절

면은 자뼈머리와 관절을 이룬다(먼쪽노자관절). 아래끝부분의 아래쪽에는 타원 모양의 함입부분이 있으며 그 관절면은 손목뼈와 관절을 이룬다(노쪽손목관절).

3) 자뼈와 노뼈의 운동

자뼈와 노뼈는 팔꿉과 손목 사이를 연결하는 동시에 자뼈와 노뼈 사이에서 비틀림운동을 해서 손의 앞뒤 방향을 바꾸는 운동을 담당한다. 이러한 운동을 **엎침** 회내/pronation, **뒤침** 회외/supination 이라고 하며 노뼈와 자뼈의 위끝과 아래끝부분에 있는 원통 모양의관절(몸쪽 · 먼쪽노자관절)에서 이루어진다.

5. 손의 뼈: 손목뼈, 손허리뼈, 손가락뼈 (그림 3-34)

손의 뼈대는 손목뼈, 손허리뼈, 손가락뼈의 3개 그룹으로 이루어진다.

1) 손목뼈

손목뼈 수근골/carpal bone 는 손목에 있는 작은 8개의 뼈이며, 4개의 몸쪽 줄과 4개의 먼쪽 줄로 나뉘어져 있다.

몸쪽 줄 | 엄지손가락쪽부터 차례대로 **손배뼈** 주상골/scaphoid, **반달뼈** 월상골/lunate, **세모뼈** 삼각골/triquetrum, **콩알뼈** 두상골/pisiform 이다. 손배뼈와 반달뼈는 아래팔로 향하는 타원 모양의 관절면을 만들고 노뼈의 먼쪽끝과 관절을 이룬다(노쪽손목관절). 콩알뼈는 원래 종자뼈(자쪽손목굽힘근힘줄 안에서 발생한)이며 세모뼈의 앞쪽과 관절을 이룬다. 손배뼈의 가쪽부분은 손바닥쪽으로 튀어나와 있다(**손배뼈결절** 주상골결절/tubercle of scaphoid).

먼쪽 줄 | 엄지손가락쪽부터 차례대로 **큰마름뼈** 대능형골/trapezium, **작은마름뼈** 소능형골/trapezoid, **알머리뼈** 유두골/capitate, **갈고리뼈** 유구골/hamate 이다. 큰마름뼈는 엄지손가락의 손허리뼈 몸쪽끝과 관절을 이룬다[엄지손가락의 손목손허리관절(CM관절)]. 또한 큰마름뼈의 일부는 손바닥쪽으로 현저하게 튀어나와 있다(**큰마름뼈결절** 대능형골결절/tubercle of trapezium). 갈고리뼈에서는 갈고리 모양의 돌기(**갈고리뼈갈고리** 유구골구/hook of hamate)가 튀어나와 있다.

손목뼈의 몸쪽 줄과 먼쪽 줄은 엄지손가락쪽과 새끼손가락쪽에서 바닥쪽으로 튀어나와 있으며 전체적으로는 U자 모양으로 관절하고 있다. 이러한 U자 모양으로 움푹 패인 부위를 굽힘근지지띠가 덮고 있어 **손목굴** 수근관/carpal tunnel 이라고 하는, 아래팔에서 손바닥으로 이어지는 통로를 만든다.

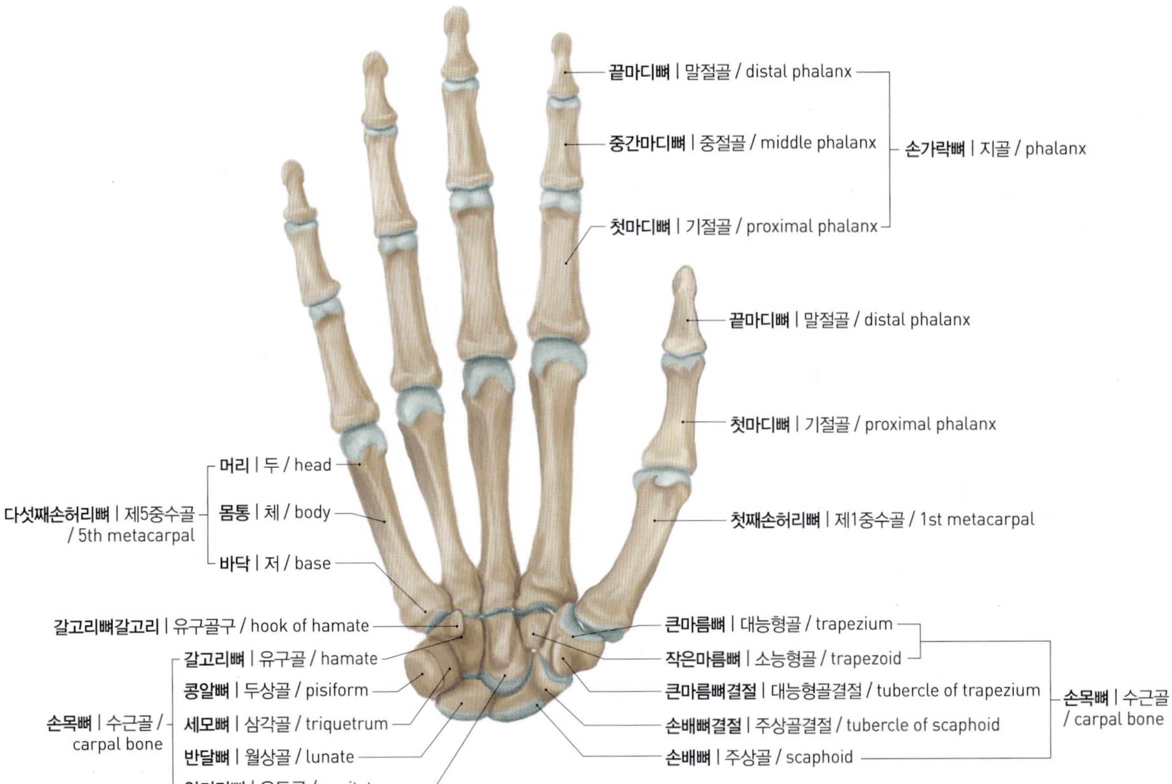

A. 손바닥면

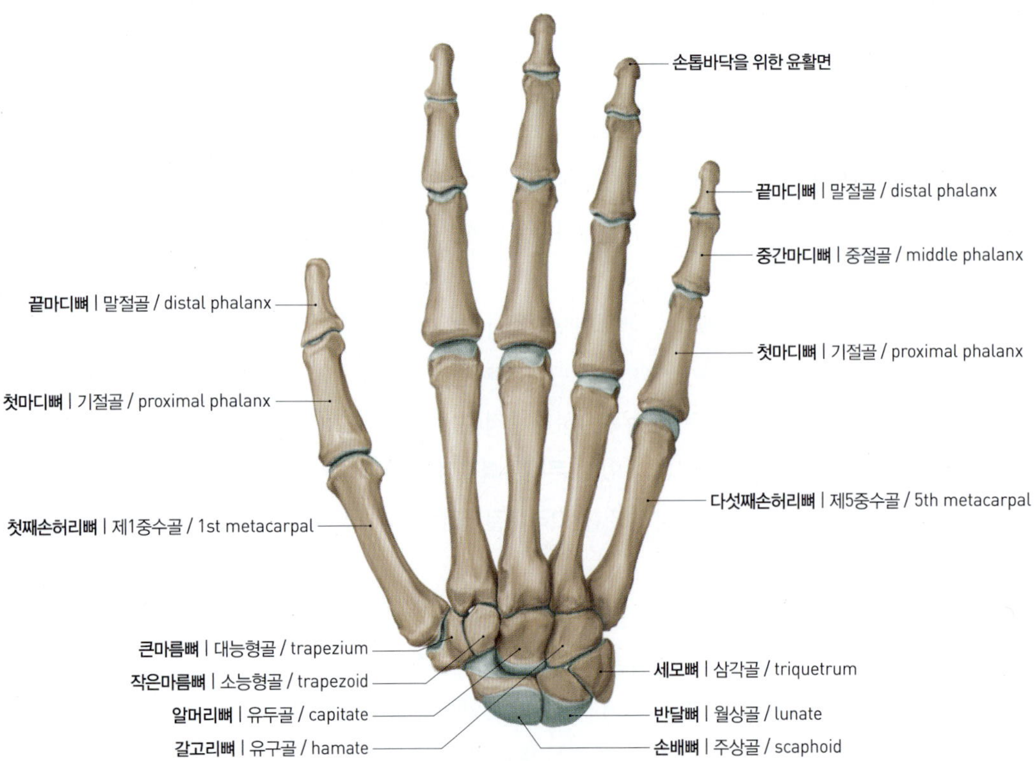

B. 손등면

그림 3-34. 손의 뼈

2) 손허리뼈

손허리뼈 중수골/metacarpal 는 손등을 이루는 5개의 뼈이다. 엄지(첫째)손허리뼈는 엄지손가락과 대응하며 그 몸쪽끝은 큰마름뼈와 관절을 이룬다[엄지손가락의 손목손허리관절(CM관절)]. 둘째~다섯째손허리뼈 각각 집게손가락, 중간손가락 , 반지손가락, 새끼손가락에 대응한다. 각 손허리뼈의 몸쪽끝은 **바닥** 저/base, 뼈몸통은 **몸통** 체/body, 먼쪽끝은 **머리** 두/head 라고 한다.

3) 손가락뼈

손가락뼈 지골/phalanx 는 손가락을 이루는 뼈이며 엄지손가락에 2개, 다른 손가락에는 3개씩 있다. 몸쪽에 있는 것을 **첫마디뼈** 기절골/proximal phalanx, 중간에 있는 것을 **중간마디뼈** 중절골/middle phalanx, 먼쪽에 있는 것을 **끝마디뼈** 말절골/distal phalanx 라고 한다. 엄지손가락에는 첫마디뼈와 끝마디뼈만 있다. 각 손가락뼈의 몸쪽끝은 **바닥** 저/base, 뼈몸통은 **몸통** 체/body, 먼쪽끝부분은 **머리** 두/head 라고 한다.

다리의 뼈

다리의 뼈대는 4부분으로 나뉘어져 있으며, 다리이음부위에는 볼기뼈, 넓적다리에는 넙다리뼈, 종아리에는 정강뼈와 종아리뼈, 발에는 발목뼈(7개), 발허리뼈(5개), 발가락뼈(14개)로 구성되어 있다(그림 3-35).

1. 볼기뼈 (그림 3-36)

볼기뼈 관골/hip bone (coxal bone, pelvic bone) 는 가쪽면과 안쪽면으로 구분된다.

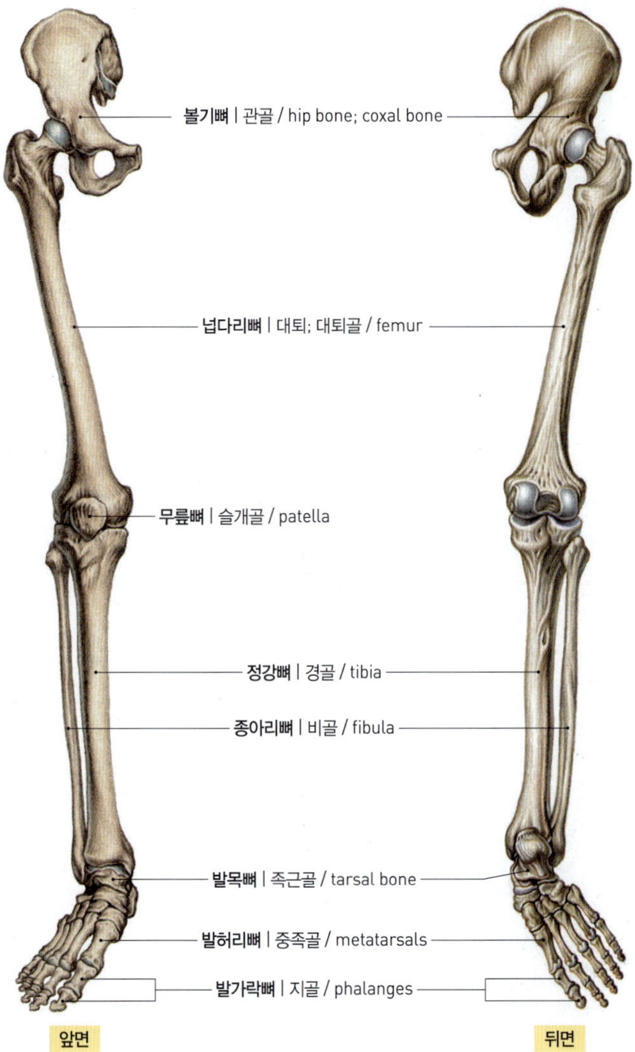

그림 3-35. 다리뼈

1) 가쪽면

가쪽면 중앙에는 **절구** 관골구/acetabulum 라고 하는 반구형의 접시오목이 있고 넙다리뼈머리와 엉덩관절을 구성한다. 절구 아래쪽에는 **폐쇄구멍** 폐쇄공/obturator foramen 이라고 하는 큰 구멍이 있다. 생체의 대부분은 폐쇄막이라고 하는 결합조직막에 의해 폐쇄되어 있으며, 앞위구석에 있는 폐쇄관이라고 하는 작은 구멍이 있어 혈관과 신경의 통로가 되고 있다.

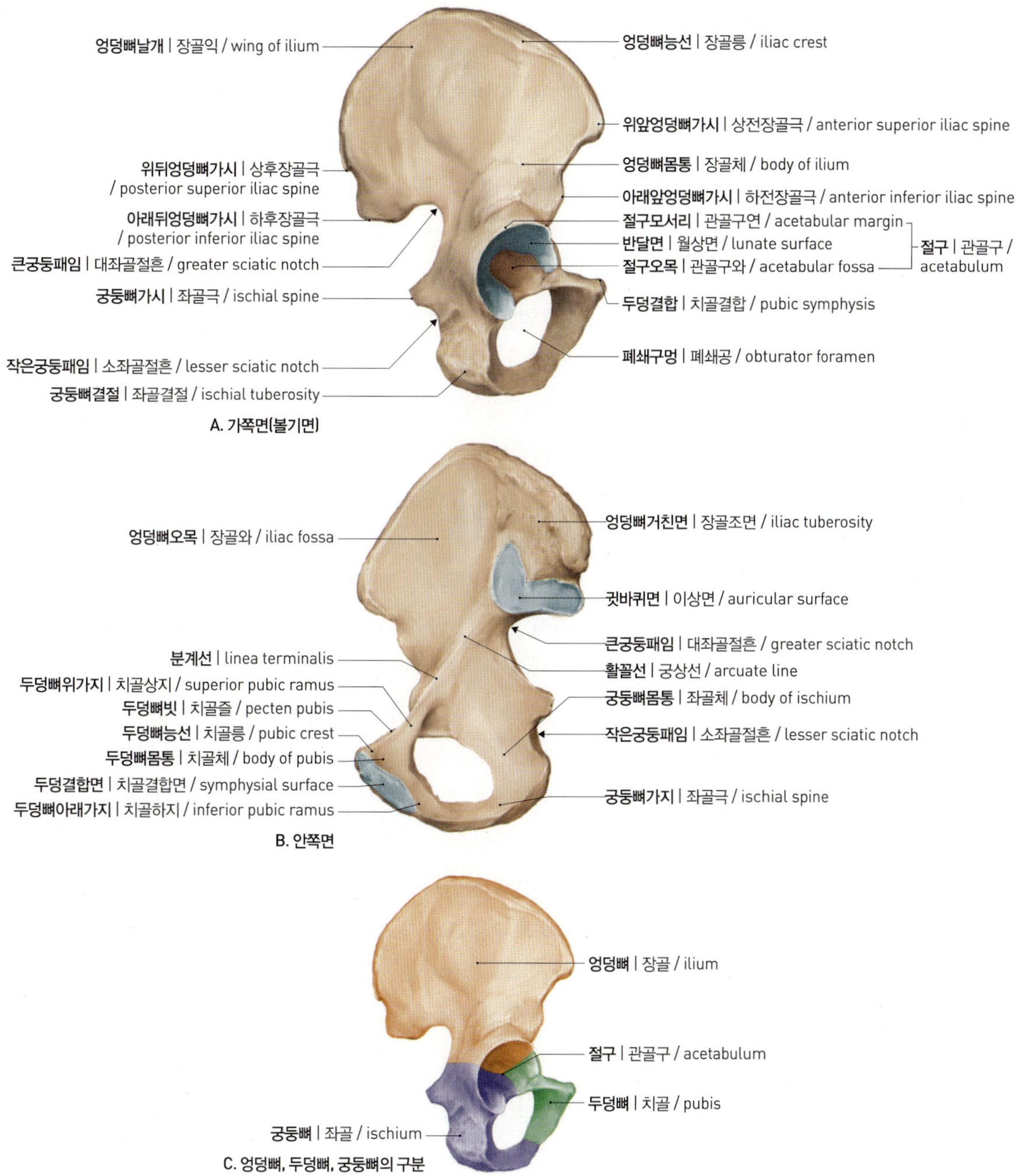

그림 3-36. 볼기뼈

뒤모서리 | **큰 · 작은궁둥패임** 대 · 소좌골절흔/greater · lesser sciatic notch 이라고 하는 2개의 패임이 있으며 그 사이를 **궁둥뼈가시** 좌골극/ischial spine 가 분리하고 있다. 뒤쪽모서리 아래끝부분에는 큰 **궁둥뼈결절** 좌골결절/ischial tuberosity 이 있다.

앞모서리 | **위앞 · 아래앞엉덩뼈가시** 상전 · 하전장골극/anterior superior · inferior iliac spine 와 **두덩뼈결절** 치골결절/pubic tubercle 이 튀어나와 있다.

2) 안쪽면

큰궁둥패임 위쪽에는 **귓바퀴면** 이상면/auricular surface 이라고 하는 불규칙한 영역이 있으며 엉치뼈와 엉치관절을 이룬다. 귓바퀴면의 앞모서리에서 앞아래쪽으로 향해 두덩결합에 도달하는 **분계선** linea terminalis 이라고 하는 능선이 있으며 골반입구의 가장자리를 이루고 있다.

3) 볼기뼈의 형성과 분류

볼기뼈는 소아기까지 **엉덩뼈**, **두덩뼈**, **궁둥뼈**라고 하는 3개의 뼈로 나뉘어져 있으며, 연골에 의해 연결되어 있지만 16~18세 무렵에는 합쳐져서 하나의 단일한 뼈가 된다. 엉덩뼈는 위부분, 두덩뼈는 앞아래부분, 궁둥뼈는 뒤아래부분에 위치해 있으며 3개의 뼈는 절구 중앙에서 서로 만난다.

엉덩뼈 장골/ilium | 엉덩뼈의 중심부분은 **엉덩뼈몸통** 장골체/body of ilium 이며 절구 바로 위에 위치해 있다. 위쪽으로 **엉덩뼈날개** 장골익/wing of ilium 가 부채꼴로 펴져 있고, 그 안쪽면은 가볍게 패여 있어서 **엉덩뼈오목** 장골와/iliac fossa 이라고 하며, 배안 바닥을 형성하고 **볼기면** 둔근면/gluteal surface 에는 넓적다리를 움직이는 볼기근이 붙어있다. 엉덩뼈의 위모서리는 전반적으로 두꺼워서 **엉덩뼈능선** 장골릉/iliac crest 이라고 하는 현저한 높이를 형성하고 있으며, 배부위, 등부위, 다리의 근육과 근막이 여기에 붙어 있다. 엉덩뼈능선의 앞끝부분과 뒤끝부분은 튀어나와서 **위앞엉덩뼈가시 · 위뒤엉덩뼈가시** 상전장골극 · 상후장골극/anterior · posterior superior iliac spine 를 이룬다. 이러한 돌출부위의 아래쪽에는 **아래앞엉덩뼈가시 · 아래뒤엉덩뼈가시** 하전장골극·하후장골극/anterior · posterior inferior iliac spine 가 가볍게 튀어나와 있다. 안쪽면의 뒤부분에는 엉치뼈와 관절을 이루는 **귓바퀴면** 이상면/auricular surface 이 있다. 귓바퀴면의 위쪽에서 엉덩뼈능선의 뒤끝부분 아래쪽 영역은 **엉덩뼈거친면** 장골조면/iliac tuberosity 이라고 하는 두꺼운 부분으로 되어 있다. 귓바퀴면의 앞모서리에서 앞아래쪽으로 향하는 **활꼴선** 궁상선/arcuate line 이라고 하는 능선은 분계선의 일부를 이룬다.

궁둥뼈 좌골/ischium | 궁둥뼈의 중심부분인 **궁둥뼈몸통** 좌골체/body of ischium 은 폐쇄구멍의 뒤위쪽에 위치해 있으며, 폐쇄구멍의 뒤쪽을 향해 **궁둥뼈가지** 좌골지/ramus of ischium 가

나온다. 궁둥뼈의 뒤모서리에서는 **궁둥뼈가시** 좌골극/ischial spine 가 튀어나와서 큰·작은 궁둥패임을 분리하고 있다. 궁둥뼈의 뒤아래끝부분은 두꺼워서 **궁둥뼈결절** 좌골결절/ischial tuberosity 이라고 하는 둥근 융기부분을 형성하고, 다리부위 근육의 부착부위가 되는 동시에 앉은자세에서 신체를 지지하는 역할을 한다.

두덩뼈 치골/pubis | 두덩뼈의 중심부분인 **두덩뼈몸통** 치골체/body of pubis 은 폐쇄구멍의 앞쪽에위치해 있으며, 폐쇄구멍의 위쪽과 아래쪽을 향해 **두덩뼈위·아래가지** 치골상·하지/superior ·inferior pubic ramus 가 나온다. 두덩뼈몸통은 **두덩결합** 치골결합/pubic symphysis 에 의해 반대쪽 두덩뼈와 결합한다. 두덩뼈몸통의 위쪽에는 **두덩뼈결절** 치골결절/ pubic tubercle 이라고 하는 돌출부분이 있고, 안쪽으로는 **두덩뼈능선** 치골릉/pubic crest 으로 이어진다. 가쪽으로는 두덩뼈위가지 위모서리의 **두덩뼈빗** 치골즐/pecten pubis 으로 이어지며 분계선의 일부를 이룬다.

2. 골반

1) 골반의 뼈

골반 pelvis 의 뼈는 좌우의 볼기뼈와 엉치뼈, 꼬리뼈로 이루어져 있다. 좌우의 볼기뼈는 뒤쪽에서 엉치뼈와 관절을 이루고(엉치엉덩관절), 앞쪽에서 좌우의 볼기뼈가 섬유연골을 통해 결합한다(두덩결합). 볼기뼈는 **다리이음부위** 하지대/pelvic girdle 이며, 엉치뼈와 꼬리뼈는 **척주** vertebral column 의 일부이다. 엉치뼈는 다섯째허리뼈와 관절을 이룬다(허리엉치관절).

2) 골반의 모양

골반은 위부분의 큰골반과 아래부분의 작은골반으로 나뉜다. **큰골반** 대골반/greater pelvis 은 골반안의 바닥이 되어 배안내장을 아래로부터 받치고 있다. **작은골반** 소골반/lesser pelvis 은 골반안을 둘러싸며, 골반안내장을 안전하게 보호하고 있다. 골반안의 위끝부분은 **위골반문** 골반상구/pelvic inlet 이고, 아래끝부분은 **아래골반문** 골반하구/pelvic outlet 이다. 위골반문의 모서리를 **분계선** linea terminalis 이라고 한다.

해부학적 자세에서 두덩결합의 앞위끝과 위앞엉덩뼈가시는 동일한 수직면상에 위치한다. 위골반문은 앞쪽으로 기울어져 있고, **골반기울기** 골반경사/pelvic inclination 는 55~60° 이다. 폐쇄구멍의 아래모서리를 이루는 궁둥두덩가지(궁둥뼈가지+두덩뼈아래가지)는 거의 수평으로 위치한다.

3) 남녀의 골반차이(그림 3-37)

골반의 모양은 남성과 여성이 명확하게 다르다. 전반적으로 남성의 골반은 단단하고 무거우며, 여성의 골반은 작고 폭이 넓다. 다음 사항에 주목하면 남성과 여성의 골반을 구별하기 쉽다.

위골반문의 모양 | 남성은 하트모양이고, 여성은 원모양에 가깝다.
좌우 두덩뼈아래가지 사이의 각도(두덩밑각) | 남성은 작고(50~60°), 여성은 크다(80~85°).

3. 넙다리뼈 [그림 3-38]

넙다리뼈 대퇴골/femur 는 가장 길고 큰 뼈이며 넙적다리의 뼈대를 이룬다. 위쪽에서는 볼기뼈와 엉덩관절을 만들고 아래쪽에서는 정강뼈와 무릎관절을 만든다.

1) 위끝부분

반구 모양의 **넙다리뼈머리** 대퇴골두/head of femur 가 위안쪽으로 튀어나와서 볼기뼈의 절구와 관절을 이룬다. 넙다리뼈머리의 거의 중앙에 있는 넙다리뼈오목이라고 하는 작은 함입부위가 있으며, 이곳에 넙다리뼈머리인대가 붙어있다. **넙다리뼈목** 대퇴골경/neck of femur 은 넙다리뼈의 머리와 몸통을 이어주는 원통형의 부분이며 위안쪽으로 튀어나와 있다.

넙다리뼈의 머리와 몸통의 이행부분에는 2개의 융기가 있다. 위가쪽에는 **큰돌기** 대전자/greater trochanter 가 크게 튀어나와 있으며, 골반에서 시작되는 근육(중간볼기근, 작은볼기근, 궁둥구멍근)이 닿고 있다. 앞쪽에는 **돌기사이선** 전자간선/intertrochanteric line (관절주머니와 엉덩넙다리인대의 부착부분)이라고 하는 거친 선상 구조물이 연결되어 있으며, 뒤쪽에는 **돌기사이능선** 전자간릉/intertrochanteric crest (넙다리네모근의 정지부분)이라고 하는 뼈능선이 연결되어 있다. 큰돌기 바닥부분의 안쪽에는 **돌기오목** 전자와/trochanteric fossa

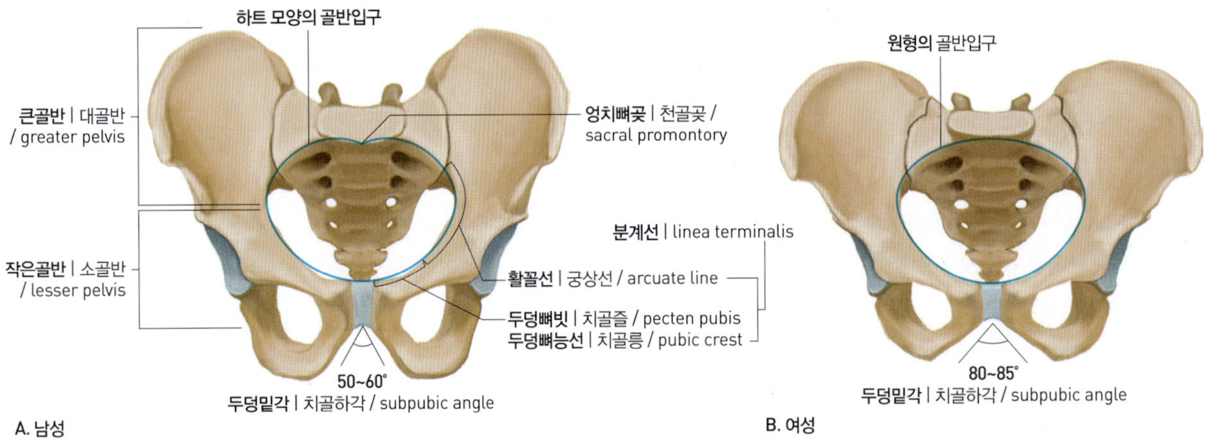

그림 3-37. 남녀의 골반차이

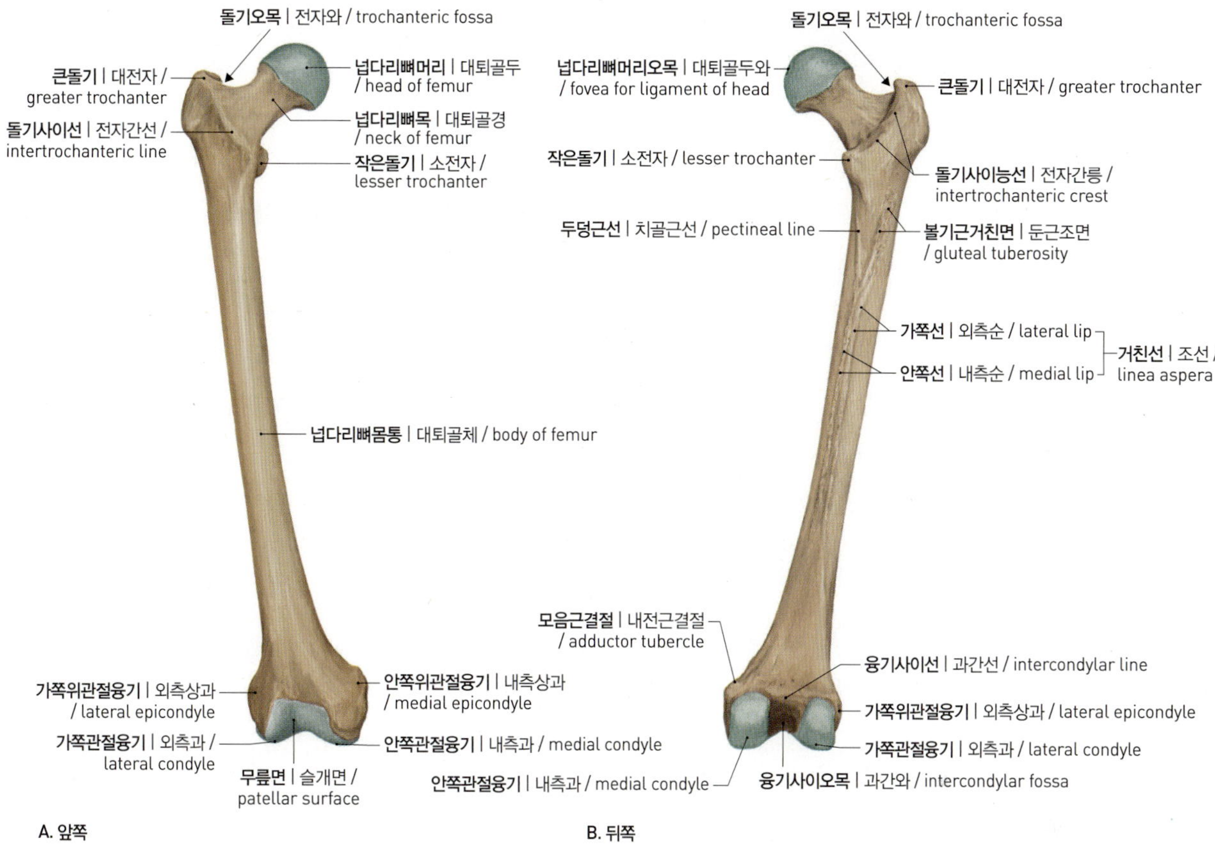

그림 3-38. 넙다리뼈

(위·아래쌍동근, 속폐쇄근의 정지, 관절주머니의 부착부분)이라고 하는 깊은 함입부위가 있다.

2) 뼈몸통

넙다리뼈몸통 대퇴골체/body of femur 이라고 하며 앞쪽이 볼록한 모양으로 아치를 그리며 구부러져 있다. 표면은 대체로 편평하고 매끄럽지만 뒤쪽에 **거친선** 조선/linea aspera (큰·긴·짧은모음근의 정지부위)이라고 불리는 세로로 뻗어있는 띠 모양의 거친 영역이 있으며, 그 가장자리는 높이 부풀어 올라서 **가쪽·안쪽선** 외측·내측순/lateral·medial lip (가쪽·안쪽근육사이막이 붙어있다)이라고 한다.

거친선의 폭은 넙다리뼈몸통의 중앙 1/3 부근에서 좁아지고 위쪽과 아래쪽으로 가며 넓어진다. 위쪽에서 가쪽선은 폭넓은 **볼기근거친면** 둔근조면/gluteal tuberosity (큰볼기근의 정지부위)이 되어 큰돌기로 향한다. 안쪽선은 **두덩근선** 치골근선/pectineal line (두덩근의 정지부위)으로 이어지며 작은돌기로 향한다.

3) 아래끝부분

넙다리뼈의 아래끝부분은 점차 넓어지고 두께가 늘어나서 **가쪽·안쪽관절융기** 외측·내측과/lateral·medial condyle 라고 하는 큰 돌기부위를 만들고 정강뼈의 위끝과 관절을 이룬다. 가쪽·안쪽관절융기 사이는 뒤쪽으로 **융기사이오목** 과간와/intercondylar fossa 이라고 하는 깊은 함입부위를 형성하며, 앞쪽으로 서로 연결되어서 **무릎면** 슬개면/patellar surface 이 되고 무릎뼈와 관절을 이룬다. 가쪽·안쪽관절융기 의 가쪽으로 솟아 있는 부분은 **가쪽·안쪽위관절융기** 외측·내측상과/lateral·medial epicondyle 라고 한다.

가쪽위관절융기에는 근육(장딴지근의 가쪽갈래, 오금근)과 인대(가쪽곁인대)가 붙어 있다. 안쪽위관절융기에는 인대(안쪽곁인대)가 붙어있으며, 뒤위부위에는 모음근결절(큰모음근 힘줄이 닿는곳)이라고 하는 튀어나온 부분이 있다.

4. 무릎뼈

무릎뼈는 무릎관절 앞에 위치한 작은 역삼각형 모양으로 **넙다리네갈래근** 대퇴사두근/quadriceps femoris muscle 안에서 발달한 **종자뼈** 종자골/sesamoid bone 이다. 무릎뼈는 넙다리네갈래근의 힘줄 근력을 강화해 주는 지렛대 역할을 하므로 무릎을 구부릴 때 근육 위치를 유지하고 무릎관절을 보호하는 역할을 한다(그림 3-39).

무릎뼈바닥 슬개골저/base of patella | 무릎뼈 위끝에 넓은 쪽을 말한다.

무릎뼈끝 슬개골첨/apex of patella | 무릎뼈 아래끝에 뾰족한 형태를 말한다. **무릎인대** 슬개인대/patellar ligament 는 무릎뼈끝에서 **정강뼈거친면** 경골조면/tibial tuberosity 으로 붙는다.

관절면 articular surface | 앞쪽 표면은 약간 부푼 모양이며 뒤쪽 표면은 오목한 관절면이 2개(가쪽·안쪽관절면) 있다. 이는 넙다리뼈관절융기와 접하는 면으로 가쪽면이 더 크다.

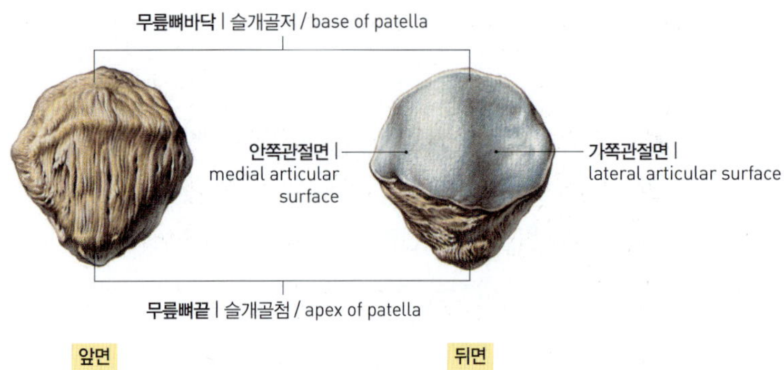

그림 3-39. 무릎뼈

5. 정강뼈와 종아리뼈 (그림 3-40)

종아리의 뼈대는 2개의 뼈로 이루어져 있다. 정강뼈는 크고 강하며 안쪽(엄지쪽)에 있고 넙다리뼈 및 발목의 목말뼈와 관절을 이룬다. 종아리뼈는 가늘며 가쪽(새끼쪽)에 있다.

1) 정강뼈

정강뼈 경골/tibia 는 넙다리뼈에서 이어지는 큰 뼈이며 종아리부위에서 체중을 지지하는 역할을 한다.

위끝부분 | 좌우와 뒤쪽으로 넓게 퍼져 있으며 **가쪽 · 안쪽관절융기** 외측 · 내측과/lateral · medial condyle 를 형성한다. 가쪽 · 안쪽관절융기의 **위관절면** 상관절면/superior articular surface 에는 2개의 타원형 관절면이 있어서 넙다리뼈의 가쪽 · 안쪽관절융기와 관절을 이루며, 그 사이에 **융기사이융기** 과간융기/intercondylar eminence 라고 하는 작은 융기가 있다. 가쪽관절융기의 뒤가쪽에는 작은관절면이 있어서 종아리뼈와 관절을 이룬다.

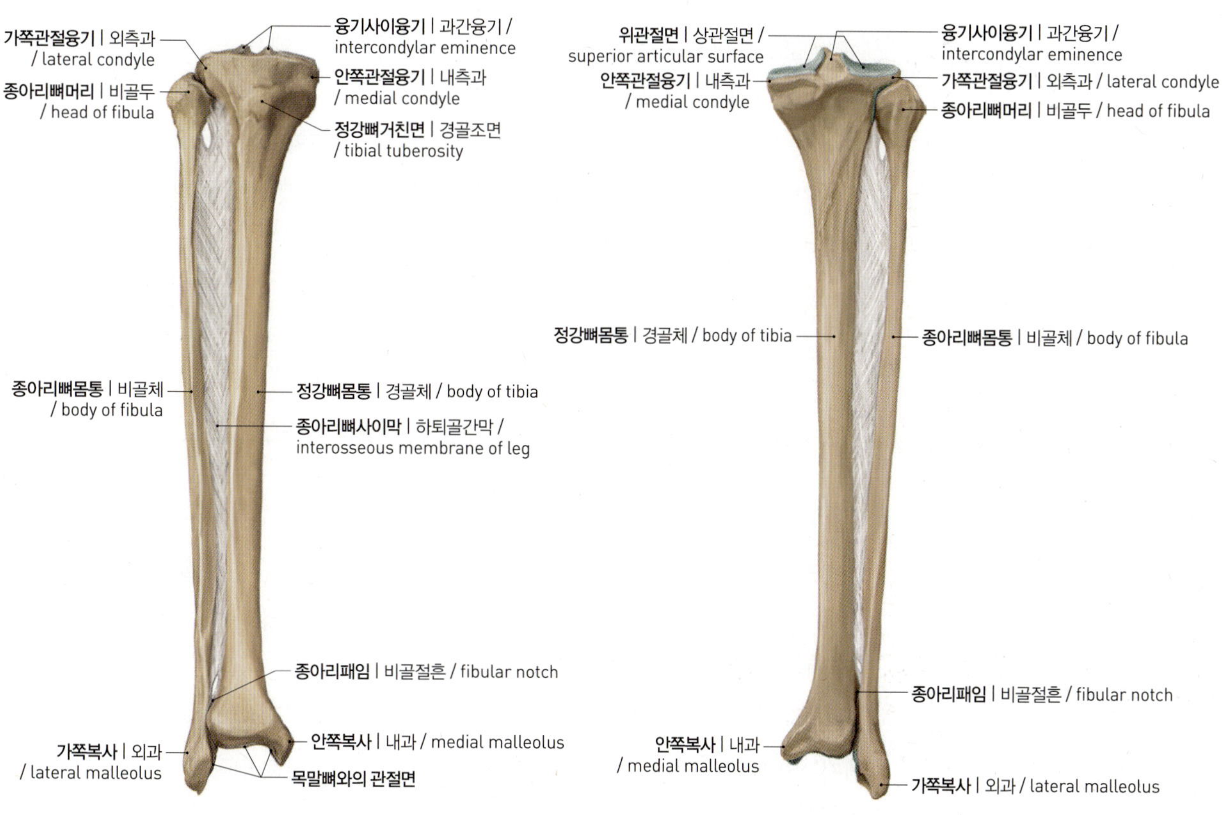

그림 3-40. 종아리: 정강뼈와 종아리뼈

뼈몸통 | **정강뼈몸통** 경골체/body of tibia 은 삼각기둥 모양이며, 앞모서리와 안쪽면은 근육으로 덮여 있지 않기 때문에 만지는 것이 가능하다. 앞모서리의 위끝부분에는 **정강뼈거친면** 경골조면/tibial tuberosity (넙다리네갈래근의 닿는곳)이라고 하는 융기부분이 있다. 가쪽모서리에는 종아리뼈사이막이 붙어있어서 종아리뼈와의 사이를 연결하고 있다.

아래끝부분 | 약간 넓게 퍼져 있으며 안쪽부분은 아래쪽으로 튀어나와서 **안쪽복사** 내과/medial malleolus 를 형성하고 있다. 아래끝부분의 아래쪽과 가쪽면은 목말뼈와 서로 관절하는 관절면이 된다. 먼쪽 끝부분의 가쪽부분에는 **종아리패임** 비골절흔/fibular notch 이라고 하는 가벼운 함입부분이 있으며 종아리뼈의 아래끝부분과 맞닿아 있다.

2) 종아리뼈

종아리뼈 비골/fibula 는 종아리의 가쪽에 있는 가늘고 긴 뼈이며 체중의 지지에는 관여하지 않는다.

위끝부분 | **종아리뼈머리** 비골두/head of fibula 는 약간 튀어나와 있으며 앞안쪽부분에 정강뼈와의 사이에 관절면이 있다.

뼈몸통 | **종아리뼈몸통** 비골체/body of fibula 의 안쪽모서리에는 종아리뼈사이막이 붙어있어서 정강뼈와의 사이를 연결하고 있다.

아래끝부분 | 두툼하게 형성되어 있으며 특히 가쪽부분이 아래쪽으로 튀어나와서 **가쪽복사** 외과/lateral malleolus 를 이룬다. 가쪽복사의 안쪽면은 목말뼈와의 사이에서 관절면이 된다.

6. 발의 뼈: 발목뼈, 발허리뼈, 발가락뼈 [그림 3-41]

발의 뼈대는 발목뼈, 발허리뼈, 발가락뼈의 3그룹으로 이루어져 있다.

1) 발목뼈

발목뼈 족근골/tarsal bone 는 발목에 있는 7개의 뼈로 구성되어있다. 몸쪽부위에는 2개의 큰뼈(목말뼈, 발꿈치뼈) 가 있고 먼쪽부위에는 5개의 작은뼈(발배뼈, 안쪽 · 중간 · 가쪽 쐐기뼈, 입방뼈)가 있다.

목말뼈 거골/talus 는 발목의 몸쪽 부위에서 가장 위쪽에 위치해 있으며, 위쪽에서 종아리의 뼈와, 아래쪽에서 다른 발목뼈(발꿈치뼈, 발배뼈) 와 관절을 이룬다. 위쪽은 원통 모양이며 **목말뼈도르래** 거골활차/trochlea of talus 라고 한다. 종아리의 뼈(정강뼈, 종아리뼈)와 발목관절을 이룬다. 앞부분은 반구 모양으로 튀어나온 **목말뼈머리** 거골두/head of talus 이며

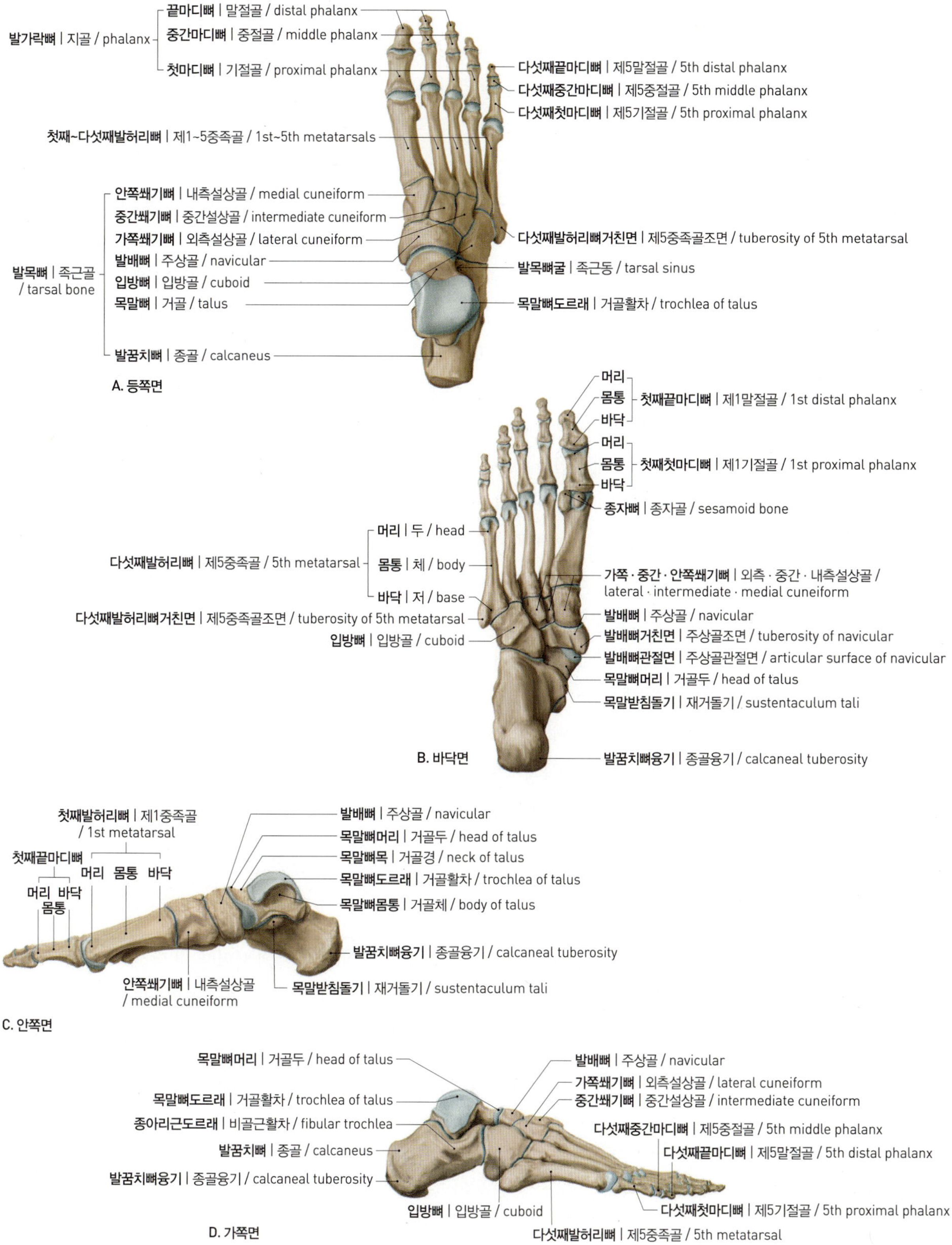
발가락뼈 | 지골 / phalanx
끝마디뼈 | 말절골 / distal phalanx
중간마디뼈 | 중절골 / middle phalanx
첫마디뼈 | 기절골 / proximal phalanx
다섯째끝마디뼈 | 제5말절골 / 5th distal phalanx
다섯째중간마디뼈 | 제5중절골 / 5th middle phalanx
다섯째첫마디뼈 | 제5기절골 / 5th proximal phalanx
첫째~다섯째발허리뼈 | 제1~5중족골 / 1st~5th metatarsals
발목뼈 | 족근골 / tarsal bone
안쪽쐐기뼈 | 내측설상골 / medial cuneiform
중간쐐기뼈 | 중간설상골 / intermediate cuneiform
가쪽쐐기뼈 | 외측설상골 / lateral cuneiform
발배뼈 | 주상골 / navicular
입방뼈 | 입방골 / cuboid
목말뼈 | 거골 / talus
발꿈치뼈 | 종골 / calcaneus
다섯째발허리뼈거친면 | 제5중족골조면 / tuberosity of 5th metatarsal
발목뼈굴 | 족근동 / tarsal sinus
목말뼈도르래 | 거골활차 / trochlea of talus
A. 등쪽면
머리
몸통
바닥
첫째끝마디뼈 | 제1말절골 / 1st distal phalanx
머리
몸통
바닥
첫째첫마디뼈 | 제1기절골 / 1st proximal phalanx
종자뼈 | 종자골 / sesamoid bone
다섯째발허리뼈 | 제5중족골 / 5th metatarsal
머리 | 두 / head
몸통 | 체 / body
바닥 | 저 / base
다섯째발허리뼈거친면 | 제5중족골조면 / tuberosity of 5th metatarsal
입방뼈 | 입방골 / cuboid
가쪽 · 중간 · 안쪽쐐기뼈 | 외측 · 중간 · 내측설상골 / lateral · intermediate · medial cuneiform
발배뼈 | 주상골 / navicular
발배뼈거친면 | 주상골조면 / tuberosity of navicular
발배뼈관절면 | 주상골관절면 / articular surface of navicular
목말뼈머리 | 거골두 / head of talus
목말받침돌기 | 재거돌기 / sustentaculum tali
발꿈치뼈융기 | 종골융기 / calcaneal tuberosity
B. 바닥면
첫째발허리뼈 | 제1중족골 / 1st metatarsal
첫째끝마디뼈
머리 몸통 바닥
머리 바닥
몸통
발배뼈 | 주상골 / navicular
목말뼈머리 | 거골두 / head of talus
목말뼈목 | 거골경 / neck of talus
목말뼈도르래 | 거골활차 / trochlea of talus
목말뼈몸통 | 거골체 / body of talus
발꿈치뼈융기 | 종골융기 / calcaneal tuberosity
안쪽쐐기뼈 | 내측설상골 / medial cuneiform
목말받침돌기 | 재거돌기 / sustentaculum tali
C. 안쪽면
목말뼈머리 | 거골두 / head of talus
목말뼈도르래 | 거골활차 / trochlea of talus
종아리근도르래 | 비골근활차 / fibular trochlea
발꿈치뼈 | 종골 / calcaneus
발꿈치뼈융기 | 종골융기 / calcaneal tuberosity
발배뼈 | 주상골 / navicular
가쪽쐐기뼈 | 외측설상골 / lateral cuneiform
중간쐐기뼈 | 중간설상골 / intermediate cuneiform
다섯째중간마디뼈 | 제5중절골 / 5th middle phalanx
다섯째끝마디뼈 | 제5말절골 / 5th distal phalanx
입방뼈 | 입방골 / cuboid
다섯째첫마디뼈 | 제5기절골 / 5th proximal phalanx
다섯째발허리뼈 | 제5중족골 / 5th metatarsal
D. 가쪽면

그림 3-41. 발의 뼈

약간 좁아든 목말뼈목을 거쳐 몸통인 **목말뼈몸통** 거골체/body of talus 으로 연결된다. 아래쪽에는 앞쪽으로 발배뼈 관절면이 있어 목말발꿈치발배관절을 이루고, 뒤쪽에는 발꿈치뼈와 관절하는 관절면이 있어 목말발꿈치관절을 형성한다.

발꿈치뼈 종골/calcaneus 는 가장 큰 발목뼈이며 발목의 몸쪽 아래부분에 있다. 발꿈치로 체중을 지면에 전달하고 위쪽에 있는 목말뼈를 지지하며 앞쪽에서 다른 발목뼈(발배뼈, 입방뼈)와 관절을 이룬다. 뒤부분의 1/3은 뒤아래쪽으로 튀어나와서 **발꿈치융기** 종골융기/calcaneal tuberosity 를 만들고 그 뒤위끝부분으로 아킬레스힘줄이 붙어있으며 뒤아래끝부분이 지면에 닿는다. 위쪽의 앞 2/3에는 목말뼈와의 사이에서 3개의 관절면이 있다. 앞·중간목말뼈의 관절면은 목말발꿈치발배관절을 형성하고 뒤목말뼈의 관절면은 목말발꿈치관절을 형성한다. 또한 이들 양쪽 사이는 발목굴에 의해 분리되어 있으며 바로 이곳에 목말뼈와 발꿈치뼈를 이어주는 인대가 있다. 안쪽면의 앞 절반부분에는 **목말받침돌기** 재거돌기/sustentaculum tali 가 튀어나와 있으며 그 위쪽으로 앞·중간목말뼈의 관절면이 있다. 앞쪽에는 입방뼈와의 사이에 관절면이 있다. 가쪽면에는 **종아리근도르래** 비골근활차/fibular trochlea 가 튀어나와 있으며 아래종아리근지지띠가 붙어있다.

발배뼈 주상골/navicular 는 발의 안쪽부분에 위치해 있으며 뒤쪽에 있다. 목말뼈머리와 앞쪽에 있는 3개의 쐐기뼈 사이에 끼워져 있으며 뒤위쪽으로 목말뼈와, 가쪽으로 입방뼈와 맞닿아 있다. 아래쪽 안쪽부분에는 **발배뼈거친면** 주상골조면/tuberosity of navicular (뒤정강근의 닿는곳)이 있다.

입방뼈 입방골/cuboid 는 발의 가쪽부분에 있으며 뒤쪽으로 발꿈치뼈와, 안쪽으로 발배뼈 및 가쪽쐐기뼈와, 앞쪽으로 넷째, 다섯째발허리뼈와 맞닿아 있다.

가쪽·중간·안쪽쐐기뼈 외측·중간·내측설상골/lateral·intermediate·medial cuneiform 는 발의 안쪽부분에 있고 뒤쪽의 발배뼈와 앞쪽의 첫째~셋째발허리뼈 사이에 끼워져 있으며 가쪽으로 입방뼈와 맞닿아 있다.

2) 발허리뼈

발허리뼈 중족골/metatarsal 는 발의 등쪽을 이루는 5개의 뼈이다. 각 발허리뼈의 몸쪽끝은 **바닥** 저/base, 뼈몸통은 **몸통** 체/body, 먼쪽끝은 **머리** 두/head 라고 한다. 발허리뼈의 머리는 지면에 닿아서 체중을 전달한다. 첫째발허리뼈가 가장 두껍고 짧다. 다섯째발허리뼈의 바닥은 가쪽으로 튀어나와서 다섯째발허리뼈거친면(짧은종아리근의 부착부위)을 만든다.

3) 발가락뼈

발가락뼈 지골/phalanx 는 발가락을 만드는 뼈이며 엄지에 2개, 다른 발가락에 3개씩 있다. 몸쪽에 있는 것을 **첫마디뼈** 기절골/proximal phalanx, 중간에 있는 것을 **중간마디뼈** 중절골/middle phalanx, 먼쪽에 있는 것을 **끝마디뼈** 말절골/distal phalanx 라고 한다. 엄지발가락은 첫마디뼈와 끝마디뼈만 있다. 각 발가락뼈의 몸쪽끝은 바닥, 뼈몸통은 몸통, 먼쪽끝부분은 머리라고 한다.

Chapter 4
관절계통

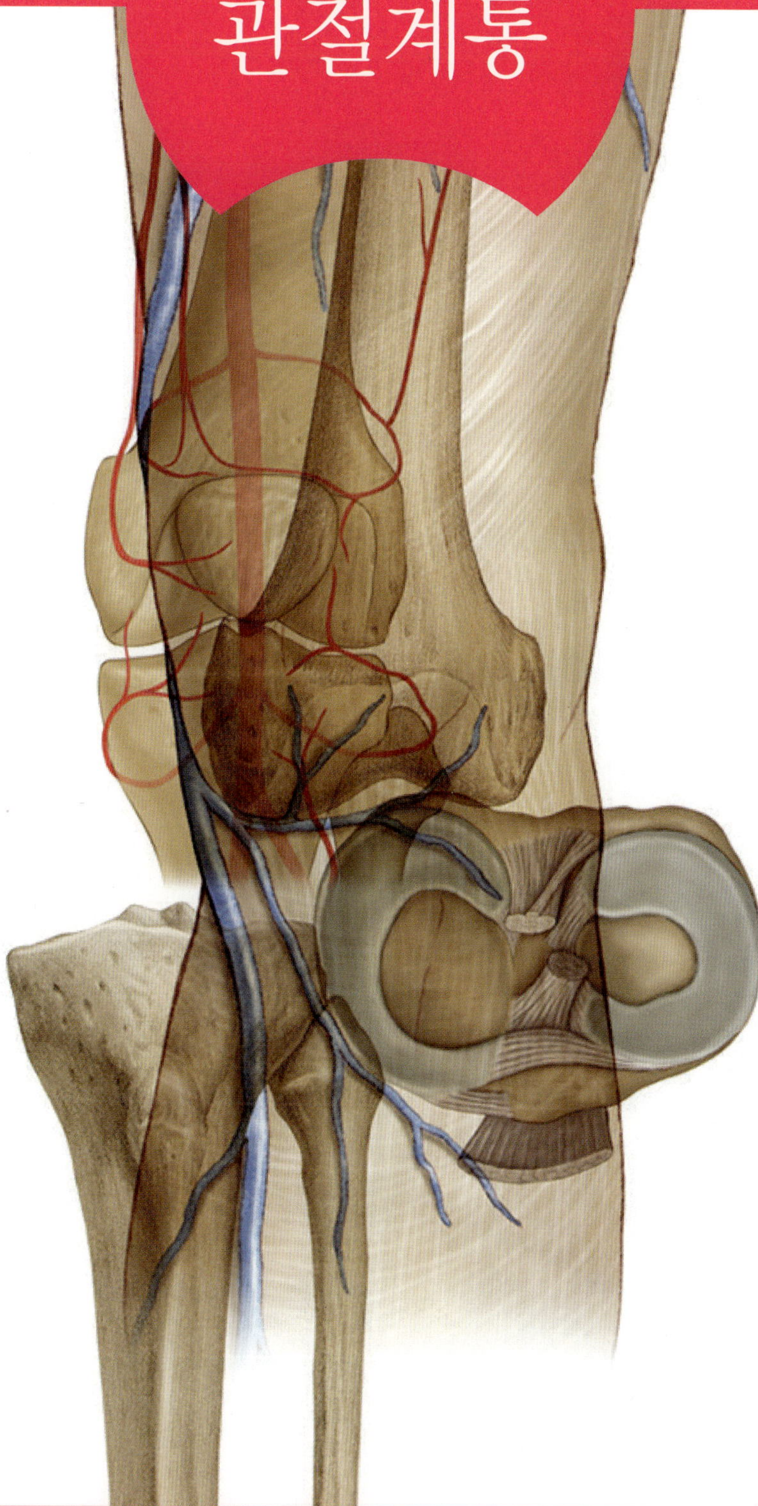

관절계통의 개요

관절이란 어떤 한 개의 뼈끝과 또 다른 한 개의 뼈끝이 서로 마주하고 있거나, 혹은 뼈와 뼈의 모서리가 서로 나란히 놓여져 연결되는 해부학적 구조를 말한다. 뼈의 **관절** joint 에는 못움직관절(부동관절)과 움직관절(가동관절)이 있다.

1. 못움직관절 (그림 4-1)

못움직관절 부동관절/synarthrosis 은 뼈와 뼈 사이가 다양한 조직으로 결합되어 있기 때문에 움직임이 없다. 사이에 끼여 있는 조직의 종류에 따라 **섬유관절** 섬유성연결/fibrous joint, **연골관절** 연골성연결/cartilaginous joint, **뼈붙음** 골결합/synostosis 으로 구분한다.

1) 섬유관절

뼈 사이가 섬유결합조직에 의해 결합되어 있으며 4종류가 있다.

인대결합 syndesmosis | 뼈 사이를 인대가 결합하고 있다. 예를 들면, 앞과 뒤 정강종아리 인대에 의해 정강뼈와 종아리뼈가 결합된 것이 있다.

못박이관절 정식/gomphosis | 치아와 이틀뼈의 결합이며 섬유결합조직인 치아주위막이 연결하고 있다.

뼈사이막 골간막/interosseous membrane | 2개의 뼈 사이에 있는 섬유결합조직막이며 아래팔뼈사이막과 종아리뼈사이막이 있다.

봉합 suture | 머리덮개뼈에 있는 톱니 모양의 연결이며 뼈 사이는 섬유결합조직으로 결합되어 있다.

뼈연화증, 뼈엉성증

뼈연화증(골연화증/osteomalacia)은 뼈세포가 형성한 세포바깥바탕질에 칼슘이 침전되지 않고 **풋뼈**(유골/osteoid)가 다량으로 형성되는 질환이다. 비타민D 결핍과 대사이상으로 인해 활성비타민D_3가 부족해서 창자에서 Ca의 흡수가 방해되어 발생하는 경우가 많다. 성장기에 발생한 것은 **구루병**(rickets)이라고 한다. 뼈가 변형되어 O자 다리나 X자 다리, 척주가 비정상적으로 휘는 증상이 발생한다.
뼈엉성증(골다공증/osteoporosis)은 뼈의 양이 감소하고 뼈조직의 구조가 파괴되어 골절이 잘 일어나는 질환이다. 전신적 원인으로 발생하며 뼈밀도가 감소되는 정도에 따라 중증도를 판단할 수 있다. 폐경기가 지난 여성이나 고령자에게 잘 발생한다. 뼈엉성증은 등뼈와 허리뼈의 압박골절, 넙다리뼈머리골절, 노뼈먼쪽끝골절이 잘 발생한다. 뼈를 튼튼히 하기 위해서는 운동으로 뼈에 부하를 주고 칼슘을 충분히 섭취하는 것이 중요하다. 비타민D 결핍은 창자에서 칼슘 흡수를 방해하고 에스트로겐 결핍은 뼈흡수와 뼈형성의 균형을 무너뜨려 뼈를 약화시킨다. 또한 장기간에 걸쳐 병상에 누워있게 되면 뼈의 질량이 감소한다.

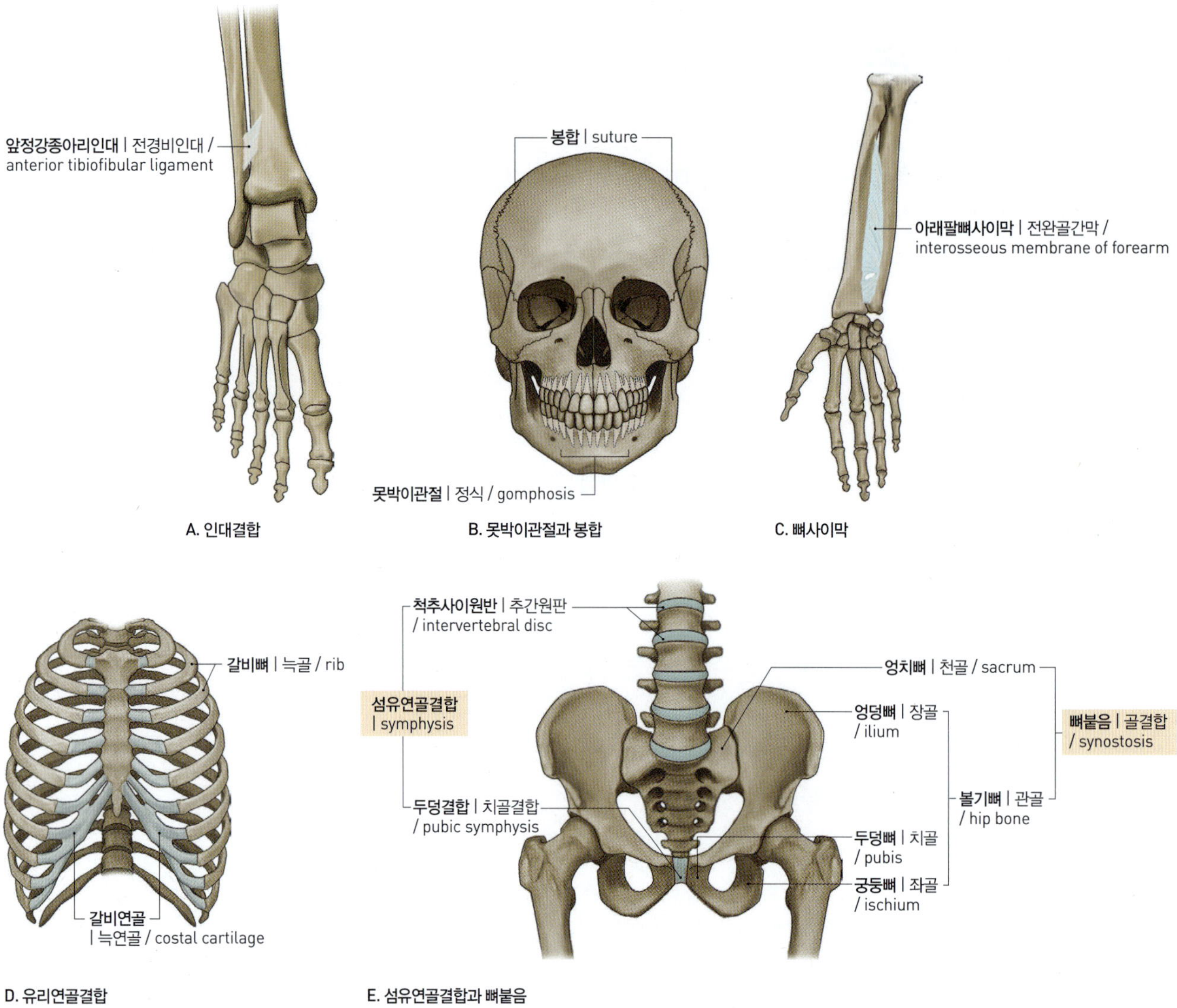

그림 4-1. **뼈 연결**

2) 연골관절

뼈 사이가 연골에 의해 결합되어 있으며 연골의 종류에 따라 다음과 같이 나눌 수 있다.

유리연골결합 연골결합/synchondrosis | 유리연골로 결합되어 있어서 유연성이 크다. 예를 들면, 가슴의 갈비연골과 성장기의 뼈끝연골이 있다.

섬유연골결합 symphysis | 아교질이 풍부한 섬유연골로 결합되어 있으며 강하게 연결되어 있다. 예를 들면, 두덩결합이나 척주의 척추사이원반이 있다.

3) 뼈붙음

개별적인 뼈가 합쳐진 것이다. 예를 들면, 엉치뼈(5개의 엉치척추뼈가 합쳐짐)와 볼기뼈(엉덩뼈, 두덩뼈, 궁둥뼈가 합쳐짐)가 이에 해당한다.

2. 움직관절: 윤활관절 (그림 4-2)

움직관절 가동관절/diarthrosis 은 뼈와 뼈 사이에 관절안이 있어서 움직일 수 있다. **관절** articulation 또는 **윤활관절** 활막성연결/synovial joint 이라고도 한다.

1) 기본 구조

윤활관절에는 3개의 공통적인 기본구조가 있다.

관절안 관절강/articular cavity | 관절안은 뼈 사이에 간격을 만든다.

관절주머니 관절낭/articular capsule | 관절주머니가 뼈 사이를 연결하고 관절안을 감싸고 있다. 관절주머니는 안과 바깥의 2층으로 이루어져 있다. 속층의 **윤활막** 활액막/synovial membrane 은 혈관이 풍부하며 **윤활액** 활액/synovial fluid 을 생산한다. 윤활액은 관절안을 채우고 있으며 관절면 사이에서 윤활을 담당한다. 바깥층의 **섬유막** fibrous membrane 은 질긴 섬유결합조직으로 이루어져 있으며 관절을 감싸서 안정적인 상태로 만든다. 또한 섬유막의 일부는 두꺼워져서 **인대** ligament 가 되어 관절을 강화한다. 일부 관절에서는 관절주머니로부터 독립적인 인대도 있다.

관절연골 articular cartilage | 관절연골이 뼈의 관절면을 덮고 있다. 관절연골은 유리연골이며, 표면은 탄력성이 있고 매끄러워 마찰이 거의 없다.

2) 보조적인 구조

그 외에도 일부 관절에서 볼 수 있는 보조적인 구조가 있다.

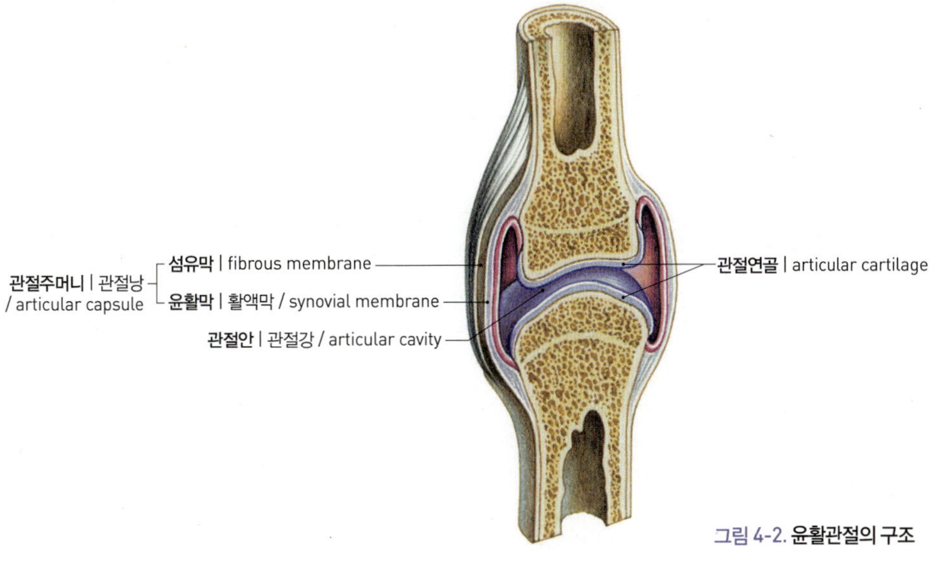

그림 4-2. 윤활관절의 구조

관절반달 관절반월/meniscus | 관절반달은 관절주머니로부터 관절안 속으로 돌출된 고리 모양의 섬유연골이며 무릎관절에서 볼 수 있다. 무게를 분산시켜서 관절연골을 보호하는 역할을 한다.

관절원반 관절원판/articular disc | 관절원반은 관절주머니로부터 관절안 속으로 돌출된 판자 형태의 섬유연골이며 관절안을 2부분으로 나눈다. 턱관절이나 복장빗장관절에서 볼 수 있으며 관절의 움직임 범위를 크게 하는 역할을 한다.

접시테두리 관절순/glenoid labrum | 접시테두리는 접시오목 주위에 쐐기 모양으로 뻗어 나온 섬유연골이며 어깨관절과 엉덩관절에서 볼 수 있다. 관절면을 넓혀서 관절을 안정시키는 역할을 한다.

3) 움직관절의 종류(그림 4-3)

관절의 움직임은 각각 다르지만 운동축이 몇 개 있는가에 따라 **홑축** 일축성/uniaxial, **두축** 이축성/biaxial, **뭇축** 다축성/multiaxial 으로 분류한다. 운동축의 숫자는 주로 관절면의 모양에 따라 결정된다. 대표적인 관절면의 형태로 다음의 7가지 종류를 들 수 있다.

절구관절 구관절; 구상관절/ball and socket joint; spheroidal joint; cotyloid joint | 공모양 관절면으로 되어 있어서 여러 방향으로 움직일 수 있는 뭇축이다. 예를 들어 어깨관절과 엉덩관절이 이에 해당한다. 엉덩관절은 접시오목이 깊다.

타원관절 ellipsoid joint (융기관절 condylar joint) | 타원형의 관절면으로 되어 있어서 긴축과 짧은축 방향으로 움직일 수 있는 두축이다. 예를 들어 손목관절이나 넙다리뼈와 정강뼈의 관절이 이에 해당한다.

안장관절 안관절/saddle joint | 말안장과 같은 관절면으로 되어 있어서 직각으로 교차하는 두 방향으로 움직일 수 있는 두축이다. 예를 들어 엄지손가락의 손목손허리관절이 이에 해당한다.

삠, 탈구, 골절

삠(sprain)은 관절이 외부의 힘에 의해 허용범위를 넘는 운동이 강제로 일어나서 인대나 관절주머니 등 비교적 부드러운 부위가 손상되지만 뼈의 위치는 정상적으로 유지되는 상태를 말한다. **탈구** (dislocation)는 관절을 구성하고 있는 뼈의 위치가 변해서 관절면의 접촉이 단절된 상태를 말한다. 외상탈구는 인대와 관절주머니의 손상을 동반한다. 병적탈구는 특별히 큰 손상이 없이 뼈대근육의 마비가 원인이 되어 발생한다. **골절**(fracture)은 뼈의 강도를 넘어선 외부의 힘이 가해져서 뼈구조가 파괴된 상태를 말한다. 원인에 따라 다음과 같이 분류할 수 있다. 1) 압박골절은 일시적으로 큰 외부의 힘으로 발생하며, 2) 긴장골절은 반복되는 외부의 힘으로 발생한다. 또한 3) 병적골절은 뼈가 질환으로 인해 약해져서 발생한다.

개방성에 따른 골절의 분류는 다음과 같다. 1) 폐쇄골절(단순골절)은 골절부위가 몸 바깥으로 노출되지 않은 것을 말하며 치료에 유리하다. 2) 개방골절(복잡골절)은 골절부위가 몸 바깥으로 노출되는 것을 말한다. 세균감염의 위험이 있고 기능장애가 남을 수 있다.

두융기관절 쌍과관절/bicondylar joint | 2개의 둥근 관절면이 나란히 있으며 주로 한 방향으로 운동하는 홑축이지만 다른 방향으로도 약간 운동한다. 예를 들면, 무릎관절이 이에 해당한다.

경첩관절 접번관절/hinge joint | 뼈의 축과 직각으로 교차하는 원통형의 관절면으로 되어 있으며 폄과 굽힘운동을 하는 홑축이다. 예를 들면, 팔꿉관절이나 손(발)가락뼈사이관절이 이에 해당한다.

중쇠관절 차축관절/pivot joint | 뼈의 축과 평행한 원통형의 관절면으로 되어 있으며 뼈 주위를 회전하는 홑축이다. 예를 들면, 몸쪽노자관절과 먼쪽노자관절, 정중고리중쇠관절이

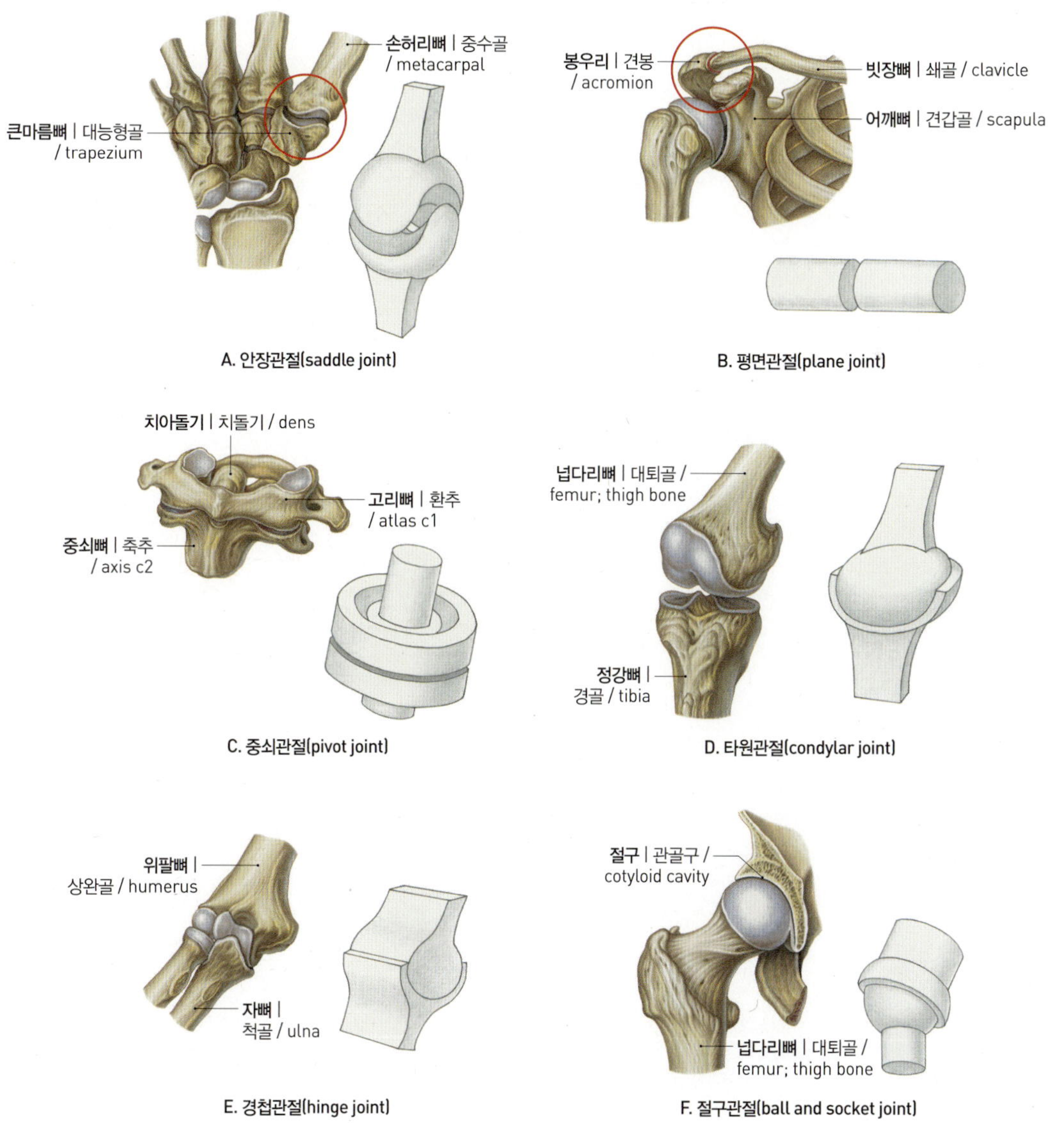

그림 4-3. 관절의 다양한 모양

이에 해당한다.

평면관절 plane joint | 평면의 관절면으로 되어 있으며 면 위에서 미끄러지는 운동을 한다. 인대에 의해 움직임이 제한된다. 예를 들면, 돌기사이관절이나 봉우리빗장관절이 이에 해당한다.

몸통뼈대의 관절

1. 턱관절 (그림 4-4)

턱관절 악관절/temporomandibular joint 은 관자뼈와 아래턱뼈 사이에 있는 뼈막으로 이루어진 관절이다. 관자뼈에서는 턱관절오목과 관절결절, 아래턱뼈에서는 관절돌기의 턱뼈머리가 관절을 이룬다. 턱관절의 관절주머니는 위쪽에서 관자뼈의 턱관절오목과 관절결절 주위에 붙어 있고 아래쪽에서는 턱뼈목 위부분의 바깥 둘레에 붙어 있다. 관절의 중앙을 섬유로 이루어진 **관절원반** articular disc 이 가로지르고 관절안에서 위아래로 나뉜다. 관절원반의 모서리는 관절주머니의 안쪽면에서 전체 둘레에 걸쳐 부착되어 있다.

1) 턱관절의 인대

턱관절은 3개의 인대에 의해 보강된다.

가쪽인대 외측인대/lateral ligament | 관절주머니의 두꺼워진 부분이며 관절결절에서 뒤아래쪽으로 뻗어 나와 턱뼈목에 도달한다.

나비아래턱인대 접하악인대/sphenomandibular ligament | 턱관절의 안쪽에 있다. 나비뼈가시에서 나와 아래앞쪽으로 뻗어나가며 턱뼈가지 안쪽면의 혀에 부착된다.

붓아래턱인대 경돌하악인대/stylomandibular ligament | 귀밑샘근막의 두꺼워진 부분이다. 관자뼈의 붓돌기에서 나와 아래앞쪽으로 뻗어나가며 아래턱 뒤모서리와 턱뼈각에 부착된다.

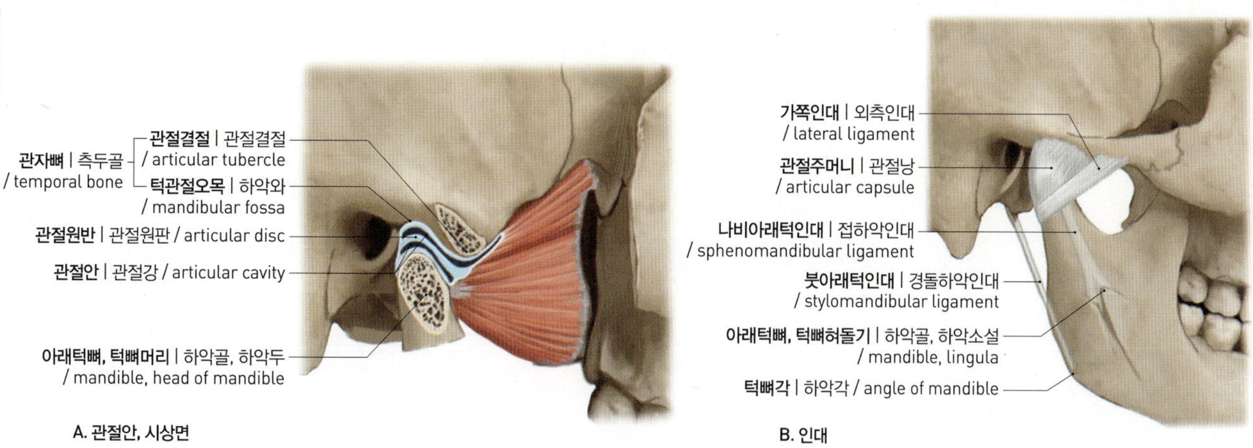

그림 4-4. 턱관절

2) 턱관절의 운동(표 4-1)

턱관절의 단독적인 운동은 2종류가 있다.

내림 · 올림 | 주로 관절원반과 턱뼈머리 사이의 아래쪽에 있는 관절에서 이루어진다.

전진 · 후퇴 | 주로 관자뼈와 관절원반 사이의 위쪽에 있는 관절에서 이루어진다.

좌우의 턱관절운동을 조합한 아래턱뼈 전체의 운동은 3종류가 있다.

입을 열거나 닫는 운동 | 좌우가 동시에 내림과 올림운동을 한다.

앞으로 내밀거나 뒤로 당기는 운동 | 좌우가 동시에 전진과 후퇴운동을 한다.

가쪽이동하는 운동 | 좌우에서 전진과 후퇴를 조합한다.

턱관절의 운동은 주로 씹기근육에 의해 이루어진다.

아래턱을 내리는 개구운동은 아래턱뼈를 목뿔뼈에 연결하는 목뿔위근육과 목뿔뼈를 몸통으로 연결하는 목뿔아래근육이 협력해서 수행한다.

2. 척주의 관절

척추뼈 사이의 연결은 척추뼈몸통 사이의 척추사이원반과 척추뼈고리 사이의 돌기사이관절에 의해 이루어져 있다.

1) 척추사이원반(그림 4-5)

척추사이원반 추간원판/intervertebral disc 은 위아래의 척추뼈몸통 사이에 끼여 있는 원반 모양의 구조로 주변부의 섬유테와 중심부의 속질핵으로 이루어져 있다.

섬유테 섬유륜/anulus fibrosus | 섬유연골과 아교질섬유의 층이 서로 동심원 모양으로 배열되어 만들어진 것으로 아교질섬유는 교차하면서 비스듬히 뻗어나가 위아래의 척추뼈몸통 사이를 연결하고 있다.

표 4-1. 턱관절의 운동

	주요 작용근	보조 작용근
올림	깨물근, 관자근, 안쪽날개근	-
내림	(중력)	목뿔위근육, 목뿔아래근육
전진	가쪽날개근	안쪽날개근
후퇴	관자근의 뒤부분	-

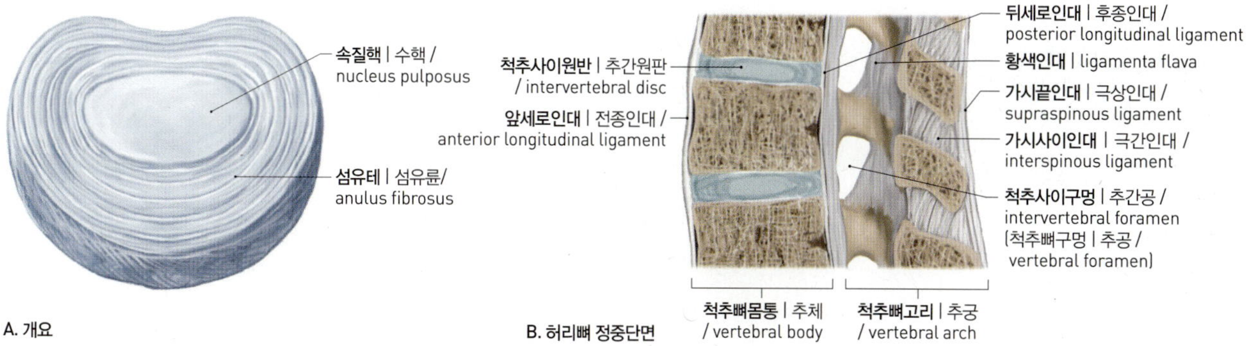

그림 4-5. 척추사이원반

속질핵 수핵/nucleus pulposus | 젤라틴 형태의 물질로 이루어져 있다.

척추뼈몸통과 척추사이원반은 척주의 전체 길이에 걸쳐 앞쪽과 뒤쪽에서 인대를 통해 보강되어 있다.

앞세로인대 전종인대/anterior longitudinal ligament | 척추뼈몸통과의 앞쪽을 폭넓게 덮고 있으며 머리뼈바닥부터 엉치뼈까지 세로로 뻗어있다. 척추뼈몸통에 강하게 붙어있다.

뒤세로인대 후종인대/posterior longitudinal ligament | 척추뼈구멍의 앞쪽에 세로로 뻗어있는 좁은 인대이며 **비스듬틀** 경사대/clivus 에서 엉치뼈관까지 이어져 있다. 척추사이원반에 강하게 붙어있다.

2) 돌기사이관절(그림 4-6)

돌기사이관절 추간관절/zygapophysial joint 은 위쪽 척추뼈의 아래관절돌기와 아래쪽 척추뼈의 위관절돌기 사이에서 이루어지는 윤활관절이다. 관절면의 각도는 척주의 부위에 따라 달라서 척주가 운동할 수 있는 범위를 결정하고 있다.

척추사이원반탈출

척추사이원반은 연령에 따라 변화한다. 속질핵의 수분이 사라져서 단단해지고 두꺼워진 섬유테에는 균열과 빈틈이 생기게 된다. 속질핵이 섬유테의 균열을 통해 탈출하거나 섬유테를 덮은 상태에서 바깥으로 튀어나오는 것을 **척추사이원반탈출**(intervertebral disc herniation)이라고 한다. 척추속질이 뒤쪽이나 뒤가쪽으로 탈출하면 신경뿌리나 척수를 압박해서 다양한 증상이 나타나게 된다. 아래쪽 목뼈(C4~7)나 아래쪽 허리뼈(L4~S1)에서 잘 발생하며, 30~50대의 활동성이 높은 남성에게 많이 나타난다.

목뼈의 척추사이원반탈출은 신경뿌리의 압박으로 인해 어깨결림이나 목뼈의 운동제한이 우선적으로 나타나며, 어깨뼈에서 팔에 걸친 통증, 아래팔과 손의 감각장애와 쇠약, 근육위축 등이 나타난다. 척수가 압박을 받기 때문에 저림이나 마비가 몸통부터 팔로 뻗는 양상으로 나타난다. 허리뼈의 척추사이원반탈출은 말총의 신경뿌리가 압박을 받기 때문에 허리통증과 어느 한쪽의 다리통증이 발생한다.

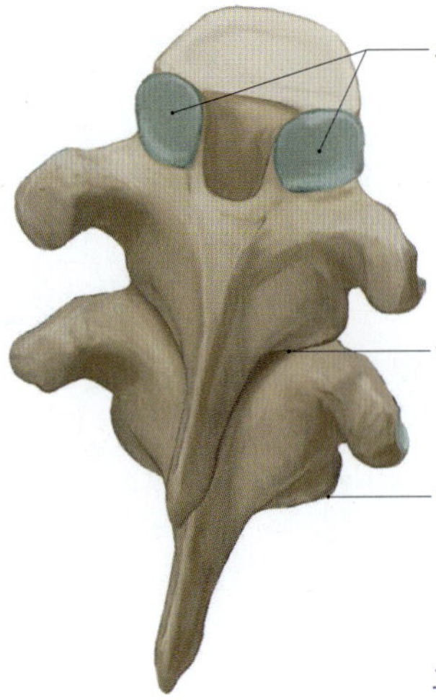

그림 4-6. 돌기사이관절

척추뼈고리와 그곳에서 나오는 가시돌기는 인접해 있는 척추뼈 사이에서 4종류의 인대에 의해 연결되어 있다.

황색인대 ligamenta flava | 위아래 척추뼈의 고리판 사이를 연결해서 척주관의 뒤벽을 이루고 있다. 탄력섬유를 풍부하게 함유하고 있어서 황색으로 보인다. 척주를 굽히고 펴는 운동에 따라 고리판을 연결하는 황색인대가 늘어나고 수축하면서 대응한다.

가시사이인대 극간인대/interspinous ligament | 위아래 척추뼈의 가시돌기 사이를 연결한다.

가시끝인대 극상인대/supraspinous ligament | 가시돌기의 뒤끝을 위아래로 연결하며 세로로 뻗어있다. **목덜미인대** 항인대/nuchal ligament 는 뒤통수뼈의 바깥뒤통수뼈융기와 일곱째 목뼈 가시돌기 사이의 정중면에서 가시돌기 뒤쪽으로 퍼져있는 판 모양의 인대이며 가시끝인대가 그 뒤쪽으로 퍼져있다.

가로사이인대 횡돌간인대/intertransverse ligament | 위아래 척추뼈의 가로돌기 끝부분을 연결해서 척추뼈가 가로로 움직이는 것을 제한한다.

3) 목뼈와 머리뼈 사이의 관절 (그림 4-7)

뒤통수뼈와 고리뼈, 고리뼈와 둘째목뼈(중쇠뼈) 사이에 있는 2개의 관절은 머리뼈의 움직임과 관계가 있으며 특수한 형태를 지니고 있다.

고리뒤통수관절 환추후두관절/atlantooccipital joint 은 뒤통수뼈의 뒤통수뼈관절융기와 고리뼈의 위관절면 사이에서 이루어지는 관절이다. 원통 모양의 뒤통수뼈관절융기가 오목하게 들어간 위관절면에서 앞뒤로 미끌어지며 머리부위를 앞뒤로 기울어지게 하는 운동을 한다.

고리중쇠관절 환축관절/atlantoaxial joint 은 고리뼈와 중쇠뼈 사이의 관절이며 2개의 부분으로 나뉜다.

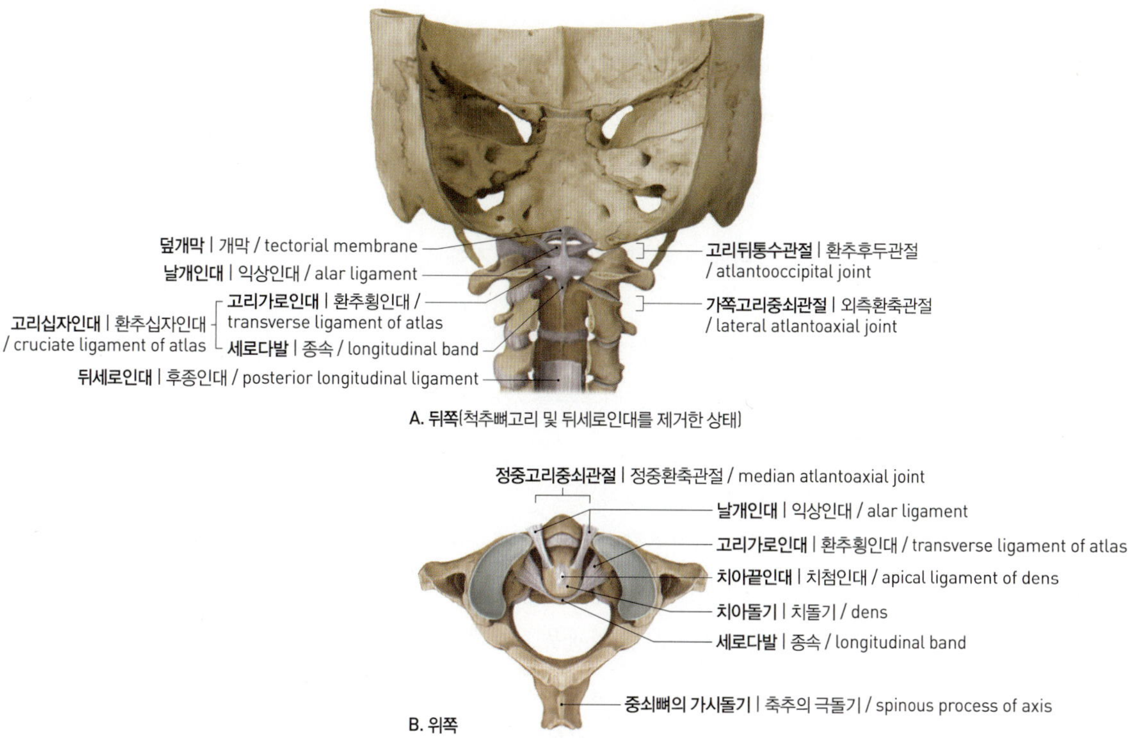

그림 4-7. 목뼈와 머리뼈의 관절

정중고리중쇠관절 | 고리뼈와 치아돌기 사이의 관절이며 고리뼈가 치아돌기 주위를 돌아서 머리부위를 좌우로 회전시키는 운동을 한다.

가쪽고리중쇠관절 | 고리뼈의 아래관절면과 중쇠뼈의 위관절면 사이의 관절이며 머리부위의 하중을 지지하는 역할을 한다.

● 머리뼈와 고리뼈, 중쇠뼈를 보강하는 인대

덮개막 개막/tectorial membrane | 뒤세로인대가 위쪽으로 연장된 부분이며 중쇠뼈의 척추뼈몸통 뒤쪽과 큰구멍의 앞모서리를 연결한다. 척수경막과 강하게 유착해서 머리안의 뇌경막으로 이어진다.

고리십자인대 환추십자인대/cruciate ligament of atlas | 덮개막 앞쪽에 있으며 가로(고리가로인대)와 세로(세로다발)로 구성된 2개의 인대로 이루어져 있다. **고리가로인대** 환추횡인대/transverse ligament of atlas 는 치아돌기 뒤쪽에 있으며, 고리뼈 좌우의 가쪽덩이 사이를 연결해서 치아돌기를 앞으로 밀어내는 역할을 해서 고리중쇠관절에서 탈구를 방지하고 있다. **세로다발** 종속/longitudinal band 은 중쇠뼈의 척추뼈몸통에서 위쪽으로 뻗어나와 큰구멍 앞모서리에 붙어있다.

날개인대 익상인대/alar ligament | 치아돌기에서 좌우 위쪽으로 향하며 큰구멍 가쪽모서리에

붙어있다.

치아끝인대 치첨인대/apical ligament of dens | 고리십자인대 앞에 있으며 치아돌기 끝부분과 큰 구멍 앞모서리를 이어준다.

4) 몸통갈고리관절(그림 4-8)

아래쪽 목뼈에는 척추뼈몸통 위쪽의 가쪽모서리가 튀어나와서 시상방향으로 뻗어 나온 **갈고리돌기** 구상돌기/uncinate process 가 있다. 갈고리돌기는 위쪽 척추뼈의 척추뼈몸통 사이에서 작은 윤활관절(**몸통갈고리관절** 구추관절/uncovertebral joint)을 만들고, 아래쪽 목뼈와의 사이에서 이루어지는 돌림운동을 강하게 제한한다.

5) 몸통의 움직임(표 4-2)

몸통의 뼈대는 척주를 중심으로 해서 5개의 부위로 나뉘는데, **머리뼈** 두개/skull, **목뼈**, **가슴우리** 흉곽/thoracic cage, **허리뼈**, **골반** pelvis 이 그것이다. 이 5가지 부위 중에서 머리뼈, 가슴우리, 골반은 중요한 기관을 보호하기 위해 상자 모양의 **공간** cavity 을 형성하고 있어서 움직임이 제한되어 있다. 그 사이를 연결하는 목뼈와 허리뼈는 비교적 움직임이 커서 척주 전체의 움직임을 확보할 수 있게 한다.

● **목뼈**

척주 전체에서 가장 움직임이 크다. 목뼈에는 관절에 따라 움직임에 차이가 있다.

고리뒤통수관절(첫째목뼈/뒤통수뼈관절융기) | 굽힘(20°), 폄(10°)과 옆굽힘(5°)이 가능하며 돌림은 불가능하다.

고리중쇠관절(첫째, 둘째목뼈관절) | 돌림(35°)은 가능하지만 굽힘, 폄, 옆굽힘은 불가능하다.

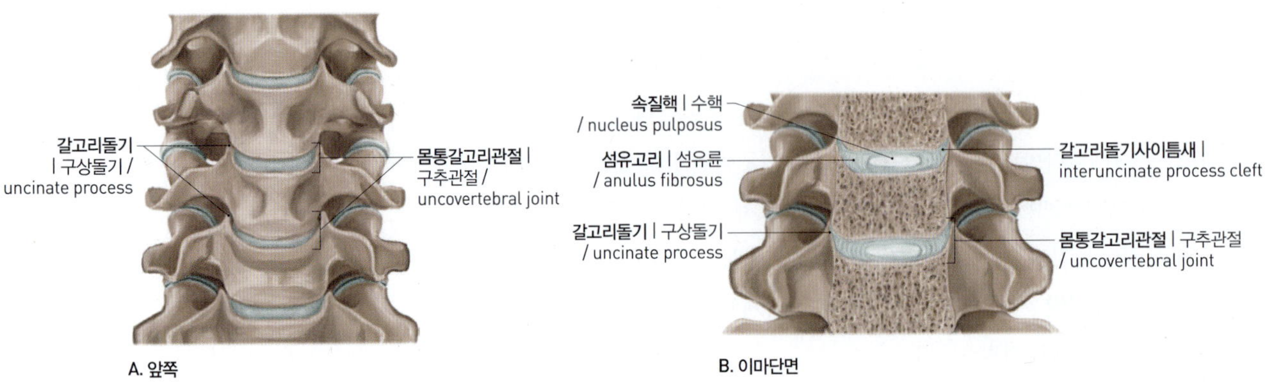

그림 4-8. 몸통갈고리관절

표 4-2. 척주의 가동영역

	목부위	등허리부위
굽힘	60°	45°
폄	50°	30°
옆굽이(좌우)	50°	50°
돌림(좌우)	60°	40°

그 이하 목뼈의 관절 | 굽힘, 폄, 옆굽힘, 돌림이 가능하지만 아래쪽 목뼈에서는 몸통갈고리에 의해 돌림운동이 강하게 제한을 받는다.

● 등뼈

등뼈는 갈비뼈와 함께 가슴우리를 형성하기 때문에 움직임에 제한을 받지만, 등뼈 전체적으로 약간의 굽힘, 폄, 옆굽힘이 가능하다.

● 허리뼈

돌기사이관절의 형태적 특징으로 인해 굽힘과 폄운동은 쉽게 이루어지지만 옆굽힘과 돌림운동은 어렵다. 등허리부위에 있는 17개의 척추뼈를 합친 움직임은 목부위의 7개 척추뼈에 의한 움직임보다도 작다.

3. 가슴우리의 관절 (그림 4-9)

가슴우리는 가슴벽의 뼈대이다. 등뼈, 갈비뼈, 복장뼈 등 3종류의 뼈로 이루어져 있으며, 각 뼈들이 관절하고 있다.

척주의 이상굽이

척주의 병적인 굽이로는 척주뒤굽음증과 척주옆굽음증이 있다.
척주뒤굽음증(척주후만증/kyphosis)은 뒤쪽으로 볼록한 굽이가 비정상적으로 강하게 나타나는 것으로 등뼈 영역에서 발생한다. 고령자에게 많이 나타나는 노인성 척주뒤굽음증은 골다공증으로 인한 척추뼈의 기형이나 척추사이원반의 노화변성이 원인이다. 척추의 외상이나 결핵 척추염으로도 척주뒤굽음증이 발생하는 경우가 있다.
척주옆굽음증(척주측만증/scoliosis)은 척주가 옆쪽으로 굽어진 것으로 기능성과 구축성의 2종류가 있다. 기능성 척주옆굽음증은 통증, 자세, 발 길이의 차이 등으로 인해 발생하는 것으로 원인을 제거하면 개선된다. 구축성 척주옆굽음증은 척추의 기형을 동반하는 것으로 그 대부분은 원인불명의 특발성이다. 사춘기의 여성에게 많이 나타나지만 성장이 완료되면 진행이 멈춘다. 다만 기형이 발생한 척주가 자연히 회복되는 경우는 없다.

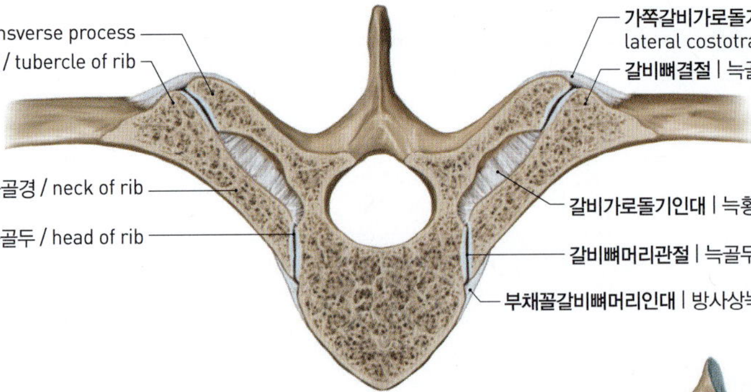

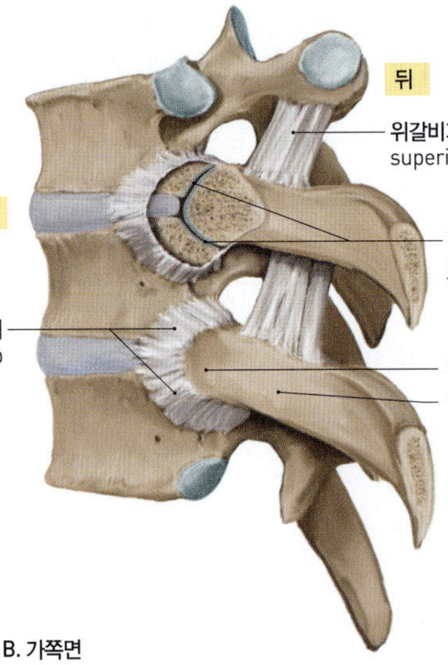

그림 4-9. 갈비척추관절

1) 갈비척추의 관절

갈비척추관절 늑추관절/costovertebral joint 은 등뼈와 갈비뼈 사이의 연결이며, 2종류의 관절이 있다.

갈비뼈골절

교통사고나 추락 등으로 가슴우리에 강한 외부의 힘이 가해져 **갈비뼈골절**(늑골골절/rib fracture)이 일어나는 경우가 있다. 갈비뼈가 골절되면 가슴우리에 강한 통증이 발생하며 호흡, 기침, 재채기, 웃음 등으로도 통증이 심해진다. 가슴고정띠와 반창고로 고정해서 치료한다.

심한 갈비뼈골절인 경우에는 부러진 뼈조각이 주위를 손상시켜 심각한 합병증이 시작되는 경우도 있다. 허파와 지라는 갈비뼈골절로 인해 손상받기 쉬운 장기이다. 가슴벽이 손상을 입어 가슴막 공간 속에 공기나 혈액이 고이게 되면 **공기가슴증**(기흉/pneumothorax)이나 **혈액가슴증**(혈흉/hemothorax)이 일나나게 된다.

가로막은 아래쪽 갈비뼈에 붙어있기 때문에 아래쪽 갈비뼈가 골절되면 가로막손상이 발생하기 쉽다. 특히 가로막 왼쪽이 손상되면 배부위의 창자관이 가슴안 속으로 탈출해서 가로막탈장을 일으킨다. 오른쪽에는 큰 간이 있어서 가로막탈장이 잘 발생하지 않는다.

여러 높이의 갈비뼈가 여러 조각으로 부러지면 골절부위의 가슴벽이 불안정해져서 원래의 호흡운동(들숨의 확대와 날숨의 축소)과 반대의 움직임을 보이게 된다. 즉 들숨 시에는 골절부위가 함몰되고 날숨 시에는 골절부위가 팽창한다. 이러한 것을 **동요가슴**(flail chest)이라고 하며 호흡이 되지 않아 혈액의 산소농도가 줄어들게 된다. 치료는 불안정한 가슴벽의 압박고정을 기본으로 하며 상태에 따라 기관에 관을 삽입해서 인공호흡 등의 처치를 하는 것이다.

갈비뼈머리관절 늑골두관절/joint of head of rib | 갈비뼈머리에 있는 2개의 관절면과 위쪽 척추뼈몸통의 아래갈비오목 및 같은 높이에 있는 척추뼈몸통의 위갈비오목 사이에 있는 윤활관절이다. 갈비뼈머리와 척추사이원반을 이어주는 관절 속의 인대에 의해 관절안이 2개의 윤활공간으로 나뉘어져 있다. 관절주머니의 앞쪽은 인대(부채꼴갈비뼈머리인대)에 의해 보강된다.

갈비가로돌기관절 늑횡돌기관절/costotransverse joint | 갈비뼈결절과 척추뼈의 가로돌기 사이에 있는 윤활관절이다. 갈비뼈머리와 가로돌기를 연결하는 인대(갈비가로돌기인대), 갈비뼈결절의 가쪽 부분과 가로돌기 끝부분을 이어주는 인대(가쪽갈비가로돌기인대), 갈비뼈머리의 위쪽과 위쪽 척추뼈의 가로돌기를 연결하는 인대(위갈비가로돌기인대)에 의해 보강된다.

갈비척추관절은 이처럼 2개의 관절을 통과하는 축을 경첩 삼아 갈비뼈가 아주 약간 회전하면서 가슴우리를 확대한다. 위쪽 갈비뼈들은 두 관절을 잇는 회전축이 관상면에 가까워 경첩이 앞을 향해 달린 것처럼 가슴우리가 앞뒤로 늘어나거나 줄어든다. 아래쪽 갈비뼈들은 회전축이 시상면에 가깝기 때문에 경첩이 가쪽을 보고 있는 것처럼 되어 가슴우리가 가쪽으로 늘어났다가 안쪽으로 줄어든다.

2) 복장갈비관절(그림 4-10)

갈비연골과 복장뼈 사이의 연결이며, 첫째~일곱째갈비뼈가 갈비연골을 거쳐 복장뼈의 가쪽모서리와 연결되어 있다. 첫째갈비연골과 복장뼈자루 사이의 관절은 윤활관절이 아닌 섬유연골결합이다. 둘째~일곱째갈비연골과 복장뼈 사이의 관절은 윤활관절이다.

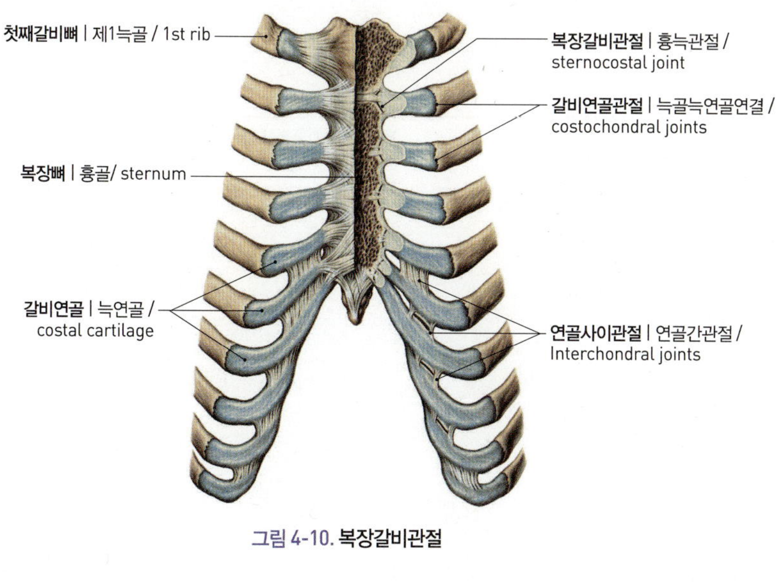

그림 4-10. 복장갈비관절

둘째갈비연골은 복장뼈자루와 복장뼈몸통 양쪽에 연결되어 있으며 관절안은 관절 속의 인대에 의해 2부분으로 나뉘어져 있다.

4. 골반의 관절 (그림 4-11)

1) 엉치엉덩관절

엉치엉덩관절 천장관절/sacroiliac joint 은 척주에 가해지는 하중을 다리로 전달하는 강한 관절이다. 엉치뼈 가쪽면의 귓바퀴면과 엉덩뼈 안쪽면의 귓바퀴면 사이에 있는 윤활관절이며, 관절면에 불규칙한 요철이 있어서 움직임은 매우 약하다. 나이가 들어감에 따라 뒤위쪽에 있는 강한 **뼈사이엉치엉덩인대** 골간천장인대/interosseous sacroiliac ligament 가 엉치뼈와 볼기뼈 사이를 이어주고 있다. 이 인대와 관절안의 앞쪽과 뒤쪽을 덮고 있는 **앞 · 뒤엉치엉덩인대** 전 · 후천장인대/anterior · posterior sacroiliac ligament 가 엉치엉덩관절을 지지하고 있다.

● 골반벽을 지탱하는 인대

골반벽은 2개의 인대가 지탱하고 있다.

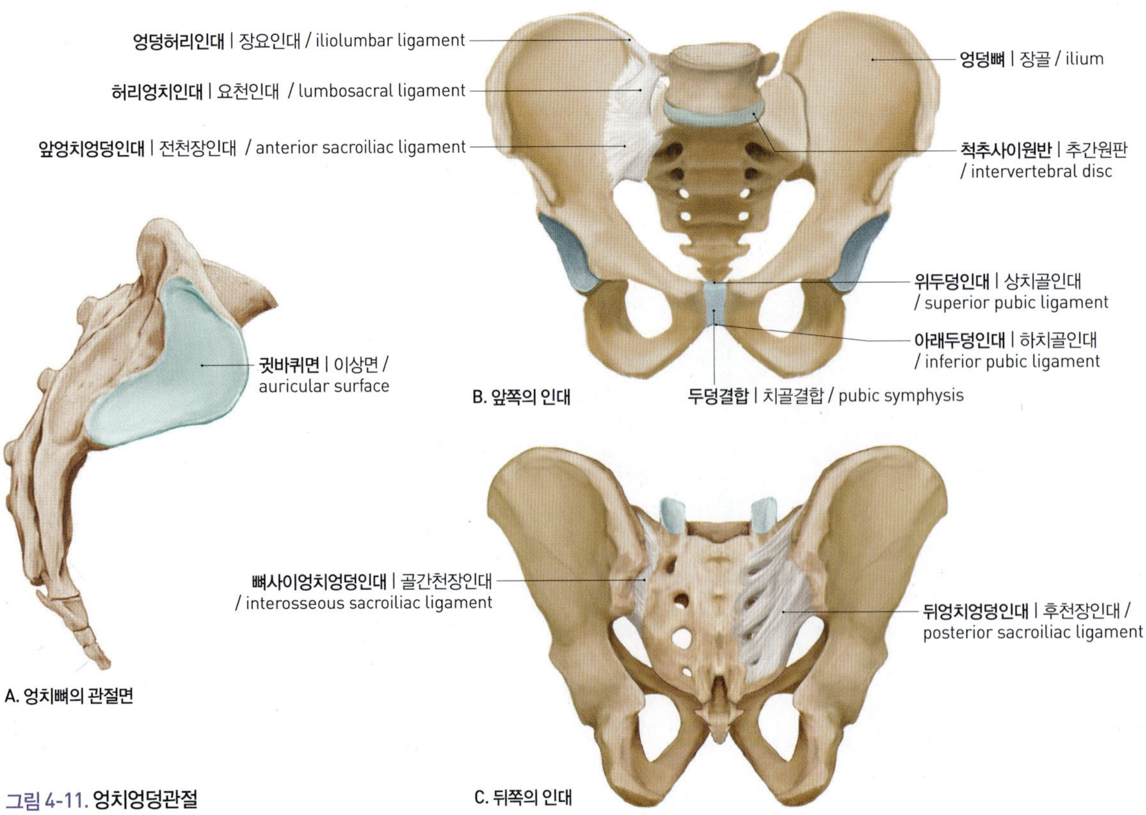

그림 4-11. 엉치엉덩관절

엉치결절인대 천결절인대/sacrotuberous ligament 는 골반의 등쪽면 얕은층에 있으며, 볼기뼈 위뒤엉덩뼈가시, 엉치뼈 등쪽부분과 가쪽모서리, 꼬리뼈 등쪽가쪽면 등에서 시작해서 아래가쪽으로 향하여 궁둥뼈결절의 안쪽모서리에 붙는 강한 인대이다.

엉치가시인대 천극인대/sacrospinous ligament 는 엉치뼈의 가쪽모서리 아래부분에서 시작하여 가쪽을 향하고 궁둥뼈가시에 붙는다.

위에 설명한 2개의 인대에 의해 골반벽에 2개의 구멍이 생긴다. **큰궁둥구멍** 대좌골공/greater sciatic foramen 은 볼기뼈 뒤모서리의 큰궁둥패임과 인대로 둘러싸여 있으며, 엉치가시인대위쪽에있다. **작은궁둥구멍** 소좌골공/lesser sciatic foramen 은작은궁둥패임과인대로 둘러싸여 있으며, 엉치가시인대 아래쪽에 있다(그림 4-12).

2) 두덩결합

두덩결합 치골결합/pubic symphysis 은 좌우의 두덩뼈를 정중앙에서 연결하는 결합이다. 두덩뼈의 결합면은 얇은 유리연골로 덮여 있으며, 그 사이는 섬유연골에 의해 결합된다. 두덩결합의 위모서리와 아래모서리를 **위 · 아래두덩인대** 상 · 하치골인대/superior · inferior pubic ligament 가 지지하고 있다(그림 4-11B).

3) 허리엉치관절

허리엉치관절 요천관절/lumbosacral joint 은 다섯째허리뼈와 엉치뼈 사이의 관절이다. 다른 척추뼈 사이의 연결과 마찬가지로 돌기사이관절과 척추사이원반 2종류의 결합으로 이루어진다. **돌기사이관절** 추간관절/zygapophysial joint 은 다섯째허리뼈 아래관절돌기와 첫째엉치뼈 위관절돌기 사이의 윤활관절이다. **척추사이원반** 추간원판/intervertebral disc 은

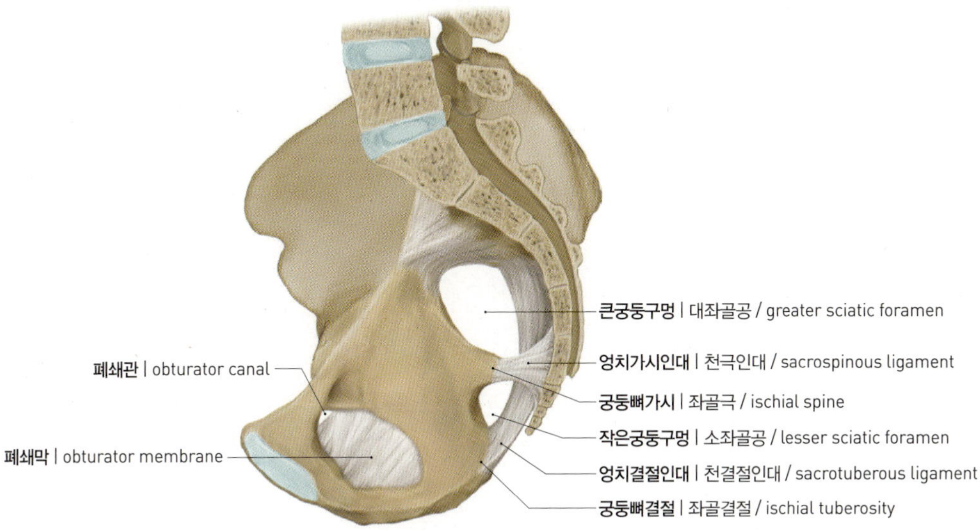

그림 4-12. 골반벽의 뼈대와 인대

다섯째허리뼈의 척추뼈몸통과 엉치뼈바닥 사이에 끼어있다. 앞부분이 뒤부분보다 두껍기 때문에 엉치뼈는 허리뼈에 대해 뒤쪽으로 구부러져 있다. 허리엉치관절은 다섯째허리뼈 가로돌기에서 엉덩뼈와 엉치뼈날개로 뻗어나가는 강한 **엉덩허리인대** 장요인대/iliolumbar ligament 와 **허리엉치인대** 요천인대/lumbosacral ligament 에 의해 지지되고 있다(그림 4-11B).

팔과 다리의 관절

1. 팔의 관절

1) 어깨뼈와 어깨관절

몸통과 위팔 사이에는 어깨뼈와 3개의 관절이 연결되어 있다. 이 때문에 어깨뼈에 대한 움직임과 어깨관절에 대한 움직임이 더해져서 몸통에 대한 위팔의 운동이 매우 자유롭고 그 범위도 넓다.

어깨뼈는 빗장뼈 양쪽 끝부분의 2개의 관절(복장빗장관절, 봉우리빗장관절)을 통해 몸통의 뼈대에 접속된다. 뼈대에 의한 지지는 불안정하지만 얕은가슴부위와 깊은가슴부위의 근육에 의해 위치가 유지된다.

어깨뼈와 위팔뼈의 관절(어깨관절)은 움직임이 큰 절구관절이다.

● 복장빗장관절(그림 4-13)

복장빗장관절 흉쇄관절/sternoclavicular joint 은 빗장뼈의 안쪽끝부분(복장끝)과 복장뼈의 위끝부분의 빗장패임 사이에서 만들어지는 윤활관절이며 첫째갈비연골 일부도 포함된다. 형태는 안장관절이다. **관절원반** articular disc 에 의해 관절안이 2개의 부분으로 나뉘어져 있다.

인 대 | 관절주머니의 앞쪽과 뒤쪽에 있는 **앞 · 뒤복장빗장인대** 전 · 후흉쇄인대/anterior · posterior sternoclavicular ligament, 좌우의 빗장뼈 안쪽끝과 복장뼈자루의 위쪽을 연결하는 **빗장사이인대** 쇄골간인대/interclavicular ligament, 관절주머니보다 가쪽에서 빗장뼈와 첫째갈비뼈를 연결하는 **갈비빗장인대** 늑쇄인대/costoclavicular ligament 등이 있다.

움직임 | 빗장뼈는 복장뼈에 대해 앞 · 뒤와 위 · 아래 방향으로 움직일 수가 있다.

● 봉우리빗장관절(그림 4-13)

봉우리빗장관절 견봉쇄골관절/acromioclavicular joint 은 빗장뼈의 가쪽끝(봉우리끝)과 봉우리 안쪽모서리 사이에서 형성되는 윤활관절이며 형태는 평면관절이다.

인 대 | 관절주머니는 **봉우리빗장인대** 견봉쇄골인대/acromioclavicular ligament 에 의해 보강되어 있다. 빗장뼈의 가쪽부분과 어깨뼈의 부리돌기 사이를 연결하는 강한 **부리빗장인대** 오훼쇄골인대/coracoclavicular ligament 는 앞가쪽의 **마름인대** 능형인대/trapezoid ligament 와 뒤안쪽의 **원뿔인대** 원추인대/conoid ligament 의 2부분으로 나뉘어져 있다.

움직임 | 부리빗장인대에 의해 제한되기 때문에 수평면의 돌림운동만 가능하다.

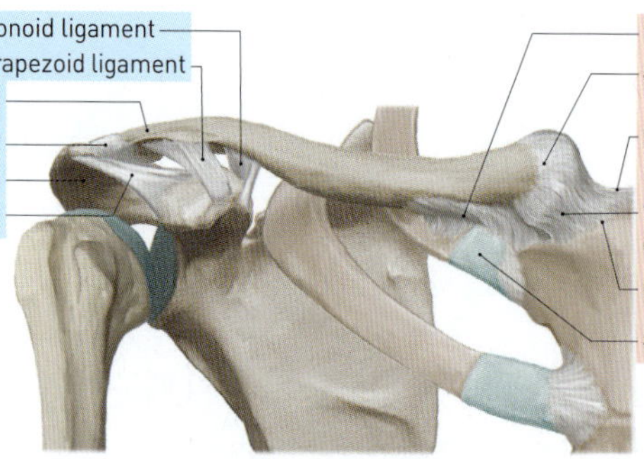

그림 4-13. 복장빗장관절(오른쪽)과 봉우리빗장관절(왼쪽)

● 어깨관절(그림 4-14)

어깨관절 견관절/shoulder joint 은 어깨뼈의 접시오목과 위팔뼈머리 사이의 윤활관절이다. 형태는 절구관절이며 뭇축관절이다. 접시오목은 좁고 주변으로 튀어나온 섬유연골의 성질을 가진 **오목테두리** 관절순/glenoidal labrum 가 접촉면을 넓혀서 관절의 안정성을 높인다.

관절주머니 | 어깨뼈 쪽의 오목테두리 주변 및 위팔뼈 쪽의 해부목에 부착되며, 아래쪽에서 이완되어 느슨해져서 위팔의 벌림운동을 가능케 한다.

인대 | 1)~3)은 관절주머니와 합쳐지는 인대이며 4)는 관절주머니에서 분리되어 나온 인대이다.

1) **접시위팔인대** 관절상완인대/glenohumeral ligament (위 · 중간 · 아래의 3부분으로 나뉜다)는 관절주머니의 위쪽에서 가로 방향으로 뻗어나가며, 오목테두리 주변과 위팔뼈 작은결절, 그 아래쪽의 해부목에 부착된다.
2) **부리위팔인대** 오훼상완인대/coracohumeral ligament 는 관절주머니의 위쪽에 있으며 부리돌기의 바닥부분과 위팔뼈 큰결절 사이를 연결한다.
3) **위팔가로인대** 상완횡인대/transverse humeral ligament 는 큰결절과 작은결절 사이를 연결하며 위팔두갈래근긴갈래힘줄을 결절사이고랑에 고정한다.
4) **부리봉우리인대** 오훼견봉인대/coracoacromial ligament 는 관절의 위쪽에 위치해 있고, 부리돌기와 봉우리 사이를 연결하는 강한 인대이며, 부리돌기 및 봉우리와 함께 **부리**

빗장뼈 골절

빗장뼈의 골절은 활발하게 움직이는 소아나 나이 어린 사람에게서 많이 일어난다. 팔을 뻗은 상태에서 넘어지거나 어깨를 강하게 부딪히거나 해서 어깨뼈를 통한 외부의 힘에 의해 골절되는 경우가 많다. 대부분의 경우 빗장뼈의 중앙 1/3에서 골절되며 몸쪽 뼛조각은 목빗근의 작용으로 위쪽으로, 먼쪽 뼛조각은 팔의 무게와 어깨세모근의 작용으로 아래쪽으로 이탈된다. 양쪽의 뼛조각은 중첩되어 빗장뼈가 1~2 cm 짧아지고 어깨폭이 좁아진다. 보존적으로 치료하는 것이 원칙이며, 어깨를 뒤쪽으로 당겨서 빗장뼈의 단축을 개선해서 붕대나 깁스로 2~3주 정도 고정한다. 뼛조각이 주위의 피부나 팔신경얼기를 압박하는 경우에는 수술을 시행하기도 한다.

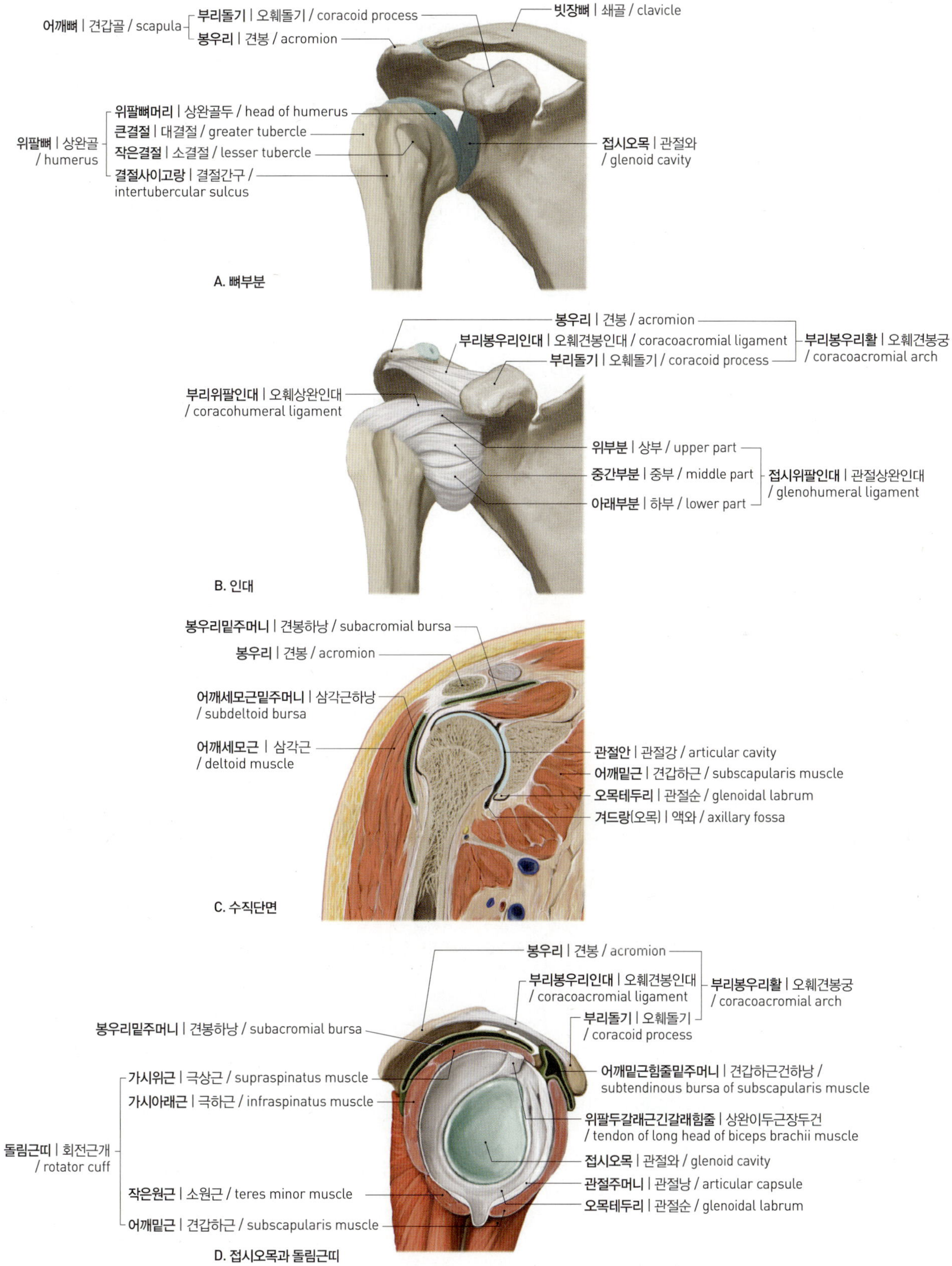
어깨뼈 | 견갑골 / scapula
부리돌기 | 오훼돌기 / coracoid process
봉우리 | 견봉 / acromion
빗장뼈 | 쇄골 / clavicle
위팔뼈 | 상완골 / humerus
위팔뼈머리 | 상완골두 / head of humerus
큰결절 | 대결절 / greater tubercle
작은결절 | 소결절 / lesser tubercle
결절사이고랑 | 결절간구 / intertubercular sulcus
접시오목 | 관절와 / glenoid cavity
A. 뼈부분
봉우리 | 견봉 / acromion
부리봉우리인대 | 오훼견봉인대 / coracoacromial ligament
부리돌기 | 오훼돌기 / coracoid process
부리봉우리활 | 오훼견봉궁 / coracoacromial arch
부리위팔인대 | 오훼상완인대 / coracohumeral ligament
위부분 | 상부 / upper part
중간부분 | 중부 / middle part
아래부분 | 하부 / lower part
접시위팔인대 | 관절상완인대 / glenohumeral ligament
B. 인대
봉우리밑주머니 | 견봉하낭 / subacromial bursa
봉우리 | 견봉 / acromion
어깨세모근밑주머니 | 삼각근하낭 / subdeltoid bursa
어깨세모근 | 삼각근 / deltoid muscle
관절안 | 관절강 / articular cavity
어깨밑근 | 견갑하근 / subscapularis muscle
오목테두리 | 관절순 / glenoidal labrum
겨드랑(오목) | 액와 / axillary fossa
C. 수직단면
봉우리 | 견봉 / acromion
부리봉우리인대 | 오훼견봉인대 / coracoacromial ligament
부리봉우리활 | 오훼견봉궁 / coracoacromial arch
부리돌기 | 오훼돌기 / coracoid process
봉우리밑주머니 | 견봉하낭 / subacromial bursa
어깨밑근힘줄밑주머니 | 견갑하근건하낭 / subtendinous bursa of subscapularis muscle
돌림근띠 | 회전근개 / rotator cuff
가시위근 | 극상근 / supraspinatus muscle
가시아래근 | 극하근 / infraspinatus muscle
작은원근 | 소원근 / teres minor muscle
어깨밑근 | 견갑하근 / subscapularis muscle
위팔두갈래근긴갈래힘줄 | 상완이두근장두건 / tendon of long head of biceps brachii muscle
접시오목 | 관절와 / glenoid cavity
관절주머니 | 관절낭 / articular capsule
오목테두리 | 관절순 / glenoidal labrum
D. 접시오목과 돌림근띠

그림 4-14. 어깨관절

봉우리활 오훼견봉궁/coracoacromial arch 을 이루어서 위팔뼈머리가 위쪽으로 탈구되는 것을 억제한다.

움직임 | 어깨관절에서 3개의 평면(이마면, 시상면, 수평면) 안에서 6방향의 운동 및 위팔뼈를 축으로 한 돌림운동(가쪽돌림, 안쪽돌림)이 가능하다.

윤활주머니 | 어깨관절주머니 주위에는 **윤활주머니** 활액낭/synovial bursa 가 있으며 관절 주위의 구조 사이에서 발생하는 마찰을 줄여준다.

- 어깨밑근 주위에서 관절주머니 사이 및 부리돌기와의 사이에 있는 **어깨밑근힘줄밑주머니** 견갑하근건하낭/subtendinous bursa of subscapularis muscle 는 관절주머니의 구멍을 통해 관절안과 교통한다.
- 관절주머니의 가쪽면에 **봉우리밑주머니** 견봉하낭/subacromial bursa 와 **어깨세모근밑주머니** 삼각근하낭/subdeltoid bursa 가 있다.

위팔두갈래근긴갈래힘줄 상완이두근장두건/tendon of long head of biceps brachii muscle 은 결절사이고랑을 통과하고 관절주머니의 구멍을 통해 관절안으로 들어가며, 접시오목 바로 위쪽의 접시위결절에 부착된다.

돌림근띠 회전근개/rotator cuff 는 어깨뼈의 뒤쪽과 앞쪽에서 시작되는 4개의 근육(가시위근, 가시아래근, 작은원근, 어깨밑근)의 힘줄로 구성되고, 관절주머니의 앞·위·뒤쪽을 소맷부리처럼 감싸며 합쳐진다. 돌림근띠는 관절주머니를 보강하고 관절의 움직임을

어깨관절주위염

어깨관절 주변의 통증은 매우 많은 사람들이 경험하는 흔한 증상이다. 원인을 알 수 없는 것을 **어깨관절주위염**(견관절주위염/scapulohumeral periarthritis) (흔히 말하는 '오십견')이라고 한다. 40~60대에 많이 일어나며 어깨관절의 통증과 운동제한이 나타난다. 치료로는 소염진통제를 투여하고 따듯하게 유지해서 안정을 취하도록 한다. 통증이 강하지 않은 범위 내에서 어깨관절을 움직이도록 해서 가동영역을 회복시킨다. 1년~1년 반 사이에 자연치유되는 경우가 많다.

어깨관절의 통증을 유발하는 질환 중에서 원인이 확실한 것으로는 1) 가시위근힘줄의 급속한 변성과 석회화(석회화힘줄염, 2~3주 사이에 회복), 2) 가시위근힘줄의 만성염증(봉우리밑증후군, 봉우리와 관절주머니 사이에 끼어서 발생한다), 3) 돌림근띠의 일부, 특히 가시위근힘줄의 파열(돌림근띠파열) 등이 있다.

어깨관절의 탈구

어깨관절은 가장 탈구되기 쉬운 관절이며 손가락관절탈구와 함께 외상으로 인한 탈구 빈도가 매우 높다. 그 대부분은 위팔뼈머리가 앞쪽으로 이동하는 앞쪽탈구이다. 예를 들어, 넘어질 때 몸을 지지하기 위해 팔을 뒤가쪽으로 무리하게 움직이면 지레 작용에 의해 위팔뼈머리가 앞쪽으로 튀어나와 관절주머니를 파괴하게 되고, 때로는 관절주머니의 앞모서리가 떨어져 나가는 경우도 있다. 나이 어린 사람의 관절이 탈구되면 재발이 계속되는 반복성 어깨관절탈구가 되기 쉽다. 어깨관절의 앞쪽탈구를 복구하는 방법으로는 지레의 원리를 응용한 방법[코커(Kocher)법, 미르히(Milch)법]과 위팔을 당기는 방법[히포크라테스(Hippocrates)법, 스팀슨(Stimson)법]이 있다.

제한하지 않으며 관절융기를 지지해서 접시오목으로부터 탈구되는 것을 막는다.

● **몸통에 대한 위팔의 운동**(그림 4-15, 표 4-3)

몸통에 대한 위팔의 운동은 몸통에 대한 어깨뼈의 운동과 어깨뼈에 대한 위팔의 운동이 복합적으로 이루어진다.

운동은 1) 시상면 안에서의 굽힘(앞쪽)과 폄(뒤쪽)(그림 4-15A), 2) 이마면 안에서의 벌림과 모음(그림 4-15B), 3) 수평면 안에서의 수평굽힘(앞쪽)과 수평폄(뒤쪽)(그림 4-15C), 4) 위팔뼈를 축으로 한 돌림(그림 4-15D)으로 구별된다. 가쪽으로 돌릴 때에는 어깨관절에서의 위팔뼈의 운동과 어깨뼈의 몸통에 대한 운동이 2:1의 비율로 이루어지는 것으로 알려져 있다.

몸통에 대한 위팔의 운동에 관여하는 근육은 몸통에서 시작되고 위팔뼈에 닿는 근육(가슴부위 얕은층의 근육), 뒤쪽의 근육(등부위 얕은층의 근육), 어깨뼈에서 시작되고

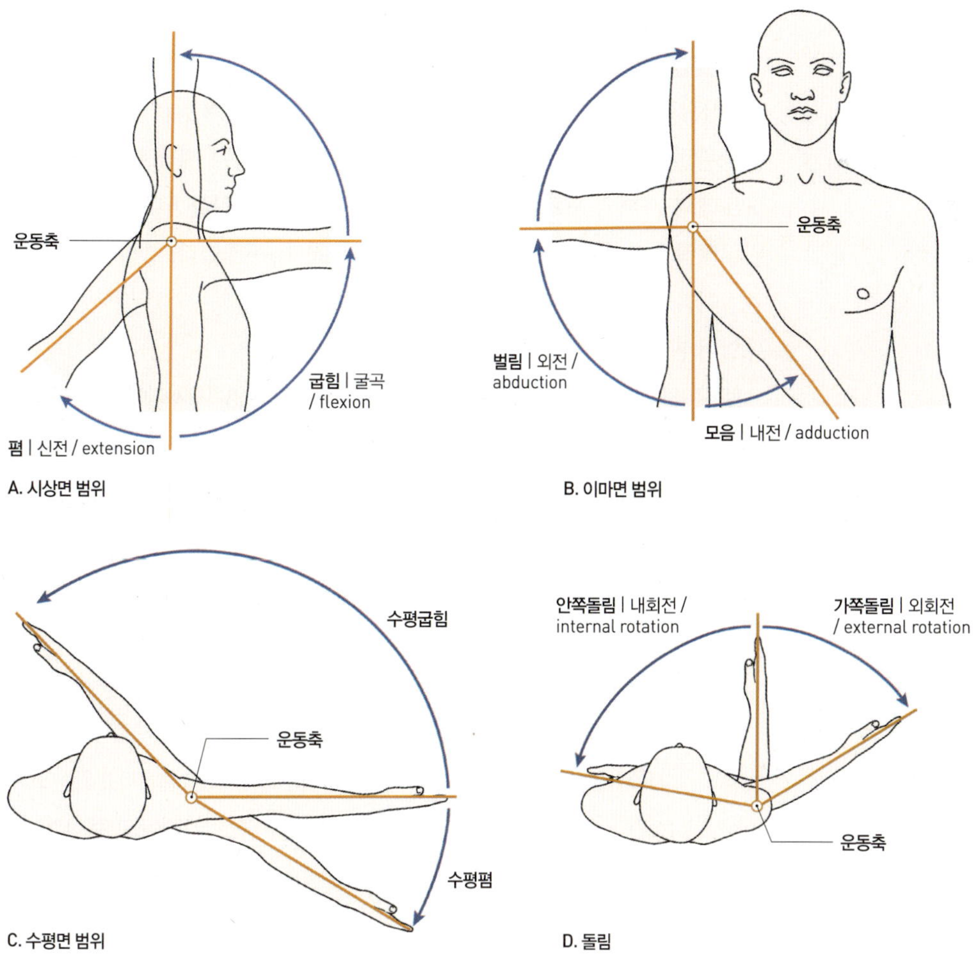

그림 4-15. 위팔의 운동

표 4-3. 위팔의 운동과 작용하는 근육

운동		가동영역	몸통-위팔근	팔이음부위-위팔근
시상면 안쪽	굽힘(앞쪽)	180°	큰가슴근	어깨세모근 앞부분
	폄(뒤쪽)	50°	넓은등근, 등세모근 아래부분	어깨세모근 뒤부분
이마면 안쪽	벌림	180°	등세모근 위부분	가시위근, 어깨세모근 중간부분
	모음	0°	큰가슴근, 넓은등근, 등세모근 아래부분	큰원근
수평면 안쪽	수평굽힘(앞쪽)	135°	큰가슴근	
	수평폄(뒤쪽)	30°	등세모근 중간 · 아래부분, 넓은등근	
돌림	가쪽돌림	60°		가시아래근, 작은원근
	안쪽돌림	80°	큰가슴근, 큰원근	어깨밑근

위팔뼈에 닿는 근육(어깨뼈 주변의 근육)이 있다.

2) 팔꿉관절(그림 4-16)

팔꿉관절 주관절/elbow joint 은 위팔뼈 아래끝과 자뼈 · 노뼈 위끝 사이에 복합적으로 형성된 윤활관절이다. **위팔자관절** 상완척관절/humeroulnar joint 은 위팔뼈 아래끝부분의 위팔뼈도르래와 자뼈의 도르래패임 사이에 있으며, **위팔노관절** 상완요관절/humeroradial joint 은 위팔뼈작은머리와 노뼈머리 위쪽의 접시오목 사이에 있다. 형태는 경첩관절이며 홑축관절이다. 노뼈와 자뼈의 위쪽끝에 있는 **몸쪽노자관절** 상요척관절/proximal radioulnar joint 도 동일한 관절주머니에 감싸여 있다.

관절주머니의 섬유막 | 위팔뼈 앞쪽에는 위팔뼈도르래의 안쪽모서리에서 갈고리오목과 노오목의 위모서리를 거쳐 위팔뼈작은머리의 가쪽모서리에 부착되며 뒤쪽은 팔꿈치오목 주변에 부착된다. 자뼈에서는 갈고리돌기와 팔꿈치오목 주변, 노뼈에서는 노뼈머리의 아래모서리에 부착된다.

윤활막 | 관절주머니의 안쪽면에 더해서 노오목, 갈고리오목, 팔꿈치오목, 위팔뼈도르래의 안쪽면을 덮고 있다.

인 대 | 관절주머니를 보강하는 인대로는 **가쪽 · 안쪽곁인대** 외측 · 내측측부인대/radial · ulnar collateral ligament 와 **노뼈머리띠인대** 요골윤상인대/anular ligament of radius 가 있다. 가쪽곁인대는 위팔뼈의 가쪽위관절융기에서 아래쪽으로 뻗어있으며 노뼈머리를 둘러싸고 있는 노뼈머리띠인대와 섞인다. 안쪽곁인대는 위팔뼈의 안쪽위관절융기에서 부채꼴로 퍼져 나가며 자뼈의 갈고리돌기에서 팔꿈치머리까지 도르래패임 안쪽모서리에 부착되어 있다.

움직임 | 굽힘과 폄운동을 담당한다.

아래팔의 뒤침자세(해부학적 정위)에서는 자뼈의 긴 축은 위팔뼈 긴 축의 연장선상에서 약 10° 가쪽으로 틀어져 있다. 이 각도를 **운반각도** carrying angle 라고 한다.

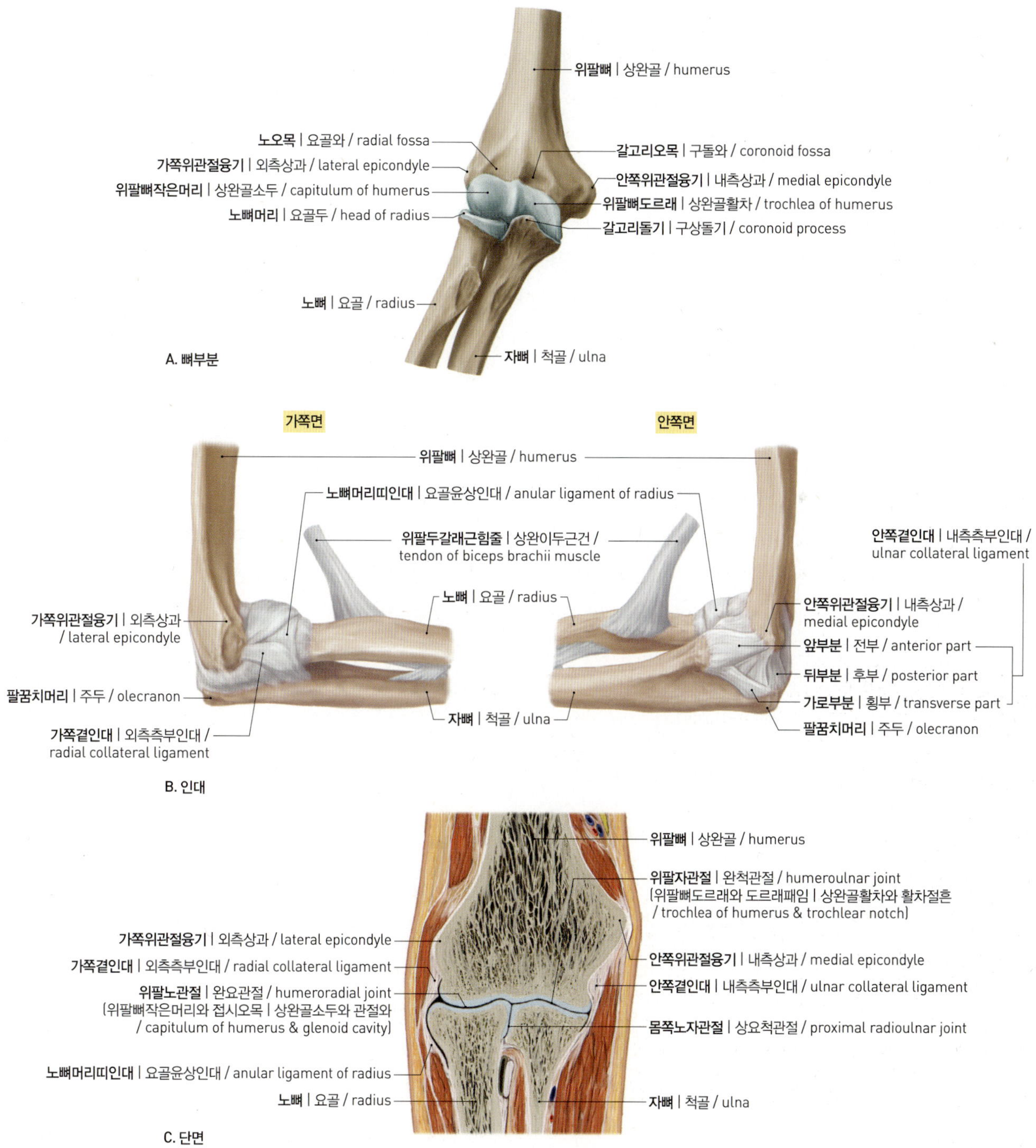

그림 4-16. 팔꿉관절

● **위팔에 대한 아래팔의 운동**(그림 4-17, 표 4-4)

팔꿉관절에서의 운동은 굽힘과 폄운동이다.

굽힘운동을 담당하는 근육은 위팔 앞쪽에 있는 위팔두갈래근, 위팔근, 아래팔의 가쪽에 있는 위팔노근이며, 아래팔의 위치와 운동(엎침, 뒤침)에 대한 수행에 차이가 있다. 아래팔에 있는 다른 일부의 근육(원엎침근, 노쪽손목굽힘근, 긴손바닥근, 자쪽손목굽힘근, 얕은손가락굽힘근, 긴·짧은노쪽손목폄근)도 약한 굽힘운동을 담당한다.

폄운동을 담당하는 근육은 위팔세갈래근이다.

3) 아래팔의 관절

● **자뼈와 노뼈의 연결**(그림 4-18)

아래팔의 자뼈와 노뼈 사이는 몸쪽노자관절, 먼쪽노자관절, 아래팔뼈사이막에 의해 연결된다.

몸쪽노자관절 상요척관절/proximal radioulnar joint | 아래팔의 위끝부분에 있으며 팔꿉관절주머니에 둘러싸여 있는 윤활관절이다. 자뼈 위끝부분의 노패임과 노뼈머리의 둘레관절면 사이에 있다. 형태는 중쇠관절이며 홑축관절이다.

인 대 | 노뼈머리띠인대는 팔꿉관절주머니의 띠 모양의 두꺼워진 부분이다. 노뼈의 둘레관절면을 둘러싸고 있고, 자뼈의 노패임 앞모서리와 뒤모서리에 붙어 있다.

움직임 | 노뼈 위끝부분이 자뼈에 대해 돌림운동을 한다.

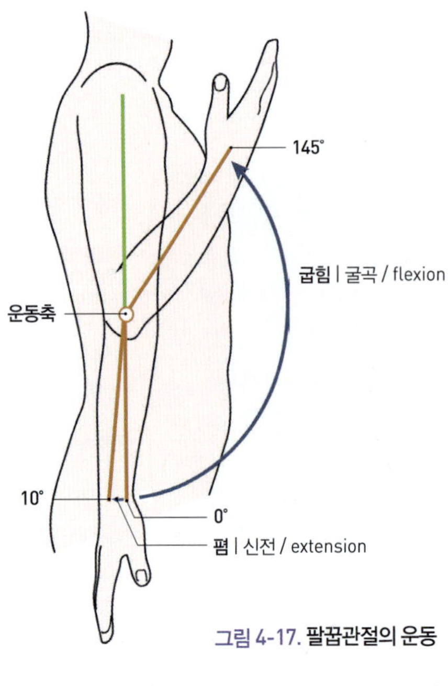

그림 4-17. 팔꿉관절의 운동

표 4-4. 팔꿉관절에서 아래팔의 운동

운동	가동영역	작용하는 근육
굽힘	145°	위팔두갈래근(뒤침 자세에서 작용) 위팔근(항상 작용) 위팔노근(중간위치에서 작용)
폄	5°	위팔세갈래근

먼쪽노자관절 하요척관절/distal radioulnar joint | 아래팔의 아래끝부분에 있으며 손목관절과 인접해 있다. 자뼈머리의 둘레관절면과 노뼈 아래끝부분의 자패임 사이에 있는 윤활관절이다. 형태는 중쇠관절이며 홑축관절이다. 손목관절과 공통의 관절주머니에 의해 둘러싸여 있으며 관절안은 관절원반에 의해 분리되어 있다. **관절원반** articular disc 은 삼각형이고, 자뼈의 붓돌기 바닥부분과 노뼈의 자패임 안쪽모서리에 붙어 있으며, 관절안을 손목관절에서 분리하는 동시에 자뼈와 노뼈를 연결하는 인대 역할을 한다.

아래팔뼈사이막 전완골간막/interosseous membrane of forearm | 노뼈 안쪽모서리와 자뼈의 가쪽모서리 사이를 이어주는 강한 섬유막이다. 섬유는 주로 노뼈에서 자뼈쪽으로 향해 비스듬히 뻗어있다. 아래팔의 앞구역과 뒤구역 사이를 분리하는 동시에 앞쪽(굽힘쪽)과

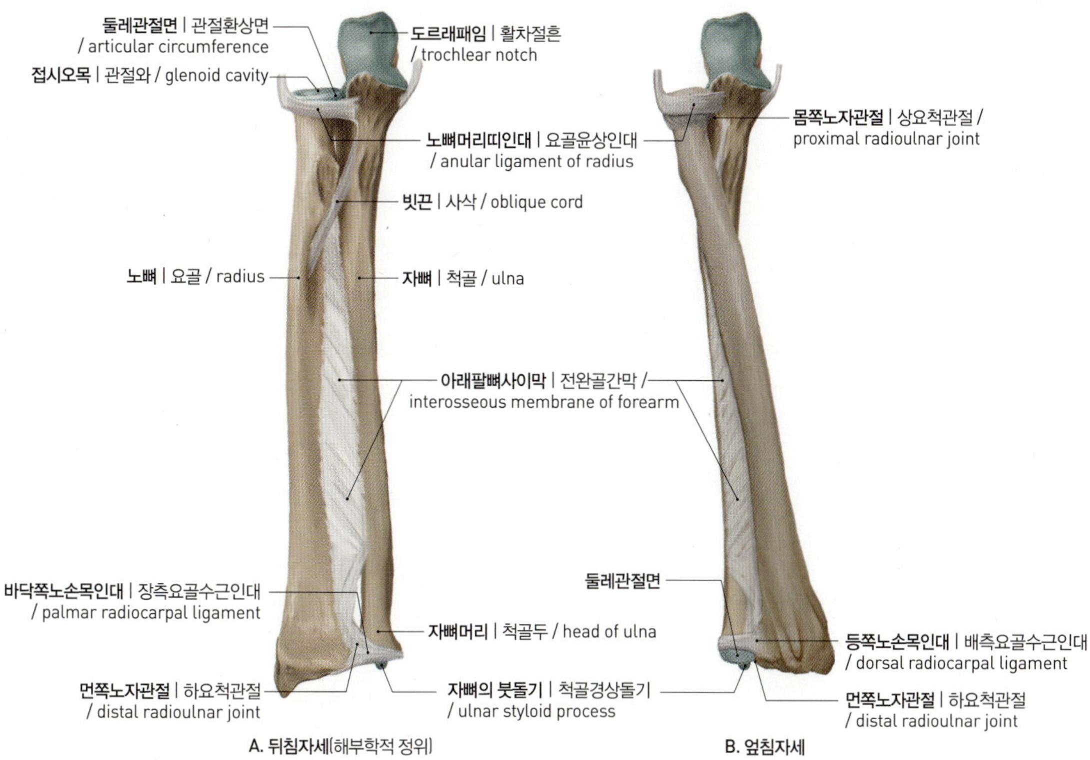

그림 4-18. 자뼈와 노뼈의 연결

노뼈와 자뼈의 골절

넘어질 때 몸을 지지하기 위해 지면에 손을 대는 경우, 손목관절의 등쪽 굽힘이 강제로 일어나면서 노뼈 먼쪽 끝부분에서 골절이 잘 일어난다. **콜리스골절**(Colles fracture)이라고 하며 골절 중에서 가장 빈도가 높은 것 중의 하나이다. 골다공증이 있는 노령자에게 잘 일어난다. 골절은 노뼈의 아래끝부분에서 1~3 cm 되는 부근에서 주로 발생하며, 먼쪽 뼛조각이 등쪽으로 이동한다. 아래팔에 비해 손목이 등쪽으로 튀어나온 모양이 되어서 삼지창변형(포크배상변형)이라고 한다. 콜리스(Abraham Colles, 1773~1843)는 아일랜드의 외과의사이다.

아래팔의 골절은 관절의 탈구를 동반하는 경우가 많다. 자뼈가 뼈몸통부분에서 골절되면, 노뼈머리가 팔꿉관절에서 앞쪽으로 탈구되는 경우가 종종 있다. 이것은 **몬테기아골절**(Monteggia fracture)이라고 한다. 몬테기아(Giovanni Battista Monteggia, 1762~1815)는 이탈리아의 외과의사이다. 또한 자뼈가 손목 근처에서 탈구된 것을 **갈레아찌골절**(Galeazzi fracture)이라고 한다. 갈레아찌(Riccardo Galeazzi, 1866~1952)는 이탈리아의 정형외과의사이다.

● **콜리스골절과 삼지창변형**

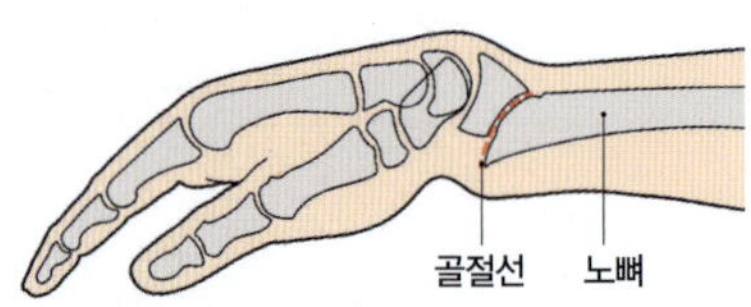

뒤쪽(폄쪽) 근육의 시작부위가 된다.

● **뒤침과 엎침**(그림 4-19, 표 4-5)

노뼈는 자뼈에 대해 비트는 동작의 회전운동을 담당한다. 이 운동을 **뒤침** 회외/supination · **엎침** 회내/pronation 이라고 한다.

4) 손목의 관절

● **손목관절**(그림 4-20)

손목관절 요골수근관절/wrist joint; radiocarpal joint 은 아래팔과 손 사이에 위치해 있는 윤활관절이다. 노뼈 아래끝부분 및 먼쪽노자관절 아래끝부분의 관절원반이 움푹 들어간 관절면을 형성하며, 손목뼈 몸쪽 줄에 있는 3개의 뼈(손배뼈, 반달뼈, 세모뼈)가 타원 모양의 관절면을 만든다. 형태는 타원관절이며 두축관절이다.

관절주머니 | 노뼈와 자뼈의 아래끝부분과 손목뼈 몸쪽 줄에 있는 3개의 뼈이며 관절면 주변에 붙어 있다.

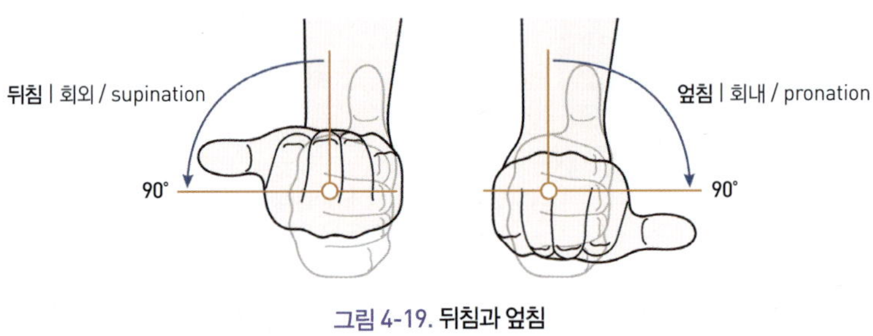

그림 4-19. 뒤침과 엎침

표 4-5. 아래팔에서의 뒤침과 엎침

운동	가동영역	작용하는 근육
뒤침	90°	위팔두갈래근(팔꿉 굽힘자세에서 작용) 손뒤침근
엎침	90°	원엎침근 네모엎침근

인 대 | 관절주머니를 보강하는 인대가 몇 가지 있다. **가쪽 · 안쪽손목곁인대** 외측 · 내측수근측부인대/radial · ulnar collateral ligament of wrist joint 는 관절주머니의 좌우 양쪽에서 노뼈 및 자뼈의 붓돌기와 손목뼈 사이를 연결하며, 굽힘과 폄운동을 할 때 관절을 지지한다. **바닥쪽 · 등쪽노손목인대** 장측 · 배측요골수근인대/palmar · dorsal radiocarpal ligament 는 관절주머니의 앞쪽과 뒤쪽에서 노뼈와 손목뼈 사이를 연결하고, 벌림과 모음운동을 할 때 관절을 지지한다.

움직임 | 굽힘과 폄, 벌림과 모음운동을 한다.

● 손목뼈의 관절

8개의 손목뼈 사이의 관절은 **손목뼈사이관절** 수근간관절/intercarpal joint 이라고 하며 관절안이 연속되어 있다.

몸쪽 줄과 먼쪽 줄 사이의 관절은 **손목뼈중간관절** 수근중앙관절/midcarpal joint 이라고 하며, 움직임이 비교적 크고 벌림과 모음운동에 기여한다.

● 아래팔에 대한 손의 운동(그림 4-21, 표 4-6)

손은 아래팔에 대해 굽힘(바닥쪽굽힘), 폄(등쪽굽힘)과, 벌림(노쪽굽힘), 모음(자쪽굽힘)의 2방향으로 운동한다. 굽힘과 폄운동 쪽이 가동영역이 넓고 운동도 강력하다.

5) 손의 관절(그림 4-20)

손가락은 첫째손가락(엄지손가락)과 나머지 둘째~다섯째손가락(집게손가락~새끼손가락)의 움직임이 많이 다르다. 엄지손가락은 다른 4개의 손가락과 맞섬(대립)운동이

손목뼈의 골절

8개의 손목뼈 중에서 골절이 가장 많이 일어나는 것이 손배뼈이다. 위팔을 벌리고 있는 상태로 넘어지는 순간 손바닥의 엄지쪽을 땅에 대고 몸을 지지하려고 할 때 손배뼈의 골절이 일어나는 경우가 많다. 손배뼈의 중앙부분에 있는 잘록한 부분이 잘 골절된다. 손상을 입은 직후에는 X선 사진에서 골절선이 잘 보이지 않기 때문에 재촬영 때 골절로 판명되는 경우가 많다. 손배뼈 몸쪽부분은 혈관의 분포가 빈약하기 때문에 몸쪽 뼛조각이 허혈괴사를 일으키는 경우도 있다. 이러한 경우에는 뼈이식술이 필요하다.

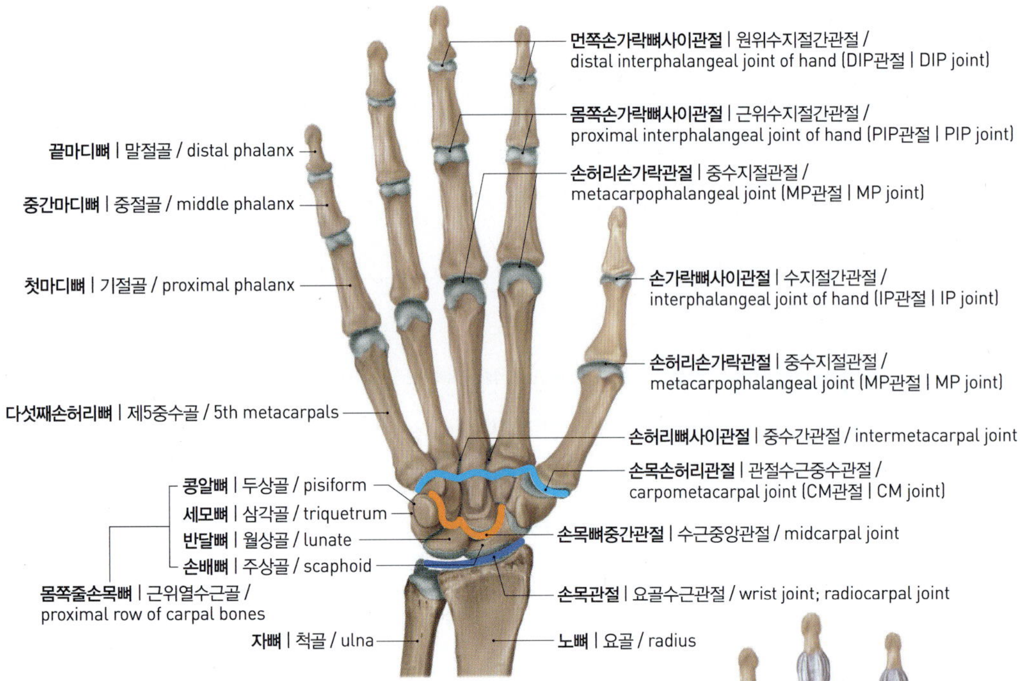

A. 뼈부분

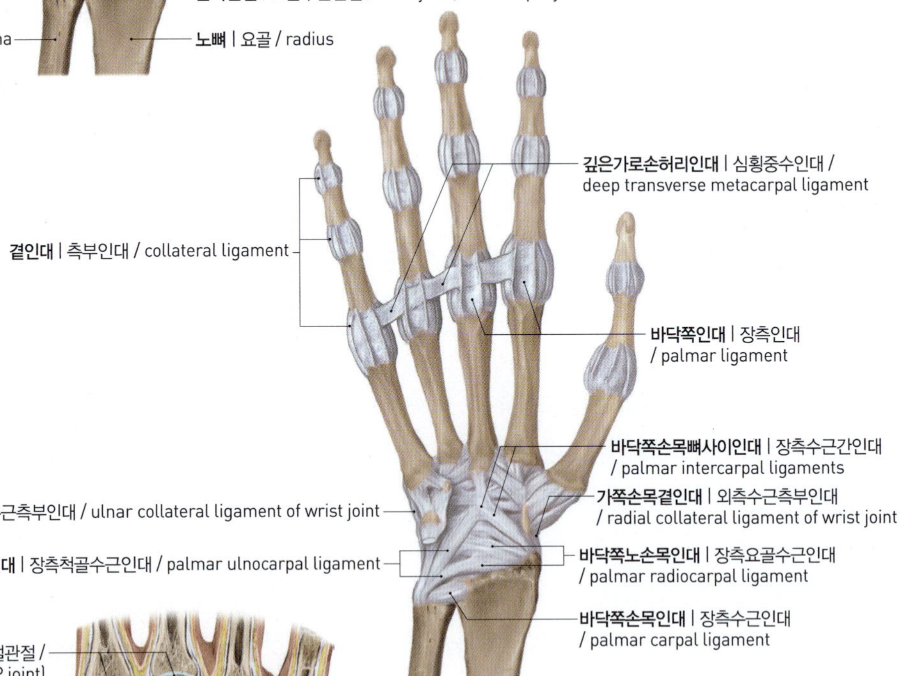

B. 인대

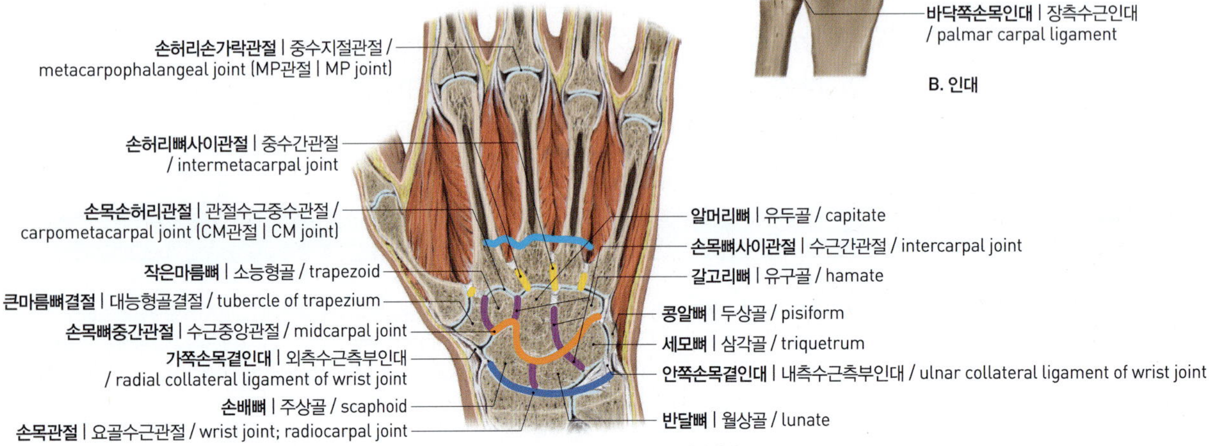

C. 이마단면

그림 4-20. 손목관절과 손가락의 관절

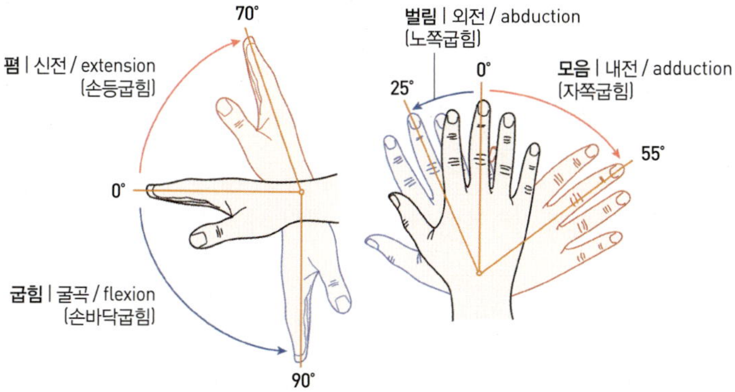

그림 4-21. 아래팔에 대한 손의 운동

가능해서 물건을 쥐거나 조작하는 역할을 한다. 둘째~다섯째손가락은 관절의 구조와 운동이 서로 매우 비슷하다.

● 둘째~다섯째손가락의 관절

4개의 둘째~다섯째손가락의 뼈대는 이미 손허리뼈에서 명확하게 나뉘어져 있다. 각각의 손가락에는 다음과 같은 4개의 윤활관절이 있다.

손목손허리관절 수근중수관절/carpometacarpal joint (CM관절) | 손목뼈 먼쪽 줄의 먼쪽 면과 손허리뼈 바닥 사이에 있다. 인접해 있는 손허리뼈 바닥 사이의 **손허리뼈사이관절** 중수간관절/intermetacarpal joint 과 공통의 동일한 관절주머니에 감싸여 있다. 움직임은 제한적이지만 굽힘과 폄운동에 기여하며, 자쪽으로 가까워질 수록 움직임이 커져서 다섯째 손허리뼈가 가장 잘 움직인다. 손허리뼈의 움직임은 손허리뼈머리의 바닥면을 연결하는 **깊은가로손허리인대** 심횡중수인대/deep transverse metacarpal ligament 에 의해서 제한되고 있다.

손허리손가락관절 중수지절관절/metacarpophalangeal joint (MP관절) | 손가락이 뻗어 나온 자리에 있는 관절이며 손허리뼈머리와 첫마디뼈 바닥 사이에 있다. 형태는 타원관절이며 동시에 두축관절이다.

표 4-6. 손의 운동

운동	가동영역	작용하는 근육
굽힘(손바닥굽힘)	90°	노쪽손목굽힘근, 자쪽손목굽힘근
폄(손등굽힘)	70°	긴 · 짧은노쪽손목폄근, 자쪽손목폄근
벌림(노쪽 굽힘)	25°	노쪽손목굽힘근, 긴 · 짧은노쪽손목폄근
모음(자쪽 굽힘)	55°	자쪽손목굽힘근, 자쪽손목폄근

인 대 | 관절주머니에는 바닥쪽인대와 좌우 양쪽의 곁인대에 의해 보강되어 있다.
움직임 | 굽힘과 폄, 벌림과 모음운동을 담당한다.

몸쪽손가락뼈사이관절 근위지절간관절/proximal interphalangeal joint (PIP관절) | 손가락 중에서 첫 번째 관절이며 첫마디뼈 머리와 중간마디뼈 바닥 사이에 있다. 형태는 경첩관절이며 동시에 홑축관절이다.
인 대 | 관절주머니에는 바닥쪽인대와 좌우의 곁인대에 의해 보강되어 있다.
움직임 | 굽힘과 폄운동을 담당한다.

먼쪽손가락뼈사이관절 distal interphalangeal joint (DIP관절) | 손가락 중에서 두 번째 관절이며 중간마디뼈 머리와 끝마디뼈 바닥 사이에 있다. 형태는 경첩관절이며 동시에 홑축관절이다.
인 대 | 관절주머니에는 바닥쪽인대와 좌우의 곁인대에 의해 보강되어 있다.
움직임 | 굽힘과 폄운동을 담당한다.

둘째~다섯째손가락의 운동(그림 4-22, 표 4-7) | 둘째~다섯째손가락은 손허리손가락관절(MP관절)에서 굽힘과 폄운동, 벌림(셋째손가락에서 멀어진다)과 모음(셋째손가락으로 향한다)의 두 축 중심의 운동을 한다. 몸쪽 · 먼쪽손가락뼈사이관절(PIP · DIP관절)에서는 굽힘과 폄운동의 홑축 중심의 운동을 한다. 아래팔의 굽힘근(얕은손가락굽힘근, 깊은손가락굽힘근)과 폄근(손가락폄근, 집게폄근, 새끼폄근), 손바닥의 근육(바닥쪽 · 등쪽뼈사이근, 벌레근, 새끼두덩의 근육)이 운동을 담당한다.

● 엄지손가락의 관절

엄지손가락은 다른 4개의 손가락으로부터 독립되어 있으며 3개의 윤활관절이 있다.

손목손허리관절(CM관절) | 손목뼈 먼쪽 줄의 가쪽 끝에 있는 큰마름뼈와 엄지손가락 손허리뼈 바닥 사이에 있다. 형태는 안장관절이며 동시에 두축관절이다. 관절주머니는 다른 4개의 손가락의 손목손허리관절이 서로 분리되어 있어 독립적이며 움직임이 크다.
움직임 | 맞섬(둘째~다섯째손가락으로 향한다)과 물러섬(둘째~다섯째손가락과 평행을 이룬다), 벌림(셋째손가락에서 멀어진다)과 모음(셋째손가락으로 향한다)의 두 방향으로 운동을 담당한다.

손허리손가락관절(MP관절) | 손허리뼈머리와 첫마디뼈 바닥 사이에 있다. 형태는 경첩

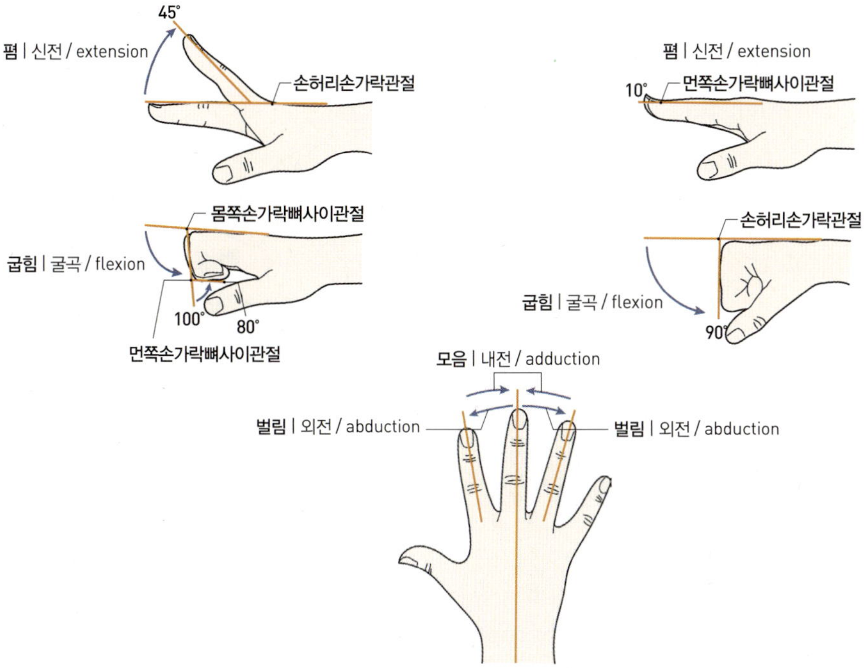

그림 4-22. 둘째~다섯째손가락의 운동

관절이며 동시에 홑축관절이다.

인 대 | 관절주머니에는 바닥쪽인대와 좌우의 곁인대에 의해 보강되어 있다.

움직임 | 굽힘과 폄운동을 담당한다.

손가락뼈사이관절(IP관절) | 첫마디뼈 머리와 끝마디뼈 바닥 사이에 있다. 형태는 경첩관절이며 동시에 홑축관절이다.

표 4-7. 둘째~다섯째손가락의 운동

	운동	가동영역	주요 작용근
손허리 손가락관절	굽힘	90°	바닥쪽 · 등쪽뼈사이근, 벌레근, 새끼벌림근*, 짧은새끼굽힘근*
	폄	45°	손가락폄근, 집게폄근*, 새끼폄근*
	벌림	-	등쪽뼈사이근, 새끼벌림근*
	모음	-	바닥쪽뼈사이근
몸쪽손가락뼈 사이관절	굽힘	100°	얕은손가락굽힘근
	폄	0°	손가락폄근, 집게폄근*, 새끼폄근*
먼쪽손가락뼈 사이관절	굽힘	80°	깊은손가락굽힘근
	폄	10°	손가락폄근, 집게폄근*, 새끼폄근*

*일부 손가락에만 작용

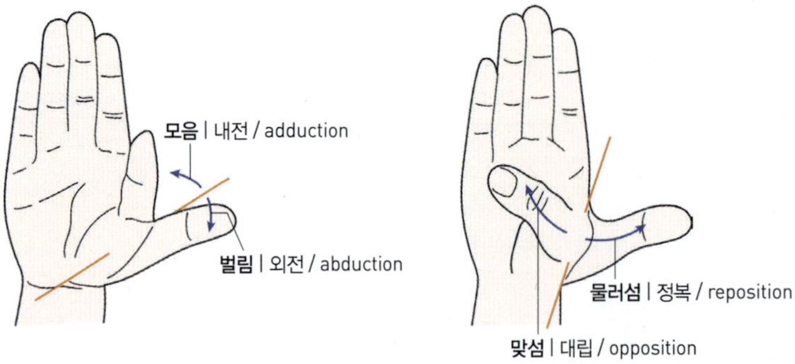

그림 4-23. 엄지손가락의 운동

인 대 | 관절주머니에는 바닥쪽인대와 좌우의 곁인대에 의해 보강되어 있다.

움직임 | 굽힘과 폄운동을 담당한다.

엄지손가락의 운동(그림 4-23, 표 4-8) | 엄지손가락은 손목손허리관절(CM관절)에서 맞섬(대립, 둘째~다섯째손가락으로 향한다)과 물러섬(정복, 둘째~다섯째손가락으로 향한다), 벌림(셋째손가락에서 멀어진다)과 모음(셋째손가락으로 향한다)의 2방향으로 운동을 담당하고, 손허리손가락관절(MP관절)과 손가락뼈사이관절(IP관절)에서는 굽힘과 폄운동을 담당한다.

아래팔 굽힘쪽에 하나의 근육(긴엄지굽힘근)과 폄쪽의 3개의 근육(긴엄지폄근, 긴엄지벌림근, 짧은엄지폄근), 엄지두덩의 4개의 근육(짧은엄지벌림근, 엄지맞섬근, 짧은엄지굽힘근, 엄지모음근)이 운동을 담당한다.

2. 다리의 관절

1) 엉덩관절(그림 4-24)

엉덩관절 고관절/hip joint 은 볼기뼈와 넙다리뼈를 이어주는 관절주머니로 싸여있는 윤활관절이다. 뭇축의 절구관절이며 매우 자유롭게 움직일 수 있는 구조로 되어 있다. 또한 접시오목이 깊고 넓은 접촉면을 가지고 있어서 강하고 안정적으로 유지된다.

● **뼈대요소**

볼기뼈 쪽의 접시오목은 반구 모양으로 깊게 패인 **절구** 관골구/acetabulum 이며 그 안에서 C자 모양의 **반달면** 월상면/lunate surface 이 관절연골로 덮여 있다. 넙다리뼈 쪽의 관절머리는 둥근 공 모양의 **넙다리뼈머리** 대퇴골두/head of femur 이며 넙다리뼈몸통에서 위가쪽으로 튀어나온 넙다리뼈목의 끝부분에 붙어 있다.

표 4-8. 엄지손가락의 운동

	운동	가동영역	주요 작용근
손목 손허리관절	벌림	60°	긴엄지벌림근, 짧은엄지벌림근
	모음	0°	긴엄지폄근, 엄지모음근
	맞섬	90°	엄지맞섬근, 짧은엄지굽힘근
	물러섬	0°	긴엄지벌림근, 짧은엄지폄근, 긴엄지폄근
손허리 손가락관절	굽힘	60°	짧은엄지벌림근, 짧은엄지굽힘근, 엄지모음근
	폄	10°	짧은엄지폄근, 긴엄지폄근
손가락뼈 사이관절	굽힘	80°	긴엄지굽힘근
	폄	10°	긴엄지폄근

● 관절주머니와 인대

엉덩관절의 관절주머니는 두껍고 강한 인대로 보강되어 있다.

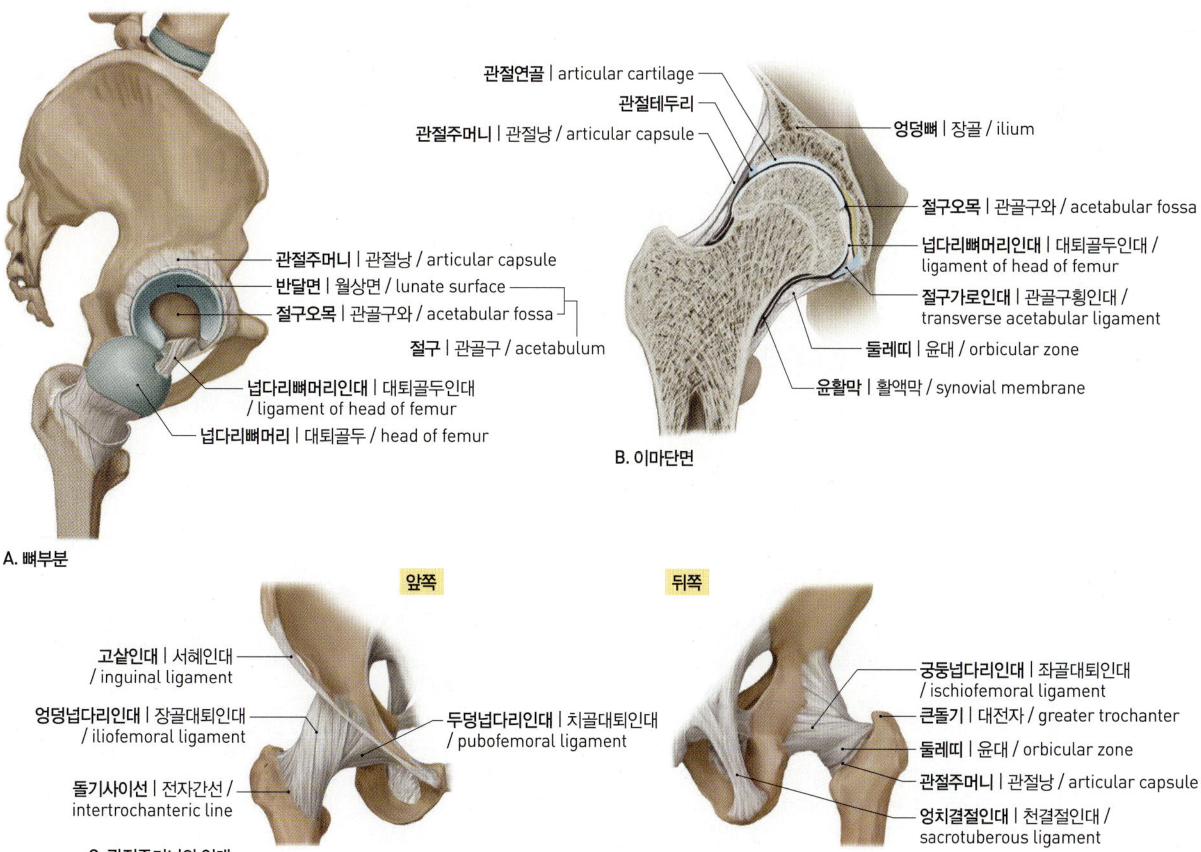

그림 4-24. 엉덩관절

엉덩넙다리인대 장골대퇴인대/iliofemoral ligament | 가장 강력하며 관절주머니의 앞쪽을 보강하고 있다. 또한 절구의 위모서리와 넙다리뼈의 돌기사이선을 세로 방향으로 연결해서 넓적다리가 과도하게 펴지는 것을 막는 작용을 한다.

두덩넙다리인대 치골대퇴인대/pubofemoral ligament | 관절주머니의 앞아래부분을 보강하고 있으며 엉덩두덩융기와 넙다리뼈의 돌기사이선을 가로 방향으로 연결한다.

궁둥넙다리인대 좌골대퇴인대/ischiofemoral ligament | 관절주머니의 뒤쪽을 보강하고 있으며 절구모서리의 뒤부분과 큰돌기를 가로 방향으로 연결한다.

둘레띠 윤대/orbicular zone | 관절주머니 얕은층의 섬유가 발달해서 넙다리뼈목 둘레를 감고 있는 것으로 넙다리뼈머리가 절구에서 빠져 나오는 것을 막는다.

절구가로인대 관골구횡인대/transverse acetabular ligament | 절구의 모서리가 아래쪽에서 도중에 잘린 부분(절구패임)을 메워서 연결하는 인대이다. 절구의 모서리 주변에서 팽창한 섬유연골의 절구테두리에 연결되어 있다.

넙다리뼈머리인대 대퇴골두인대/ligament of head of femur | 관절주머니와는 관계가 없으며 관절안에 있는 가느다란 결합조직의 끈이고 이곳을 통과하는 동맥이 넙다리뼈머리의 일부에 혈액을 보낸다. 볼기뼈 쪽에서는 절구패임과 절구가로인대의 틈새에 붙어 있으며 넙다리뼈 쪽에서는 넙다리뼈머리의 함입부분(넙다리뼈머리오목)에 붙어 있다.

윤활막 활액막/synovial membrane | 관절주머니 안쪽면에서 관절연골 이외의 부분을 덮고 넙다리뼈목 주위에도 관절안과 함께 뻗어 나와서 넙다리뼈머리인대를 둘러싸고 있다.

엉덩관절로 가는 혈액의 공급은 볼기뼈 쪽에서는 폐쇄동맥, 넙다리뼈 쪽에서는 안쪽·가쪽넙다리휘돌이동맥(넙다리동맥의 가지)에 의해 주로 이루어진다.

● **엉덩관절의 운동**(그림 4-25, 표 4-9)

엉덩관절에서 넙다리의 운동은 시상면 안에서의 굽힘(앞쪽)과 폄(뒤쪽), 이마면 안에서의 벌림과 모음, 넙다리뼈를 축으로 한 돌림으로 나뉜다.

선천엉덩관절탈구

선천엉덩관절탈구(congenital dislocation of hip joint)는 출생할 때나 출생 후에 넙다리뼈머리가 절구에서 빠져 있는 상태를 말한다. 1,000명 중에 1명 정도의 비율로 발생하며 여아가 남아보다 5~8배 정도 많다. 절구 형성의 불완전 등 탈구를 유발하기 쉬운 상황이 있으며 그에 더해 인대를 이완시키는 호르몬(릴랙신)의 과다분비가 영향을 끼친다고 알려져 있다. 외견상 어느 한쪽 다리가 짧다거나 엉덩관절을 구부린 상태에서 벌림운동이 제한되는(종아리벌림제한) 등의 증상을 통해 발견하는 경우가 많다. 신생아나 유아는 엉덩관절과 무릎관절을 구부리고 있는 것이 자연스러운 자세이기도 하며 적절하게 기저귀를 채우는 방법을 통해 교정되는 경우도 있다. 하지만 반대로 기저귀커버를 부적절한 방식으로 채우게 되면 오히려 악화되는 경우도 있다.

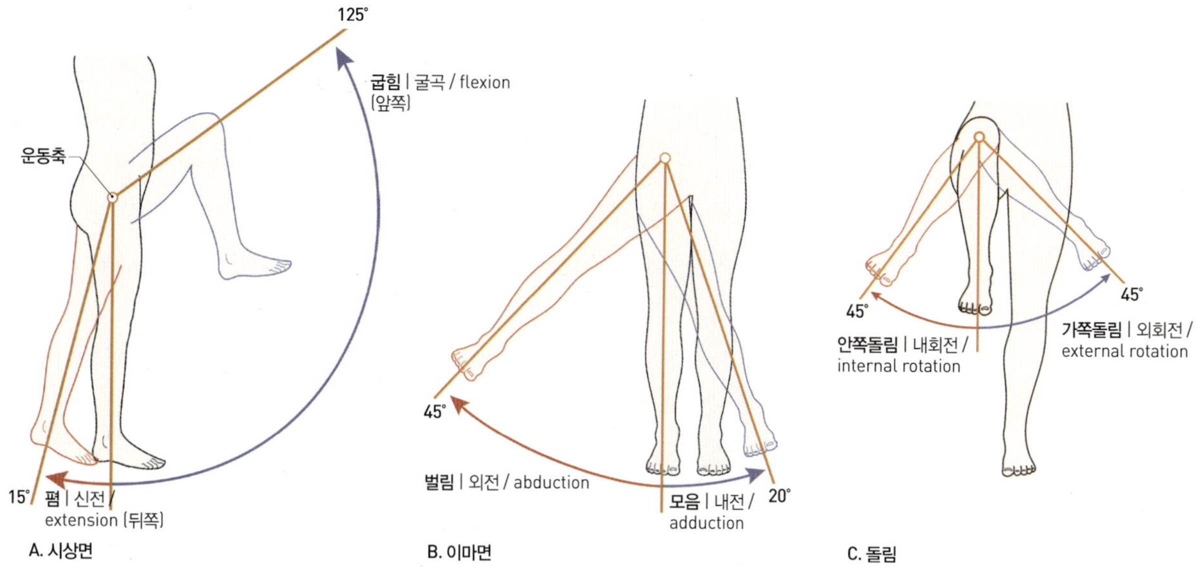

그림 4-25. 엉덩관절의 운동

엉덩관절의 운동은 골반 앞쪽의 근육(엉덩허리근), 넙다리의 근육(모음근육), 골반 뒤쪽의 근육(볼기근과 돌림근)에 의해 이루어진다.

2) 무릎과 종아리의 관절

● 무릎관절(그림 4-26)

무릎관절 슬관절/knee joint 은 넙다리뼈 아래끝부분의 가쪽 · 안쪽관절융기와 정강뼈 위끝부분의 가쪽 · 안쪽관절융기 사이의 윤활관절이다. 형태는 2개의 관절머리가 2개의

표 4-9. 엉덩관절의 운동에 작용하는 근육

운동		가동영역	골반의 근육	넓적다리의 근육
시상면 안쪽	굽힘(앞쪽)	125°	**엉덩허리근**	**넙다리곧은근**, 두덩근, 넙다리근막긴장근
	폄(뒤쪽)	15°	**큰볼기근**	**큰모음근**, 넙다리두갈래근 긴갈래, 반힘줄근, 반막근
이마면 안쪽	벌림	45°	**중간볼기근**, 작은볼기근, 넙다리근막긴장근, 궁둥구멍근, 쌍동근, 속폐쇄근	
	모음	20°		**큰모음근**, 긴모음근, 짧은모음근, 두덩근, 두덩정강근
돌림	가쪽돌림	45°	**큰볼기근**, 궁둥구멍근, 쌍동근, 속폐쇄근, 넙다리네모근	
	안쪽돌림	45°	중간볼기근, 작은볼기근, 넙다리근막긴장근	

주요 동작근육은 굵은 글자로 표시하였다.

얇은 접시오목에 맞닿아 있는 두융기관절이며 주로 굽힘과 폄운동을 담당한다. 관절주머니는 넙다리뼈와 정강뼈를 이어주고 있으며 종아리뼈는 무릎관절에 관여하지 않는다.

뼈대요소

넙다리뼈 가쪽·안쪽관절융기의 관절면은 2개의 원기둥 모양이며, 정강뼈 가쪽·안쪽관절융기의 위쪽은 가볍게 움푹 들어가서 2개의 얇은 접시오목을 형성한다. 유리연골의 관절연골이 양쪽 관절면을 덮고 있다.

넙다리뼈의 가쪽·안쪽관절융기는 앞쪽으로 강하게 구부러져서 굽힘과 폄운동의 넓은 범위에 걸쳐 정강뼈의 접시오목과 접촉할 수 있다. 한편 관절면의 접촉영역은 한정되어 있으며 특히 굽힘자세에서는 접촉영역이 좁아진다.

무릎뼈 슬개골/patella 는 넙다리네갈래근힘줄 안에서 발생한 종자뼈이다. 무릎관절주머니의 앞쪽에 포함되어 있으며 넙다리뼈 아래끝부분의 앞쪽에 닿는 관절면을 가진다.

가쪽·안쪽반달 외측·내측반월/lateral·medial meniscus 은 관절주머니에서 위아래의 관절면 사이로 뻗어 나온 C자 모양의 섬유연골이며 관절면에 가해지는 체중(하중)을 분산시키는 역할을 하고 있다. 반달은 주변에서 관절주머니에 붙어 있으며 앞쪽과 뒤쪽의 안쪽끝부분은 정강뼈의 융기사이융기에 고정되어 있다. 안쪽반달은 관절주머니의 안쪽곁인대에 의해 고정되어 안정적이지만 가쪽반달은 붙어있는 부위의 관절주머니에 인대가 없기 때문에(가쪽곁인대는 관절주머니에서 떨어져 있다) 움직임이 크다.

넙다리뼈목골절, 넙다리뼈머리괴사

넙다리뼈목골절(femoral neck fracture)은 고령자에게 잘 일어나며 또한 치료도 어려운 골절이다. 넙다리뼈목은 뼈몸통에 대해 기울어져 있기 때문에(목몸통각) 엇밀림힘이 작용하고 있다. 고령자는 골다공증 등으로 인해 뼈가 약해져서 작은 외부 충격으로도 넙다리뼈목이 잘 부러지게 된다. 또한 고령자는 뼈의 재생능력이 떨어져 있기 때문에 치료가 어려우며 그 외에도 치료를 방해하는 해부학적 이유가 있다.

1) 넙다리뼈목의 가로골절(넙다리뼈목안쪽골절)은 골절부위가 관절주머니 안쪽부분에 있어 뼈막이 없기 때문에 뼈막에 의한 애벌뼈가 만들어지지 않아 치료효과가 좋지 않다. 돌기사이골절(넙다리뼈목가쪽골절)은 골절부위가 관절주머니 가쪽부분에 있기 때문에 치료효과가 좋다.
2) 넙다리뼈목에 가해지는 엇밀림힘으로 인해 이탈된 뼛조각이 뼈융합을 방해한다.
3) 넙다리뼈목의 골절로 인해 허혈이 발생하면 **넙다리뼈머리괴사**(aseptic necrosis of the femoral head)가 일어나기 쉽다. 넙다리뼈머리에는 관절 안의 넙다리뼈머리인대를 통과하는 동맥도 분포되어 있지만, 그곳에서 공급되는 혈액은 한정되어 있고 주로 넙다리뼈목을 통해 혈액이 공급된다.

● 넙다리뼈목골절

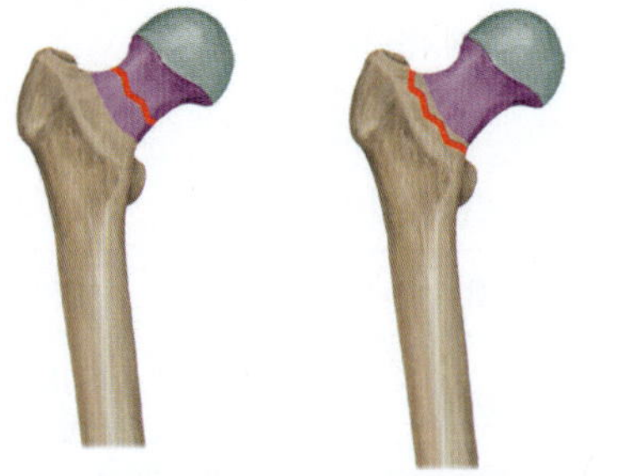

A. 넙다리뼈목의 가로골절　　B. 돌기사이골절

고령자는 전신적인 질환을 가지고 있는 경우가 대부분이어서 골절로 인해 장기간 병상에 눕게 되면 다시 일어나지 못하게 될 위험이 있다. 이러한 경우에는 하루라도 빨리 수술을 통해 뼈이음술이나 엉덩관절치환술(고관절치환술)을 시행하는 것이 좋다.

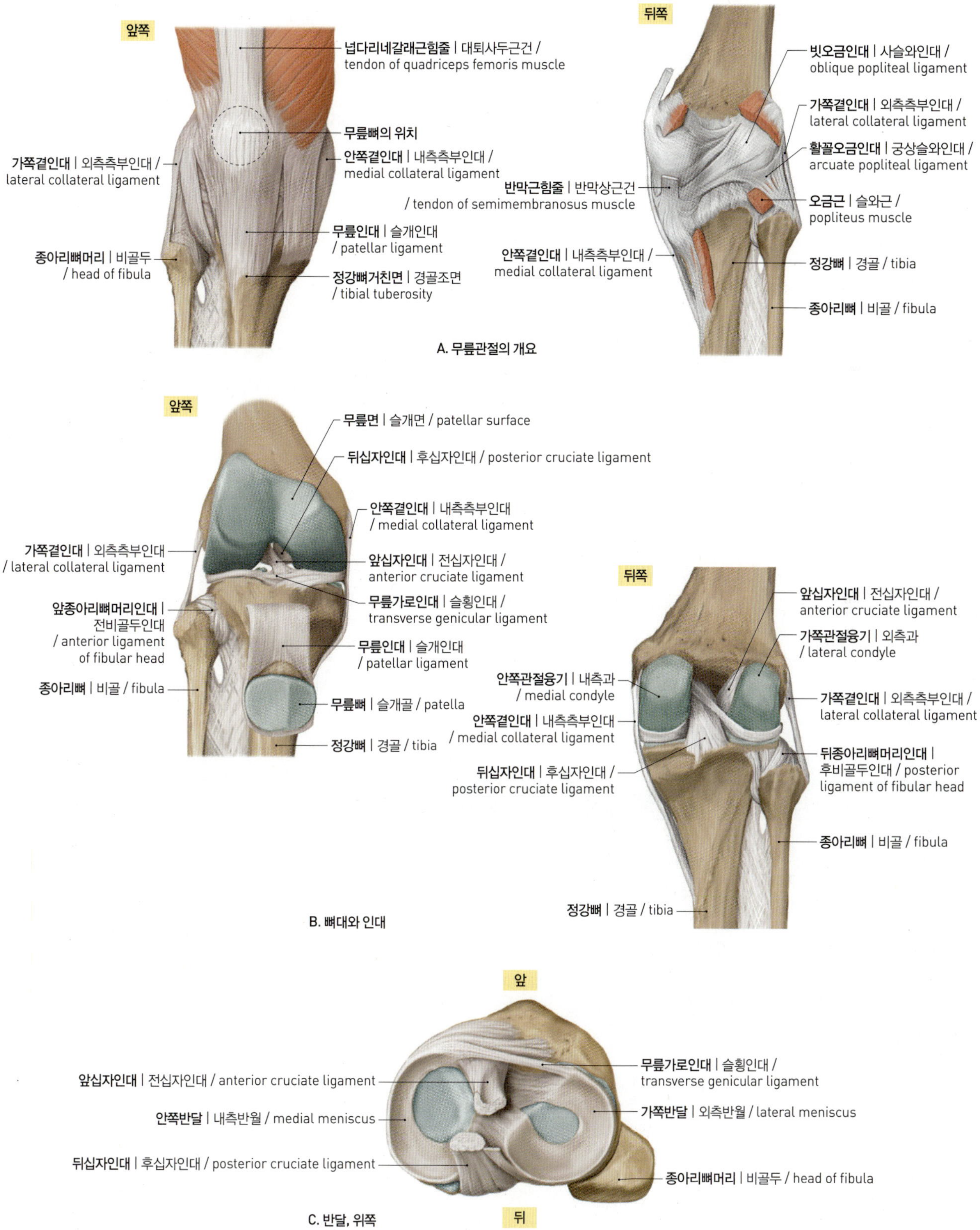

A. 무릎관절의 개요

B. 뼈대와 인대

C. 반달, 위쪽

그림 4-26. 무릎관절

관절주머니와 인대

주요한 인대로는 곁인대, 십자인대, 무릎인대가 있으며 관절주머니에 포함되어 있는 것과 관절주머니에서 독립적으로 있는 것이 있다.

가쪽 · 안쪽곁인대 외측 · 내측측부인대/lateral · medial collateral ligament 는 무릎관절의 양쪽을 보강하는 인대이다. 가쪽곁인대는 넙다리뼈의 가쪽위관절융기와 종아리뼈융기를 연결하며 띠 모양으로 관절주머니에서 떨어져 있다. 안쪽곁인대는 관절주머니의 일부가 두꺼워진 것으로 넙다리뼈의 안쪽위관절융기와 정강뼈 위끝부분의 안쪽모서리를 이어준다.

앞 · 뒤십자인대 전 · 후십자인대/anterior · posterior cruciate ligament 는 관절안 속에서 넙다리뼈와 정강뼈를 연결하고 가쪽 · 안쪽관절융기에 끼여 있는 융기사이부위에 있다. 앞십자인대는 정강뼈의 융기사이융기 앞부분과 넙다리뼈 융기사이오목 가쪽벽의 뒤부분을 연결한다. 뒤십자인대는 정강뼈의 융기사이부위 뒤부분과 넙다리뼈 융기사이오목 안쪽벽의 앞부분을 연결한다.

무릎인대 슬개인대/patellar ligament 는 무릎관절주머니의 앞벽에 포함되어 있다. 넙다리네갈래근 일부는 무릎뼈와 정강뼈거친면 사이에 있다.

윤활막과 윤활주머니

윤활막은 관절주머니의 안쪽면에서 관절연골과 반달 이외의 부분 및 앞 · 뒤십자인대를 덮고 있다. 또한 윤활막은 관절안으로 연결되는 주위의 윤활주머니 안쪽면도 덮여 있다.

무릎위주머니 슬개상낭/suprapatellar bursa 는 넙다리네갈래근 아래부분의 깊은층에 넙다리

안굽이무릎과 바깥굽이무릎

정상적인 인체는 넙다리뼈의 축이 비스듬히 위치해 있으며 정강뼈의 축은 수직이다. 넙다리뼈와 정강뼈가 이루는 **무릎가쪽각**(femorotibial angle, FTA)은 X선으로 측정되며 성인의 경우 175°가 정상이다.

무릎가쪽각이 그보다 더 커져서 양쪽 무릎 사이가 벌어지는 것을 **안굽이무릎**(내반슬/genu varum) (O다리)이라고 한다. 하중이 무릎관절 안쪽부분에서 보다 크게 작용하기 때문에 안쪽부분의 관절연골이 손상을 입어 관절증을 일으키고 가쪽곁인대가 늘어나게 된다.

이와 반대로 무릎가쪽각이 작아져서 양쪽 무릎 사이가 좁아지는 것을 **밖굽이무릎**(외반슬/genu valgum) (X다리)이라고 한다. 하중이 무릎관절 바깥부분에서 보다 크게 작용하기 때문에 바깥부분의 관절연골이 손상을 입어 안쪽곁인대가 늘어나게 된다. 여성은 남성에 비해 밖굽이무릎이 되는 경향이 더 있다. 유아기인 1~2세 무렵에는 안굽이무릎이 나타나고 4세 무렵에는 밖굽이무릎이 되며 성장하면서 정상적인 상태가 된다.

● 안굽이무릎과 바깥굽이무릎

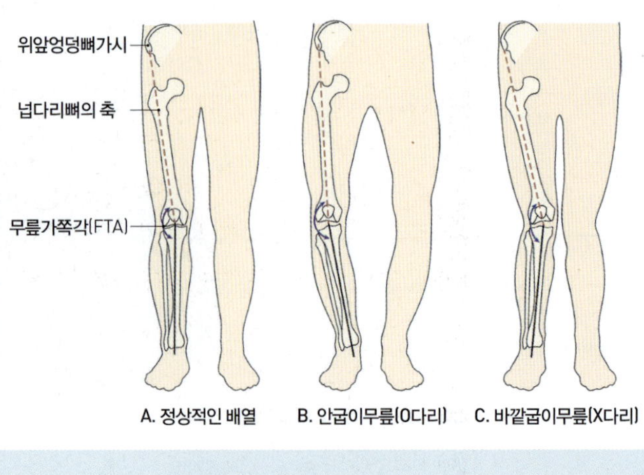

뼈와의 사이에 있으며 무릎관절안과 거의 항상 연결되어 있다.

오금근밑오목 슬와근하함요/subpopliteal recess 은 무릎관절주머니의 뒤가쪽부분이 아래쪽으로 뻗어 나온 것으로 오금근힘줄과 정강뼈 사이에 있다.

무릎관절주머니로 연결되지 않는 윤활주머니가 관절 주위의 힘줄과 인대 주위 및 피부 밑에 여러 개가 있다.

무릎관절의 운동(그림 4-27, 표 4-10)

무릎관절에서 종아리의 운동은 주로 시상면 안쪽에서의 굽힘과 폄운동이다. 돌림운동은 무릎관절을 굽혀서 곁인대의 긴장이 이완되었을 때 가능해진다.

무릎관절의 운동은 주로 넙다리 앞쪽의 폄근(넙다리네갈래근), 뒤쪽의 굽힘근(넙다리뒤인대)에 의해 이루어지며, 종아리의 근육(장딴지근)은 보조적인 역할을 한다.

● 정강뼈와 종아리뼈의 연결(그림 4-28)

정강뼈와 종아리뼈는 위끝부분에서 관절에 의해 연결되며 뼈몸통과 아래끝부분은 인대로 연결되어 있다.

위끝부분 | **위정강종아리관절** 상경비관절/superior tibiofibular joint 은 작은 관절면이 정강뼈의 가쪽관절융기 뒤가쪽면과 종아리뼈머리 사이에 있다. 앞쪽과 뒤쪽은 인대로 보강되어 있다.

뼈몸통 | **종아리뼈사이막** 하퇴골간막/interosseous membrane of leg 이 정강뼈와 종아리뼈 사이를 연결하고 있으며 앞칸과 뒤칸의 근육을 나누고 있다.

아래끝부분 | 종아리뼈의 아래끝부분이 정강뼈 아래끝 가쪽의 종아리패임에 끼워져

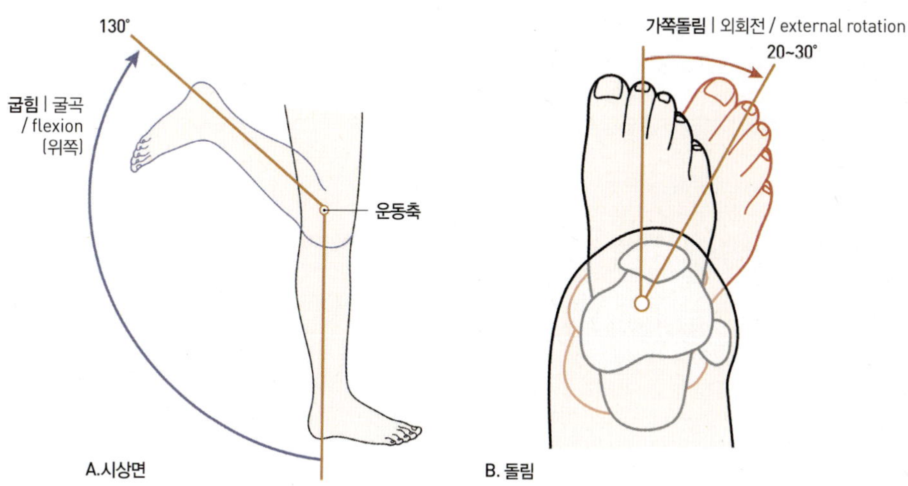

그림 4-27. 무릎관절의 운동

표 4-10. 무릎관절의 운동에 작용하는 근육

운동		가동영역	넙적다리의 근육	종아리의 근육
시상면 안쪽	굽힘(뒤쪽)	130°	**큰모음근, 넙다리두갈래근, 반힘줄근, 반막근**	장딴지근
	폄(앞쪽)	0°	**넙다리네갈래근**	-
돌림(굽힘 시)	가쪽돌림	20~30°	반힘줄근, 반막근	-
	안쪽돌림	0°	넙다리두갈래근	-

주요 동작근육은 굵은 글자로 표시하였다.

있으며 앞쪽과 뒤쪽이 인대로 보강되어 있다(**정강종아리인대결합** 경비인대결합/tibiofibular syndesmosis).

3) 발목과 발 관절(그림 4-29, 30, 표 4-11)

발을 움직이는 주요 관절은 발목관절과 발목뼈 사이의 관절이며 그 외에는 발허리와 발가락의 관절이 있다.

무릎관절의 손상

운동할 때에 무릎관절이 손상되는 경우가 있다. 불안정한 자세로 착지해서 무릎관절에 과도한 힘이 가해졌을 때 반달과 십자인대가 손상되는 경우가 있다.

반달손상(meniscus injury)은 반달의 일부가 정강뼈와 넙다리뼈 사이에 끼어서 손상을 받는 것으로 안쪽 · 가쪽반달의 중앙에서 뒤쪽에 걸쳐 열상이 발생하는 경우가 많다. 무릎이 굽혀진 상태에서 무릎관절에 하중과 가쪽돌림의 힘이 가해져서 일어나며 앞십자인대손상과 함께 나타나는 경우가 많다. 부상 직후에는 관절의 통증과 출혈이 발생한다. 그 후에도 계단을 오르내리거나 쭈그리고 앉으면 무릎에 통증이 발생하며 무릎을 비틀거나 펴는 등의 동작과 정좌가 어려워진다. 관절경을 사용해서 찢어진 부분을 봉합하거나 손상의 정도에 따라 반달을 부분제거하기도 한다.

앞십자인대손상(anterior cruciate ligament injury)은 과도한 힘에 의해 십자인대가 찢어지는 것으로 착지에 실패해서 무릎이 비틀어지거나 급격한 방향전환을 하거나 해서 발생한다. 부상당한 직후에는 심한 통증이 나타나며 관절 속에 출혈이 일어나게 된다. 그 이후에는 운동할 때에 무릎관절이 갑자기 이탈해서 무릎이 꺾이는 현상이 일어나게 된다. 이 상태를 방치해 두고 운동을 계속하면 반달손상과 관절연골의 장애가 나타나게 된다. 앞십자인대는 정강뼈가 앞쪽으로 이동하는 것을 억제하기 때문에 무릎관절에서 정강뼈를 앞쪽으로 끌어내는 검사(라크만검사)를 해보면 정강뼈가 앞쪽으로 튀어나오는 증상이 나타난다. 격렬한 스포츠를 하지 않는 중년과 고령자에게는 보조기구나 근력 강화 등을 통해 보존적으로 치료하며, 스포츠 경기에 복귀하기를 희망하는 젊은

● 앞쪽으로 튀어나오는 증상과 뒤쪽으로 튀어나오는 증상

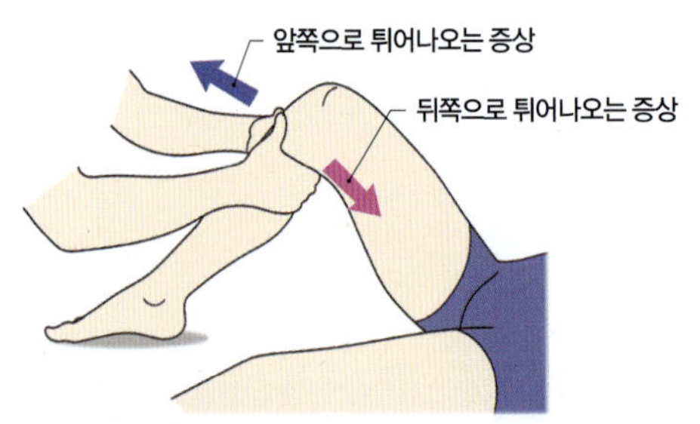

사람에게는 앞십자인대재건술을 시행한다. 재건의 소재로는 반힘줄근이나 무릎힘줄이 많이 이용된다.

미식축구와 같이 신체접촉이 많은 운동이나 스키와 같이 무릎관절에 큰 가쪽번짐 작용이 가해진 경우에는 **안쪽곁인대손상**(medial collateral ligament injury)이 잘 일어난다. 또한 교통사고로 무릎관절에 직접 외부의 힘이 가해진 경우에는 **뒤십자인대손상**(posterior cruciate ligament injury)이 일어나기도 한다. 뒤십자인대손상은 무릎관절을 굽혔을 때 정강뼈가 뒤쪽으로 움직여서 뒤쪽이 튀어나오는 증상이 나타난다.

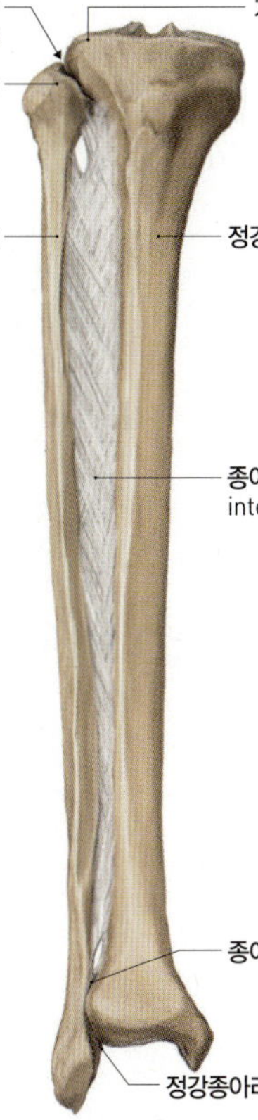

그림 4-28. 정강뼈와 종아리뼈의 연결

● 발목관절

발목관절 거퇴관절/ankle joint; talocrural joint 은 종아리의 정강뼈와 종아리뼈, 발의 목말뼈 사이의 윤활관절이다. 형태는 중쇠관절이며 운동은 훌축관절이 앞뒤 방향으로 움직인다.

무릎뼈탈구

무릎뼈탈구(dislocation of the patella)는 점프해서 착지할 때와 같이 넙다리네갈래근이 강하게 수축해서 발생한다. 넙다리네갈래근의 수축 방향이 무릎인대의 축보다 가쪽으로 작용하기 때문에 무릎뼈가 바깥쪽으로 탈구된다. 탈구는 10대 여성에게 많이 나타나며 무릎관절에 통증과 부종이 발생한다. 반복해서 탈구되는 경우가 많으며(20~50%) 반복성 탈구가 되면 통증과 부종은 약해지지만 무릎관절이 불안정해진다.
넙다리네갈래근의 긴축(위앞엉덩뼈가시~무릎뼈의 중앙)과 무릎인대의 긴축(무릎뼈의 중앙~정강뼈거친면)이 이루는 각도를 **Q각**(quadriceps angle)이라고 하며 몸표면에서 뼈대를 촉진해서 측정한다. 이 각도가 커지면 무릎뼈탈구의 가능성이 높아진다.

● Q각

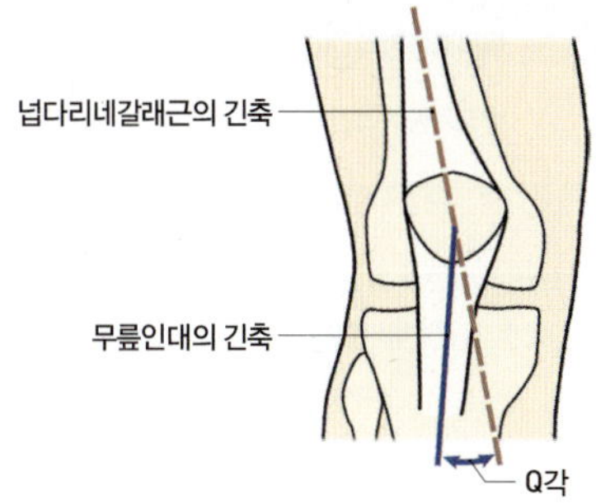

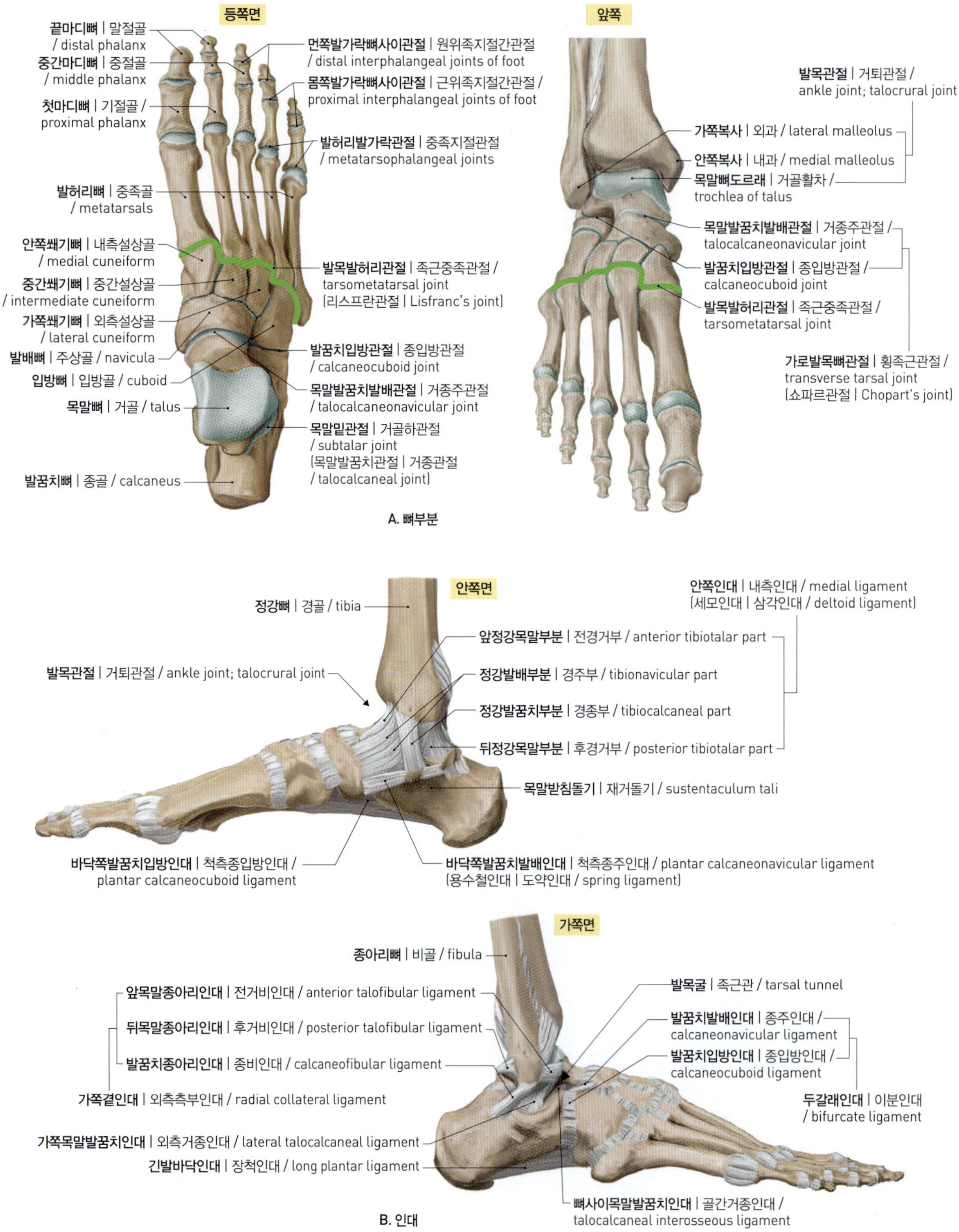

그림 4-29. 발목과 발의 관절(다음 페이지에 계속됨)

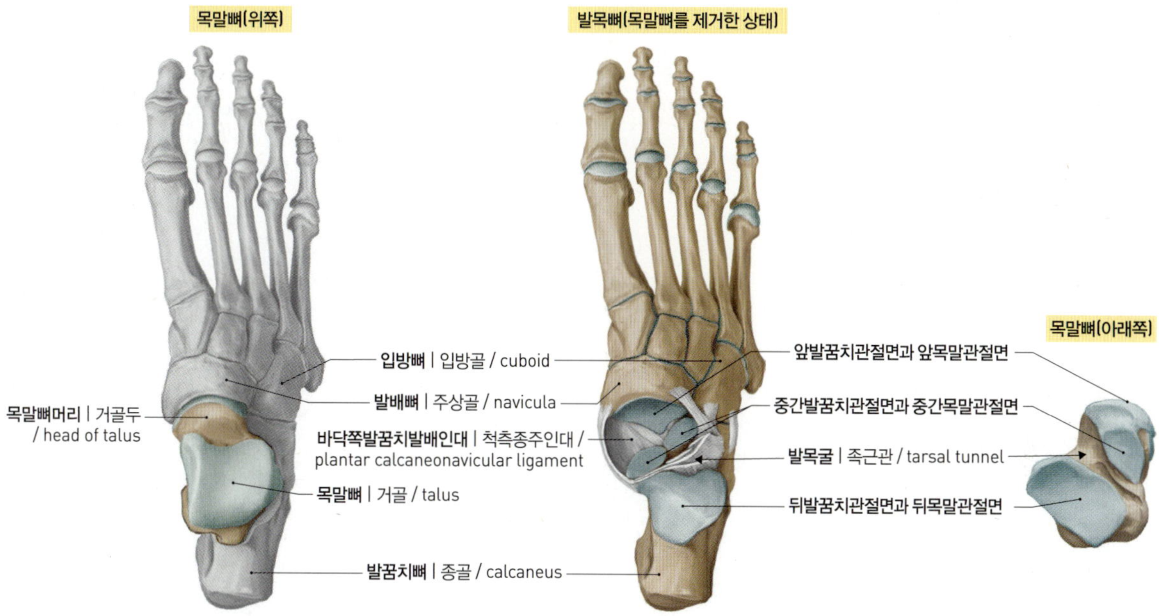

C. 목말발꿈치관절과 목말발꿈치발배관절

그림 4-29. **발목과 발의 관절**(앞 페이지에서 이어짐)

뼈대요소

종아리 쪽의 접시오목은 깊게 패여 있다. 앞벽은 정강뼈 먼쪽끝 아래쪽, 안쪽벽은 정강뼈 안쪽복사의 안쪽면, 가쪽벽은 종아리뼈 가쪽복사의 안쪽면에 의해 이루어져 있다.

발목 쪽의 관절머리는 목말뼈 위쪽에 있는 원통 모양의 목말뼈도르래이며 앞쪽이 약간 폭넓게 되어 있다. 관절면은 유리연골성 관절연골로 덮여 있다.

관절주머니와 인대

관절주머니는 정강뼈와 종아리뼈, 목말뼈를 연결하며 앞쪽과 뒤쪽은 얇고 양쪽면은 인대로 보강되어 있어서 두껍게 되어 있다.

안쪽인대 내측인대/medial ligament (**세모인대** 삼각인대/deltoid ligament)는 위쪽의 안쪽복사를 정점으로 한 삼각형이며 아래쪽의 발배뼈, 발꿈치뼈, 목말뼈 사이를 연결한다. 부착되는

무릎관절의 잠금기구

무릎관절은 편 상태에서 확실하게 고정되어 안정적이며 작은 근육긴장으로도 직립이 가능하다. 이러한 구조는 다음의 3가지 점 때문에 가능하다.

1) 폄자세에서는 관절의 접촉면적이 넓어져서 안정화된다.
2) 폄자세에서 넙다리뼈가 정강뼈에 대해 안쪽으로 회전하고 엉덩정강띠가 긴장해서 무릎관절이 고정된다.
3) 선자세에서는 중심선이 무릎관절의 앞쪽으로 통과하기 때문에 무릎관절이 펴져 있는 상태를 하는 것에 도움이 된다.

무릎관절을 굽히면 무릎관절의 잠금이 해제된다.

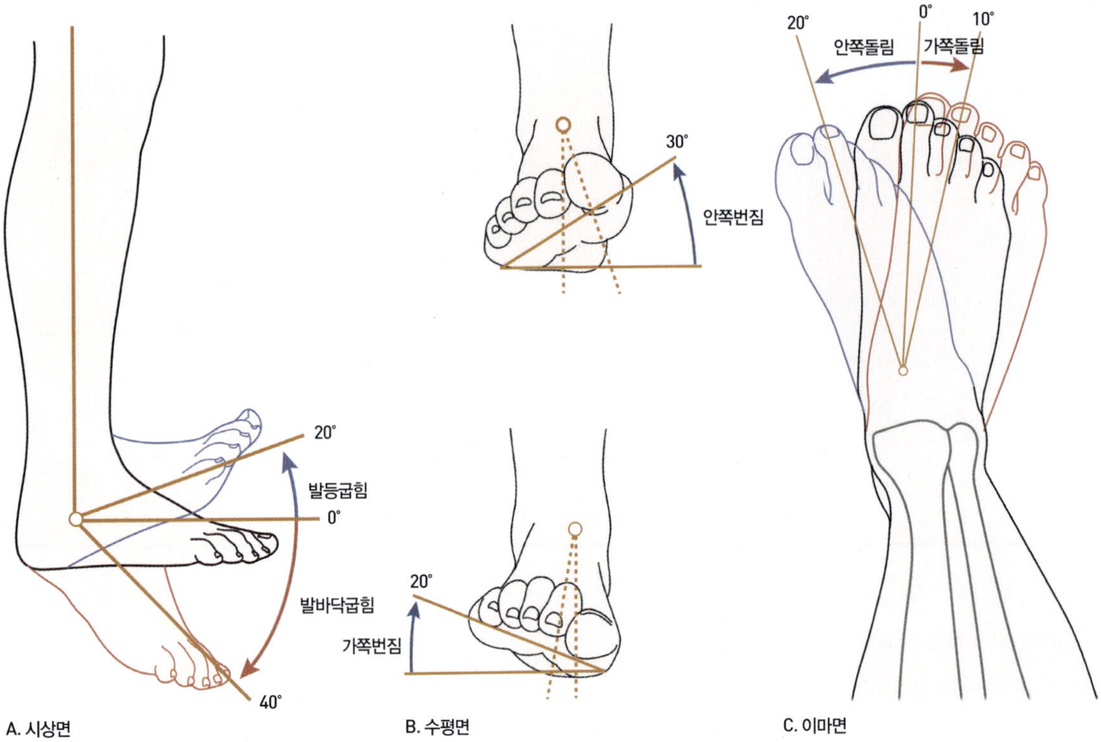

그림 4-30. 발목관절과 발목뼈사이관절의 운동

발목뼈의 부위에 따라 4부분으로 나뉘며 이는 앞쪽부터 **앞정강목말부분** 전경거부/anterior tibiotalar part, **정강발배부분** 경주부/tibionavicular part, **정강발꿈치부분** 경종부/tibiocalcaneal part, **뒤정강목말부분** 후경거부/posterior tibiotalar part 이다.

가쪽곁인대 외측측부인대/lateral collateral ligament 는 가쪽복사와 발목뼈를 연결하며 3개의 독립된 인대로 이루어져 있다. **앞목말종아리인대** 전거비인대/anterior talofibular ligament 는 가쪽

표 4-11. 발목관절의 운동에 작용하는 근육

운동		가동영역	종아리의 근육
시상면 안쪽 (발목관절)	발바닥굽힘	45°	**장딴지세갈래근**, 뒤정강근, 긴발가락굽힘근, 긴엄지굽힘근, 긴 · 짧은종아리근
	발등굽힘	20°	**앞정강근**, 긴발가락폄근, 긴엄지폄근
수평면 안쪽 (발목뼈사이관절)	가쪽번짐	20°	긴 · 짧은종아리근
	안쪽번짐	30°	뒤정강근
이마면 안쪽 (발목뼈사이관절)	벌림	10°	긴 · 짧은종아리근
	모음	20°	뒤정강근

주요 동작근육은 굵은 글자로 표시하였다.

복사에서 앞쪽의 목말뼈머리에 **발꿈치종아리인대** 종비인대/calcaneofibular ligament 는 뒤아래쪽의 발꿈치뼈 가쪽면에, **뒤목말종아리인대** 후거비인대/posterior talofibular ligament 는 뒤쪽의 목말뼈뒤돌기에 연결되어 있다.

운동(그림 4-30, 표 4-11)

발목관절에서는 주로 앞뒤방향의 발등굽힘과 발바닥굽힘운동이 이루어진다. 발등쪽으로 굽힐 때에는 목말뼈도르래의 폭넓은 앞끝부분이 접시오목에 끼워져서 확실하게 고정되며 발바닥 쪽으로 굽힐 때에는 이완되어 약간의 벌림과 모음운동이 가능해진다. 그러나 발등굽힘과 발바닥굽힘 이외의 발목의 벌림, 모음, 가쪽번짐, 안쪽번짐의 운동은 목말뼈와 그 아래에 있는 발목뼈 사이의 관절에서 이루어진다.

● **발목뼈사이 관절**

목말뼈는 아래쪽에서 발배뼈와 맞닿아 있으며 2개의 독립된 관절에 의해 연결되어 있다.

목말밑관절 거골하관절/subtalar joint (목말발꿈치관절 talocalcaneal joint) | 한 쌍의 큰 관절면이 있고, 목말뼈몸통의 아래쪽(뒤발꿈치관절면)과 맞닿아 있으며 관절주머니로 덮여 있다.

목말발꿈치발배관절 거종주관절/talocalcaneonavicular joint | 3개의 관절면을 포함하고 있으며 하나의 관절주머니로 덮여 있다. 목말뼈와 발배뼈 사이에 있는 한 쌍의 큰 관절면은 목말뼈의 둥근 앞끝부분과 발배뼈의 오목하게 들어간 뒤쪽 사이에 있다. 목말뼈와 발꿈치뼈 사이에 있는 2쌍의 작은 관절면은 목말뼈의 아래쪽(앞·중간목말관절면)과의 사이에 있다.

발꿈치입방관절 종입방관절/calcaneocuboid joint 은 한 쌍의 작은 관절면을 포함하며 발꿈치뼈 앞쪽과 입방뼈 뒤쪽이 맞닿아 있다.

발목부분의 손상

염좌(sprain)는 외부의 힘으로 인해 관절이 강제로 과도한 운동을 해서 인대와 관절주머니가 손상된 것을 말한다. 여기서 골절, 탈구, 힘줄열상 등은 제외된다. 심한 인대 손상도 별개로 취급하는경우가 많다. 발목부분의 관절손상은 염좌가 대부분이다. 특히 발목이 강제로 안쪽으로 꺾여서 가쪽부분의 앞목말종아리인대와 발꿈치종아리인대가 손상되는 경우가 많다. 가쪽곁인대는 안쪽곁인대에 비해 매우 약하며 염좌로 인해 자주 떨어진 다. 심하게 삔 경우에는 종아리뼈의 관절융기가 골절된다. 초기에는 해당 부위를 차갑게 유지하고 붕대로 압박한다. 통증이 심한 경우에는 테이프요법을 이용하거나 깁스로 고정한다.

인대

바닥쪽발꿈치발배인대 척측종주인대/plantar calcaneonavicular ligament (**용수철인대** 도약인대/spring ligament)는 목말발꿈치발배관절 아래쪽에서 관절주머니를 보강하며 발꿈치뼈의 목말받침돌기와 발배뼈 사이를 앞뒤로 연결하고 있다. 강력하고 탄력성이 뛰어난 인대이며 세로발바닥활의 형성에 도움을 준다.

바닥쪽발꿈치입방인대 척측종입방인대/plantar calcaneocuboid ligament (**짧은발바닥인대** 단족저인대/short plantar ligament)는 발꿈치입방관절의 아래쪽을 보강하는 강력한 인대이며 세로발바닥활의 형성에 도움을 준다.

뼈사이목말발꿈치인대 골간거종인대/talocalcaneal interosseous ligament 는 목말밑관절과 목말발꿈치발배관절을 분리하는 **발목뼈굴** 족근동/tarsal sinus 에 있으며 목말뼈와 발꿈치뼈를 위아래로 연결하고 있다.

두갈래인대 이분인대/bifurcate ligament 는 발꿈치뼈의 위쪽을 앞쪽의 발배뼈와 입방뼈에 연결하는 강력한 인대이며 2개의 인대(**발꿈치입방인대** 종입방인대/calcaneocuboid ligament, **발꿈치발배인대** 종주인대/calcaneonavicular ligament)로 이루어져 있다.

쇼파르관절

발목을 가로지르는 뒤쪽의 목말뼈와 발꿈치뼈, 앞쪽의 발배뼈와 입방뼈 사이를 분리하는 일련의 관절(목말발꿈치발배관절과 발꿈치입방관절)을 합쳐서 **가로발목뼈관절** 횡족근관절/transverse tarsal joint (**쇼파르관절** Chopart's joint)이라고 한다. 기능적으로는 전체적으로 작용하며 발목에서 발을 절단할 때 자주 이용된다. 이 관절을 절단할 때에는 두갈래인대가 함께 절단된다.

편평발

편평발(flat foot)은 발의 발바닥활이 사라져서 발바닥 전체가 지면에 닿는 것을 말한다.
유아기의 편평발이 성인이 되어서도 남아있는 형태의 편평발은 발바닥에 두꺼운 피부밑지방이 발달해서 발생하는 것으로 통증이 나타나는 일은 없다.
중년 이후에 발생하는 편평발은 발의 아치 구조가 변형되어 생기는 것으로 안쪽복사 아래쪽에 부기와 통증이 나타나며 점차 변형이 진행되어 보행장애를 일으킨다. 중년기의 편평발은 우선 비만과 노화로 인해 근력이 줄어들고 인대가 약해져서 아치 구조가 변형된다. 이에 더해 뒤정강근의 힘줄이 변성되거나 찢어지면, 목말뼈머리가 목말발꿈치발배관절에서 떨어져 나와 아래안쪽으로 이동하고 세로활의 안쪽부분이 내려앉아 발바닥이 편평해진다.

● 정상적인 발과 편평발

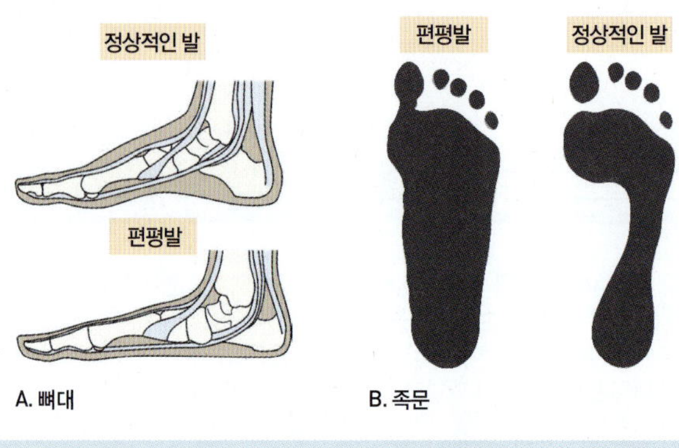

● 발허리와 발가락의 관절

발목발허리관절 족근중족관절/tarsometatarsal joint (**리스프란관절** Lisfranc's joint)은 발목뼈의 먼쪽 열(안쪽 · 중간 · 가쪽쐐기뼈, 입방뼈)의 앞쪽과 5개의 발허리뼈 바닥 사이의 평면관절이며 움직임이 작다. 발목에서 발을 절단하는 부위로 종종 이용된다.

발허리발가락관절 중족지절관절/metatarsophalangeal joint (MTP관절)은 5개의 발허리뼈에 있는 공 모양의 머리와 첫마디뼈 바닥 사이를 연결하고 있는 타원형의 관절이며 굽힘과 폄운동에 더해서 약간의 벌림과 모음운동이 가능하다.

발가락뼈사이관절 족지절간관절/interphalangeal joint (IP관절)은 발가락뼈 사이에 있는 경첩관절이며 굽힘과 폄운동을 담당한다. 엄지발가락에는 하나가 있으며 둘째~다섯째발가락에는 몸쪽발가락뼈사이관절(PIP관절)과 먼쪽발가락뼈사이관절(DIP관절) 2개가 있다.

● 발바닥활과 지지구조(그림 4-31)

발의 뼈대는 수평면상에 배열되어 있지 않고 **발바닥활** 족궁/arch of foot 이라고 하는 아치를 형성해서 지면으로부터 떠있다. 발바닥활에는 세로 방향의 성분과 가로 방향의 성분이 있어서 서있을 때나 걸을 때에 체중으로 인한 부하를 흡수해서 분산하는 역할을 하고 있다.

세로발바닥활 종족궁/longitudinal arch of foot 은 발바닥활의 세로 방향의 성분이며 발꿈치뼈 뒤끝부분과 발허리뼈머리 사이에서 형성된다. 안쪽부분이 가쪽부분보다 높게 들어 올려져 있다.

가로발바닥활 횡족궁/transverse arch of foot 은 가로 방향의 성분이며 목말뼈머리를 가로지르는 이마면에서 가장 높게 들어 올려져 있다.

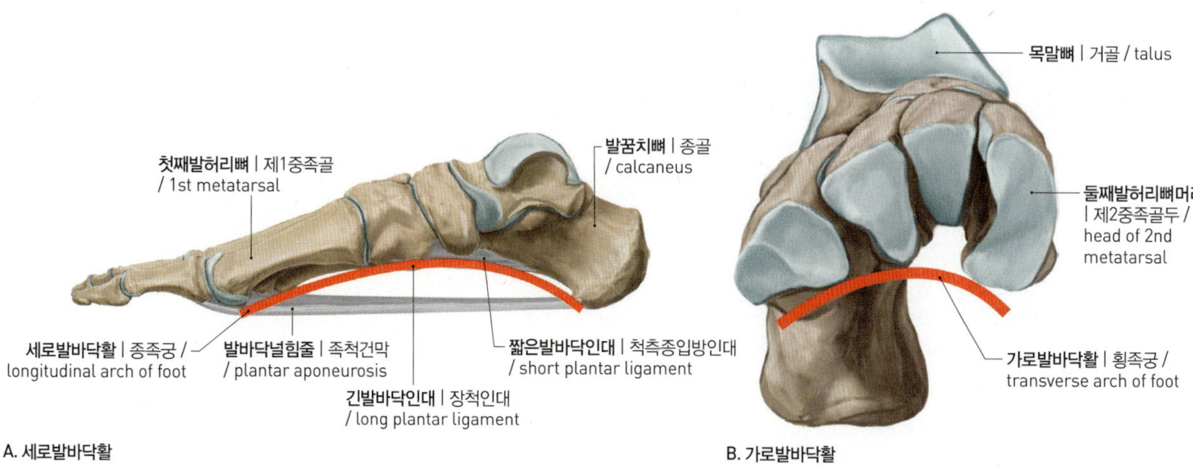

그림 4-31. 발바닥활과 지지구조

널힘줄과 인대

발 뼈대의 바닥면에는 널힘줄과 인대가 배치되어 있어서 뼈대를 앞뒤, 좌우 방향으로 끌어당겨 발바닥활을 이루고 있다.

발바닥널힘줄 족척건막/plantar aponeurosis 은 발바닥의 깊은 근막이 두꺼워져서 만들어진 강인한 앞뒤 방향의 결합조직다발이다. 뒤쪽에서는 발꿈치뼈융기의 안쪽돌기에 강하게 붙어있고 앞쪽은 발허리뼈를 따라 5개의 다발로 나뉘어 발가락으로 들어간다. 5개의 다발은 발허리발가락관절(MTP관절) 위치에서 얕은가로발허리인대에 의해 가로 방향으로 연결되어진다.

5개의 발허리뼈의 머리는 **깊은가로발허리인대** 심횡중족인대/deep transverse metatarsal ligament 에 의해 서로 연결되어 있다.

긴발바닥인대 장척인대/long plantar ligament 는 발꿈치뼈와 발허리뼈의 바닥면을 연결하는 인대이다.

바닥쪽발꿈치발배인대 척측종주인대/plantar calcaneonavicular ligament (**용수철인대** 도약인대/spring ligament)는 긴발바닥인대의 깊은층에 위치하고 발꿈치뼈와 입방뼈의 바닥면을 연결해서 관절주머니의 아래쪽을 보강한다.

바닥쪽발꿈치입방인대 척측종입방인대/plantar calcaneocuboid ligament (**짧은발바닥인대** 단족저인대/short plantar ligament)는 발꿈치뼈와 발배뼈의 바닥면을 연결해서 관절주머니의 아래쪽을 보강한다(그림 4-29B).

엄지발가락가쪽휨증

발앞쪽에서 통증을 일으키는 질환 중에 가장 많은 것이 **엄지발가락가쪽휨증**(무지외반증/hallux valgus)이다. 끝 부분이 뾰족한 구두로 발톱 끝부분이 압박을 받으면 발목발허리 관절에서 첫째발허리뼈가 안쪽으로 구부러지고 발허리발가락관절(MTP관절)에서 엄지발가락의 첫마디뼈가 안쪽으로 구부러지고 바깥쪽이 들리게 된다. 엄지발가락의 발허리발가락관절이 안쪽으로 튀어나와서 구두에 닿게 되면 염증이 발생해서 통증이 나타나게 된다. 변형이 강하게 이루어지면 엄지발가락이 둘째발가락 바닥쪽으로 들어가서 둘째와 셋째발가락의 발허리발가락관절 바닥쪽에 굳은살(못)이 생긴다.
원인은 여성의 경우 끝부분이 뾰족한 구두 사용에 더해서 유전적인 요인도 있는 것으로 알려져 있다. 심해지면 수술이 필요하게 된다.

● 엄지발가락가쪽휨증

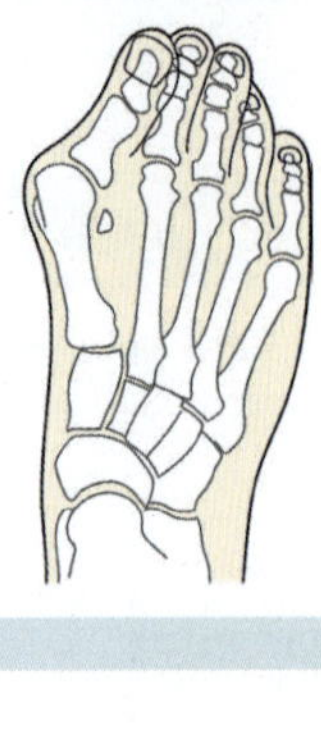

Chapter 5
근육계통

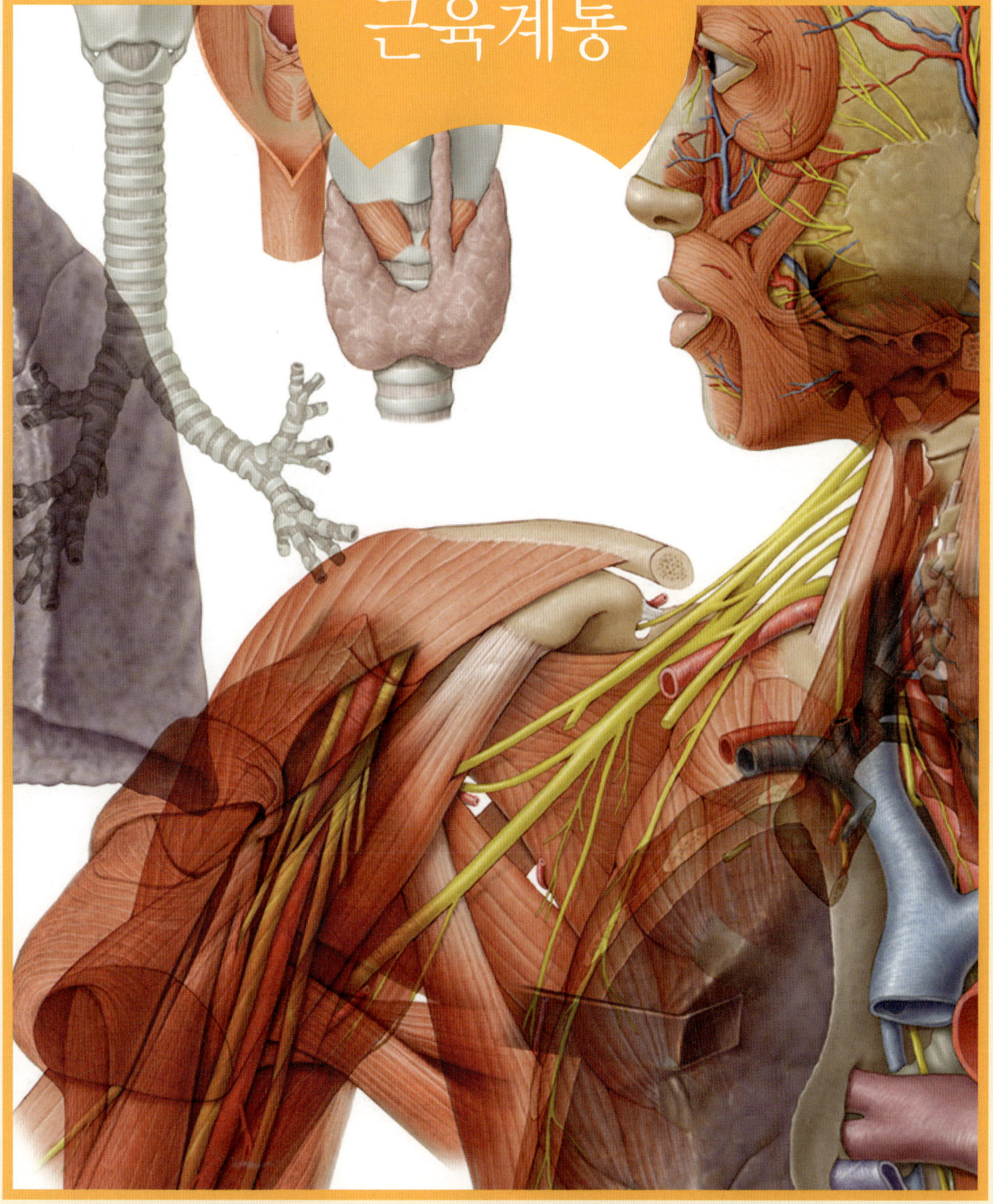

근육계통의 개요

근육은 수축을 할 수 있도록 분화된 근육세포로 이루어져 있는 조직이다. 근육세포는 가늘고 길기 때문에 근육섬유라고도 하며 뼈대와 여러 장기를 움직인다.

1. 근육조직의 기본적인 특성

근육조직은 네 가지 고유의 특성을 갖고 있으며, 신체 항상성을 유지하는 데 도움을 준다.

흥분성 | 중추신경계에서 생산된 전기적인 자극이 근육세포에 전달되면 반응한다. 이러한 능력은 근육세포와 신경세포가 공통적으로 지닌 속성이기도 한다. 뼈대근육은 신경계의 자극에 반응하지만 민무늬근육은 전기자극뿐만 아니라 내분비계에서 생산된 호르몬에 의해서도 반응한다.

수축성 | 전기자극이 가해지면 근육조직이 수축하면서 근육이 부착된 부위를 끌어당기며 장력이 발생한다. 물건을 들어 올리려고 할 때 근육이 만들어 내는 장력이 짐의 무게보다 커지면 근육은 짧아지고 동작이 일어난다. 그 예로 탁자 위에 놓인 책을 들어 올릴 때 책의 무게보다 가하는 근육의 힘이 강하기 때문에 들어 올릴 수 있는 것이다.

신장성 | 근육의 수축이 발생할 때 조직이 손상을 입지 않고 늘어난다. 예를 들어 민무늬근육 섬유는 원래 길이의 몇 배로 늘어날 수 있다.

탄력성 | 수축하거나 늘어났던 근육이 원래의 길이와 형태로 되돌아온다.

2. 근육의 기능

뼈대근육은 직접 또는 간접적으로 뼈에 부착해 수축과 이완을 반복하면서 다음과 같이 다섯 가지 주요한 기능을 수행한다.

몸을 움직임 | 근육이 수축함으로써 국소 및 전체 움직임이 일어난다. 걷기나 뛰기처럼 전체를 움직이는 동작이나 연필 쥐기 및 고개를 끄덕이는 국소움직임은 근육이 수축하면서 일어나며 뼈와 관절, 뼈대근육이 통합적으로 작용함으로써 일어나는 것이다.

안정된 자세 | 서 있거나 앉아 있는 자세에서 뼈대근육이 수축함으로써 관절을 안정적으로 움직일 수 있도록 지탱하며, 자세를 유지하도록 돕는다. 자세를 유지할 때 작용하는 뼈대근육은 지속적으로 수축하게 된다. 예를 들어 책을 읽을 때 머리를 고정하거나 걸을 수 없다.

근육조직

뼈대근육은 수축능력이 있는 **근육조직**(근조직/muscular tissue)의 대표적인 근육이다. 하지만 인체의 내장 영역에는 수축능력이 있는 다른 종류의 근육조직이 있다. 심장벽을 구성하고 있는 **심장근육**(cardiac muscle)과 내장과 혈관의 벽을 구성하고 있는 **민무늬근육**(평활근/smooth muscle)이 그것이다. 3종류의 근육조직은 현미경으로 보이는 모습이나 수축기능에 큰 차이가 있다.

현미경영상에서는 가로줄무늬가 있는 근육조직(뼈대근육과 심장근육)을 **가로무늬근육**(횡문근/striated muscle)이라고 한다.

중추신경으로부터 받은 지시에 따라 수축하는 근육조직(뼈대근육)을 **수의근육**(맘대로근/voluntary muscle)이라고 하고 별개의 자극에 의해 수축하는 근육조직(심장근육, 민무늬근육)은 **불수의근육**(제대로근/involuntary muscle)이라고 한다. 또한 뼈대근육세포는 길고 커서 여러 개의 세포핵이 있지만, 심장근육세포와 민무늬근육세포는 작고 한 개의 세포핵만 있다.

● **3종류의 근육조직**

	뼈대근육	심장근육	민무늬근육
분포	몸에서 가장 흔한 '근육'	심장벽	내장벽, 혈관벽, 안구(섬모체, 홍체), 피부의 털세움근
세포 모양	1개의 세포가 길고 큰 원기둥 모양의 근육섬유. 근육섬유가 평행으로 나란히 띠를 만든다.	한 개의 세포가 갈라지는 짧은 섬유모양. 끝부분이 사이원반에 붙어있다.	한 개의 가늘고 긴 방추 모양. 단독으로 있거나 모여서 존재한다.
세포핵	많은 수의 핵이 세포 주변부에 있다.	단 하나의 핵이 세포 중앙에 있다.	단 하나의 핵이 세포 중앙에 있다.
가로무늬	있음(가로무늬근육)	있음(가로무늬근육)	없음
수축운동	강하고 빠르다. 기준 길이에서 일정 범위로 수축한다.	강하고 빠르다. 기준 길이에서 일정 범위로 수축한다.	약하고 느리다. 수축에 의해 길이를 큰 범위로 바꾼다.
수축신호	몸운동신경의 신호에 따른다(수의근육).	내재성, 또는 인접해 있는 심장근육세포로부터 신호를 받는다(불수의근육).	자율신경이나 체액인자의 신호, 인접해 있는 민무늬근육세포로부터 받는 신호나 당기는 힘 등 다양하다(불수의근육).
현미경영상	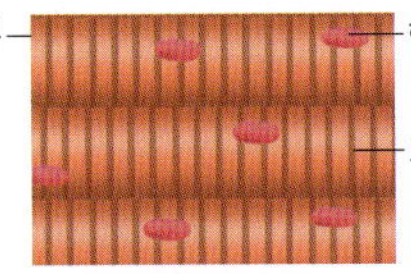	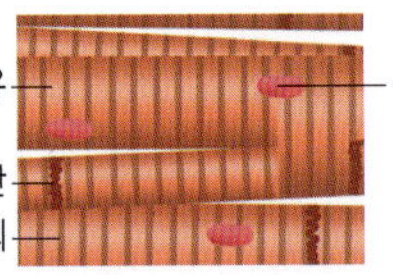	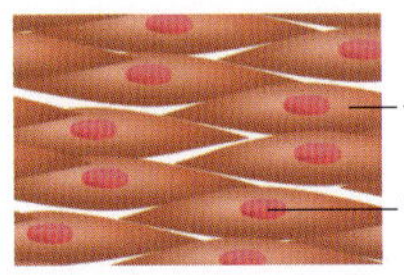

연조직의 지지 | 배벽과 골반안의 바닥은 뼈대 근육층으로 구성되어 있다. 이들 근육은 내장기관의 무게를 지지하고 상해로부터 내부조직을 보호한다.

물질의 이동 조절 | 식도에서부터 항문에 이르는 소화기관과 방광에서 요도에 이르는 비뇨계통의 출구는 뼈대근육으로 둘러싸여 있다. 이들 뼈대근육은 삼킴, 배변, 배뇨를 수의적으로 조절한다.

열생산 | 근육조직이 수축하게 되면 열이 발생되며, 정상적인 신체 온도를 유지하는 데 대부분 이용된다. 뼈대근육이 불수의적으로 움직이는 현상을 몸을 떤다고 하는데 이때는 열생산 비율이 급격히 상승한다.

3. 뼈대근육의 기본구조

뼈대근육 골격근/skeletal muscle 은 뼈대와 함께 운동기관을 구성하며 뼈대를 움직인다. 온몸에 600개 이상의 뼈대근육이 있으며 체중에서 차지하는 비율은 남성이 35%, 여성이 25% 정도이다(그림 5-2). 운동신경의 지배를 받으며 그 지시에 따라 수축한다.

뼈대근육은 근육섬유가 일정한 방향으로 배열해 있으며 양쪽 끝부분이 뼈대에 붙어 있다(일부의 뼈대근육은 피부에 붙어있다). 뼈대근육의 양쪽 끝부분 중에서 한쪽은 이는곳, 다른 한쪽은 닿는곳 역할을 한다. **이는곳** 기시/origin 은 신체 중심에 가까운 쪽이나 움직임이 적은 끝부분이 붙는 곳이며 **닿는곳** 종지/insertion 은 신체 중심에서 먼쪽이나 움직임이 많은 끝부분이 붙는 곳이다.

근육 힘살과 이는곳, 닿는곳 역할을 하는 뼈대 사이에는 강한 결합조직 구조가 있으며 이를 **힘줄** 건/tendon 이라 한다.

근육의 이는곳 끝부분을 **갈래** 근두/head, 중간부분을 **힘살** 근복/belly, 닿는곳 끝부분은 **꼬리** 근미/tail 라고 한다.

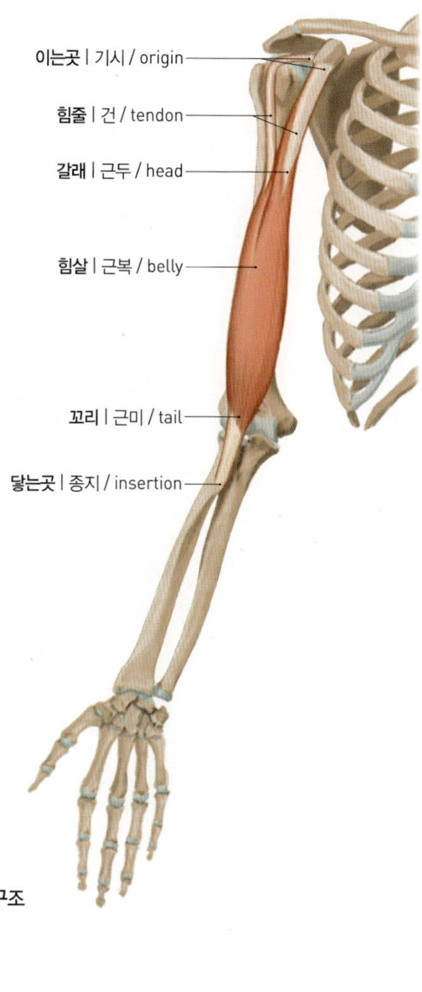

그림 5-1. 뼈대근육의 기본구조

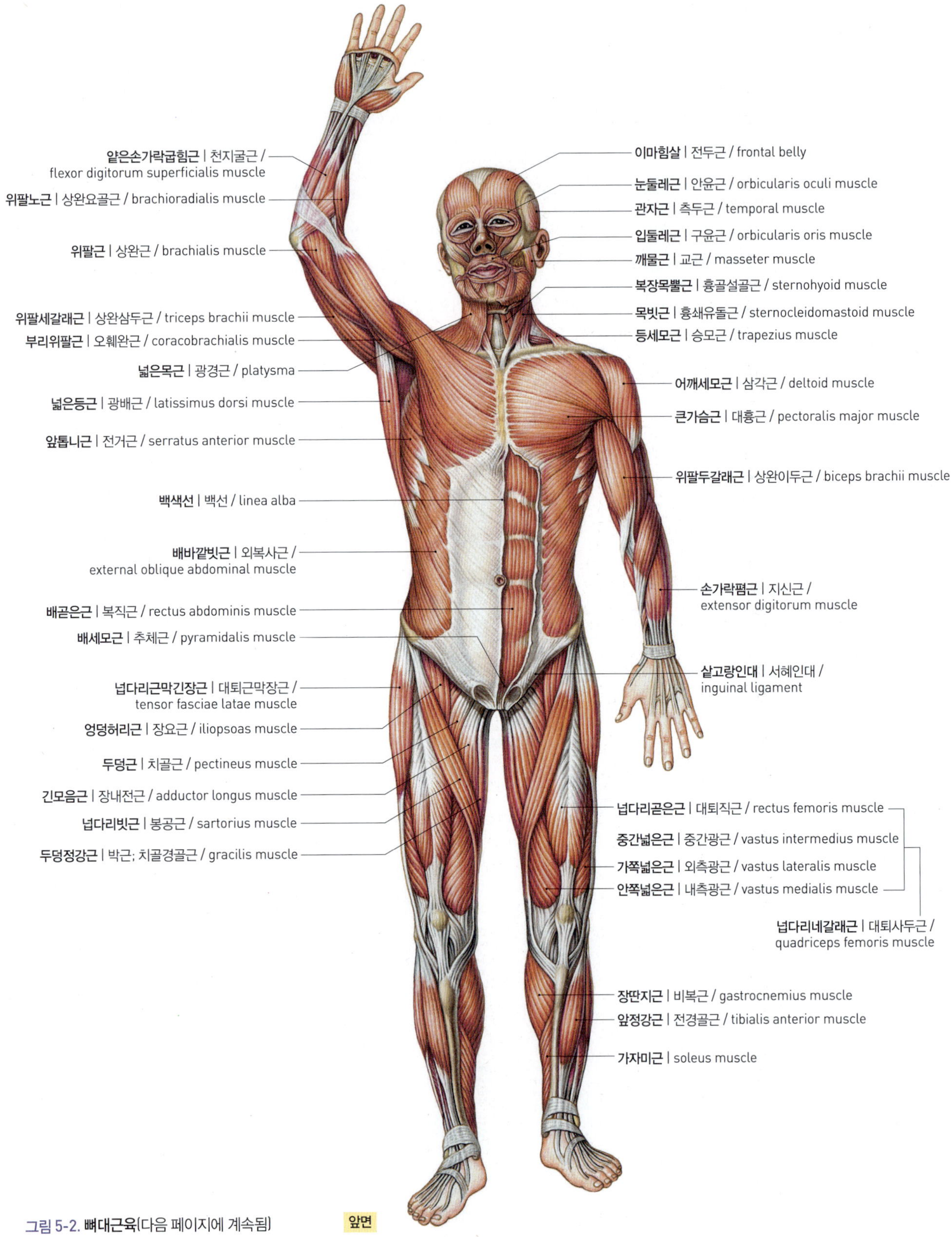

그림 5-2. 뼈대근육(다음 페이지에 계속됨)

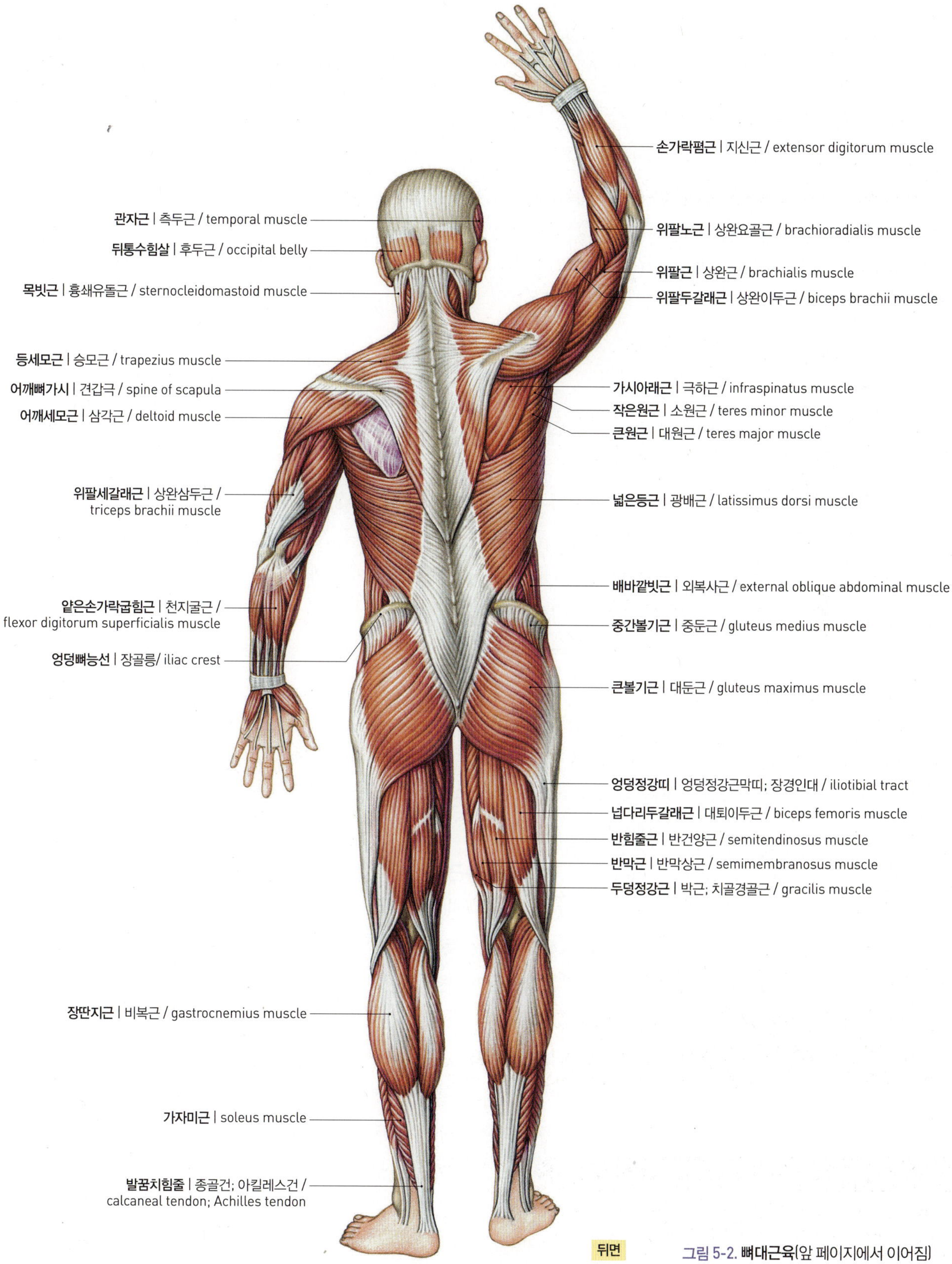

그림 5-2. **뼈대근육**(앞 페이지에서 이어짐)

뼈대근육의 수축장치

근육세포의 속에는 지름 1 μm 정도의 근육원섬유(근원섬유/myofibril)가 밀집해 있다. 근육원섬유는 세포뼈대에 해당하는 근육잔섬유(myofilament)가 규칙적으로 배열해 있는 다발이다. 현미경으로 보이는 뼈대근육섬유의 가로줄무늬는 이러한 규칙적인 배열을 반영한 것이다. 근육잔섬유에는 액틴(actin)으로 이루어져 있는 가는근육잔섬유(액틴잔섬유, 지름 약 6 nm)와 미오신(myosin)으로 이루어져 있는 굵은근육잔섬유(미오신잔섬유, 지름 약 15 nm)가 있다.

근육원섬유의 가로줄무늬는 어두운 부분인 A띠(어두운띠/anisotropic band, A band)와 밝은 부분인 I띠(밝은띠/isotropic band, I band)로 이루어져 있다. 미오신잔섬유는 A띠 부분에 모여 있고 액틴잔섬유는 I띠에서 A띠의 일부까지 뻗어있다. A띠 가운데 약간 밝은 부분은 H띠(H band)라고 한다. I띠 중앙에는 Z선(Z line)이 있으며 액틴잔섬유가 그곳에 고정되어 있다. 서로 나란히 있는 Z선 사이가 하나의 근육원섬유마디(근절/sarcomere)이다. 근육섬유가 수축할 때에는 액틴잔섬유가 미오신잔섬유 사이로 손가락을 마주 깍지 끼듯이 보다 깊이 미끄러져 들어가기 때문에 A띠의 길이는 변화가 없고 I띠의 길이만 짧아져서 근육원섬유마디의 길이가 짧아지게 된다. 이러한 근육수축의 기작을 활주설(sliding theory)이라고 한다.

4. 근육의 다양성과 명칭

인체 근육의 크기와 모양은 다양하다. 가장 무거운 근육은 큰볼기근(380~700 g)이며, 겉모습에서 가장 긴 근육은 가장긴근(이는곳: 엉치뼈, 닿는곳: 머리덮개)이고, 가장 폭이 넓은 근육은 넓은등근(이는곳: 엉덩뼈능선에서 어깨뼈 아래각까지)이다. 가장 작은 근육은 등자근이며 길이가 1 mm를 약간 넘는다.

대부분의 근육은 쉽게 구별되기 때문에 다양한 특징을 기준으로 고유한 명칭이 붙어 있다.

위치에 따른 명칭 | **큰가슴근** 대흉근/pectoralis, **큰볼기근** 대둔근/gluteus, **바깥갈비사이근** 외늑간근/intercostal, **가시위근** 극상근/supraspinatus, **이마힘살** 전두근/frontalis, **관자근** 측두근/temporalis 등

주행에 따른 명칭 | **배곧은근** 복직근/rectus, **배바깥빗근** 외복사근/obliquus, **배가로근** 복횡근/transversus, **입둘레근** 구륜근/orbicularis 등

작용에 따른 명칭 | **노쪽손목굽힘근** 요측수근굴근/flexor, **긴엄지폄근** 장무지신근/extensor, **큰모음근** 대내전근/adductor, **원엎침근** 원회내근/pronator, **손뒤침근** 회외근/supinator, **어깨올림근** 견갑거근/levator 등

모양에 따른 명칭 | **어깨세모근** 삼각근/deltoid, **큰마름근/작은마름근** 대 · 소능형근/rhomboid, **큰원근** 대원근/teres, **앞톱니근** 전거근/serratus 등

갈래나 힘살의 수에 따른 명칭 | **위팔두갈래근** 상완이두근/biceps, **위팔세갈래근** 상완삼두근/triceps, **넙다리네갈래근** 대퇴사두근/quadriceps, **턱두힘살근** 악이복근/digastricus 등

이는곳과 닿는곳에 따른 명칭 | **목빗근** 흉쇄유돌근/sternocleidomastoid, **위팔노근** 완요골근/brachioradialis, **복장목뿔근** 흉골갑상근/sternohyoid, **엉덩갈비근** 장륵근/iliocostalis 등

5. 뼈대근육의 작용

뼈대근육은 관절을 지나 뼈에 붙어 있으며, 이는곳의 뼈대에 대해 닿는곳의 뼈대를 움직인다. 뼈대근육의 작용은 이는곳과 닿는곳의 위치와 지나는 관절의 수와 움직임 범위에 의해 정해진다. 한 개의 관절을 지나는 **단순관절근육** 단관절근/monoarticular muscle 보다 두 개의 관절을 지나는 **두관절근육** 이관절근/biarticular muscle 의 작용이 더욱 복잡하다. 홑축관절보다는 두축관절, 뭇축관절에서 근육의 작용이 더욱 다양하다. 하나의 관절 운동에도 여러 개의 근육이 관련되어 있으며 그 역할은 다음의 4가지로 분류한다.

주작용근 주동근/prime mover (작용근 agonist) | 주작용근은 특정 운동을 발생시키는 역할을 한다.

대항근 길항근/antagonist | 대항근은 특정 운동에 저항해서 반대쪽으로 운동한다. 팔꿉을 굽히는 경우 위팔근은 주작용근이 되고 위팔세갈래근은 대항근이 된다. 주작용근(위팔근)은 운동(굽힘)을 시작해 저항을 뛰어넘고 운동을 가속화해서 특정 속도에 도달할 때까지 지속적으로 작용한다. 대항근(위팔세갈래근)은 운동이 시작될 때 순간적으로 수축하고 그 이후로는 이완되며 운동이 종료될 때 수축한다.

고정근 fixator | 고정근은 서로 대립하는 근육이 동시에 수축해서 관절을 일정한 자세로 유지하도록 하며, 보다 먼쪽의 관절운동을 돕는다. 예를 들면, 손목의 굽힘근육과 폄근육이 동시에 수축해서 손목을 고정함으로써 손가락을 펴고 굽히는 동작을 도와주는 것이 이에 해당한다.

협동근 협력근/synergist | 협동근은 관절운동을 보조하는 근육이다. 관절이 두축이나 뭇축이어서 여러 방향으로 움직이는 경우나 근육이 2개 이상의 관절을 지나 여러 관절에 작용하는 경우에는 주작용근의 수축이 다양한 운동을 일으킬 가능성이 있다. 협동근은 의도한 운동만 할 수 있도록 불필요한 운동을 배제하는 역할을 한다.

6. 뼈대근육의 모양(그림 5-3)

뼈대근육은 **방추근육** 방추상근/fusiform muscle, **띠근육** 대상근/strap muscle, **반깃근육** 반우상근/unipennate muscle, **깃근육** 우상근/bipennate muscle, **뭇깃근육** 다우상근/multipennate muscle 등 다양한 모양을 하고 있다.

팔다리 대부분의 근육은 겉모습이 방추형이며 이는곳힘줄, 닿는곳힘줄, 근육섬유의 배치를 관찰해 보면 깃근육 구조를 하고 있는 것을 알 수 있다. 예를 들면, 넙다리두갈래근 긴갈래나 반막근은 이는곳힘줄이 근육의 깊은층쪽으로 뻗어있고 닿는곳힘줄은 얕은층쪽으로 뻗어있다. 근육섬유는 양쪽 사이를 연결하며 깃 모양의 배열을 하고 있다.

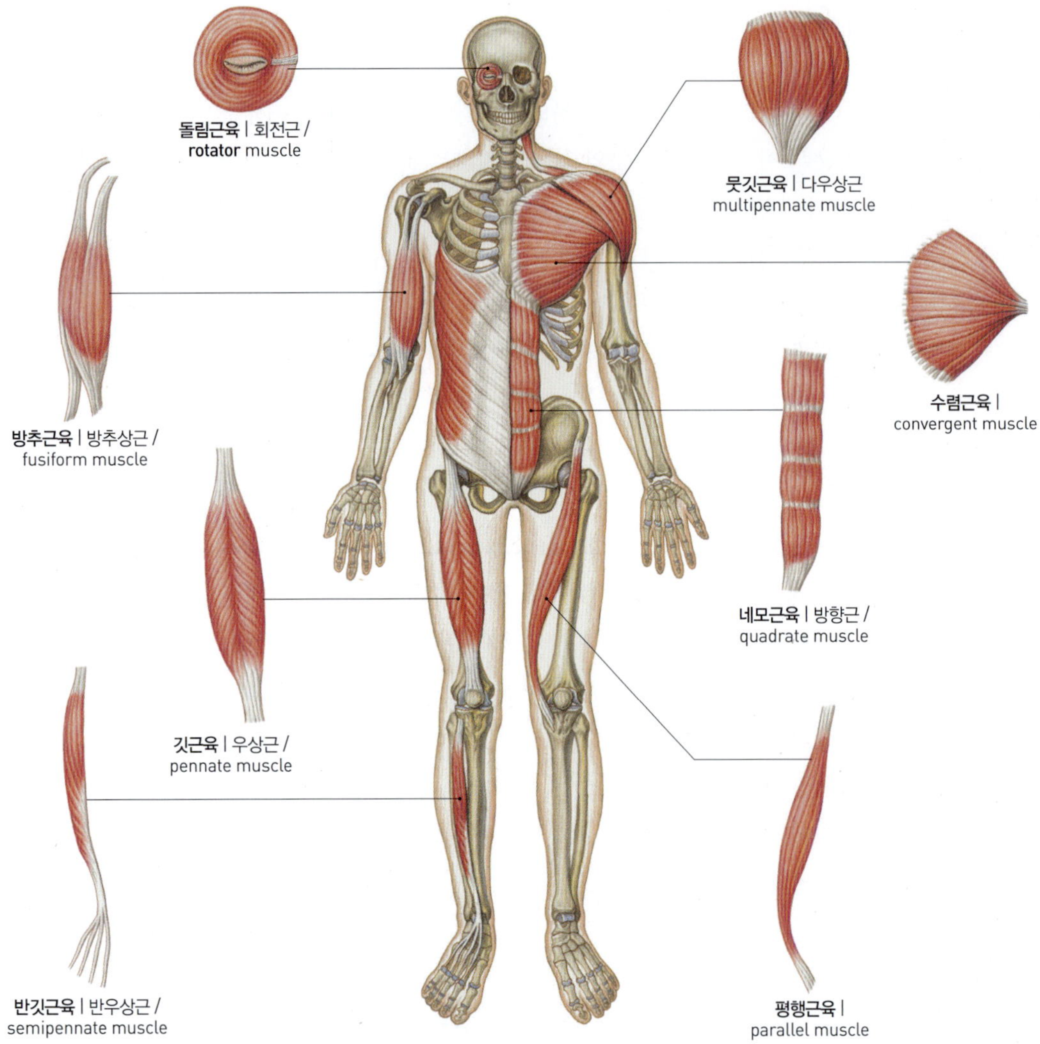

그림 5-3. 근육 모양

7. 뼈대근육의 결합조직(그림 5-4)

뼈대근육의 표면과 속에는 섬유결합조직의 막구조가 넓게 퍼져 있어서 근육섬유, 근육섬유다발, 근육 전체를 감싸고 있다. **근육속막** 근내막/endomysium 은 근육섬유를 감싸고 **근육다발막** perimysium 은 근육다발을 감싸고 **근육바깥막** epimysium 은 각각의 근육을 감싼다(그림 5-4A). 또한 **근막** fascia 은 신체의 각 부위에서 근육을 감싸고 있다.

팔에는 **위팔근막** 상완근막/brachial fascia 과 **아래팔근막** 전완근막/antebrachial fascia, 다리에는 **넙다리근막** 대퇴근막/fascia lata 과 **종아리근막** 하퇴근막/deep fascia of leg, 등부위에는 **등허리근막** 흉요근막/thoracolumbar fascia, 목부위에는 **목근막** 경근막/cervical fascia 이 있다. 팔과 다리에는

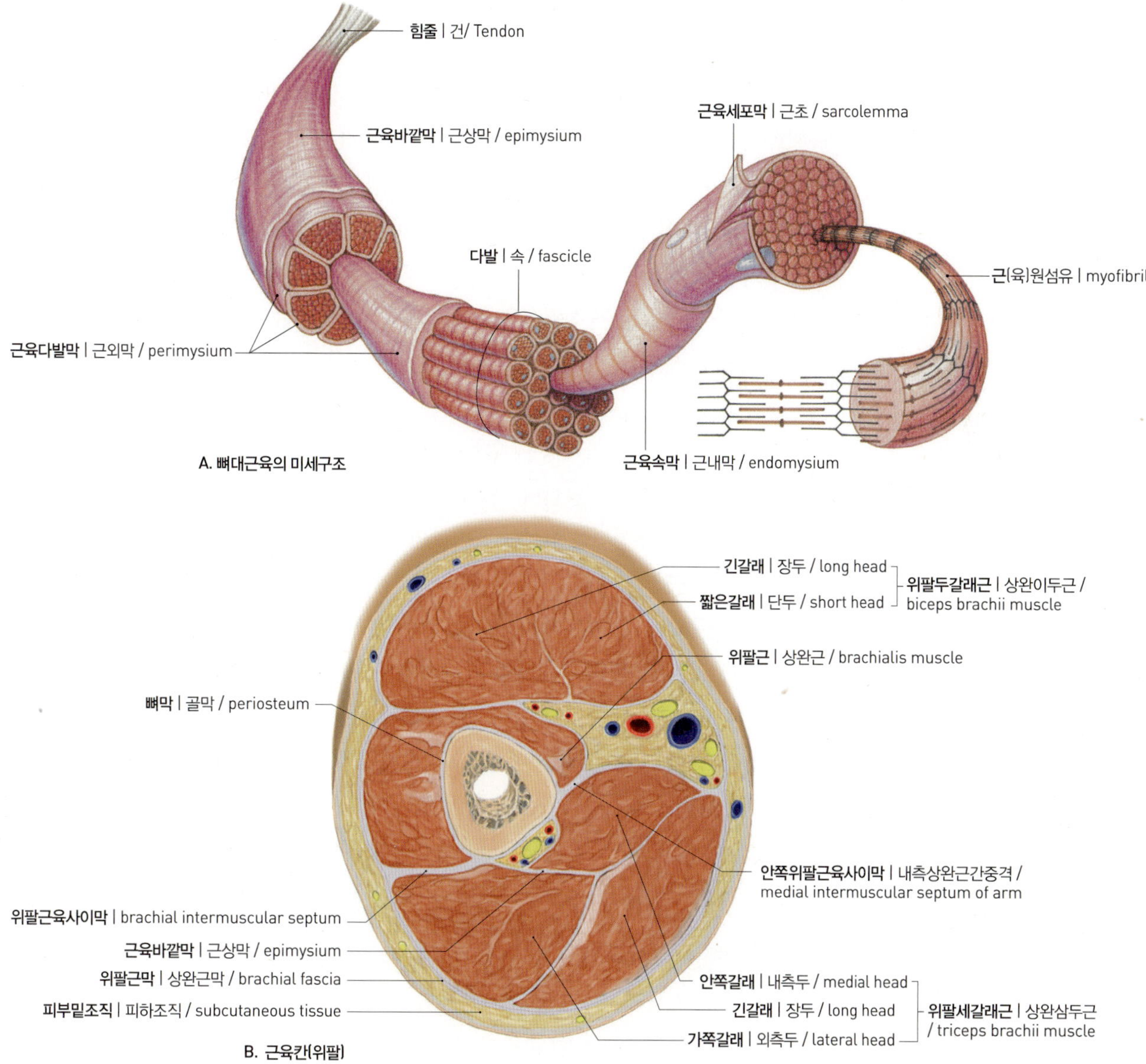

그림 5-4. 뼈대근육의 미세구조와 근육칸, 위팔

근막으로 싸여 있는 근육들은 **근육사이막** 근간중격/intermuscular septum (부위에 따라 뼈와 뼈사이막과 같이)에 의해 2~3개의 **근육칸** 근구획/compartment 으로 나뉘어져 있다. 근육칸 안의 근육은 거의 같은 신경의 지배를 받으며 같은 동맥으로부터 혈액을 공급받는다.

근육다발을 감싸는 근육바깥막과 근육을 감싸는 근막은 근육의 모양과 위치를 유지하도록 도와주고 근육이 수축할 때 주위 근육과의 마찰을 줄여주는 역할을 한다. 또한 근육의 수축으로 인해 근육이 두꺼워지면 근육칸 안의 정맥과 림프관을 압박해서 심장쪽으로 정맥혈액과 림프액을 밀어내는 역할을 하는데 이러한 운동을 **근육펌프** muscle pump 라고 한다.

8. 뼈대근육의 신경지배[그림 5-5, 6]

뼈대근육에 분포하는 신경가지는 **근육가지** 근지/muscular branch (**근육신경** muscular nerve)라고 하며, 운동과 몸감각신경섬유와 혈관작용 교감신경섬유로 구성되어 있다. 한 개의 뼈대근육에는 하나에서 여러 개의 신경섬유가 분포하고 있다. 뼈대근육의 신경은 대부분 혈관과 함께 주행한다. 신경은 움직임이 적은 부위에서 근육 깊은층으로 들어가며, 근육 가운데에 가까운 부위에서 근육바깥막을 뚫고 근육으로 들어간다. 근육 속에서 여러 개의 가지로 갈라져 신경섬유(축삭) 끝부분은 근육섬유 가운데 부근에서 **연접** 시냅스/synapse 을 형성한다.

몸운동신경섬유 | 뇌와 척수에 있는 몸운동신경세포에서 시작되며 뼈대근육섬유가 수축하도록 신호를 전달한다. 하나의 운동신경세포에서 나온 축삭 끝부분은 갈라져 여러 근육섬유와 연접을 형성한다. 하나의 신경세포에 지배되는 근육섬유 무리를 **운동단위** motor unit 라고 한다. 정밀한 운동을 하는 손가락 근육 등은 운동단위가 작고, 덜 정밀한 운동을 담당하는 다리 근육 등은 운동단위가 크다.

몸감각신경섬유 | 뼈대근육의 감각장치인 **근육방추** 근방추/muscle spindle 는 골지힘줄기관과 함께 근육과 힘줄의 감각정보를 뇌와 척수로 보낸다. 이러한 감각정보를 **고유감각** proprioception 이라고 하며, 근육의 수축과 장력에 관한 정보를 전달한다. 또한 근막에 분포되어 있는 가지는 통증감각을 전달한다.

교감신경섬유 | 혈관벽의 민무늬근육에 분포하며 뼈대근육으로 가는 혈액을 조절한다.

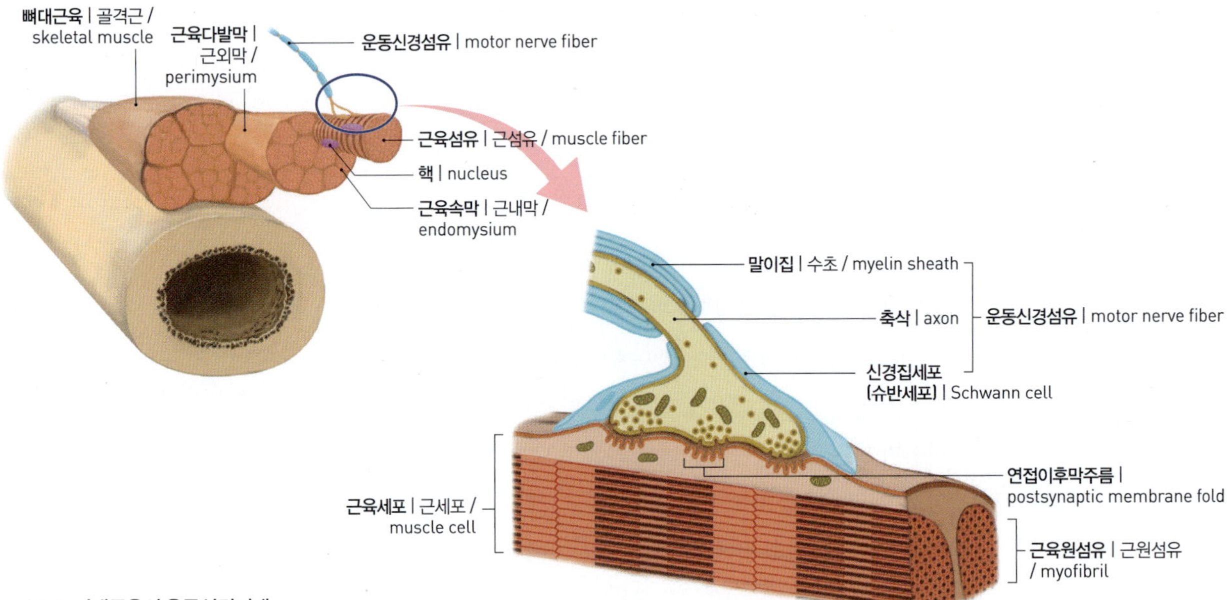

그림 5-5. 뼈대근육의 운동신경지배

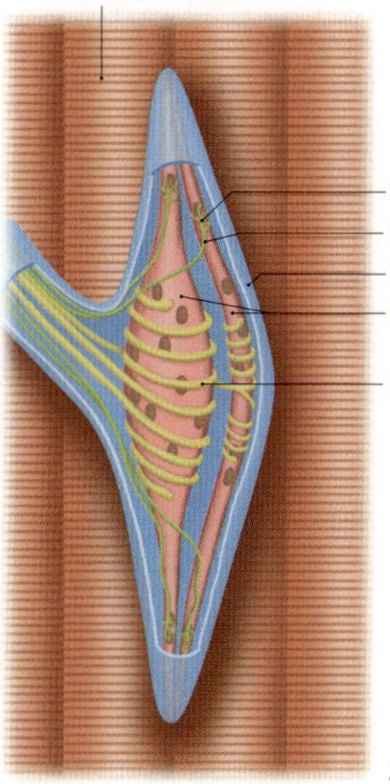

그림 5-6. 근육방추

9. 힘줄과 보조장치(그림 5-7)

힘줄 건/tendon 은 근육 끝부분을 뼈에 연결하며 치밀한 섬유결합조직으로 이루어져 있다. 힘줄의 굵기와 모양은 다양하며 특히 폭이 넓은 것을 **널힘줄** 건막/aponeurosis 이라고 한다.

힘줄이 관절 부근을 통과하는 부위에는 힘줄과 주위 구조물 사이에 점도가 높은 윤활액을 담고 있는 **윤활주머니** 활액낭/synovial bursa 라고 하는 소포가 있어서 힘줄이 움직일 때 마찰을 줄여준다. 윤활주머니는 독립적으로 있는 경우가 많으며 관절주머니와 연속되어 있는 경우도 있다.

손과 발로 들어오는 힘줄은 손목과 발목을 통과하는 부위에서 윤활액이 들어있는 **힘줄집** 건초/tendinous sheath (**윤활집** 활액초/synovial sheath)이라고 하는 칼집 모양의 길쭉한 주머니에 감싸여져 있다.

으깸증후군

팔다리나 엉덩이부위가 장시간 압박을 받게 되면 순환장애가 발생하고 뼈대근육이 손상을 받게 된다. 그 후에 압박을 풀게 되면 뼈대근육의 괴사와 융해가 빠르게 진행되고 세포 속의 성분이 대량으로 빠져나가 온몸에 심각한 증상을 일으키게 되는데, 이를 **으깸증후군**(압궤증후군/crush syndrome)이라고 한다. 근육세포 속의 칼륨(K)이온이 혈액으로 방출되어 고칼륨혈증이 나타나며 심장정지가 발생할 수도 있다. 또한 혈액으로 빠져나간 미오글로빈은 콩팥의 토리에서 여과되지만, 토리쪽 세관에서 재흡수되는 과정에서 콩팥세관의 괴사가 일어나고 급성콩팥 기능상실이 발생하게 된다.

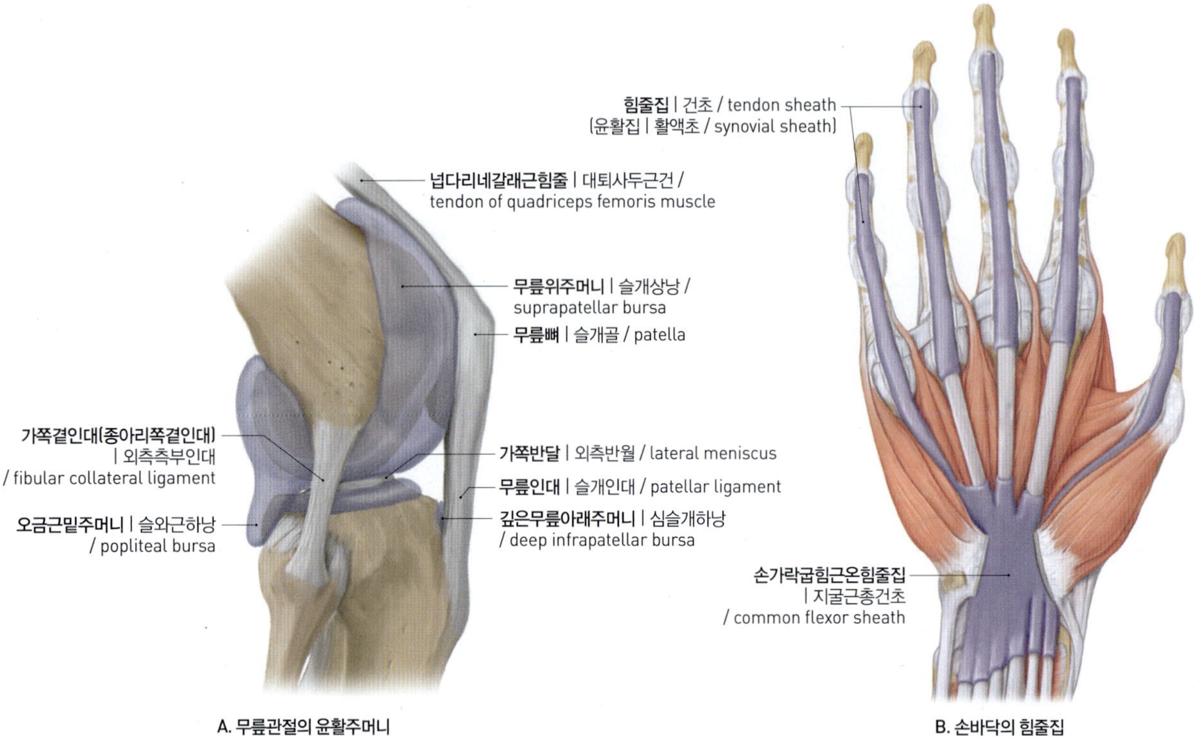

그림 5-7. 윤활주머니와 힘줄집

힘줄은 관절을 지나치는 부분에서 뼈대와 만나 방향을 바꾸는데, 이 부위를 보면 힘줄 안에 **종자뼈** 종자골/sesamoid bone 가 있다. 종자뼈는 힘줄이 압력이나 마찰로 인해 손상되는 것을 막고 근육의 끌어당기는 방향을 전환하는 역할도 한다. 무릎뼈는 인체에서 가장 큰 종자뼈이며 넙다리네갈래근 힘줄 안에 있다.

근육염좌

근육염좌(muscular strain)는 심하게 신체운동을 할 때 뼈대근육의 수축력에 의해 근육섬유와 근막이 손상된 상태를 말한다. 대부분의 경우 근육이 수축하면서 강제적으로 늘어나서 발생한다. 다리근육에 발생하는 경우가 많으며 넙다리두갈래근긴갈래, 넙다리곧은근, 장딴지근 안쪽갈래에서 발생하는 빈도가 매우 높다. 근육에서도 근육힘줄이음부에서 잘 발생한다. 손상받은 근육에서 통증이 발생하며 움직이면 통증이 더 심해진다. 근육을 잡아늘이거나 손상부위를 압박해도 통증이 발생한다. 정도가 심하지 않으면 손상 입은 근육에 부하를 주지 않으면서 보존적인 처치를 하면 2~3주 안에 회복이 가능하다.

적색근육과 백색근육

미오글로빈(myoglobin)은 뼈대근육에 있는 산소분자와 결합하는 단백질이며, 혈액에서 받아들인 산소를 필요할 때까지 저장하는 역할을 하고 있다. 뼈대근육이 붉게 보이는 이유는 미오글로빈 때문이다. 근육의 색은 미오글로빈의 함량에 따라 결정된다. 소고기는 돼지고기에 비해 미오글로빈이 많이 포함되어 있어 더 붉게 보인다. 인체의 뼈대근육도 미오글로빈의 함량이 많은 적색근육과 적은 백색근육으로 구분된다. 적색근육은 자세를 유지하는 부위에 많으며 지속적인 장력을 발휘한다. 백색근육은 빠른 운동을 담당하는 부위에 많으며 일시적인 힘을 발휘한다.

뼈대근육의 근육섬유는 수축 속도나 미오글로빈 함량에 따라 3가지 종류로 분류한다. I형은 **느린연축근육섬유**(slow-twitch fiber)이며 미오글로빈 함량이 많아 적색근육형이다. II형은 **빠른연축근육섬유**(fast-twitch fiber)이며 미오글로빈 함량이 많은 IIA형 섬유와 함량이 적은 IIB형 섬유로 나뉜다. IIA는 중간형이며 IIB는 백색근육형이다. 근육섬유의 모양은 지배신경의 성질에 따라 결정되는 것으로 알려져 있다.

● **적색근육과 백색근육의 구별**

	I형 (적색근육형)	IIA형 (중간형)	IIB형 (백색근육형)
수축속도	느리다	빠르다	빠르다
발생장력	작다	크다	크다
미토콘드리아	많다	많다	적다
미오글로빈	많다	많다	적다
글리코겐	적다	많다	많다
미오신 ATPase 활성	낮다	높다	높다
해당효소활성	낮다	높다	높다
산화효소활성	높다	높다	낮다

얼굴과 머리덮개의 근육 (그림 5-8, 표 5-1)

얼굴에는 얼굴의 피부를 움직이는 **얼굴근육** 안면근/facial muscle 이 있다. 얼굴근육은 뼈대가 아닌 피부에 닿는 **피부근육** 피근/cutaneous muscle 의 일종이다. 의사나 감정에 따라 얼굴의 표정을 만들기 때문에 **표정근육** 표정근/mimetic muscle 이라고도 한다. 또한 얼굴에 있는 눈꺼풀틈새, 콧구멍, 입틈새, 귀를 움직이는 중요한 역할을 하고 있다. 동일한 피부에서 머리덮개나 목부위의 피부를 움직이는 것들도 있다.

얼굴근육은 기능적으로 몇 가지 그룹으로 나눌 수 있다.

1. 얼굴틈새의 근육

눈둘레근 안윤근/orbicularis oculi muscle 은 눈꺼풀틈새를 타원 모양으로 둘러싸는 근육으로서 눈꺼풀 안에 퍼져 있는 눈꺼풀부분(얕은층)과 그 주위로 크게 퍼져 있는 눈확부분(깊은층)으로 이루어져 있다. 눈꺼풀부분은 안쪽눈구석에서 안쪽눈꺼풀인대에 붙어 있으며 가쪽눈구석에서는 위눈꺼풀과 아래눈꺼풀의 근육섬유가 이어진다. 눈둘레근은 눈꺼풀틈새를 닫아서 안구를 외부세계로부터 차단하고 눈물이 눈물주머니에서 흘러내리는 것을 도와준다.

눈썹주름근 추미근/corrugator supercilii muscle 은 눈썹을 아래안쪽으로 당긴다.

2. 바깥코의 근육

코근 비근/nasalis muscle 은 콧구멍을 좁히는 가로부분과 콧구멍을 벌리는 콧방울부분으로 이루어져 있다. **눈살근** 비근근/procerus muscle 은 미간의 피부를 아래로 당겨서 콧등의 피부에 주름을 만든다.

3. 윗입술의 근육

큰광대근 대관골근/zygomaticus major muscle 은 입꼬리를 위가쪽으로 당긴다.

작은광대근 소관골근/zygomaticus minor muscle 은 입꼬리를 위입술을 끌어 올린다.

위입술콧방울올림근 상순비익거근/levator labii superioris alaeque nasi muscle 은 위입술을 끌어 올려서 바깥콧구멍을 넓힌다.

위입술올림근 상순거근/levator labii superioris muscle 은 위입술을 끌어 올려서 코입술고랑을 만든다.

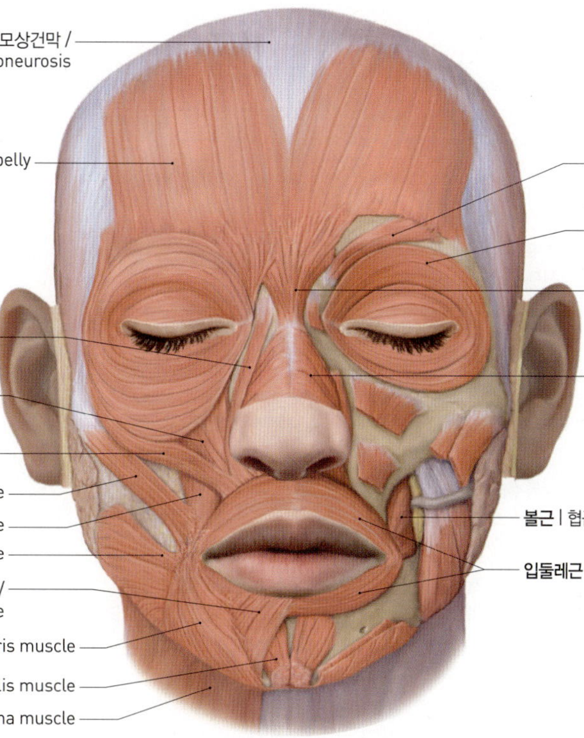

A. 앞쪽

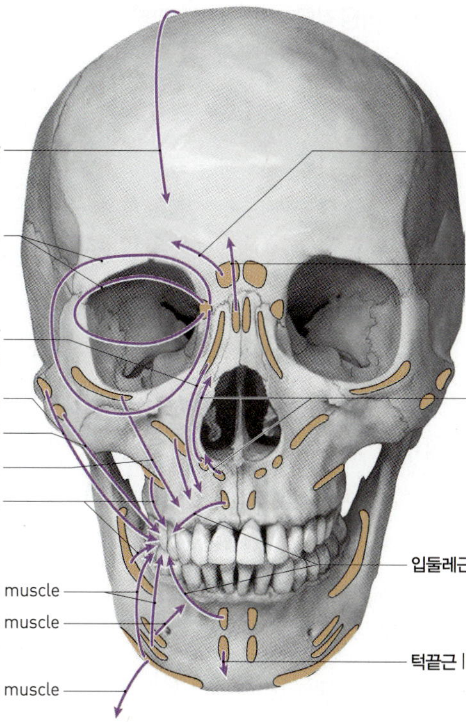

B. 이는곳과 주행

그림 5-8. 얼굴 앞근육

표 5-1. 얼굴근육(주요한 것)과 머리목부위의 피부

근육		이는곳	닿는곳	신경지배	작용
눈둘레근	눈확부분	안쪽눈꺼풀인대	가쪽눈꺼풀인대	얼굴신경[VII]	눈을 가볍게 감는다.
	눈꺼풀부분	이마뼈 코부분, 위턱뼈이마돌기	눈확 바깥둘레를 둘러싼다.		눈을 강하게 감는다.
볼근		위턱뼈 뒤부분, 아래턱뼈 뒤부분, 날개아래턱솔기	입꼬리, 입둘레근에서 합류	얼굴신경[VII]	볼을 치열 쪽으로 끌어 당긴다. 볼을 긴장시킨다.
입둘레근		피부의 깊은층, 위턱뼈와 아래턱뼈의 정중부분	입틈새를 둘러싼다.	얼굴신경[VII]	입틈새를 닫는다. 입술을 내민다.
뒤통수이마근	이마힘살	머리덮개널힘줄	눈썹부위의 피부	얼굴신경[VII]	눈썹을 끌어 올려서 이마에 가로주름을 만든다.
	뒤통수힘살	뒤통수뼈 위목덜미선, 뒤통수뼈 꼭지돌기	머리덮개널힘줄		머리덮개를 뒤쪽으로 끌어 당긴다.
넓은목근		목부위 아래부분과 가슴부위 위부분의 피부	얼굴 아래부분의 피부, 입꼬리, 아래턱뼈의 아래모서리	얼굴신경[VII]	얼굴 아래부분의 피부와 아래입술을 끌어 내려서 목의 피부를 긴장시킨다.

입꼬리올림근 구각거근/levator anguli oris muscle 은 입꼬리를 끌어 올려서 코입술고랑을 만든다.

입꼬리당김근 소근/risorius muscle 은 입꼬리를 위가쪽으로 당긴다.

4. 입안벽의 근육

볼근 협근/buccinator muscle 은 다른 얼굴근육보다 깊은층에 있으며 볼의 벽을 이루는 근육이다. 위턱뼈와 아래턱뼈의 뒤부분 및 날개아래턱솔기에서 시작된다. 볼을 긴장시켜서 치열 쪽으로 끌어당긴다.

이 근육은 음식을 씹을 때 휘파람을 불 때, 악기를 불 때 작용한다.

입둘레근 구윤근/orbicularis oris muscle 은 입틈새를 타원 모양으로 둘러싸는 근육이며 피부의 깊은층과 위턱뼈, 아래턱뼈의 정중부분에서 시작된다. 입틈새를 닫아서 입안을 외부로부터 차단하고 입술을 내민다.

5. 아래입술의 근육

아래입술내림근 하순하체근/depressor labii inferioris muscle 은 입술을 아래가쪽으로 당긴다.

입꼬리내림근 구각하체근/depressor anguli oris muscle 은 입꼬리를 아래로 끌어당긴다.

턱끝근 이근/mentalis muscle 은 입술을 앞쪽으로 내밀고 턱끝부분의 피부에 주름을 만든다.

6. 바깥귀의 근육

앞 · 위 · 뒤귓바퀴근 전 · 상 · 후이개근/auricularis anterior · superior · posterior muscle 은 귓바퀴를 각각 앞위쪽, 위쪽, 뒤위쪽으로 끌어당긴다.

7. 씹기근육 (그림 5-9, 표 5-2)

씹기근육 저작근/masticatory muscle 은 관자부위에 있으며 아래턱뼈를 움직이는 근육은 4개로 이루어져 있다. 아래턱뼈의 가쪽에는 깨물근과 관자근이 있고 안쪽에는 가쪽 · 안쪽날개근이 있다.

깨물근 교근/masseter muscle | 깨물근은 턱뼈가지의 가쪽면에 있는 사각형의 근육이며 광대활에서 시작되어 턱뼈가지의 가쪽면에 닿는다. 깨물근의 근육은 2부분으로 나뉘어져

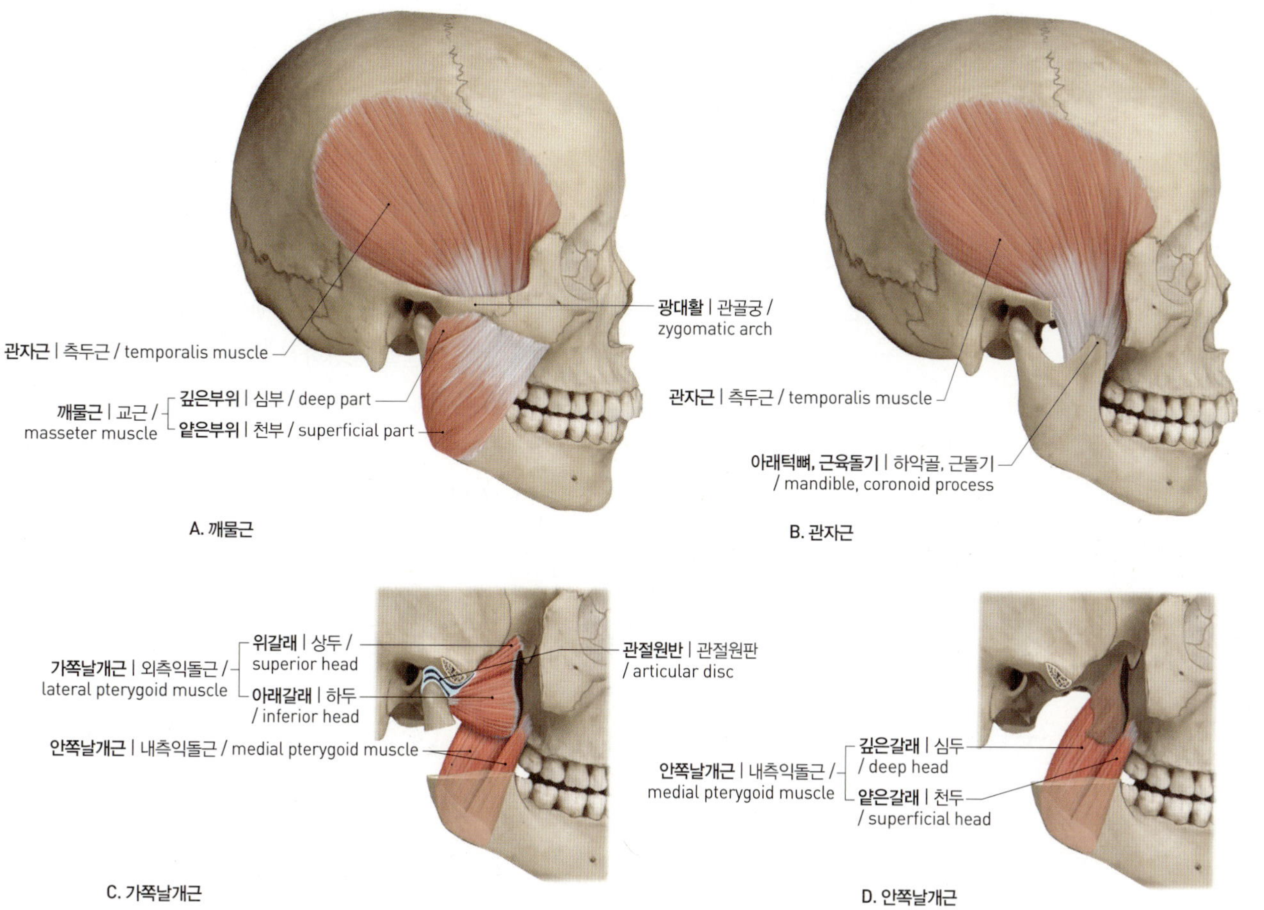

그림 5-9. 씹기근육

표 5-2. 씹기근육

근육	이는곳	닿는곳	신경지배	작용
깨물근	얕은층: 광대뼈 위턱돌기, 광대활 깊은층: 광대활	턱뼈가지 가쪽면	아래턱신경[V_3]의 깨물근신경	아래턱의 올림
관자근	관자우묵, 관자근막	아래턱뼈의 근육돌기, 턱뼈가지 앞부분	아래턱신경[V_3]의 깊은관자동맥	아래턱의 올림, 후퇴
가쪽날개근	위갈래: 관자우묵의 위벽 아래갈래: 날개돌기 가쪽판의 가쪽면	턱관절주머니와 관절원반, 턱뼈목의 날개근오목	아래턱신경[V_3]의 가쪽날개근신경	아래턱의 전진, 한쪽의 수축으로 가쪽으로 이동
안쪽날개근	깊은갈래: 날개돌기 가쪽판의 안쪽면, 입천상뼈 날개패임돌기 얕은갈래: 위턱결절, 입천장뼈 날개패임돌기	턱뼈목 안쪽면의 날개근거친면	아래턱신경[V_3]의 안쪽날개근신경	아래턱의 올림, 약간 전진

있다. 얕은부분은 광대뼈의 위턱돌기와 광대활의 앞쪽 2/3에서 시작되어 턱뼈각과 턱뼈가지 가쪽면의 뒤부분에 닿는다. 깊은부분은 광대뼈의 안쪽면과 아래모서리에서 시작되어 턱뼈가지 가쪽면 중앙에 있는 근육돌기에 닿는다.

작용 | 아래턱을 들어올린다.

신경 | 아래턱신경[V_3]의 가지인 깨물근신경에 지배된다.

관자근 측두근/temporalis muscle | 관자근은 관자우묵에 있는 큰 부채꼴의 근육이며 표면을 **관자근막** 측두근막/temporal fascia 이 덮고 있다. 관자우묵에서 아래관자선 아래쪽의 뼈로 된 면과 관자근막에서 폭넓게 시작한다. 앞쪽의 근육은 아래쪽으로, 뒤쪽의 근육은 앞쪽으로 향한다. 이들이 모여서 닿는곳힘줄을 형성하고 광대활의 깊은층을 통해 아래턱뼈의 근육돌기와 턱뼈가지 앞부분에 닿는다.

작용 | 아래턱을 강하게 들어 올리고 뒤부분의 근육은 아래턱을 뒤쪽으로 당긴다.

신경 | 아래턱신경[V_3]의 가지인 깊은관자신경에 지배된다.

가쪽날개근 외측익돌근/lateral pterygoid muscle | 가쪽날개근은 턱뼈가지 안쪽의 관자우묵에 있는 두꺼운 근육이며 2개의 갈래로 이루어져 있다. 위갈래는 작고 관자아래우묵의 위벽의 타원구멍과 뇌막동맥구멍의 가쪽에서 시작되고, 아래갈래는 크고 날개돌기가쪽판에서 시작된다. 2개의 갈래는 뒤쪽으로 향하며 합쳐져서 턱관절의 관절주머니와 관절원반 및 아래턱뼈 관절돌기의 위끝부분 근처에 있는 턱뼈목의 **날개근오목** 익돌근와/pterygoid fossa 에 닿는다.

작용 | 아래턱을 앞쪽으로 당긴다. 좌우가 교대로 수축하면 가쪽으로 이동한다.

신경 | 아래턱신경[V_3]의 가지인 가쪽날개근신경에 지배된다.

안쪽날개근 내측익돌근/medial pterygoid muscle | 안쪽날개근은 가쪽날개근 깊은층에 있는 사각형의 근육이며 2개의 갈래로 이루어져 있다. 깊은갈래는 날개돌기가쪽판의 안쪽면과 입천장뼈 날개패임돌기에서 시작되며 뒤아래쪽으로 향하고 나비아래턱인대의 안쪽을 통과한다. 얕은갈래는 위턱 뒤쪽의 위턱결절과 입천장뼈 날개패임돌기에서 시작되어 뒤아래쪽으로 향한다. 2개의 갈래는 함께 아래턱뼈 안쪽면에서 턱뼈각 부근의 날개근거친면에 닿는다. 시작부위 근처에서 얕은갈래와 깊은갈래 사이에 가쪽날개근의 아래갈래가 끼여 있다.

작용 | 아래턱을 들어 올리고 약간 앞쪽으로 당긴다.

신경 | 아래턱신경[V_3]의 가지인 안쪽날개근신경에 지배된다.

8. 머리덮개의 근육 (그림 5-8)

뒤통수이마근 후두전두근/occipitofrontalis muscle 은 머리덮개를 움직이는 근육이며 이마힘살과 뒤통수힘살로 이루어져 있다. 그리고 그 사이에는 **머리덮개널힘줄** 모상건막/epicranial aponeurosis 이 중간힘줄로 끼여 있다. **이마힘살** 전두근/frontal belly 은 눈썹을 끌어 올려서 이마에 가로주름을 만들고, **뒤통수힘살** 후두근/occipital belly 은 머리덮개를 뒤쪽으로 끌어 당긴다.

목의 근육

목의 앞에 위치하는 근육들의 대부분은 후두의 위치를 조절하고, 아래턱뼈를 아래쪽으로 내리며 입안 바닥을 팽팽하게 하는 기능을 한다. 이 근육군들은 목뿔뼈를 기준으로 목뿔위근육과 목뿔아래근육으로 나눈다. 목뿔위근육은 목뿔뼈를 위쪽으로 올림으로써 후두 전체를 올리는 역할을 하게 된다. 반면 목뿔아래근육은 올라간 목뿔뼈와 후두를 아래쪽으로 내리는 역할을 한다.

1. 넓은목근 (그림 5-10, 표 5-3)

넓은목근 광경근/platysma muscle 은 목 앞가쪽부분의 피부밑조직 속에 있는 얇은 근육으로 얼굴근육과 같은 피부근육이다. 발달 과정에 따라 개인차가 크다. 위쪽은 아래턱뼈 아래모서리에 붙어있고 일부는 입술의 근육과 섞여있다. 아래쪽은 빗장뼈를 넘어서 가슴 위부분의 피부밑으로 흩어진다.

작용 | 목 피부를 긴장시킨다.

신경 | 얼굴신경[VII]이 지배한다.

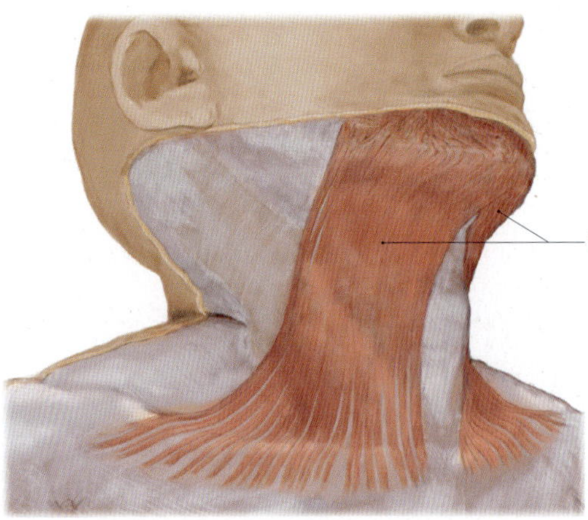

그림 5-10. 넓은목근

표 5-3. 넓은목근

근육	이는곳	닿는곳	신경지배	작용
넓은목근	목 아래부분과 가슴 위부분의 피부	얼굴 아래부분의 피부, 입꼬리, 아래턱뼈 아래모서리	얼굴신경[VII]	얼굴 아래부분의 피부와 입을 끌어내림 목 피부를 긴장시킴

2. 목빗근 (그림 5-11, 표 5-4)

목빗근 흉쇄유돌근/sternocleidomastoid muscle 은 관자부위에 있는 강한 근육이다. 복장갈래는 복장뼈자루 위모서리에서, 빗장갈래는 빗장뼈의 안쪽 1/3에서 시작되며 위가쪽으로 향한다. 관자뼈의 꼭지돌기로부터 뒤통수뼈의 위목덜미선 가쪽부분에 걸쳐 닿는다.

작용 | 머리를 굽히고 반대쪽으로 돌린다.

신경 | 더부신경[XI]은 운동을, 목신경(C2, 3)은 감각을 담당한다.

3. 목뿔위근육 (그림 5-12, 표 5-5)

목뿔위근육 설골상근/suprahyoid muscle 은 머리뼈(아래턱뼈와 관자뼈)에서 일어나서 목뿔뼈로 닿는 근육으로 **턱두힘살근, 붓목뿔근, 턱목뿔근, 턱끝목뿔근**이 있다.

작용 | 목뿔위근육은 모두 목뿔뼈와 후두를 위로 올리는 작용을 하며, 붓목뿔근을 제외한 근육은 목뿔뼈가 고정되었을 때 아래턱뼈를 내리는 작용을 한다. 따라서 음식을 삼킬 때 작용한다.

턱두힘살근 악이복근/digastric muscle | 턱두힘살근은 중간힘줄이 있는 두힘살근육이다. 앞

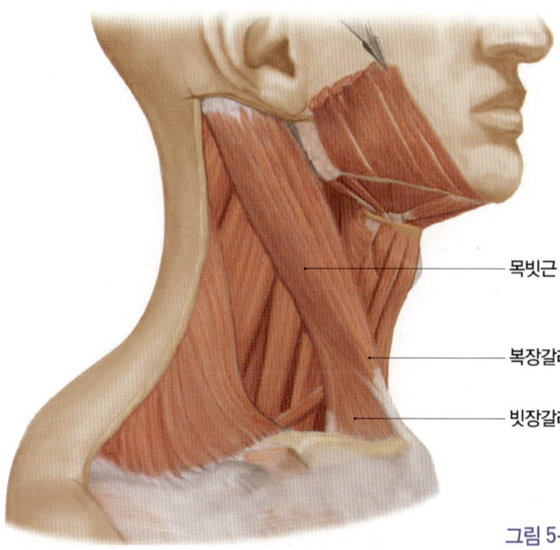

그림 5-11. 목빗근

표 5-4. 목빗근

근육	이는곳	닿는곳	신경지배	작용
목빗근	복장갈래: 복장뼈자루 위모서리 빗장갈래: 빗장뼈 안쪽 1/3	머리뼈의 꼭지돌기~ 위목덜미선 가쪽부분	더부신경[XI]: 운동 목신경(C2, 3): 감각	목을 옆쪽으로 굽히고 반대쪽으로 돌림

C: 목(cervical)

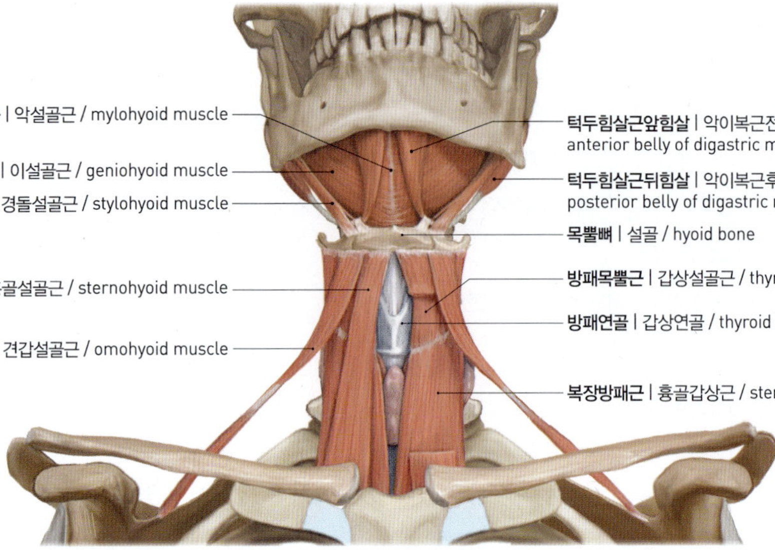

그림 5-12. 목뿔 위·아래근육

힘살은 아래턱뼈의 중간 뒤면에 있는 턱두힘살근오목에서 일어나고, 뒤힘살은 관자뼈의 꼭지돌기 안쪽의 꼭지패임에서 일어난다. 중간힘줄로 닿으며, 중간힘줄은 근막고리에 의해 목뿔뼈몸통과 큰뿔의 경계 부분으로 붙는다.

신경 | 앞힘살과 뒤힘살에 분포하는 신경이 다르다. 앞힘살에는 삼차신경의 아래턱신경 가지인 턱목뿔근신경, 뒤힘살에는 얼굴신경의 가지가 붓꼭지구멍 근처에서 일어나 뒤힘살의 위쪽 1/3 되는 곳으로 들어간다.

붓목뿔근 경돌설골근/stylohyoid muscle | 붓목뿔근은 관자뼈 붓돌기의 뿌리쪽 뒤면에서 일어나며, 목뿔뼈몸통과 큰뿔의 경계 부분에 붙는다.

신경 | 얼굴신경에서 일어난 뒤귓바퀴신경의 가지가 분포한다.

턱목뿔근 악설골근/mylohyoid muscle | 턱목뿔근은 아래턱뼈 속면에 있는 턱목뿔근선에서

표 5-5. 목뿔위근육

근육	이는곳	닿는곳	신경지배	작용
턱두힘살근	앞힘살: 아래턱뼈 뒤힘살: 꼭지돌기	목뿔뼈 작은뿔	아래턱신경 얼굴신경	목뿔뼈를 위로 당김
붓목뿔근	붓돌기	목뿔뼈	얼굴신경	목뿔뼈를 뒤쪽위로 당김
턱목뿔근	턱목뿔근선	목뿔뼈	아래턱신경	목뿔뼈를 위로 당김
턱끝목뿔근	아래턱뼈 턱끝가지	목뿔뼈	목신경	목뿔뼈를 앞으로 당김

일어나며, 목뿔뼈몸통 앞면의 아래부분과 정중면의 솔기로 붙는다.

신경 | 아래턱신경(삼차신경의 가지)의 아래이틀신경에서 갈라진 턱목뿔근신경이 분포한다. 이 신경은 이 근육의 표면쪽으로 달린다.

턱끝목뿔근 이설골근/geniohyoid muscle | 턱끝목뿔근은 아래턱뼈 가운데 속면의 턱끝가시에서 일어나며, 목뿔뼈몸통의 앞면에 붙는다.

신경 | 혀밑신경을 따라온 첫째 목신경이 분포한다.

4. 목뿔아래근육 (그림 5-12, 표 5-6)

목뿔아래근육 설골하근/infrahyoid muscles 은 앞목부위의 내장(후두, 기관, 갑상샘) 앞에 있고, 목뿔뼈의 아래쪽에 있는 편평하고 가늘고 긴 4개의 근육으로 이루어져 있다.

작용 | 목뿔뼈를 아래쪽으로 당기고 목뿔위근육과 협력해서 아래턱뼈를 아래쪽으로 당긴다.

복장목뿔근 흉골설골근/sternohyoid muscle | 복장목뿔근은 복장뼈자루와 복장빗장관절의 뒤쪽에서 시작하며 목뿔뼈몸통에 닿는다.

신경 | 목신경(C1~3)의 앞가지가 목신경고리를 거쳐 지배한다.

어깨목뿔근 견갑설골근/omohyoid muscle | 어깨목뿔근은 복장목뿔근의 가쪽에 있으며 중간힘줄에 의해 **위힘살**과 **아래힘살** 상·하복/superior·inferior belly 로 나뉜다. 어깨뼈 위모서리 어깨뼈패임의 안쪽에서 시작하며 앞위쪽으로 향한다. 목뿔뼈몸통의 복장목뿔근 바로 가쪽에 닿는다.

신경 | 목신경(C1~3)의 앞가지가 목신경고리를 거쳐 지배한다.

표 5-6. 목뿔아래근육

근육	이는곳	닿는곳	신경지배	작용
복장목뿔근	복장뼈자루와 복장빗장관절의 뒤쪽	목뿔뼈몸통	목신경(C1~3), 목신경고리를 거침	목뿔뼈를 아래로 당김
어깨목뿔근	어깨뼈 위모서리에서 어깨패임의 안쪽	목뿔뼈몸통	목신경(C1~3), 목신경고리를 거침	목뿔뼈를 아래로 당김
복장방패근	복장뼈자루와 복장빗관절의 뒤쪽	방패연골판 빗선	목신경(C1~3), 목신경고리를 거침	후두를 아래로 당김
방패목뿔근	방패연골판 빗선	목뿔뼈몸통 가쪽부분과 큰뿔	목신경(C1), 혀밑신경을 거침	목뿔뼈를 아래로 당김

C: 목(cervical)

복장방패근 흉골갑상근/sternothyroid muscle | 복장방패근은 복장목뿔근 아래부분의 깊은 층에 있다. 복장뼈자루의 뒤쪽에서 시작하며 방패연골판의 빗선에 닿는다.

작용 | 후두를 아래로 당기고 방패목뿔근과 협력해서 목뿔뼈를 아래로 당긴다.

신경 | 목신경(C1~3)의 앞가지가 목신경고리를 거쳐 지배한다.

방패목뿔근 갑상설골근/thyrohyoid muscle | 방패목뿔근은 복장목뿔근과 어깨목뿔근 위부분의 깊은층에 있다. 방패연골판의 빗선에서 시작하며 목뿔뼈몸통의 가쪽부분과 큰뿔에 닿는다.

신경 | 목신경(C1)의 앞가지가 혀밑신경[XII]을 거쳐 지배한다.

5. 척주앞근육 (그림 5-13, 표 5-7)

척주앞근육 척추전근/prevertebral muscles 은 목뼈 앞쪽에 위치해 있는 4개의 근육으로 이루어져 있다.

목긴근 경장근/longus colli muscle | 목긴근은 다섯째목뼈~셋째등뼈 사이에 걸쳐 척추뼈몸통 앞쪽과 가로돌기에서 시작하며, 위로 올라가고 첫째~여섯째목뼈 사이에 걸쳐 척추뼈몸통 앞쪽과 가로돌기에 닿는 근육섬유의 집합체이다. 안쪽부분, 아래빗부분, 위빗부분으로 나뉜다.

작용 | 어느 한쪽이 움직이는 경우에 목뼈를 기울여서 회전시킨다. 양쪽이 움직이는 경우에는 목뼈를 앞으로 굽힌다.

신경 | 목신경얼기(C2~4)의 가지가 지배한다.

머리긴근 두장근/longus capitis muscle | 머리긴근은 셋째~여섯째목뼈의 가로돌기에서 시작하며 위쪽으로 향한다. 뒤통수뼈의 바닥부분에 닿는다.

작용 | 어느 한쪽이 움직이는 경우에는 목을 옆으로 굽힌다. 양쪽이 움직이는 경우에는 목을 앞으로 굽힌다.

신경 | 목신경얼기(C1~4)의 가지가 지배한다.

기운목

기운목(사경/torticollis)은 어느 한쪽 목빗근의 구축(오그라듦)으로 인해 머리부위가 문제 있는 쪽으로 기울어져서 반대쪽으로 돌아간 상태를 말한다. 성형외과 영역의 선천이상이며 엉덩관절탈구, 안쪽들린휜발증과 함께 흔히 발생한다. 생후 1주일 무렵부터 목빗근에 덩이가 생겨 커지게 되지만 이후 점차 작아져서 자연히 치유되는 경우가 많다. 생후 6개월이 지나도 목빗근이 짧아져 근육에 단단한 섬유질이 만져지는 경우, 그냥 두면 목의 좌우불균형과 척주옆굽음증이 나타나므로 목빗근의 시작부위를 절단하는 수술을 해야 한다.

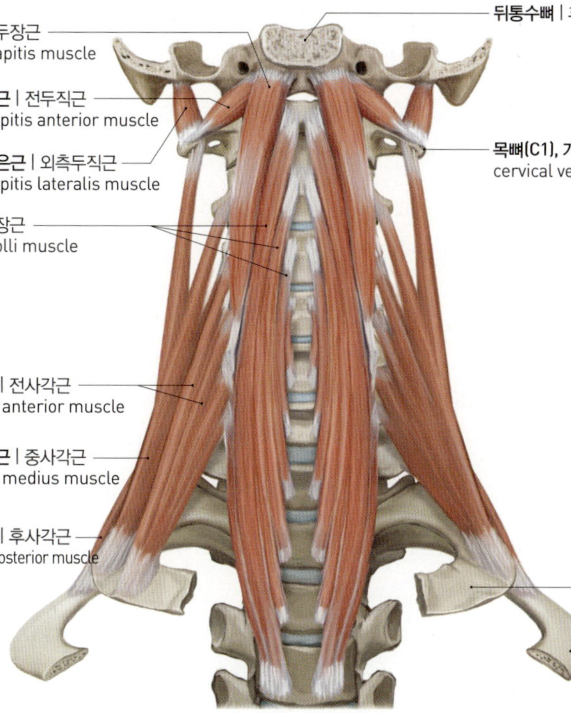

그림 5-13. 척주앞근육과 목갈비근

앞머리곧은근 전두직근/rectus capitis anterior muscle | 앞머리곧은근은 고리뼈(C1) 가쪽덩이에서 시작하며 뒤통수뼈 바닥부분에 닿는다.

작용 | 어느 한쪽이 움직이는 경우에는 목을 옆으로 굽힌다. 양쪽이 움직이는 경우에는 목을 앞으로 굽힌다.

신경 | 목신경(C1)의 앞가지가 지배한다.

표 5-7. 척주앞근육

근육		이는곳	닿는곳	신경지배	작용
목긴근	안쪽부분	C5~T3 척추뼈몸통 앞쪽	C2~4 척추뼈몸통 앞쪽	목신경얼기(C2~4)의 가지	한쪽: 목뼈 기울임, 안쪽돌림 양쪽: 목뼈를 앞으로 굽힘
	아래빗부분	T1~3 척추뼈몸통 앞쪽	C5~6 가로돌기 앞결절		
	위빗부분	C3~5 가로돌기 앞결절	C1 앞결절		
머리긴근		C3~6 가로돌기 앞결절	뒤통수뼈 바닥부분	목신경얼기(C1~4)의 가지	한쪽: 목 기울임 양쪽: 목을 앞으로 굽힘
앞머리곧은근		C1의 가쪽덩이	뒤통수뼈 바닥부분	C1의 앞가지	한쪽: 목을 옆으로 굽힘 양쪽: 목을 앞으로 굽힘
가쪽머리곧은근		C1의 가로돌기	뒤통수뼈 바닥부분	C1의 앞가지	한쪽: 목을 옆으로 굽힘 양쪽: 목을 앞으로 굽힘

C: 목(cervical), T: 가슴(thoracic)

가쪽머리곧은근 외측두직근/rectus capitis lateralis muscle | 가쪽머리곧은근은 고리뼈(C1) 가로돌기에서 시작하며 뒤통수뼈 바닥부분에 닿는다.

작용 | 어느 한쪽이 움직이는 경우에는 목을 옆으로 굽힌다. 양쪽이 움직이는 경우에는 목을 앞으로 굽힌다.

신경 | 목신경(C1)의 앞가지가 지배한다.

6. 목갈비근 (그림 5-13, 표 5-8)

목갈비근 사각근군/scalene muscles 은 목뼈 가로돌기에서 시작하여 아래쪽으로 향하며 위쪽의 갈비뼈에 닿는 3개의 근육으로 이루어져 있다.

작용 | 호흡할 때 위쪽의 갈비뼈를 들어올린다. 갈비뼈가 고정되어 있을 때에는 어느 한쪽이 움직이는 경우에 목뼈를 옆으로 굽히고 양쪽이 움직이는 경우에는 목뼈를 앞으로 굽힌다.

앞목갈비근 전사각근/scalenus anterior muscle | 앞목갈비근은 셋째~여섯째목뼈 가로돌기의 앞결절에서 시작하며 첫째갈비뼈의 빗장밑동맥고랑 앞쪽의 목갈비근결절에 닿는다.

중간목갈비근 중사각근/scalenus medius muscle | 중간목갈비근은 셋째~일곱째목뼈 가로돌기의 뒤결절에서 시작하며 첫째갈비뼈의 빗장밑동맥고랑 뒤쪽에 닿는다.

뒤목갈비근 후사각근/scalenus posterior muscle | 뒤목갈비근은 다섯째~일곱째목뼈 가로돌기의 뒤결절에서 시작하며 둘째갈비뼈의 가쪽면에 닿는다.

표 5-8. 목갈비근

근육	이는곳	닿는곳	신경지배	작용
앞목갈비근	C3~6 가로돌기 앞결절	첫째갈비뼈 앞목갈비근 결절	목신경(C4~6)의 가지	호흡시: 위쪽의 갈비뼈를 들어 올림 한쪽: 목뼈를 옆으로 굽힘 양쪽: 목뼈를 앞으로 굽힘
중간목갈비근	C3~7 가로돌기 뒤결절	첫째갈비뼈, 빗장밑동맥고랑의 뒤쪽	목신경(C3~8)의 가지	
뒤목갈비근	C5~7 가로돌기 뒤결절	둘째갈비뼈 가쪽면	목신경(C6~8)의 가지	

C: 목(cervical)

등부위의 근육

등부위에는 얕은층, 중간층, 깊은층의 3무리의 근육이 있다.

- 얕은층의 근육(등세모근, 넓은등근, 어깨올림근, 마름근[능형근])은 팔을 움직인다.
- 중간층의 근육(위·아래뒤톱니근)은 가슴우리를 움직인다.
- 깊은층에는 척주를 움직이는 **내인성등근육** intrinsic back muscle 이 있다.

이에 대해 얕은층과 중간층의 근육은 **외인성등근육** extrinsic back muscle 이라고 한다.

1. 외인성등근육

1) 얕은층의 등근육 (그림 5-26)

등부위 얕은층의 근육은 몸통과 팔을 연결하고 있으며 **등세모근**, **넓은등근**, **어깨올림근**, **큰·작은마름근**이 있다(얕은층의 등근육은 팔의 근육에서 자세하게 설명한다).

등세모근 승모근/trapezius muscle | 등부위의 얕은층에 위치해 있으며 비뚤어진 마름모 모양의 근육이다. 척주에서 폭넓게 시작되며 양쪽으로 뻗어나가 어깨뼈에 닿는다. 등세모근의 위부분은 잘 발달되어 있어서 팔 전체를 위로 들어 올리는 운동을 담당한다.

넓은등근 광배근/latissimus dorsi muscle | 등세모근 아래쪽에 있는 얇은 근육이다. 등부위의 아래쪽에서 시작되며 위팔뼈 위부분에 닿고있다. 겨드랑의 뒤모서리를 만들며 위팔을 모아서 몸통으로 붙이는 역할을 한다.

어깨올림근 견갑거근/levator scapulae muscle | 등세모근의 깊은층에 위치해 있으며 위쪽 목부위에서 시작해 어깨뼈에 닿는다. 어깨뼈를 위쪽으로 끌어올린다.

큰·작은마름근 대·소능형근/rhomboid major·minor muscle | 위쪽의 등뼈와 어깨뼈의 안쪽모서리를 연결하며 어깨뼈를 척주쪽으로 끌어당긴다.

2) 중간층의 근육 (그림 5-26)

등부위 중간층의 근육은 갈비뼈에서 정지하며 **위뒤톱니근**과 **아래뒤톱니근**이 있다.

위뒤톱니근 상후거근/serratus posterior superior muscle | 목부위와 등부위의 경계에 위치해 있는 얇은 근육이다.

작용 | 위쪽 갈비뼈를 올린다.

신경 | 갈비사이신경(T1~3)에 의해 지배된다.

아래뒤톱니근 하후거근/serratus posterior inferior muscle | 가슴부위와 허리부위의 경계에 위치해 있는 얇은 근육이다.

작용 | 아래쪽 갈비뼈를 내린다.

신경 | 갈비사이신경(T9~11)에 의해 지배된다.

2. 내인성등근육

내인성등근육은 등부위 깊은층에 위치하고, 골반에서 머리뼈까지 뻗어 있으며 다음의 4가지 무리로 나뉜다. 1) 얕은층의 근육(널판근), 2) 중간층의 근육(척주세움근), 3) 깊은층의 근육(가로돌기가시근육, 분절 형태의 등근육), 4) 뒤통수밑의 근육(큰 · 작은뒤머리곧은근, 위 · 아래머리빗근)이다. 이들 모두 척수신경 뒤가지의 지배를 받는다.

1) 널판근 (그림 5-14, 표 5-9)

널판근 판상근/splenius muscle 은 등세모근 위부분의 바로 깊은층에 있는 두껍고 평평한 근육이다. 정중앙(척추의 가시돌기)에서 시작되어 위가쪽으로 향하며 목뼈나 머리뼈에 닿는다. 닿는 위치에 따라 **머리널판근**과 **목널판근**으로 나뉜다.

머리널판근 두판상근/splenius capitis muscle | 목인대의 아래부분과 위쪽 등뼈의 가시돌기에서 시작하며 관자뼈의 꼭지돌기와 뒤통수뼈에 닿는다.

목널판근 경판상근/splenius cervicis muscle | 중간부분의 등뼈에서 시작해 위쪽 목뼈의 가로돌기에 닿는다.

2) 척주세움근 (그림 5-14, 표 5-10)

척주세움근 척주기립근/erector spinae muscle 은 골반에서 머리뼈까지 세로로 분포해 있는 길고 큰 근육이다. 척주의 가시돌기와 갈비뼈각 사이의 등부위에 위치해 있다. **엉덩갈비근, 가장긴근, 가시근**의 3가지가 있다.

표 5-9. 널판근

근육	이는곳	닿는곳	신경지배	작용
머리널판근	목인대의 아래부분, C7~T3의 가시돌기	관자뼈의 꼭지돌기, 뒤통수뼈	중간 목신경의 뒤가지	양쪽: 머리부위를 뒤쪽으로 당기고 목부위를 폄 한쪽: 머리부위를 회전
목널판근	T3~6의 가시돌기	C1~3의 가로돌기	아래쪽 목신경의 뒤가지	양쪽: 머리부위를 폄 한쪽: 머리부위를 회전

C: 목(cervical), T: 가슴(thoracic)

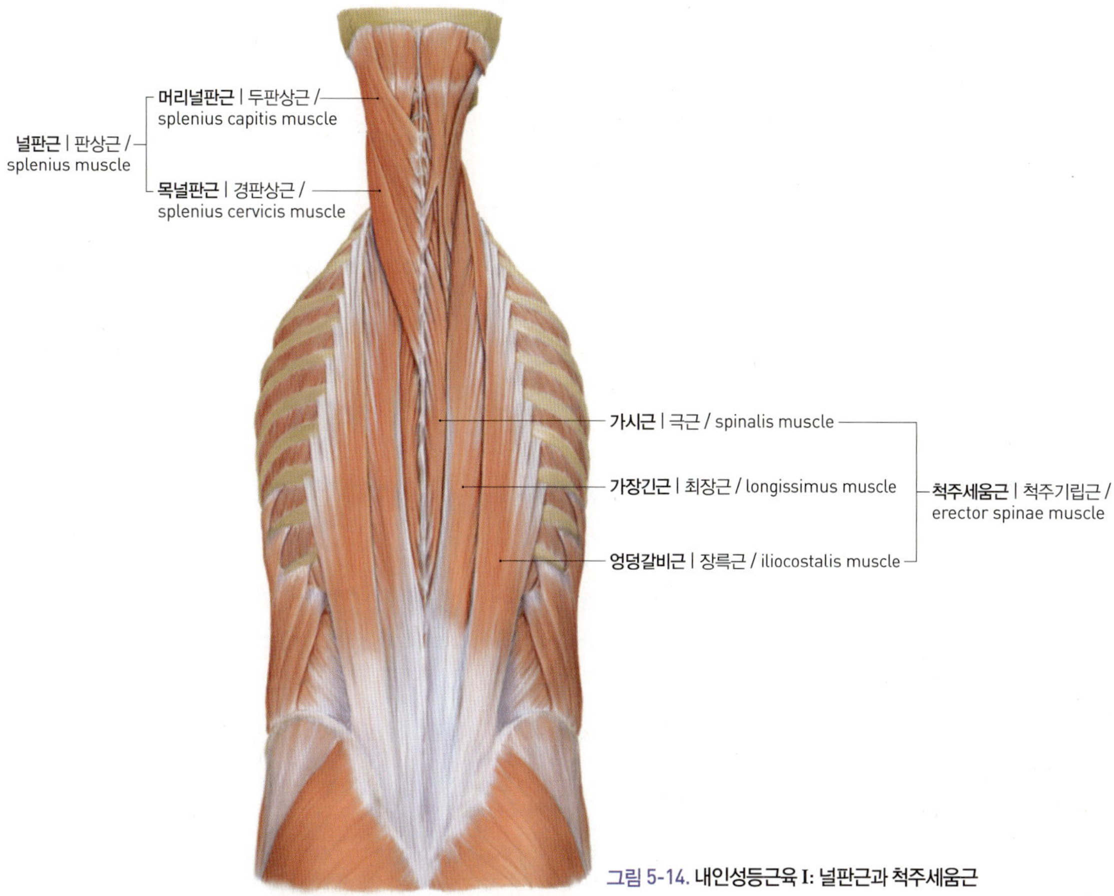

그림 5-14. 내인성등근육 I: 널판근과 척주세움근

표 5-10. 척주세움근

근육		이는곳	닿는곳	신경지배	작용
엉덩갈비근	허리엉덩갈비근	엉덩뼈, 등허리근막	일곱째~열두째갈비뼈각	뒤가지의 가쪽가지	양쪽: 척주와 머리부위를 폄 한쪽: 척주를 옆굽힘
	등엉덩갈비근	일곱째~열두째갈비뼈각	C7 가로돌기, 첫째~여섯째갈비뼈각		
	목엉덩갈비근	셋째~여섯째갈비뼈각	C4~6 가로돌기		
가장긴근	등가장긴근	허리뼈 가로돌기, 등허리근막	등뼈 가로돌기, 셋째~열두째갈비뼈결절의 가쪽부분	뒤가지의 가쪽가지	양쪽: 척주 위부분과 머리부위를 폄 한쪽: 머리부위와 목부위를 돌림
	목가장긴근	T1~5 가로돌기	C2~6 가로돌기		
	머리가장긴근	T1~5 가로돌기, C4~7 관절돌기	관자뼈의 꼭지돌기		
가시근	등가시근	T11~12 가시돌기	T1~9 가시돌기	뒤가지의 안쪽가지	양쪽: 척주 위부분과 머리부위를 폄 한쪽: 머리부위와 목부위를 돌림
	목가시근	C5~T1 가시돌기	C2~4 가시돌기		
	머리가시근	C5~T12 가시돌기	머리반가시근과 함께 뒤통수뼈		

C: 목(cervical), T: 가슴(thoracic)

엉덩갈비근 장륵근/iliocostalis muscle | 척주세움근의 가장 바깥쪽에 위치한다. 엉덩뼈, 허리 가슴근막 및 갈비뼈에서 차례로 시작되어 위로 올라가며 갈비뼈각 및 목뼈 가로돌기에 닿는다. 이는곳과 닿는곳에 따라 허리·등·목엉덩갈비근의 3부분으로 나뉜다.

가장긴근 최장근/longissimus muscle | 척주세움근의 중간에 위치한다. 등뼈와 허리뼈의 가로돌기에서 시작되어 위로 올라가며 갈비뼈의 갈비뼈결절 가쪽부분, 목뼈의 가로돌기, 관자뼈의 꼭지돌기에서 끝난다. 닿는곳에 따라 등·목·머리가장긴근의 3부분으로 나뉜다.

가시근 극근/spinalis muscle | 척추 가시돌기의 양쪽에 위치한다. 아래쪽 가시돌기에서 시작하며 위쪽 가시돌기와 머리뼈에 닿는다. 머리뼈 부근에서는 머리반가시근과 섞인다.

3) 가로돌기가시근육(그림 5-15, 표 5-11)

가로돌기가시근육 횡돌기극근/transversospinales muscle 은 척추뼈의 가로돌기와 가시돌기 사이에 위치한다. 가로돌기에서 시작해 위 안쪽으로 향하며 위쪽 가시돌기에 닿는다. 이는곳과 닿는곳의 거리에 따라 **반가시근**, **뭇갈래근**, **돌림근**으로 구별된다.

반가시근 반극근/semispinalis muscle | 6분절 이상 위쪽의 가시돌기나 뒤통수뼈에 닿는다. 닿는곳의 높이에 따라 등·목·머리반가시근의 3부분으로 나뉜다. 반가시근은 머리부위에서 잘 발달되어 있으며 머리반가시근은 뒤통수뼈에 닿는다.

뭇갈래근 다열근/multifidus muscle | 3~5분절 위쪽의 가시돌기에 닿는다. 허리부위에서 잘 발달되어 있다.

돌림근 회선근/rotatores muscle | 1~2분절 위쪽의 가시돌기에 닿는다. 부위에 따라 허리·등·목돌림근의 3부분으로 나뉜다. 등부위에서 잘 발달되어 있다. 1분절 위에서 닿는 것을 짧은돌림근이라고 하고, 2분절 이상 위쪽에서 닿는 것을 긴돌림근이라고 한다.

4) 분절 형태의 내인성등근육(그림 5-15, 표 5-12)

분절 형태의 내인성등근육에는 **가시사이근육**과 **가로돌기사이근육**이 있다. **갈비올림근**도 내인성등근육에 포함되는 경우가 있다.

가시사이근육 극간근/interspinales muscle | 인접해 있는 가시돌기 사이를 연결한다. 목부위와 허리부위에서 잘 발달되어 있다.

가로돌기사이근육 횡돌기간근/intertransversarii muscle | 인접해 있는 가로돌기 사이를 연결한다. 목부위와 허리부위에서 잘 발달되어 있다. 일부는 앞가지의 지배도 받는다.

갈비올림근 늑골거근/levatores costarum muscle | 갈비뼈에 작용하지만 앞가지와 뒤가지 양쪽의 지배를 받아 내인성등근육으로 취급되는 경우가 있다. 가슴우리에 작용한다.

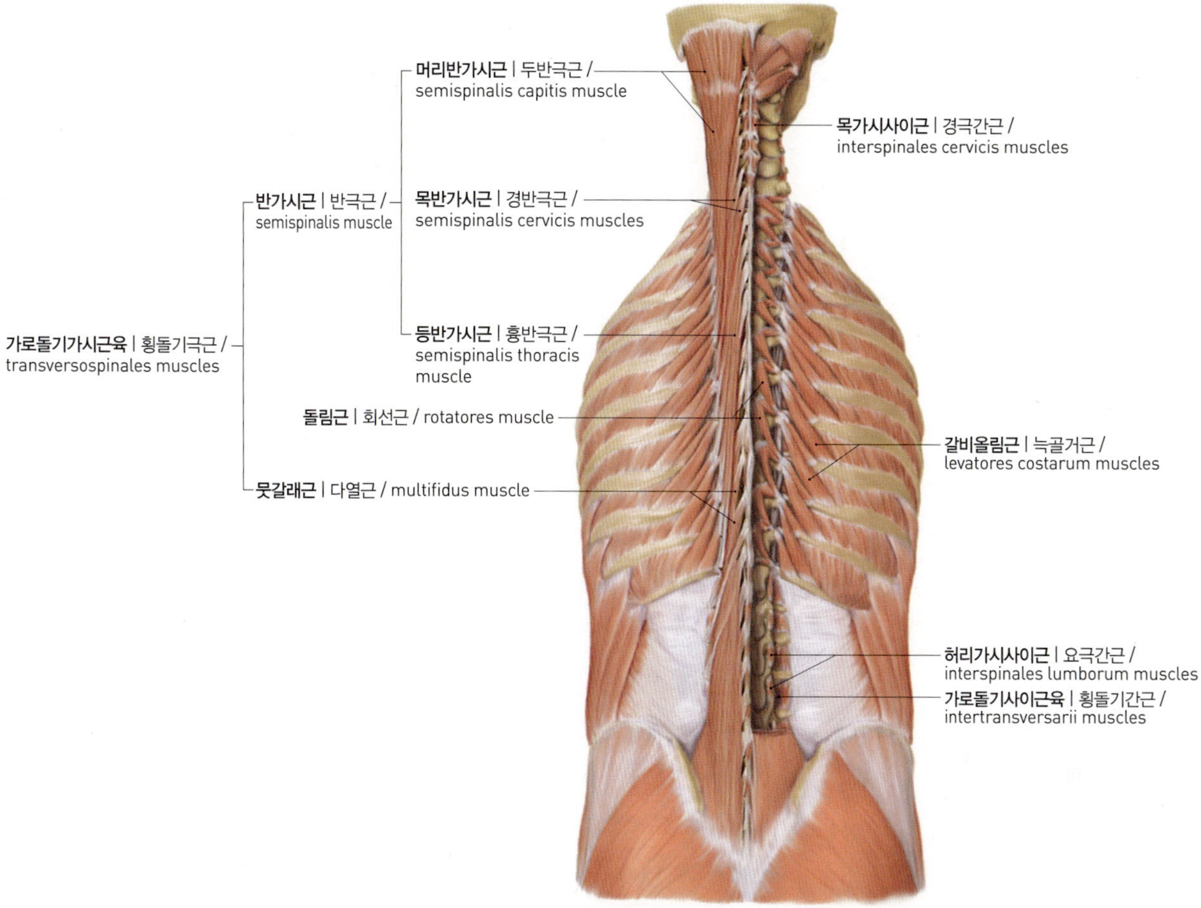

그림 5-15. 내인성등근육 II: 가로돌기가시근육과 분절 상태의 내인성등근육

표 5-11. 가로돌기가시근육

근육		이는곳	닿는곳	신경지배	작용
반가시근	등반가시근	T6~10 가로돌기	C6~T4 가시돌기	뒤가지의 안쪽가지	양쪽: 척주를 위부분과 머리부분을 폄 한쪽: 머리부분과 목부분을 돌림
	목반가시근	T1~6 가로돌기	C2~5 가시돌기		
	머리반가시근	C7~T6 가로돌기, C4~6 관절돌기	뒤통수뼈	뒤가지의 안쪽가지와 가쪽가지	
뭇갈래근		엉치뼈, L1~5의 꼭지돌기, C4~T12의 가로돌기	C2~L5 가시돌기의 바닥부위	뒤가지의 안쪽가지	양쪽: 척주를 위부분과 머리부분을 폄 한쪽: 머리부분과 목부분을 돌림
돌림근	허리돌림근	허리뼈의 꼭지돌기	허리뼈의 가시돌기	뒤가지의 안쪽가지	머리부분과 목부분을 돌림
	등돌림근	등뼈의 가로돌기	등뼈의 가시돌기		
	목돌림근	목뼈의 관절돌기	목뼈의 가시돌기		

C: 목(cervical), T: 가슴(thoracic), L: 허리(lumbar)

표 5-12. 분절 형태의 내인성등근육

근육	이는곳	닿는곳	신경지배	작용
가시사이근	척추뼈의 가시돌기	바로 위쪽 척추뼈의 가시돌기	뒤가지의 안쪽가지	척주의 폄과 돌림을 보조
가로돌기사이근육	척추뼈의 가로돌기	바로 위쪽 척추뼈의 가로돌기	뒤가지의 안쪽가지 또는 앞가지	양쪽: 척주를 고정 한쪽: 척주의 옆굽힘을 보조

5) 뒤통수밑근육과 뒤통수밑삼각(그림 5-16, 표 5-13)

뒤통수부위에서 첫째, 둘째목뼈(C1, 2)와 머리뼈 사이를 연결하는 근육을 **뒤통수밑근육** 후두하근/suboccipital muscles 이라고 한다. **큰 · 작은뒤머리곧은근**과 **위 · 아래머리빗근**의 네 근육이 여기에 속한다.

큰뒤머리곧은근 대후두직근/rectus capitis posterior major muscle | C2의 뒤쪽 정중앙에서 시작되며 뒤통수뼈에 닿는다.

작은뒤머리곧은근 소후두직근/rectus capitis posterior minor muscle | C1의 뒤쪽 정중앙에서 시작되며 뒤통수뼈에 닿는다.

위머리빗근 상두사근/obliquus capitis superior muscle | C1의 가로돌기에서 시작해서 뒤통수뼈에 닿는다.

아래머리빗근 하두사근/obliquus capitis inferior muscle | C2의 뒤쪽 정중앙에서 시작해서 C1의 가로돌기에 닿는다.

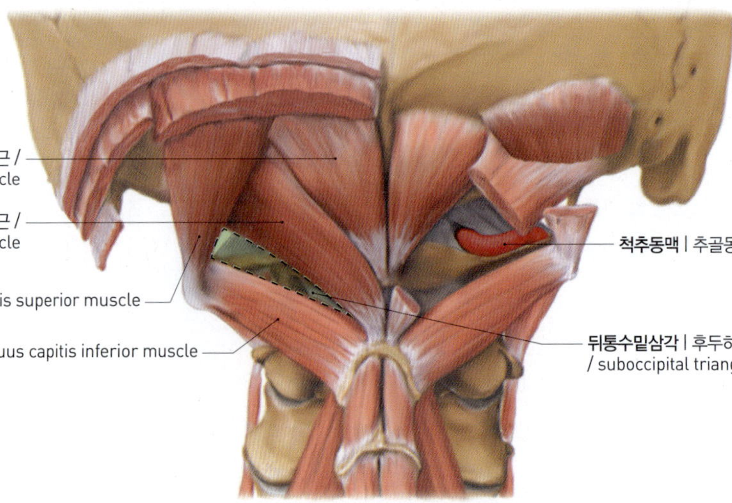

그림 5-16. 뒤통수밑근육과 뒤통수밑삼각

표 5-13. 뒤통수밑근육

근육	이는곳	닿는곳	신경지배	작용
큰뒤머리곧은근	중쇠뼈(C2) 가시돌기	뒤통수뼈 아래목덜미선의 가쪽부분	C1의 뒤가지	머리부위의 폄, 얼굴의 회전
작은뒤머리곧은근	고리뼈(C1) 뒤결절	뒤통수뼈 아래목덜미선의 안쪽부분	C1의 뒤가지	머리부위의 폄
위머리빗근	고리뼈(C1) 가로돌기	위목덜미선과 아래목덜미선 사이	C1의 뒤가지	머리부위의 폄과 굽힘
아래머리빗근	중쇠뼈(C2) 가시돌기	고리뼈(C1) 가로돌기	C1, 2의 뒤가지	얼굴의 회전

C: 목(cervical)

큰뒤머리곧은근보다 가쪽, 위·아래머리빗근보다 안쪽의 삼각형 영역을 **뒤통수밑삼각** 후두하삼각/suboccipital triangle 이라고 한다. 이 영역에는 첫째목신경(C1)의 뒤가지와 척추동맥이 포함된다.

가슴벽의 근육

가슴벽에는 여러 개의 근육이 있으며 작용부위에 따라 1) 팔을 움직이는 것, 2) 척주를 움직이는 것, 3) 가슴우리를 움직이는 것의 3집단으로 나눌 수 있다. 가슴 앞부분의 얕은층에 있는 근육(큰가슴근, 작은가슴근, 빗장밑근)과 등부위의 얕은층에 있는 근육(등세모근, 넓은등근, 어깨올림근, 마름근, 앞톱니근)은 주로 팔을 움직이는 근육(1)이며 등부위의 깊은층에 있는 등근육은 주로 척주를 움직이는 근육(2)이다.

갈비뼈에만 붙어 가슴벽을 완성하는 근육들은 주로 가슴우리를 움직여서 호흡운동을 수행한다(3). 이 중에서 가장 중요한 것은 모든 갈비사이공간에 존재하면서 갈비뼈를 서로 이어붙이는 **갈비사이근** 늑간근/intercostal muscle (바깥갈비사이근, 속갈비사이근)이다. 가슴안과 배안 사이를 분리하는 가로막도 중요한 호흡근육이다.

1. 갈비사이근 (그림 5-17, 18, 표 5-14)

갈비사이공간 늑간극/intercostal space 은 인접해 있는 갈비뼈 사이에 있는 공간이며 11곳이 있다. 이 공간은 바깥·속갈비사이근과 근육에 이어진 바깥·속갈비사이막에 의해 막혀 있다. 갈비뼈 속면에는 아래모서리를 따라 갈비뼈고랑이 있고 뒤갈비사이동맥과 정맥, 갈비사이신경이 이 고랑을 통과하고 있다.

갈비뼈와 갈비사이근, 갈비사이막의 바로 밑에는 **가슴속근막** 흉내늑막/endothoracic fascia 이라고 하는 성긴결합조직의 얇은층이 있고, 그 밑으로 **벽가슴막** 벽측흉막/parietal pleura 이 있다.

바깥갈비사이근 외늑간근/external intercostal muscle 은 갈비사이공간에서 가장 얕은층에

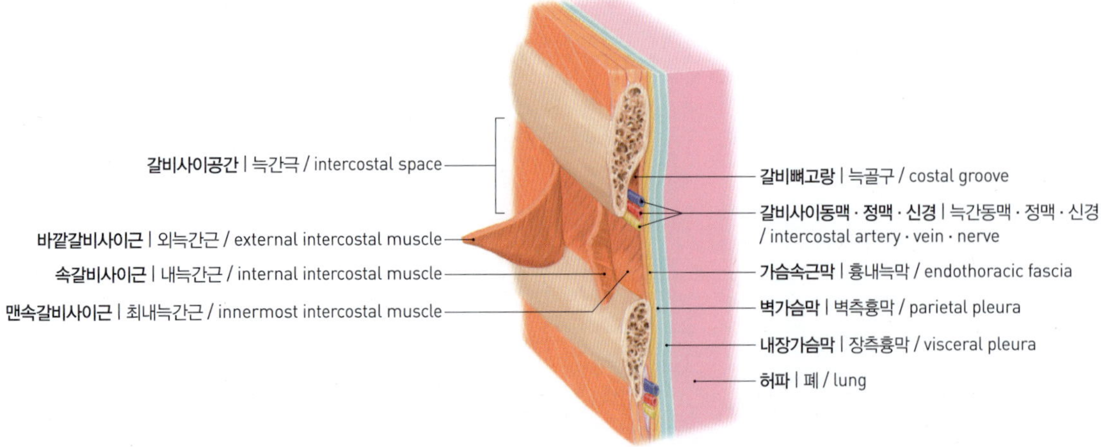

그림 5-17. 갈비사이공간과 가슴안의 막

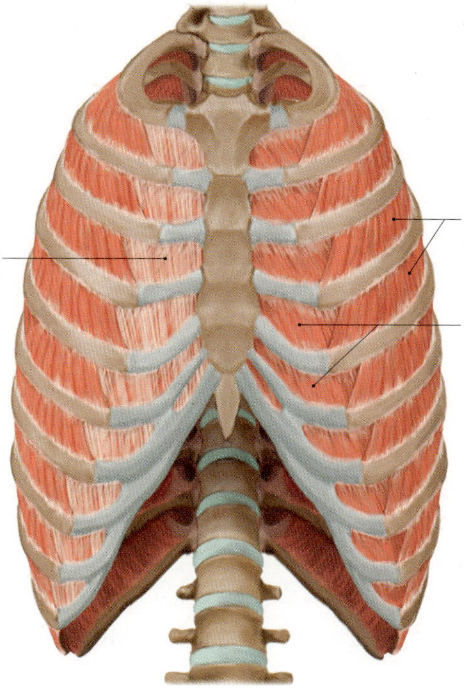

그림 5-18. 바깥갈비사이근과 속갈비사이근

있다. 갈비뼈의 아래모서리에서 일어나 앞아래쪽으로 향하며 한 칸 아래의 갈비뼈 위모서리에 닿는다. 아래쪽 갈비뼈를 끌어올리고 가슴우리를 넓혀서 들숨운동을 한다. 바깥갈비사이근은 뒤쪽으로 갈비뼈결절 즈음부터 앞쪽의 갈비연골까지 분포하며, 그보다 앞쪽에서는 얇은 널힘줄 모양의 **바깥갈비사이막** 외늑간막/external intercostal membrane

표 5-14. 가슴벽을 구성하는 근육

근육	이는곳	닿는곳	신경지배	작용
바깥갈비사이근	갈비뼈 아래모서리	하나 아래의 갈비뼈 위모서리	갈비사이신경(T1~11)	갈비뼈올림(들숨)
속갈비사이근 (맨속갈비사이근)	갈비뼈 위모서리	하나 위의 갈비뼈 아래모서리	갈비사이신경(T1~11)	갈비뼈내림(날숨)
위뒤톱니근	목덜미인대, C7~T2 가시돌기	둘째~다섯째갈비뼈 위모서리	갈비사이신경(T1~3)	위쪽갈비뼈올림
아래뒤톱니근	T11~L2 가시돌기	아홉째~열두째갈비뼈 아래모서리	갈비사이신경(T9~11)	아래쪽갈비뼈내림
갈비올림근	C7~T11 가로돌기	1~2개 아래쪽의 갈비뼈 위모서리	C8~T11 척수신경	갈비뼈올림
갈비밑근	아래쪽 갈비뼈 위모서리	2~3개 위쪽의 갈비뼈 아래모서리	아래쪽의 갈비사이신경	갈비뼈내림(날숨)
가슴가로근	복장뼈몸통 아래부분, 칼돌기, 갈비연골 안쪽면	둘째~여섯째갈비연골	갈비사이신경(T3~5)	갈비뼈내림(날숨)

C: 목(cervical), T: 가슴(thoracic), L: 허리(lumbar)

으로 바뀐다.

속갈비사이근 내늑간근/internal intercostal muscle 은 바깥갈비사이근의 깊은층에 있다. 갈비뼈의 위모서리에서 일어나 앞위쪽으로 향하며 한 칸 위의 갈비뼈 아래모서리에 닿는다. 위쪽 갈비뼈를 끌어내려서 가슴우리를 좁히며 날숨운동을 한다(뼈사이부분에 국한되고, 연골사이부분은 들숨운동을 돕는다). 속갈비사이근은 갈비사이공간의 가장 앞쪽에서 뒤쪽으로 갈비뼈각 근처까지 분포하며 그보다 뒤쪽에서는 널힘줄 모양의 **속갈비사이막** 내늑간막/internal intercostal membrane 으로 바뀐다. 속갈비사이근 근육섬유의 일부는 갈비사이동맥과 정맥, 갈비신경보다 깊은층에 위치해 있으며 그 부분은 **맨속갈비사이근** 최내늑간근/innermost intercostal muscle 으로 구분된다.

2. 갈비사이근 이외의 가슴벽을 구성하는 근육 (그림 5-19, 표 5-14)

가슴우리의 바깥면에 위치해 있는 가슴벽을 구성하는 근육은 **위 · 아래뒤톱니근**과 **갈비올림근**이 있고 가슴우리 속면에는 **갈비밑근**과 **가슴가로근**이 있다.

위뒤톱니근 상후거근/serratus posterior superior muscle | 목부위와 등부위의 경계에 위치해 있는 얇은 근육이다. 목덜미인대와 일곱째목뼈~둘째등뼈의 가시돌기에서 일어난다. 가쪽 아래로 향하며 둘째~다섯째갈비뼈의 위모서리를 따라 갈비뼈각의 약간 가쪽에 닿는다. 위쪽 갈비뼈를 끌어올리지만 그 작용은 매우 약하다.

아래뒤톱니근 하후거근/serratus posterior inferior muscle | 가슴부위와 허리부위의 경계에 위치해 있는 얇은 근육이다. 열한째등뼈~둘째허리뼈의 가시돌기에서 일어난다. 아래가쪽으로 향하며 아홉째~열두째갈비뼈의 아래모서리에서 갈비뼈각의 약간 가쪽에 닿는다. 아래쪽 갈비뼈를 끌어내리지만 그 작용은 매우 약하다.

갈비올림근 늑골거근/levarores costarum muscle | 일곱째목뼈~열한째등뼈의 가로돌기에서 시작된다. 가쪽 아래로 향하며 1~2개 아래의 갈비뼈 위모서리에서 갈비뼈결절과 갈비뼈각 사이에 닿는다. 위쪽 갈비뼈를 끌어올리지만 그 작용은 매우 약하다.

갈비밑근 늑하근/subcostal muscle | 가슴우리 뒤벽 아래쪽 부위의 속면에 있는 얇은 근육이며 크기나 모양은 다양하다. 아래쪽 갈비뼈 위모서리에서 일어나 위쪽 갈비뼈 아래모서리에 닿는다. 속갈비사이근과 같은 방향으로 뻗어 나가서 종종 속갈비사이근과 합쳐지기 때문에 속갈비사이근에서 갈라져 나온 것으로 생각된다.

가슴가로근 흉횡근/transversus thoracis muscle | 가슴우리 앞벽의 속면에 있으며 복장뼈몸통 아래부위와 칼돌기와 근처의 갈비연골의 속면에서 일어나 가쪽위쪽으로 달려 둘째~여섯째갈비연골에 닿는다. 갈비뼈를 끌어내려서 날숨운동을 돕지만 그 작용은 약하다.

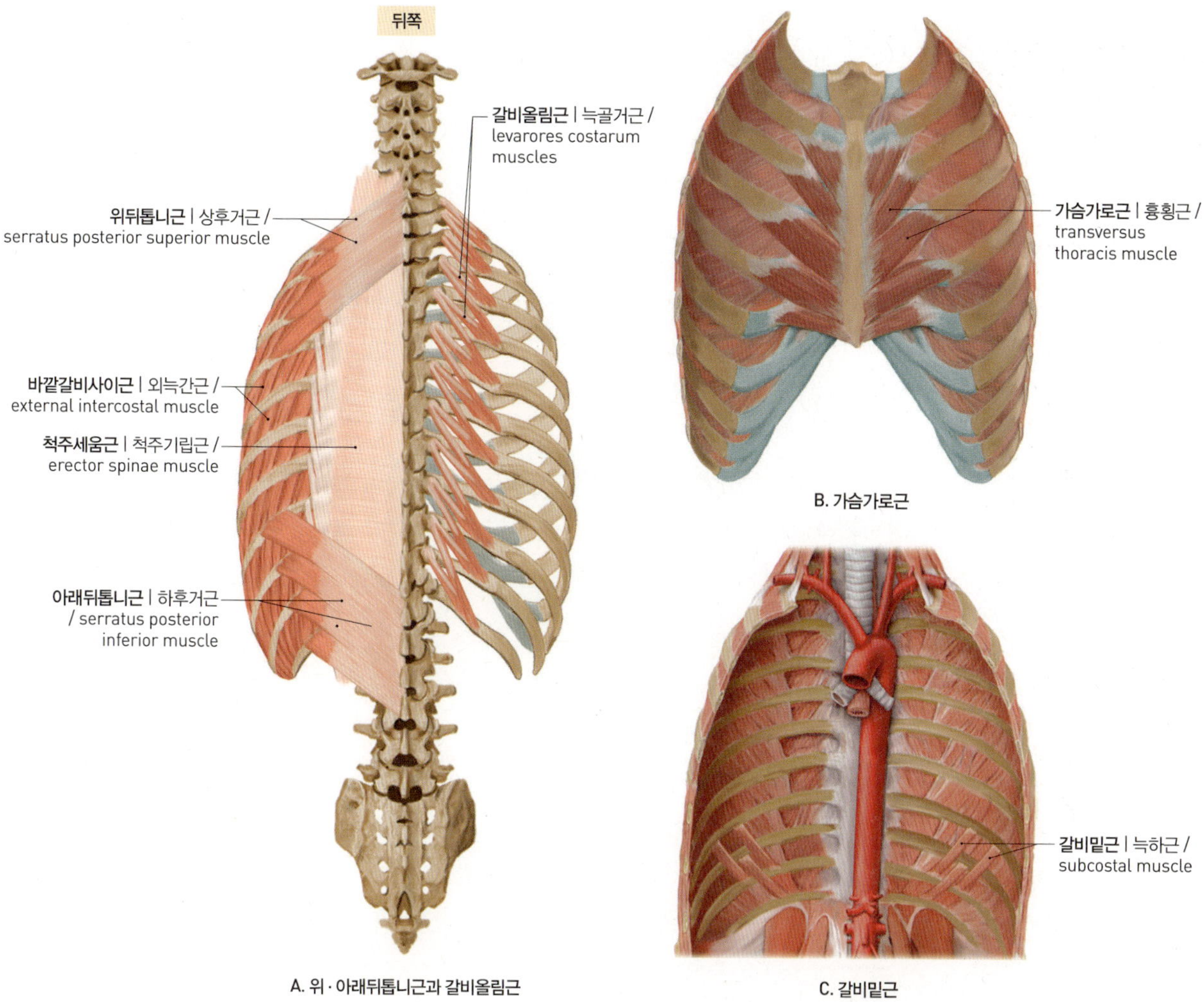

그림 5-19. 가슴우리 속면의 근육

3. 가로막 [그림 5-20, 표 5-15]

가로막 횡격막/diaphragm 은 아래가슴문을 막아서 가슴안과 배안을 분리하는 막 형태의 근육이다. 가로막 전체의 형태는 둥근 지붕 모양이며 높이 들어 올려진 중앙부분에 **중심널힘줄** 건중심/central tendon 이 있다. 가로막이 수축하면 중심널힘줄이 아래쪽으로 당겨지고 가슴안이 넓어져 압력이 낮아지며 들숨이 일어난다. 근육섬유는 주변의 가슴배벽에서 일어나 위쪽으로 올라가 중심널힘줄에 닿는다. 가로막은 이는곳에 따라 다음 3부분으로 나뉜다.

복장부분 흉골부/sternal part | 칼돌기 뒤쪽에서 일어나는 앞쪽의 작은 부분이다.

갈비부분 늑골부/costal part | 일곱째~열두째갈비뼈(갈비연골)에서 일어나는 양쪽의 넓은 부분이다.

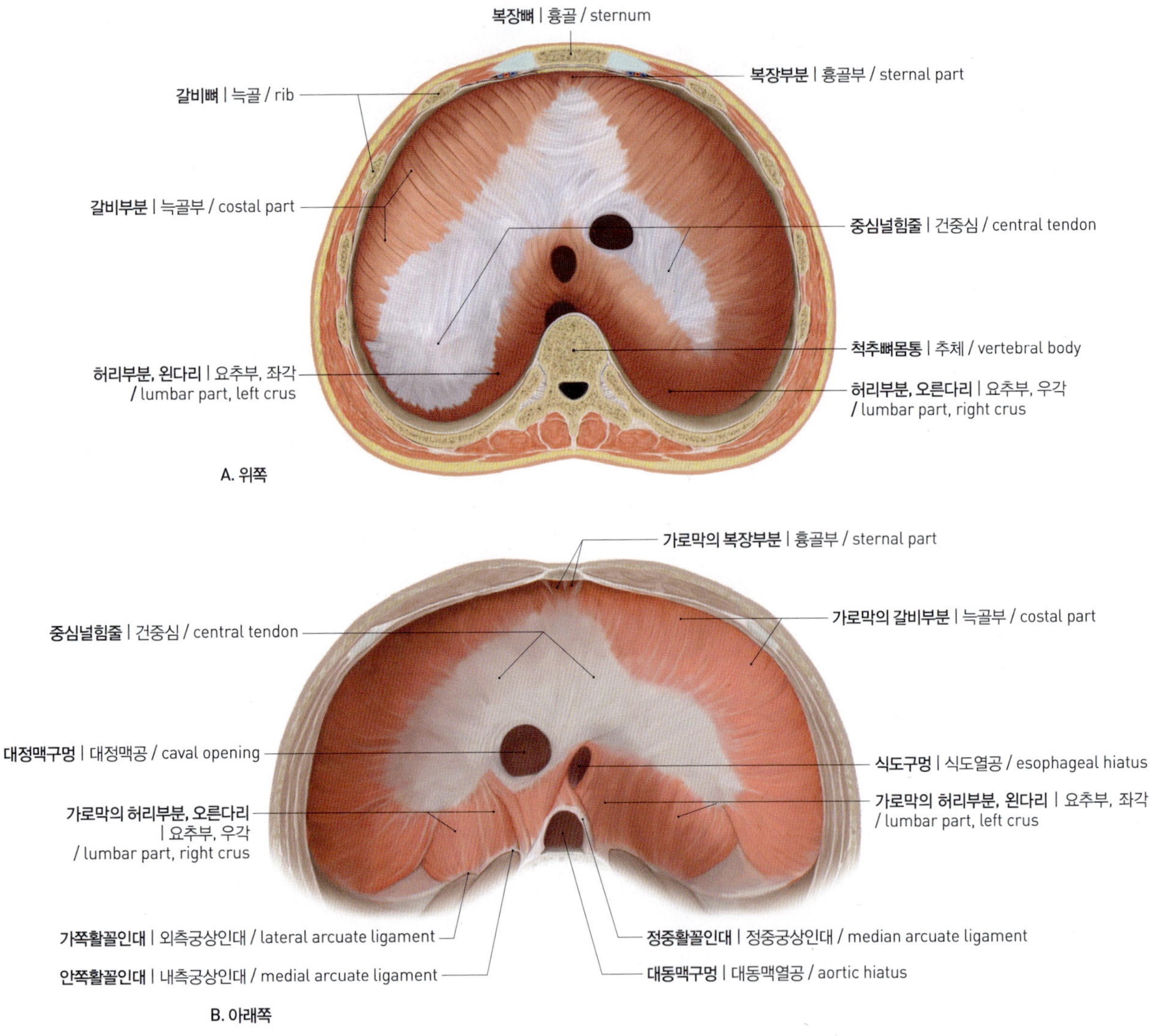

그림 5-20. 가로막

표 5-15. 가로막

근육	이는곳	닿는곳	신경지배	작용
가로막	복장부분: 칼돌기 갈비부분: 갈비활(일곱째~열두째갈비연골) 허리부분: 허리뼈몸통, 안쪽 · 가쪽활꼴인대	중심널힘줄	가로막신경 (C3~5)	가슴안 바닥이 아래쪽으로 이동(들숨)

C: 목(cervical)

허리부분 요추부/lumbar part | 첫째~셋째허리뼈와 주변의 활꼴인대(안쪽, 가쪽활꼴인대)에서 일어나는 뒤쪽 부분이다. 허리뼈몸통과 척추사이원반의 좌우 양쪽에서 일어나는 근육은 **오른 · 왼다리** 우 · 좌각/right · left crus 를 만들고 대동맥이 양다리 사이에 끼어 있다. 대동맥 앞쪽을 둘러싼 **정중활꼴인대** 정중궁상인대/median arcuate ligament 가 오른다리와 왼다리를 연결하고 대동맥구멍을 만들고있다.

● 가로막의 구멍

가슴안에서 배안으로 지나가는 식도와 큰혈관, 신경 등은 가로막을 통해 빠져나간다. 이 때문에 커다란 3개의 구멍이나 틈새가 가로막에 만들어진다.

대정맥구멍 대정맥공/caval opening | 중심널힘줄에서 정중선 바로 오른쪽에 있는 둥근 구멍이며 아래대정맥이 통과한다. 이 외에 오른가로막신경의 끝가지와 간에서 세로칸으로 들어가는 림프절이 통과한다.

식도구멍 식도열공/esophageal hiatus | 중심널힘줄 뒤쪽의 근육섬유다발 사이에서 생긴 둥근 구멍 모양의 틈새이며 식도가 통과한다. 이 외에 앞 · 뒤미주신경줄기, 왼위동맥 · 정맥의 식도가지, 2~3개의 림프절도 통과한다. 식도구멍을 둘러싸는 근육섬유는 식도 아래 부분의 조임근을 형성하며 주로 오른다리의 근육섬유에서 나온다.

대동맥구멍 대동맥열공/aortic hiatus | 가로막의 가장 뒤쪽에 위치해 있으며 오른다리와 왼다리 사이에 만들어진 구멍 모양의 틈새로 대동맥이 통과한다. 이 외에도 가슴림프관과 홀정맥이 통과한다. 대동맥은 척주에 맞닿아 있어서 움직이지 않기 때문에 가로막의 호흡운동은 대동맥의 혈류에 영향을 주지 않는다.

배의 근육

1. 앞가쪽배벽의 근육(그림 5-21, 표 5-16)

배벽의 가쪽부분에는 3개의 납작한 근육이 겹쳐 있으며, 앞쪽에 해당하는 정중에는 하나 혹은 두 개의 세로로 뻗은 근육이 있다. 가쪽부분의 근육은 **배바깥빗근**, **배속빗근**, **배가로근**이며, 앞쪽의 세로 근육은 **배곧은근**과 **배세모근**이다.

배바깥빗근 외복사근/external abdominal oblique muscle | 배벽 가쪽부위의 근육 중에서 가장 바깥에 있는 넓은 근육이다. 다섯째~열두째갈비뼈의 바깥면에서 시작되며 앞아래쪽으로 비스듬히 내려온다. 뒤아래부분의 근육은 엉덩뼈능선에 닿고 앞위부분의 근육은 **널힘줄** 건막/aponeurosis 이 되어 배곧은근집 앞쪽에 합쳐져 백색선에서 끝난다. 배바깥빗근의 널힘줄은 아래모서리가 두꺼워지면서 **고샅인대** 서혜인대 inguinal ligament 가 된다. 고샅인대의 안쪽끝 부근에서 배바깥빗근 널힘줄의 섬유가 갈라져서 삼각형 모양의 틈을 만든다. 이 틈새는 **얕은고샅구멍** 천서혜륜/superficial inguinal ring 이라고 하며, 고샅굴의 바깥구멍이 된다.

배속빗근 내복사근/internal abdominal oblique muscle | 배바깥빗근의 깊은층에 있는 넓은 근육이며, 등허리근막, 엉덩뼈능선 앞쪽 2/3, 고샅인대 가쪽 2/3에서 시작되어 위쪽과 안쪽으로 부채꼴처럼 펼쳐진다. 위부분의 근육섬유는 여덟째~열두째갈비뼈로 향하고, 중앙 대부분의 근육섬유는 널힘줄이 되어 배곧은근집의 앞층과 뒤층에 섞여 백색선에서 끝난다. 널힘줄의 가장 아래부분은 배가로근의 널힘줄과 합쳐져 **고샅낫힘줄** 결합건/

표 5-16. 앞가쪽배벽의 근육

근육	이는곳	닿는곳	신경지배	작용
배바깥빗근	다섯째~열두째갈비뼈	엉덩뼈능선, 고샅인대, 백색선	갈비사이신경(T5~11), 갈비밑신경	복압 상승, 몸통의 굽힘, 돌림
배속빗근	등허리근막, 엉덩뼈능선, 고샅인대	열째~열두째갈비뼈, 백색선, 두덩뼈능선	갈비사이신경(T10, 11), 갈비밑신경, 엉덩아랫배신경	복압 상승, 몸통의 굽힘, 돌림
배가로근	일곱째~열두째갈비뼈, 등허리근막, 엉덩뼈능선, 고샅인대	백색선, 두덩뼈능선	갈비사이신경(T6~11), 갈비밑신경, 엉덩아랫배신경	복압 상승
배곧은근	두덩뼈능선	칼돌기, 다섯째~일곱째갈비연골	갈비사이신경(T6~11), 갈비밑신경	몸통의 굽힘, 복압 상승
배세모근	두덩뼈능선	백색선 아래부분	엉덩아랫배신경	백색선을 내림

T: 가슴(thoracic)

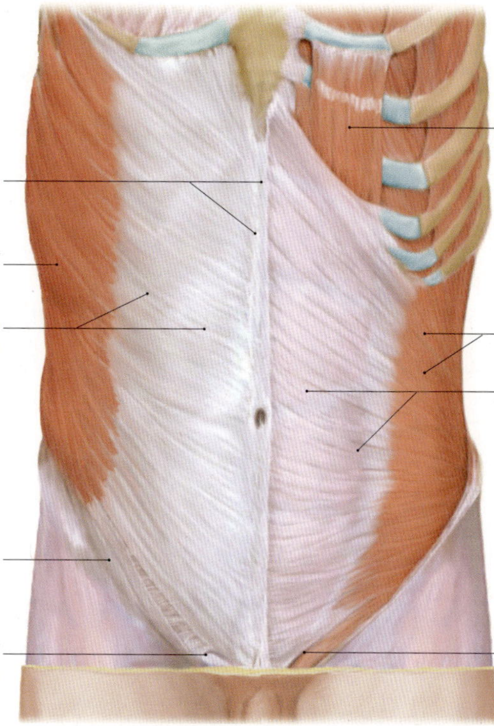

A. 배바깥빗근과 배속빗근

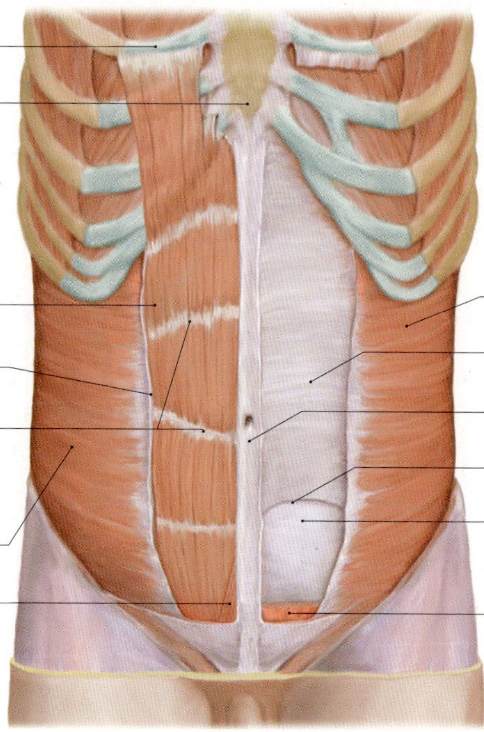

B. 배곧은근과 배가로근

그림 5-21. 앞가쪽배벽의 근육

conjoined tendon 이 되면서 두덩빗에 붙는다. 배속빗근의 근육섬유는 앞아래쪽으로 뻗어 나가는 아래부분을 제외하고 배바깥빗근과 거의 직각을 이루며, 일부는 고샅굴로 들어가서 정삭 주위를 감싸고 **고환올림근** 정소거근/cremaster muscle 이 된다.

배가로근 복횡근/transverse abdominal muscle | 배벽 가쪽부분에 있는 근육 중에서 가장 속에 있는 넓은 근육이다. 일곱째~열두째갈비뼈와 등허리근막, 엉덩뼈능선 앞쪽 2/3, 고샅인대 가쪽 1/3에서 시작되어 앞쪽을 향해 펼쳐지며 거의 수평에 가깝게 달린다. 넓은 널힘줄이 되어 배곧은근집의 앞층과 뒤층에 합쳐지며 백색선에서 끝난다. 널힘줄의 가장 아래부분은 배속빗근의 널힘줄과 합쳐져 **고샅낫힘줄** 결합건/conjoin tendon 로 바뀌고 두덩빗에서 끝난다. 배속빗근과 배가로근 사이는 신경과 혈관(아래부분의 갈비사이신경과 뒤갈비사이동맥 · 정맥)의 통로가 된다.

배곧은근 복직근/rectus abdominis muscle | 배벽 앞쪽에서 세로로 뻗어있는 길고 넓은 띠 모양의 근육이다. 배곧은근의 아래끝부분은 두덩결합의 앞쪽과 두덩뼈의 위모서리에 붙어 있다. 배곧은근의 위끝부분은 다섯째~일곱째갈비연골과 복장뼈의 칼돌기에 붙어 있다. 배곧은근의 힘살은 옆으로 가로지르는 3~4개의 중간힘줄(**나눔힘줄** 건획/tendinous intersections)에 의해 나뉘어져 있다. 배곧은근의 앞쪽 전체와 뒤쪽 대부분은 배곧은집이라는 강한 결합조직의 막으로 덮여 있다. 배곧은근의 가쪽모서리는 가쪽으로 살짝 볼록한 테두리를 만들며, 이를 **반달선** 반월선/linea semilunaris 이라고 한다.

배세모근 추체근/pyramidalis muscle | 배곧은근 아래부분의 앞쪽에 있는 작은 삼각형 모양의 근육이다. 인종에 따라 5~20%에서 배세모근이 없는 경우가 있다. 배세모근은 두덩뼈 위가지에서 시작해 백색선에서 끝난다.

2. 배곧은근집 [그림 5-22]

배곧은근집 복직근초/rectus sheath 은 배곧은근과 배세모근을 거의 완전하게 감싸는 질긴 결합조직 주머니이며, 앞층과 뒤층으로 나뉜다. 배곧은근집 속으로는 위 · 아래배벽동맥 · 정맥, 림프관, 아래쪽의 갈비사이신경과 갈비밑신경의 먼쪽끝이 지나간다. 배곧은근집에는 배바깥빗근, 배속빗근, 배가로근 각각의 널힘줄이 붙어 있으며 배곧은근집과 널힘줄의 아교섬유가 서로 섞여있다.

배곧은근집의 뒤층은 전체 높이의 3/4 되는 곳에서 갑자기 사라지며, 끝나는 아래모서리의 접힘은 **활꼴선** 궁상선/arcuate line 을 만든다. 활꼴선 아래쪽의 배곧은근의 뒤쪽은 얇은 **배가로근막** 복횡근막/transversalis fascia 으로 덮여 있다. 활꼴선 위쪽의 배곧은근집은 2층으로 나뉜 배속빗근널힘줄이 앞, 뒤층으로 지나가며, 배바깥빗근널힘줄은 앞층으로 배가로근널힘줄은 뒤층으로 지나간다. 활꼴선보다 아래쪽에는 배바깥빗근, 배속빗근, 배가로근의 널힘줄이 모두 배곧은근집의 앞층으로 들어간다. 배곧은근 뒤층의 위끝은

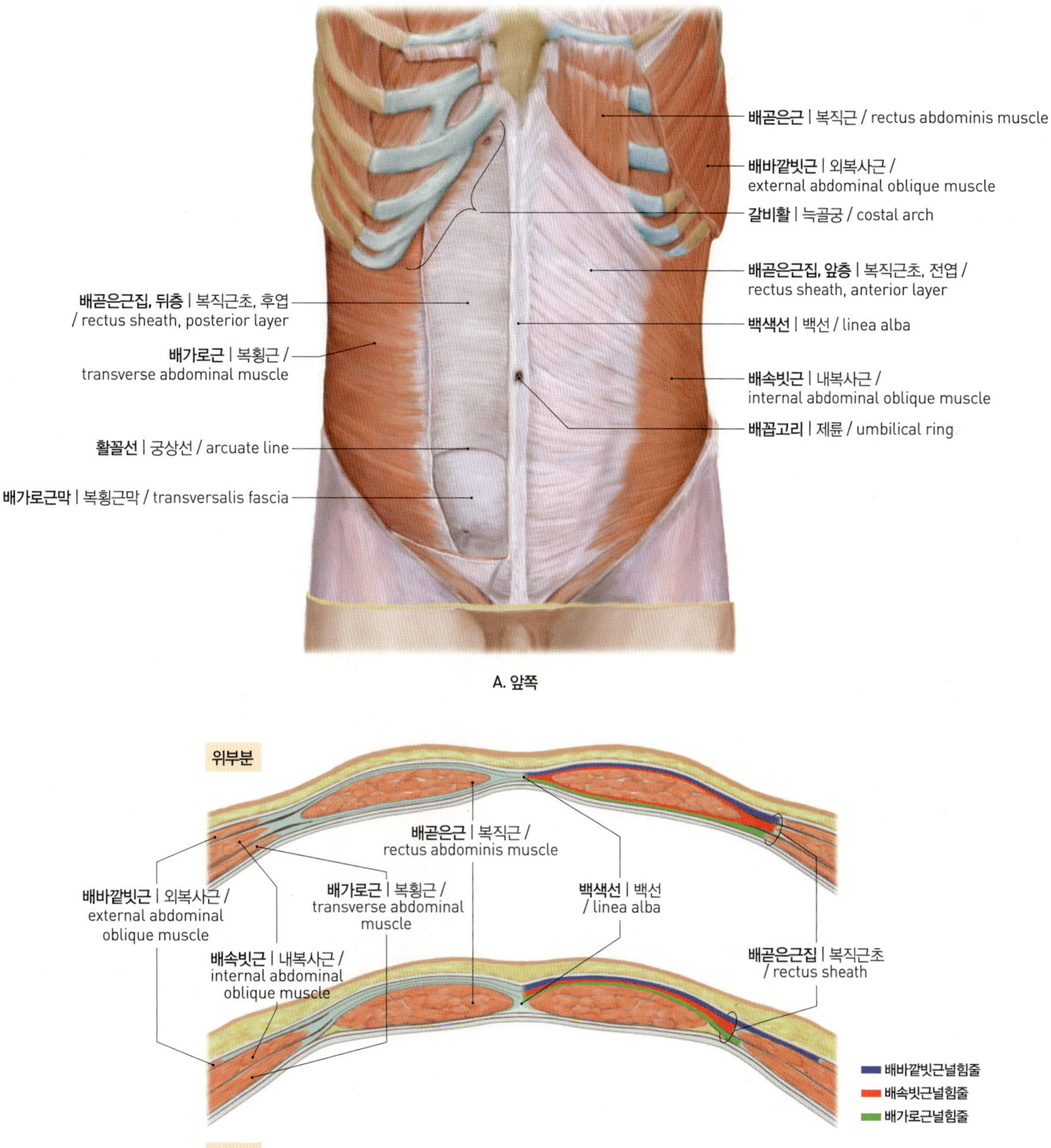

A. 앞쪽

B. 위부분과 아래부분의 수평단면

그림 5-22. **배곧은근집**

갈비활에 닿는다. 이 부위에서 배곧은근은 다섯째~일곱째갈비연골의 앞쪽에 닿고, 배속빗근과 배가로근은 갈비연골에 붙는다.

배곧은근집의 앞층과 뒤층의 섬유는 정중선에서 만나 섞이면서 배곧은근집 전체 길이에 걸쳐 **백색선** 백선/linea alba 이라고 하는 결합조직의 띠를 만든다. 백색선이 있는 부위는 배곧은근집의 앞층과 뒤층이 붙어 있으며, 좌우의 배곧은근은 백색선에 의해 나뉘어져 있다. 백색선의 폭은 아래쪽에서는 두덩결합의 폭과 같지만 위쪽에서는 넓게 퍼져 칼돌기의 폭과 비슷해진다. 백색선의 중앙 부근에는 **배꼽고리** 제륜/umbilical ring 가 있다. 배꼽고리는 태아기에 배꼽정맥을 통과하는 통로이며 태아와 태반 사이에서 혈액이 통과하는 경로가 된다.

3. 뒤배벽의 근육 (그림 5-23, 표 5-17)

허리뼈의 양쪽 옆을 따라 세로로 달리는 한쌍의 **큰허리근, 작은허리근, 허리네모근**이 있으며 뒤배벽의 담장에 해당한다. 뒤배벽의 위쪽끝에는 가로막이 있어 배안의 위벽이 되고, 아래쪽끝의 큰골반 속면에는 **엉덩근**이 있어 배안의 아래벽이 된다.

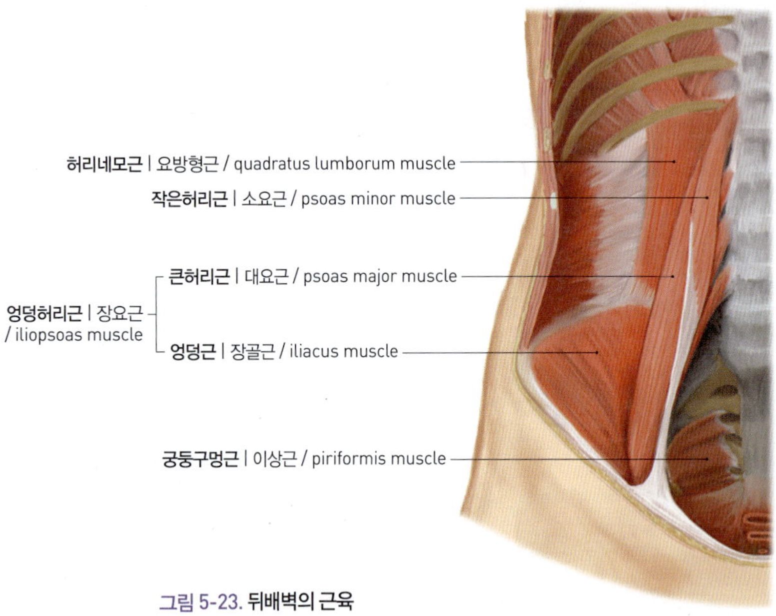

그림 5-23. 뒤배벽의 근육

표 5-17. 뒤배벽의 근육

근육	이는곳	닿는곳	신경지배	작용
큰허리근	열두째등뼈~다섯째허리뼈 몸통과 가로돌기	넙다리뼈 작은돌기	L2~4 앞가지	엉덩관절의 굽힘
작은허리근	열두째등뼈~첫째허리뼈몸통	볼기뼈 엉덩두덩융기	L1, 2 앞가지	몸통의 가벼운 굽힘
허리네모근	엉덩뼈능선, 엉덩허리인대, 아래쪽 허리뼈 가로돌기	열두째갈비뼈, 위쪽 허리뼈 가로돌기	T12~L3 앞가지	몸통의 옆굽힘
엉덩근	엉덩뼈오목	넙다리뼈 작은돌기	넙다리신경(L2~4)	엉덩관절의 굽힘

T: 가슴(thoracic), L: 허리(lumbar)

큰허리근 대요근/psoas major muscle | 허리뼈의 척추뼈몸통과 가로돌기 사이의 공간을 채우는 두꺼운 방추 모양의 근육이다. 열두째등뼈~다섯째허리뼈의 척추뼈몸통, 척추사이원반, 가로돌기에서 일어나 위골반문을 지나 아래쪽으로 내려오며 고샅인대 밑을 지나 넙다리 앞쪽으로 나와 넙다리뼈 작은돌기에 닿는다. 큰허리근의 표면을 덮고 있는 근막은 위쪽에서 두꺼워져 **안쪽활꼴인대** 내측궁상인대/medial arcuate ligament 가 되어 첫째허리뼈의 척추뼈몸통과 가로돌기 사이에 띠처럼 붙어서 가로막의 이는곳이 된다.
작은허리근 소요근/psoas minor muscle | 전 세계인의 27%에서만 관찰되는 작은 근육이다 (Mcg Farias, 2012). 큰허리근의 앞쪽 위부분에서 갈라져 별도의 힘줄을 만들어 위골반문 앞쪽의 엉덩두덩융기에 닿는다.
허리네모근 요방형근/quadratus lumborum muscle | 큰허리근의 가쪽에 있는 평평한 판 모양의 근육이며 열두째갈비뼈와 엉덩뼈능선 사이에 있는 근육이다. 엉덩뼈능선, 엉덩허리인대, 다섯째허리뼈 가로돌기에서 일어나 위쪽으로 향하며, 첫째~넷째허리뼈 가로돌기와 열두째갈비뼈에 닿는다. 허리네모근의 표면을 덮고 있는 근막은 위쪽에서 두꺼워져 **가쪽활꼴인대** 외측궁상인대/lateral arcuate ligament 가 되어 첫째허리뼈의 가로돌기와 열두째갈비뼈의 끝부분을 띠처럼 연결하여 가로막의 이는곳이 된다.
엉덩근 장골근/iliacus muscle | 엉덩뼈오목을 채우는 삼각형의 큰 근육이다. 엉덩뼈오목에서 일어나 큰허리근의 힘줄과 합쳐져서 넙다리뼈의 작은돌기에 닿는다.

큰허리근과 엉덩근을 합쳐서 **엉덩허리근** 장요근/iliopsoas muscle 이라고 한다.

골반의 근육

1. 골반벽의 근육 (그림 5-24)

골반벽에는 2개의 근육이 추가되어 있다.

속폐쇄근 내폐쇄근/obturator internus muscle 은 부채꼴 근육이며, 폐쇄막의 안쪽면과 그 주위의 볼기뼈에서 시작하여 뒤안쪽으로 향한다. 근육은 다발로 묶여 힘줄이 되어 작은궁둥구멍을 통해 골반안에서 나오며, 작은궁둥패임 가장자리에서 90° 구부러져서 뒤가쪽으로 향한다. 이 근육은 엉덩관절의 뒤쪽을 넘어서 넙다리뼈의 큰돌기에서 끝난다. 이 근육은 골반안의 앞가쪽벽을 형성한다.

궁둥구멍근 이상근/piriformis muscle 은 삼각형의 근육이다. 엉치뼈 앞쪽에서 4개의 앞엉치뼈구멍 사이에서 시작되어 가쪽으로 향한다. 큰궁둥구멍을 통해 골반안을 나와 엉덩관절 뒤위쪽을 지나 넙다리뼈 큰돌기의 위부분에서 끝난다. 궁둥구멍근은 골반안의 뒤가쪽벽을 형성하는 동시에, 큰궁둥구멍을 위아래 2부분(궁둥구멍근 위구멍 · 아래구멍)으로 나눈다.

2. 골반바닥의 근육 (그림 5-25, 표 5-18)

골반바닥 골반저/pelvic floor 은 골반안의 바닥이며, 골반가로막에 의해 만들어진다.

골반가로막 골반격막/pelvic diaphragm 은 골반벽에서 시작되는 깔대기 모양의 근육으로

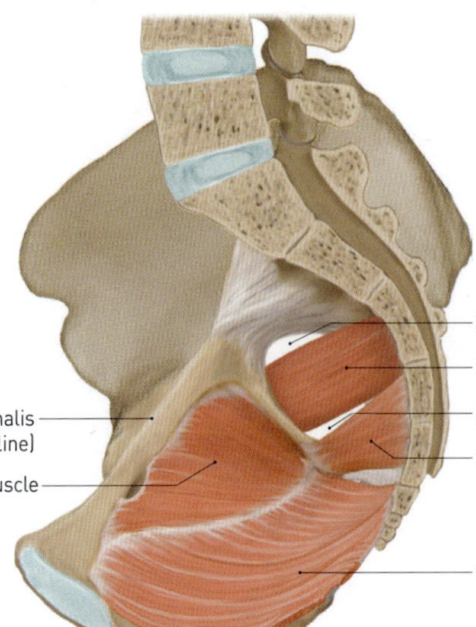

그림 5-24. 골반벽의 근육

이루어진 판이며 항문올림근, 꼬리근과 근막으로 이루어져 있다. 골반가로막은 위쪽의 골반안과 아래쪽의 샅을 분리하며, 그 중앙의 구멍에는 항문관이 있고, 앞쪽 틈새(비뇨생식구멍)에는 요도(여성에서는)가 통과하고 있다.

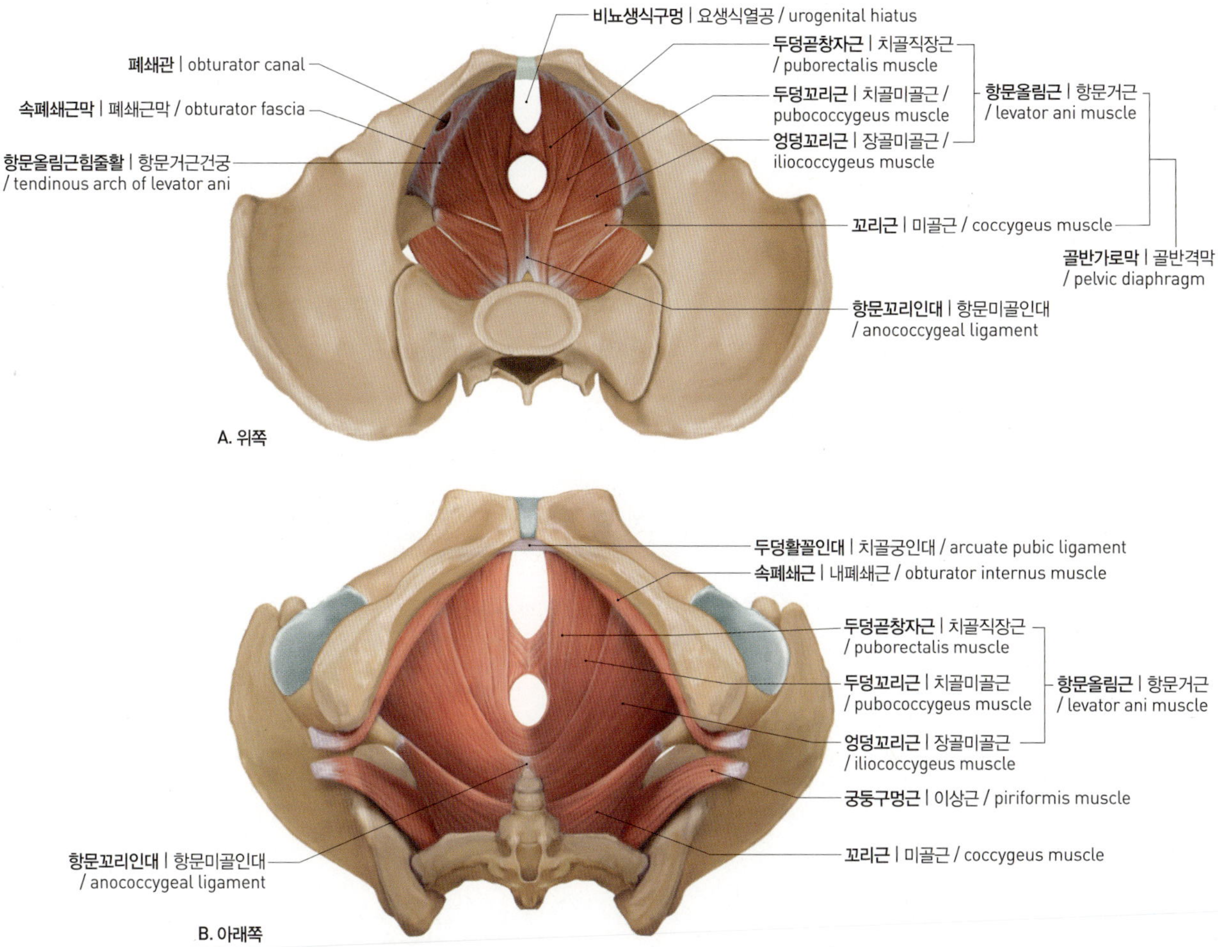

그림 5-25. 항문올림근

표 5-18. 골반바닥의 근육

근육		이는곳	닿는곳	신경지배	작용
항문 올림근	두덩곧창자근	두덩뼈몸통 뒤쪽	샅힘줄중심, 곧창자항문 이행부분 뒤쪽	S4의 앞가지, 아래항문신경 (음부신경의 가지)	골반가로막의 형성, 골반안내장의 지지, 항문곧창자굽이의 형성, 바깥항문조임근과 협력
	두덩꼬리근	두덩뼈몸통 뒤쪽, 항문올림근힘줄활 앞부분	항문꼬리인대, 꼬리뼈		
	엉덩꼬리근	항문올림근힘줄활 뒷부분 궁둥뼈가시	항문꼬리인대		
꼬리근(궁둥꼬리근)		궁둥뼈가시	엉치뼈 아래부위, 꼬리뼈	S3과 S4의 앞가지	골반가로막에 합쳐짐

S: 엉치(sacral)

항문올림근 항문거근/levator ani muscle 은 좌우의 골반벽에서 두덩뼈몸통의 뒤쪽, 속폐쇄근막의 항문올림근힘줄활, 궁둥뼈가시 등에서 시작하여 뒤쪽으로 향하며, 샅중심체, 항문 주위, 항문꼬리인대, 꼬리뼈에서 끝난다.

항문올림근은 이는곳과 닿는곳에 따라 3가지 근육으로 나뉜다.

두덩곧창자근 치골직장근/puborectalis muscle | 가장 안쪽에 있는 두껍고 좁은 근육이다. 두덩뼈몸통 뒤쪽에서 시작하고, 곧창자항문이행부를 U자 모양으로 감싸고 있다. 이 근육섬유다발에 의해 곧창자항문이행부가 앞쪽으로 구부러져서 **항문곧창자굽이** 회음곡/perineal flexure 를 만든다. 좌우 두덩곧창자근 사이의 틈새는 **비뇨생식구멍** 요생식열공/urogenital hiatus 이라고 한다.

두덩꼬리근 치골미골근/pubococcygeus muscle | 중간에 있는 넓고 얇은 근육이다. 두덩뼈몸통 뒤쪽과 항문올림근힘줄활 앞부분에서 시작하여 뒤쪽으로 향하며, 항문꼬리인대와 꼬리뼈에서 끝난다.

골반과 다리의 연결통로

골반벽에는 골반에서 다리로 향하는 혈관과 신경의 통로가 3곳이 있다.

큰궁둥구멍(대좌골공/greater sciatic foramen) | 궁둥구멍근에 의해 위·아래구멍으로 나뉜다. **궁둥구멍근위구멍**(이상근상공/suprapiriform foramen)은 위볼기신경과 위볼기동맥·정맥의 통로이며, **궁둥구멍근아래구멍**(이상근하공/infrapiriform foramen)은 음부신경과 속샅동맥·정맥, 다리 전체에 분포하는 궁둥신경의 통로이다.

폐쇄구멍(폐쇄공/obturator foramen) | 대부분은 폐쇄막이라고 하는 결합조직막과 속폐쇄근에 의해 막히게 되며, 앞위구석에 **폐쇄관** (obturator canal)으로 연결되는 작은 구멍이 있다. 폐쇄관은 넓적다리 안쪽부위에서 나와 폐쇄신경과 폐쇄동맥·정맥의 통로가 된다.

고샅아래공간(서혜하열공/subinguinal space) | 고샅인대의 깊은층과 궁둥두덩가지와의 사이에 있는 공간이다. 골반에서 다리로 나가는 통로이며, 엉덩두덩근막활에 의해 가쪽 깊은층의 근육칸(근열공/muscular space)과 안쪽 얕은층의 혈관칸(혈관열공/vascular space)으로 나뉜다.

● 골반에서 다리로의 통로

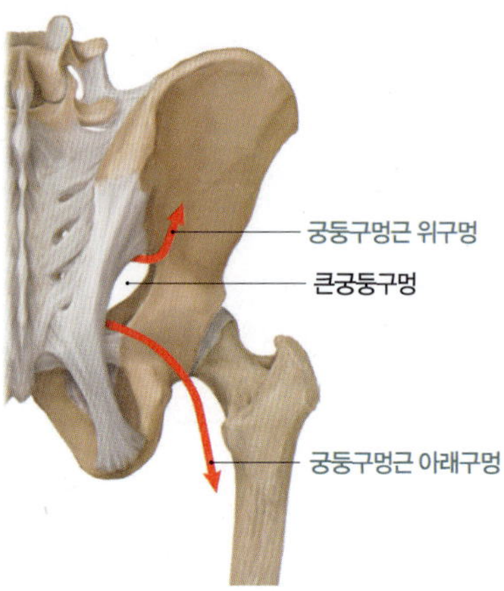

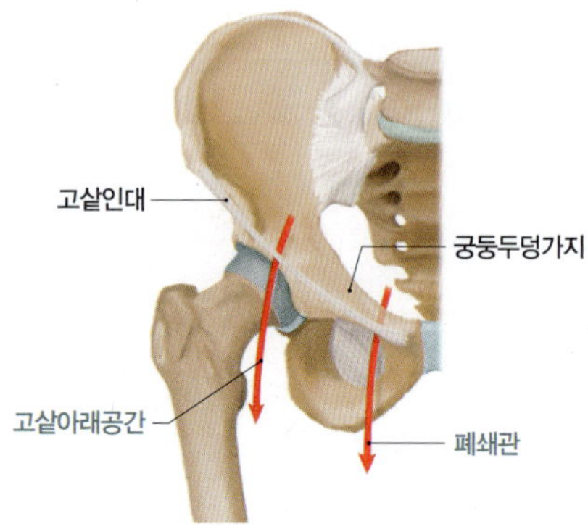

엉덩꼬리근 장골미골근/iliococcygeus muscle | 뒤가쪽에 있는 얇고 약한 근육이다. 항문올림근 힘줄활의 뒤쪽과 궁둥뼈가시에서 시작해서 안쪽으로 향하며, 항문꼬리인대에서 끝난다.

항문올림근힘줄활 항문거근건궁/tendinous arch of levator ani 은 속폐쇄근 근막 중 두터운 부분이며, 항문올림근이 시작하는 부위이다.

샅중심체 회음체/perineal body 는 샅막 뒤모서리에서 정중앙에 위치해 있는 결합조직 영역이며, 골반바닥과 샅의 근육이 붙어있다.

항문꼬리인대 항문미골인대/anococcygeal ligament 는 좌우 항문올림근을 분리하는 정중선상의 결합조직이며, 항문관과 꼬리뼈 사이를 이어준다.

꼬리근(궁둥꼬리근) 미골근/coccygeus muscle 은 골반가로막의 뒤부분을 만드는 삼각형의 근육이며, 엉치가시인대의 위쪽에 위치한다. 궁둥뼈가시에서 시작하여 안쪽으로 향하며, 엉치뼈 아래부분과 꼬리뼈에서 끝난다.

팔의 근육 (표 5-19)

팔의 근육은 몸통에서 손에 이르기까지 팔의 4부분에 대응해서 4그룹으로 나뉜다. 팔이음부위의 근육, 위팔의 근육, 아래팔의 근육, 손의 근육이 바로 그것이다. 또한 뼈대를 기준으로 앞뒤 2개의 계통으로 나뉜다. 1) 앞쪽에 위치해 있는 굽힘에 관여하는 근육, 2) 뒤쪽에 위치해 있는 폄에 관여하는 근육이 그것이다.

1. 등부위 얕은층의 근육 (그림 5-26, 27, 표 5-20)

등부위에는 얕은층, 중간층, 깊은층으로 나눠지는 3개 그룹의 근육이 있다.

얕은층의 근육(**등세모근, 넓은등근, 어깨올림근, 큰 · 작은마름근**)은 팔을 움직인다. 중간층의 근육(위 · 아래뒤톱니근)은 가슴부위를 움직인다. 깊은층의 근육(내인성등근육)은 척주를 움직인다.

등세모근 승모근/trapezius muscle 은 등의 위쪽 절반부분에 있는 큰 삼각형의 근육이며 좌우를 합치면 거의 마름모 모양이 된다. 척주의 넓은 범위(첫째~일곱째목뼈에는 목덜미인대, 일곱째목뼈~열두째등뼈의 가시돌기)와 뒤통수뼈(바깥뒤통수뼈융기)에서 시작되며 가쪽으로 가면서 다발을 형성하며 어깨뼈(어깨뼈가시, 봉우리)와 빗장뼈(가쪽 1/3)에 닿는다. 위부분(머리뼈, 첫째~일곱째목뼈에서 나오는)의 근육은 아래로 내려가고 중간부분(일곱째목뼈~셋째등뼈에서 나오는)의 근육은 가로방향으로 뻗어있고, 아래부분(셋째~열두째등뼈에 나오는)의 근육은 위로 올라간다.

작용 | 등세모근의 중간부분은 특히 잘 발달해 있어서 어깨뼈를 통해 팔 전체를 강력하게 들어 올리고 어깨뼈를 척주로 끌어당긴다. 위부분은 어깨뼈를 위쪽으로, 아래부분은 어깨뼈를 아래쪽으로 당긴다.

신경 | 더부신경[XI](운동성) 및 목신경 C3, 4의 앞가지(감각성)에 의해 지배된다.

표 5-19. 팔 근육의 개요와 구분

	(I) 앞쪽(굽힘쪽)의 근육	(II) 뒤쪽(폄쪽)의 근육
팔이음부위의 근육	가슴부위 얕은층의 근육	등부위 얕은층의 근육 어깨뼈 주변의 근육
위팔의 근육	위팔 굽힘쪽의 근육	위팔 폄쪽의 근육
아래팔의 근육	아래팔 굽힘쪽의 근육	아래팔 폄쪽의 근육
손의 근육	손바닥의 근육	-

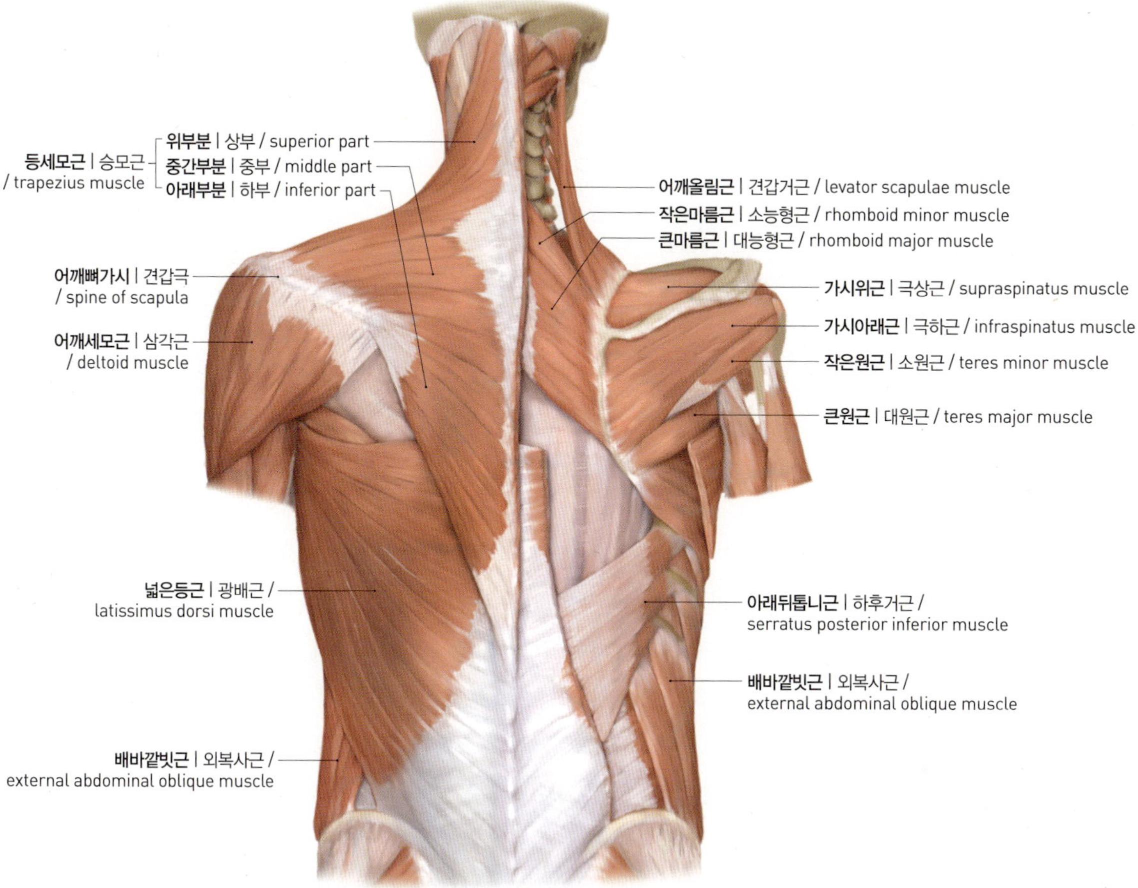

그림 5-26. 등부위 얕은층의 근육
(왼쪽에 등세모근과 넓은등근, 오른쪽에 어깨올림근과 큰 · 작은마름근을 나타내고 있다.)

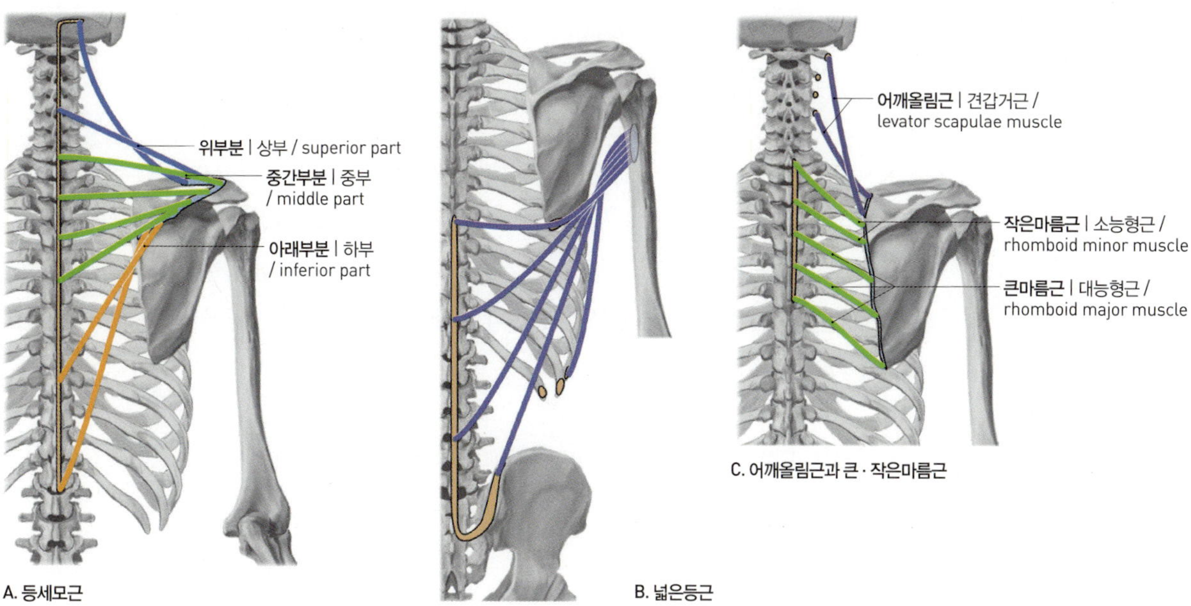

그림 5-27. 등부위 얕은층의 근육, 이는곳과 닿는곳

표 5-20. 등부위 얕은층의 근육

근육	이는곳	닿는곳	신경지배	작용
등세모근	뒤통수뼈~T12 (가시돌기, 가시위인대)	빗장뼈, 어깨뼈의 봉우리와 어깨뼈가시	더부신경, C2~4의 앞가지	위부분: 어깨뼈의 올림 중간부분: 어깨뼈의 들임, 올림 아래부분: 어깨뼈의 들임, 올림
넓은등근	등허리근막, 엉덩뼈능선, 아래쪽 갈비뼈, 어깨뼈 아래각	위팔뼈 작은결절능선	가슴등신경	위팔뼈의 모음, 폄, 안쪽돌림
어깨올림근	C1~4 가로돌기	어깨뼈 위각	C3, 4의 앞가지	어깨뼈의 올림
큰마름근	T2~5 가시돌기	어깨뼈 안쪽모서리	등쪽어깨신경	어깨뼈의 들임, 올림
작은마름근	목덜미인대, C7~T1 가시돌기	어깨뼈 안쪽모서리 위부분	등쪽어깨신경	어깨뼈의 들임, 올림

C: 목(cervical), T: 가슴(thoracic)

넓은등근 광배근/latissimus dorsi muscle 은 등의 아래쪽 절반부분에서 가슴부위의 가쪽부분으로 넓게 펴져 있는 삼각형의 근육이다. 시작부위는 엉덩뼈능선, 가슴허리근막, 아래쪽에 있는 6개 등뼈(가시돌기), 아래쪽에 있는 3~4개 갈비뼈이며, 어깨뼈(아래각)에서 나온 작은 근육이 합쳐져서 위가쪽으로 향해 위팔뼈 위부분(작은결절능선)에 닿는다.

작용 | 위팔을 펴거나(뒤쪽으로 당기고), 모으거나 안쪽으로 돌리는 운동을 담당한다.

신경 | 팔신경얼기에서 나온 가지의 가슴등신경(C6~8)에 의해 지배된다.

어깨올림근 견갑거근/levator scapulae muscle 은 목빗근 뒤부분과 등세모근 위부분의 깊은층에 있다. 첫째~넷째목뼈 가로돌기에서 시작되며 아래로 내려가면서 약간 가쪽으로 향하고 어깨뼈 위부분(위각, 안쪽모서리 위부분)에 닿는다.

작용 | 어깨뼈를 들어올린다.

신경 | 목신경 C3, 4의 앞가지에 위해 지배된다.

큰 · 작은마름근 대 · 소능형근/rhomboid major · minor muscle 은 등세모근의 중간부분과 아래부분의 깊은층에 있다. 다섯째목뼈~다섯째등뼈 가시돌기(목덜미인대 아래부분, 위쪽 등뼈 가시돌기)에서 시작되며 아래가쪽으로 비스듬히 뻗어나가 어깨뼈 안쪽모서리에 닿는다. 위부분의 근육(작은마름근)과 아래부분의 근육(큰마름근) 사이는 종종 결합조직에 의해 분리되어 있다.

작용 | 어깨뼈를 안쪽 위로 당긴다.

신경 | 등쪽어깨신경(C4, 5)에 의해 지배된다.

2. 가슴부위 얕은층의 근육 (그림 5-28, 29, 표 5-21)

가슴부위 앞쪽에는 얕은층과 깊은층으로 이루어진 2개의 근육이 있다.

- 얕은층에 있는 근육(큰가슴근, 작은가슴근, 빗장밑근, 앞톱니근)은 팔을 움직인다.
- 깊은층에는 가슴우리를 움직이는 근육(갈비사이근)이 있다.

큰가슴근 대흉근/pectoralis major muscle 은 앞가슴벽에 있는 큰 날개 모양의 근육이다. 겨드랑의 앞벽을 이루고 있으며 아래모서리는 **앞겨드랑주름** 전액와주름/anterior axillary fold 을 형성한다. 근육의 위부분(빗장부분)은 안쪽 절반에서, 중앙의 대부분(복장갈비부분)은 복장뼈와 위쪽의 갈비연골에서, 아래쪽의 일부(배부분)는 배곧은근집의 위끝에서 시작해서 가쪽으로 뻗어나가 다발을 형성하고 교차되면서 위팔뼈의 위부분(큰결절능선)에 닿는다. 위부분에서 나오는 근육섬유는 아래쪽 근육섬유의 앞쪽으로 통과하고 보다 아래쪽에 닿는다.

작용 | 3개의 부분 모두 전반적으로 위팔을 굽히고(앞쪽으로 들어올림) 모으는 운동을 담당한다.

신경 | 팔신경얼기에서 시작되는 가쪽 · 안쪽가슴근신경(C5~T1)에 의해 지배된다.

작은가슴근 소흉근/pectoralis minor muscle 은 큰가슴근 깊은층의 앞가슴벽에 있는 삼각형의 작은 근육이다. 앞가슴벽의 셋째~다섯째갈비뼈의 앞끝 근처에서 시작되며 어깨뼈의 부리돌기에 닿는다.

작용 | 어깨뼈를 앞쪽으로 당기고 어깨뼈의 가쪽각을 내린다.

신경 | 팔신경얼기에서 시작되는 안쪽가슴근신경(C6~T1)에 의해 지배된다.

빗장밑근 쇄골하근/subclavius muscle 은 큰가슴근의 깊은층에서 빗장뼈와 첫째갈비뼈 사이에 있는 작은 근육이다. 첫째갈비뼈 앞끝 근처에서 시작되어 위가쪽으로 뻗어나가고 빗장뼈 중앙의 아래쪽에 닿는다.

작용 | 빗장뼈를 내리고 안쪽으로 당기지만 강력하지는 않다. 빗장뼈 골절이 일어날 경우 아래쪽 빗장밑동맥과 정맥의 손상을 방지하는 역할을 한다.

신경 | 팔신경얼기의 위줄기에서 나온 가느다란 가지[빗장밑근신경(C5, 6)]에 의해 지배된다.

앞톱니근 전거근/serratus anterior muscle 은 가슴우리의 가쪽부분을 덮고 있는 두꺼운 판 모양의근육이며 겨드랑의 안쪽벽을 형성한다. 첫째~아홉째갈비뼈 가쪽면에서 시작되어 아래쪽으로 뻗어나가며 어깨뼈 안쪽모서리의 안쪽면에 닿는다. 위부분의 근육(첫째~셋째갈비뼈에서)은 어깨뼈 안쪽모서리의 위쪽 절반부분으로 넓게 퍼져서 닿으며 아래부분의 근육(넷째~아홉째갈비뼈 나온)은 아래쪽 절반부분에 집중해서 닿는다.

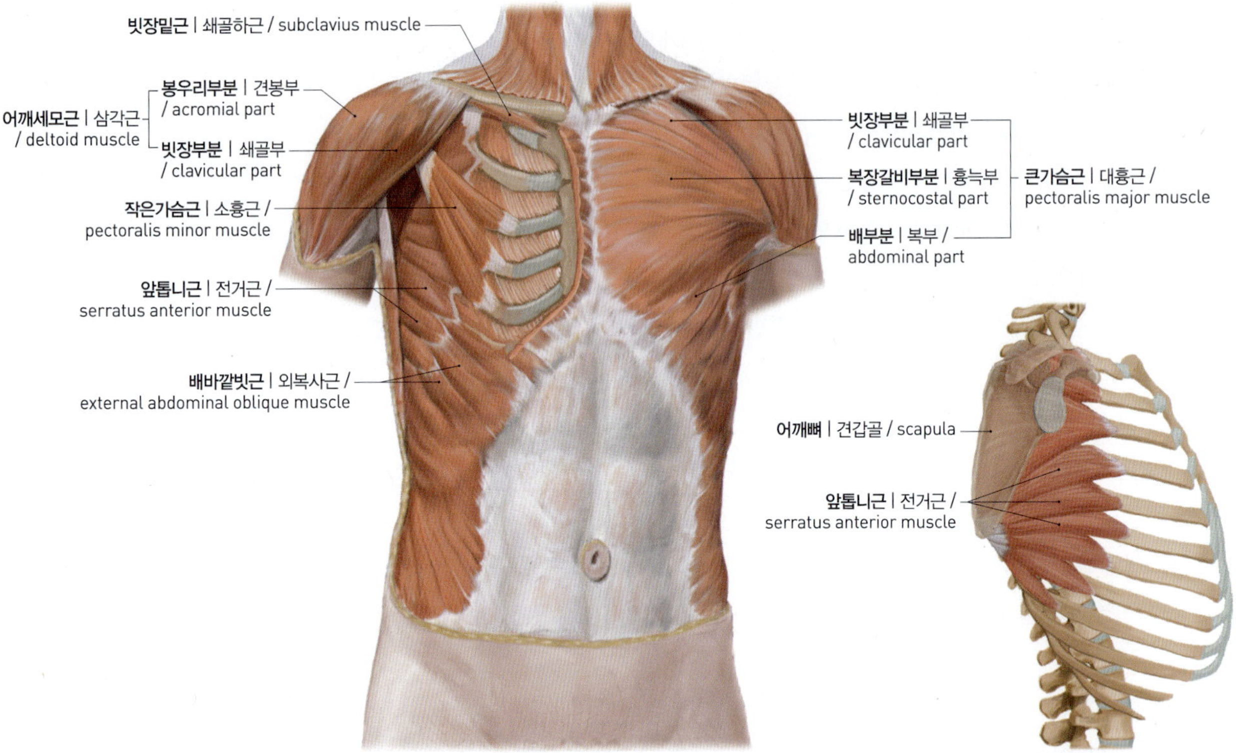

A. 큰가슴근과 작은가슴근, 빗장밑근

B. 앞톱니근, 가쪽면에서

그림 5-28. 가슴부위 얕은층의 근육

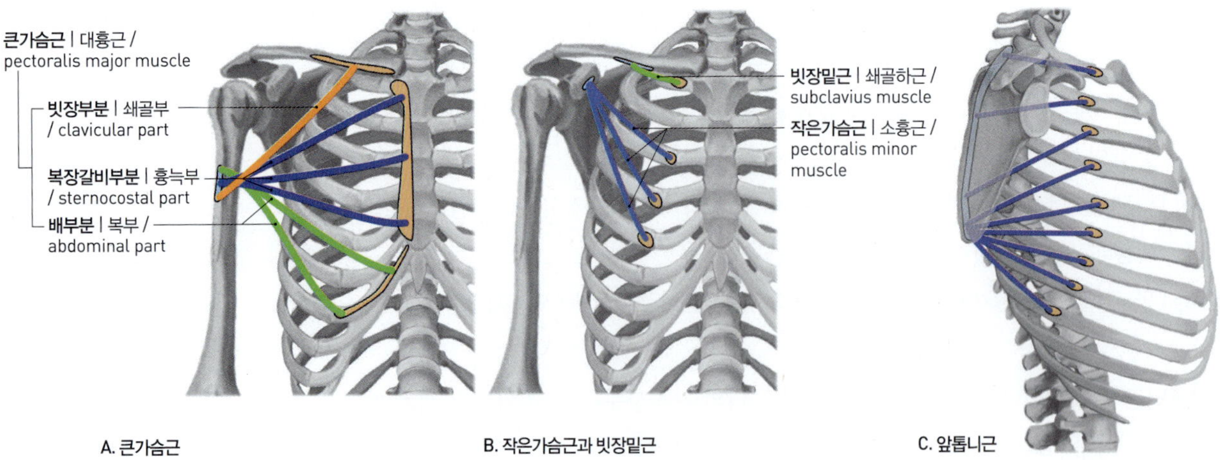

A. 큰가슴근

B. 작은가슴근과 빗장밑근

C. 앞톱니근

그림 5-29. 가슴부위 얕은층의 근육, 이는곳과 닿는곳

표 5-21. 가슴부위 얕은층의 근육

근육	이는곳	닿는곳	신경지배	작용
큰가슴근	빗장뼈, 복장뼈, 첫째~일곱째갈비뼈, 배곧은근집	위팔뼈 큰결절능선	가쪽 · 안쪽가슴근신경	어깨관절의 모음, 굽힘, 내반, 어깨뼈 내밈
작은가슴근	둘째~다섯째갈비뼈	어깨뼈 부리돌기	안쪽가슴근신경	어깨뼈 내밈, 아래쪽 제어, 아래쪽 돌림
빗장밑근	첫째갈비뼈	빗장뼈 가쪽부분 아래쪽	빗장밑근신경	빗장뼈 아래쪽 제어
앞톱니근	첫째~아홉째갈비뼈	어깨뼈 위각, 안쪽모서리, 아래각	긴가슴신경	어깨뼈 내밈, 위쪽 돌림

작용 | 어깨뼈의 안쪽모서리를 척주에서 멀어지게 내민다. 어깨뼈를 가슴벽에 붙들어 둔다.

신경 | 긴가슴신경(C5~7)에 의해 지배된다.

3. 어깨뼈 주변의 근육(그림 5-30, 31, 표 5-22)

어깨뼈 주위에는 6개의 근육이 있다. 모든 근육이 어깨뼈에서 시작해 위팔뼈에 닿아 어깨관절에 작용한다.

어깨세모근 삼각근/deltoid muscle 은 위팔의 위부분에 닿고 어깨관절을 덮고 있는 삼각형의 큰 근육이다. 어깨뼈(어깨뼈가시, 봉우리)와 빗장뼈(가쪽 1/3)에서 시작되며 위팔뼈 중간부분의 가쪽면(세모근거친면)에 닿는다. 근육의 구성은 이는곳힘줄과 닿는곳힘줄이 근육 안으로 뻗어있으며 그 사이를 근육이 이어주는 **뭇깃근육** 다우상근/multipennate muscle 이다.

작용 | 어깨관절에서 위팔을 바깥으로 벌린다. 최초 15°는 가시위근이 주로 작용하며 그 이후의 벌림은 어깨세모근이 담당한다.

신경 | 팔신경얼기에서 나온 뒤다발가지의 겨드랑신경(C5, 6)에 의해 지배된다.

가시위근 극상근/supraspinatus muscle 은 어깨뼈의 가시위오목에 위치한다. 어깨뼈(가시위오목)에서 시작되며 힘줄로 바뀐 후 봉우리 아래의 어깨관절 위부분을 통과해 위팔뼈의 큰결절(큰결절의 위부분)에 닿는다.

작용 | 어깨관절에서 위팔을 바깥으로 벌린다. 주로 벌림 초기에 작용한다.

신경 | 팔신경얼기에서 나온 가지의 어깨위신경(C4~6)에 의해 지배된다.

가시아래근 극하근/infraspinatus muscle 은 어깨뼈의 가시아래오목에 위치한다. 어깨뼈(가시아래오목)에서 시작되며 힘줄로 바뀐 후 어깨관절의 뒤쪽을 통해 위팔뼈의 큰결절(큰결절의 중간부분)에 닿는다.

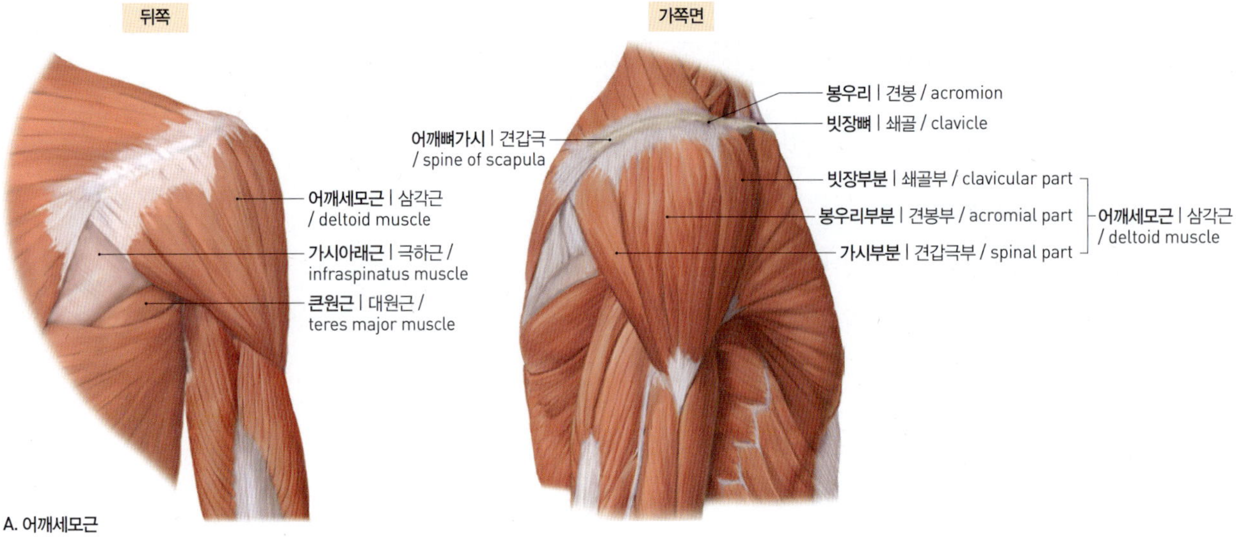

A. 어깨세모근

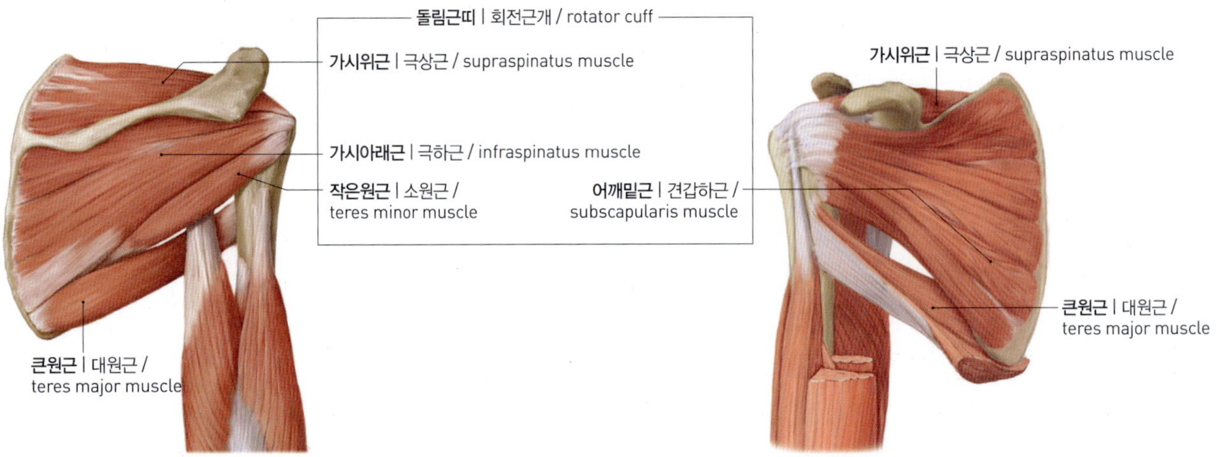

B. 어깨뼈 뒤쪽의 근육

C. 어깨뼈 앞쪽의 근육

그림 5-30. 어깨뼈 주변의 근육

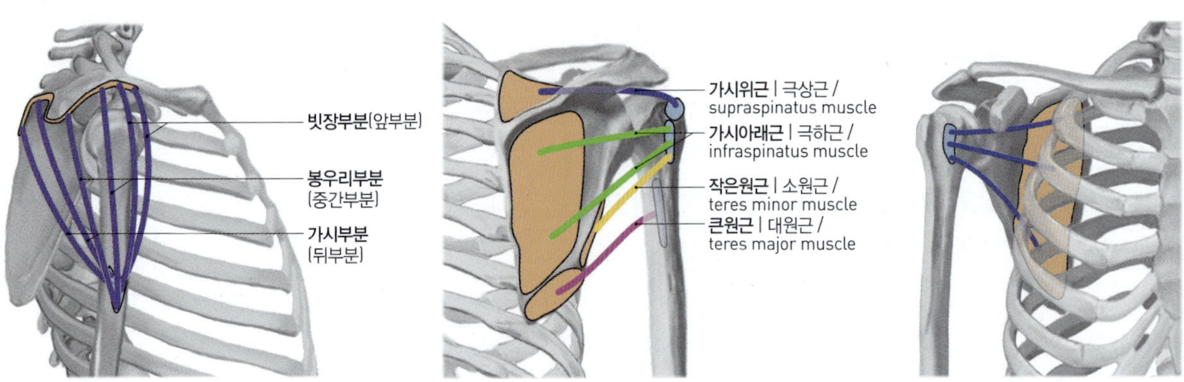

A. 어깨세모근

B. 가시위근, 가시아래근, 작은원근, 큰원근

C. 어깨밑근

그림 5-31. 어깨뼈 주변의 근육, 이는곳과 닿는곳

작용 | 어깨관절에서 위팔뼈를 바깥으로 회전시킨다.

신경 | 팔신경얼기에서 나온 가지의 어깨위신경(C4~6)에 의해 지배된다.

작은원근 소원근/teres minor muscle 은 가시아래근의 아래가쪽에 위치해 있으며 어깨세모근의 깊은층에 숨어있다. 어깨뼈 가쪽모서리의 위부분에서 시작되며 힘줄로 바뀐 후 어깨관절의 뒤쪽을 통해 위팔뼈의 큰결절(큰결절의 아래부분)에 닿는다.

작용 | 어깨관절에서 위팔을 바깥으로 회전시킨다.

신경 | 팔신경얼기에서 나온 뒤다발가지의 겨드랑신경(C5, 6)에 의해 지배된다.

큰원근 대원근/teres major muscle 은 어깨뼈 가쪽모서리의 아래쪽에 위치해 있으며 겨드랑의 뒤벽을 형성한다. 어깨뼈 아래각의 뒤부분에서 시작되며 위가쪽으로 뻗어나가서 위팔세갈래근긴갈래 앞을 통과해 위팔뼈 앞쪽의 작은결절능선에 닿는다.

작용 | 어깨관절에서 위팔을 모으거나 안쪽으로 회전시킨다.

신경 | 팔신경얼기에서 나온 뒤다발가지의 어깨밑신경(C5~8)에 의해 지배된다.

어깨밑근 견갑하근/subscapularis muscle 은 어깨뼈 앞쪽에 있으며 겨드랑의 뒤벽을 형성하는 두꺼운 삼각형의 근육이다. 어깨뼈 앞쪽(어깨뼈밑오목)에서 시작해서 가쪽으로 향하며 위팔뼈 앞쪽의 작은결절에 닿는다.

작용 | 어깨관절에서 위팔의 안쪽돌림운동을 담당한다.

신경 | 팔신경얼기에서 나온 뒤다발가지의 어깨밑신경(C5~8)에 의해 지배된다.

어깨관절의 뒤쪽에서 큰결절에 닿는 가시위근, 가시아래근, 작은원근과 앞쪽에서 작은결절에 닿는 어깨밑근으로 이루어진 4개 근육의 힘줄은 위팔뼈 위끝부분을 소맷부리

표 5-22. 어깨뼈 주변의 근육

근육	이는곳	닿는곳	신경지배	작용
어깨세모근	빗장뼈 가쪽부분, 봉우리, 어깨뼈가시	위팔뼈 어깨세모근거친면	겨드랑신경	빗장부분: 어깨관절의 굽힘, 안쪽돌림 봉우리부분: 어깨관절의 벌림 어깨뼈가시부분: 어깨관절의 폄, 가쪽돌림
가시위근	어깨뼈 가시위오목	위팔뼈 큰결절	어깨위신경	어깨관절의 벌림
가시아래근	어깨뼈 가시아래오목	위팔뼈 큰결절	어깨위신경	어깨관절의 가쪽돌림, 수평벌림
작은원근	어깨뼈 가쪽모서리	위팔뼈 큰결절	겨드랑신경	어깨관절의 가쪽돌림
큰원근	어깨뼈 가쪽모서리, 아래각	위팔뼈 작은결절능선	어깨밑신경	어깨관절의 모음, 안쪽돌림
어깨밑근	어깨뼈 어깨뼈밑오목	위팔뼈 작은결절	어깨밑신경	어깨관절의 안쪽돌림

처럼 휘감으며 어깨관절 정화시키는 작용을 해서 **돌림근띠** 회전근개/rotator cuff 라고 한다.

4. 위팔의 근육

위팔에는 4개의 근육이 있으며 그중에서 앞쪽(굽힘쪽)에 3개의 근육(위팔두갈래근, 부리위팔근, 위팔근)이, 뒤쪽(폄쪽)에 하나의 근육(위팔세갈래근)이 있다. 팔꿉 뒤쪽에는 **팔꿈치근** 주근/anconeus muscle 이 있다.

1) 위팔굽힘근의 근육 (그림 5-32, 표 5-23)

위팔두갈래근 상완이두근/biceps brachii muscle 은 위팔 앞쪽의 중앙에 위치해 있는 방추모양의 근육이며 팔꿉을 굽힐 때 알통을 만든다. 시작부위는 2개의 근육갈래(긴갈래, 짧은갈래)로 나뉘어져 있다. **짧은갈래** 단두/short head 는 어깨뼈 부리돌기의 끝부분에서 힘줄로 바뀌어 시작되고 겨드랑의 가쪽부분에서 아래로 내려가면서 근육으로 바뀐다. **긴갈래** 장두/long head 는 어깨뼈의 접시오목 바로 위(접시위결절)에서 시작되고, 긴 이는곳 힘줄로 바뀌어 어깨관절안을 통해 빠져나가며 결절사이고랑을 통해 근육으로 이어진다. 짧은갈래와 긴갈래는 위팔의 아래부분에서 공통의 닿는곳힘줄에 합쳐져서 겨드랑을 통과하며 노뼈 위부분의 노뼈거친면에 닿는다. 일부는 **위팔두갈래근널힘줄** 상완이두근건막/bicipital aponeurosis 이 되어 아래안쪽으로 뻗어나가며 아래팔근막으로 흩어져서 닿는다.

작용 | 팔꿉관절에서 아래팔을 굽히는 동시에 바깥으로 돌린다.

신경 | 팔신경얼기에서 나온 가지의 근육피부신경(C5~7)에 의해 지배된다.

날개어깨뼈

앞톱니근에 마비가 오면, 어깨뼈의 안쪽모서리가 가슴벽에서 떨어져서 뒤가쪽으로 튀어나오는 특징을 갖게 된다. 튀어나온 어깨뼈가 날개처럼 보여서 **날개어깨뼈**(익상견갑골증/winged scapula)라고 한다. 또한 어깨뼈의 아래각을 들어올려 어깨뼈를 회전시켜 접시오목을 위로 향하게 할 수 있으나, 이 질환에서는 이 움직임이 불가능하여 위팔을 수평보다 높게 들어올릴 수 없다.
일반적으로 신경은 신체의 깊은층으로 뻗어있고 깊은층에서 근육으로 들어가는 경우가 많다. 하지만 앞톱니근을 지배하는 긴가슴신경은 예외적으로 근육의 표층에서 아래로 내려가기 때문에 가슴벽의 외상으로 인해 손상을 받는 경우가 있다. 긴가슴신경의 손상으로 앞톱니근의 마비나 근육퇴행위축이 일어나서 앞톱니근이 위축된 경우 날개어깨뼈가 나타난다.

● 날개어깨뼈

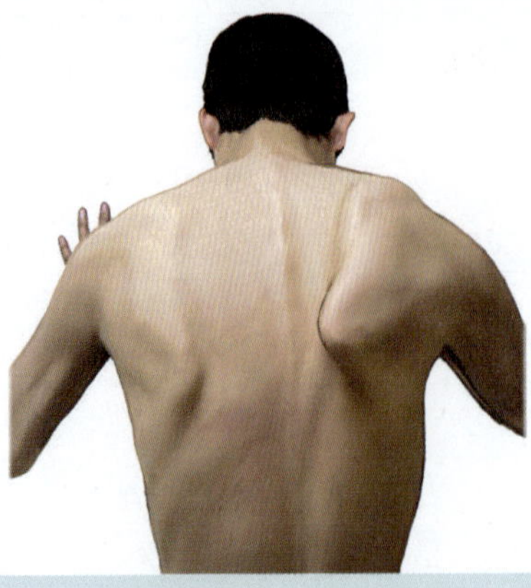

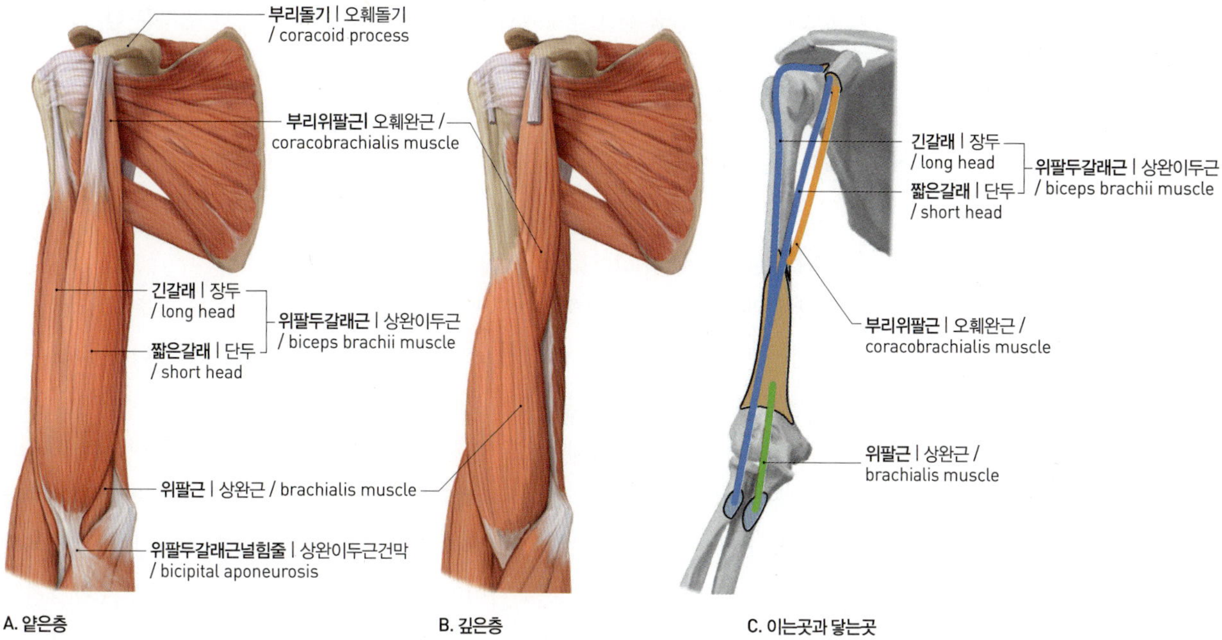

그림 5-32. 위팔앞칸의 근육

부리위팔근 오훼완근/coracobrachialis muscle 은 위팔의 위부분에서 위팔두갈래근의 짧은갈래 깊은층에 위치한다. 위팔두갈래근짧은갈래와 함께 어깨뼈의 부리돌기 끝부분에서 시작되고, 겨드랑 가쪽부분에서 아래로 내려가며 위팔뼈 중앙부분의 안쪽면에 닿는다. 근육피부신경이 부리위팔근의 안쪽면으로 들어가서 빠져나가는 사이에 이 근육의 가지가 나온다.

작용 | 어깨관절에서 위팔을 굽힌다(앞쪽으로 올린다).

신경 | 팔신경얼기에서 나온 가지의 근육피부신경(C5~7)에 의해 지배된다.

위팔근 상완근/brachialis muscle 은 위팔 앞쪽의 아래쪽 절반에서 위팔두갈래근의 깊은층에 위치한다. 위팔뼈의 아래쪽 절반과 안쪽 · 가쪽위팔근육사이막 앞쪽에서 시작되고, 아래

표 5-23. 위팔 굽힘쪽의 근육

근육	이는곳	닿는곳	신경지배	작용
위팔두갈래근	짧은갈래: 어깨뼈의 부리돌기 긴갈래: 어깨뼈의 접시위결절	노뼈거친면, 위팔두갈래널힘줄	근육피부신경	아래팔의 굽힘, 뒤침
부리위팔근	어깨뼈의 부리돌기	위팔뼈 중앙의 안쪽 앞쪽	근육피부신경	위팔의 굽힘
위팔근	위팔뼈의 아래쪽 절반, 안쪽 · 가쪽위팔근육사이막	자뼈거친면	근육피부신경	아래팔의 굽힘

쪽으로 내려가서 팔꿉관절 앞쪽에서 팔오금의 바닥이 되며 자뼈 위부분 앞쪽의 자뼈 거친면에 닿는다.

작용 | 팔꿉관절에서 아래팔을 굽힌다.

신경 | 팔신경얼기에서 나온 가지의 근육피부신경(C5~7)에 의해 지배된다.

2) 위팔폄근의 근육(그림 5-33, 34, 표 5-24)

위팔세갈래근 상완삼두근/triceps brachii muscle 은 위팔 뒤쪽에 있는 큰 방추 모양의 근육이며, 이는부분은 3개의 근육갈래(긴갈래, 안쪽갈래, 가쪽갈래)로 나뉜다. **긴갈래** 장두/long head 는 어깨뼈의 접시오목 바로 아래(접시아래결절)에서 시작되며 작은원근 앞쪽에서 큰원근 뒤쪽을 통해 아래쪽으로 내려간다. **안쪽갈래** 내측두/medial head 는 위팔뼈의 뒤쪽 아래부분에서 노신경고랑보다 아래쪽의 넓은 영역 및 안쪽근육사이막에서 시작된다. **가쪽갈래** 외측두/lateral head 는 위팔뼈의 뒤쪽 위부분에서 노신경고랑 위에 위치해 있는 폭이 좁은 거친면 및 가쪽근육사이막에서 시작된다. 3개의 근육갈래는 합쳐져서 근육 뒤쪽(얕은층)에서 닿는곳힘줄로 바뀌고 자뼈의 팔꿈치머리 위부분에 닿는다.

작용 | 팔꿉관절에서 아래팔의 폄운동을 담당한다.

신경 | 팔신경얼기에서 나온 뒤다발가지의 노신경(C6~8)에 의해 지배된다.

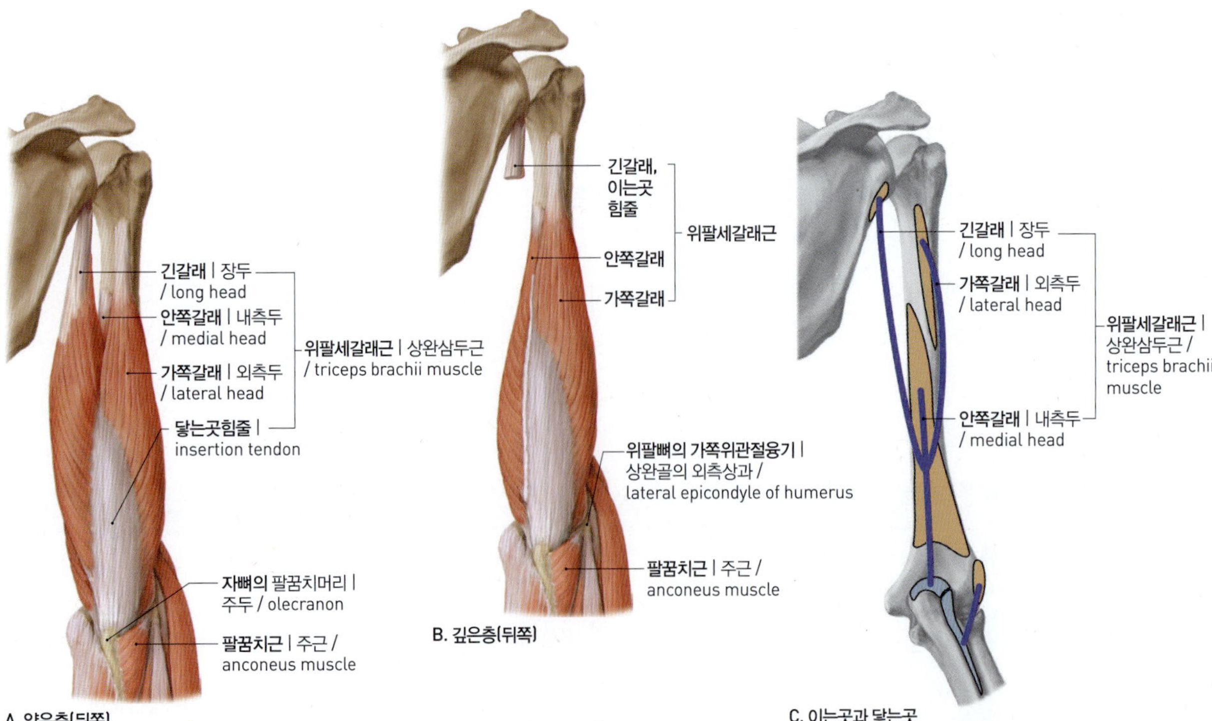

그림 5-33. 위팔뒤칸의 근육

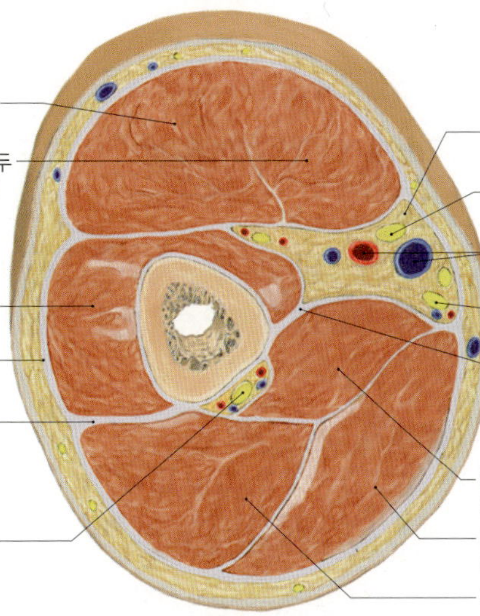

그림 5-34. 왼위팔의 가로단면

표 5-24. 위팔 폄쪽의 근육

근육	이는곳	닿는곳	신경지배	작용
위팔세갈래근	긴갈래: 어깨관절 아래부분 결절(접시아래결절) 안쪽갈래: 위팔뼈 뒤쪽에서 노신경고랑보다 아래쪽 · 안쪽근육사이막 가쪽갈래: 위팔뼈 뒤쪽에서 노신경고랑보다 위쪽 · 가쪽근육사이막	자뼈의 팔꿈치머리	노신경	팔꿉관절의 폄
팔꿈치근	위팔뼈의 가쪽위관절융기	자뼈 팔꿈치머리의 가쪽면	노신경	팔꿉관절의 폄, 팔꿉관절주머니의 긴장

팔꿈치근 주근/anconeus muscle 은 팔꿉의 가쪽면에 있는 작은 근육이며 위팔세갈래근 안쪽갈래와 부분적으로 합쳐지는 경우가 있는데, 이 근육의 일부가 분리되어 형성된 것으로 알려져 있다. 위팔뼈의 가쪽관절융기(때로는 팔꿉관절주머니)에서 시작되며 자뼈의 팔꿈치머리 가쪽면에 닿는다.

작용 | 팔꿉관절을 펴고 팔꿉관절주머니를 긴장시킨다.

신경 | 팔신경얼기에서 나온 뒤다발가지의 노신경(C6~8)에 의해 지배된다.

5. 아래팔의 근육

아래팔의 근육에는 앞쪽의 굽힘근과 뒤쪽의 폄근이 있으며 노뼈, 자뼈와 아래팔뼈 사이막 및 **가쪽아래팔근육사이공간** 외측전완근간극/lateral intermuscular space of forearm 에 의해 분리되어 있다.

아래팔의 굽힘근은 8개의 근육을 포함하고 있다. 이들은 3개의 그룹(얕은층, 중간층, 깊은층)으로 배치되며 기능적으로 3개의 그룹(아래팔근, 손목근 , 손가락근)으로 나뉜다.

1) 아래팔 굽힘쪽의 근육

● **얕은층의 근육**(그림 5-35, 표 5-25)

아래팔 굽힘쪽의 얕은층에는 4개의 근육이 있으며 이들 모두 위팔뼈의 관절융기에서 시작된다.

원엎침근 원회내근/pronator teres muscle 은 가장 노쪽(가쪽)에 위치해 있고, 노뼈 위부분에서 비스듬히 뻗어나가며 팔오금의 안쪽모서리를 형성한다. 시작부위는 2개의 부분으로 나뉜다. **위팔갈래** 상완두/humeral head 는 위팔뼈의 안쪽위관절융기와 그 주변에서 시작되며, **자갈래** 척골두/ulnar head 는 자뼈의 갈고리돌기 안쪽면에서 시작된다. 두 갈래 모두 아래가쪽으로 비스듬히 뻗어나가며 닿는곳힘줄을 만들지 않고 노뼈 중간부분의 가쪽면에 닿는다.

작용 | 아래팔의 엎침운동을 담당한다.

신경 | 정중신경(C6)에 의해 지배된다.

노쪽손목굽힘근 요측수근굴근/flexor carpi radialis muscle 은 원엎침근의 안쪽에서 아래팔 정중앙의 가쪽에 위치한다. 위팔뼈의 안쪽위관절융기에서 시작되고, 긴 근육힘줄이행부를 거쳐 아래팔 아래쪽 1/3 부근에서 닿는곳힘줄로 바뀌며, 손목 앞쪽의 가쪽에서 굽힘근

병의 마개는 왜 오른쪽으로 돌려서 막는가

팔꿉을 구부렸을 때 생기는 알통은 위팔두갈래근이 부풀어 오른 것이다. 위팔두갈래근은 팔꿉을 굽히는 것 이외에 아래팔을 강하게 뒤집는 작용도 한다. 다음과 같은 실험을 해보면 잘 알 수 있다. 1) 자연스럽게 팔꿉을 구부려서 알통을 만든다. 이때 손바닥은 바로 눈 앞쪽을 향하게 된다. 2) 손바닥을 반대편으로 향하도록 하고 알통을 만든다. 그러면 알통의 형태가 허물어지게 된다. 3) 이 상태에서 다시 손바닥을 눈 앞쪽으로 향하도록 한다. 그러면 알통이 다시 단단해진다. 이 실험을 통해 위팔두갈래근은 손바닥을 앞쪽으로 돌리는, 즉 뒤침 운동을 담당한다는 것을 알 수 있다.

오른손으로 병의 마개를 돌릴 때 오른쪽으로 돌리는 것(시계방향)과 왼쪽으로 돌리는 것(시계반대방향) 중에서 어느 쪽의 힘이 더 세게 작용할까? 확실히 오른쪽으로 돌리는 쪽이 힘이 더 세다. 이것은 위팔두갈래근의 뒤침 운동을 이용하기 때문이다. 병마개의 홈은 오른손으로 강하게 닫을 수 있도록 만들어져 있다. 이것은 전 세계 공통적인 것으로 오른손잡이가 많은 것과 위팔두갈래근의 뒤침 운동이 강한 힘을 일으키기 때문에 나타난 현상이다.

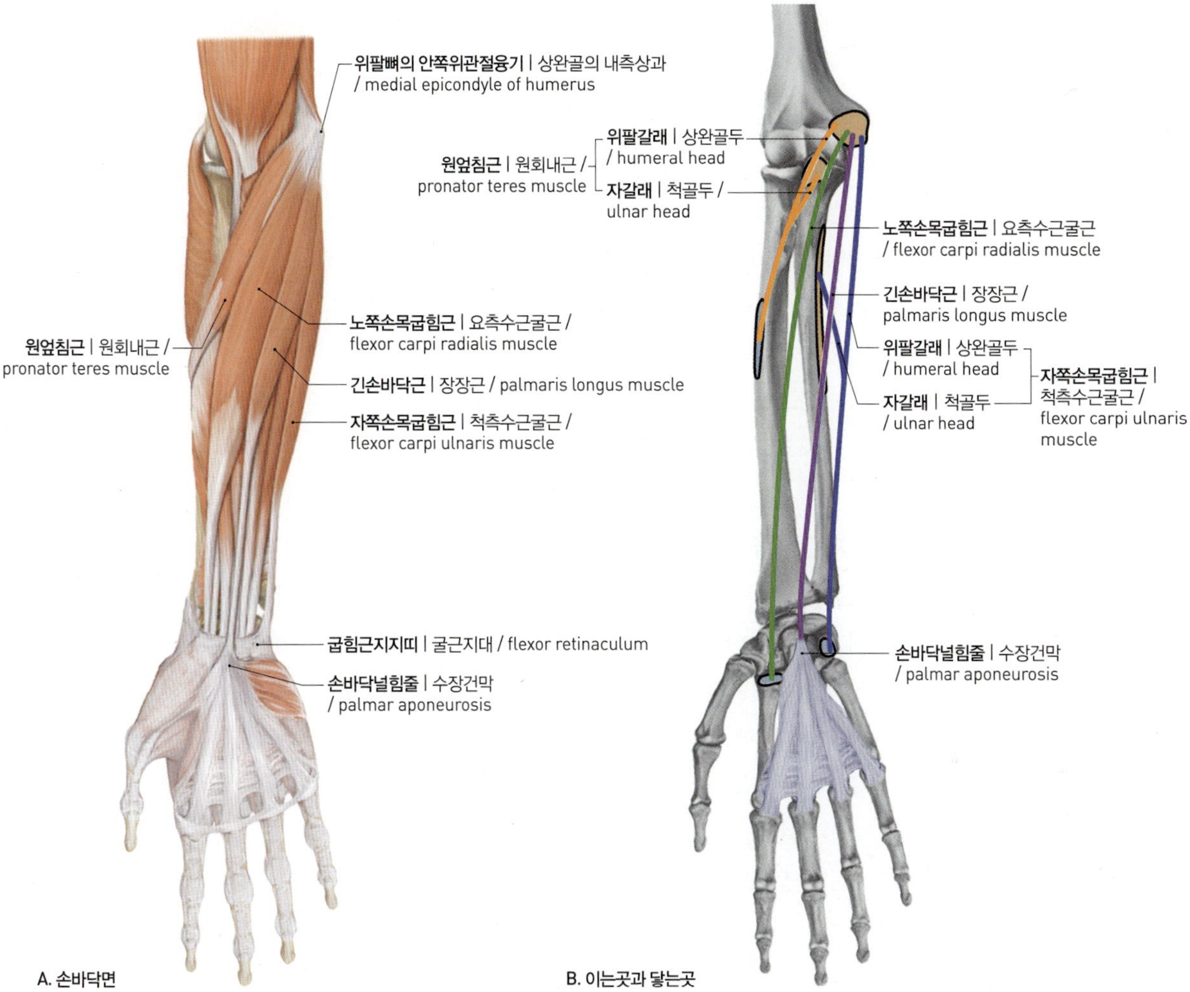

그림 5-35. 아래팔앞칸의 근육 I: 얕은층

표 5-25. 아래팔 굽힘쪽의 근육 I: 얕은층

근육	이는곳	닿는곳	신경지배	작용
원엎침근	위팔갈래: 위팔뼈의 안쪽위관절융기 자갈래: 자뼈의 갈고리돌기	노뼈의 가쪽면	정중신경(C6)	팔꿉관절: 약한 굽힘 아래팔: 엎침
노쪽손목굽힘근	위팔뼈의 안쪽위관절융기	둘째손허리뼈 바닥	정중신경(C6~8)	손목: 손의 굽힘, 벌림 팔꿉관절: 약한 굽힘
긴손바닥근	위팔뼈의 안쪽위관절융기	손바닥널힘줄	정중신경(C8, T1)	팔꿉관절: 약한 굽힘 손목: 굽힘 손바닥널힘줄: 긴장
자쪽손목굽힘근	위팔갈래: 위팔뼈의 안쪽위관절융기 자갈래: 팔꿈치머리	갈고리뼈갈고리, 다섯째손허리뼈 바닥	정중신경(C7~T1)	손목: 손의 굽힘, 모음

C: 목(cervical), T: 가슴(thoracic)

지지띠의 얕은층 구역을 통과해 둘째, 셋째손허리뼈 바닥의 앞쪽에 닿는다.

작용 | 손목을 강하게 굽히거나 벌린다.

신경 | 정중신경(C6~8)에 의해 지배된다.

긴손바닥근 장장근/palmaris longus muscle 은 노쪽 · 자쪽손목굽힘근 사이에서 아래팔 정중앙에 위치해 있으며 인구의 4% 정도에서는 결여되어 있다. 위팔뼈의 안쪽위관절융기에서 시작되며 아래팔 위쪽 1/3 부근에서 가느다란 닿는곳힘줄로 바뀌고 굽힘근지지띠의 얕은층을 통과해 손바닥널힘줄에 닿는다.

작용 | 손바닥널힘줄을 긴장시켜서 손목을 보조적으로 굽히는 운동을 담당한다.

신경 | 정중신경(C8, T1)에 의해 지배된다.

자쪽손목굽힘근 척측수근굴근/flexor carpi ulnaris muscle 은 가장 자쪽(안쪽)에 위치한다. 시작부위는 2개의 부분으로 나뉜다. **위팔갈래** 상완두/humeral head 는 위팔뼈의 안쪽위관절융기에서 시작되며, **자갈래** 척골두/ulnar head 는 팔꿈치머리와 자뼈 위부위 뒤쪽에서 시작되며 합쳐져 아래팔의 가쪽모서리에서 아래쪽으로 내려가 긴 근육힘줄이행부를 거쳐 아래팔 아래끝부분에서 닿는곳힘줄로 바뀐다. 닿는곳힘줄은 굽힘근지지띠의 얕은층을 통과해 콩알뼈에 부착되며 더 나아가 인대를 거쳐 갈고리뼈와 다섯째손허리뼈 바닥에 도달한다.

작용 | 손목을 강하게 굽히거나 모은다.

신경 | 정중신경(C7~T1)에 의해 지배된다.

● **중간층의 근육**(그림 5-36, 표 5-26)

얕은손가락굽힘근 천지굴근/flexor digitorum superficialis muscle 은 아래팔 굽힘쪽의 중간층에 위치한다. 시작부위는 2개의 부분으로 나뉜다. **위팔자갈래** 상완척골두/humeroulnar head 는 위팔뼈의 안쪽위관절융기와 자뼈의 갈고리돌기에서 시작되며, **노갈래** 요골두/radial head 는 노뼈 위부분 앞쪽의 노뼈거친면에서 아래쪽으로 뻗어있는 좁은 띠 모양의 영역에서 시작된다. 4개의 닿는곳힘줄은 근육의 얕은층에서 시작해 아래팔 아래끝부분에서 힘살로 갈라져서 손목굴 깊은층을 통과해 손바닥으로 들어가며 둘째~다섯째손가락 중간마디뼈 바닥 앞쪽에 닿는다.

작용 | 둘째~다섯째손가락의 손허리손가락관절(MP관절)과 몸쪽손가락뼈사이관절(PIP관절)의 굽힘운동과 손목의 굽힘운동을 담당한다.

신경 | 정중신경(C7, T1)에 의해 지배된다.

얕은손가락굽힘근의 2개의 갈래 사이를 통과해서 정중신경과 자동맥이 깊은층으로 들어간다. 얕은손가락굽힘근의 4개의 힘줄은 첫마디뼈 바닥 근처에서 2개로 나뉘고,

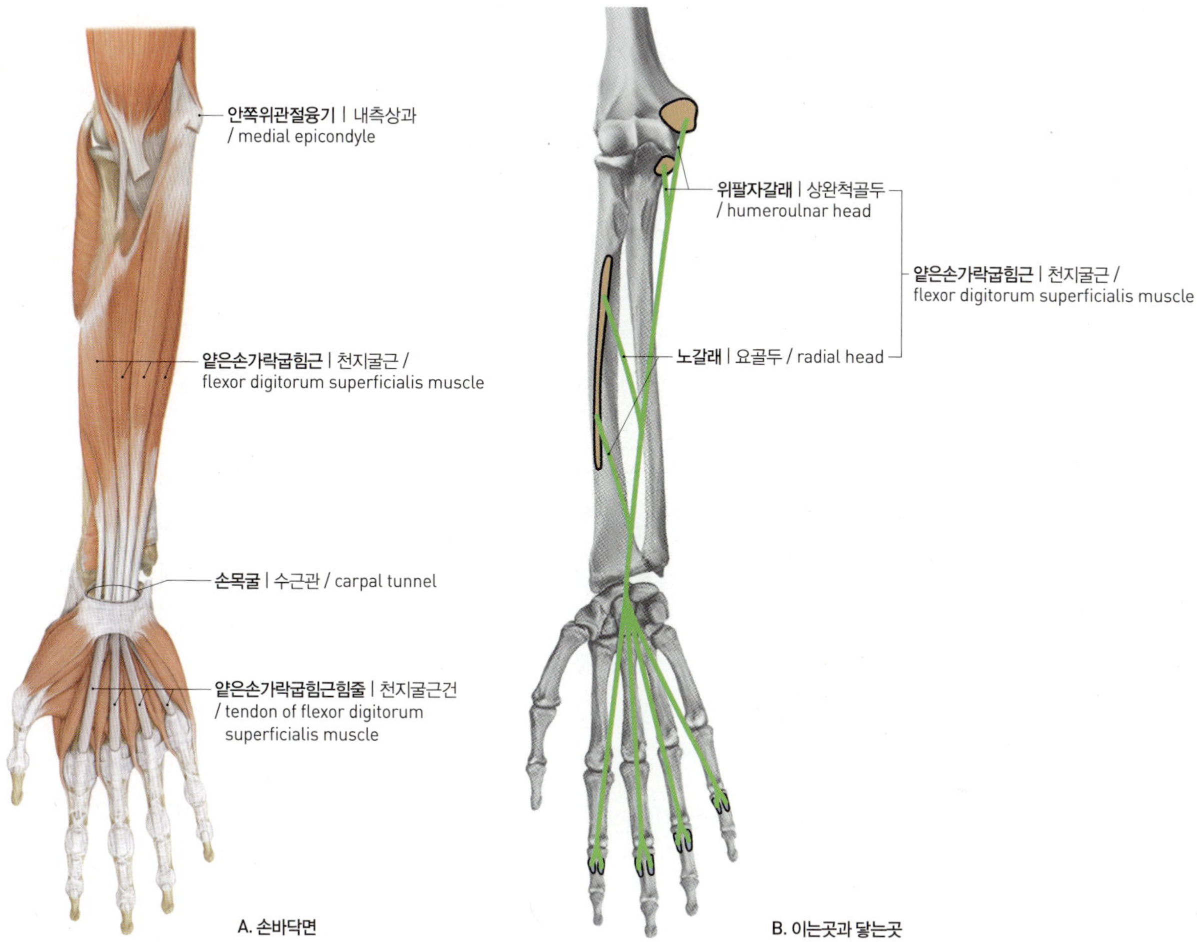

그림 5-36. 아래팔앞칸의 근육 II: 중간층(얕은손가락굽힘근)

그 사이를 깊은손가락굽힘근이 통과해서 빠져나가며 얕은손가락굽힘근힘줄의 닿는 부위보다 먼쪽(끝마디뼈 바닥)에 닿는다.

● 깊은층의 근육(그림 5-37, 표 5-27)

깊은손가락굽힘근 심지굴근/flexor digitorum profundus muscle 은 아래팔 굽힘쪽의 깊은층

표 5-26. 아래팔 굽힘쪽의 근육 II: 중간층

근육	이는곳	닿는곳	신경지배	작용
얕은손가락굽힘근	위팔자갈래: 위팔뼈의 안쪽위관절융기, 자뼈의 갈고리돌기 노갈래: 노뼈의 위부분 앞쪽에서 노뼈거친면의 먼쪽부분	둘째~다섯째손가락 마디뼈 바닥의 앞쪽	정중신경 (C7~T1)	팔꿉관절: 약한 굽힘 손목, 둘째~다섯째손가락 MP, PIP관절: 굽힘

C: 목(cervical), T: 가슴(thoracic), MP관절: 손허리손가락관절, PIP관절: 몸쪽손가락뼈사이관절

자쪽(안쪽)을 차지하고 있다. 자뼈 앞쪽의 위부분 2/3와 뼈사이막의 자쪽 절반부분에서 시작되고, 4개의 닿는곳힘줄은 근육의 얕은층에서 시작해 아래팔 아래끝부분에서 힘살로 갈라져서 손목굴 깊은층을 통과해 손바닥으로 들어가며, 둘째~다섯째손가락의 끝마디뼈 바닥 앞쪽에 닿는다.

작용 | 둘째~다섯째손가락의 손허리손가락관절(MP관절)과 몸쪽 · 먼쪽손가락뼈사이관절(PIP · DIP관절)의 굽힘운동과 손목의 굽힘운동을 담당한다.

신경 | 둘째, 셋째손가락 움직이는 노쪽부분은 정중신경에 의해, 넷째, 다섯째손가락의 움직이는 자쪽부분은 자신경에 의해 지배된다.

긴엄지굽힘근 장무지굴근/flexor pollicis longus muscle 은 아래팔 굽힘쪽 깊은층의 노쪽(가쪽)에 위치해 있는 **깃근육** 우상근/bipennate muscle 이다. 노뼈 앞쪽과 뼈사이막 노쪽 절반의 중간부분에서 시작되고, 닿는곳힘줄은 근육의 자쪽모서리에서 시작해 손목굴의 노쪽

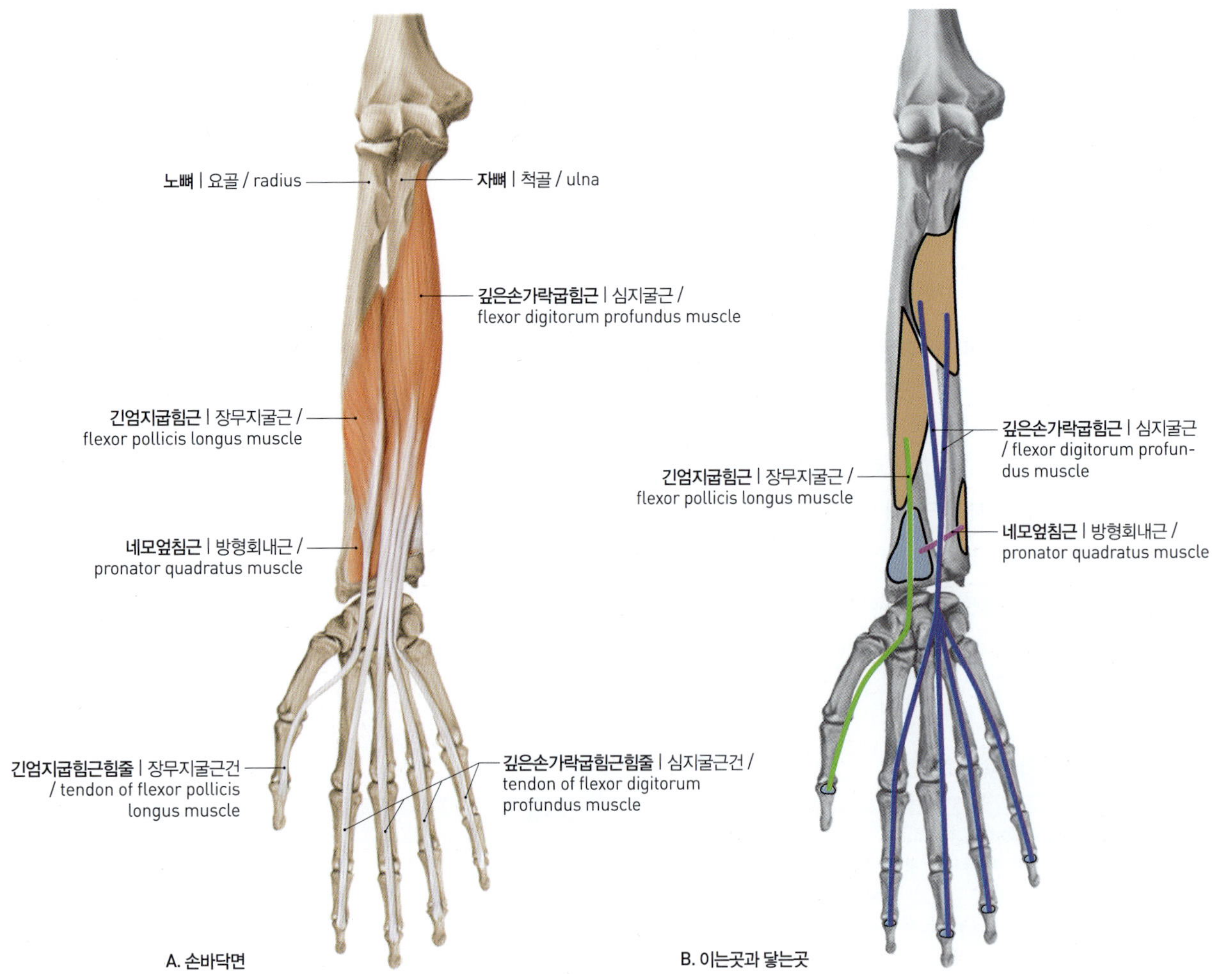

그림 5-37. 아래팔앞칸의 근육 III: 깊은층

표 5-27. 아래팔 굽힘쪽의 근육 III: 깊은층

근육	이는곳	닿는곳	신경지배	작용
깊은손가락굽힘근	자뼈 앞쪽(몸쪽 2/3)과 근접하는 뼈사이막	둘째~다섯째손가락의 끝마디뼈 바닥의 앞쪽	노쪽부분(둘째, 셋째손가락): 정중신경(C7~T1) 자쪽부분(넷째, 다섯째손가락): 자신경(C7~T1)	손목, 둘째~다섯째손가락 MP, PIP, DIP관절: 굽힘
긴엄지굽힘근	노뼈 앞쪽(중간부분)과 근접하는 뼈사이막	엄지끝마디뼈 바닥의 앞쪽	앞뼈사이신경 (정중신경의 가지, C6~8)	손목: 굽힘, 벌림 엄지 CM관절: 대립 엄지 MP, IP관절: 굽힘
네모엎침근	자뼈 앞쪽(먼쪽 1/4)	노뼈 앞쪽(먼쪽 1/4)	앞뼈사이신경 (정중신경의 가지, C8~T1)	아래팔: 엎침

C: 목(cervical), **T**: 가슴(thoracic), CM관절: 손목손허리관절, **DIP관절**: 먼쪽손가락뼈사이관절, **IP관절**: 손가락뼈사이관절, **MP관절**: 손허리손가락관절, **PIP관절**: 몸쪽손가락뼈사이관절

끝부분을 통해 손바닥의 엄지두덩으로 들어가며, 엄지손가락의 끝마디뼈 바닥 앞쪽에 닿는다.

작용 | 엄지손가락의 손목손허리관절(CM관절)을 대립자세로 해서 손허리손가락관절(MP관절)과 손가락뼈사이관절(IP관절)의 굽힘운동과 손목의 굽힘, 벌림운동을 담당한다.

신경 | 앞뼈사이신경(정중신경의 가지, C6~8)에 의해 지배된다.

긴엄지굽힘근힘줄 장무지굴근건/tendon of flexor pollicis lungus muscle 은 엄지두덩 속에서 짧은엄지굽힘근의 얕은갈래와 깊은갈래 사이에서 깊은층으로 들어가며, 짧은엄지굽힘근과 엄지모음근 사이를 통해 엄지손가락의 앞쪽으로 나온다.

네모엎침근 방형회내근/pronator quadratus muscle 은 아래팔 굽힘쪽의 가장 깊은층이며 먼쪽 끝에 있는 사각형의 편평한 근육이다. 자뼈 아래끝 앞쪽에서 시작되어 가쪽으로 향하고 노뼈 아래끝부분의 앞쪽에 닿는다.

작용 | 노뼈 먼쪽 끝부분을 당겨서 아래팔의 엎침운동을 담당한다.

신경 | 앞뼈사이신경(정중신경의 가지, C8~T1)에 의해 지배된다.

● 아래팔 굽힘쪽 근육의 기능적 구분(그림 5-38, 표 5-28)

아래팔 굽힘쪽의 근육은 닿는부위의 위치에 따라 작용이 다른 3개의 그룹으로 나뉜다.

- 아래팔굽힘근 그룹은 아래팔의 뼈에 닿아 주로 아래팔의 운동을 담당한다.
- 손목굽힘근 그룹은 손목뼈나 손허리뼈에 닿아 주로 손목의 운동을 담당한다.
- 손가락굽힘근 그룹은 손가락뼈에 닿아 주로 손가락의 운동을 담당한다.

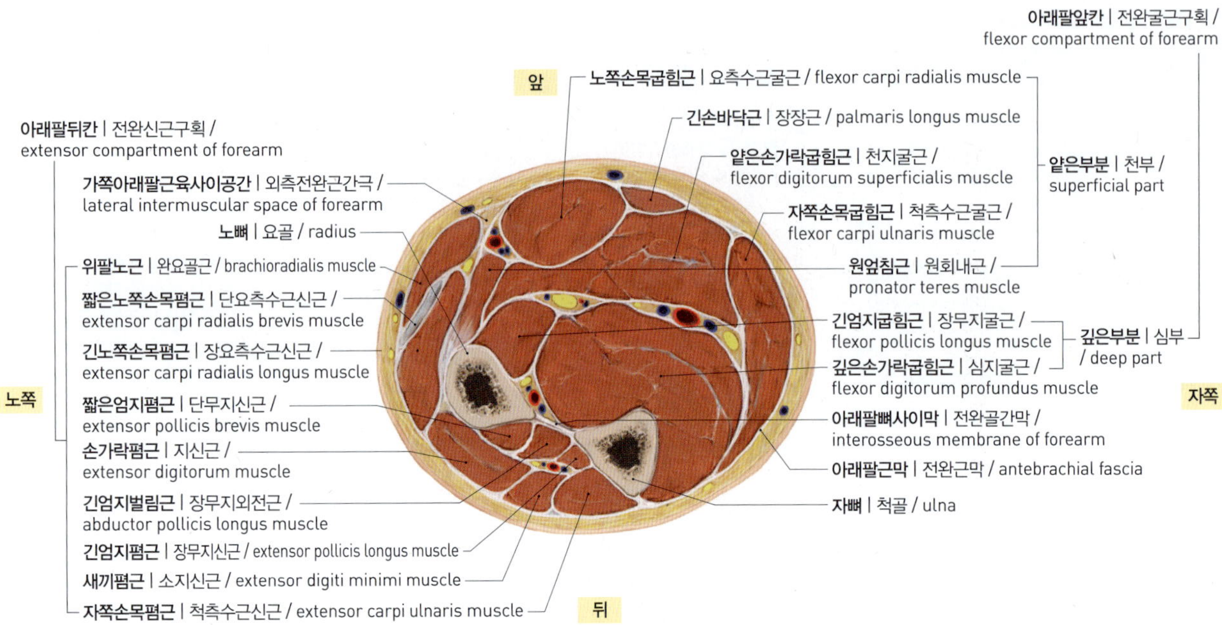

그림 5-38. **아래팔의 가로단면.** 손뒤침근, 집게폄근, 네모엎침근은 이 단면에서는 보이지 않는다.

각각의 근육이 어느 근육에 속하는가는 근육의 명칭으로 쉽게 판단할 수 있다.

2) 손바닥으로의 통로(그림 5-39)

굽힘근지지띠 굴근지대/flexor retinaculum 는 U자 모양으로 굽어져 있는 손목뼈 양쪽 끝부분을 이어주는 강한 인대이며, 그 깊은층에 **손목굴** 수근관/carpal tunnel 이라고 하는 아래팔 굽힘쪽과 손바닥을 연결하는 통로를 형성한다. 굽힘근지지띠는 위쪽에서는 아래팔근막의

표 5-28. **아래팔 굽힘쪽 근육의 기능적 구분**

	근육	닿는곳	작용
아래팔굽힘근 그룹	원엎침근	노뼈	아래팔: 엎침
	네모엎침근	노뼈	아래팔: 엎침
손목굽힘근 그룹	긴손바닥근	손바닥널힘줄	손바닥널힘줄: 긴장
	노쪽손목굽힘근	둘째, 셋째손허리뼈	손목: 굽힘, 벌림
	자쪽손목굽힘근	콩알뼈	손목: 굽힘, 모음
손가락굽힘근 그룹	얕은손가락굽힘근	둘째~다섯째손가락 중간마디뼈	둘째~다섯째손가락 MP, PIP관절: 굽힘
	깊은손가락굽힘근	둘째~다섯째손가락 끝마디뼈	둘째~다섯째손가락 MP, PIP, DIP관절: 굽힘
	긴엄지굽힘근	엄지끝마디뼈	엄지 MP, IP관절: 굽힘

DIP관절: 먼쪽손가락뼈사이관절, **IP관절**: 손가락뼈사이관절, **MP관절**: 손허리손가락관절, **PIP관절**: 몸쪽손가락뼈사이관절

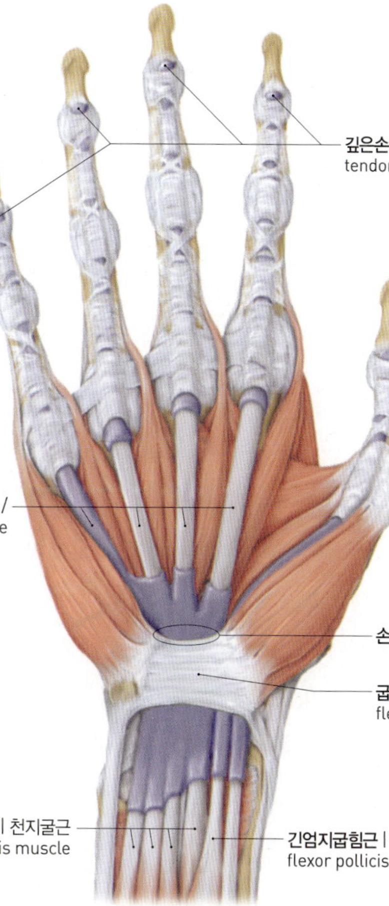

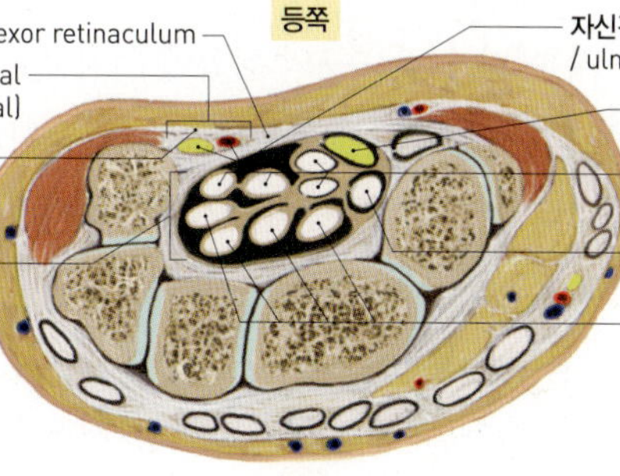

그림 5-39. 손목굴

아래부분으로 이어지고 아래쪽에서는 손바닥근막으로 이어진다. 손목굴을 통해 얕은손가락굽힘근힘줄 4개, 깊은손가락굽힘근힘줄 4개, 긴엄지굽힘근힘줄 1개, 정중신경 1개가 아래팔 굽힘쪽에서 손바닥으로 들어간다.

바닥쪽손목인대 장측수근인대/palmar carpal ligament 는 아래팔과 손목 경계에서 아래팔 근막이 두꺼워진 부분이며 굽힘근지지띠의 얕은층에 있다. 그 자쪽 끝부분과 굽힘근지지띠와의 사이에 **자신경굴** 척골신경관/ulnar canal 이라고 하는 통로를 형성한다. 자신경과 자동맥이 이곳을 통해 아래팔에서 손바닥으로 들어간다.

3) 아래팔 폄쪽의 근육

아래팔의 폄근은 11개의 근육을 포함한다. 이들은 3개의 그룹(노쪽부분, 얕은층, 깊은층)으로 배치되어 있으며, 기능적으로도 3개의 그룹(아래팔근, 손목근, 손가락근)으로 나뉜다.

● 노쪽부분의 근육(그림 5-40, 표 5-29)

아래팔 폄쪽의 노쪽부분에는 3개의 근육이 있으며 위팔뼈의 먼쪽가쪽부분에서 가쪽위관절융기에 걸쳐 시작되며 아래팔의 노쪽(가쪽)에서 아래로 내려온다.

위팔노근 완요골근/brachioradialis muscle 은 아래팔의 노쪽(가쪽) 앞쪽에 위치해 있으며 팔오금의 가쪽모서리를 형성한다. 위팔뼈의 가쪽관절융기위능선 몸쪽부분과 가쪽위팔근육사이막에서 시작되고, 노뼈를 따라 아래쪽으로 내려가 아래팔의 아래 절반부분에서 닿는곳힘줄로 바뀌며, 노뼈 아래끝부분의 붓돌기에 닿는다.

작용 | 팔꿉관절의 굽힘운동을 담당하는 동시에 아래팔을 뒤침자세에서는 엎침운동을, 엎침자세에서는 뒤침운동을 하여 엎침과 뒤침의 중간자세를 취한다.

신경 | 노신경(C5~7)에 의해 지배된다.

긴 · 짧은노쪽손목폄근 장 · 단요측수근신근/extensor carpi radialis longus · brevis muscle 은 아래팔의 가쪽(노쪽)에서 위팔노근의 뒤쪽에 위치한다. 긴노쪽손목폄근은 위팔뼈의 먼쪽가쪽면(가쪽관절융기위능선)과 가쪽위팔근육사이막에서 시작되고 짧은노쪽손목폄근은 그 앞아래쪽의 가쪽위관절융기에서 시작되어 나란히 아래팔 가쪽에서 아래로 내려간다. 아래팔의 아래쪽 절반부분에서 닿는곳힘줄로 바뀐 후, 폄근지지띠 깊은층의 둘째힘줄칸을 통해 손등으로 들어가고 둘째, 셋째손허리뼈 바닥에 나뉘어져서 닿는다.

작용 | 손목의 폄운동과 벌림운동을 담당하는 동시에 팔굽관절을 약하게 굽히는 작용을 한다.

신경 | 노신경(C5~7)에 의해 지배된다.

● 얕은층의 근육(그림 5-41, 표 5-30)

아래팔폄근의 얕은층에는 3개의 근육이 있다. 이들 모두 위팔뼈의 가쪽위관절융기에서 시작되며 아래팔의 뒤쪽에서 아래로 내려온다.

손가락폄근 지신근/extensor digitorum muscle 은 아래팔 폄근 얕은층의 대부분을 차지한다. 위팔뼈의 가쪽위관절융기에서 공통의 갈래로 시작되고, 아래팔의 뒤쪽 중앙에서 아래로 내려오며, 먼쪽부위에서 4개의 편평한 닿는곳힘줄로 바뀐다. 이어서 폄근지지띠 깊은

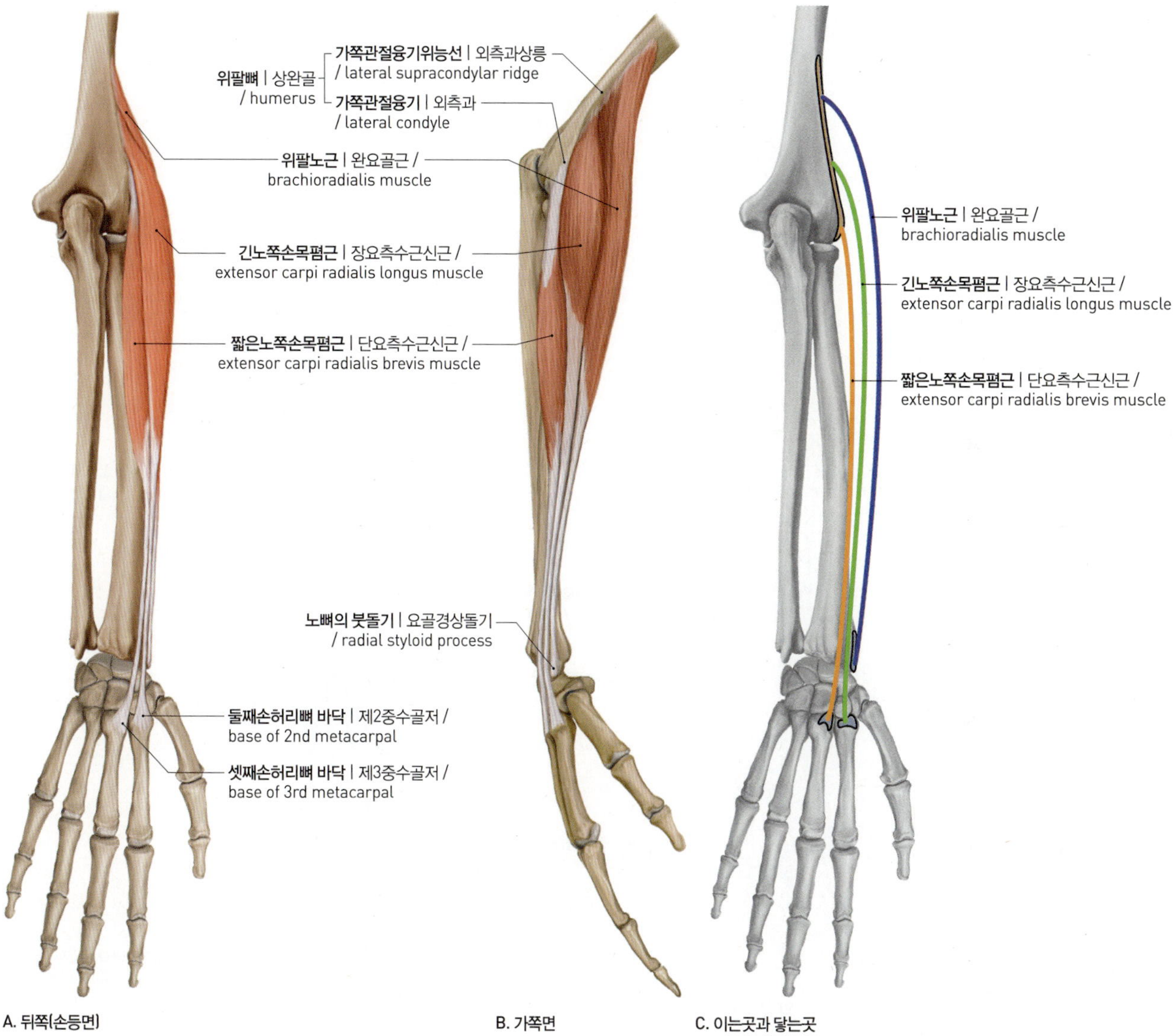

그림 5-40. 아래팔뒤칸의 근육 I: 노쪽부분

표 5-29. 아래팔 폄쪽의 근육 I: 노쪽부분

근육	이는곳	닿는곳	신경지배	작용
위팔노근	위팔뼈의 먼부분 가쪽면, 가쪽위팔근육사이막	노뼈의 붓돌기	노신경(C5~7)	팔꿉관절: 굽힘 아래팔: 엎침과 뒤침의 중간 위치로 되돌림
긴노쪽손목폄근	위팔뼈의 먼쪽가쪽면 (가쪽관절융기위능선), 가쪽위팔근육사이막	둘째손허리뼈의 바닥	노신경(C5~7)	팔꿉관절: 약한 굽힘 손목: 폄, 벌림
짧은노쪽손목폄근	위팔뼈의 가쪽위관절융기	셋째손허리뼈의 바닥	노신경(C5~7)	팔꿉관절: 약한 굽힘 손목: 폄, 벌림

C: 목(cervical)

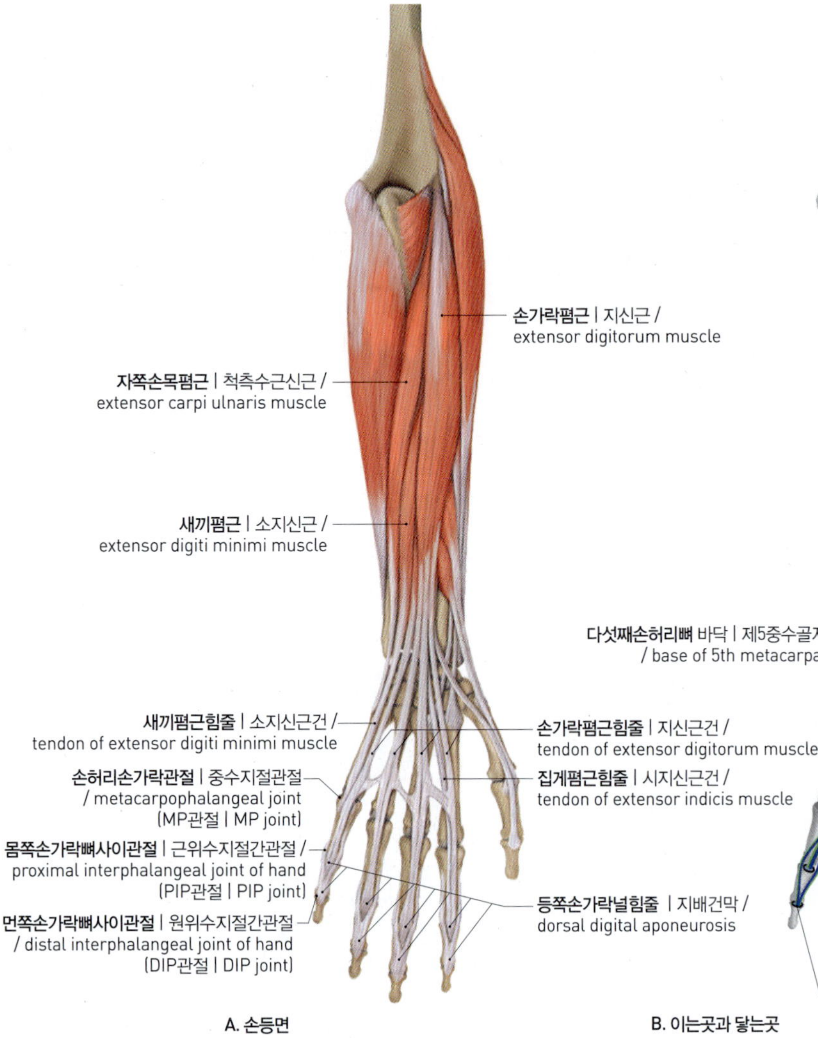

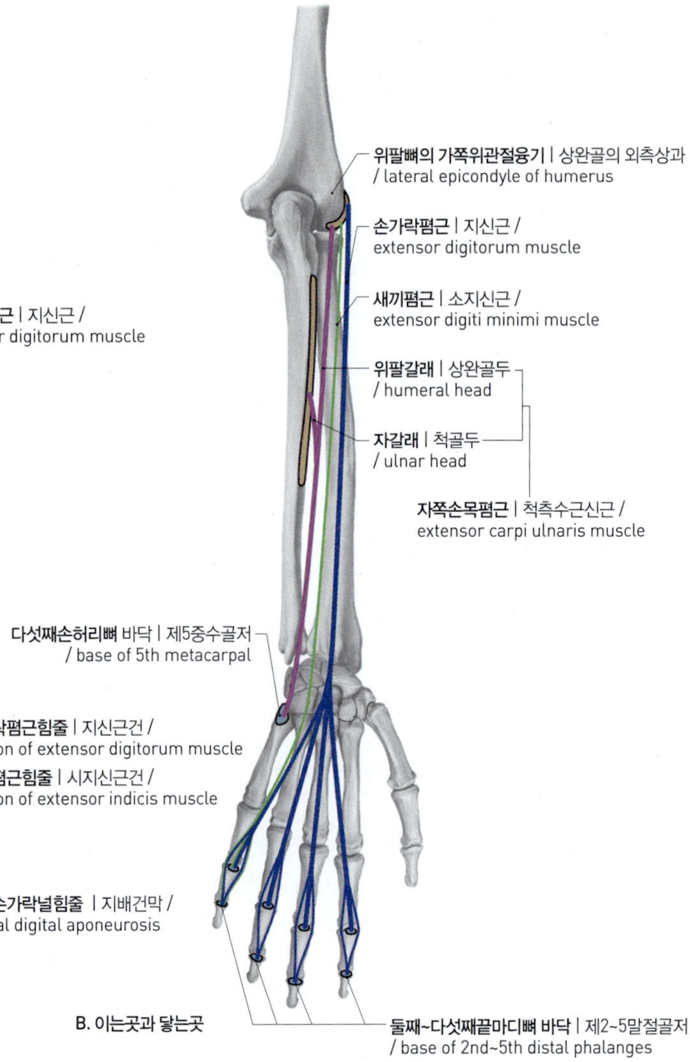

그림 5-41. 아래팔뒤칸의 근육 II: 얕은층

표 5-30. 아래팔 폄쪽의 근육 II: 얕은층

근육	이는곳	닿는곳	신경지배	작용
손가락폄근	위팔뼈의 가쪽위관절융기 (공통갈래)	둘째~다섯째손가락널힘줄 (중간마디뼈와 끝마디뼈의 바닥	노신경(C6~8)	손목: 폄 둘째~다섯째손가락 MP, PIP, DIP 관절: 폄
새끼폄근	위팔뼈의 가쪽위관절융기 (공통갈래)	새끼손가락의 등쪽손가락널힘줄 (중간마디뼈와 끝마디뼈의 바닥)	노신경(C6~8)	손목: 폄, 모음 새끼 MP, PIP, DIP관절: 폄, 벌림
자쪽손목폄근	위팔갈래: 위팔뼈의 가쪽위관절융기(공통갈래) 자갈래: 자뼈의 뒤쪽	다섯째중간마디뼈의 바닥	노신경(C6~8)	손목: 굽힘, 모음

C: 목(cervical), DIP관절: 먼쪽손가락뼈사이관절, **MP관절**: 손허리손가락관절, **PIP관절**: 몸쪽손가락뼈사이관절

층의 넷째힘줄칸을 통해 손등으로 들어가서 둘째~다섯째손가락 뒤쪽의 손등널힘줄을 통해 중간마디뼈와 끝마디뼈 바닥의 등쪽면에 닿는다.

작용 | 둘째~다섯째손가락의 주요 폄근이며 손허리손가락관절(MP관절)과 몸쪽손가락뼈사이관절(PIP관절), 먼쪽손가락뼈사이관절(DIP관절)의 폄운동과 손목의 폄운동을 담당한다.

신경 | 노신경(C6~8)에 의해 지배된다.

등쪽손가락널힘줄 배측지건막/dorsal digital aponeurosis 은 둘째~다섯째손가락의 폄근힘줄(손가락폄근힘줄, 새끼폄근힘줄, 집게폄근힘줄)이 손허리뼈의 끝부근에서 넓게 퍼져 나가며 삼각형의 널힘줄을 형성한 것이다. 1) 손허리손가락관절(MP관절) 부근에서는 양쪽으로 섬유가 뻗어 나와서 관절주머니에 부착된다. 2) 첫마디뼈의 몸통에서 3개의 다발로 나뉘며, 이 중에서 중간의 다발은 끝마디뼈 바닥에 닿고 양쪽의 다발은 중간마디뼈 바닥에 닿는다. 3) 손 안쪽의 근육(벌레근, 등쪽·바닥쪽뼈사이근)의 힘줄도 더해진다. 벌레근은 둘째~다섯째손가락의 가쪽을 통해 등쪽손가락널힘줄에 부착된다. 등쪽·바닥쪽뼈사이근은 각 손허리뼈 사이에서 둘째~넷째손가락의 양쪽과 다섯째손가락의 가쪽을 통해 등쪽손가락널힘줄 및 첫마디뼈 바닥에 닿는다.

새끼폄근 소지신근/extensor digiti minimi muscle 은 위팔뼈의 가쪽위관절융기에서 공통의 갈래로 시작되며 아래팔 뒤쪽의 손가락폄근 자쪽(안쪽)에서 아래로 내려와서 먼쪽부위에서 편평한 닿는곳힘줄로 바뀐다. 이어서 폄근지지띠 깊은층의 다섯째힘줄칸을 통해 손등으로 들어가고 새끼손가락의 손등널힘줄을 통해 중간마디뼈와 끝마디뼈 바닥의 등쪽면에 닿는다.

작용 | 새끼손가락의 보조적인 폄근이며 손허리손가락관절(MP관절)과 몸쪽손가락뼈사이관절(PIP관절), 먼쪽손가락뼈사이관절(DIP관절)의 폄운동과 손목의 폄운동을 담당한다.

신경 | 노신경(C6~8)에 의해 지배된다.

자쪽손목폄근 척측수근신근/extensor carpi ulnaris muscle 은 두 갈래로 이루어져 있다. **위팔갈래** 상완두/humeral head 는 위팔뼈의 가쪽위관절융기에서 공통의 갈래로 시작되며 **자갈래** 척골두/ulnar head 는 자뼈 뒤모서리의 몸쪽부위에서 시작된다. 아래팔 뒤쪽의 자쪽(안쪽)에서 아래쪽으로 내려와서 먼쪽부위에서 편평한 닿는곳힘줄로 바뀐다. 이어서 폄근지지띠 깊은층의 여섯째힘줄칸을 통해 손등으로 들어가고 다섯째손허리뼈의 바닥에 닿는다.

작용 | 손목의 폄운동과 모음운동을 담당한다.

신경 | 노신경(C6~8)에 의해 지배된다.

● **깊은층의 근육**(그림 5-42, 표 5-31)

아래팔폄근의 깊은층에는 5개의 근육이 있다. 자뼈, 노뼈, 아래팔뼈사이막의 등쪽면에서 시작되며 아래가쪽으로 향한다.

손뒤침근 회외근/supinator muscle 은 아래팔 폄쪽 깊은층의 위부분에 있다.

1) 자뼈 위부분의 뒤침근능선, 2) 위팔뼈의 가쪽위관절융기, 3) 팔굽관절의 가쪽곁인대와 고리인대에서 폭넓게 시작되고, 노뼈의 몸쪽부위를 둘러싸는 것처럼 아래가쪽의 비스듬히 뻗어있으며, 노뼈 몸쪽부위의 가쪽면에 닿는다.

작용 | 아래팔의 뒤침운동을 담당한다.

신경 | 노신경(C5, 6)에 의해 지배된다.

긴엄지벌림근 장무지외전근/abductor pollicis longus muscle 은 노뼈와 자뼈 등쪽면의 중간부분 및 그 사이의 아래팔뼈사이막에서 시작되고, 아래가쪽으로 비스듬히 뻗어있으며, 아래팔 먼쪽부위의 손가락폄근과 짧은갈래쪽 손목폄근 사이에서 나타나 닿는곳힘줄로 바뀐다.

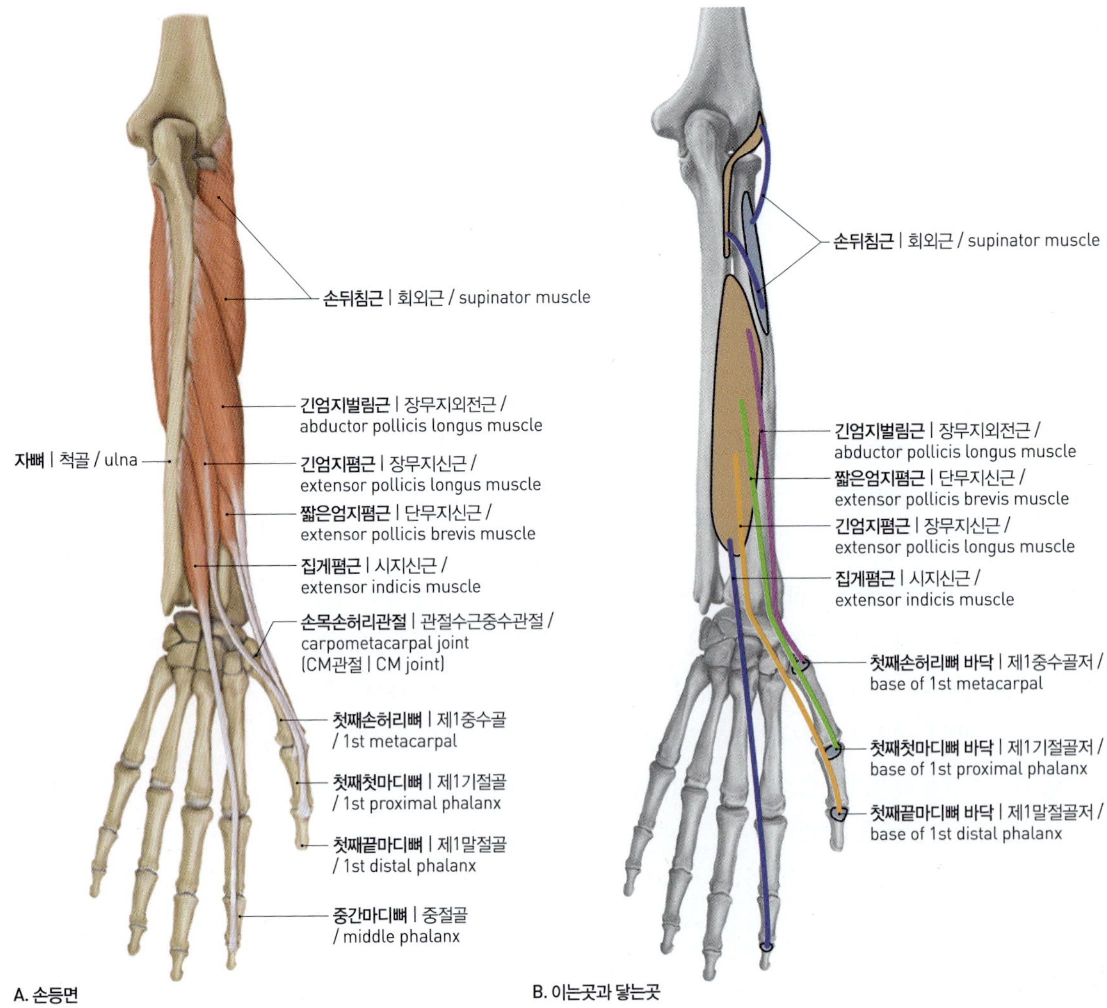

그림 5-42. 아래팔뒤칸의 근육 III: 깊은층

표 5-31. 아래팔 폄쪽의 근육 III: 깊은층

근육	이는곳	닿는곳	신경지배	작용
손뒤침근	자뼈의 뒤침근능선, 위팔뼈의 가쪽위관절융기, 가쪽곁인대, 노뼈머리띠인대	노뼈 몸쪽부분의 가쪽면 (노뼈거친면과 원엎침근 닿는곳 사이)	노신경(C5, 6)	아래팔: 뒤침
긴엄지벌림근	노뼈와 자뼈의 등쪽면 중간부분, 아래팔뼈사이막	엄지손허리뼈의 바닥	노신경(C6~8)	손목: 벌림 엄지 CM관절: 벌림, 물러섬
짧은엄지폄근	노뼈와 아래팔뼈사이막의 등쪽면(긴엄지벌림근보다 먼쪽)	엄지첫마디뼈의 바닥	노신경(C6~8)	손목: 벌림 엄지 CM관절: 물러섬 엄지 MP관절: 폄
긴엄지폄근	자뼈와 아래팔뼈사이막의 등쪽면	엄지끝마디뼈의 바닥	노신경(C6~8)	손목: 폄, 벌림 엄지 CM관절: 모음, 물러섬 엄지 MP관절: 폄
집게폄근	자뼈와 아래팔뼈사이막의 등쪽면	집게손가락의 등쪽손가락널힘줄 (중간마디뼈와 끝마디뼈의 바닥)	노신경(C6~8)	손목: 폄 집게 MP, PIP, DIP관절: 폄

C: 목(cervical), CM관절: 손목손허리관절, **DIP관절**: 먼쪽손가락뼈사이관절, **MP관절**: 손허리손가락관절, **PIP관절**: 몸쪽손가락뼈사이관절

이어서 폄근지지띠 깊은층의 첫째힘줄칸을 통해 손등으로 들어가고 엄지손허리뼈의 바닥에 닿는다.

작용 | 손목의 벌림운동, 엄지손가락의 손목손허리관절(CM관절)의 벌림과 물러섬(정복)운동을 담당한다.

신경 | 노신경(C6~8)에 의해 지배된다.

짧은엄지폄근 단무지신근/extensor pollicis brevis muscle 은 긴엄지벌림근의 바로 먼쪽에 있는 긴엄지폄근의 깊은층에 위치해 있으며 노뼈 등쪽면의 중간부분과 그 근방의 아래팔뼈사이막에서 시작된다. 아래가쪽 비스듬히 뻗어나가며 긴엄지벌림근과 함께 손가락폄근과 폄근지지띠 깊은층의 첫째힘줄칸을 통해 손등으로 들어가고 엄지첫마디뼈의 바닥에 닿는다.

작용 | 손목의 벌림운동, 엄지손가락의 손목손허리관절(CM관절)을 뒤쪽으로 움직여서 위치복원(물러섬[정복/reposition])시키고 손허리손가락관절(MP관절)의 폄운동을 담당한다.

신경 | 노신경(C6~8)에 의해 지배된다.

긴엄지폄근 장무지신근/extensor pollicis longus muscle 은 긴엄지벌림근의 바로 먼쪽에 위치해 있으며 자뼈 등쪽면의 중간부분과 그 근방의 아래팔뼈사이막에서 시작된다. 아래쪽을 향해 뻗어나가다가 아래팔의 아래끝부분에서 닿는곳힘줄로 바뀐다. 닿는곳힘줄은 노뼈의 등쪽결절 안쪽을 통과해서 아래가쪽으로 방향을 바꾼 후, 폄근지지띠 깊은층의 셋째힘줄칸을 통해 손등으로 들어가고 엄지손가락의 끝마디뼈의 바닥에 닿는다.

작용 | 엄지손가락의 손목손허리관절(CM관절)의 모음과 물러섬(정복)운동, 손허리손가락관절(MP관절)과 손가락뼈사이관절(IP관절)의 폄운동, 손목의 폄과 벌림운동을 담당한다.

신경 | 노신경(C6~8)에 의해 지배된다.

집게폄근 시지신근/extensor indicis muscle 은 긴엄지폄근의 먼쪽에 위치해 있으며 자뼈 등쪽면의 중간부분과 그 근방의 아래팔뼈사이막에서 시작된다. 아래가쪽으로 뻗어나가다가 아래팔의 아래끝부분에서 닿는곳힘줄로 바뀌고, 폄근지지띠 깊은층의 셋째힘줄칸을 손가락폄근과 함께 통과해서 손등으로 들어가며, 집게손가락의 등쪽손가락널힘줄을 거쳐 중간마디뼈와 끝마디뼈의 바닥에 닿는다.

작용 | 집게손가락의 보조적인 폄근으로 손허리손가락관절(MP관절)과 몸쪽손가락뼈사이관절(PIP관절), 먼쪽손가락뼈사이관절(DIP관절)의 폄운동과 손목의 폄운동을 담당한다.

신경 | 노신경(C6~8)에 의해 지배된다.

● 아래팔 폄쪽 근육의 기능적 구분(표 5-32)

아래팔폄근의 근육은 닿는부위의 위치에 따라 작용이 다른 3개의 그룹으로 나뉜다.

- 아래팔폄근 그룹은 아래팔의 뼈에 닿으며 주로 아래팔의 운동을 담당한다.
- 손목폄근 그룹은 손목뼈나 손허리뼈에 닿으며 주로 손목의 운동을 담당한다.
- 손가락폄근 그룹은 손가락뼈에 닿으며 주로 손가락의 운동을 담당한다.

표 5-32. 아래팔 폄쪽 근육의 기능적 구분

	근육	닿는곳	작용
아래팔폄근 그룹	위팔노근	노뼈	아래팔: 굽힘
	손뒤침근	노뼈	아래팔: 뒤침
손목폄근 그룹	긴노쪽손목폄근	둘째손허리뼈	손목: 폄, 벌림
	짧은노쪽손목폄근	셋째손허리뼈	손목: 폄, 벌림
	자쪽손목폄근	다섯째손허리뼈	손목: 폄, 모음
손가락폄근 그룹	손가락폄근	둘째~다섯째등쪽손가락널힘줄	둘째~다섯째손가락 MP, PIP, DIP관절: 폄
	새끼폄근	다섯째등쪽손가락널힘줄	다섯째손가락 MP, PIP, DIP관절: 폄
	긴엄지벌림근	엄지손허리뼈	엄지 CM관절: 벌림
	짧은엄지폄근	엄지첫마디뼈	엄지 CM, MP관절: 폄
	긴엄지폄근	엄지끝마디뼈	엄지 CM관절: 모음, 엄지 MP, IP관절: 폄
	집게폄근	둘째등쪽손가락널힘줄	둘째손가락 MP, PIP, DIP관절: 폄

CM관절: 손목손허리관절, **DIP관절:** 먼쪽손가락뼈사이관절, **IP관절:** 손가락뼈사이관절, **MP관절:** 손허리손가락관절, **PIP관절:** 몸쪽손가락뼈사이관절

각각의 근육이 어느 근육에 속해 있는지는 근육의 명칭으로 쉽게 판단할 수 있다.

● 아래팔 폄근 근막(그림 5-43)

폄근지지띠 신근지대/extensor retinaculum 는 아래팔 뒤쪽 근막의 아래끝부분에서 가로로 뻗어있는 섬유가 모여서 두꺼워진 부분이다. 폄근지지띠는 노뼈와 자뼈 아래끝부분의 뒤쪽에 붙어있으며 그 깊은층에 다음과 같은 6개의 힘줄칸을 형성한다. 아래팔폄근의 손목폄근 3개의 근육과 손가락폄근 6개 근육의 힘줄은 **힘줄집** 건초/tendon sheath (**윤활집** synovial sheath)에 둘러싸여 다음과 같은 힘줄칸을 통해 아래팔 폄쪽에서 손등으로 들어간다.

첫째힘줄칸 | 긴엄지벌림근힘줄, 짧은엄지폄근힘줄
둘째힘줄칸 | 긴노쪽손목폄근힘줄, 짧은노쪽손목폄근힘줄
셋째힘줄칸 | 긴엄지폄근힘줄
넷째힘줄칸 | 손가락폄근힘줄 4개, 집게폄근힘줄
다섯째힘줄칸 | 새끼폄근힘줄
여섯째힘줄칸 | 자쪽손목폄근힘줄

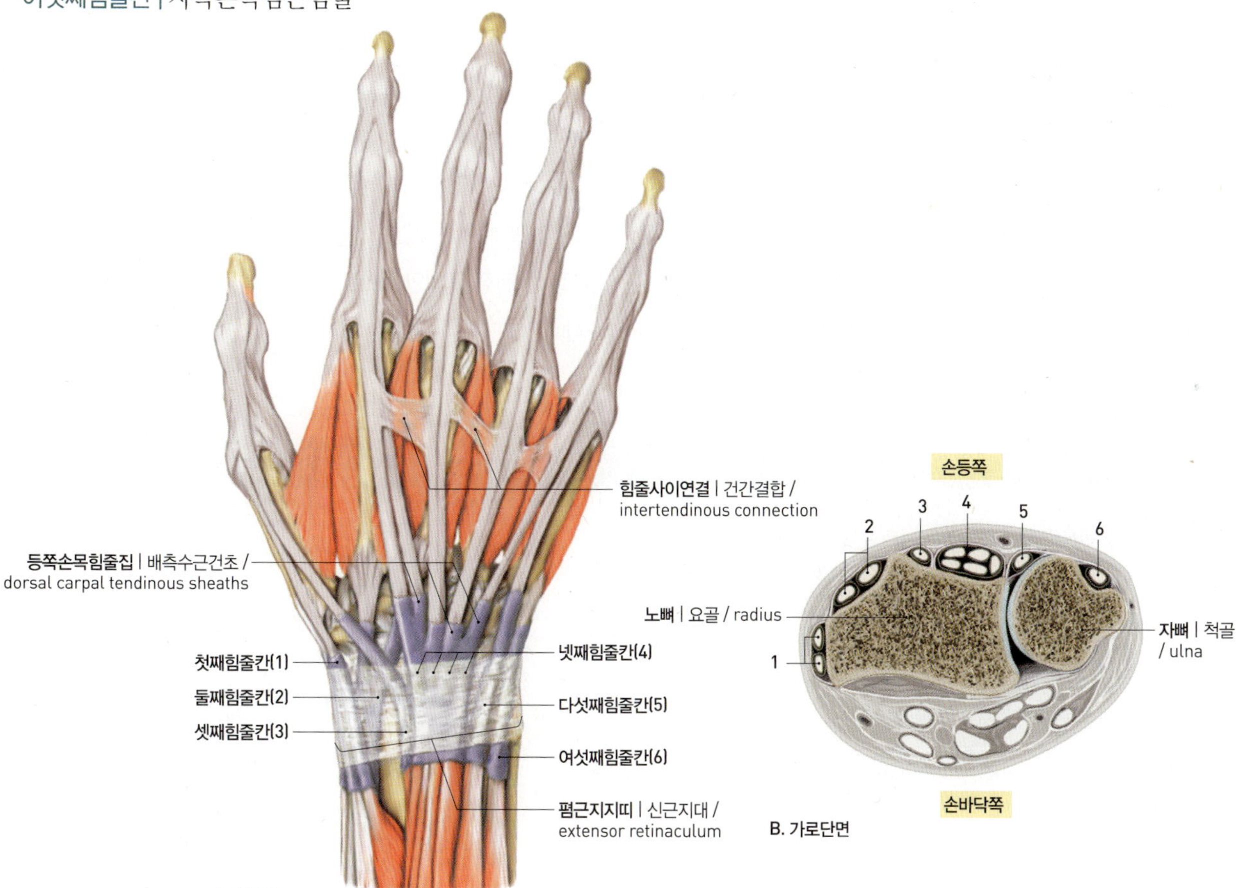

그림 5-43. 손목의 폄근힘줄칸

6. 손의 근육

손의 근육은 모두 손바닥에 위치해 있으며 손등에는 근육이 없다. 손바닥의 근육은 엄지두덩근육, 새끼두덩근육, 손허리뼈근육으로 구분되는 3개의 그룹으로 나뉜다.

1) 엄지두덩근육 (그림 5-44, 45, 표 5-33)

엄지두덩 무지구/thenar eminence 은 엄지손가락이 뻗어 나온 곳에 볼록하게 튀어나와 있는 부분이다. **엄지두덩근육** 무지구근/thenar muscles 에는 엄지손가락을 움직이는 4개의 근육이 포함되어 있다.

짧은엄지벌림근 단무지외전근/abductor pollicis brevis muscle 은 엄지두덩의 가장 표층에 있으며 다른 엄지두덩근육과의 사이에서 힘살이 독립되어 있다. 손배뼈와 큰마름뼈 및 근방의 굽힘근지지띠에서 시작되며 엄지손가락 첫마디뼈의 노쪽에 있는 종자뼈를 지나 바닥에 닿는다.

작용 | 엄지손가락 손목손허리관절(CM관절)의 벌림운동과 손허리손가락관절(MP관절)의 굽힘운동을 담당한다.

신경 | 정중신경(C6, 7)에 의해 지배된다.

엄지맞섬근 무지대립근/opponens pollicis muscle 은 짧은엄지벌림근의 깊은층에서 가장 노쪽에 있으며 짧은엄지굽힘근과 힘살이 합쳐져 있다. 큰마름뼈와 근방의 굽힘근지지띠에서 시작되며 엄지손가락 손허리뼈의 노쪽모서리에 닿는다.

작용 | 엄지손가락 손목손허리관절(CM관절)을 앞안쪽으로 움직여서 다른 손가락과 대립시킨다.

신경 | 정중신경(C6, 7)에 의해 지배된다.

해부코담배갑

해부코담배갑(anatomical snuox)은 손목의 노쪽에 있으며 엄지손가락의 폄근힘줄 사이에서 형성되는 함입부분이다.

● 함입부분의 경계
- 앞쪽(노쪽): 긴엄지벌림근힘줄과 짧은엄지폄근힘줄
- 뒤쪽(자쪽): 긴엄지폄근힘줄
- 바닥: 노뼈의 붓돌기와 엄지손허리뼈 바닥

해부코담배갑 바닥에서 손목뼈의 노쪽(노뼈의 붓돌기와 엄지손허리뼈 바닥 사이)을 통해 노동맥과 노신경의 얕은가지가 굽힘쪽에서 등쪽으로 돌아서 들어간다.

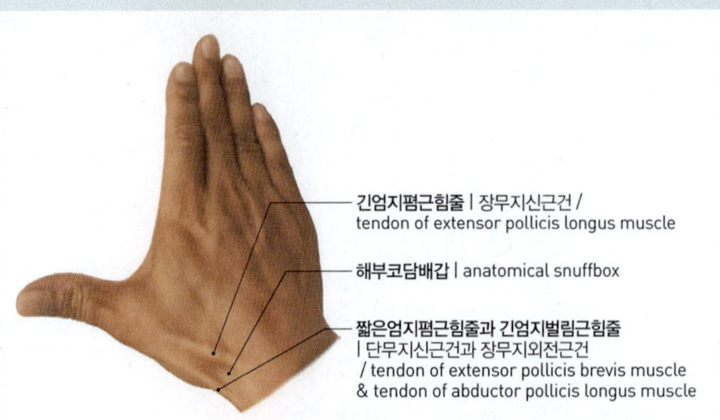

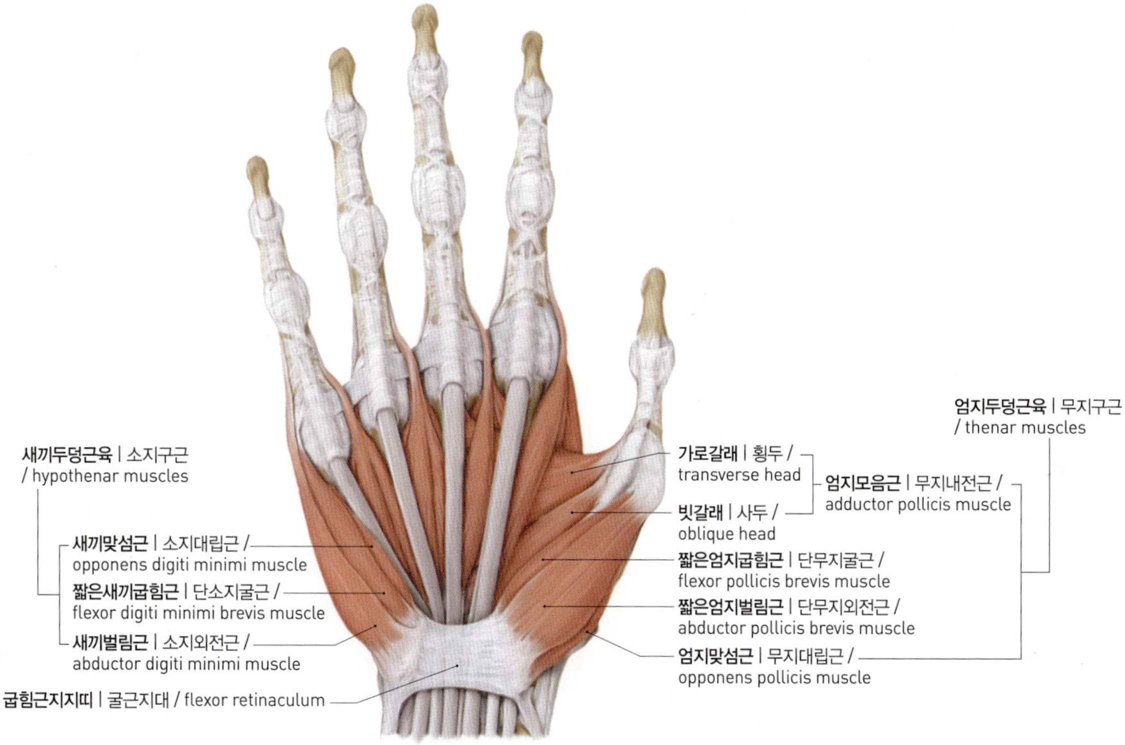

A. 얕은층

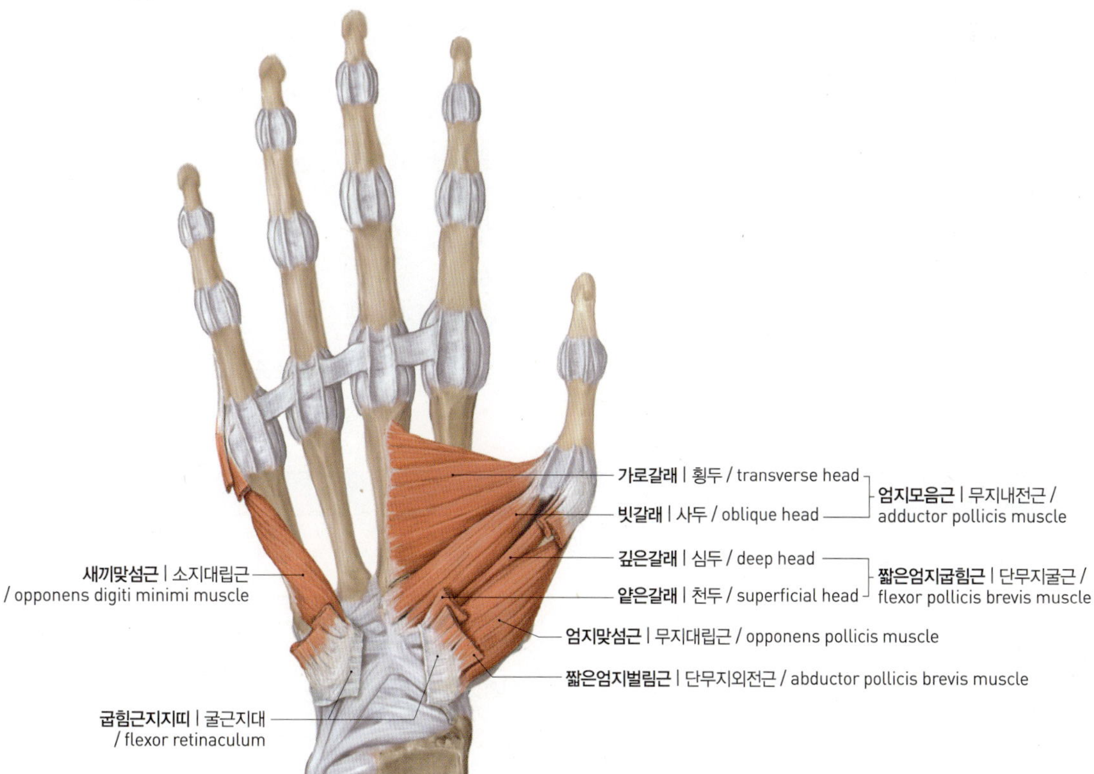

B. 깊은층

그림 5-44. 엄지두덩근육과 새끼두덩근육

짧은엄지굽힘근 단무지굴근/flexor pollicis brevis muscle 은 짧은엄지벌림근의 깊은층에서 엄지맞섬근과 엄지모음근 사이에 있으며 양쪽 근육과 힘살이 합쳐져 있다. 2개의 갈래로 나뉘며 **얕은갈래** 천두/superficial head 는 굽힘근지지띠에서, **깊은갈래** 심두/deep head 는 알머리뼈와 큰마름뼈에서 시작된다. 두 갈래는 모두 엄지손가락 첫마디뼈 바닥의 노쪽에 있는 종자뼈를 지나 바닥에 닿는다.

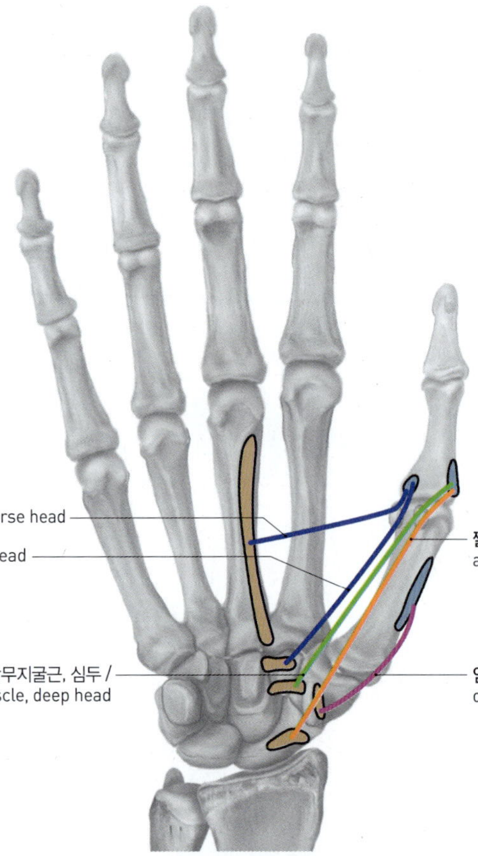

그림 5-45. 엄지두덩근육, 이는곳과 닿는곳

표 5-33. 손바닥의 근육 I: 엄지두덩근육

근육	이는곳	닿는곳	신경지배	작용
짧은엄지벌림근	손배뼈, 큰마름뼈, 굽힘근지지띠	엄지첫마디뼈 바닥 노쪽	정중신경(C6, 7)	엄지 CM관절: 벌림 엄지 MP관절: 굽힘
엄지맞섬근	큰마름뼈, 굽힘근지지띠	엄지중간마디뼈 노쪽모서리	정중신경(C6, 7)	엄지 CM관절: 대립
짧은엄지굽힘근	얕은갈래: 굽힘근지지띠 깊은갈래: 알머리뼈, 큰마름뼈	엄지첫마디뼈 바닥 노쪽	정중신경(C6, 7) 자신경(C8, T1)	엄지 CM관절: 대립 엄지 MP관절: 굽힘
엄지모음근	가로갈래: 셋째손허리뼈 바닥쪽면 빗갈래: 알머리뼈, 둘째, 셋째손허리뼈 바닥	엄지첫마디뼈 바닥 자쪽	자신경(C8, T1)	엄지 CM관절: 모음 엄지 MP관절: 굽힘

C: 목(cervical), **T**: 가슴(thoracic), **CM관절**: 손목손허리관절, **MP관절**: 손허리손가락관절

작용 | 엄지손가락 손목손허리관절(CM관절)을 움직여서 다른 손가락과 대립시키고 손허리손가락관절(MP관절)의 굽힘운동을 담당한다.

신경 | 정중신경(C6, 7)과 자신경(C8, T1)에 의해 지배된다.

엄지모음근 무지내전근/adductor pollicis muscle 은 엄지두덩의 자쪽에 위치해 있으며 짧은 엄지굽힘근과 힘살이 합쳐져 있다. 2개의 갈래로 나뉘며 **가로갈래** 횡두/transverse head 는 셋째손허리뼈의 바닥면에서, **빗갈래** 사두/oblique head 는 알머리뼈와 둘째, 셋째손허리뼈의 바닥에서 시작된다. 두 갈래는 모두 엄지손가락 첫마디뼈 바닥의 자쪽에 있는 종자뼈를 지나 닿는다.

작용 | 엄지손가락 손목손허리관절(CM관절)의 모음운동과 손허리손가락관절(MP관절)의 굽힘운동을 담당한다.

신경 | 자신경(C8, T1)에 의해 지배된다.

2) 새끼두덩근육(그림 5-46, 표 5-34)

새끼두덩 소지구/hypothenar eminence 은 새끼손가락이 뻗어 나온 곳에 볼록하게 튀어나와 있는 부분이다. **새끼두덩근육** 소지구근/hypothenar muscles 에는 피부를 움직이고 혈관을 보호하는 1개의 근육과 새끼손가락을 움직이는 3개의 근육이 포함되어 있다.

짧은손바닥근 단장근/palmaris brevis muscle 은 새끼두덩의 피부밑에 있는 얇은 근육이다. 손바닥널힘줄의 자쪽모서리에서 시작되며 새끼두덩의 피부에서 확산된다.

작용 | 새끼두덩의 피부를 긴장시키고, 자동맥을 보호한다.

신경 | 자신경(C8, T1)에 의해 지배된다.

새끼벌림근 소지외전근/abductor digiti minimi muscle 은 새끼두덩의 가장 자쪽에 있으며 짧은 새끼굽힘근과 힘살이 합쳐져 있다. 콩알뼈에서 시작되며 다섯째첫마디뼈 자쪽과 등쪽 손가락널힘줄에 닿는다.

작용 | 새끼손가락 손허리손가락관절(MP관절)의 굽힘과 벌림운동, 몸쪽 · 먼쪽손가락뼈사이관절(PIP · DIP관절)의 폄운동을 담당한다.

신경 | 자신경(C8, T1)에 의해 지배된다.

짧은새끼굽힘근 단소지굴근/flexor digiti minimi brevis muscle 은 새끼벌림근의 노쪽에 있으며 양쪽 근육과 힘살이 합쳐져 있다. 갈고리뼈갈고리와 근방의 굽힘근지지띠에서 시작되며 다섯째첫마디뼈의 자쪽에 닿는다.

작용 | 새끼손가락 손허리손가락관절(MP관절)의 굽힘운동을 담당한다.

신경 | 자신경(C8, T1)에 의해 지배된다.

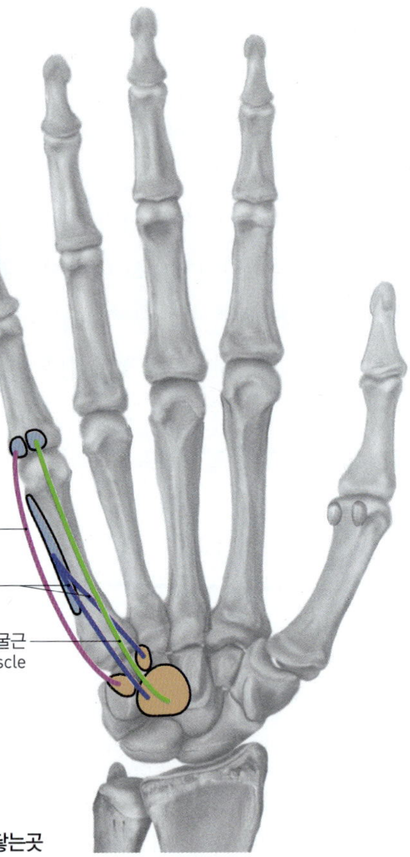

그림 5-46. **새끼두덩근육, 이는곳과 닿는곳**

새끼맞섬근 소지대립근/opponens digiti minimi muscle 은 짧은새끼굽힘근의 노쪽에 붙어서 깊은층에 있으며 힘살은 독립적으로 있다. 갈고리뼈갈고리에서 시작되며 다섯째손허리뼈의 자쪽모서리에 닿는다.

작용 | 새끼손가락의 손목손허리관절(CM관절)을 앞쪽으로 당겨서 손바닥쪽으로 굽힌다.

신경 | 자신경(C8, T1)에 의해 지배된다.

표 5-34. **손바닥의 근육 II: 새끼두덩근육**

근육	이는곳	닿는곳	신경지배	작용
짧은손바닥근	손바닥널힘줄의 자쪽모서리	새끼두덩의 자쪽	자신경(C8, T1)	새끼두덩의 피부: 긴장, 자동맥 보호
새끼벌림근	콩알뼈	다섯째첫마디뼈 바닥 자쪽, 등쪽손가락널힘줄	자신경(C8, T1)	새끼 MP관절: 굽힘, 벌림 새끼 PIP, DIP관절: 폄
짧은새끼굽힘근	갈고리뼈갈고리, 굽힘근지지띠	다섯째첫마디뼈 바닥 자쪽	자신경(C8, T1)	새끼 MP관절: 굽힘
새끼맞섬근	갈고리뼈갈고리	다섯째중간마디뼈 자쪽모서리	자신경(C8, T1)	새끼 CM관절: 바닥쪽굽힘

C: 목(cervical), T: 가슴(thoracic), **CM관절**: 손목손허리관절, **DIP관절**: 먼쪽손가락뼈사이관절, **MP관절**: 손허리손가락관절, **PIP관절**: 몸쪽손가락뼈사이관절

3) 손허리뼈근육(그림 5-47, 48, 표 5-35)

손허리뼈부위 중수부/metacarpal region 는 엄지두덩과 새끼두덩 사이에 있는 영역이다. **손허리뼈근육** 중수근/metacarpal muscles 에는 3종류, 11개의 근육이 포함되어 있다.

벌레근 충양근/lumbrical muscles 은 손허리뼈부위의 깊은손가락굽힘근힘줄에서 시작되는 4개의 작은 근육이다. 첫째, 둘째벌레근은 둘째, 셋째손가락의 깊은손가락굽힘근힘줄의 노쪽에서 시작되며, 셋째, 넷째벌레근은 셋째, 넷째, 다섯째손가락의 깊은손가락굽힘근힘줄 양쪽에서 시작된다. 각 벌레근은 둘째~다섯째손가락의 노쪽을 통해 등쪽으로 향하며 등쪽손가락널힘줄에 붙어있다.

작용 | 둘째~다섯째손가락의 손허리손가락관절(MP관절)의 굽힘운동과 몸쪽 · 먼쪽손가락뼈사이관절(PIP · DIP관절)의 폄운동을 담당한다.

신경 | 첫째, 둘째벌레근은 정중신경(C8, T1)에 의해, 셋째, 넷째벌레근은 자신경(C8, T1)에 의해 지배된다.

뼈사이근은 손허리뼈 사이에 있는 손허리뼈에서 시작해 손가락에 닿는 근육이며 바닥쪽과 등쪽의 2개의 그룹이 있다.

바닥쪽뼈사이근 장측골간근/palmar interossei muscles 은 3개가 있다. 손허리뼈의 한쪽에서 시작되며 동일한 손가락의 등쪽손가락널힘줄과 첫마디뼈 바닥에 닿는다. 첫째바닥쪽뼈사이근은 둘째손가락의 자쪽에 있고 둘째, 셋째뼈사이근은 넷째, 다섯째손가락의 노쪽에 있다.

작용 | 둘째~넷째손가락의 손허리손가락관절(MP관절)의 굽힘과 모음운동(셋째손가락으로 향하는), 몸쪽 · 먼쪽손가락뼈사이관절(PIP · DIP관절)의 폄운동을 담당한다.

신경 | 자신경(C8, T1)에 의해 지배된다.

등쪽뼈사이근 배측골간근/dorsal interossei muscles 은 4개가 있다. 둘째~다섯째손허리뼈 사이의 양쪽 손허리뼈에서 시작되며 둘째, 셋째손가락의 노쪽 및 셋째, 넷째손가락의 자쪽을 통해 등쪽손가락널힘줄과 첫마디뼈 바닥에 닿는다.

작용 | 둘째~넷째손가락의 손허리손가락관절(MP관절)의 굽힘과 벌림운동(셋째손가락에서 멀어지는), 몸쪽 · 먼쪽손가락뼈사이관절(PIP · DIP관절)의 폄운동을 담당한다.

신경 | 자신경(C8, T1)에 의해 지배된다.

4) 손의 힘줄집(그림 5-49)

아래팔의 근육에서 나와 손으로 들어가는 힘줄은 손의 속에서 **힘줄집** 건초/tendon sheath (**윤활집** synovial sheath)으로 감싸여 있어서 주위로부터 방해받지 않고 자유롭게 손가락을 매끄럽게 움직일 수 있게 된다.

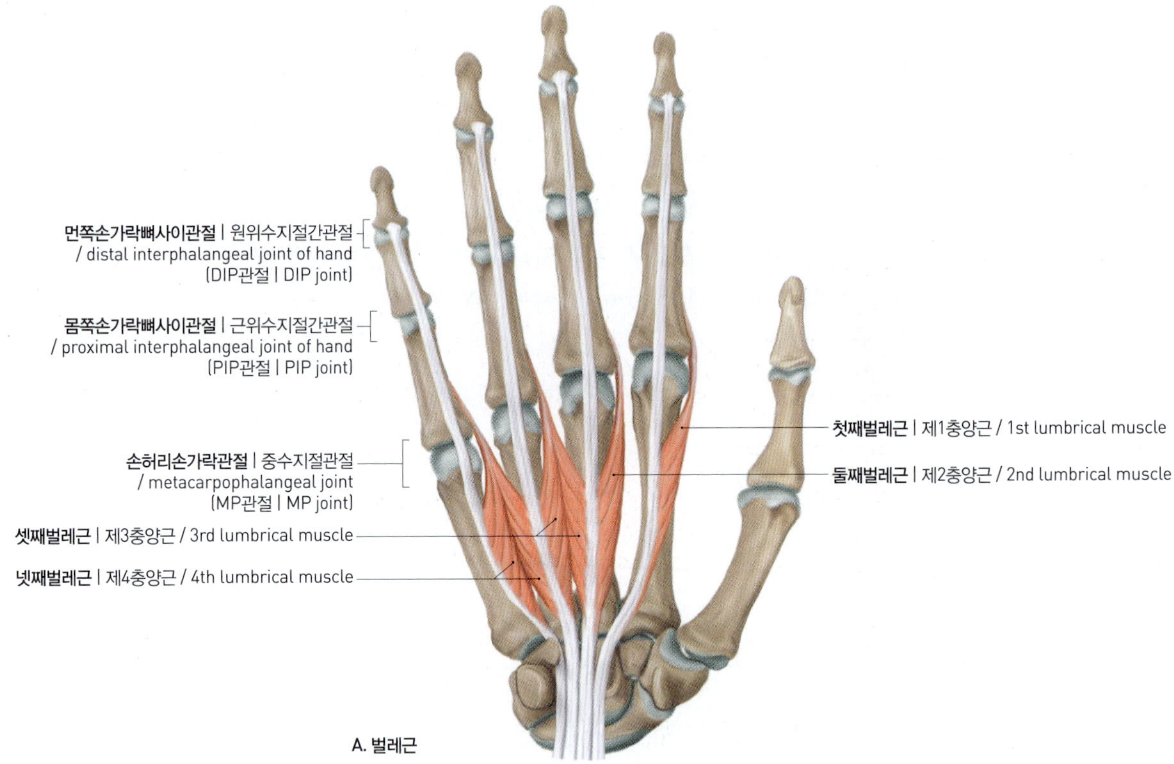

A. 벌레근

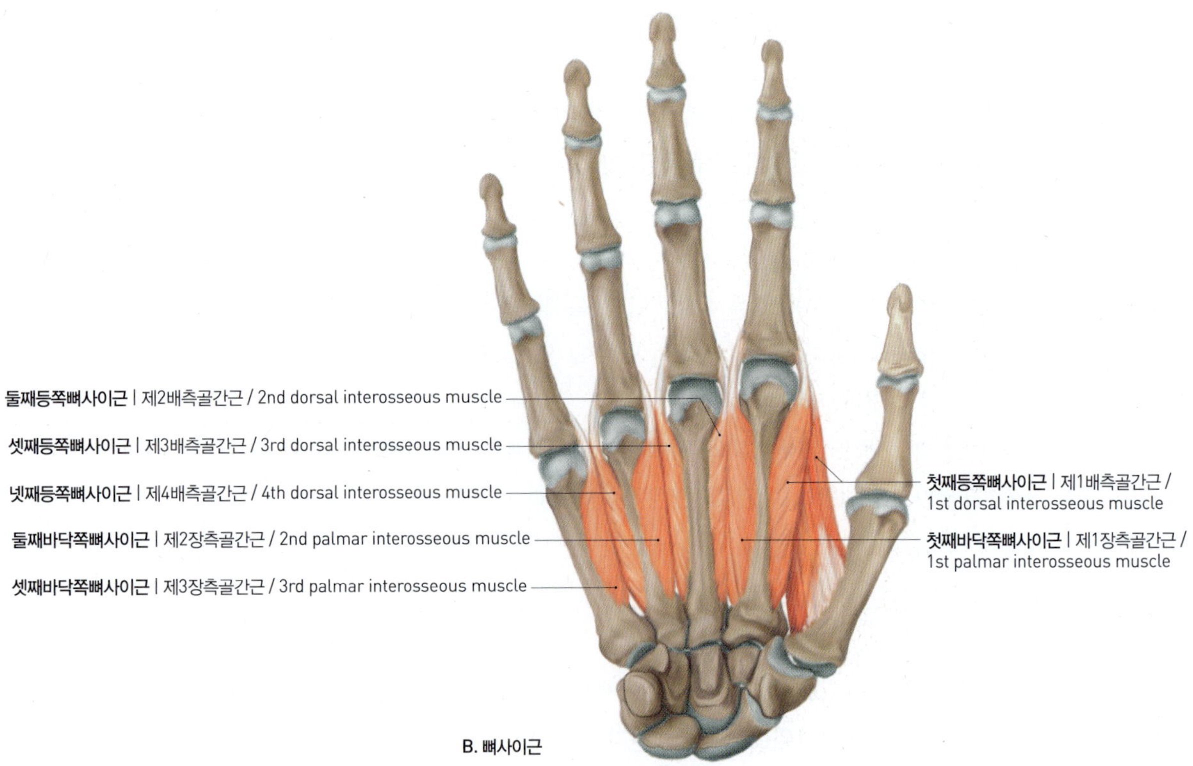

B. 뼈사이근

그림 5-47. 손허리뼈근육

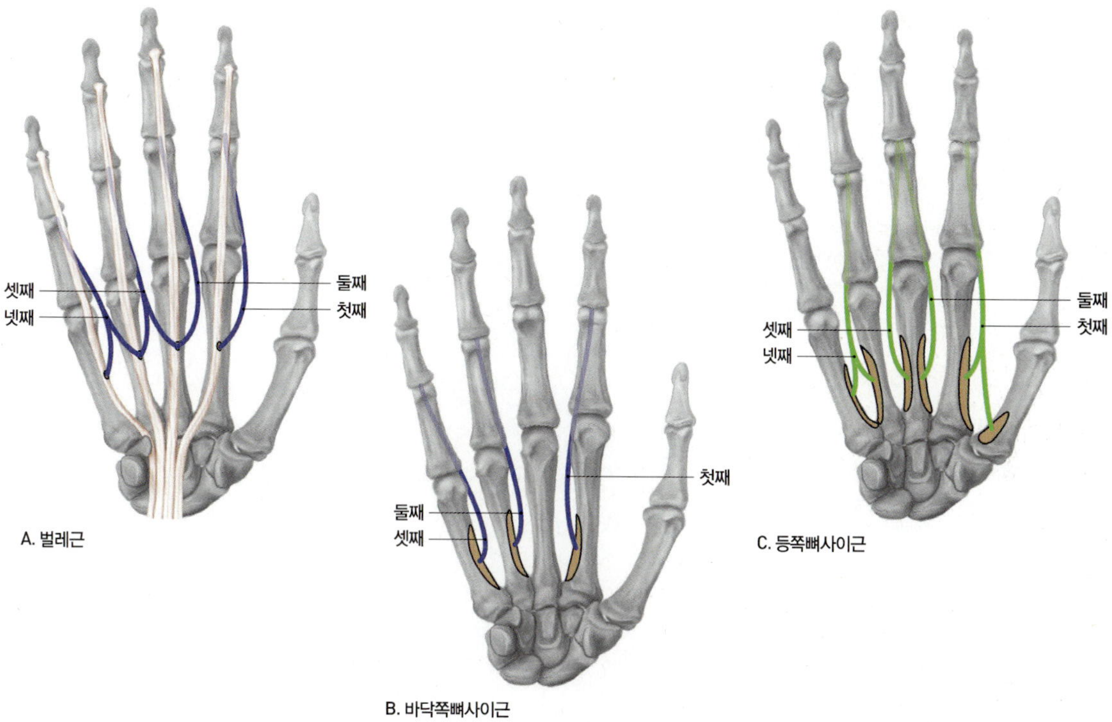

그림 5-48. 손허리뼈근육, 이는곳과 닿는곳

표 5-35. 손바닥의 근육 III: 손허리뼈근육

근육	이는곳	닿는곳	신경지배	작용
벌레근 (첫째~넷째)	깊은손가락굽힘근의 노쪽 첫째: 둘째손가락힘줄의 노쪽 둘째: 셋째손가락힘줄의 노쪽 셋째: 셋째손가락힘줄의 자쪽, 넷째손가락힘줄의 노쪽 넷째: 넷째손가락힘줄의 자쪽, 다섯째손가락힘줄의 노쪽	각 손가락의 등쪽손가락널힘줄 첫째: 둘째손가락 노쪽 둘째: 셋째손가락 노쪽 셋째: 넷째손가락 노쪽 넷째: 다섯째손가락 노쪽	첫째, 둘째: 정중신경 (C8, T1) 셋째, 넷째: 자신경 (C8, T1)	둘째~다섯째손가락 MP관절: 굽힘 둘째~다섯째손가락 PIP, DIP관절: 폄
바닥쪽뼈사이근 (첫째~셋째)	각 손허리뼈의 측면 첫째: 둘째손허리뼈의 자쪽 둘째: 넷째손허리뼈의 노쪽 셋째: 다섯째손허리뼈의 노쪽	각 손가락의 등쪽손가락널힘줄 첫마디뼈 바닥 첫째: 둘째손가락 자쪽 둘째: 넷째손가락 노쪽 셋째: 다섯째손가락 노쪽	자신경 (C8, T1)	둘째, 넷째, 다섯째손가락 MP 관절: 굽힘, 모음(셋째손가락으로 향함) 둘째, 넷째, 다섯째손가락 PIP, DIP 관절: 폄
등쪽뼈사이근 (첫째~넷째)	2갈래, 각 손허리뼈의 대항면 첫째: 첫째, 둘째손허리뼈 둘째: 둘째, 셋째손허리뼈 셋째: 셋째, 넷째손허리뼈 넷째: 넷째, 다섯째손허리뼈	각 손가락의 등쪽손가락널힘줄 첫마디뼈 바닥 첫째: 둘째손가락 노쪽 둘째: 셋째손가락 노쪽 셋째: 셋째손가락 자쪽 넷째: 넷째손가락 자쪽	자신경 (C8, T1)	둘째~넷째손가락 MP관절: 굽힘, 벌림(셋째손가락에서 멀어짐) 둘째~넷째손가락 PIP, DIP관절: 폄

C: 목(cervical), T: 가슴(thoracic), **DIP관절**: 먼쪽손가락뼈사이관절, **MP관절**: 손허리손가락관절, **PIP관절**: 몸쪽손가락뼈사이관절

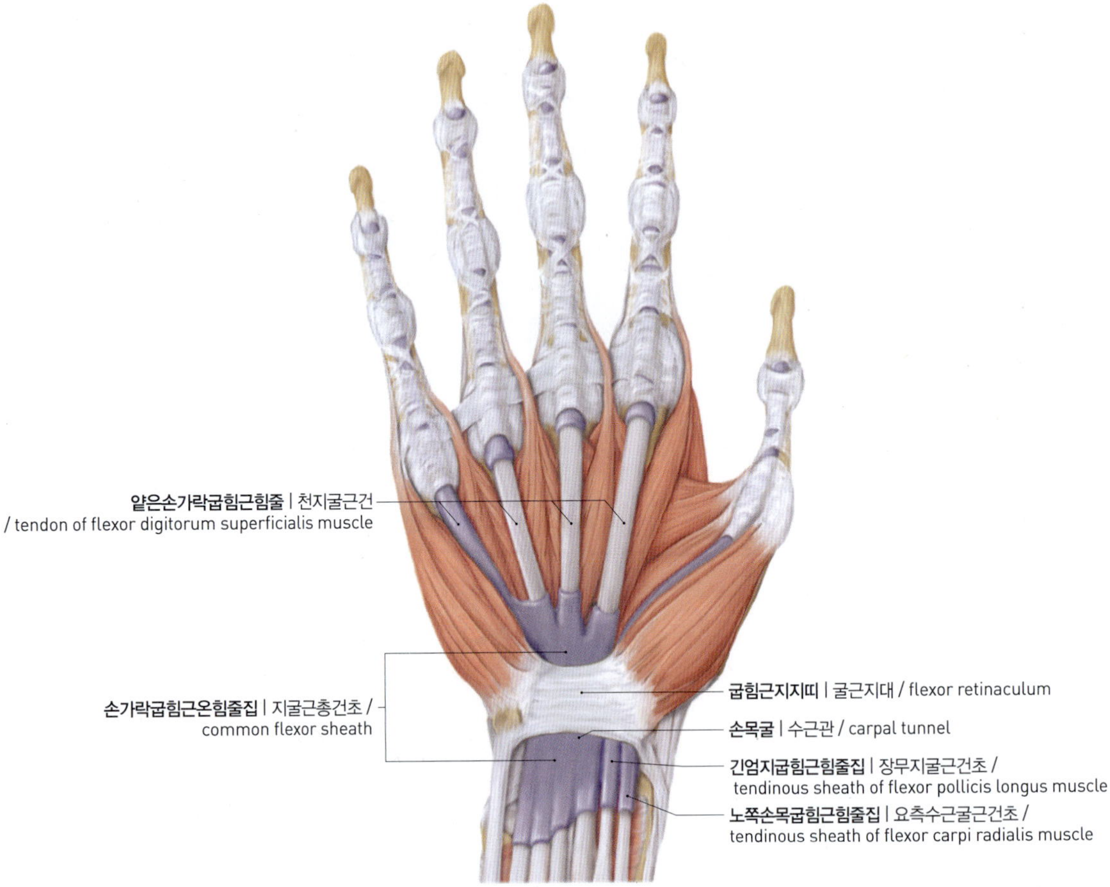

그림 5-49. 손바닥의 힘줄집

● 굽힘쪽(바닥쪽)

손목에 3종류의 힘줄집이 있다. 또한 각 손가락의 섬유집에 둘러싸여 있는 5개의 힘줄집이 있으며 양쪽의 일부는 연결되어 있다.

뒤퓌트랑구축

뒤퓌트랑구축(Dupuytren contracture)은 손바닥널힘줄이 두꺼워져서 구축된 것으로 주로 넷째, 다섯째손가락에서 발생한다. 원인불명이며 유전적 요인이 관여해서 일어난다. 섬유화는 통증이 없는 경결로 시작해서 점차 넓어지며 막 형태의 끈 모양으로 되어 손허리손가락관절과 몸쪽손가락뼈사이관절이 구부러진다. 치료는 두꺼워진 널힘줄을 제거하는 수술을 한다. 서양인에 비해 동양인의 발생률이 낮다. 뒤퓌트랑(Guillaume Dupuytren, 1777~1835)은 프랑스의 외과의사이다.

● 뒤퓌트랑구축

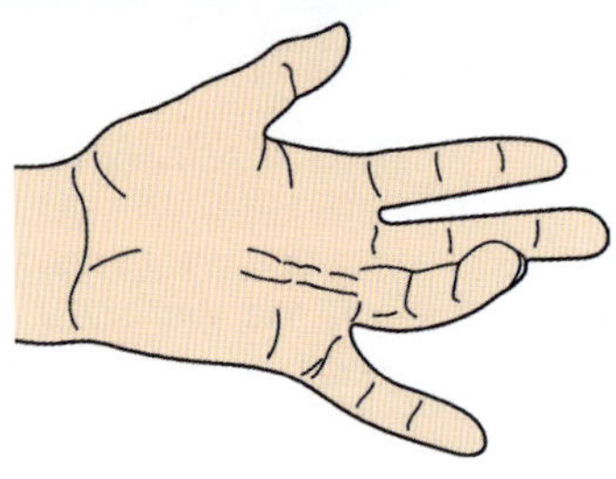

힘줄윤활막염

힘줄윤활막염(건초염/tenosynovitis)은 손을 반복해서 사용함으로써 발생한 물리적인 자극이 원인이 되어 나타나는 경우가 많다. 발생하기 쉬운 부위는 다음의 2곳이다.
굽힘근힘줄윤활막염(굴근건건초염/flexor tenosynovitis)은 얕은 · 깊은 손가락굽힘근힘줄이 두꺼워지거나 힘줄집이 가늘어져서 둘째~넷째손가락의 손허리손가락관절을 통과하는 부분에 생기는 염증이다. 손가락을 펴거나 굽힐 때 힘줄이 당겨져서 잘 움직여지지 않게 되며, 이러한 상태를 '**방아쇠손가락**(trigger finger)'이라고 한다.
드퀘르뱅윤활막염(de Quervain synovitis)은 손등의 첫째힘줄칸을 통과하는 긴엄지벌림근힘줄과 짧은엄지폄근힘줄의 널힘줄에서 일어난다. 엄지손가락의 바닥부분에서 손목관절에 걸쳐서 통증이 발생하고 노뼈의 붓돌기 부근에서 피부결절과 압통이 나타난다. 또한 엄지손가락과 손목을 강하게 구부리면 통증이 발생한다. 안정을 취하게 하고 부신겉질스테로이드의 국소주사 등으로 치료한다.

손가락굽힘근온힘줄집 | 손목굴 속에서 얕은 · 깊은굽힘근의 총 8개의 힘줄을 감싸고 있다. 새끼손가락(다섯째손가락)의 힘줄집과 종종 연결되며(약 70%), 집게손가락(둘째손가락)과 반지손가락(넷째손가락)의 힘줄집과 드물게 연결된다(각각 약 3%).
긴엄지굽힘근힘줄집 | 손목굴 속에 있으며 엄지손가락의 힘줄로 연결된다.
노쪽손목굽힘근힘줄집 | 손목굴보다 얕은층에서 굽힘근지지띠를 관통해 손바닥으로 들어간다.

● **폄쪽(등쪽)**

아래팔의 아래끝부분에서 폄근지지띠의 깊은층에 6개의 힘줄칸이 있으며, 이에 대응해서 6종류의 힘줄이 있다(그림 5-41A).

다리의 근육

다리의 근육은 몸통에서 발에 이르기까지 다리이음부위, 넓적다리, 종아리, 발의 근육으로 나뉜다. 또한 뼈대를 기준으로 앞쪽의 근육, 중간의 근육, 뒤쪽의 근육, 3계통으로 나뉜다(표 5-36).

1. 골반 앞쪽의 근육(그림 5-50, 표 5-37)

골반 앞쪽에는 엉덩허리근이 있으며 넙다리뼈에 닿아서 엉덩관절을 강하게 굽힌다. 엉덩허리근에서 파생된 근육으로는 작은허리근이 있다.

엉덩허리근 장요근/iliopsoas muscle 은 엉덩뼈에서 발생하는 엉덩근과 허리뼈에서 발생하는 큰허리근의 총칭이다.

엉덩근 장골근/iliacus muscle 은 큰골반 위쪽의 엉덩뼈오목에서 시작된다.

큰허리근 대요근/psoas major muscle 은 허리뼈의 척추뼈몸통, 척추사이원반과 갈비돌기에서 시작되며 안쪽활꼴인대의 깊은층을 통과한다.

이 2개의 근육은 합쳐져서 아래쪽으로 뻗어나가며 고샅인대의 깊은층을 통과해 넓적다리로 나온 후 강력한 힘줄이 되어 넙다리뼈의 작은돌기에 닿는다.

작용 | 엉덩관절에서 넙다리뼈를 강력하게 굽힌다.

신경 | 허리신경얼기의 지배를 받는다. 엉덩근은 넙다리신경에서 나온 가지에 의해, 큰허리근은 둘째, 셋째허리신경(L2, 3) 앞가지의 지배를 받는다.

작은허리근 소요근/psoas minor muscle 은 인간의 40%에서만 볼 수 있는 작은근육이다. 큰허리근의 가장 위부분의 앞쪽에서 갈라져 나와 아래쪽의 약간 안쪽으로 향해 가느다란 힘줄이 되어 볼기뼈 앞쪽의 엉덩두덩융기에 닿는다.

표 5-36. 다리 근육의 개요와 구분

	(I) 앞쪽의 근육	(II) 중간의 근육	(III) 뒤쪽의 근육
다리이음부위의 근육	골반 속의 근육	-	볼기부위의 근육
넓적다리의 근육	넓적다리 앞쪽의 폄근	넓적다리 안쪽의 모음근	넓적다리 뒤쪽의 굽힘근
종아리의 근육	종아리 앞쪽의 폄근	종아리 가쪽의 종아리근	종아리 뒤쪽의 굽힘근
발의 근육	발등의 폄근	-	발바닥의 굽힘근

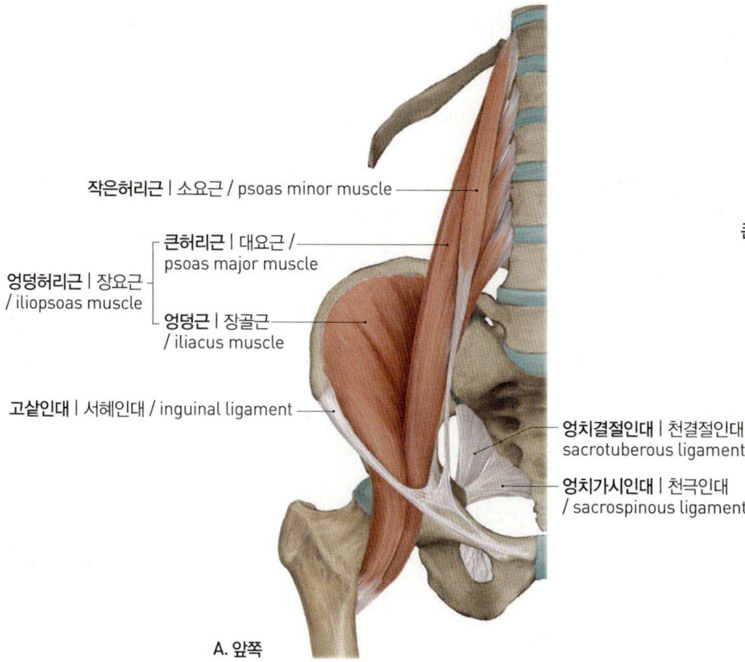

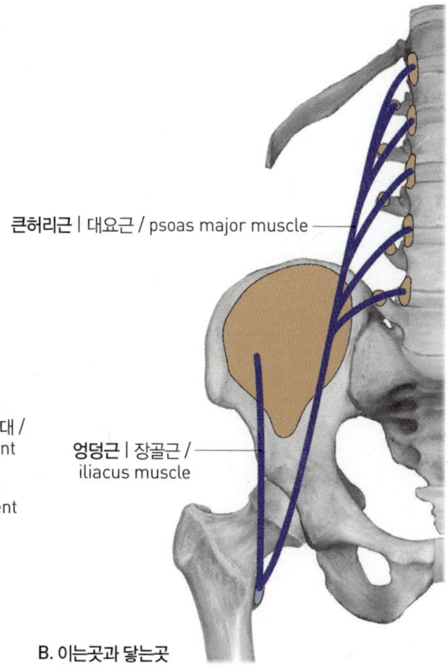

그림 5-50. 골반 앞쪽의 근육

2. 볼기부위의 근육

볼기부위는 골반 뒤쪽에 해당하며 1) 얕은층에는 볼기근(큰볼기근, 넙다리근막긴장근, 중간볼기근, 작은볼기근), 2) 깊은층에는 돌림근이 있다. 두 층의 근육들은 모두 골반에서 시작되며 주로 넙다리뼈에 닿으며 엉덩관절에 작용한다.

1) 볼기근(그림 5-51, 52, 표 5-38)

볼기부위 얕은층의 근육에서 주로 엉덩관절의 폄과 벌림운동을 담당한다.

큰볼기근 대둔근/gluteus maximus muscle 은 볼기부위에 불룩 튀어나온 두툼하며 크고 강한

표 5-37. 골반 앞쪽의 근육

근육		이는곳	닿는곳	신경지배	작용
엉덩허리근	엉덩근	엉덩뼈오목	넙다리뼈 작은돌기	넙다리신경	엉덩관절의 굽힘
	큰허리근	T12~L5 척추뼈몸통, 척추사이원반, 갈비돌기		L2, 3의 가지	
	작은허리근	T12, L1 척추뼈몸통, 척추사이원반	볼기뼈의 엉덩두덩융기	L1, 2의 가지	몸통의 굽힘

T: 가슴(thoracic), L: 허리(lumbar)

근육이다. 골반 뒤쪽의 넓은 영역(엉덩뼈날개의 뒤쪽, 엉치뼈의 뒤쪽, 꼬리뼈의 가쪽 모서리, 엉치결절인대)에서 폭넓게 시작되며 아래가쪽으로 향한다. 위부분과 아래부분 얕은층의 근육은 엉덩정강띠의 뒤부분에 닿으며 아래부분 깊은층 1/4의 근육은 넙다리뼈의 볼기근거친면에 닿는다.

작용 | 넙다리뼈를 뒤쪽으로 당겨서 엉덩관절을 강하게 펴고 가쪽으로 돌리는 작용을 하며 **엉덩정강띠**(장경인대/iliotibial tract)를 긴장시킨다. 엉덩정강띠의 긴장은 곧게선자세를 취할 때 넙다리뼈와 정강뼈의 밀착성을 높여서 무릎관절을 안정시키는 역할을 한다.

신경 | 엉치신경얼기에서 시작되며 아래볼기신경(L5~S2)에 의해 지배된다.

넙다리근막긴장근 대퇴근막장근/tensor fasciae latae muscle 은 골반 가쪽면 얕은층의 엉덩정강띠 안에 있는 근육이다. 엉덩뼈능선의 가쪽모서리와 넙다리근막의 안쪽면에서 시작되며 수직으로 내려와서 엉덩정강띠의 앞부분에 닿는다.

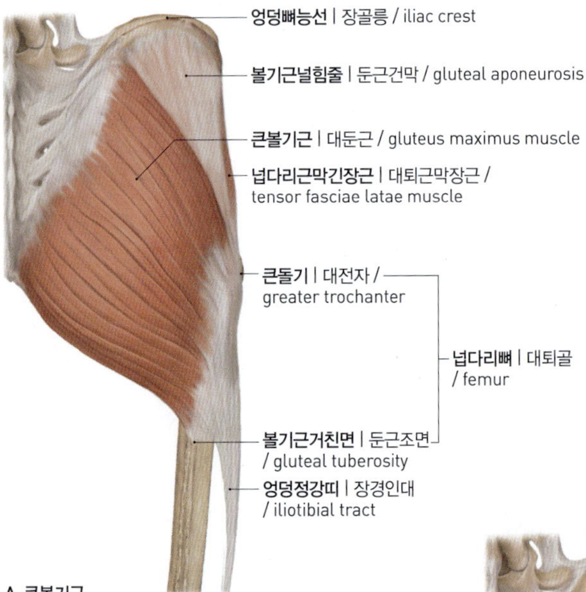

A. 큰볼기근

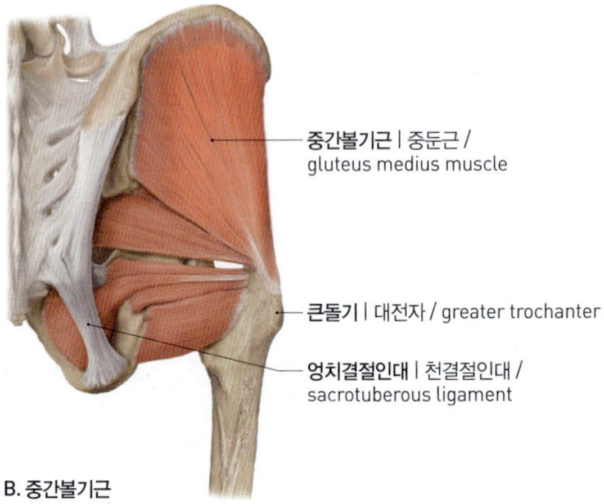

B. 중간볼기근

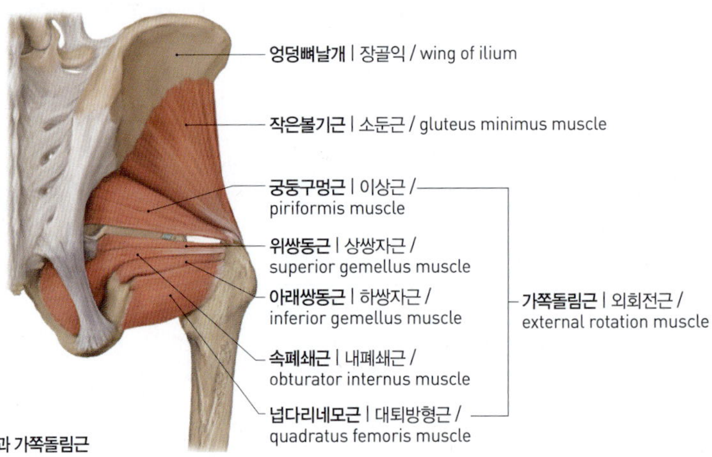

C. 작은볼기근과 가쪽돌림근

그림 5-51. 볼기부위의 근육

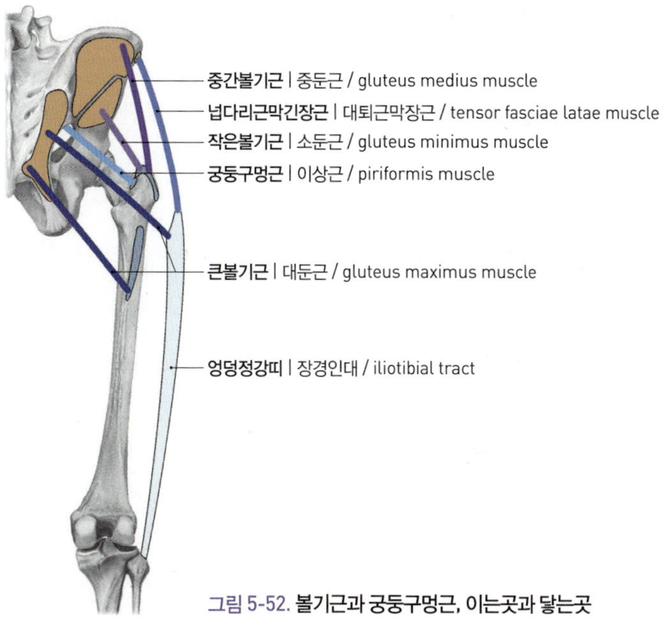

그림 5-52. 볼기근과 궁둥구멍근, 이는곳과 닿는곳

작용 | 엉덩정강띠의 긴장을 통해 무릎관절을 안정시키고 엉덩관절에 대해서는 벌림, 안쪽돌림, 굽힘운동에 작용한다.

신경 | 엉치신경얼기에서 시작되는 아래볼기신경(L5~S2)에 의해 지배된다.

중간볼기근 중둔근/gluteus medius muscle 은 골반 뒤쪽의 가쪽부분에 있는 근육이다. 엉덩뼈날개의 가쪽면 및 표면의 볼기근널힘줄에서 시작해서 아래가쪽으로 향하며 넙다리뼈 큰돌기의 가쪽면에 닿는다. 중간볼기근의 아래부분은 큰볼기근의 깊은층에 숨어있고 위부분은 볼기근널힘줄에 의해 덮여 있다.

작용 | 엉덩관절에서 넙다리뼈를 벌리거나 안쪽으로 회전시킨다. 이러한 작용은 보행할 때 상체를 착지하는 발쪽으로 당겨서 신체가 들어 올리는 발쪽으로 넘어지는 것을 막는 역할을 한다.

표 5-38. 볼기근

근육	이는곳	닿는곳	신경지배	작용
큰볼기근	엉덩뼈날개 뒤쪽, 엉치뼈, 꼬리뼈, 엉치결절인대	엉덩정강띠, 넙다리뼈의 볼기근거친면	아래볼기신경	엉덩관절의 폄, 가쪽돌림 엉덩관절과 무릎관절의 안정
넙다리근막긴장근	엉덩뼈능선	엉덩정강띠	위볼기신경	무릎관절의 안정과 엉덩관절의 벌림, 안쪽돌림, 굽힘
중간볼기근	엉덩뼈날개 가쪽면	넙다리뼈의 큰돌기	위볼기신경	엉덩관절의 벌림, 안쪽돌림
작은볼기근	엉덩뼈날개 가쪽면	넙다리뼈의 큰돌기	위볼기신경	엉덩관절의 벌림, 안쪽돌림

신경 | 엉치신경얼기에서 시작되는 위볼기신경(L4~S1)에 의해 지배된다.

작은볼기근 소둔근/gluteus minimus muscle 은 골반 뒤쪽의 중간볼기근 깊은층에 있는 근육이다. 엉덩뼈날개의 가쪽아래 부분에서 시작해서 아래가쪽으로 향하며 넙다리뼈 큰돌기의 앞쪽에 닿는다.

작용 | 중간볼기근과 마찬가지로 엉덩관절에서 넙다리뼈를 벌리거나 안쪽돌림을 시킨다.

신경 | 엉치신경얼기에서 시작되는 위볼기신경(L4~S1)에 의해 지배된다.

2) 가쪽돌림근(그림 5-51C, 52, 53, 표 5-39)

큰볼기근 깊은층의 중간볼기근 아래쪽에 있는 근육이며 주로 엉덩관절의 가쪽돌림 운동을 담당한다.

궁둥구멍근 이상근/piriformis muscle 은 중간볼기근 아래쪽에 인접해 있는 근육이다. 골반 속의 엉치뼈 앞쪽 가쪽부분에 있는 앞엉치구멍 사이의 영역에서 시작된다. 큰궁둥구멍을 통과해서 가쪽으로 뻗어나가며 넙다리뼈 큰돌기 위모서리의 안쪽면에 닿는다. 궁둥구멍근은 큰궁둥구멍을 위아래 2부분으로 나눈다. 1) 큰궁둥구멍의 위구멍은 위볼기동맥 · 정맥 · 신경의 통로가 되고 2) 큰궁둥구멍의 아래구멍은 궁둥신경, 뒤넙다리피부신경, 음부신경의 통로가 된다.

중간볼기근의 근력저하

중간볼기근은 엉덩관절의 벌림운동을 담당하는 주요 근육이다. 근육내 주사의 사고 등으로 인해 위엉덩신경이 장애를 받아 중간볼기근의 근력이 줄어들면 상체의 자세와 보행에 이상이 일어난다.
근력이 줄어든 환부쪽 한발로 서면 골반이 지지축 반대쪽으로 내려가는데, 이러한 현상을 **트렌델렌부르크징후**(Trendelenburg sign)라고 한다. 이 징후는 중간볼기근의 마비 이외에 중간볼기근의 닿는곳인 큰돌기의 골절이나 엉덩관절의 탈구로 인해 나타나기도 한다.
이러한 상태로 걸으면 환부쪽의 다리로 디딜 때 반대쪽의 골반이 내려가서 발이 땅에 쓸리게 되므로 몸통을 환부 반대쪽으로 기울여서 골반을 들어올리며 걷게 된다. 이것을 **트렌델렌부르크걸음**(Trendelenburg gait) 또는 **뒤시엔느걸음**(Duchenne gait)이라고 한다. **트렌델렌부르크**(Friedrich Trendelenburg, 1844~1924)는 독일의 외과의사이며 로스토크, 본, 라이프치히 대학에서 외과학교수를 역임했다.

● 중간볼기근 마비의 증상

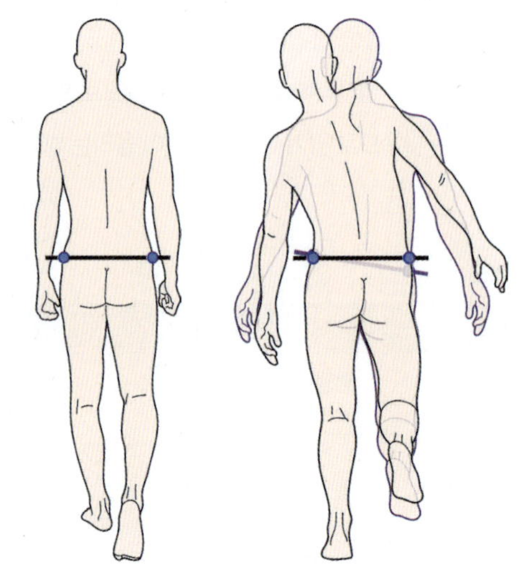

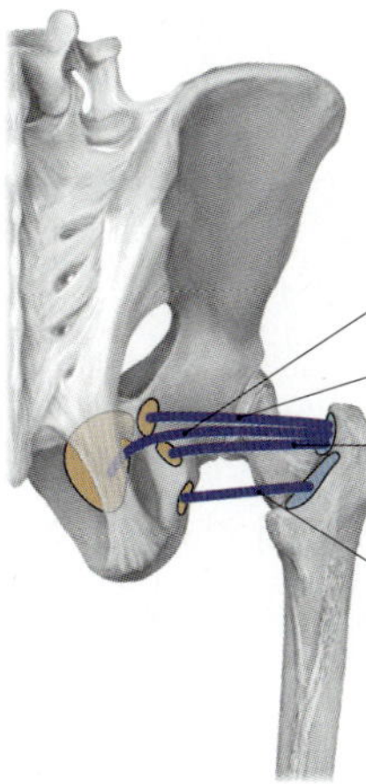

그림 5-53. **가쪽돌림근, 이는곳과 닿는곳**

작용 | 펴진 엉덩관절의 굽혀진 엉덩관절의 벌림운동을 담당한다.

신경 | 엉치신경얼기의 가지(L5~S2)에 의해 지배된다.

속폐쇄근 내폐쇄근/obturator internus muscle 은 궁둥구멍근 아래쪽에서 닿는곳힘줄이 위·아래쌍동근 사이에 끼어있는 근육이다. 골반 속에서 작은골반 앞가쪽벽의 폐쇄막 및 주위의 뼈에서 시작되어 위쪽으로 향해 다발을 형성해 힘줄이 되고 넙다리뼈 큰돌기의 안쪽면(돌기오목)에 닿는다. 골반 안에서 속폐쇄근의 근막은 항문올림근의 시작부분이 되며 그보다 위쪽에서 속폐쇄근은 골반안의 앞가쪽벽이 되고 그보다 아래쪽에서는 샅부위에 있는 궁둥항문오목의 가쪽벽이 된다.

작용 | 펴진 엉덩관절의 가쪽돌림과 굽혀진 엉덩관절의 벌림운동을 담당한다.

신경 | 엉치신경얼기의 가지(L5~S2)에 의해 지배된다.

위·아래쌍동근 상·하쌍자근/superior·inferior gemellus muscle 은 궁둥구멍근의 아래쪽에서 속폐쇄근막을 사이에 두고 있는 2개의 근육이다. 위쌍동근은 궁둥뼈가시에서, 아래쌍

표 5-39. **가쪽돌림근**

근육	이는곳	닿는곳	신경지배	작용
궁둥구멍근	엉치뼈 앞쪽	넙다리뼈의 큰돌기	엉치신경얼기의 근육가지	엉덩관절의 가쪽돌림, 벌림
속폐쇄근	폐쇄막 안쪽면, 폐쇄구멍 주변, 궁둥뼈몸통	넙다리뼈의 돌기오목	엉치신경얼기의 근육가지	엉덩관절의 가쪽돌림, 벌림
위·아래쌍동근	위쌍동근: 궁둥뼈가시 아래쌍동근: 궁둥뼈결절	넙다리뼈의 돌기오목	엉치신경얼기의 근육가지	엉덩관절의 가쪽돌림, 벌림
넙다리네모근	궁둥뼈결절	넙다리뼈의 돌기사이능선	엉치신경얼기의 근육가지	엉덩관절의 벌림

동근은 궁둥뼈결절에서 시작되며 가쪽으로 뻗어나간다. 이후 속폐쇄근의 힘줄과 합체되어 넙다리뼈 큰돌기의 안쪽면(돌기오목)에 닿는다.

작용 | 펴진 엉덩관절의 가쪽돌림과 굽혀진 엉덩관절의 벌림운동을 담당한다.

신경 | 엉치신경얼기의 가지(L5~S2)에 의해 지배된다.

넙다리네모근 대퇴방형근/quadratus femoris muscle 은 위·아래쌍동근의 아래쪽에 있는 평평한 사각형의 근육이다. 궁둥뼈결절 가쪽모서리에서 시작되며 가쪽으로 뻗어나간다. 이후 넙다리뼈 위부분 뒤쪽의 돌기사이능선에 닿는다.

작용 | 엉덩관절의 벌림운동을 담당한다.

신경 | 엉치신경얼기의 가지(L5~S2)에 의해 지배된다.

3. 넓적다리의 근육

넓적다리의 근육은 3개의 부위로 나뉜 3개의 근육들로 이루어져 있다. 앞칸에 있는 폄근, 안쪽칸에 있는 모음근, 뒤칸에 있는 굽힘근이 그것이다.

중간볼기근의 근육내주사

근육내주사(intramuscular injection)에 적당한 조건은 근육층이 두껍고 큰혈관이나 신경의 분포가 적은 것이다. 이러한 조건을 만족하는 근육은 의외로 적어서 어깨세모근과 중간볼기근이 근육내주사부위로 자주 이용된다. 큰볼기근의 근육층이 더 두껍기는 하지만 깊은층으로 궁둥신경이 뻗어 있기 때문에 이용하지 않는다.
중간볼기근에서 근육내주사부위를 결정하는 방법은 2가지가 있다.

1) **클락 방법**(method of Clark)은 위앞엉덩뼈가시와 위뒤엉덩뼈가시를 잇는 선의 앞쪽 1/3 위치를 택한다.
2) **호치스테터 방법**(method of Hochstetter)은 집게손가락을 위앞엉덩뼈가시에 대고 중간손가락을 엉덩뼈능선을 따라 뒤쪽으로 벌린 후, 그 사이에 생긴 삼각형의 중심 근처를 택한다.

● **중간볼기근의 근육내주사**

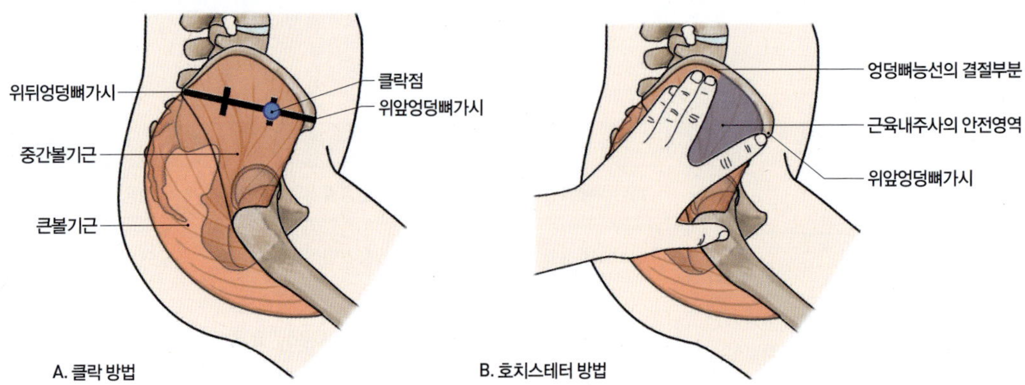

A. 클락 방법　　B. 호치스테터 방법

1) 넓적다리앞칸에 있는 폄근(그림 5-54, 표 5-40)

넓적다리앞칸 anterior compartment of thigh 에는 폄근이 포함되어 있으며 무릎관절의 폄운동을 담당한다.

넙다리빗근 봉공근/sartorius muscle 은 넓적다리의 앞쪽에서 비스듬히 뻗어 있는 가늘고 긴 근육이다. 볼기뼈의 위앞엉덩뼈가시에서 시작되며 아래안쪽으로 뻗어나가며 정강뼈 위끝부분의 안쪽부분(정강뼈거친면의 안쪽)에 닿는다.

작용 | 엉덩관절에서는 굽힘, 벌림, 가쪽돌림운동을 담당하고 무릎관절에서는 굽힘운동을 담당하지만 근력이 약하다.

신경 | 넙다리신경(L2~4)에 의해 지배된다.

넙다리네갈래근 대퇴사두근/quadriceps femoris muscle 은 넓적다리 앞쪽의 대부분을 차지하는 강하고 큰 근육이다. 시작부위는 나뉘어져 있고, 하나의 곧은근과 3개의 넓은근이 합쳐져서 4개로 이루어져 있으며, 무릎뼈와 무릎뼈인대를 통해 정강뼈 위부분 앞쪽에 있는 정강뼈거친면에 닿는다.

넙다리곧은근 대퇴직근/rectus femoris muscle | 아래앞엉덩뼈가시와 절구의 위모서리에 시작되며 넓적다리 앞쪽에서 내려오며 무릎뼈 위모서리에 붙어있다.

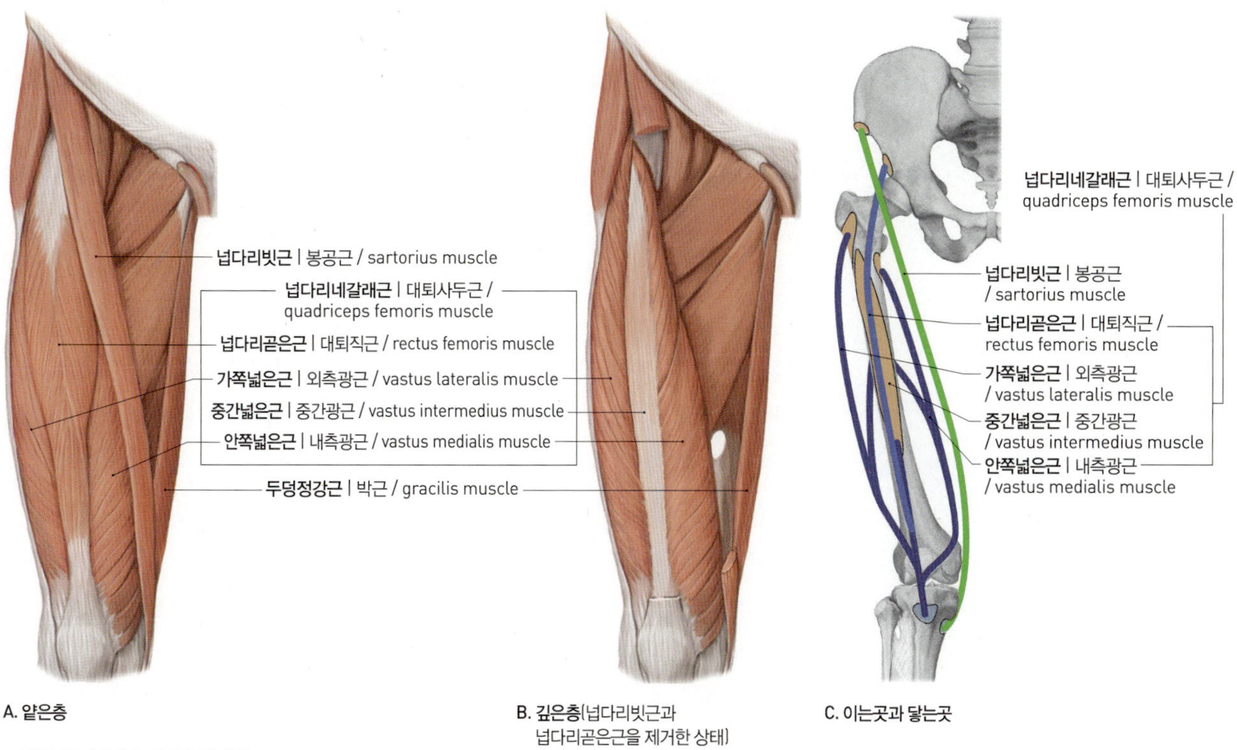

그림 5-54. 넓적다리앞칸의 폄근

표 5-40. 넓적다리앞칸의 폄근

<table>
<tr><th colspan="2">근육</th><th>이는곳</th><th>닿는곳</th><th>신경지배</th><th>작용</th></tr>
<tr><td colspan="2">넙다리빗근</td><td>위앞엉덩뼈가시</td><td>정강뼈거친면의 안쪽</td><td>넙다리신경</td><td>엉덩관절의 굽힘, 벌림,
가쪽돌림
무릎관절의 굽힘</td></tr>
<tr><td rowspan="4">넙다리
네갈래근</td><td>넙다리곧은근</td><td>아래앞엉덩뼈가시, 절구의 위모서리</td><td rowspan="4">정강뼈거친면</td><td rowspan="4">넙다리신경</td><td>무릎관절의 폄,
엉덩관절의 굽힘</td></tr>
<tr><td>가쪽넓은근</td><td>넙다리뼈의 큰돌기,
거친선의 가쪽선, 가쪽근육사이막</td><td rowspan="3">무릎관절의 폄</td></tr>
<tr><td>중간넓은근</td><td>넙다리뼈몸통의 앞쪽과 가쪽면</td></tr>
<tr><td>안쪽넓은근</td><td>넙다리뼈의 돌기사이선과 거친선의
안쪽선, 안쪽넙다리근육사이막</td></tr>
<tr><td colspan="2">무릎관절근</td><td>넙다리뼈의 안쪽선 아래부분</td><td>무릎관절주머니</td><td>넙다리신경</td><td>무릎관절주머니를 올림</td></tr>
</table>

가쪽넓은근 외측광근/vastus lateralis muscle | 넙다리뼈의 큰돌기와 거친선의 가쪽선 및 가쪽근육사이막에서 시작되며, 넙다리뼈의 가쪽면을 돌아서 내려가며 근육 깊은층의 닿는곳힘줄이 무릎뼈 위모서리에 붙어있다.

중간넓은근 중간광근/vastus intermedius muscle | 넙다리뼈의 앞쪽과 가쪽면에서 시작되며, 근육 얕은층의 닿는곳힘줄이 무릎뼈 위모서리에 붙어있다.

안쪽넓은근 내측광근/vastus medialis muscle | 넙다리뼈의 돌기사이선과 거친선의 안쪽선 및 안쪽넙다리근육사이막에서 시작되며, 근육 깊은층의 닿는곳힘줄이 무릎뼈 위모서리에 붙어있다.

작용 | 넙다리네갈래근은 무릎관절을 강하게 펴는 운동을 담당한다. 넙다리곧은근은 또한 엉덩관절을 굽히는 역할도 한다.

신경 | 넙다리신경(L2~4)에 의해 지배된다.

무릎관절근 슬관절근/articularis genus muscle 은 안쪽넓은근 아래부분으로 연결되는 근육이다. 넙다리뼈 안쪽선 아래부분에서 시작되며 안쪽넓은근 닿는곳힘줄에 합쳐지지 않고 무릎관절주머니에 닿는다.

작용 | 무릎관절주머니를 긴장시킨다.

신경 | 넙다리신경에 의해 지배된다.

2) 넓적다리안쪽칸에 있는 모음근(그림 5-55, 표 5-41)

넓적다리안쪽칸 medial compartment of thigh muscle 에는 모음근이 포함되어 있으며 엉덩관절의 모음운동을 담당한다.

두덩근 치골근/pectineus muscle 은 모음근 중에서 가장 위부분에 있다. 두덩뼈몸통과 두덩뼈위가지 위쪽의 두덩뼈빗에서 시작되며, 넙다리뼈 뒤쪽 거친선의 위부분과 두덩근

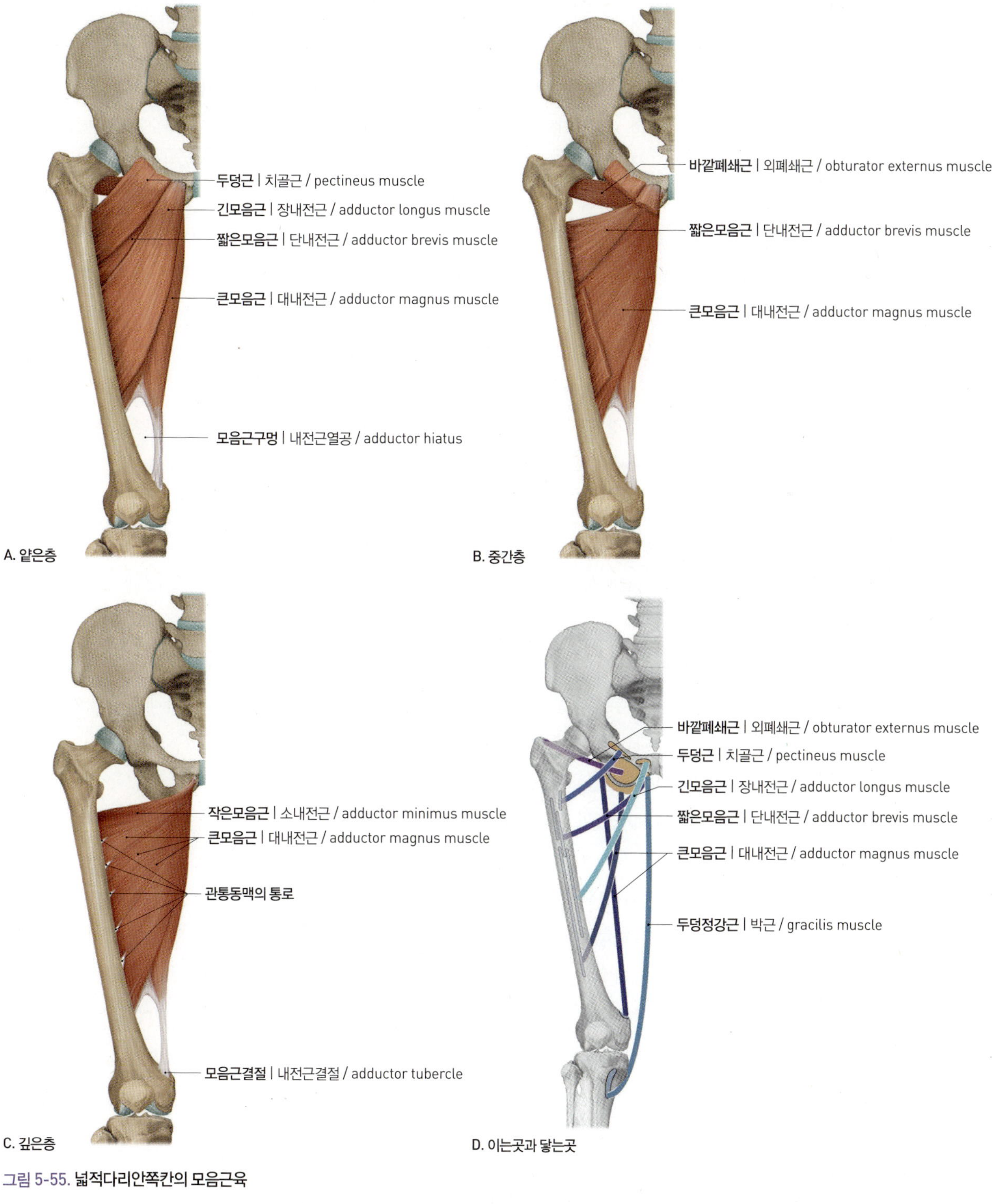

그림 5-55. 넓적다리안쪽칸의 모음근육

표 5-41. 넓적다리의 안쪽 부위의 모음근

근육	이는곳	닿는곳	신경지배	작용
두덩근	두덩뼈몸통, 두덩뼈 위가지	넙다리뼈 위부분 뒤쪽	넙다리신경	엉덩관절의 굽힘, 모음
긴모음근	두덩뼈결절 아래부분	넙다리뼈 거친선 중간부분	폐쇄신경	엉덩관절의 모음
짧은모음근	두덩뼈몸통, 두덩뼈 아래가지	넙다리뼈 거친선 몸쪽부분	폐쇄신경	엉덩관절의 모음
큰모음근	두덩뼈 아래가지, 궁둥뼈결절	넙다리뼈 거친선, 모음근결절	폐쇄신경	엉덩관절의 폄, 모음
두덩정강근	두덩뼈몸통, 두덩뼈 아래가지	정강뼈거친면의 안쪽	폐쇄신경	엉덩관절의 모음, 무릎관절의 폄
바깥폐쇄근	폐쇄막 바깥막, 폐쇄구멍 주변	넙다리뼈 돌기오목	폐쇄신경	엉덩관절의 모음, 가쪽돌림

선에 닿는다.

작용 | 엉덩관절을 굽히거나 모으는 운동을 담당한다.

신경 | 넙다리신경(L2~4)에 의해 지배된다.

긴모음근 장내전근/adductor longus muscle 은 두덩근보다 아래쪽에서 모음근 앞쪽에 위치한다. 두덩뼈몸통 앞쪽의 두덩뼈결절 아래부분에서 시작해서 아래가쪽으로 뻗어나가며 넙다리뼈 뒤쪽 거친선 가운데 1/3에 닿는다.

작용 | 엉덩관절을 모으는 운동을 담당한다.

신경 | 폐쇄신경(L2~4)에 의해 지배된다.

짧은모음근 단내전근/adductor brevis muscle 은 두덩근과 긴모음근 사이 높이의 깊은층에 위치한다. 두덩뼈몸통과 두덩뼈아래가지 아래쪽에서 시작되어 아래가쪽으로 뻗어나가며 넙다리뼈 뒤쪽 거친선의 위쪽 1/3에 닿는다.

작용 | 엉덩관절을 모으는 운동을 담당한다.

신경 | 폐쇄신경(L2~4)에 의해 지배된다.

큰모음근 대내전근/adductor magnus muscle 은 짧은모음근과 긴모음근의 깊은층에 있는 커다란 삼각형 근육이다. 두덩뼈아래가지에서 궁둥뼈결절에 걸쳐 시작되어 아래가쪽으로 뻗어나가며 넙다리뼈 뒤쪽 거친선 전체 길이에 닿는다. 또한 이와 동시에 가장 긴쪽의 근육은 닿는곳힘줄이 되어 넙다리뼈 안쪽위관절융기의 모음근결절에 닿는다. 큰모음근은 깊은넙다리동맥에서 갈라져 나온 여러 개의 관통동맥이 통과하고 있고, 가장 위쪽의 관통동맥(첫째관통동맥)보다 위쪽에 있는 근육은 **작은모음근** 소내전근/adductor minimus muscle 이라고 하며 서로 분리되어 있는 경우가 많다.

작용 | 엉덩관절을 강력하게 펴거나 모으는 운동을 담당한다.

신경 | 폐쇄신경(L2~4)에 의해 지배된다.

두덩정강근 박근/gracilis muscle 은 넓적다리의 안쪽에서 아래쪽으로 내려가는 얇고 긴 근육이다. 두덩뼈몸통과 두덩뼈아래가지 아래쪽에서 시작되어 아래쪽으로 뻗어나가며 정강뼈거친면 안쪽에 닿는다(그림 5-54).

작용 | 엉덩관절을 모으며 무릎관절을 펴는 운동을 담당하지만 근력이 약하다.

신경 | 폐쇄신경(L2~4)에 의해 지배된다.

바깥폐쇄근 obturator externus muscle 은 앞쪽에서는 모음근 위쪽 부위의 깊은층, 뒤쪽에서는 넙다리네모근의 깊은층에 위치한다. 폐쇄막과 그 주변의 뼈 바깥면에서 시작하여 바깥쪽을 따라 주행하며, 넙다리뼈의 큰돌기 안쪽면의 돌기오목 아래 부위에 닿는다.

작용 | 엉덩관절의 모음과 가쪽돌림 운동을 담당한다.

신경 | 폐쇄신경(L2~4)에 의해 지배된다.

3) 넓적다리뒤칸에 있는 굽힘근 (그림 5-56, 57, 표 5-42)

넓적다리뒤칸 posterior compartment of thigh 에는 굽힘근이 포함되어 있으며 무릎관절의 굽힘운동을 담당한다. 이러한 근육은 다리오금 양쪽에 닿는곳힘줄이 배치되어 있으며 이를 **넙다리뒤인대** hamstring 라고 한다.

넙다리두갈래근 대퇴이두근/biceps femoris muscle 은 넓적다리의 뒤쪽에서 가쪽으로 붙어 아래로 내려가는 근육이며 2개의 갈래로 이루어져 있다. 긴갈래는 궁둥뼈결절에서 시작되며 아래로 내려가서 닿는곳힘줄로 바뀐다. 또한 짧은갈래는 넙다리뼈 뒤쪽 거친선에서 시작되어 긴갈래 닿는곳힘줄과 합쳐지고 종아리 위부분의 가쪽에서 종아리뼈에 닿는다.

작용 | 무릎관절을 굽히는 운동을 담당한다. 또한 긴갈래는 엉덩관절의 폄운동도 담당한다.

신경 | 긴갈래는 정강신경, 짧은갈래는 온종아리신경에 의해 지배된다.

넙다리뒤인대의 근육염좌

근육염좌(muscular strain)는 근육이 급격하게 수축해서 근막과 근육섬유 일부가 손상을 입는 것을 말한다. 근육염좌가 가장 많이 나타나는 다리 근육은 넓적다리의 굽힘근, 특히 넙다리두갈래근긴갈래이다. 그 외에도 넙다리곧은근과 장딴지근에서도 자주 일어난다. 순발력이 요구되는 스포츠(육상 경기의 단거리 달리기와 멀리뛰기, 야구, 농구, 축구 등)에서 급격한 근육수축이 일어나고 과도한 힘으로 펴게 되면, 근육섬유나 결합조직(근막, 근육힘줄접합부분)이 파열되어 근육 속에서 출혈이 일어나게 된다. 근육염좌가 발생하면 심한 통증이 나타나는데 특히 손상된 근육을 움직이면 기절할 정도로 심한 통증이 발생한다. 대부분의 경우에는 보존적인 치료로 치유되지만 심한 경우에는 수술을 시행하는 경우도 있다. 급성기(48시간 정도)에는 안정을 취하도록 하고 환부를 차갑게 유지한다. 그 후에는 해당 부위의 혈액순환과 근육섬유의 회복을 촉진하기 위해 습포제 등을 이용하기도 한다. 가벼운 증상은 2~4주, 심한 경우에는 4~6주 정도에 회복된다.

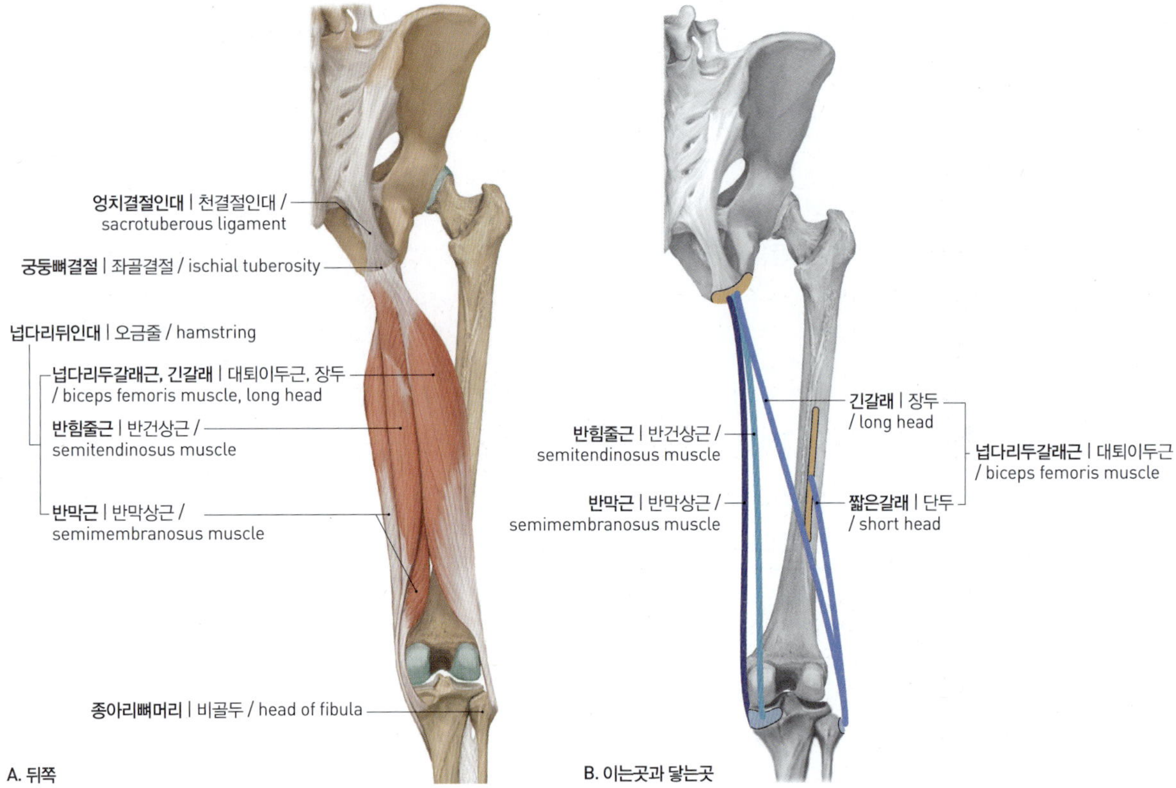

그림 5-56. 넓적다리뒤칸의 굽힘근육

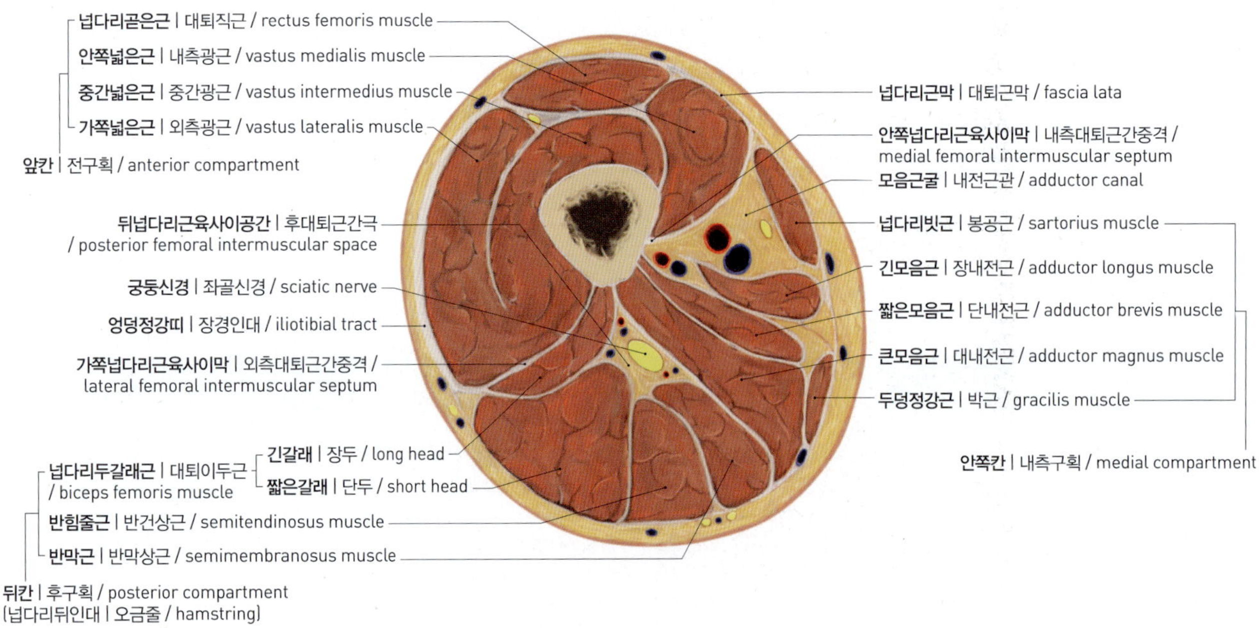

그림 5-57. 넓적다리의 가로단면

표 5-42. 넓적다리뒤칸의 굽힘근

근육	이는곳	닿는곳	신경지배	작용
넙다리두갈래근	긴갈래: 궁둥뼈결절 짧은갈래: 넙다리뼈 거친선	종아리뼈머리	긴갈래: 정강신경 짧은갈래: 온종아리신경	무릎관절의 굽힘 긴갈래: 엉덩관절의 폄
반힘줄근	궁둥뼈결절, 엉치결절인대	정강뼈거친면의 안쪽면	정강신경	무릎관절의 굽힘, 엉덩관절의 폄
반막근	궁둥뼈결절	정강뼈 안쪽관절융기의 뒤안쪽면	정강신경	무릎관절의 굽힘, 엉덩관절의 폄

반힘줄근 반건상근/semitendinosus muscle 은 넓적다리 뒤쪽의 안쪽 얕은층에서 아래로 내려가는 근육이다. 궁둥뼈결절과 엉치결절인대에서 시작된다. 넓적다리의 안쪽에서 아래로 내려가 아래쪽 절반부분에서 닿는곳힘줄로 바뀌고 정강뼈거친면 안쪽에 닿는다.

작용 | 무릎관절의 굽힘운동과 엉덩관절의 폄운동을 담당한다.

신경 | 정강신경에 의해 지배된다.

반막근 반막상근/semimembranosus muscle 은 넓적다리 뒤면의 안쪽에서 반힘줄근의 깊은층을 통해 내려가는 편평한 근육이다. 궁둥뼈결절에서 시작된다. 넓적다리 안쪽에 있는 큰모음근 뒤쪽으로 내려가며 아래끝부분에서 둥근 닿는곳힘줄로 바뀌고 정강뼈의 안쪽관절융기에 닿는다.

작용 | 무릎관절의 굽힘운동과 엉덩관절의 폄운동을 담당한다.

신경 | 정강신경에 의해 지배된다.

4. 종아리의 근육

종아리의 근육은 3개의 부위로 나뉜 3개의 근육으로 이루어져 있다. 앞칸에 있는 폄근, 가쪽칸에 있는 종아리근, 뒤칸에 있는 굽힘근이 그것이다.

1) 종아리앞칸에 있는 폄근 (그림 5-58, 표 5-43)

종아리앞칸 anterior compartment of leg 에는 폄근이 있으며 주로 발의 발등굽힘을 담당한다.

앞정강근 전경골근/tibialis anterior muscle 은 종아리의 폄근에서 가장 얕은층의 안쪽에 있다. 정강뼈 위쪽 절반의 가쪽면과 그 부근의 종아리뼈사이막에서 시작된다. 정강뼈 위모서리의 가쪽에서 아래로 내려오며 닿는곳힘줄로 바뀌고 발등에서 발목 안쪽을 통과해 안쪽쐐기뼈와 첫째발허리뼈의 발바닥면에 닿는다.

작용 | 발을 강력하게 등쪽으로 굽히며 안쪽번짐운동을 담당한다.

신경 | 깊은종아리신경(L4, 5)에 의해 지배된다.

긴발가락폄근 장지신근/extensor digitorum longus muscle 은 앞정강근의 깊은층이며 종아리의 가쪽부분에 있다. 종아리뼈 위의 2/3 되는 앞쪽과 그 근처의 종아리뼈사이막과 근막(종아리근막, 앞종아리근육사이막)에서 시작되어 아래로 내려간다. 이후 발목관절의 앞쪽에서 4개의 힘줄로 갈라지고 발등으로 들어가서 둘째~다섯째발가락의 **발가락폄근 널힘줄** extensor digital expansion 에 닿는다.

작용 | 둘째~다섯째발가락 발등굽힘과 발의 발등굽힘을 돕는다.

신경 | 깊은종아리신경(L4~S1)에 의해 지배된다.

긴엄지폄근 장무지신근/extensor hallucis longus muscle 은 앞정강근과 긴발가락폄근 사이의 깊은층에 있다. 종아리 앞쪽 가운데 부분과 그 근처의 뼈사이막에서 시작되며 발관절의 앞쪽에서 힘줄로 바뀌고 발등으로 들어가서 엄지발가락의 끝마디뼈 바닥에 닿는다.

작용 | 엄지발가락의 발등굽힘과 발의 발등굽힘을 돕는다.

신경 | 깊은종아리신경(L5, S1)에 의해 지배된다.

셋째종아리근 제3비골근/fibularis tertius muscle 은 긴발가락폄근의 아래가쪽부분에서 분리된 것으로 여겨지는 작은 근육이며 10% 정도의 비율로 결손되어 있다. 종아리뼈 아래부분의

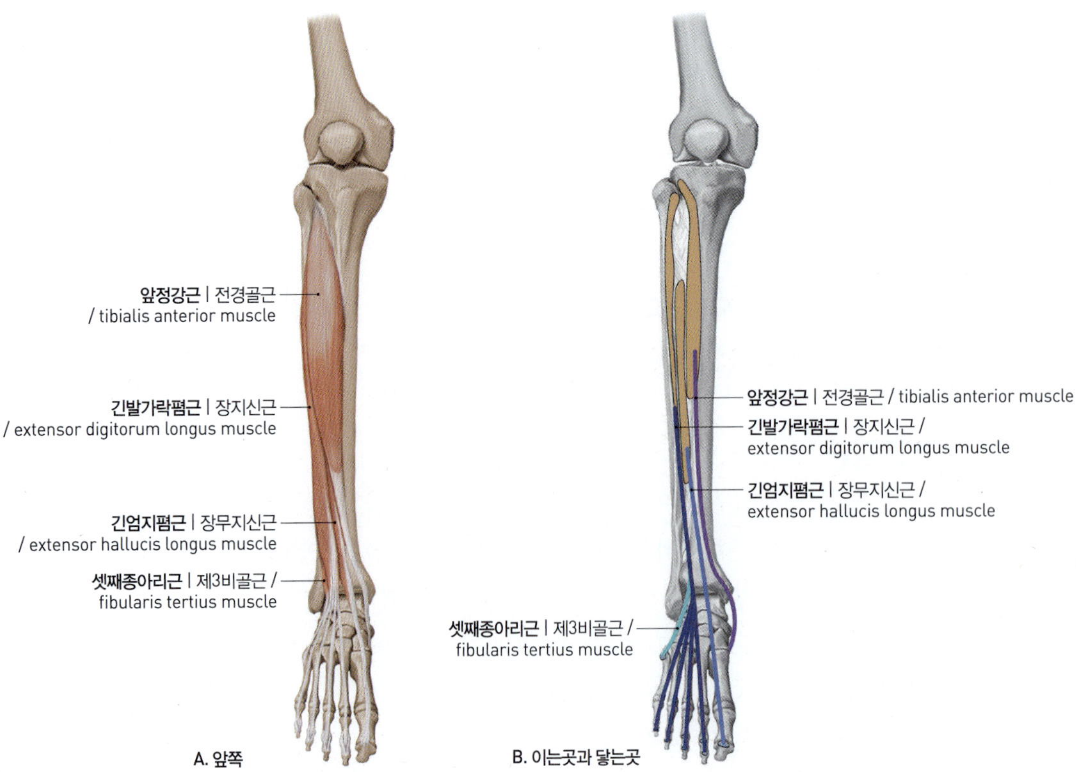

그림 5-58. 종아리앞칸의 폄근

표 5-43. 종아리앞칸의 폄근

근육	이는곳	닿는곳	신경지배	작용
앞정강근	정강뼈 가쪽면 위부분, 종아리뼈사이막	안쪽쐐기뼈, 첫째발허리뼈 바닥	깊은종아리신경	발목의 발등굽힘, 안쪽번짐
긴발가락폄근	종아리뼈 앞쪽 중간부분, 종아리뼈사이막, 근막, 근육사이막	둘째~다섯째 발가락폄근널힘줄	깊은종아리신경	둘째~다섯째 발가락발등굽힘
긴엄지폄근	종아리뼈 앞쪽 중간부분, 종아리뼈사이막	첫째끝마디뼈 바닥	깊은종아리신경	첫째발가락 발등굽힘, 발목의 발등굽힘
셋째종아리근	종아리뼈 안쪽면의 아래부분	다섯째발허리뼈 바닥	깊은종아리신경	발목의 가쪽번짐, 발등굽힘

1/3 되는 안쪽면 근처 뼈사이막에서 시작되며 힘줄로 바뀐 후 발등으로 들어가서 다섯째 발허리뼈의 등쪽면에 닿는다.

작용 | 발의 발등굽힘을 담당하고 가쪽모서리를 들어 올린다(가쪽번짐).

신경 | 깊은종아리신경(L4~S1)에 의해 지배된다.

2) 종아리가쪽칸에 있는 종아리근(그림 5-59, 표 5-44)

종아리가쪽칸 lateral compartment of leg 에는 종아리근이 포함되어 있으며 주로 발의 가쪽번짐과 발바닥굽힘운동을 담당한다.

긴종아리근 장비골근/fibularis longus muscle 은 종아리의 가쪽부분에서 얕은층에 있다. 종아리뼈 가쪽면의 위부분 2/3 및 종아리 위부분의 근막(종아리근막, 앞·뒤종아리근육사이막)에서 시작되어 아래로 내려가 힘줄로 바뀌고 가쪽복사 뒤쪽을 통해 발바닥으로 들어간다. 이어서 입방뼈 아래쪽의 고랑에서 앞안쪽으로 나아가며 안쪽쐐기뼈와 첫째발허리뼈 바닥의 발바닥면에 닿는다.

작용 | 발목의 가쪽번짐과 발바닥굽힘운동을 담당한다.

신경 | 얕은종아리신경(L5, S1)에 의해 지배된다.

앞정강구획증후군

앞정강구획증후군(전경골구획증후군/anterior tibial compartment syndrome)은 구획증후군이 종아리의 앞구획에 일어난 것이다. 급성형은 골절로 인한 출혈 등으로 발생해서 갑자기 격심한 통증이 나타난다. 만성형은 심한 운동을 하면 통증이 나타나고 안정을 취하면 회복된다. 앞구획의 압력이 상승해서 앞정강동맥 · 정맥의 혈류가 방해를 받아 앞정강근, 긴엄지폄근, 긴발가락폄근이 장애를 입게 되며, 발관절과 발바닥의 굽힘운동이 불가능해진다. 또한 깊은종아리신경이 손상되면 첫째와 둘째발가락 등쪽에 감각장애가 나타난다.

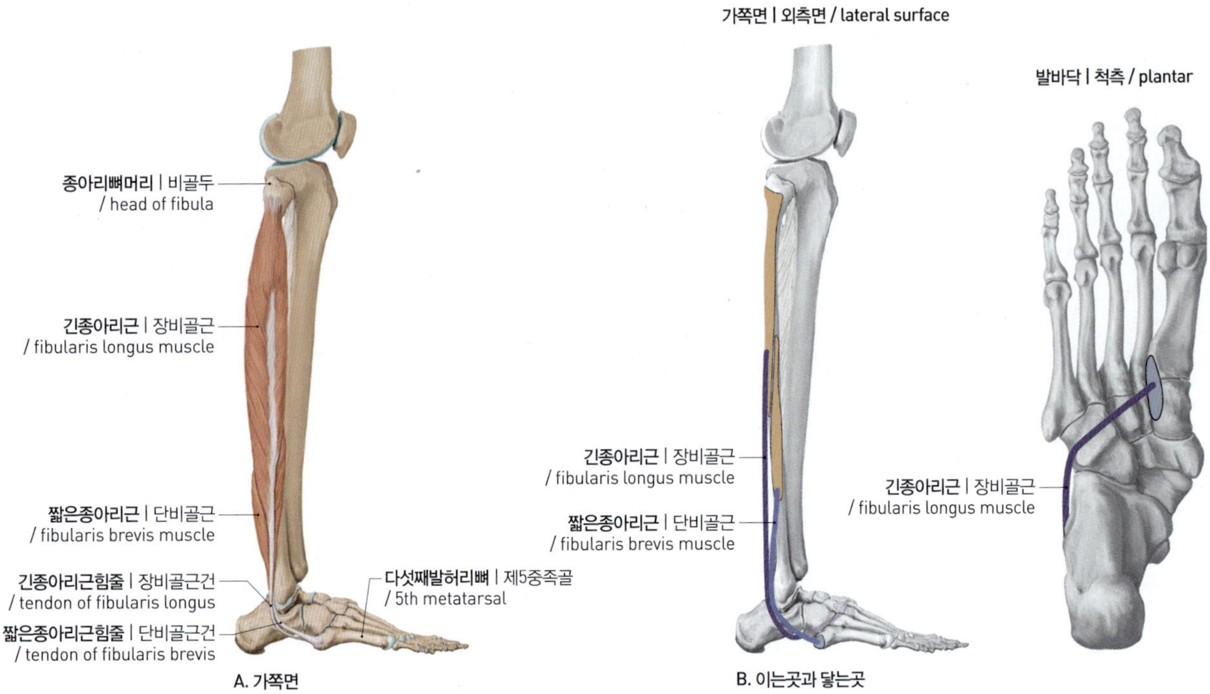

그림 5-59. 종아리가쪽칸의 종아리근

짧은종아리근 단비골근/fibularis brevis muscle 은 종아리의 가쪽부분의 긴종아리근 깊은층 아래쪽에 있다. 종아리뼈 가쪽면의 아래부분 2/3 및 종아리 아래부분의 근육사이막에서 시작되며 힘줄로 바뀌어 가쪽복사 뒤쪽을 통해 발바닥으로 들어간 후 다섯째발허리뼈의 거친면에 닿는다.

작용 | 발목의 가쪽번짐과 발바닥굽힘운동을 담당한다.

신경 | 얕은종아리신경(L5, S1)에 의해 지배된다.

3) 종아리뒤칸에 있는 굽힘근

종아리뒤칸 posterior compartment of leg 에는 굽힘근이 포함되어 있으며 주로 발의 발바닥굽힘운동을 담당한다. 굽힘근은 2층으로 나뉜다.

표 5-44. 종아리가쪽칸의 종아리근

근육	이는곳	닿는곳	신경지배	작용
긴종아리근	종아리뼈 가쪽면 위부분, 종아리근막, 앞 · 뒤종아리근육사이막	안쪽쐐기뼈, 첫째발허리뼈 바닥	얕은종아리신경	발목의 가쪽번짐, 발바닥굽힘
짧은종아리근	종아리뼈 가쪽면 아래부분	다섯째발허리뼈 바닥	얕은종아리신경	발목의 가쪽번짐, 발바닥굽힘

●얕은층의 굽힘근(그림 5-60, 표 5-45)

장딴지세갈래근(장딴지근, 가자미근)과 장딴지빗근, 발꿈치힘줄을 거쳐 발꿈치뼈에 닿으며 발을 강력하게 발바닥쪽으로 굽힌다.

장딴지세갈래근 하퇴삼두근/triceps surae muscle 은 장딴지의 볼록하게 튀어나온 부분을 만드는 크고 강한 근육이다. 장딴지근의 2갈래와 가자미근으로 이루어져 있으며 **발꿈치힘줄** 종골건/calcaneal tendon (**아킬레스힘줄** Achilles tendon)이 되어 발꿈치뼈에 닿고 발을 강력하게 발바닥쪽으로 굽히는 운동을 담당한다. 발꿈치힘줄은 발꿈치뼈 뒤쪽 위부분의 발꿈치뼈융기에 붙어있다.

장딴지근 비복근/gastrocnemius muscle 은 장딴지의 얕은층에 위치해 있다. 안쪽갈래는 넙다리뼈의 안쪽위관절융기에서, 가쪽갈래는 가쪽위관절융기에서 시작되어 아래쪽으로 뻗어나가며 종아리 중앙 높이에서 합쳐져 편평한 발꿈치힘줄이 된다.

작용 | 발을 강력하게 발바닥쪽으로 굽히고 무릎관절의 굽힘운동을 담당한다.

신경 | 정강신경(S1, 2)에 의해 지배된다.

가자미근 soleus muscle 은 장딴지근의 깊은층에 있다. 정강뼈와 종아리뼈 뒤쪽과 양쪽을 연결하는 가자미근힘줄활에서 시작해서 아래쪽으로 뻗어나가고 발꿈치힘줄과 합쳐진다.

작용 | 발을 강력하게 발바닥쪽으로 굽히는 운동을 담당한다.

신경 | 정강신경(S1, 2)에 의해 지배된다.

장딴지빗근 족척근/plantaris muscle 은 무릎관절의 뒤쪽에 위치해 있는 매우 빈약한 근육으로 약 10%의 빈도로 결여되어 있다. 넙다리뼈의 가쪽관절융기 뒤쪽 위부분에서 시작되며 바로 가느다란 힘줄이 되어 아래로 내려가고 발꿈치힘줄 안쪽모서리에서 합쳐진다. 팔에서의 긴손바닥근과 대응한다.

작용 | 매우 약하다. 발바닥쪽으로 굽히는 운동을 담당한다.

신경 | 정강신경(S1, 2)에 의해 지배된다.

아킬레스힘줄파열

아킬레스힘줄파열(Achilles tendon rupture)은 돌진, 점프 등의 동작으로 장딴지세갈래근이 급격하게 수축되거나 착지할 때 아킬레스힘줄이 무리하게 길어져서 발생한다. 30~50세의 사람이 운동할 때 흔히 발생한다. 아킬레스힘줄이 파열되었을 때에는 장딴지를 뒤쪽에서 걷어차이는 것 같은 충격을 받게 되고, 부상당한 발쪽으로 체중을 실을 수 없게 되어 구르거나 웅크리게 된다. 잠시 후 걸을 수 있게 된 후에도 까치발로 서지 못하게 된다. 다만 발목을 발등이나 발바닥쪽으로 굽히는 것은 가능하다. 장딴지세갈래근에 의해 강하게 발바닥쪽으로 굽히는 힘은 사라지지만 깊은층의 굽힘근에 의해 약한 발바닥굽힘이 유지되기 때문이다. 깁스나 장치를 이용한 보존적 치료와 파열된 아킬레스힘줄을 봉합하는 수술이 있으며, 어느 쪽을 선택할지는 증상의 정도, 환자의 직업, 희망 등에 따라 결정한다. 보존적 치료를 선택한 경우에는 4개월 정도가 지나면 가벼운 운동이 가능해지게 된다.

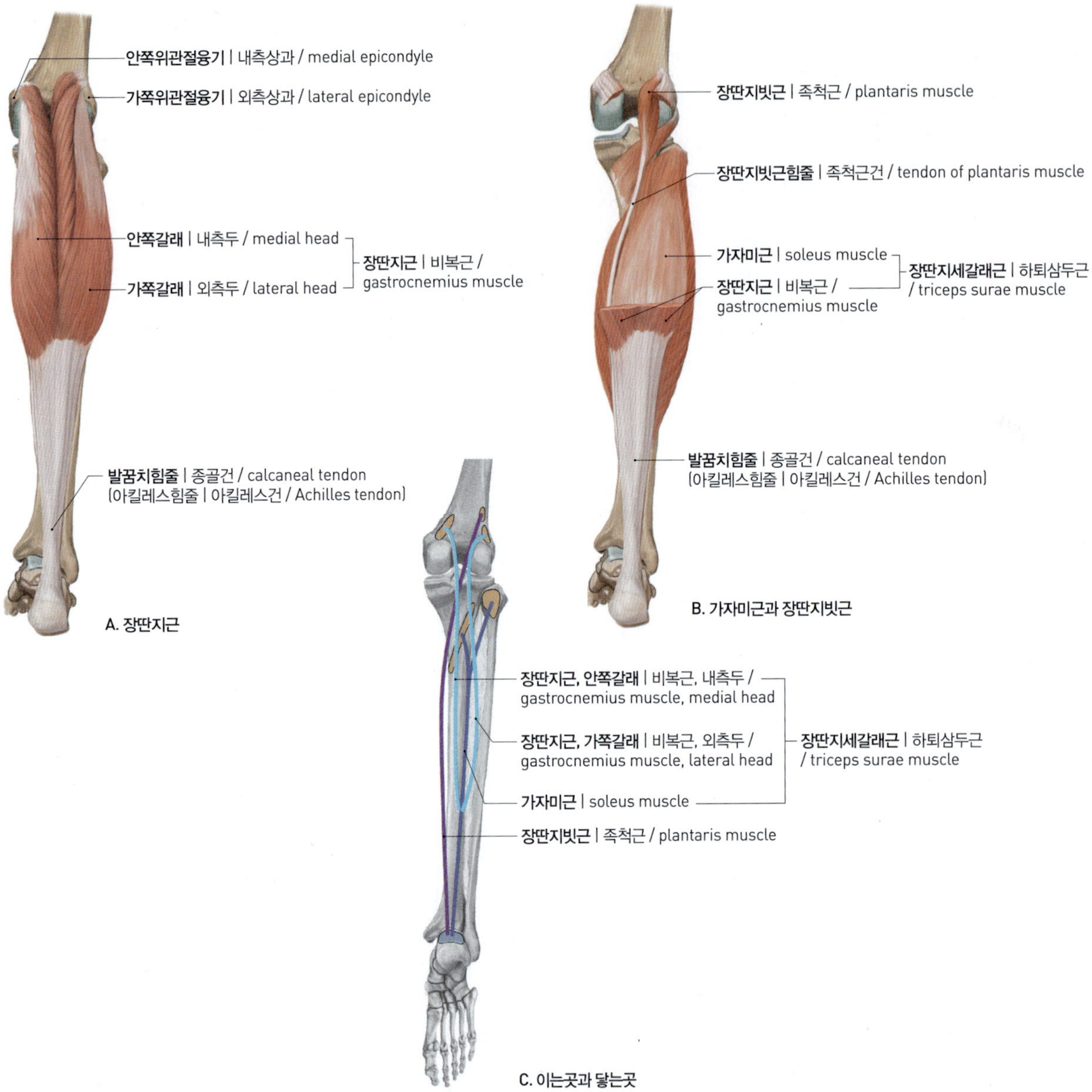

그림 5-60. 종아리뒤칸의 근육, 얕은층

표 5-45. 종아리뒤칸의 굽힘근, 얕은층

근육		이는곳	닿는곳	신경지배	작용
장딴지세갈래근	장딴지근	안쪽갈래: 넙다리뼈 안쪽위관절융기 가쪽갈래: 넙다리뼈 가쪽위관절융기	발꿈치뼈융기	정강신경	발목의 발바닥굽힘 무릎관절의 굽힘
	가자미근	종아리뼈 뒤쪽 위부분, 정강뼈 가자미근선, 가자미근힘줄활	발꿈치뼈융기	정강신경	발목의 발바닥굽힘
장딴지빗근		넙다리뼈 가쪽관절융기의 뒤쪽 위부분	발꿈치뼈융기	정강신경	발목의 발바닥굽힘 (매우 약함)

● **깊은층의 굽힘근**(그림 5-61, 62, 표 5-46)

종아리 위부분에 오금근이 있다. 안쪽복사 뒤쪽을 통해 발바닥으로 힘줄을 내보내는 3개의 근육이 발의 안쪽번짐과 발바닥굽힘운동을 담당한다.

오금근 슬와근/popliteus muscle 은 장딴지근 깊은층에서 가자미근 바로 위쪽에 있는 얇은 근육이다. 넙다리뼈의 가쪽위관절융기에서 시작되며 아래안쪽으로 뻗어나가고 정강뼈 뒤면의 위부분에 닿는다.

작용 | 무릎관절의 굽힘과 안쪽돌림, 폄 자세의 무릎관절을 잠긴 상태에서 해제한다.

신경 | 정강신경(S1, 2)에 의해 지배된다.

긴엄지굽힘근 장무지굴근/flexor hallucis longus muscle 은 가자미근의 깊은층에서 가쪽에 위치해 있는 근육이다. 종아리뼈 중간부분의 뒤쪽과 뒤종아리근육사이막에서 시작되며 힘줄로 바뀐 후 안쪽복사와 목말뼈 뒤쪽을 통해 발바닥으로 들어가고 발꿈치뼈의 목말받침돌기 아래쪽에서 앞으로 나아가서 엄지의 끝마디뼈 바닥에 닿는다.

작용 | 엄지발가락의 발바닥굽힘과 발의 발바닥굽힘운동을 담당한다.

신경 | 정강신경(L5~S2)에 의해 지배된다.

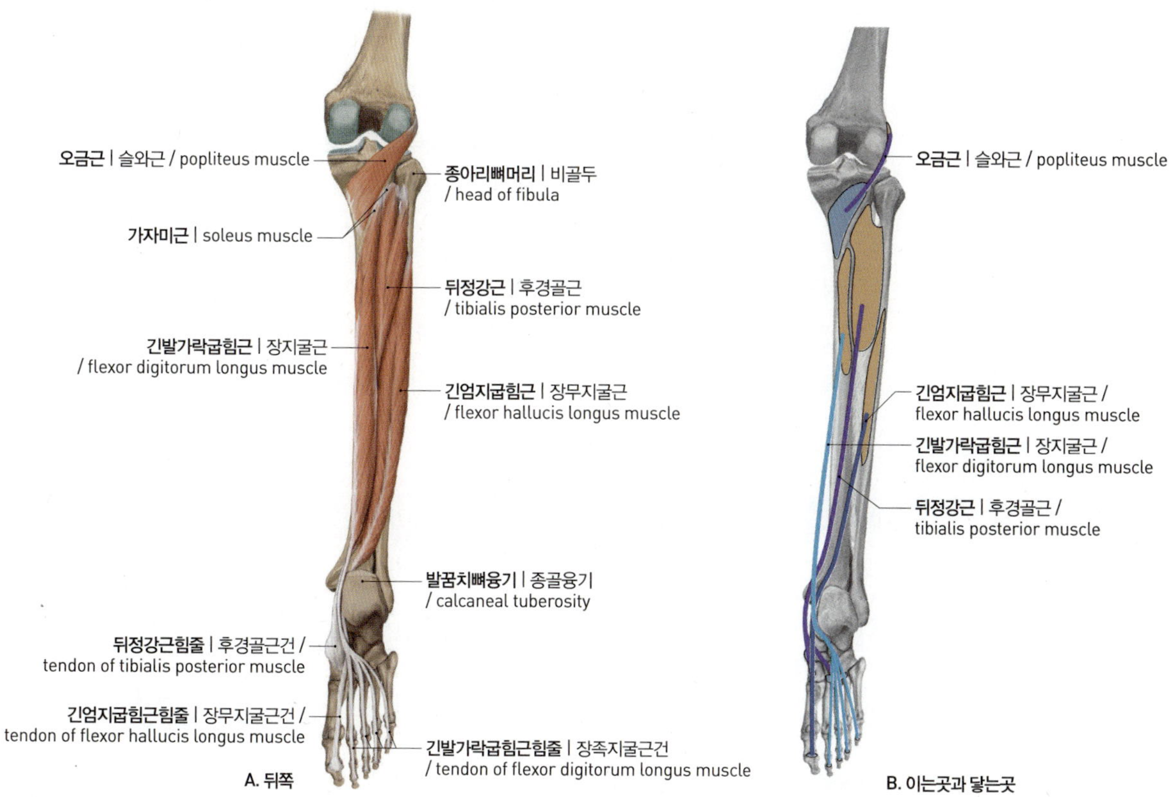

그림 5-61. 종아리뒤칸의 굽힘근, 깊은층

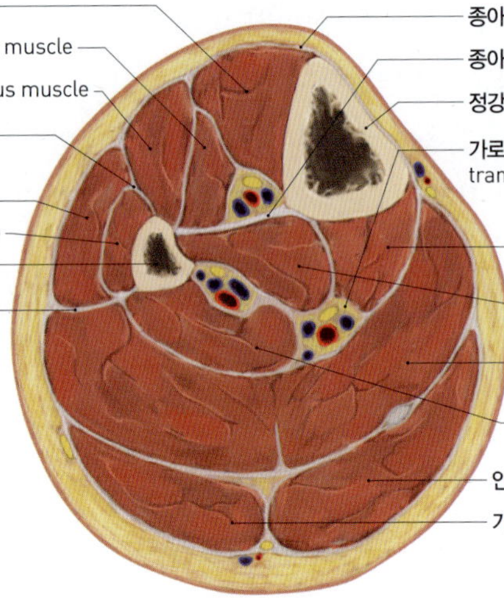

그림 5-62. 종아리의 가로단면

긴발가락굽힘근 flexor digitorum longus muscle 은 가자미근 깊은층의 안쪽에 위치하는 근육이다. 정강뼈의 중앙 1/3 되는 뒤쪽에서 발생하며, 힘줄이 되어 안쪽복사와 목말뼈 뒤쪽을 통해 발바닥으로 들어간다. 이어서 발꿈치뼈의 목말받침돌기 아래쪽 앞쪽을 통해 주행하며 4개의 힘줄로 나뉘어 둘째~다섯째발가락 끝마디뼈에 닿는다. 힘줄은 종아리 아래 부위에서 뒤정강근힘줄과 교차하고, 발바닥에서 긴엄지굽힘근힘줄의 얕은층을 교차한다.

작용 | 둘째~다섯째발가락 발바닥굽힘, 발의 발바닥굽힘과 안쪽번짐 운동을 담당한다.

신경 | 정강신경(L5~S2)에 의해 지배된다.

뒤정강근 후경골근/tibialis posterior muscle 은 긴엄지굽힘근과 긴발가락굽힘근 사이의 깊은층에 위치해 있는 근육이다. 종아리뼈사이막의 위부분과 인접해 있는 정강뼈와 종아리뼈 뒤쪽에서 시작된다. 힘줄로 바뀌어 안쪽복사와 목말뼈 뒤쪽을 통해 발바닥으로 들어가고

표 5-46. 종아리뒤칸의 굽힘근, 깊은층

근육	이는곳	닿는곳	신경지배	작용
오금근	넙다리뼈 가쪽위관절융기	정강뼈 뒤쪽 위부분	정강신경	무릎관절의 굽힘, 안쪽돌림
긴엄지굽힘근	종아리뼈 뒤쪽 중간부분, 근육사이막	첫째끝마디뼈 바닥	정강신경	첫째발가락 발바닥굽힘, 발목의 발바닥굽힘
긴발가락굽힘근	정강뼈 뒤쪽 중간부분	둘째~다섯째끝마디뼈 바닥	정강신경	둘째~다섯째발가락 발바닥굽힘, 발목의 발바닥굽힘, 안쪽번짐
뒤정강근	종아리뼈사이막 위부분과 인접해 있는 정강뼈, 종아리뼈 뒤쪽	둘째~넷째발허리뼈, 발목뼈(목말뼈와 발꿈치뼈 이외)	정강신경	발목의 안쪽번짐, 발바닥굽힘

안쪽부분의 발배뼈거친면과 합쳐지며 3개의 쐐기뼈와 둘째~넷째발허리뼈 바닥의 발바닥면에도 닿는다.

작용 | 발의 안쪽번짐과 발바닥굽힘운동을 담당한다.

신경 | 정강신경(L1~S1)에 의해 지배된다.

5. 발의 근육

발등에는 2개의 근육이 있다. 발바닥에는 엄지쪽에 3개의 근육, 새끼쪽에 2개의 근육, 중간쪽에 4개의 근육이 있으며 이들이 4층으로 나뉘어져 있다.

1) 발등의 근육(그림 5-63, 표 5-47)

짧은발가락폄근 단지신근/extensor digitorum brevis muscle 은 발등에서 엄지폄근힘줄의 깊은 층에 있는 얇은 근육이다. 발꿈치뼈의 등쪽면에서 시작되어 앞쪽으로 향하며 3개의 힘줄로 나뉘어서 둘째~넷째발가락의 발가락폄근널힘줄과 중간마디뼈 바닥에 닿는다.

작용 | 둘째~넷째발가락의 발등굽힘을 담당한다.

신경 | 깊은종아리신경에 의해 지배된다.

짧은엄지폄근 단무지신근/extensor hallucis brevis muscle 은 짧은발가락폄근의 안쪽에 붙어 있어서 그것의 일부로 간주되는 경우가 있다. 발꿈치뼈의 등쪽면에서 시작되어 힘줄로 바뀐 후에 엄지발가락의 발가락폄근널힘줄과 첫마디뼈 바닥에 닿는다.

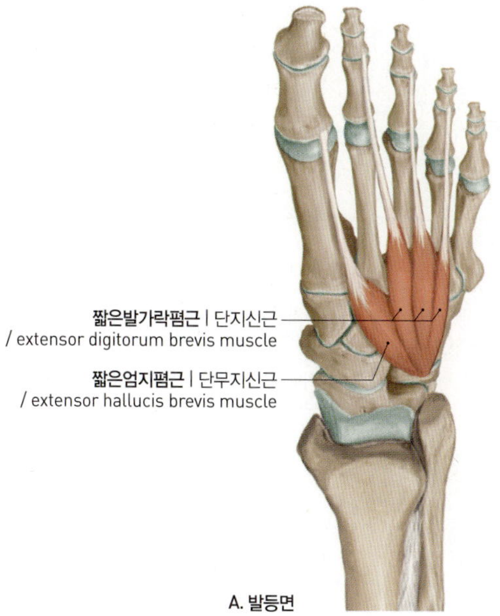

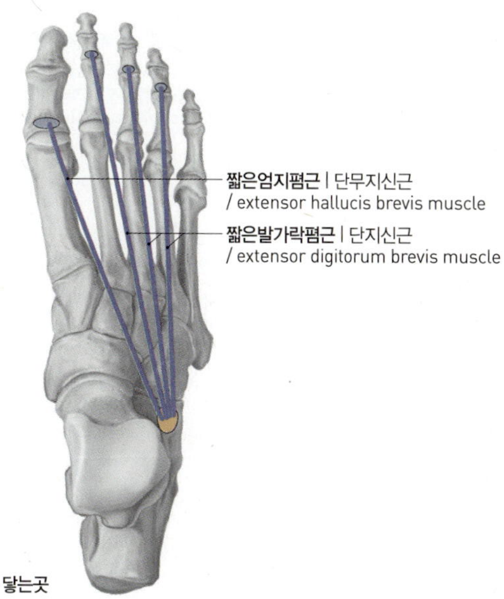

그림 5-63. 발등의 근육

표 5-47. 발등의 근육

근육	이는곳	닿는곳	신경지배	작용
짧은발가락폄근	발꿈치의 등쪽면	둘째~넷째발가락폄근널힘줄, 중간마디뼈 바닥	깊은종아리신경	둘째~넷째발가락 MTP, PIP관절 발등굽힘
짧은엄지폄근	발꿈치의 등쪽면	첫째발가락폄근널힘줄, 첫마디뼈 바닥	깊은종아리신경	첫째발가락 MTP관절 발등굽힘

MTP관절: 발허리발가락관절, **PIP관절**: 몸쪽발가락뼈사이관절

작용 | 엄지발가락의 발등굽힘을 담당한다.

신경 | 깊은종아리신경에 의해 지배된다.

2) 발바닥의 근육: 첫째층 (그림 5-64A, 표 5-48)

첫째층은 **발바닥널힘줄** 족척건막/plantar aponeurosis 의 바로 깊은층에 있으며 발꿈치뼈융기에서 시작되는 3개의 근육으로 이루어져 있다.

엄지벌림근 무지외전근/abductor hallucis muscle 은 발의 안쪽모서리에 있다. 발꿈치뼈융기의 안쪽돌기와 인접해 있는 발바닥널힘줄에서 시작되어 앞쪽으로 향하며 힘줄로 바뀐 후에 엄지발가락의 첫마디뼈 안쪽면과 안쪽의 종자뼈에 닿는다.

작용 | 엄지발가락 발허리발가락관절(MTP관절)의 발바닥굽힘과 벌림운동을 담당한다.

신경 | 정강신경에서 나온 안쪽발바닥신경(S1~3)에 의해 지배된다.

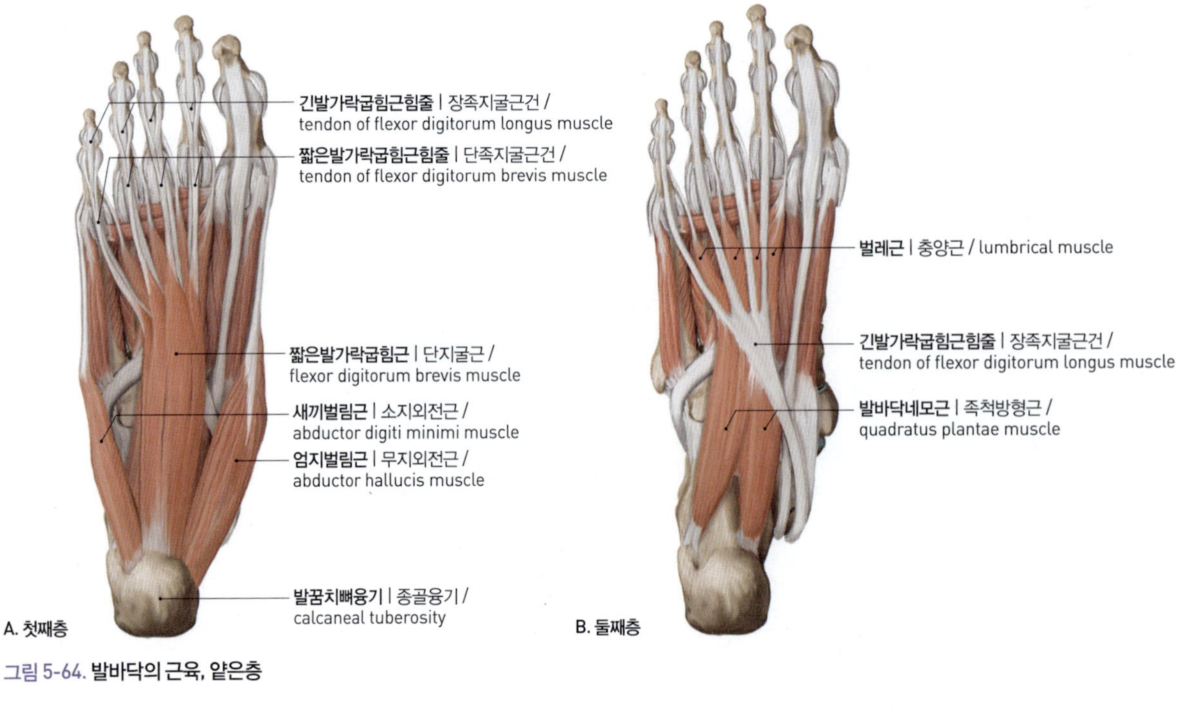

그림 5-64. 발바닥의 근육, 얕은층

표 5-48. 발바닥의 근육: 첫째층

근육	이는곳	닿는곳	신경지배	작용
엄지벌림근	발꿈치뼈융기 안쪽면, 발바닥널힘줄	첫째첫마디뼈 바닥	안쪽발바닥신경	첫째발가락 MTP관절 발바닥굽힘, 벌림
짧은발가락굽힘근	발꿈치뼈융기, 발바닥널힘줄	둘째~다섯째 중간마디뼈 바닥	안쪽발바닥신경	둘째~다섯째발가락 MTP, PIP관절 발바닥굽힘
새끼벌림근	발꿈치뼈융기, 발바닥널힘줄	다섯째첫마디뼈 바닥	가쪽발바닥신경	다섯째발가락 MTP관절 발바닥굽힘, 벌림

MTP관절: 발허리발가락관절, **PIP관절**: 몸쪽발가락뼈사이관절

짧은발가락굽힘근 단지굴근/flexor digitorum brevis muscle 은 발의 중앙에 있으며 발꿈치뼈융기의 안쪽돌기와 인접해 있는 발바닥널힘줄에서 시작된다. 이후 4개의 힘줄로 나뉘어서 둘째~다섯째발가락으로 들어가고 첫마디뼈 근처에서 두갈래로 나뉘어 중간마디뼈의 발바닥면에 닿는다. 나뉜 힘줄 사이를 긴발가락굽힘근힘줄이 통과한다.

작용 | 둘째~다섯째발가락의 발허리발가락관절(MTP관절)과 몸쪽발가락뼈사이관절(PIP관절)의 발바닥굽힘운동을 담당한다.

신경 | 정강신경에서 나온 안쪽발바닥신경(L5, S1)에 의해 지배된다.

새끼벌림근 소지외전근/abductor digiti minimi muscle 은 발의 가쪽모서리에 있는 팽창부위를 이루는 근육이다. 발꿈치뼈융기의 가쪽돌기와 발바닥면에 인접해 있는 발바닥널힘줄에서 시작되어 앞쪽으로 향하며 힘줄로 바뀐 후에 새끼발가락의 첫마디뼈에 닿는다.

작용 | 새끼발가락 발허리발가락관절(MTP관절)의 발바닥굽힘과 벌림운동을 담당한다.

신경 | 정강신경에서 나온 가쪽발바닥신경(S1~3)에 의해 지배된다.

3) 발바닥의 근육: 둘째층(그림 5-64B, 표 5-49)

둘째층에는 긴발가락굽힘근힘줄이 위치해 있으며 그곳에 붙어있는 2개의 근육을 포함한다.

발바닥네모근 족척방형근/quadratus plantae muscle 은 발의 뒤쪽에 있는 편평한 사각형의 근육이다. 발꿈치뼈융기의 안쪽부분과 가쪽부분에서 시작되어 앞쪽으로 향하고 발바닥의 몸쪽부위에서 앞가쪽으로 뻗어나가는 긴발가락굽힘근힘줄에 닿는다.

작용 | 긴발가락굽힘근이 둘째~다섯째발가락을 발바닥쪽으로 굽히는 것을 보조한다.

신경 | 정강신경에서 나온 가쪽발바닥신경(S1, 2)에 의해 지배된다.

벌레근 충양근/lumbrical muscles 은 발의 앞쪽에 있는 4개의 작은 근육이다. 긴발가락굽힘근에서 나온 4개의 힘줄에서 시작되고 둘째~다섯째발가락의 안쪽을 통해 등쪽으로 향

표 5-49. 발바닥의 근육: 둘째층

근육	이는곳	닿는곳	신경지배	작용
발바닥네모근	발꿈치뼈 안쪽면	긴발가락굽힘근힘줄	가쪽발바닥신경	둘째~다섯째발가락 발등굽힘 보조
벌레근	긴발가락굽힘근힘줄	둘째~다섯째 발가락폄근널힘줄	안쪽 · 가쪽 발바닥신경	둘째~다섯째발가락 MTP관절 발바닥굽힘, 둘째~다섯째발가락 PIP, DIP관절 발등굽힘

DIP관절: 먼쪽발가락뼈사이관절, **MTP관절**: 발허리발가락관절, **PIP관절**: 몸쪽발가락뼈사이관절

하며 발가락폄근널힘줄의 안쪽모서리에 닿는다. 첫째벌레근은 둘째발가락의 안쪽에서 시작되고, 둘째~넷째벌레근은 인접해 있는 힘줄의 안쪽과 가쪽에서 시작된다.

작용 | 둘째~다섯째발가락의 발허리발가락관절(MTP관절)의 발바닥굽힘과 몸쪽발가락뼈사이관절(PIP관절)과 먼쪽발가락뼈사이관절(DIP관절)의 발등굽힘운동을 담당한다.

신경 | 첫째와 둘째벌레근은 안쪽발바닥신경(S1~3)에 의해, 넷째벌레근은 가쪽발바닥신경(S1~3)에 의해, 셋째벌레근은 양쪽에 의해 지배되며, 개인의 차이가 크다.

4) 발바닥의 근육: 셋째층 (그림 5-65A, 표 5-50)

발바닥 근육의 셋째층은 긴발가락굽힘근힘줄의 깊은층에 있는 3개의 근육을 말한다.

짧은엄지굽힘근 단무지굴근/flexor hallucis brevis muscle 은 첫째발허리뼈의 바닥면에 위치해 있는 근육이다. 안쪽 · 중간 · 가쪽쐐기뼈와 입방뼈에서 시작되어 2개의 갈래로 나뉜다. 안쪽갈래와 가쪽갈래는 각각 엄지발가락의 안쪽 · 가쪽종자뼈를 거쳐 첫마디뼈 바닥에 닿는다.

작용 | 엄지발가락 발허리발가락관절(MTP관절)의 발바닥굽힘운동을 담당한다.

신경 | 안쪽갈래는 안쪽발바닥신경(L5, S1)에 의해, 가쪽갈래는 가쪽발바닥신경(S1, 2)에 의해 지배된다.

엄지모음근 무지내전근/adductor hallucis muscle 은 발허리뼈에서 엄지발가락으로 향하는 근육이며 2개의 갈래로 이루어져 있다. **빗갈래** 사두/oblique head 는 둘째~넷째발허리뼈 바닥, 입방뼈, 가쪽쐐기뼈에서 시작되어 앞안쪽으로 향한다. **가로갈래** 횡두/transverse head 는 셋째~다섯째발가락의 발허리발가락관절주머니에서 시작되어 양쪽으로 뻗어나가서 양쪽 갈래가 합쳐진다. 이후 엄지발가락의 가쪽종자뼈를 거쳐 첫마디뼈 바닥에 닿는다.

작용 | 엄지발가락 발허리발가락관절(MTP관절)의 발바닥굽힘과 모음운동을 담당한다.

신경 | 가쪽발바닥신경(S1, 2)에 의해 지배된다.

짧은새끼굽힘근 단소지굴근/flexor digiti minimi brevis muscle 은 다섯째발허리뼈의 바닥면에 위치해 있는 근육이다. 다섯째발허리뼈 바닥에서 시작되어 앞쪽으로 향하며 새끼발가락의 첫마디뼈에 닿는다. 이 근육의 깊은층 일부가 분리되어 다섯째발허리뼈의 먼쪽부위에서 닿는 것을 **새끼맞섬근** 소지대립근/opponens digiti minimi muscle 이라고 한다.

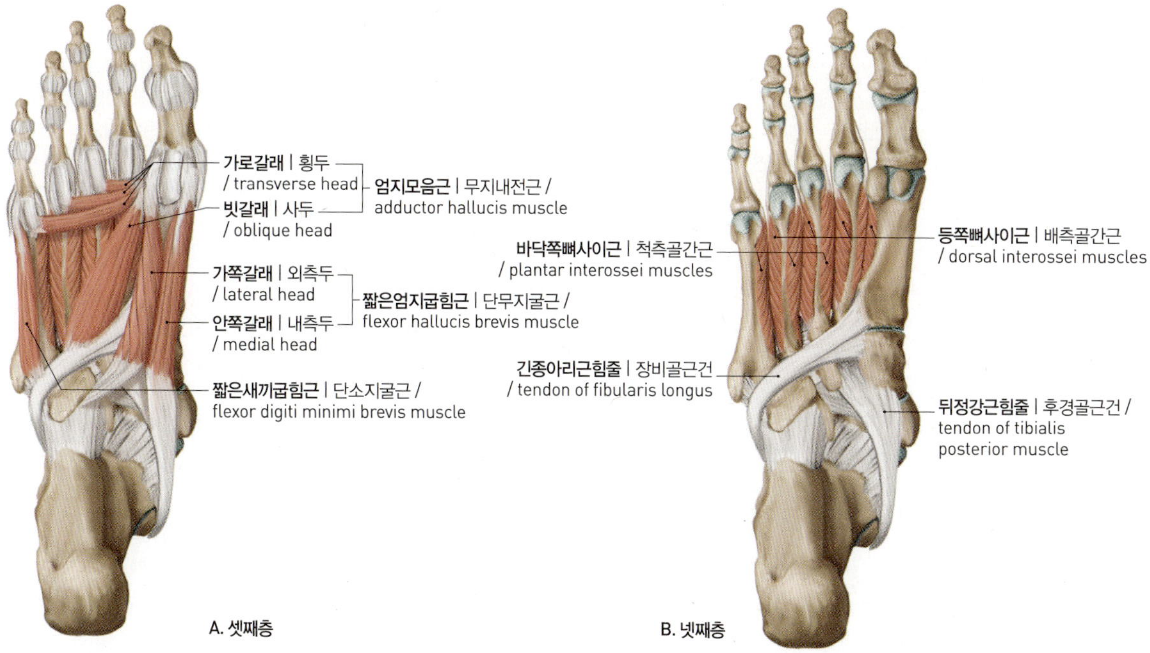

그림 5-65. 발바닥의 근육, 깊은층

작용 | 새끼발가락 발허리발가락관절(MTP관절)의 발바닥굽힘운동을 담당한다.

신경 | 가쪽발바닥신경(S1, 2)에 의해 지배된다.

5) 발바닥의 근육: 넷째층 (그림 5-65B, 표 5-51)

넷째층에는 뒤정강근힘줄과 긴종아리근힘줄이 위치해 있으며 2층의 뼈사이근이 포함되어 있다.

바닥쪽뼈사이근 척측골간근/plantar interossei muscles 은 둘째~다섯째발허리뼈에 끼여 있는 3개의 뼈 사이에 위치해 있다. 셋째~다섯째발허리뼈 안쪽모서리에서 시작되며 셋째~다섯째발가락 첫마디뼈 바닥의 안쪽모서리와 발가락폄근널힘줄에 닿는다.

표 5-50. 발바닥의 근육: 셋째층

근육	이는곳	닿는곳	신경지배	작용
짧은엄지굽힘근	먼쪽 발목뼈 안쪽면	첫째첫마디뼈 바닥	안쪽·가쪽 발바닥신경	첫째발가락 MTP관절 발바닥굽힘
엄지모음근	빗갈래: 둘째~넷째발허리뼈 바닥 가로갈래: 셋째~다섯째발가락 발허리발가락관절주머니	첫째첫마디뼈 바닥	가쪽발바닥신경	첫째발가락 MTP관절 발바닥굽힘, 모음
짧은새끼굽힘근	다섯째발허리뼈 바닥	다섯째첫마디뼈 바닥	가쪽발바닥신경	다섯째발가락 MTP관절 발바닥굽힘

MTP관절: 발허리발가락관절

표 5-51. 발바닥의 근육: 넷째층

근육	이는곳	닿는곳	신경지배	작용
바닥쪽뼈사이근	셋째~다섯째발허리뼈 안쪽모서리	셋째~다섯째첫마디뼈 바닥 안쪽면, 발가락폄근널힘줄	안쪽 · 가쪽 발바닥신경	셋째~다섯째발가락 MTP관절 발바닥굽힘, 모음 셋째~다섯째발가락 PIP, DIP관절 발등굽힘
등쪽뼈사이근	첫째~다섯째발허리뼈	둘째~넷째첫마디뼈 바닥, 발가락폄근널힘줄	가쪽발바닥신경	둘째~넷째발가락 MTP관절 발바닥굽힘, 벌림 둘째~넷째발가락 PIP, DIP관절 폄

DIP관절: 먼쪽발가락뼈사이관절, MTP관절: 발허리발가락관절, PIP관절: 몸쪽발가락뼈사이관절

작용 | 셋째~다섯째발가락의 발허리발가락관절(MTP관절)의 발바닥굽힘과 벌림, 몸쪽발가락뼈사이관절(PIP관절)과 먼쪽발가락뼈사이관절(DIP관절)의 발등굽힘운동에 작용한다.

신경 | 가쪽발바닥신경(S1, 2)에 의해 지배된다.

등쪽뼈사이근 배측골간근/dorsal interossei muscles 은 첫째~다섯째발허리뼈에 끼여 있는 4개의 뼈 사이에 있는 깊은층에 위치해 있다. 2개의 갈래는 첫째~다섯째발허리뼈가 서로 마주 보고 있는 면에서 시작되며 첫째뼈사이근은 둘째발가락의 안쪽모서리에, 둘째~넷째뼈사이근은 둘째~넷째발가락의 가쪽모서리를 향해 첫마디뼈와 발가락폄근널힘줄에 닿는다.

작용 | 둘째~넷째발가락 발허리발가락관절(MTP관절)의 발바닥쪽굽힘과 벌림, 몸쪽발가락뼈사이관절(PIP관절)과 먼쪽발가락뼈사이관절(DIP관절)의 발등굽힘운동에 작용한다.

신경 | 가쪽발바닥신경(S1, 2)에 의해 지배된다.

6) 발바닥 근육의 기능적 구분(그림 5-66, 표 5-52)

발바닥 근육은 닿는 위치에 따라 작용이 다른 3개의 그룹으로 나눌 수 있다.

- **엄지발가락근육** 그룹은 엄지발가락의 뼈대에 닿으며 엄지발가락의 운동을 담당한다.
- **새끼발가락근육** 그룹은 새끼발가락의 뼈대에 닿으며 새끼발가락의 운동을 담당한다.
- **발허리근육** 그룹은 둘째~다섯째발가락의 뼈대에 닿으며 둘째~다섯째발가락의 운동을 담당한다.

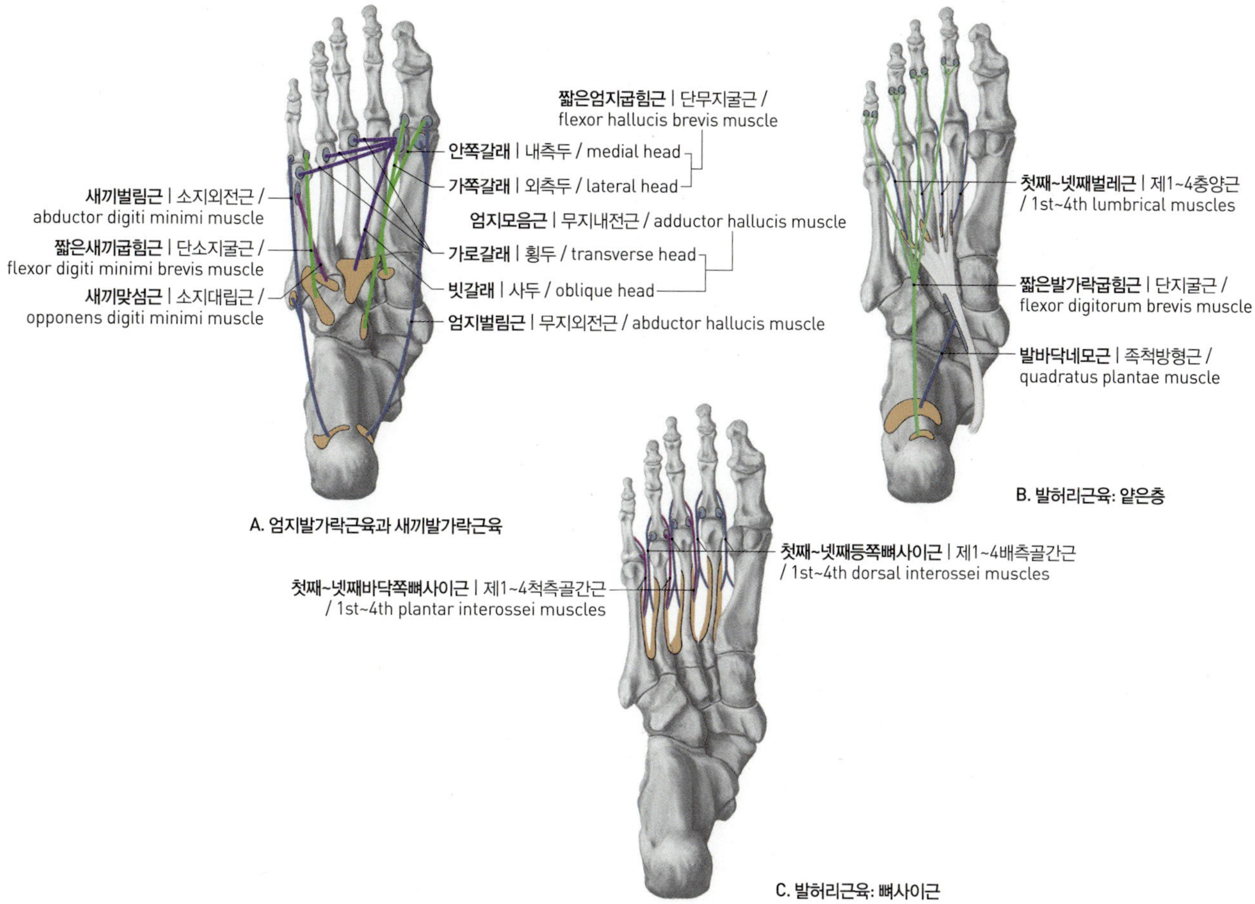

그림 5-66. 발바닥의 근육, 이는곳과 닿는곳

표 5-52. 발바닥 근육의 기능적 구분

근육		닿는곳	작용
엄지발가락근육	엄지벌림근	엄지발가락 첫마디뼈	첫째발가락 MTP관절: 벌림
	짧은엄지굽힘근	엄지발가락 첫마디뼈	첫째발가락 MTP관절: 굽힘
	엄지모음근	엄지발가락 첫마디뼈	첫째발가락 MTP관절: 모음
새끼발가락근육	새끼벌림근	새끼발가락 첫마디뼈	다섯째발가락 MTP관절: 벌림
	짧은새끼굽힘근	새끼발가락 첫마디뼈	다섯째발가락 MTP관절: 굽힘
	새끼맞섬근	다섯째발허리뼈	다섯째발가락 MTP관절: 굽힘, 모음
발허리근육	짧은발가락굽힘근	둘째~다섯째발가락 중간마디뼈 바닥	둘째~다섯째발가락 MTP, PIP관절: 굽힘
	발바닥네모근	긴발가락굽힘근힘줄	둘째~다섯째발가락 MTP, PIP, DIP관절: 굽힘
	첫째~넷째벌레근	둘째~다섯째발가락 발가락폄근널힘줄	둘째~다섯째발가락 MTP관절: 굽힘, PIP, DIP관절: 발등굽힘
	첫째~셋째바닥쪽뼈사이근	첫마디뼈 바닥, 발가락폄근널힘줄	둘째~다섯째발가락 MTP관절: 모음, 굽힘, PIP, DIP관절: 발등굽힘
	첫째~넷째등쪽뼈사이근	첫마디뼈 바닥, 발가락폄근널힘줄	둘째~다섯째발가락 MTP관절: 벌림, 굽힘, PIP, DIP관절: 발등굽힘

DIP관절: 먼쪽발가락뼈사이관절, **MTP관절**: 발허리발가락관절, **PIP관절**: 몸쪽발가락뼈사이관절

Chapter 6

순환계통

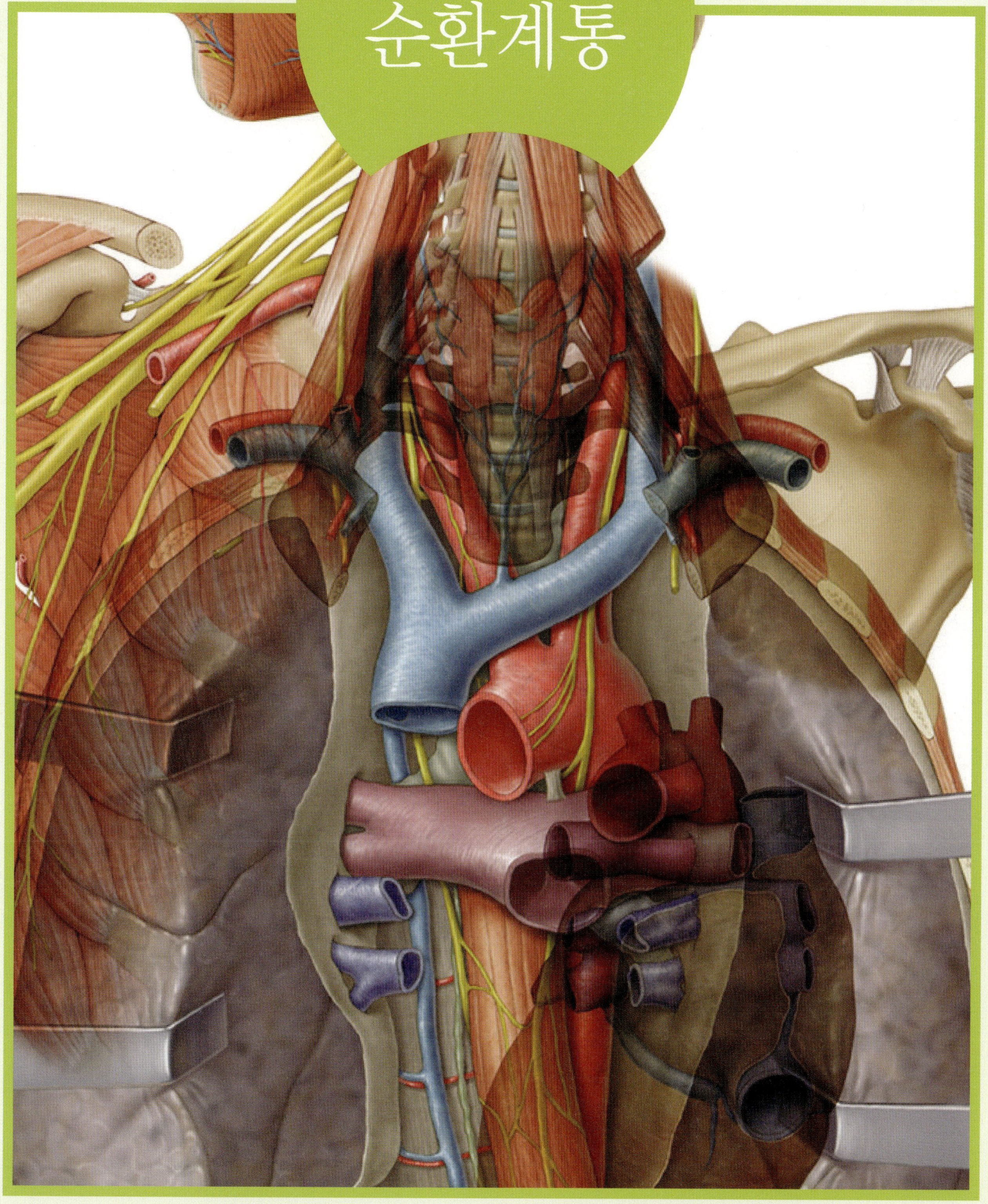

순환계통의 개요

1. 순환계통의 구성과 역할 (그림 6-1)

순환계통 순환기계/circulatory system 은 온몸에 혈액을 순환시켜서 신체의 각 부위로 필요한 물질을 전달하는 구조들로 구성되어 있다. 혈액을 내보내는 펌프에 해당하는 **심장** heart 과 파이프에 해당하는 **혈관** blood vessel 으로 이루어져 있다. 혈액은 **동맥** artery 을 통해 심장에서 말초부위로 향하며, 미세한 수많은 **모세혈관** 모세관/capillary 을 통과한 후 **정맥** vein 을 거쳐 심장으로 되돌아온다.

인체에는 혈액을 순환시키는 **온몸순환**과 **허파순환**이라는 2개의 회로가 있다.

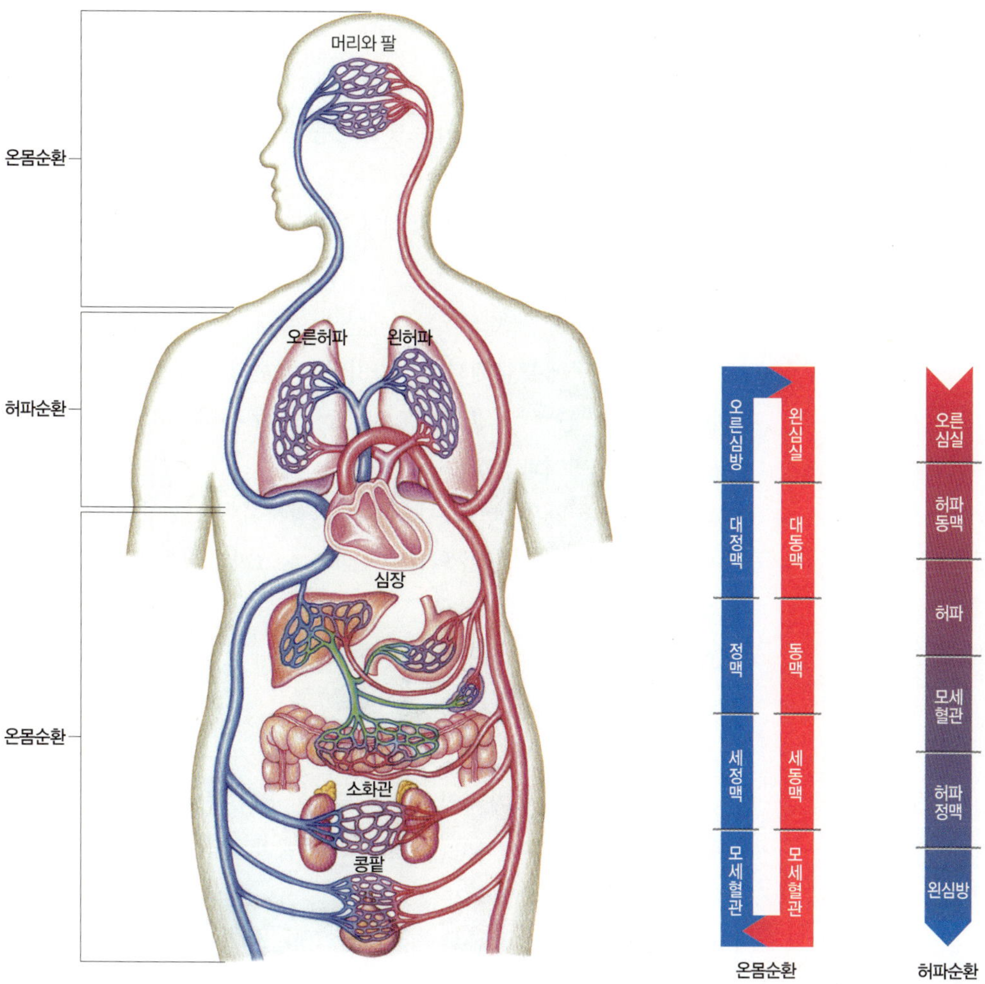

그림 6-1. 순환계통의 혈류

온몸순환 체순환/systemic circulation | 온몸순환에서 혈액은 온몸의 조직에 산소와 영양을 제공하며 이산화탄소와 대사산물을 거두어들여 정맥혈액이 된다.
허파순환 폐순환/pulmonary circulation | 허파순환에서 혈액은 허파를 통과해서 심장으로 되돌아간다. 허파에서는 혈액과의 사이에서 가스교환이 이루어져 산소가 풍부하고 이산화탄소가 적은 동맥혈액이 된다.

심장의 박출량은 안정 시에 약 5 L/분 정도이다. 내장영역에서는 소화관에 약 28%, 비뇨기관에 약 23%의 혈액이 간다. 또한 호흡기관에는 100%의 혈액이 간다. 이러한 3대 내장은 생명유지를 위해 몸의 외부와 물질을 교환하며 심장박출량의 약 150%의 혈액을 가지고 있다. 순환계통의 역할은 3대 내장을 통해 외부에서 얻은 물질을 온몸으로 분배해서 생명을 유지하는 것이다.

2. 태아의 순환계통(그림 6-2)

태아에게 생명유지를 위한 물질교환은 3대 내장(호흡기관, 소화기관, 비뇨기관)이 아니라 태반에서 이루어진다. 태아는 탯줄을 통해 태반과 혈액을 교환하고 다음과 같이 성인과는 다른 경로를 거친다.

- 2개의 **배꼽동맥** 제동맥/umbilical artery 이 속엉덩동맥에서 갈라져 나와 태반으로 혈액을 보낸다.
- 1개의 **배꼽정맥** 제정맥/umbilical vein 이 태반으로부터 산소와 영양이 풍부한 혈액을 운반하고 간의 아래쪽에 도달해서 문맥가지와 교차한다. 교차한 후에는 **정맥관** venous duct (**아란티우스관** Arantius duct)을 거쳐 아래대정맥으로 흘러들어가고 다리에서 되돌아온 산소가 부족한 혈액과 혼합된다.
- 아래대정맥에서 나온 혈액의 대부분은 심방사이막으로 열려있는 **타원구멍** 난원공/foramen ovale 을 통해 빠져나가 왼심방으로 간다. 그리고 그곳에서 왼심실을 거쳐 오름대동맥으로 밀려난다.
- 위대정맥에서 온 혈액의 대부분은 오른심방에서 오른심실을 거쳐서 허파동맥으로 밀려난다.

태아의 순환계통에는 두 가지의 중요한 특징이 있다.

- 허파에서 호흡이 이루어지지 않고 소량의 혈액만 흐르기 때문에 오른심장으로 되돌아온 혈액은 허파를 통과하지 않고 2개의 우회로를 통해 대동맥으로 간다. **타원구멍**(오른심방→왼심방)과 **동맥관**(허파동맥→내림대동맥 시작부위)이 그것이다. 이로 인해 좌우의 심실이 함께 혈액을 밀어내므로 균등하게 발육이 진행될 수 있게 된다.

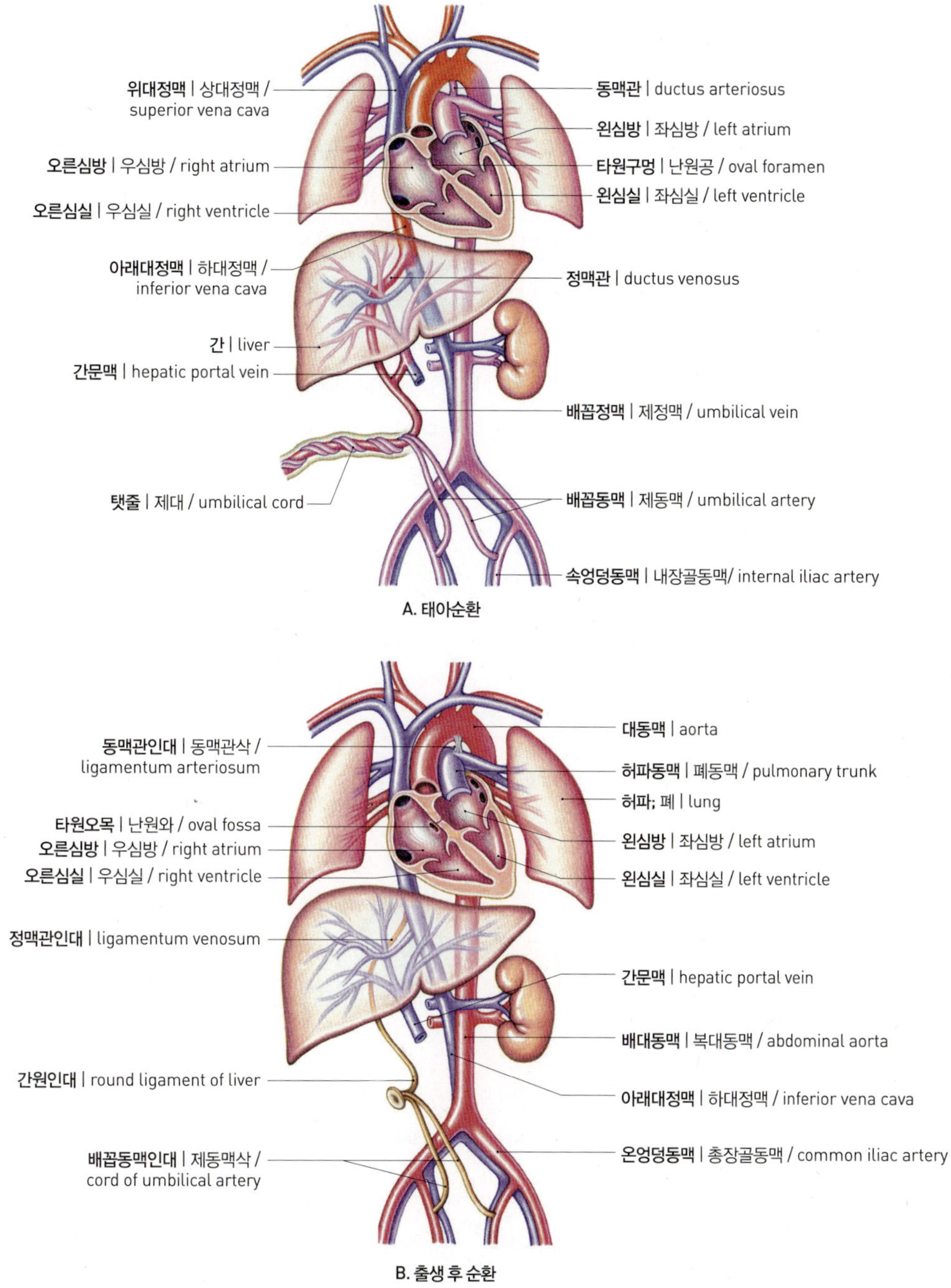

그림 6-2. 태아의 순환계통

- 산소와 영양이 풍부한 아래대정맥에서 온 혈액은 오름대동맥을 거쳐 상반신으로 가게 된다. 산소와 영양이 빈약한 위대정맥에서 온 혈액은 내림대동맥의 시작부위로 가서 하반신으로만 간다. 이로 인해 뇌를 포함한 태아의 상반신으로 산소와 영양이 보다 많이 공급될 수 있게 된다.

출생 후에는 태아의 순환에서 성인의 순환으로의 변화가 빠르게 이루어진다.

- 출생 직후의 첫 울음을 계기로 허파호흡이 시작되면 허파의 혈관이 넓어지고 허파에서 방출된 **브라디키닌** bradykinin 의 작용으로 동맥관의 민무늬근육이 수축해서 닫힌다. 생후 1~2개월이 되면 완전히 닫혀 **동맥관인대** 동맥관삭/ligamentum arteriosum 가 된다.
- 허파를 통과해 나간 혈액이 왼심방으로 흘러들어가고 왼심방 압력이 오른심방 압력보다 높아져서 타원구멍이 기능적으로 닫힌다.
- 생후 몇 분이 지나면 배꼽동맥 말초부위의 민무늬근육이 수축해서 닫힌다. 2~3개월이 지나면 완전히 닫혀 **배꼽동맥인대** 제동맥삭/cord of umbilical artery (앞배벽 아래부위의 안쪽배꼽주름에 포함된다)가 된다. 배꼽정맥은 닫혀 **간원인대** 간원삭/round ligament of liver (앞배벽 위부위의 낫인대에 포함된다)가 되고 정맥관은 닫혀 **정맥관인대** 정맥관삭/ligamentum venosum (간의 아래쪽에 있다)가 된다.

3. 혈관벽의 구조와 종류(그림 6-3)

1) 혈관벽의 구조

혈관벽은 3층으로 이루어져 있다.

속막 내막/tunica intima | 한 층의 **내피** endothelium 와 그 밑에 있는 소량의 결합조직으로 이루어져 있다.
중간막 중막/tunica media | 혈관벽의 대부분을 이루며 민무늬근육세포를 포함하고 있다. 동맥과 정맥에서 그 두께가 현저하게 다르다.
바깥막 외막/tunica adventitia | 혈관 주위의 성긴결합조직이다.

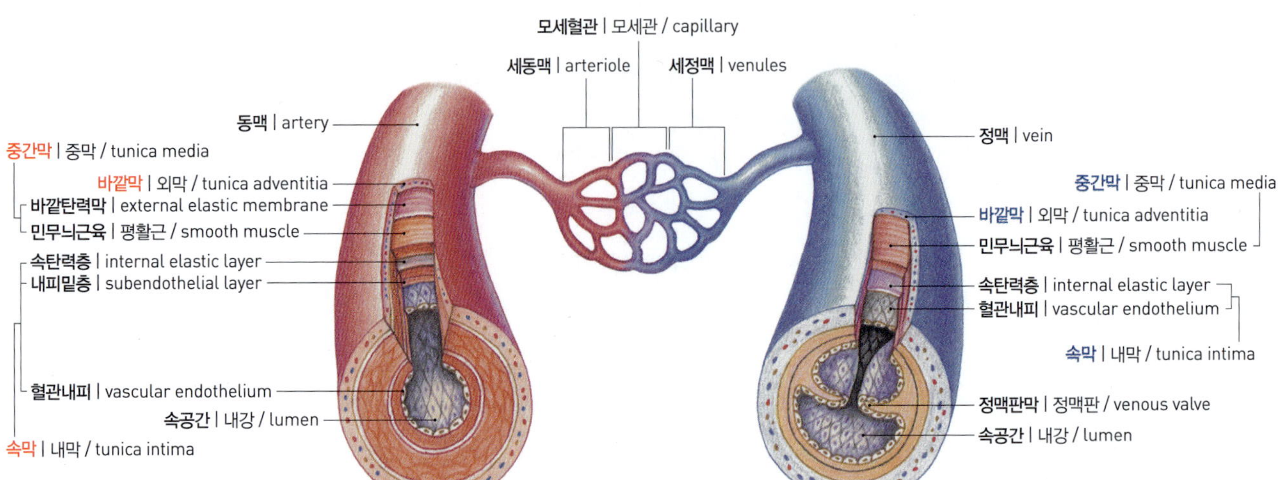

그림 6-3. 혈관벽 구조

2) 혈관의 종류

● 탄력동맥

대동맥처럼 심장에 가까이 있는 굵은 동맥은 **탄력동맥** 탄성동맥/elastic artery 이라고 한다. 혈관중간막에 탄력섬유층이 겹쳐 있고 그 사이에 민무늬근육이 들어있다. 동맥벽의 풍부한 탄력조직에 의해 혈압이 조절되고 지속적으로 혈류를 만들어 낸다. 심실 수축기에 밀려난 혈액이 대동맥벽을 넓혀서 혈액을 저장해두고 확장기에 대동맥벽이 수축되어 혈액을 말초부위로 밀어낸다.

● 근육동맥: 저항혈관

신체 모든 부분에 혈액을 보내는 동맥을 **근육동맥** 근동맥/muscular arteries 이라고 한다. 혈관중간막은 주로 민무늬근육으로 이루어져 있으며, 혈관속막과 혈관바깥막 사이에 무수한 구멍이 뚫려 있는 탄력섬유판(속탄력판, 바깥탄력판)이 있다. 근육동맥은 민무늬근육의 수축과 이완에 따라 혈관크기를 바꿔서 혈류량을 조절한다. 끝의 가느다란 근육동맥은 **세동맥** arteriole 이라고 한다. 근육동맥은 혈관저항에 의해 혈압을 유지하는 데 기여하므로 기능적으로 **저항혈관** resistance vessel 이라고 한다.

● 정맥: 용량혈관

정맥의 벽은 혈관중간막이 매우 얇고 민무늬근육도 듬성듬성 있으며 탄력섬유도 빈약하다. 모세혈관을 통과한 후의 가느다란 정맥은 **세정맥** venule 이라고 한다. 중간 정도 이상의 정맥에서는 혈관속막이 뒤집혀서 생긴 **정맥판막** 정맥판/venous valve 이 있다. 정맥판막에 의해 혈액의 역류를 막고, 뼈대근육의 수축과 이완이 정맥을 압박하는 **근육펌프** muscular pump 역할을 해서 혈액이 심장을 향해 흘러가게 된다. 정맥에는 온몸의 혈액 가운데 2/3 이상이 머무르고 있어서 기능적으로 **용량혈관** capacitance vessel 이라고 한다.

● 모세혈관

모세혈관의 벽은 **내피세포** endothelial cell 와 그것을 둘러싸고 있는 **바닥막** 기저막/basement

동맥경화증

동맥경화증(arteriosclerosis)은 동맥벽이 두꺼워지고 탄력성이 줄어들어 속공간이 좁아진 상태를 말하며 **죽경화증**(죽상경화증/atherosclerosis)이 대표적이다. 죽경화증은 대동맥과 심장동맥에서 잘 발생한다. 동맥의 속막에서 만들어진 **죽종**(atheroma)이 속공간을 협착하거나 폐색해서 발생한다. 중증화되면 병변부위에 석회침착이나 궤양이 발생하거나 또는 죽종이 파열되어 혈관벽을 허약하게 만든다. 또한 혈전이 생겨 순환에 장애를 일으키고 동맥류가 생겨 대동맥에 손상을 주는 경우도 있다. 대사증후군(당뇨병, 이상지질혈증, 고혈압, 내장지방축적)은 죽경화증을 악화시키는 중요한 요인이다.

membrane 으로 구성된 하나의 층으로 이루어져 있다.

혈액이 모세혈관을 통과해 나가는 사이에 액체의 일부가 혈관에서 바깥으로 새어나가고 다시 혈관 속으로 되돌아오면서 물질교환을 촉진한다. 액체를 혈관바깥으로 밀어내는 원동력은 혈관 속의 정수압이며, 혈관 속으로 들어오는 원동력은 혈장 속의 단백질 작용에 의한 삼투압이다. 혈관에서 바깥으로 새어나온 혈액의 대부분은 혈관으로 다시 되돌아가지만 극히 일부는 조직의 사이질에 남는다. 이렇게 남은 사이질액은 림프관을 통해 혈액으로 회수된다. 모세혈관에서 유출이 과도하게 일어나거나 림프관으로의 회수가 늦어지면 조직의 사이질에 액체가 고여서 **부종** edema 이 발생된다.

심장

1. 심장의 위치와 모양

1) 위치

심장 heart 은 두꺼운 벽을 가진 속이 빈 기관이며 혈액을 내보내 온몸을 순환시키는 펌프 역할을 하고 있다. 심장은 세로칸 중앙에 있으며 심장막으로 둘러싸여 있다.

몸통표면에서 보면 심장은 복장뼈 뒤쪽에 위치해 있고 둘째~다섯째갈비사이공간 높이에 있으며 왼쪽으로 제법 불거져 나와 있다. 심장에서 가장 움직임이 큰 심장꼭대기는 심장의 왼아래로 튀어나와 있으며, 정중선에서 7~9 cm 떨어진 왼쪽 다섯째갈비사이공간 즈음에서 심장꼭대기박동을 들을 수 있다.

2) 모양

심장은 전체적으로 원뿔 모양을 띠고 있으며, 넓은 **심장바닥** 심저/base of heart 은 오른뒤위쪽에 놓이고 약간 뾰족한 모양의 **심장꼭대기** 심첨/apex of heart 는 왼앞아래쪽에 위치한다. 심장바닥에서 심장꼭대기로 향하는 긴축(심장축)은 비스듬히 기울어져 왼앞아래쪽으로 향하고 있다(그림 6-4).

심장은 좌우로 나뉘며 각각 혈액을 밀어내는 펌프로서 기능한다. **오른심장** 우심/right heart 은 허파순환의 펌프이며 온몸에서 정맥혈액을 받아들이고 허파로 내보낸다. **왼심장** 좌심/left heart 은 온몸순환의 펌프이며 허파에서 되돌아온 혈액을 온몸으로 내보낸다. 오른심장과 왼심장은 각각 혈액을 받아들이는 **심방** atrium 과 혈액을 내보내는 **심실** ventricle 로 나뉘어져 있다. 심장은 오른심방, 오른심실, 왼심방, 왼심실로 이루어진 4개의 방실을

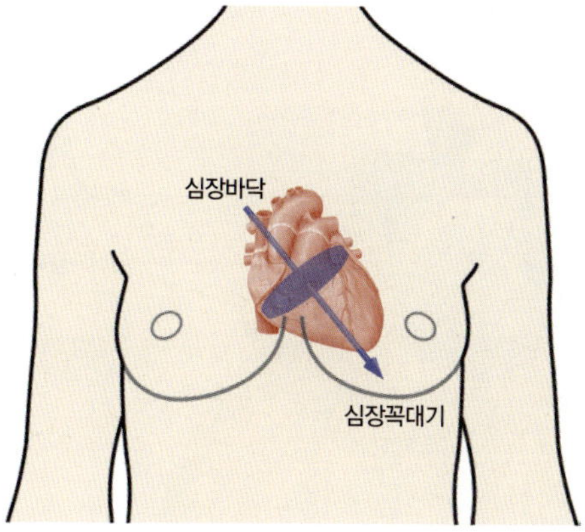

그림 6-4. 심장축의 기울기

가지고 있다.

심장 표면에는 심장의 방을 나누는 고랑이 있다.

방실사이고랑 관상구/coronary sulcus | 심방과 심실을 나누는 깊은 고랑이며 심장 주위를 한 바퀴 둘러있다.

앞 · 뒤심실사이고랑 전 · 후실간구/anterior · posterior interventricular sulcus | 오른심실과 왼심실을 나누는 세로의 얕은 고랑이며 심실 앞쪽과 뒤쪽에서 관찰된다.

심장의 바깥쪽면은 맞닿는 부위에 따라 이름이 붙여져 있다. 앞쪽은 **복장갈비면** 흉늑면/sternocostal surface, 가쪽은 **왼 · 오른허파면** 좌 · 우폐면/left · right pulmonary surface, 아래쪽은 **가로막면** 횡격면/diaphragmatic surface 이라고 한다.

3) 심장의 앞쪽과 뒤쪽 (그림 6-5, 6)

심장을 바로 앞에서 보면 앞쪽의 대부분은 1) **오른심실** 우심실/right ventricle 이다. 오른심실의 오른쪽에는 방실사이고랑을 사이에 두고 2) **오른심방** 우심방/right atrium 의 일부가

심장눌림증

섬유심장막은 매우 튼튼하며 탄력성이 부족하다. 심장막안 속에 혈액 등이 비정상적으로 고여 있으면 심장이 압박을 받아 확장할 수 없게 되어 심장으로 충분한 혈액이 들어올 수 없다. 이러한 상태를 **심장눌림증**(심장압전/cardiac tamponade)이라고 하며 적절한 처리를 하지 않으면 생명을 위태롭게 할 수도 있다.

심장눌림증의 주된 원인은 악성종양의 전이와 심장막염이다. 또한 심장수술이나 심장카테터검사를 할 때 손상을 받아 일어나는 경우도 있다. 심장눌림증이 급속하게 일어나는 경우에는 200 mL 정도만 고여도 위험한 상황이 된다. 액체가 천천히 차거나 심장막이 늘어나는 시간적인 여유가 있는 경우에는 2,000 mL 이상 고이는 경우도 있다.

심장눌림증과 증상이 비슷한 질환은 많이 있으며, 심장초음파검사로 정확하게 진단할 수 있다. 치료를 하려면 심장 압박을 줄이기 위해 심장막천자술이나 심장막절개를 통해 고여 있는 물질을 제거해야 한다.

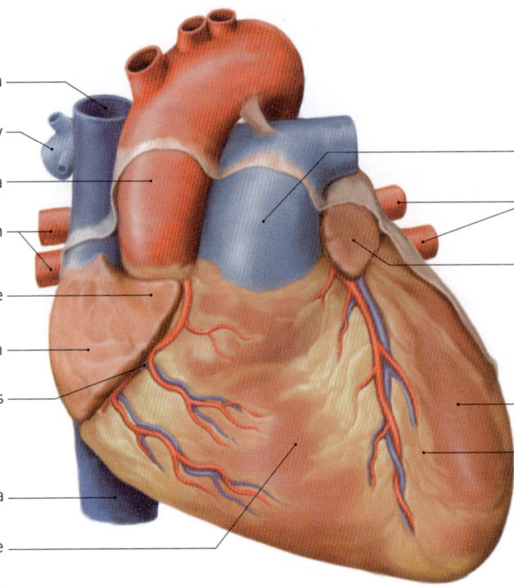

그림 6-5. 심장의 앞쪽

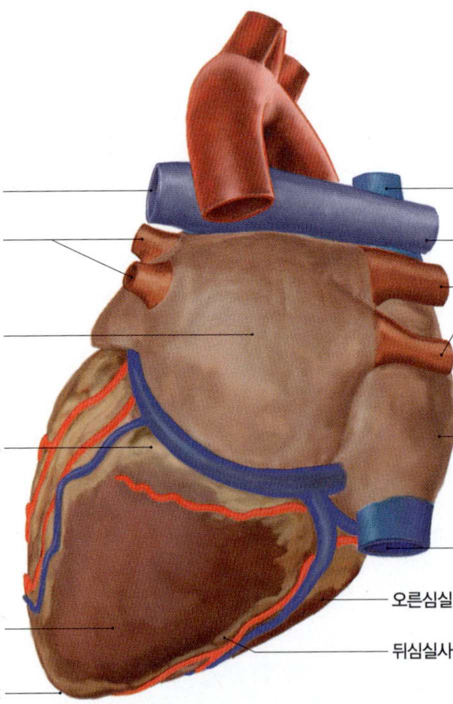

그림 6-6. 심장의 뒤쪽

작게 보인다. 오른심방의 위쪽으로 **위대정맥** 상대정맥/superior vena cava 이 들어오며, 오른심실의 위쪽으로 **허파동맥** 폐동맥/pulmonary trunk 이 나오는 것이 보인다. 오른심실 왼쪽에는 앞심실사이고랑을 사이에 두고 3) **왼심실** 좌심실/left ventricle 이 보인다. 왼심실 위쪽으로는 4) **왼심방** 좌심방/left atrium 의 일부가 약간 보인다. 왼심방으로 들어오는 4개의 **허파**

정맥 폐정맥/pulmonary vein 은 가려져서 보이지 않는다. 왼심실에서 위쪽으로 나온 **오름대동맥** 상행대동맥/ascending aorta 은 허파동맥의 뒤쪽을 지나 오른쪽에서 나타난다. 앞쪽에서 본 심장의 모양은 거의 네모 모양에 가까우며, 오른모서리는 오른심방, 아래모서리의 대부분은 오른심실, 왼모서리 대부분은 왼심실, 위모서리는 양쪽 심방으로 이루어져 있다.

심장을 뒤쪽에서 보면, 중앙에 왼심방과 그곳으로 들어오는 양쪽 각 2개의 **허파정맥** 폐정맥/pulmonary vein 이 보인다. 왼심방 오른쪽에는 오른심방과 오른심방 아래쪽으로 들어오는 **아래대정맥** 하대정맥/inferior vena cava 이 보인다. 왼심방 아래쪽에는 방실사이고랑이 있고, 그 너머에 왼심실이 크게 보이고 그 오른쪽으로 뒤심실사이고랑과 오른심실이 약간 보인다.

앞쪽에서 보면 심실이 심방보다 앞쪽으로 들려있어 더 크게 보이며, 방실사이고랑도 위쪽으로 활처럼 휘어보인다. 또한 오른심장이 왼심장보다 더 크게 보이고, 앞심실사이고랑이 왼쪽으로 치우쳐 있다. 뒤쪽에서 보면 반대로 심방이 심실보다 크게 보이고 왼심장이 오른심장보다 더 크게 보인다. 이는 심장의 긴축이 수직이 아니라 앞뒤로 비스듬히 기울어져 있고 왼쪽으로 회전해 있다는 것을 의미한다.

2. 심장막 [그림 6-7]

심장막 심막/pericardium 은 가슴안 중앙의 세로칸 속에서 심장과 큰혈관의 시작부위를 감싸고 있다. 심장막은 가슴막이나 복막과 비교해서 튼튼하고 두껍다. 바깥층인 **섬유심장막** 섬유성심막/fibrous pericardium 과 속층인 **장막심장막** 장막성심막/serous pericardium 의 2층으로 이루어져 있다. 장막심장막은 **벽층** 벽측판/parietal layer 과 **내장층** 장측판/visceral layer 의 2층으로 다시 나뉘며, 그 사이에는 **심장막안** 심막강/pericardial cavity 이란 공간이 만들어진다. 장막심장막의 벽층은 섬유심장막 속면에 밀착해 붙어있다. 장막심장막의 내장층은 심장벽의 가장 바깥층에 해당하기 때문에 **심장바깥막** 심외막/epicardium 과 같다.

장막심장막은 심장막과 심장의 마찰을 줄여주어 심장이 매끄럽게 뛸 수 있도록 도와준다. 섬유심장막은 심장의 위치를 고정하고 지지해 주는 동시에 심장이 과도하게 확장되는 것을 막아주는 역할도 한다.

1) 섬유심장막

섬유심장막은 심장막의 바깥층을 이루는 튼튼한 결합조직층이며 주변장기와 일부는 느슨하게, 일부는 단단하게 연결되어 있다.

- 심장으로 들어가고 나오는 큰혈관(대동맥, 허파동맥, 위·아래대정맥)의 바깥막으로 이어진다.

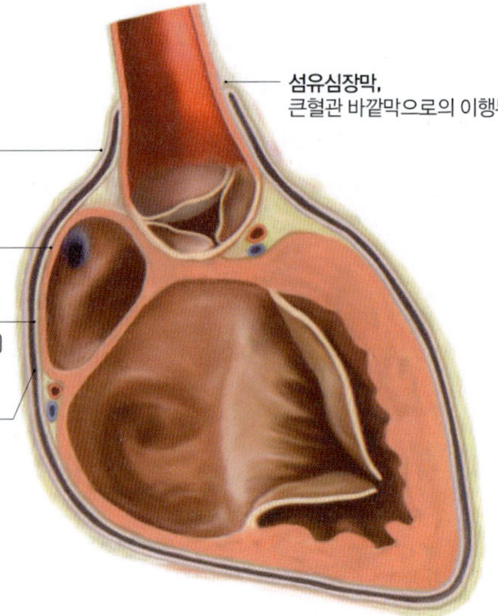

그림 6-7. **심장막의 개념도**

- 앞쪽은 복장뼈의 뒤쪽에 복장심장막인대를 통해 강하게 붙어 있다.
- 아래쪽은 가로막의 중심널힘줄에 강하게 붙어 있다.
- 뒤쪽은 뒤세로칸과 성긴결합조직에 의해 느슨하게 연결되어 있다.

심장가로막동맥 · 정맥 심막횡격동맥 · 정맥/pericardiacophrenic artery · vein (속가슴동맥과 정맥의 가지)이 허파문의 앞쪽에서 심장막의 표면을 내려와 섬유심장막으로 혈액을 공급한다.

2) 장막심장막과 심장막안 (그림 6-8)

장막심장막의 벽층은 대동맥 시작부위 주위에서 뒤집어 접혀져 내장층으로 이어진다. 접힘부분은 2부분으로 나눌 수 있다.

동맥쪽의 접힘부분 | 위쪽에 있으며 대동맥과 허파동맥을 둘러싸고 있다.

정맥쪽의 접힘부분 | 뒤쪽에 있으며 위 · 아래대정맥과 4개의 허파정맥을 둘러싸고 있다.

이 2부분의 장막심장막 접힘부분 사이에는 가로방향으로 통하는 심장막안 통로가 있으며 이를 **가로심장막굴** 심막횡동/transverse pericardial sinus 이라고 한다. 가로심장막굴은 오름대동맥과 허파동맥이 시작되는 부분 바로 뒤쪽에 있다. 외과수술을 할 때 이곳에 손가락을 넣으면 심장에 연결된 동맥들과 정맥들을 무리지어 나눌 수 있다.

정맥 주위의 장막심장막 접힘부분은 위쪽을 향해 주머니처럼 패였으며 그 속에 만들어진 공간을 **빗심장막굴** 심막사동/oblique pericardial sinus 이라고 한다. 심장꼭대기에서 심장의 뒤쪽으로 손가락을 넣어보면 빗심장막굴로 통하게 되며 끝이 막혀있는 것을 알 수 있다.

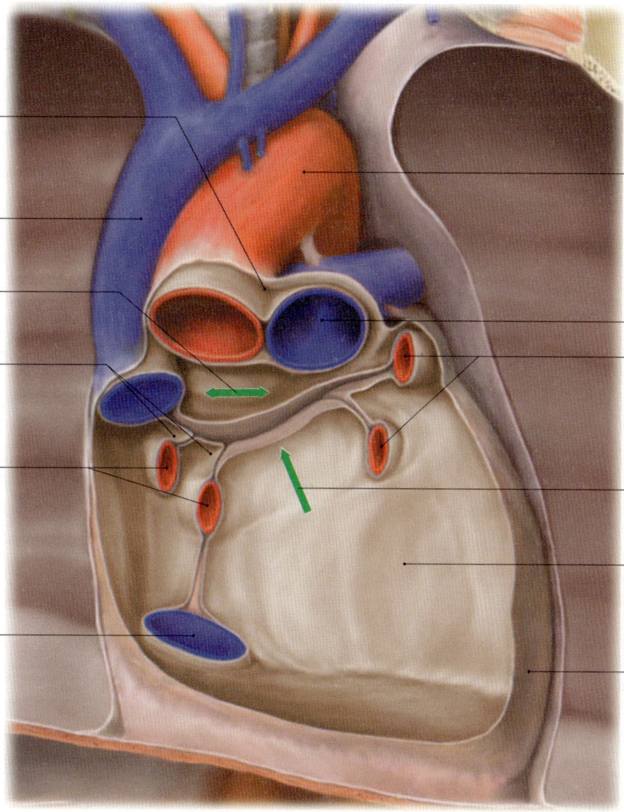

그림 6-8. 심장막의 이어진 틈새

3. 심장: 속

심장은 오른심방과 오른심실, 왼심방과 왼심실의 4개 방실로 이루어져 있다. 심방과 심실 사이에는 오른 · 왼방실판막, 심실에서 나오는 출구에는 허파동맥판막과 대동맥판막이 있어서 혈액의 역류를 막고 있다.

1) 오른심방 (그림 6-9, 10)

오른심방 우심방/right atrium 은 심장의 오른위부분을 차지하고 있으며, 온몸에서 나온 혈액을 운반하는 위대정맥과 아래대정맥이 들어올 뿐 아니라, 심장벽의 혈액이 배출되는 심장정맥굴도 들어온다. 오른심방의 혈액은 오른심실로 흘러들어간다. **위대정맥구멍** 상대정맥구/opening of superior vena cava 은 오른심방의 뒤위부분에, **아래대정맥구멍** 하대정맥구/opening of inferior vena cava 은 뒤아래부분에 있다. 오른심실로 연결되는 **오른방실구멍** 우방실구/right atrioventricular orifice 은 앞안쪽에 있고 **삼첨판막** 삼첨판/tricuspid valve (**오른방실판막** 우방실판/right atrioventricular valve)에 의해 닫혀있다. 아래대정맥구멍과 오른방실구멍 사이에 있는 뒤벽에는 **심장정맥굴구멍** 관상정맥동구/opening of coronary sinus 이 보인다. 아래대정맥

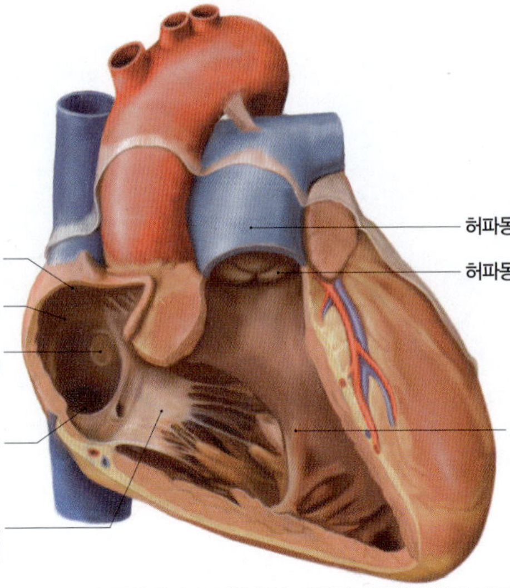

그림 6-9. **오른심방과 오른심실의 속공간, 앞쪽**(앞벽이 제거되어 있는 상태)

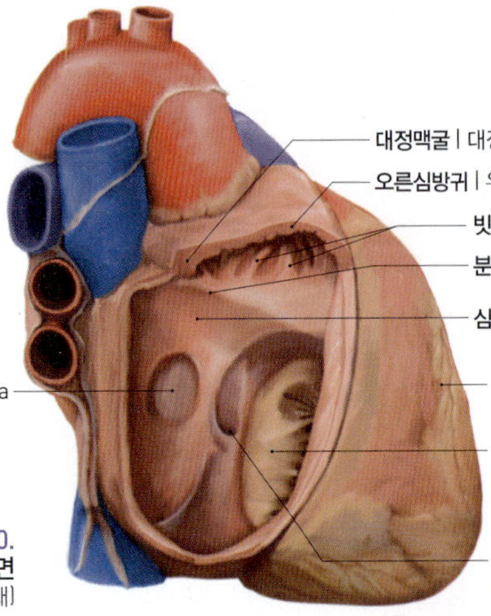

그림 6-10.
오른심방의 속공간, 오른가쪽면
(가쪽벽이 세로로 잘려져 있는 상태)

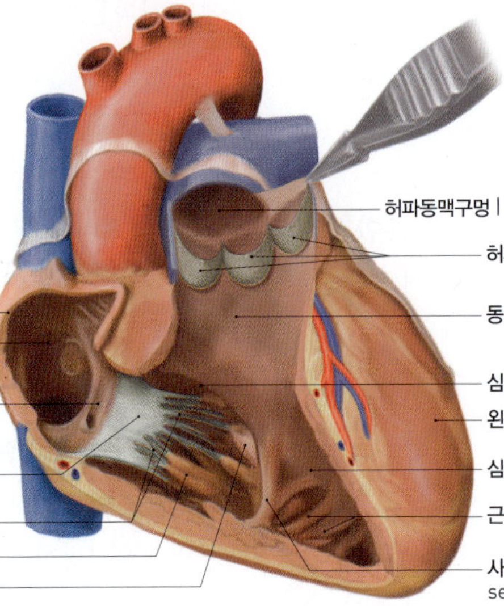

그림 6-11. **오른심실과 허파동맥의 속공간, 앞쪽**(앞벽이 제거되어 있는 상태)

구멍의 앞부분에서 보이는 **아래대정맥판막** 하대정맥판/valve of inferior vena cava 과 심장정맥굴구멍의 아래부분에서 보이는 **심장정맥굴판막** 관상정맥동판/valve of coronary sinus 은 모두 불완전한 작은 반원판막주름 모양을 띠고 있으며 배아기의 정맥굴판막의 흔적이다.

오른심방은 벽의 성질이 다른 2부분으로 나뉘며 양쪽의 경계는 심방 속에서 **분계능선** 분계능/crista terminalis, 바깥에서 **분계고랑** 분계구/sulcus terminalis 으로 보인다.

대정맥굴 대정맥동/sinus of venae cavae | 오른심방의 뒤쪽에 있고 매끈하고 얇은 벽을 가지고 있으며 위대정맥과 아래대정맥이 연결되어 있다. 배아의 오른정맥굴이 심방으로 흡수되어 생긴 부분이다.

오른심방귀 우심이/right auricle | 오른심방의 앞부분에 해당하고 **빗살근** 즐상근/pectinate muscle 으로 불리는 근육섬유다발의 융기가 안쪽면에 보이며, 그것이 앞쪽으로 튀어나와서 대동맥의 시작부분을 덮고 있다. 배아기의 원시심방에서 유래한 것이며 고유심방이라고도 한다(그림 6-5).

오른심방의 왼뒤쪽에 있는 벽은 왼심방과 칸을 나누는 심방사이막이다(그림 6-18). 여기서 보이는 타원형으로 얕게 패인 **타원오목** fossa ovale 은 태아기에 있는 타원구멍의 흔적이다.

2) 오른심실 (그림 6-9, 11)

오른심실 우심실/right ventricle 은 심장의 아래부분을 차지하고 있으며 오른심방에서 나온 혈액을 받아들여 허파동맥으로 혈액을 보낸다. **오른방실구멍** 우방실구/right atrioventricular orifice 은 오른심실의 뒤위쪽에 있으며 **허파동맥구멍** 폐동맥구/opening of pulmonary trunk 은

X선 사진으로 보는 심장혈관 음영

심장을 잘 관찰하기 위한 가슴부위의 X선 촬영은 환자의 등쪽에 X선 발생장치를 두고 배쪽에 센서나 필름을 놓고 촬영한다. 촬영한 사진은 환자와 마주보는 방향으로 해석한다. 가슴X선 사진을 보면 공기로 가득 찬 양쪽 허파구역 사이에 세로칸 속의 심장과 큰혈관이 만드는 **심장혈관 음영**(cardiovascular shadow)이 보인다. 정상적인 심장혈관 음영과 그 윤곽을 만드는 구조를 이해해 두면 비정상적인 심장혈관 음영으로 질환이나 기능 이상을 판단하는 데 도움이 된다.

오른모서리는 2개의 활꼴로 이루어져 있으며 첫째활은 위대정맥, 둘째활은 오른심방의 음영이다.

왼모서리는 4개의 활꼴로 이루어져 있으며 첫째활은 대동맥활, 둘째활은 허파동맥, 셋째활은 왼심방귀, 넷째활은 왼심실의 음영이다.

● 가슴X선 정면사진(등에서 배쪽을 향해 촬영)

(쥰텐도대학 의학부 의학교육연구실 종합진료과 단바라 타카시 교수 제공)

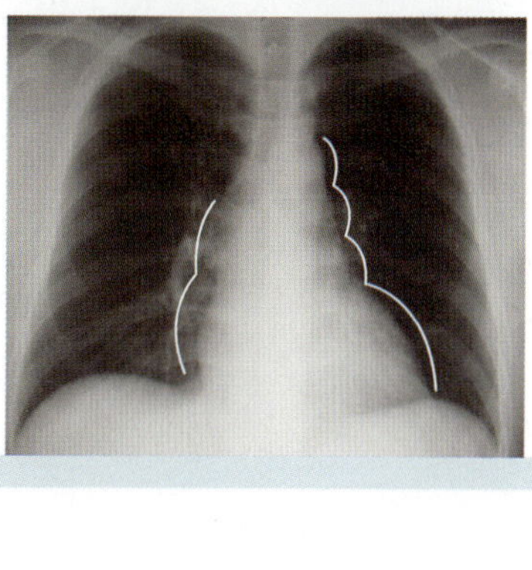

앞위쪽에 있고 허파동맥판막에 의해 닫힌다. 허파동맥구멍이 시작되는 부위와 오른심실이 이어지는 부분을 **동맥원뿔** 동맥원추/conus arteriosus 이라고 부르고 속면이 매끈하다. 근육기둥이 있는 다른 오른심실벽 부분과 구분되며 그 경계는 **심실위능선** 심실상릉/supraventricular crest 이 만든다. 오른심실의 앞쪽에는 앞벽, 오른뒤쪽에는 뒤벽이 있으며 왼뒤쪽의 심실사이막은 오른심실의 안쪽으로 볼록하다(그림 6-18).

오른심실 속면에는 **근육기둥** 육주/trabeculae carneae 이라는 불규칙한 그물 모양의 근육이 울퉁불퉁하게 넓게 관찰된다. 그 일부는 심실 속으로 튀어나와 있어 이를 **꼭지근** 유두근/papillary muscle 이라고 한다. 끝부분에는 **힘줄끈** 건삭/chordae tendineae 이라는 섬유질 끈이 붙어서 삼첨판막에 이어져 있다(그림 6-15). 꼭지근은 오른심실의 부위에 따라 앞 · 뒤 · 사이막꼭지근으로 나뉜다. 앞벽에서 나타나는 앞꼭지근이 가장 크고 잘 보인다. 뒤벽에서 나타나는 뒤꼭지근은 1~3개가 있으며 심실사이막에서 나타나는 사이막꼭지근은 작거나 없는 경우도 있다.

심실사이막의 아래부분에서 앞꼭지근의 밑부분을 향해 옆으로 달리는 작은 근육기둥이 있으며 이를 **사이막모서리기둥** 중격연주/septomarginal trabecula 이라고 한다. 이곳은 심장전도계통의 일부인 방실다발의 오른다발이 오른심실의 앞벽으로 지나가는 중요한 통로이다.

3) 왼심방 (그림 6-12~14)

왼심방 좌심방/left atrium 은 심장의 뒤위부분을 차지하고 있으며 양쪽 허파에서 2개씩 총 4개의 허파정맥을 통해 혈액을 받아들이고 왼심실로 내보낸다. 허파정맥이 연결되어 있는 부분은 왼심방의 뒤벽위쪽의 양가쪽에 있다. 왼심실로 연결되는 **왼방실입구** 좌방실구/left atrioventricular orifice 는 앞아래쪽에 있으며 **승모판막** 승모판/mitral valve (**왼방실판막** left atrioventricular valve)에 의해 닫혀있다.

왼심방의 뒤쪽은 벽이 매끄러우며 앞쪽에 있는 **왼심방귀** 좌심이/left auricle 의 속에는 빗살근이 튀어나와 있다. 왼심방의 뒤쪽과 왼심방귀 사이에 명확한 경계는 없다. 왼심방의 앞오른쪽 벽은 심방사이막으로 되어 있으며 오른심방에 밀착되어 있다. 심방사이막 중앙부분에는 오른심방의 타원구멍으로 통하던 일차사이막의 원형 틈새가 보이며, 이차사이막에 의해 막혀있다(그림 6-18). 이차사이막의 아래쪽은 발생단계에서 타원구멍판막 역할을 한다.

4) 왼심실 (그림 6-12~14)

왼심실 좌심실/left ventricle 은 심장의 왼아래부분을 차지하며 왼심방에서 나온 혈액을 받아들이고 대동맥으로 보낸다. 왼방실입구는 왼심실의 뒤위쪽에 있으며 **대동맥구멍** 대동맥구/aortic orifice 은 오른위쪽에 있어서 대동맥판막에 의해 닫혀있다. 대동맥구멍에서

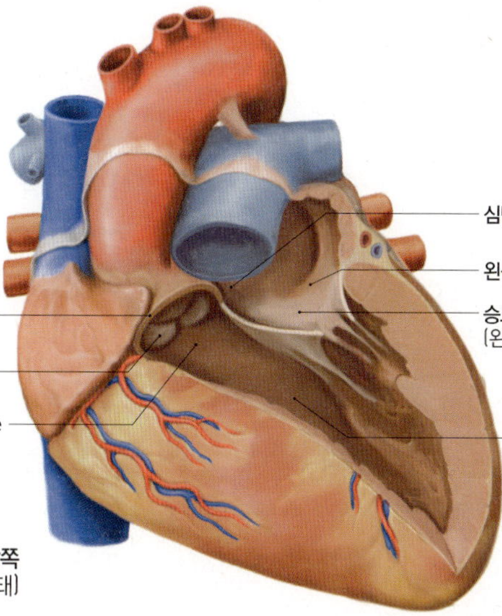

그림 6-12. **왼심방과 왼심실의 속공간, 앞쪽**
(앞벽이 제거되어 있는 상태)

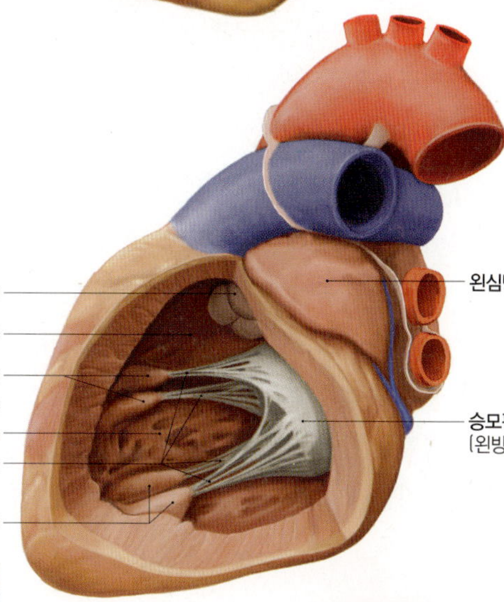

그림 6-13. **왼심실, 왼가쪽면**
(심실벽의 일부가 제거되어 있는 상태)

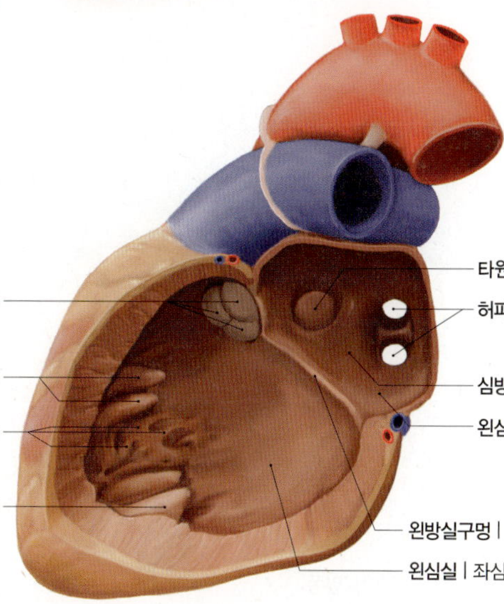

그림 6-14. **왼심방과 왼심실, 왼가쪽면**
(심방벽과 심실벽의 일부가 제거되어 있는 상태)

가까운 부분에 **대동맥안뜰** 대동맥전정/aortic vestibule 이라는 매끈한 면을 가진 부분이 있으며 심실벽의 다른 부분과 명확한 경계는 없다. 왼심실에는 앞벽과 뒤벽이 있으며, 오른앞쪽에 심실사이막이 있다.

왼심실의 벽은 오른심실에 비해 2~3배 두껍다. 왼심실의 속면은 오른심실과 마찬가지로 근육기둥과 꼭지근이 있으며 울퉁불퉁하다. 앞벽과 뒤벽에는 각각 앞꼭지근과 뒤꼭지근이 있으며, 꼭지근의 끝부분과 승모판막의 첨판 사이를 힘줄끈이 연결하고 있다.

5) 삼첨판막과 승모판막 (그림 6-15)

오른방실입구는 **삼첨판막** 삼첨판/tricuspid valve (**오른방실판막** 우방실판/right atrioventricular valve)에 의해, 왼방실입구는 **승모판막** 승모판/mitral valve (**왼방실판막** 좌방실판/left atrioventricular valve)에 의해 닫혀있어서 심실에서 심방으로의 역류를 막아준다. 판막에서 튀어나와 있는 부분은 **첨판** 첨/cusp 이라고 부르며, 삼첨판막은 3개(앞첨판, 뒤첨판, 사이막첨판), 승모판막은 2개(앞첨판, 뒤첨판)의 첨판을 지니고 있다. 방실구멍 주변에는 **섬유고리** 섬유륜/fibrous ring 라고 불리는 고리 모양의 치밀결합조직이 있어서 판막구멍의 모양을 유지하는 동시에 첨판의 바닥이 붙어있다(그림 6-19). 첨판 자유모서리의 심실쪽에는 여러 개의 힘줄끈이 붙어있어서 심실벽의 꼭지근에 연결되어 있다. 심실의 확장기에는 방실판막첨판이 심실쪽으로 열리면서 혈액이 심방에서 심실로 들어온다. 심실의 수축기에는 심실의 근육이 수축해서 심실 압력이 상승하고 방실판막은 심방을 향해 밀려 올라간다. 심실 수축 바로 전에 꼭지근이 수축하기 시작하여 힘줄끈의 장력을 유지하며, 당겨진 힘줄끈에 의해 판막이 뒤집히는 것을 막고 있다. 첨판에 붙은 힘줄끈은 여러 개의 꼭지근에 여러 각도로 붙어 있어 닫힌 첨판 사이에 틈새가 생기는 것을 막고 있다.

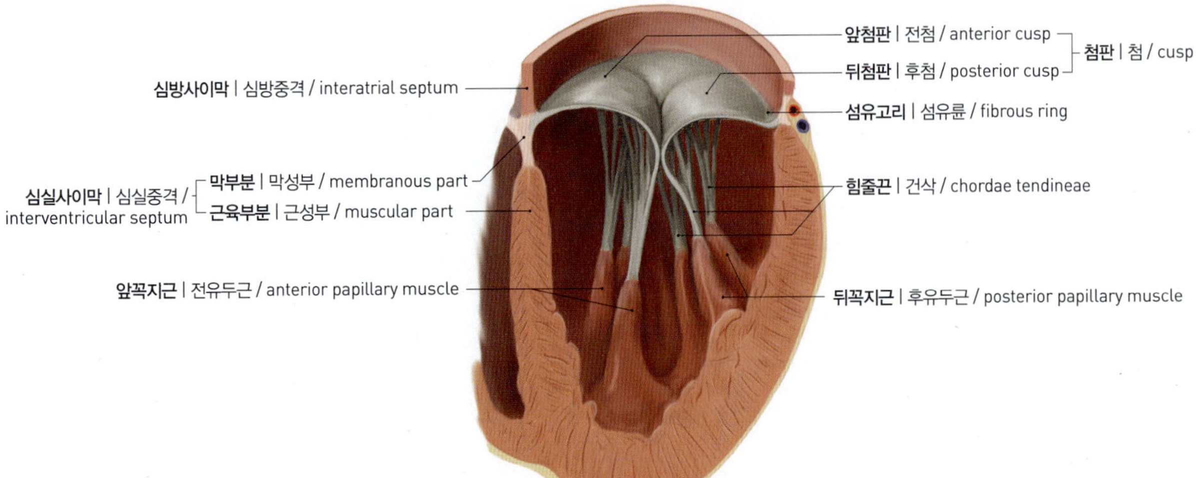

그림 6-15. 승모판막(왼방실판막), 앞쪽

심장판막증

심장판막은 1분당 60회 이상 열리고 닫히며 5 L 이상의 혈액을 통과시킨다. 역류를 막고 있는 심장판막에서 일어나는 다양한 이상을 **심장판막증**(valvular heart disease)이라고 한다. 심장판막증은 혈압이 높은 왼심장의 승모판막과 대동맥판막에서 일어나는 경우가 많다.

심장판막은 열리고 닫히면서 혈류를 통과시키거나 멈추도록 하기 때문에 심장판막의 이상에는 다음의 2가지 형태가 있다.

- **협착**(stenosis): 판막이 충분히 열리지 못해서 혈류가 방해를 받는다.
- **역류**(regurgitation): 판막이 완전히 닫히지 않아서 혈액이 역류한다.

승모판막협착(mitral stenosis, MS), **승모판막역류**(mitral regurgitation, MR), **대동맥판막협착**(aortic stenosis, AS), **대동맥판막기능부족**(aortic insufficiency, AI)의 4종류가 많이 일어난다. 2개의 판막에 걸쳐 이상이 일어나거나 2종류가 같이 일어나는 경우도 있다. 원인으로는 류머티즘으로 인한 것이 많고 동맥경화로 인한 석회화로 인한 것이나 원인불명인 것도 있다.

심장판막증은 혈액의 흐름에 와류가 발생해서 진동이 일어나므로 **심장잡음**(heart murmur)을 들을 수 있다. 협착은 좁은 통로로 혈액이 흘러갈 때 심장잡음이 발생한다. 역류는 덜 닫힌 틈새로 혈액이 거꾸로 흐를 때 심장잡음이 발생한다. 승모판막으로 인한 심장잡음은 심장꼭대기 근처에서, 대동맥판막으로 인한 심장잡음은 복장뼈 오른모서리의 둘째갈비사이공간 근처에서 잘 들린다. 이 때문에 어느 부위에서 어느 시기(확장기, 수축기)에 들리는지에 따라 판막증의 부위와 종류를 구별할 수 있다.

심장판막증은 외과수술로 치료한다. **판막성형술**(valvuloplasty)은 역류나 기능부족에 대해 판막이 잘 닫혀 기능하도록 모양을 만들어준다. **판막치환**(valve replacement)은 인공판막이나 생체판막을 이용해서 이상이 있는 판막을 바꿔준다.

6) 허파동맥판막과 대동맥판막 (그림 6-16)

허파동맥구멍은 **허파동맥판막** 폐동맥판/pulmonary valve 에 의해 닫히고, 대동맥구멍은 **대동맥판막** 대동맥판/aortic valve 에 의해 닫혀서 혈액이 동맥에서 심실로 역류하는 것을 막아준다. 판막은 **반달첨판** 반월판/semilunar cusp 으로 이루어져 있고, 허파동맥판막은 왼·오른·앞반달첨판을 가지고 있으며 대동맥판막은 왼·오른·뒤반달첨판을 가지고 있다.

허파동맥판막과 대동맥판막은 기본구조가 비슷하다. 허파동맥구멍과 대동맥구멍 주변에는 섬유고리가 있어서 판막구멍의 모양을 유지하는 동시에 반달첨판의 바닥부분이 붙어 있다(그림 6-19). 반달첨판의 자유모서리는 위쪽을 향해 말려 있으며, 그 자유모서리의 중앙 끝부분은 약간 두터워져 있어 **반달첨판결절** 반월판결절/nodule of semilunar cusp 이라 하고 나머지 자유모서리부분을 **반달첨판조각** lunules of semilunar cusps 이라 한다. 각 반달첨판 위에는 **허파동맥굴** 폐동맥동/sinus of pulmonary trunk 또는 **대동맥굴** 대동맥동/aortic sinus 이 만들어진다. 심실의 수축기가 끝나면 동맥에서 되돌아온 혈액이 허파동맥

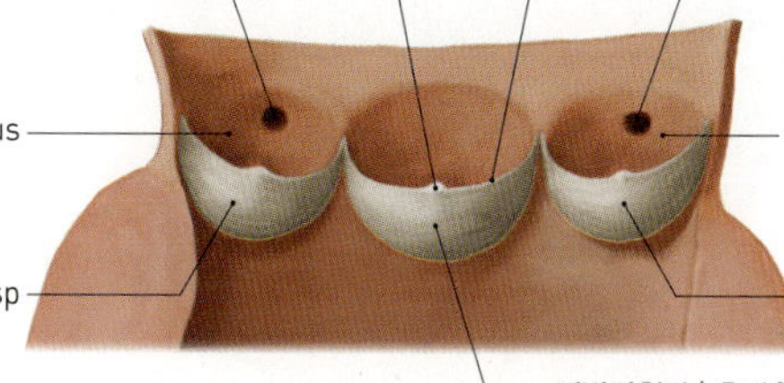

그림 6-16. **대동맥판막**(대동맥과 왼심실의 앞벽을 잘라서 좌우로 벌린 상태)

굴과 대동맥굴을 채우면서 반달첨판을 닫히게 하고 심실로 혈액이 역류되는 것을 막는다. 대동맥굴 중 2부분(오른대동맥굴, 왼대동맥굴)에는 **오른 · 왼심장동맥** 우 · 좌관상동맥/right · left coronary artery 이 연결되는 부분이 있다.

4. 심장: 구조

1) 심장벽 (그림 6-17)

심장의 벽은 심장속막, 심장근육층, 심장바깥막의 3층으로 구성되어 있다.

심장속막 심내막/endocardium | 심장의 속을 덮고 있는 얇은 층이며 단층의 내피세포와 얇은 결합조직으로 이루어져 있다. 방실구멍과 동맥구멍의 판막(삼첨판막, 승모판막, 허파동맥판막, 대동맥판막)은 두터운 결합조직 위에 내피세포가 덮인 주름이다.

심장근육층 심근층/myocardium | 심장벽의 대부분을 이루는 층이며 심장근육조직으로 이루어져 있다. 심장근육의 두께는 각 방실이 처리하는 양에 따라 다르다. 심방은 혈액을 심실로만 보내면 되기 때문에 비교적 얇고 심실은 심장 바깥으로 혈액을 밀어내야 하기 때문에 두껍게 되어 있다. 특히 왼심실은 높은 혈압으로 온몸순환을 담당해야 하기 때문에 오른심실보다 훨씬 두꺼운 벽을 가지고 있다.

심장바깥막 심외막/epicardium | 심장의 바깥 표면을 덮고 있는 층이며, 표면의 장막과 지방이 풍부한 결합조직층으로 이루어져 있다. 장막은 장막심장막의 내장층에 해당한다.

2) 심방사이막과 심실사이막 (그림 6-18)

오른심방과 왼심방은 **심방사이막** 심방중격/interatrial septum 에 의해 나뉘어져 있다. 심방사이막의 오른앞쪽에 오른심방, 왼뒤쪽에 왼심방이 위치하고 있다. 심방사이막의 오른

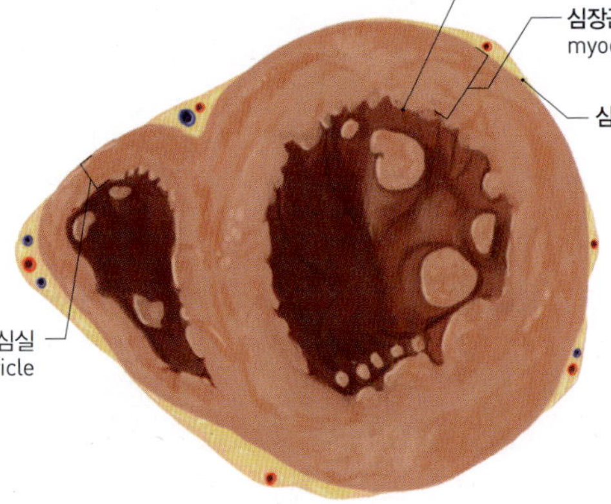

그림 6-17. **심실벽**(바닥면에 평행한 가로단면)

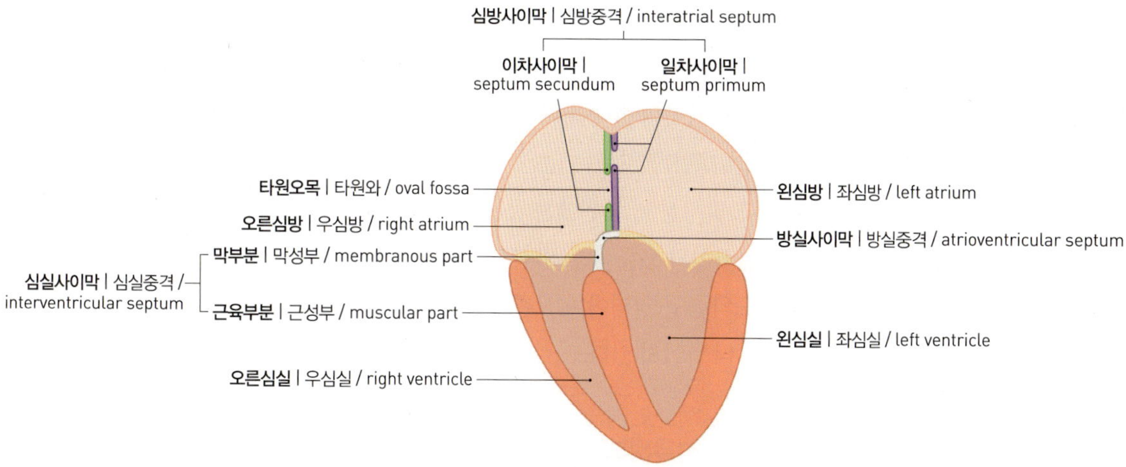

그림 6-18. **심방사이막과 심실사이막**(앞머리단면, 모식도)

심방 쪽에는 **타원오목** 타원와/oval fossa 이라고 하는 얕게 패인 곳이 있으며, 그 위쪽의 모서리(타원오목둘레)는 특히 뚜렷하다. 타원오목은 태아기에는 타원구멍이라는 창으로 되어 있다. 타원구멍은 혈액이 허파를 통하지 않고 오른심방에서 왼심방으로 가는 2개의 지름길 중의 하나이다. 심방사이막은 태생 4주 말기 정도에 천정에서 내려온 일차사이막과 그 후에 오른심방이 확장되어 발생한 이차사이막의 2가지가 합쳐져 이루어져 있다. 타원구멍은 그 사이에 생긴 구멍이며 오른쪽에서 왼쪽으로 통과해 빠져나가는 일방통행의 판막처럼 작동하고 있다.

심장근육의 조직구조와 기능

심장벽을 만드는 **심장근육**(cardiac muscle)은 신체를 움직이는 **뼈대근육**(skeretal muscle)이나 소화관이나 혈관벽을 만드는 **민무늬근육**(smooth muscle)과는 다른 성질을 지니고 있다.

뼈대근육과 심장근육은 현미경으로 보면 근육섬유 안에 가로줄무늬가 관찰되기 때문에 **가로무늬근육**(striated muscle)이라고 한다. 이는 근육세포 속 근육잔섬유(액틴과 미오신)의 규칙적인 배열에 의한 것으로 이로 인해 근육길이의 변화가 한정되지만, 강한 수축력을 발휘한다. 뼈대근육은 운동신경종말이 연접을 만들며 중추에서 나온 지시에 따라 수축하기 때문에 **수의근육**(voluntary muscle)이라고 한다. 이에 비해 심장근육과 민무늬근육의 수축은 운동신경에 의존하지 않기 때문에 **불수의근육**(involuntary muscle)이라고 한다.

심장근육세포(cardiac muscle cell)는 뼈대근육처럼 1개의 세포가 길고 큰 원기둥 모양의 섬유를 만드는 것이 아니라 여러 개의 세포가 모여서 가지를 만들며 연결되어 근육섬유를 이루고 있다. **심장근육섬유**(cardiac muscle fiber)에는 군데군데 사이원반이 있어서 이웃심장근육세포를 나누고 있다. **사이원반**(intercalated disc)은 이웃해 있는 심장근육세포가 닿아 있는 면에 있으며, 부착반점과 틈새이음이라고 하는 2종류의 접착장치를 포함하고 있다. **부착반점**(desmosome)은 세포 속의 잔기둥과 연결되어 심장근육세포 사이를 단단히 잡아 힘을 전달하는 역할을 한다. **틈새이음**(gap juction)은 세포 사이에서 이온이나 작은 물질을 전달하며 심장근육세포 사이에서 흥분을 전달하는 역할을 한다. 이와 같이 심장근육세포가 힘과 정보를 인접해 있는 심장근육세포로 전달함으로써 심장근육 전체가 같이 움직일 수 있게 된다.

● 심장근육세포

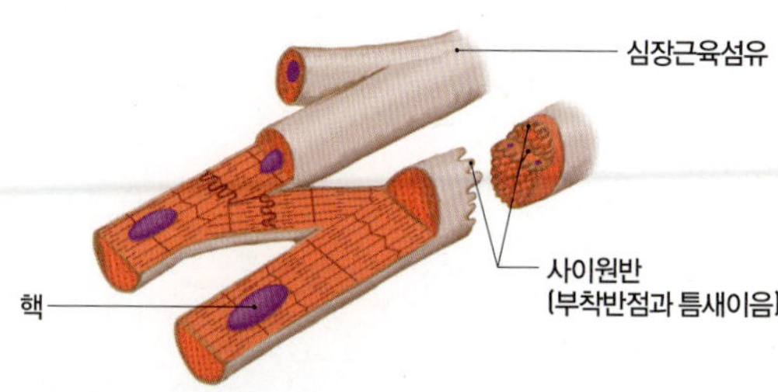

오른심실과 왼심실은 **심실사이막** 심실중격/interventricular septum 에 의해 나뉘어져 있다. 오른심실이 왼심실의 오른앞쪽에 위치해 있으며, 심실사이막은 오른심실을 향해 불거져 있다. 심실사이막의 아래쪽 대부분은 두꺼운 심장근육층으로 이루어져 있으며, 근육부분이라고 한다. 위쪽 일부는 얇은 막 모양으로 되어 있어 **막부분** 막성부/membranous part 이라고 한다. 막부분 바로 위에는 같은 막 모양의 **방실사이막** 방실중격/atrioventricular septum 이 있어서 왼심실과 오른심방을 나누고 있다. 막부분과 방실사이막은 왼심실에서 보면 지름 1 cm 정도의 둥근 영역이며, 오른심장에서 보면 삼첨판막의 사이막첨판 부착부분에 의해 위아래로 나뉘어져 있다.

3) 심장의 섬유뼈대 (그림 6-19)

심장의 **섬유뼈대** 섬유성골격/fibrous skeleton of heart (**심장뼈대** cardiac skeleton)는 심방과 심실의 경계면에 있는 치밀결합조직의 모임이며, 4개의 섬유고리와 2개의 섬유삼각으로 구성되어 있다. 심장뼈대는 심방과 심실의 심장근육섬유 부착부위를 만드는 동시에 심방근육과 심실근육을 구조적이고 기능적으로 분리하고 있다. 이러한 이유로 심방근육의 흥분은 심실근육으로 직접 전달되지 않는다.

심방을 제거한 심실의 위쪽(심실바닥면)에는 4개의 판막구멍이 보인다(그림 6-19). 가장 앞쪽에 허파동맥구멍, 그 뒤쪽에 대동맥구멍이 있다. 대동맥구멍의 왼뒤쪽에 왼방실구멍, 오른뒤쪽에 오른방실구멍이 있다. 이러한 4개의 판막입구 주변에는 섬유고리라고 하는 고리 모양의 결합조직이 있다. 4개의 섬유고리는 치밀결합조직으로 만들어져 서로 연결되어 있으며, 특히 2군데에서 두꺼운 **섬유삼각** fibrous trigone 을 이루고 있다. 왼섬유삼각은 대동맥구멍과 왼방실구멍 사이의 왼쪽에 있으며 오른섬유삼각은 대동맥구멍과 양쪽 방실구멍 사이에 있다. 오른섬유삼각을 지나가는 **방실다발** 방실속/atrioventric-

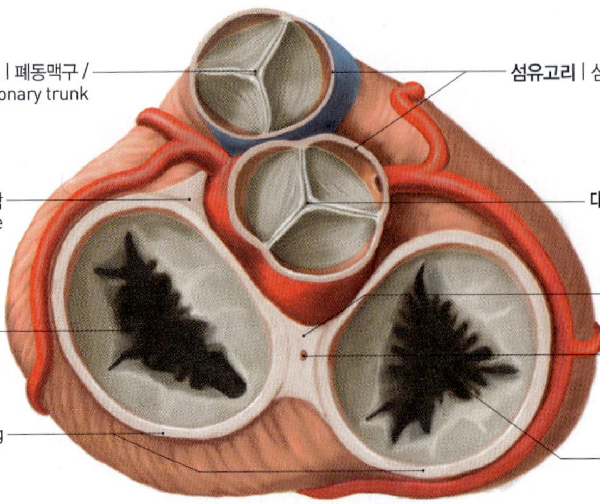

그림 6-19. 심실바닥면

ular bundle (**히스다발** 히스속/bundle of His)은 심방과 심실의 근육을 잇는 유일한 연결로이며 심장전도계통의 일부이다.

4) 심장전도계통(그림 6-20)

심장전도계통 자극전도계/cardiac conduction system 은 주기적으로 전기적 자극을 발생시켜서 심방근육과 심실근육에 시간차를 두고 전달하여 심장이 펌프 역할을 할 수 있도록 한다. 심장전도계통은 특수화된 심장근육세포로 이루어져 있으며 4가지로 나눌 수 있다.

굴심방결절 동방결절/sinoatrial node, SA node (키스-플랙결절 node of Keith-Flack) | 오른심방의 분계고랑 위쪽과 위대정맥이 만나는 지점에 있으며, 심장바깥막 바로 아래의 심장근육층 속에 있다. 굴심방결절에서 시작되는 주기적인 흥분이 심방근육에 전달되어 심장수축이 시작되기 때문에 심장의 **박동조율기** pacemaker 라고 한다.

방실결절 atrioventricular node, AV node (타와라결절 node of Tawara) | 오른심방의 심장정맥굴구멍 위쪽끝과 심방사이막의 뒤아래쪽 심장속막 바로 아래의 심장근육층 속에 있다. 심방근육에 넓게 퍼져있는 전기신호가 방실결절에 전달된다. 방실결절에서 전도속도가 늦춰지기 때문에 심방근육의 수축과 심실근육의 수축 사이에 시간차이가 발생한다.

방실다발 방실속/atrioventricular bundle, AV bundle (히스다발 bundle of His) | 방실결절에서 앞아래쪽으로 나온 방실다발은 오른섬유삼각을 관통해서 심실사이막 아래모서리 앞쪽으로 뻗어나간다. **왼 · 오른갈래** 좌 · 우각/left · right bundle 로 나뉘어서 근육부분으로 들어간 후 심실사이막 양면을 따라 아래쪽으로 내려간다. 오른갈래는 사이막모서리기둥을 통과해서 앞꼭지근의 바닥부위에 도달하고 여러 개의 가지로 나뉜다. 왼갈래는 여러 개의

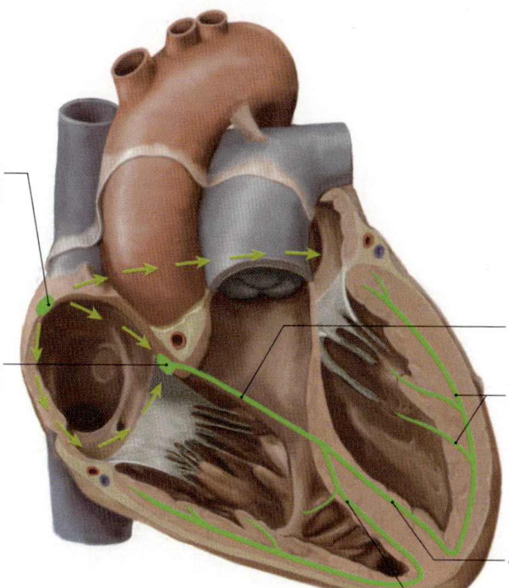

그림 6-20. 심장전도계통

심전도

심전도(electrocardiogram, ECG)는 양쪽 손목과 왼쪽 발목(및 앞~왼가슴벽)에 전극을 붙이고 전극 사이의 전압차를 기록한 것이다. 심전도에는 심장전도계통의 흥분 전달이나 심장근육의 흥분과 회복 등의 전기적 활동이 기록된다. 대표적인 파형은 P파, QRS파, T파이다. 각 파형의 핵심은 다음과 같다.

- P파: 굴심방결절에서 전달된 자극이며 심방근육이 흥분하는 것을 나타낸다.
- PR (PQ)간격: 방실결절에서 흥분전도가 늦는 것을 나타낸다.
- QRS파: 흥분이 방실다발과 푸르킨예섬유를 통해 심실근육으로 퍼져나가는 것을 나타낸다.
- ST파: 심실근육이 흥분하고 있는 상태를 나타낸다.
- T파: 심실근육이 흥분으로부터 회복되는 과정을 나타낸다.

Q파에서 T파가 끝날 때까지(QT시간)는 심실근육이 흥분하고 있는 시간에 해당한다.
심전도에서 심장활동의 다양한 이상을 읽을 수 있다. **부정맥**(arrhythmia)은 굴심방결절이나 자극전달경로의 이상으로 인해 발생한다. QRS의 간격이 변하거나 비정상적인 흥분이 시작되는 부위에 따라 파형도 변한다. **심근경색**(myocardial infarction)인 경우에는 ST부분의 전압이 상승하고 Q파나 T파의 모양도 비정상이 된다.

● 심전도

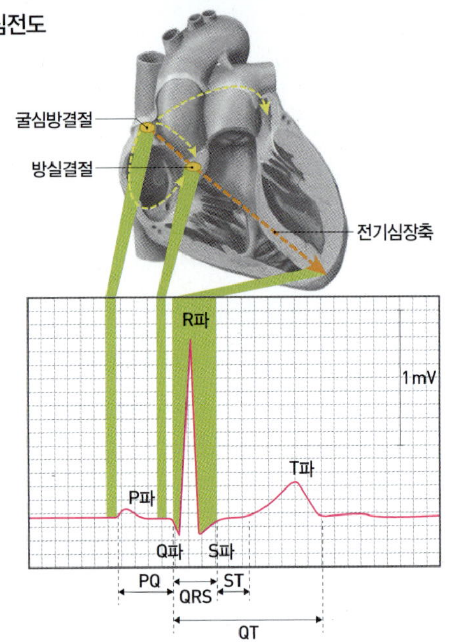

다발로 나뉘어서 심실사이막을 내려가서 여러 개의 가지로 나뉜다.

심장속막밑가지 심내막하지/subendocardial branch (푸르킨예섬유 Purkinje fiber) | 심장전도계통의 마지막 갈림이며 여러 개의 가지로 나뉘어서 심실벽의 심장속막 바로 아래로 뻗어있다. 심장꼭대기에서 심방을 향해 올라가서 양쪽 심실벽의 근육 전체로 흥분을 전달한다.

5. 심장의 혈관

심장은 계속 움직이고 있기 때문에 산소를 많이 요구한다. 심장박출량의 약 5%가 심장 자체로 공급되고 있다. 심장에는 교감신경과 부교감신경이 분포되어 있으며 심장박동수, 수축력, 심장박출량을 조절한다.

1) 심장의 동맥 (그림 6-21)

오름대동맥의 시작부위에 있는 대동맥굴에서 2개의 심장동맥이 시작된다.

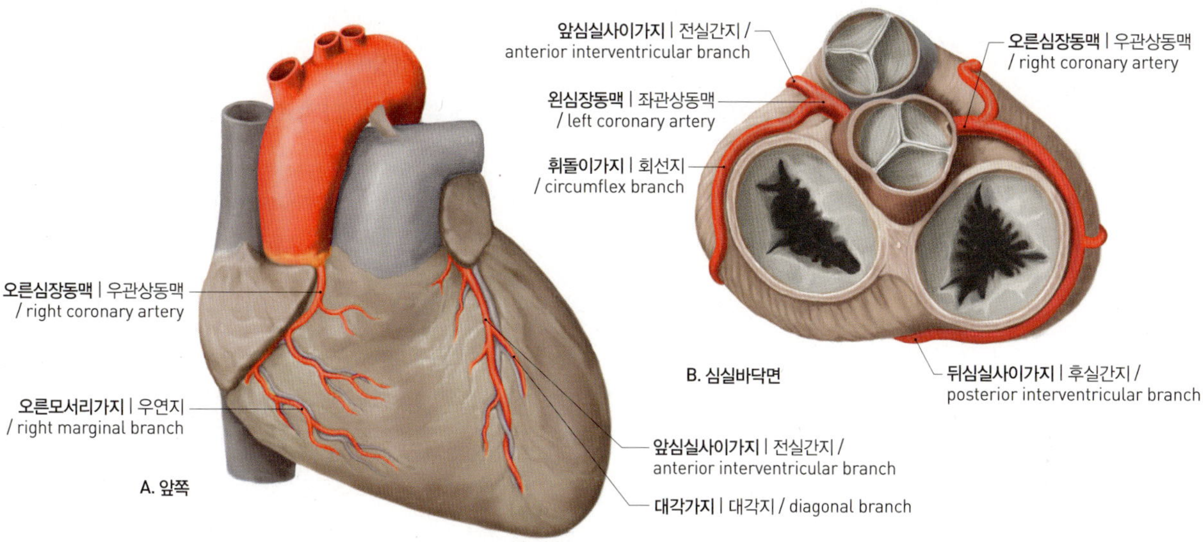

그림 6-21. 심장동맥

오른심장동맥 우관상동맥/right coronary artery | 오른심장동맥은 오름대동맥의 오른대동맥굴에서 시작해서 앞쪽으로 달린다. 오른심방귀와 허파동맥 사이를 빠져나가 오른심방과 오른심실 사이의 방실사이고랑으로 들어가서 심장 주위를 한 바퀴 돌아서 뒤쪽에 도달한다. 많은 가지로 갈라지며 그중에서 중요한 가지로는 다음과 같은 것들이 있다.

- 오른심장동맥에서 갈라져 나온 최초의 심방가지는 오른심방귀와 오름대동맥 사이를 통해 오른심방으로 향한다. 약 60%의 비율로 이곳에서 굴심방결절에 영향을 주는 **굴심방결절가지** 동방결절지/sinuatrial nodal branch 가 갈라진다.
- 심장의 아래모서리 근처에서 **오른모서리가지** 우연지/right marginal branch 가 갈라지고 심장의 아래모서리를 따라 심장꼭대기로 향한다.

허혈심장질환

심장근육은 수축에너지를 얻기 위해 많은 산소를 필요로 한다. 심장동맥을 통해 심장으로 전달되는 산소량과 심장이 필요로 하는 산소량의 여유가 거의 없기 때문에 혈액이 충분히 공급되지 않으면 심장근육은 즉시 산소 부족 상태가 된다.

죽경화증으로 인한 심장동맥의 좁아짐, 혈관민무늬근육의 수축, 혈전 형성 등으로 인해 심장동맥의 혈류량이 적어지거나 막히면 심장근육이 **허혈심장질환**(ischemic heart disease, IHS)을 일으킨다.

허혈심장질환에는 협심증과 심근경색증이라고 하는 2가지 형태가 있다.

협심증(angina pectoris)은 심한 운동이나 정신적 스트레스가 원인이 되어 가슴부위에 강한 통증이나 압박감이 나타난다. 죽경화가 발생한 심장동맥의 속이 좁아져 심장근육의 산소 요구가 증가했을 때 일시적으로 산소부족이 발생한다. 협심증은 휴식이나 니트로글리세린의 복용으로 완화된다.

심근경색증(myocardial infarction)은 혈전 등으로 인해 심장동맥이 갑자기 막혀 혈액의 공급이 차단되어 심장근육이 괴사하는 것을 말한다. 심근경색은 운동 여부와 관계없이 발생한다. 심한 통증이 가슴부위에서 시작해 팔과 몸통 전체로 퍼지며 오랫동안 지속된다.

협심증과 심근경색증 가운데 어느 쪽이라고 단정해서 말할 수 없는 환자도 많기 때문에 종합적으로 허혈심장질환이라고 말하는 경우가 많다. 허혈심장질환은 심장동맥의 혈류를 확보하기 위한 치료가 이루어진다. **심장동맥우회술**(coronary artery bypass grafting)은 속가슴동맥이나 큰두렁정맥을 이용해 대동맥과 막힌 부위 주변의 심장동맥을 연결한다. **심장동맥성형술**(coronary angioplasty)은 카테터를 심장동맥의 막힌 부위에 넣고 풍선을 팽창시켜서 속공간을 넓히거나 스텐트라고 불리는 그물망 구조의 보형물을 넣는 것이다.

- 오른심장동맥은 약 2/3의 비율로 뒤심실사이고랑에 도달해서 **뒤심실사이가지** 후실간지/posterior interventricular branch 가 되어 심장꼭대기로 향한다. 뒤심실사이가지는 심실사이막의 뒤쪽 1/3과 방실결절에 분포하는 가지로 갈라진다.

왼심장동맥 좌관상동맥/left coronary artery | 왼심장동맥은 오름대동맥의 왼대동맥굴에서 시작하여 허파동맥과 왼심방귀 사이로 들어간다. 그리고 그곳에서 2개의 가지(휘돌이가지와 앞심실사이가지)로 갈라진다.

휘돌이가지 회선지/circumflex branch | 왼심방과 왼심실 사이의 방실사이고랑으로 들어가고 심장 주위를 한 바퀴 돌아서 뒤쪽으로 향한다. 휘돌이가지의 가지에는 다음과 같은 것들이 있다.

- 약 40%의 비율로 굴심방결절가지가 나온다.
- 매우 두꺼운 **왼모서리가지** 좌연지/left marginal branch 가 갈라져서 심장 왼모서리를 따라 심장꼭대기로 향한다.
- 휘돌이가지는 약 1/3의 비율로 뒤심실사이고랑까지 도달하고 뒤심실사이가지가 되어 심장꼭대기로 향한다.

앞심실사이가지 전실간지/anterior interventricular branch | 허파동맥의 왼쪽을 돌아서 앞심실사이고랑으로 들어간다. 그 후 앞심실사이고랑을 내려가서 심장꼭대기를 넘어 뒤쪽으로 나와서 뒤심실사이가지와 연결된다.

심장박출량의 조절

심장은 안정 시에 약 70회/분 정도 박동하며(**심장박동수**/heart rate), 약 5 L/분의 혈액을 내보낸다(**심장박출량**/cardiac output). 심한 운동에 의해 심장박동수는 약 200회/분, 심장박출량은 약 25 L/분까지 증가한다. 이 심장박동수와 심장박출량의 증가는 2가지 기전에 의해 일어난다. 하나는 심장박동수와 심장근육의 수축력 조절이며, 다른 하나는 심장으로 되돌아오는 복귀정맥혈류량에 의한 조절이다.

심장박동수와 심장근육의 수축력은 **교감신경**(sympathetic nerve)에 의해 강해진다. 교감신경의 신경절이후섬유에서 나온 노르아드레날린은 굴심방결절을 자극해서 심장박동수를 증가시키고 심장근육의 수축력을 높인다. 교감신경의 자극으로 인해 부신속질에서 나오는 아드레날린은 교감신경의 심장에 대한 작용을 강화한다. 이에 비해 미주신경에서 나온 **부교감신경**(parasympathetic nerve)은 아세틸콜린을 방출해서 심장박동수를 줄이고 심장근육의 수축력을 약화시킨다.

심장근육세포는 늘어나면 더 강하게 수축하는 성질을 가진다(**스탈링의 심장 법칙**/Starling's law of the heart). 복귀정맥혈류량이 증가하면 심장근육이 늘어나서 수축력이 강해지고 심장박출량도 증가해서 균형을 맞춘다. 이 때문에 복귀정맥혈류량이 증가하는 여러 상황에서 심장박출량이 증가한다.

1) 교감신경 자극에 의해 정맥의 민무늬근육이 수축되어 정맥의 저장혈액량이 줄어드는 대신 복귀정맥혈류량이 증가한다.
2) 몸 속 염분량이 증가하면 체액량이 증가하고 순환혈액량이 증가해서 복귀정맥혈류량이 증가한다.
3) 운동으로 팔다리의 근육을 움직이면 근육펌프의 활동으로 정맥혈액이 밀려나와 복귀정맥혈류량이 증가한다.

심한 운동을 하면 이러한 기전이 합쳐져 심장박출량이 4~6배까지 올라간다.

• 앞심실사이가지에서 갈라져 나온 1~2개의 굵은 **대각가지** 대각지/diagonal branch 는 왼심실의 앞쪽을 비스듬히 내려간다.
• 앞심실사이가지에서 심실사이막 앞쪽 2/3에 분포하는 여러 개의 가지로 갈라진다.

2) 심장의 정맥(그림 6-22)

심장벽에서 나온 정맥혈액의 약 2/3는 심장정맥굴로 모여서 오른심방으로 들어가며 나머지 혈액은 심장벽의 작은 정맥을 통해 직접 오른심방으로 들어가거나, 아주 작은 정맥들이 각 방실로 직접 연결되기도 한다.

심장정맥굴 관상정맥동/coronary sinus 은 심장 뒤쪽에 있는 왼방실사이고랑에 있으며 왼쪽에서 오른쪽으로 달려 오른심방으로 들어간다. 심장정맥굴에는 다음과 같은 4개의 큰 정맥이 들어간다.

큰심장정맥 대심장정맥/great cardiac vein | 심장 앞쪽의 심장꼭대기 근처에서 **앞심실사이정맥** 전실간정맥/anterior interventricular vein 으로 시작하여 심장동맥의 앞심실사이가지와 함께 위로 올라가고 방실사이고랑으로 들어가 큰심상정맥이 된다. 그 후 왼심장동맥의 휘돌이가지와 함께 뒤쪽에 도달해서 굵어진 심장정맥굴로 바뀐다.

중간심장정맥 중심장정맥/middle cardiac vein | 심장 뒤쪽의 심장꼭대기에서 시작하며 오른심장동맥의 뒤심실사이가지와 함께 위로 올라가서 심장정맥굴로 들어간다.

작은심장정맥 소심장정맥/small cardiac vein | 오른심방과 오른심실 사이의 방실사이고랑

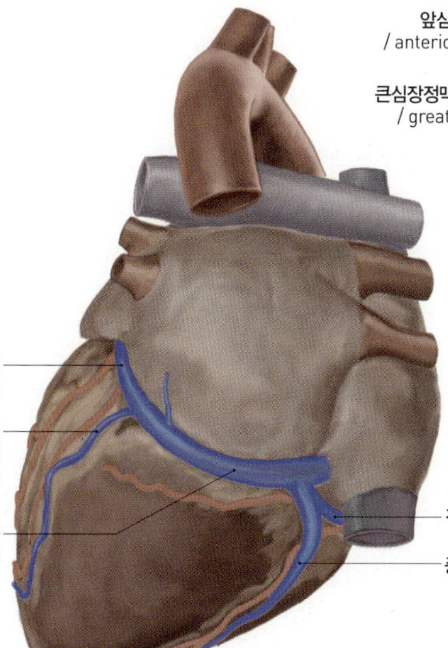

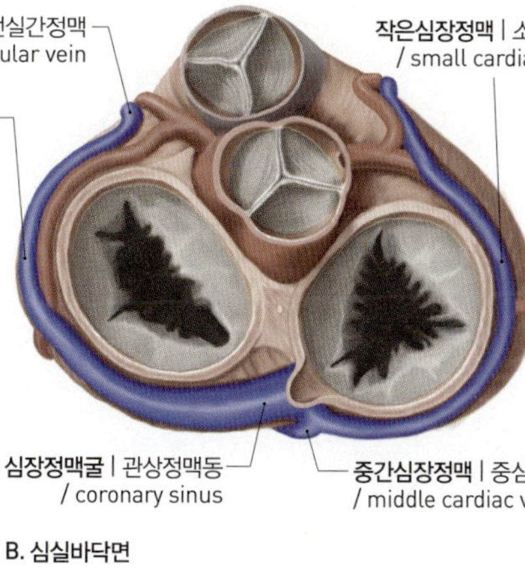

그림 6-22. **심장의 정맥**

에서 시작하며 오른심장동맥과 함께 뒤쪽에 도달해서 심장정맥굴의 오른쪽 끝 부근으로 들어간다.

왼심실뒤정맥 좌심실후정맥/posterior veins of left ventricle | 왼심실 뒤쪽에서 중간심장정맥 바로 왼쪽으로 올라가서 큰심장정맥이나 심장정맥굴로 들어간다.

심장정맥굴을 통하지 않고 직접 심방공간이나 심실공간과 연결되는 것이 몇 가지 있다.

앞심장정맥 전심장정맥/anterior cardiac vein 이라고 하는 1~3개의 작은 정맥은 오른심실 앞쪽에서 시작하며 방실사이고랑을 넘어서 오른심방으로 이어진다.

최소심장정맥 세소심장정맥/smallest cardiac vein 이라고 통칭되는 몇 종류의 정맥들은 심장 근육층에서 직접 심장의 속공간과 연결된다. 오른심방과 오른심실에서 많이 볼 수 있다.

동맥계통 (그림 6-24)

1. 대동맥 (그림 6-23)

심장에서 나온 **대동맥** aorta 은 오름대동맥, 대동맥활, 가슴대동맥, 배대동맥의 4부분으로 구분되며 골반입구에서 갈라져 온엉덩동맥이 된다.

오름대동맥 상행대동맥/ascending aorta | 오름대동맥에서는 오른 · 왼심장동맥가지가 나와 심장벽에 혈액을 보낸다.

대동맥활 대동맥궁/aortic arch | 대동맥활에서는 팔머리동맥, 왼온목동맥, 왼빗장밑동맥으로 갈라진다. 팔머리동맥은 즉시 두 개로 나뉘어서 오른온목동맥과 오른빗장밑동맥이 된다. **온목동맥** 총경동맥/common carotid artery 은 머리부위로 혈액을 보내고 **빗장밑동맥** 쇄골하동맥/subclavian artery 은 팔로 혈액을 보낸다.

가슴대동맥 흉대동맥/thoracic aorta | 가슴대동맥에서는 가슴벽과 세로칸 내장으로 향하는 작은가지가 나온다.

배대동맥 복대동맥/abdominal aorta | 배대동맥에서는 배부위의 소화관, 비뇨기관, 생식샘으로 향하는 내장가지와 몸통벽으로 향하는 작은가지가 나온다. 좌우로 갈라져 **온엉덩동맥** 총장골동맥/common iliac artery 이 되며 골반과 다리로 혈액을 보낸다.

● 대동맥활과 주요 가지

왼심실에서 나온 **오름대동맥** 상행대동맥/ascending aorta 은 심장막안에서 나오자마자 **대동맥활** 대동맥궁/aortic arch 이 되어 위세로칸의 왼뒤쪽으로 올라가다 아래쪽으로 방향을 바꿔서 넷째, 다섯째등뼈 왼쪽에서 **가슴대동맥** 흉대동맥/thoracic aorta 이 된다.

대동맥활은 기관갈림의 앞쪽에서 시작하여 왼기관지 위쪽을 넘어 뒤쪽으로 내려가 기관갈림 바로 위의 기관 왼쪽에서 끝난다. 대동맥활 위모서리에서 3개의 가지가 나오며, 가지가 나오는 곳 바로 앞을 왼팔머리정맥이 가로지르고 있다.

대동맥활의 첫째가지는 **팔머리동맥** 완두동맥/brachiocephalic trunk 이며 복장뼈자루의 뒤쪽 대동맥활에서 시작해 오른뒤쪽을 향해 올라간다. 팔머리동맥은 오른복장빗장관절 높이에서 2개로 갈라져 **오른온목동맥** 우총경동맥/right common carotid artery 과 **오른빗장밑동맥** 우쇄골하동맥/right subclavian artery 이 된다.

대동맥활의 둘째가지는 **왼온목동맥** 좌총경동맥/le common carotid artery 이며 팔머리동맥 이는 곳 바로 왼쪽에서 시작된다. 위세로칸 안에서는 기관의 왼쪽을 따라 올라간다.

대동맥활의 셋째가지는 **왼빗장밑동맥** 좌쇄골하동맥/le subclavian artery 이며 왼온목동맥 이는 곳 바로 왼쪽에서 시작된다. 위세로칸 안에서는 왼온목동맥과 함께 기관의 왼쪽을 따라 올라간다.

오른 · 왼온목동맥은 머리와 목의 오른쪽 절반과 왼쪽 절반에 혈액을 공급하는 동맥이다. 오른 · 왼빗장밑동맥은 오른팔과 왼팔에 혈액을 공급하는 동맥이다.

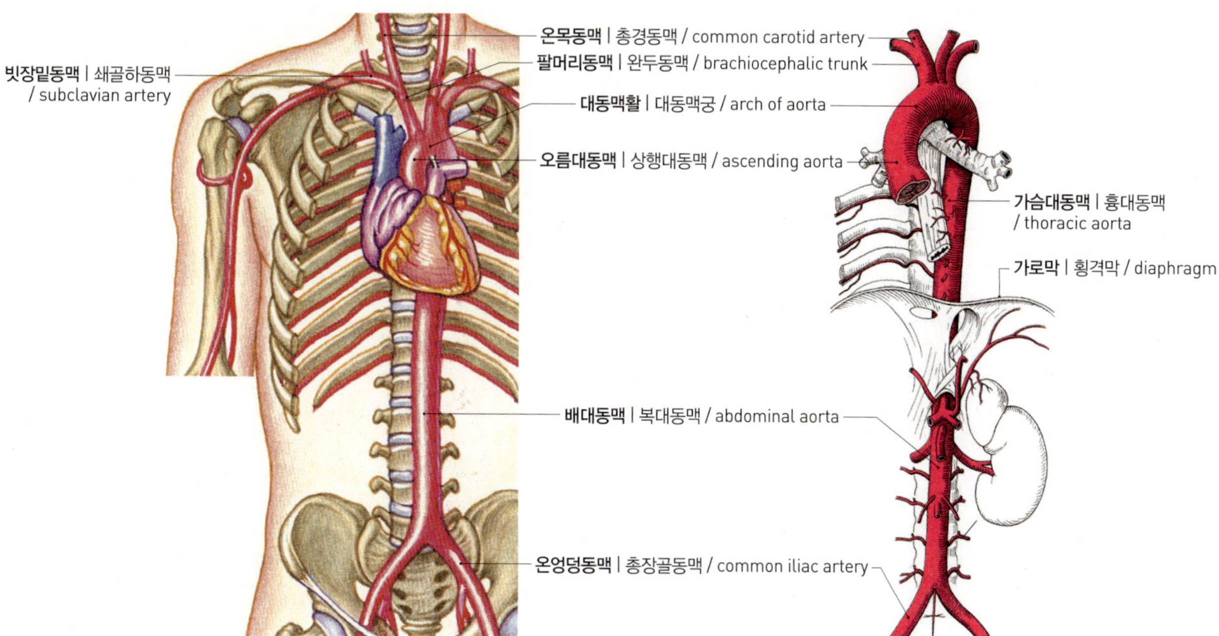

그림 6-23. 대동맥가지

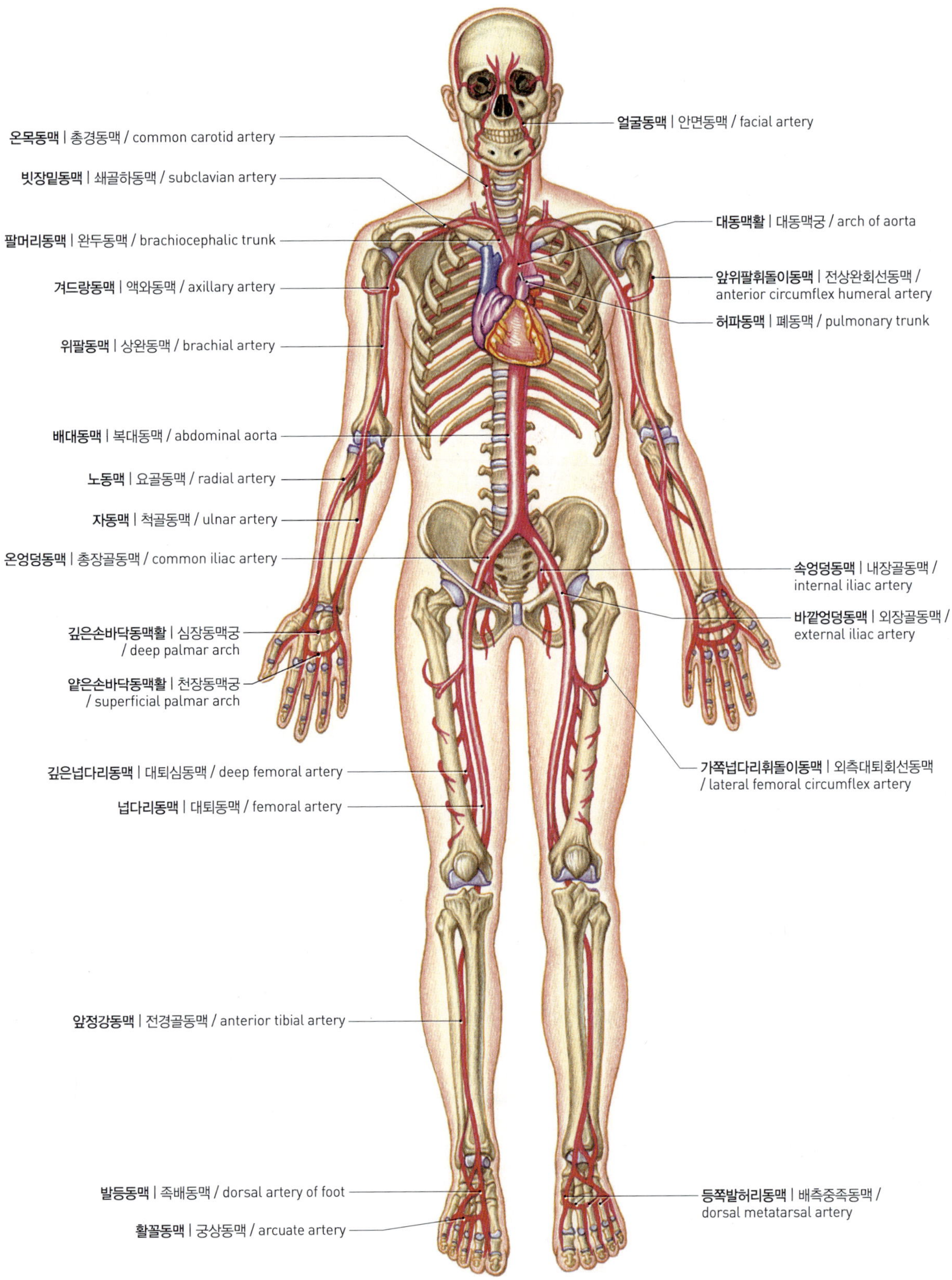
온목동맥 | 총경동맥 / common carotid artery
빗장밑동맥 | 쇄골하동맥 / subclavian artery
팔머리동맥 | 완두동맥 / brachiocephalic trunk
겨드랑동맥 | 액와동맥 / axillary artery
위팔동맥 | 상완동맥 / brachial artery
배대동맥 | 복대동맥 / abdominal aorta
노동맥 | 요골동맥 / radial artery
자동맥 | 척골동맥 / ulnar artery
온엉덩동맥 | 총장골동맥 / common iliac artery
깊은손바닥동맥활 | 심장동맥궁 / deep palmar arch
얕은손바닥동맥활 | 천장동맥궁 / superficial palmar arch
깊은넙다리동맥 | 대퇴심동맥 / deep femoral artery
넙다리동맥 | 대퇴동맥 / femoral artery
앞정강동맥 | 전경골동맥 / anterior tibial artery
발등동맥 | 족배동맥 / dorsal artery of foot
활꼴동맥 | 궁상동맥 / arcuate artery
얼굴동맥 | 안면동맥 / facial artery
대동맥활 | 대동맥궁 / arch of aorta
앞위팔휘돌이동맥 | 전상완회선동맥 / anterior circumflex humeral artery
허파동맥 | 폐동맥 / pulmonary trunk
속엉덩동맥 | 내장골동맥 / internal iliac artery
바깥엉덩동맥 | 외장골동맥 / external iliac artery
가쪽넙다리휘돌이동맥 | 외측대퇴회선동맥 / lateral femoral circumflex artery
등쪽발허리동맥 | 배측중족동맥 / dorsal metatarsal artery

그림 6-24. 동맥계통

2. 머리부위의 동맥

머리부위의 동맥은 **온목동맥** 총경동맥/common carotid artery 에서 갈라져 나온 속목동맥과 바깥목동맥으로부터 나온다. 온목동맥은 목부위에서 속목동맥, 미주신경과 함께 목혈관신경집에 감싸여서 기관의 가쪽을 따라 위로 올라간다. 방패연골의 위모서리 높이에서 속목동맥과 바깥목동맥으로 갈라진다.

1) 속목동맥 [그림 6-26]

속목동맥 내경동맥/internal carotid artery 은 머리안으로 들어가서 눈확과 뇌로 혈액을 공급한다. 머리뼈바닥의 목동맥관을 통해 머리안으로 들어가며 구부러져서 앞쪽으로 향해 해면정맥굴 안을 통과한다. 앞침대돌기 안쪽에서 거미막밑공간에서 나타나고 뒤쪽으로 U턴해서 **눈동맥** 안동맥/ophthalmic artery 이 갈라져 나온다. 시각교차의 가쪽에서 2개로 갈라져서 종말가지인 **앞 · 중간대뇌동맥** 전 · 중대뇌동맥/anterior · middle cerebral artery 이 된다. 앞 · 중간대뇌동맥은 척추동맥에서 나온 뒤대뇌동맥과 교통해서 **대뇌동맥고리** 대뇌동맥륜/cerebral arterial circle 를 형성한다.

2) 바깥목동맥 [그림 6-25, 표 6-1]

바깥목동맥 외경동맥/external carotid artery 은 속목동맥 앞쪽에서 위로 올라가면서 가지를 내고 턱뼈목 부근 귀밑샘에서 2개의 종말가지로 갈라진다. 바깥목동맥의 가지는 앞가지(3개), 안쪽가지(1개), 뒤가지(2개), 종말가지(2개)의 총 8개로 구분된다.

● 앞쪽으로 나가는 가지

위갑상동맥 상갑상선동맥/superior thyroid artery 은 바깥목동맥의 시작부위에서 시작되며 갑상샘과 후두, 목뿔뼈아래근육, 목빗근에 분포한다.

혀동맥 설동맥/lingual artery 은 목뿔뼈 높이에서 시작되며 목뿔혀근의 가쪽을 통해 혀로 들어간다.

얼굴동맥 안면동맥/facial artery 은 혀동맥의 약간 위쪽에서 시작되며 턱뼈몸통의 아래모서리를 돌아서 얼굴로 나오고 구불거리면서 안쪽눈구석까지 올라간다.

● 안쪽으로 나가는 가지

오름인두동맥 상행인두동맥/ascending pharyngeal artery 은 바깥목동맥의 시작부위에서 시작되는 작은가지이다. 인두측벽을 따라 위로 올라가서 인두, 목구멍편도, 물렁입천장, 귀관 등에 분포한다.

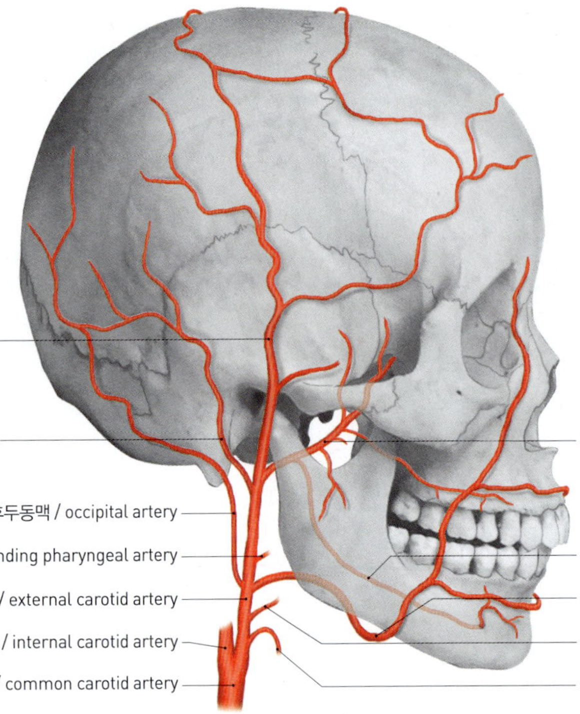

그림 6-25. 바깥목동맥의 가지

● 뒤쪽으로 나가는 가지

뒤통수동맥 후두동맥/occipital artery 은 얼굴동맥과 거의 같은 높이에서 시작되며 꼭지돌기 안쪽을 따라 뒤쪽으로 돌고 위로 올라가서 뒤통수부위와 이마부위에 분포한다.

뒤귓바퀴동맥 후이개동맥/posterior auricular artery 은 뒤통수동맥 위쪽에서 시작되는 작은 가지이며 귓바퀴 뒤쪽에 분포한다.

얕은관자동맥 잔측두동맥/superficial temporal artery 은 턱뼈목 뒤쪽에서 시작되며 귀밑샘을 관통하고 귓바퀴 앞에서 위로 올라가 관자부위에 분포한다.

위턱동맥 상악동맥/maxillary artery 은 턱뼈목 뒤쪽에서 시작되며 관자아래우묵을 앞쪽으로 나아가 날개입천장오목에 도달한다. 그 과정에서 아래턱부분, 날개근부분, 날개입천장오목부분의 3부분으로 나뉘며 여러 개의 가지를 내보낸다.

3. 뇌의 동맥 (그림 6-26, 27)

뇌의 동맥은 혈액을 속목동맥과 척추동맥에서 공급받는다. 속목동맥의 가지와 척추동맥에서 나온 가지는 뇌의 바닥부분에서 교통가지와 대뇌동맥고리를 만든다.

속목동맥 내경동맥/internal carotid artery 은 방패연골 위끝부분의 높이에서 온목동맥이

표 6-1. 바깥목동맥의 가지

동맥	가지(분포)
앞가지	
❶ 위갑상동맥	샘가지(갑상샘으로) 위후두동맥(후두, 목뿔아래근육, 목빗근으로)
❷ 혀동맥	혀등가지(혀등으로) 깊은혀동맥(혀의 앞부분으로) 혀밑동맥(입안바닥, 혀밑샘, 아래턱의 잇몸으로)
❸ 얼굴동맥	오름입천장동맥(인두벽, 물렁입천장, 귀관으로) 편도가지(목구멍편도로) 턱끝동맥(입안바닥의 근육, 턱밑샘으로) 아래 · 위입술동맥(아래 · 위입술로) 눈구석동맥(코뿌리로)
안쪽가지	
❹ 오름인두동맥	(인두, 목구멍편도, 물렁입천장, 귀관으로)
뒤가지	
❺ 뒤통수동맥	뒤통수가지(뒤통수부위와 마루부위로) 내림가지(뒤목근육으로)
❻ 뒤귓바퀴동맥	(귓바퀴의 뒤쪽으로)

동맥		가지(분포)
뒤가지		
❼ 얕은관자동맥		얼굴가로동맥(광대활의 아래쪽 얕은층으로) 이마가지(이마부위로) 마루가지(마루부위로)
❽ 위턱동맥	① 아래턱부분	깊은귓바퀴동맥(바깥귀길, 고막, 턱관절로)
❽ 위턱동맥	① 아래턱부분	앞고실동맥(고막으로)
❽ 위턱동맥	① 아래턱부분	중간뇌막동맥(중간머리뼈우묵의 경막으로)
❽ 위턱동맥	① 아래턱부분	뇌막곁가지(경막으로)
❽ 위턱동맥	① 아래턱부분	아래이틀동맥(아래턱의 치아로) 가지: 턱끝동맥
❽ 위턱동맥	② 날개근부분	깨물근동맥(깨물근, 턱관절로)
❽ 위턱동맥	② 날개근부분	앞 · 뒤깊은관자동맥(관자근으로)
❽ 위턱동맥	② 날개근부분	날개근가지(가쪽 · 안쪽날개근으로)
❽ 위턱동맥	② 날개근부분	볼동맥(볼지방덩이, 볼근, 점막으로)
❽ 위턱동맥	③ 날개입천장동맥	뒤위이틀동맥(위턱의 큰어금니, 작은어금니, 잇몸으로)
❽ 위턱동맥	③ 날개입천장동맥	눈확아래동맥(위턱부분의 피부로) └→ 가지: 앞위이틀동맥(위턱의 앞니와 송곳니, 잇몸으로)
❽ 위턱동맥	③ 날개입천장동맥	내림입천장동맥 └→ 가지: 큰입천장동맥(단단입천장, 코안 앞부분으로), 작은입천장동맥(물렁입천장으로)
❽ 위턱동맥	③ 날개입천장동맥	나비입천장동맥(코안 가쪽벽과 코중격의 뒤부분, 코곁굴, 입천장 앞부분)

2개로 갈라져서 발생하며, 머리뼈바닥의 목동맥관을 통해 머리안으로 들어간다. 머리안에서는 구부러져서 앞쪽으로 향하고 해면정맥굴 속을 통해 앞침대돌기 안쪽에서 거미막밑공간으로 나타난다. 이어서 뒤쪽으로 U턴하고 그곳에서 눈동맥이 갈라져 나온다. 시각교차의 가쪽에서 2개의 줄기로 갈라져서 앞 · 중간대뇌동맥이 된다.

앞대뇌동맥 전대뇌동맥/anterior cerebral artery | 대뇌세로틈새로 들어가서 이마엽과 마루엽에 분포한다.

중간대뇌동맥 중대뇌동맥/middle cerebral artery | 가쪽고랑으로 들어가서 대뇌반구의 가쪽 표면에 분포한다.

척추동맥 추골동맥/vertebral artery 은 빗장밑동맥의 첫 번째에서 갈라져 나와 위로 올라

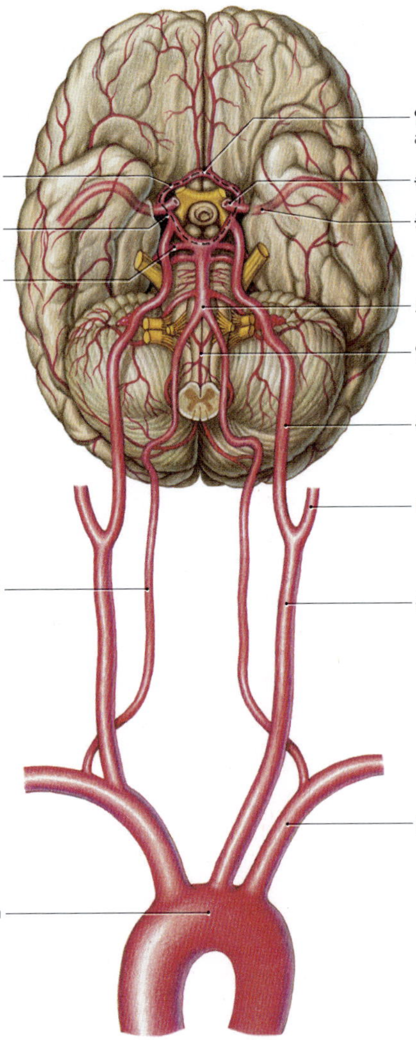

그림 6-26. **뇌의 동맥**

뇌졸중

뇌졸중(cerebral apoplexy)은 뇌혈관계통의 질환에 의해 급격하게 신경증상을 일으킨다. 뇌의 속에서 발생한 것을 **뇌혈관장애**(cerebrovascular accident)라고 하며 뇌경색과 뇌출혈 등이 있다. 뇌의 밖에서 발생하는 것으로는 거미막밑출혈이 있다.

뇌경색(cerebral infarction)은 뇌의 동맥이 폐색되어 뇌의 일부에 괴사가 일어난 것이다. 뇌혈관장애의 대부분을 차지하며 뇌혈전증과 뇌색전증이 있다.

뇌혈전증(cerebral thrombosis)은 동맥경화의 병변부위에 혈전이 형성되어 동맥을 막는다.

뇌색전증(cerebral embolism)은 심장이나 큰혈관 속에서 형성된 혈전이 떨어져 나와 운반되어 뇌의 동맥을 막는다. 폐색된 동맥의 크기나 부위에 따라 다양한 신경증상이 나타난다.

뇌출혈(cerebral hemorrhage)은 뇌실질 속에 출혈이 일어나서 혈종이 발생한 것으로 대부분은 고혈압이 원인이다. 갑자기 두통, 의식장애, 반신마비, 언어기관마비가 나타나며 수 시간 내에 출혈이 멈추고 혈종이 완성된다. 출혈부위와 양에 따라 증상과 예후가 다르다. 출혈의 양이 많으면 뇌탈출을 일으켜서 즉시 사망하게 된다.

일과성허혈발작(transient cerebral ischemic attack, TIA)은 뇌경색의 증상이 단시간만 발생하는 것으로 그 후에 본격적인 뇌경색이 나타날 신호이므로 주의가 필요하다.

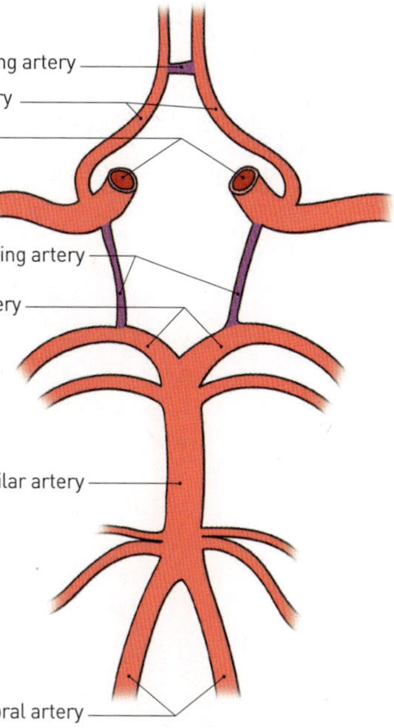

그림 6-27. **대뇌동맥고리**

가고, 6번째 목뼈에서 첫 번째 목뼈의 가로돌기를 거쳐 큰구멍을 통해 머리안으로 들어간다. 3개의 가지(앞척수동맥, 뒤척수동맥, 뒤아래소뇌동맥)를 내보낸 뒤에 좌우가 합쳐져서 **뇌바닥동맥** 뇌저동맥/basilar artery 이 된다. 뇌바닥동맥은 다리뇌의 앞쪽을 따라 위로 올라가서 3종류의 가지(앞아래소뇌동맥, 여러 개의 다리뇌동맥, 위소뇌동맥)를 내보낸 뒤에 2개로 갈라져서 좌우의 뒤대뇌동맥이 된다.

뒤대뇌동맥 후대뇌동맥/posterior cerebral artery | 뒤쪽으로 향하며 대뇌반구의 아래쪽과 뒤통수엽에 분포한다.

대뇌동맥고리 대뇌동맥륜/cerebral arterial circle (**윌리스고리** circle of Willis)는 뇌바닥에 있는 오각형 모양의 동맥고리이며, 앞 · 뒤교통동맥이 속목동맥의 가지와 척추동맥의 가지를 연결해서 형성하고 있다(그림 6-27).

앞교통동맥 전교통동맥/anterior communicating artery | 좌우의 앞대뇌동맥 사이를 연결한다.

뒤교통동맥 후교통동맥/posterior communicating artery | 뒤대뇌동맥과 속목동맥 사이를 연결한다.

4. 목의 동맥 (그림 6-28, 표 6-2, 3)

빗장밑동맥과 바깥목동맥에서 갈라진 다양한 가지가 목부위에 분포한다.

빗장밑동맥 쇄골하동맥/subclavian artery 첫째부분의 가지인 갑상목동맥에서 나오는 **아래**

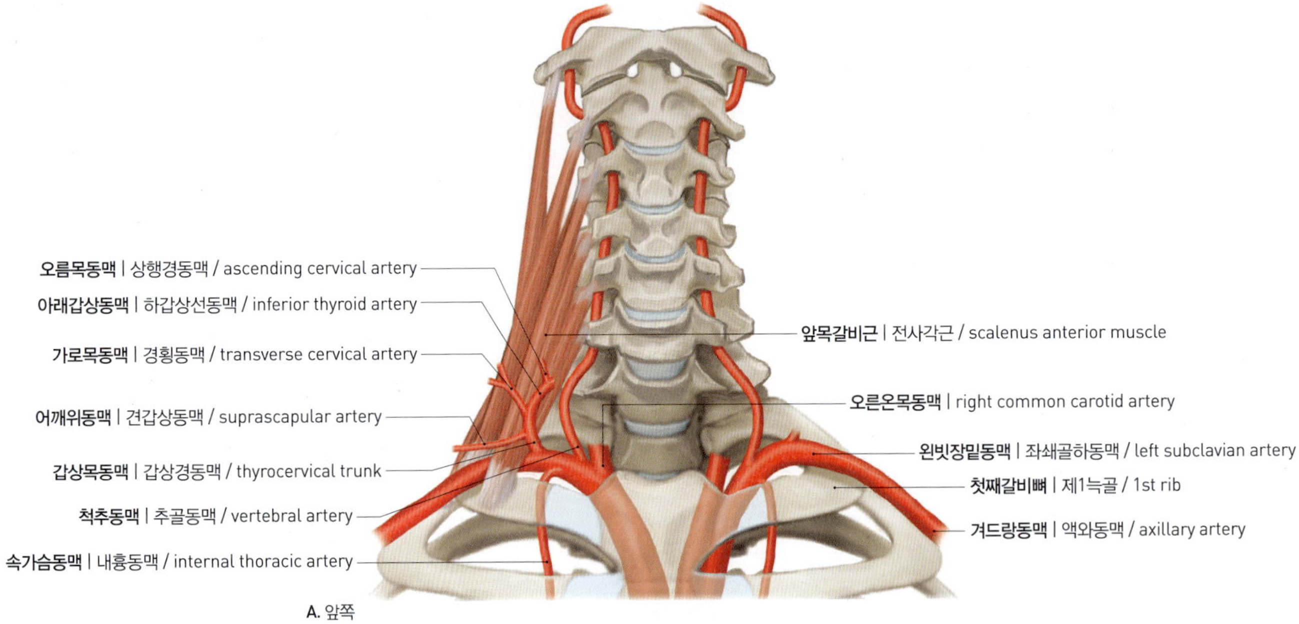

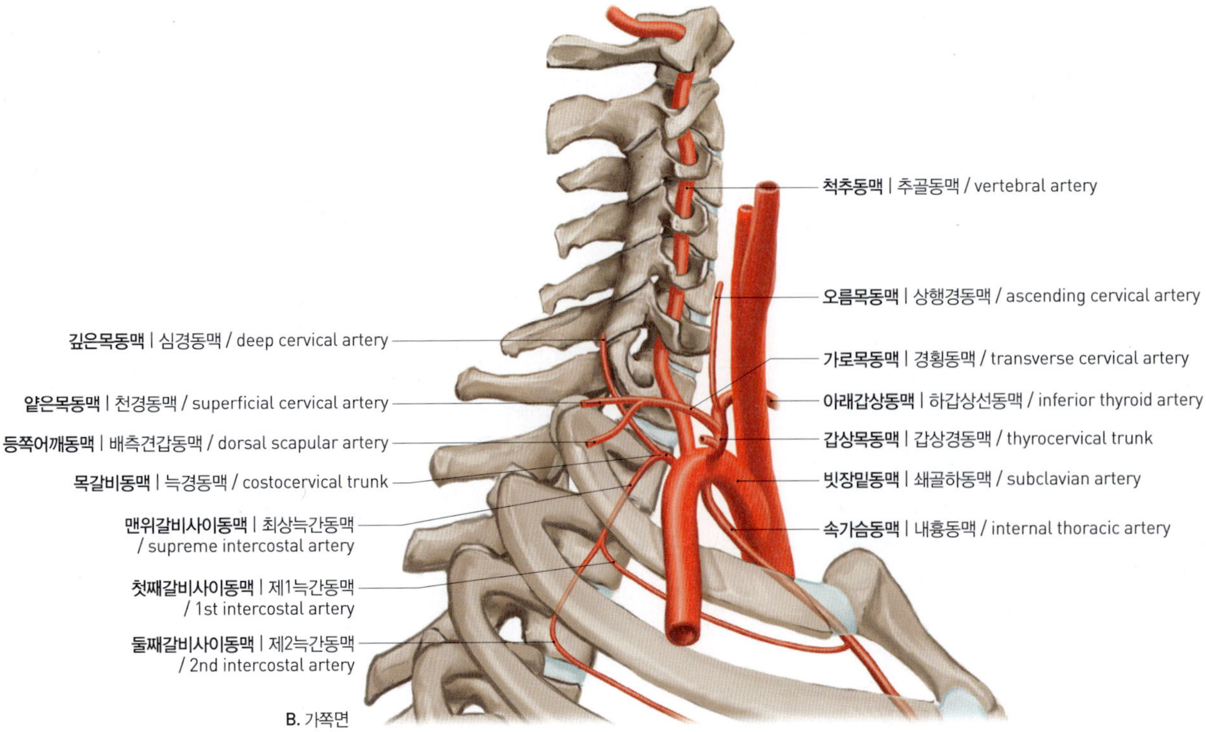

그림 6-28. 목의 동맥

갑상동맥 하갑상선동맥/inferior thyroid artery 은 갑상샘, 인두 아래부분, 후두 아래부분에 분포한다. **오름목동맥** 상행경동맥/ascending cervical artery 은 척주앞근육에 분포하고, 어깨위동맥은 빗장근 아래부분에도 가지를 보낸다. 둘째부분에서 갈라져 나온 목갈비동맥의 가지인 **깊은목동맥** 심경동맥/deep cervical artery 은 뒤목부위 깊은층의 근육에 분포한다.

바깥목동맥 외경동맥/external carotid artery 에서 갈라져 나온 **위갑상동맥** 상갑상선동맥/superior thyroid artery 은 갑상샘, 후두, 목빗근의 중간부분, 목뿔아래근육에, **오름인두동맥** 상행인두동맥/ascending pharyngeal artery 과 얼굴동맥의 가지인 **오름입천장동맥** 상행구개동맥/ascending palatine artery 은 인두에, 혀동맥의 가지는 목뿔아래근육에, 뒤통수동맥과 뒤귓바퀴동맥의 가지는 목빗근의 위부분에 분포한다.

표 6-2. 목의 동맥

동맥	시작	주행	분포, 가지
위갑상동맥	바깥목동맥, 앞쪽으로 첫째가지	인두의 가쪽을 따라 오름	갑상샘, 목뿔아래근육 가지: 위후두동맥, 목빗근 가지
아래갑상동맥	갑상목동맥(빗장밑동맥 첫째부분)	앞목갈비근 앞에서 온목동맥 뒤쪽을 따라 위안쪽으로	갑상샘, 인두아래부분 가지: 아래후두동맥
위후두동맥	위갑상동맥	방패목뿔막을 뚫고 지남	위쪽 후두부분 점막, 후두근육
아래후두동맥	아래갑상동맥	기관 뒤쪽을 따라 오름, 아래인두수축근을 뚫고 지남	아래쪽 후두부분 점막
오름인두동맥	바깥목동맥, 안쪽으로 가는 가지	인두 가쪽을 따라 오름	인두, 속귀, 뒤머리뼈우묵의 경막
오름입천장동맥	얼굴동맥(바깥목동맥의 가지)	인두 가쪽을 따라 오름	목구멍, 물렁입천장

표 6-3. 목 근육의 동맥

동맥	시작	주행	분포, 가지
목빗근가지	어깨위동맥(← 갑상목동맥 가지 ← 빗장밑동맥 첫째부분)	-	목빗근 아래부분
	위갑상동맥(← 바깥목동맥)	-	목빗근 중간부분
	뒤통수동맥, 뒤귓바퀴동맥(바깥목동맥 가지)	-	목빗근 위부분
오름목동맥	갑상목동맥(빗장밑동맥 첫째부분)	앞목갈비근 앞에서 가로막신경 안쪽을 따라 오름	척주앞근육
얕은목동맥	갑상목동맥(빗장밑동맥 첫째부분) 또는 가로목동맥(등쪽어깨동맥과 공동줄기)	목갈비근 가쪽을 따라 뒤쪽으로 향함	오름가지: 어깨올림근, 널판근 내림가지: 넓은등근
깊은목동맥	목갈비동맥(빗장밑동맥 둘째부분)	반가시근 깊은층에서 오름	뒤목부위 깊은부분 근육

5. 팔의 동맥

팔에 분포하는 동맥은 **빗장밑동맥**으로 시작해서 **겨드랑동맥**, **위팔동맥**이 되며 팔꿉에 도달해 **노동맥**과 **자동맥**으로 나뉘어 손에 도달한다(그림 6-29).

빗장밑동맥 쇄골하동맥/subclavian artery 은 오른쪽에서는 팔머리동맥이 2개의 가지로 갈라져 그중 첫 번째 가지로서 시작하고, 왼쪽에서는 대동맥활의 마지막 가지로서 시작된다. 앞목갈비근과 중간목갈비근 사이(목갈비근 틈새)에서 첫째갈비뼈의 위쪽을 가로질러 첫째 갈비뼈의 가쪽모서리에서 겨드랑동맥으로 바뀐다. 빗장밑동맥은 임상해부학적으로 앞목갈비근과의 위치관계에 따라 3부분으로 나뉜다.

앞목갈비근보다 안쪽 | 척추동맥, 속가슴동맥, 갑상목동맥이 분지된다.
앞목갈비근의 뒤쪽 | 여기에서 목갈비동맥이 분지된다.
앞목갈비근보다 가쪽 | 등쪽어깨동맥 및 어깨위동맥이 분지된다.

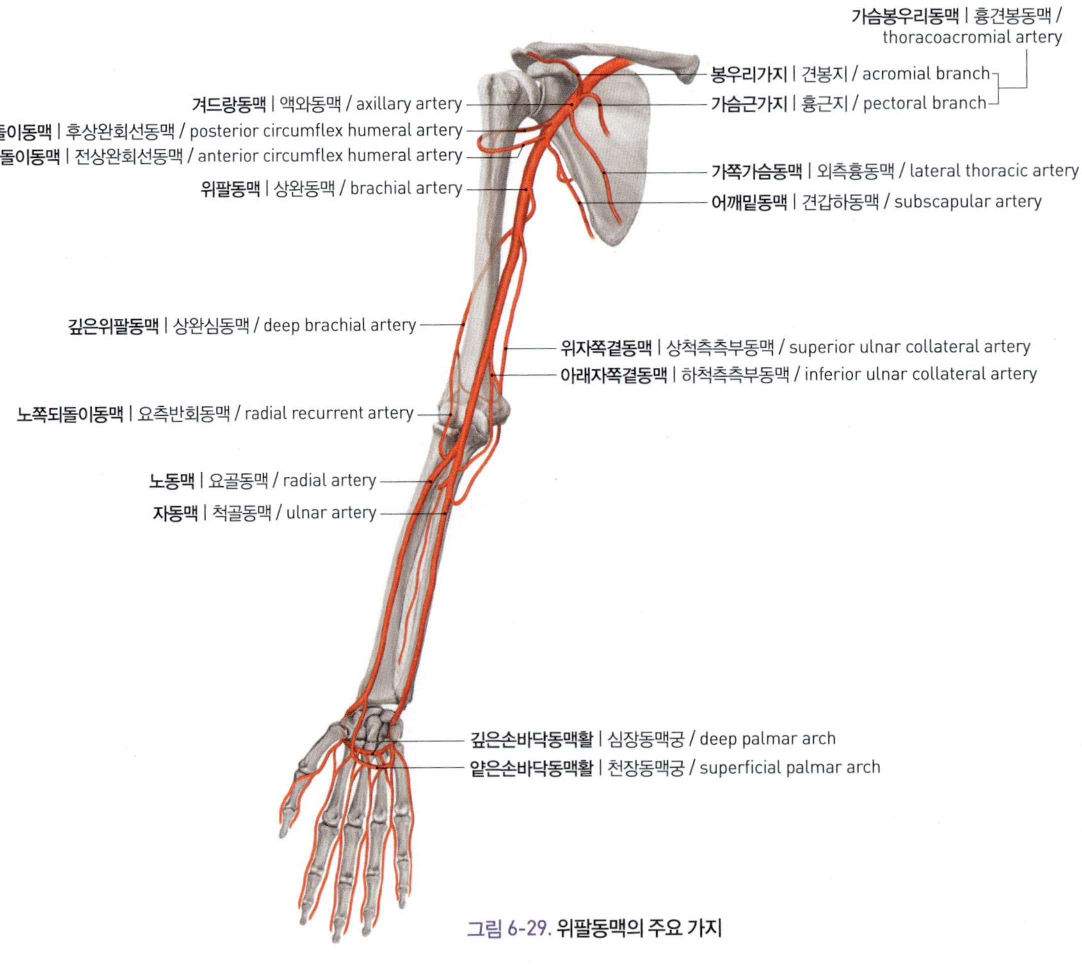

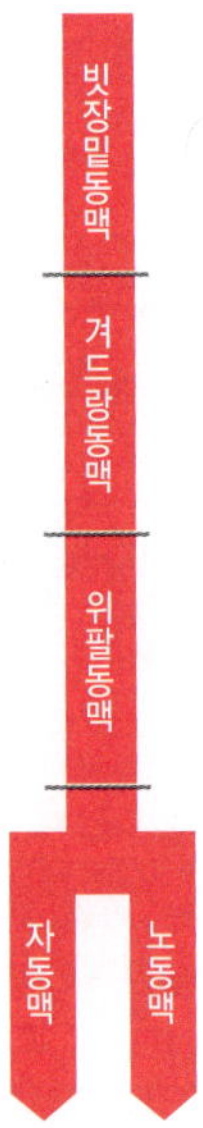

팔동맥의 흐름

그림 6-29. 위팔동맥의 주요 가지

겨드랑동맥 액와동맥/axillary artery 은 첫째갈비뼈 가쪽모서리에서 빗장밑동맥으로부터 시작되며 겨드랑 중간에서 아래쪽으로 내려가고 큰원근의 아래모서리에서 위팔동맥으로 바뀐다. 겨드랑동맥은 임상해부학적으로 작은가슴근과의 위치관계에 따라 3부분으로 나뉜다(그림 6-30, 표 6-4).

작은가슴근보다 안쪽 | 갈비부리막으로 덮여 있으며 위가슴동맥이 갈라져 나온다.
작은가슴근의 뒤쪽 | 가슴봉우리동맥과 가쪽가슴동맥이 분지된다.
작은가슴근보다 가쪽 | 어깨밑동맥, 앞위팔휘돌이동맥, 뒤위팔휘돌이동맥이 갈라져 나온다.

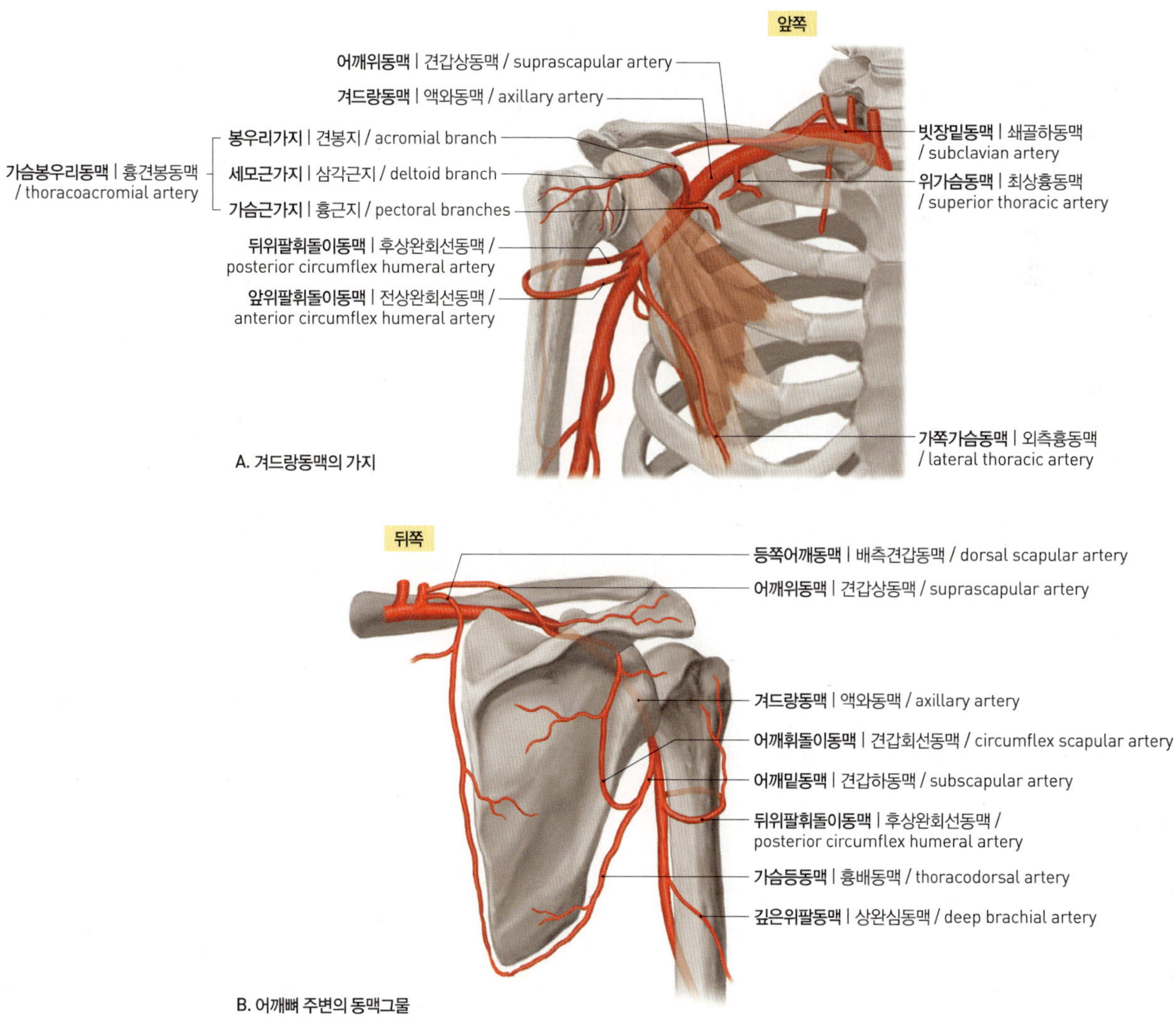

그림 6-30. 어깨뼈의 동맥

표 6-4. 어깨뼈 주위의 동맥

동맥	이는곳	주행	분포, 가지
어깨위동맥	갑상목동맥, 또는 빗장밑동맥	빗장뼈 아래쪽에서 가쪽으로, 어깨뼈 패임을 넘어 가시위오목으로 향하며 계속해서 가시아래오목으로 뻗어감	가시위근, 가시아래근
위가슴동맥	겨드랑동맥의 첫째부분	작은가슴근의 안쪽모서리에서 내림	앞톱니근 위부분, 첫째, 둘째갈비뼈사이
가슴봉우리동맥	겨드랑동맥의 둘째부분	작은가슴근의 안쪽모서리를 돌아서 4개의 가지로 갈라짐	가지: 봉우리가지, 빗장가지, 세모근가지, 가슴근가지
가쪽가슴동맥	겨드랑동맥의 셋째부분	작은가슴근의 가쪽모서리를 따라 내림	앞톱니근, 위 · 아래가슴근의 일부
앞위팔휘돌이동맥	겨드랑동맥의 셋째부분	위팔뼈의 외과목 앞쪽에서 회전함	부리위팔근, 위팔두갈래근
뒤위팔휘돌이동맥	겨드랑동맥의 셋째부분	가쪽겨드랑틈새에서 어깨세모근의 깊은층으로 주행	어깨세모근, 작은원근, 어깨관절
어깨밑동맥	겨드랑동맥의 셋째부분, 어깨밑근의 가쪽모서리	2~3 cm 내려가서 가슴등동맥과 어깨휘돌이동맥 2개의 가지로 갈라짐	가지: 가슴등동맥, 어깨휘돌이동맥
가슴등동맥	어깨밑동맥	가슴허파신경과 함께 내림	넓은등근, 큰원근
어깨휘돌이동맥	어깨밑동맥	안쪽겨드랑틈새에서 가시아래오목으로 주행	작은원근, 가시아래근

위팔동맥 상완동맥/brachial artery 은 큰원근의 아래모서리에서 정중신경과 함께 위팔두갈래근과 위팔근 사이의 고랑(안쪽두갈래고랑)을 통과하고 안쪽관절융기위능선의 앞쪽에서 아래로 내려가 팔오금으로 들어간다. 노뼈머리 높이에서 2개로 갈라져서 노동맥과 자동맥으로 갈라지며 끝난다. 주행과정에서 **깊은위팔동맥** 상완심동맥/deep brachial artery, **위팔뼈영양동맥** 상완골영양동맥/humeral nutrient arteries, **위 · 아래자쪽곁동맥** 상 · 하척측측부동맥/superior · inferior ulnar collateral artery 등의 가지가 나온다(그림 6-31, 표 6-5).

노동맥 요골동맥/radial artery 은 팔오금에서 위팔동맥의 가느다란 쪽의 가지로 갈라져 나와 시작되며(그림 6-32), 아래팔의 앞가쪽에 있는 굽힘근과 폄근의 경계에서 아래쪽으로 내려간다. 이어서 아래팔 위부분에서는 위팔노근의 깊은층에 가려지고 아래부분에서는 노뼈 앞쪽으로 나와서 노쪽손목굽힘근힘줄의 가쪽에 닿고 손목뼈 가쪽에서 등쪽으로 돌아서 해부코담배갑의 바닥에 도달한다. 그리고 그곳에서 첫째와 둘째손허리뼈 사이를 통해 손바닥으로 들어가서 **깊은손바닥동맥활** 심장동맥궁/deep palmar arch 을 형성한다. 주행 중에 노쪽되돌이동맥, 바닥쪽 · 등쪽손목가지, 여러 개의 근육가지가 나온다(그림 6-32, 표 6-6).

자동맥 척골동맥/ulnar artery 은 팔오금에서 위팔동맥의 가지로 갈라져 나와 시작되며 원엎침근의 깊은층을 거쳐 얕은손가락굽힘근의 깊은층에서 아래쪽으로 내려간다. 이어서 굽힘근지지띠 얕은층의 통로(자신경굴)를 자신경과 함께 통과해 손바닥으로 들어가서 **얕은손바닥동맥활** 천장동맥궁/superficial palmar arch 을 형성한다(그림 6-33, 표 6-7).

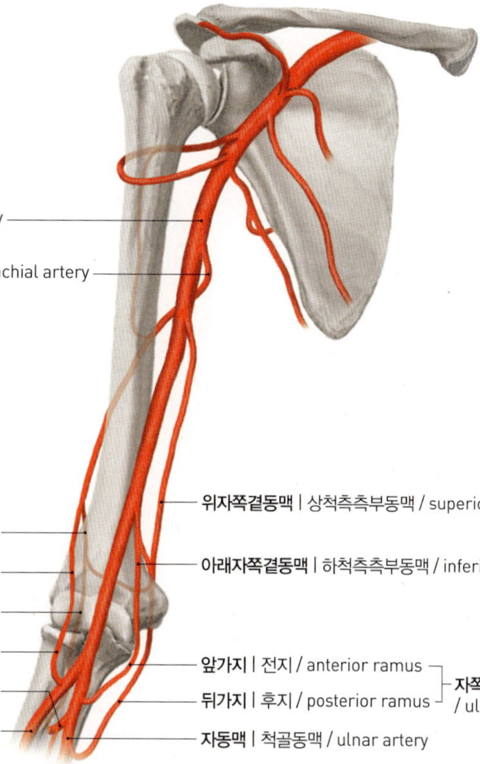

그림 6-31. 위팔과 팔꿉의 동맥

표 6-5. 위팔과 팔꿉의 동맥

동맥	이는곳	주행	분포, 가지
깊은위팔동맥	위팔동맥이 시작되는 부근	위팔뼈 뒤쪽의 노신경고랑에서 내림	위팔세갈래근 가지: 중간곁동맥(팔꿉의 뒤쪽 중앙으로), 노쪽곁동맥(팔꿉 뒤쪽 가쪽)
위자쪽곁동맥	위팔동맥, 위팔의 중간 정도	자신경과 함께 내림	팔꿉의 뒤쪽 안쪽
아래자쪽곁동맥	위팔동맥, 위팔의 아래부분	안쪽위관절융기에서 내림	팔꿉의 앞쪽 안쪽
자쪽되돌이동맥 앞가지	자동맥, 팔꿈치오목	안쪽위관절융기 앞쪽에서 올림	팔꿉의 앞쪽 안쪽
자쪽되돌이동맥 뒤가지	자동맥, 팔꿈치오목	안쪽위과절융기 뒤쪽으로 향함	팔꿉의 뒤쪽 안쪽
되돌이뼈사이동맥	뒤뼈사이동맥이 시작되는 부근	팔꿉관절 뒤쪽에서 올림	팔꿉의 뒤쪽 안쪽
노쪽되돌이동맥	노동맥이 시작되는 부근	위팔노근과 위팔근 사이에서 올림	위팔노근, 위팔근, 팔꿉관절 앞쪽의 가쪽

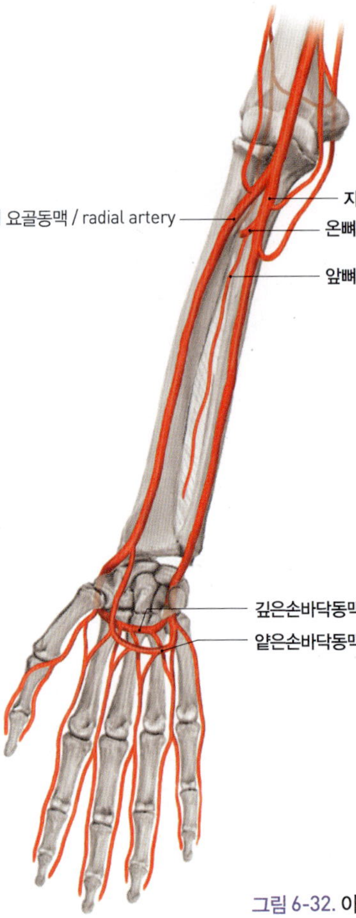

그림 6-32. 아래팔과 손목의 동맥

표 6-6. 아래팔과 손목의 동맥

동맥	이는곳	주행	분포, 가지
온뼈사이동맥	자동맥, 팔오금	자동맥 가쪽 깊은층으로 향함	가지: 앞뼈사이동맥, 뒤뼈사이동맥
앞뼈사이동맥	온뼈사이동맥의 종말가지	아래팔 뼈사이막 앞쪽에서 내림, 네모엎침근의 깊은층에서 등쪽면으로 나옴	손목 등쪽
뒤뼈사이동맥	온뼈사이동맥의 종말가지	아래팔 뼈사이막 뒤쪽으로, 아래팔 폄근의 얕은층과 깊은층 사이를 내림	아래팔 폄근
자동맥 바닥쪽손목가지	자동맥, 아래팔 아래모서리	손목 바닥쪽으로 향함	손목 바닥쪽의 자쪽
자동맥 등쪽손목가지	자동맥, 손목부분	손목 안쪽에서 회전	손목 등쪽의 자쪽
노동맥 바닥쪽손목가지	노동맥, 아래팔 아래모서리	손목 바닥쪽으로 향함	손목 바닥쪽의 노쪽
노동맥 등쪽손목가지	노동맥, 손목부분	손목 가쪽에서 회전	손목 등쪽의 노쪽
등쪽손목동맥그물	등쪽손목가지, 앞뼈사이동맥	손등근막의 깊은층	손목 등쪽

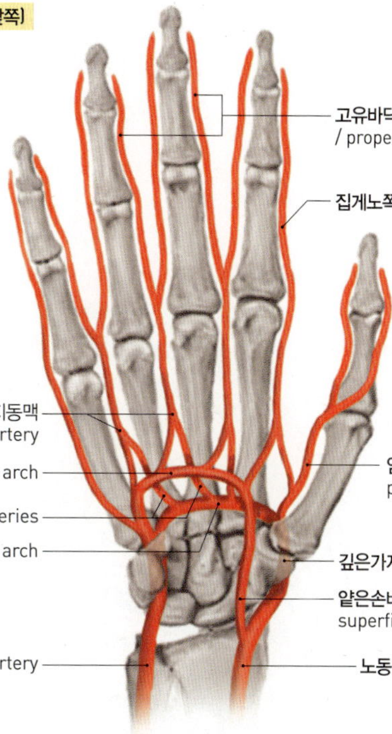

그림 6-33. 손바닥의 동맥

표 6-7. 손의 동맥

동맥	이는곳	주행	분포, 가지
얕은손바닥동맥활	자동맥	손바닥널힘줄의 깊은층, 얕은손가락굽힘근힘줄의 얕은층으로 주행	노동맥에서 얕은손바닥가지와 연결 3~4개의 온바닥쪽손가락동맥으로 갈라짐
깊은손바닥동맥활	노동맥	깊은손가락굽힘근힘줄의 깊은층으로 주행	노동맥에서 깊은손바닥가지와 연결 3~4개의 바닥쪽손허리동맥으로 갈라짐
온바닥쪽손가락동맥	얕은 · 깊은손바닥동맥활	둘째~다섯째손가락의 손허리뼈 사이로 주행	고유바닥쪽손가락동맥
고유바닥쪽손가락동맥	온바닥쪽손가락동맥	첫째~다섯째손가락의 바닥쪽 양쪽 모서리로 주행	첫째~다섯째손가락
엄지으뜸동맥	노동맥	엄지손허리뼈의 바닥면으로 주행	엄지손가락의 고유바닥쪽손가락동맥
집게노쪽동맥	노동맥 또는 엄지으뜸동맥	둘째손가락의 바닥쪽 노쪽 모서리로 주행	둘째손가락 노쪽의 고유바닥쪽손가락동맥

6. 가슴대동맥 (그림 6-34, 표 6-8)

가슴대동맥 흉대동맥/thoracic aorta 은 대동맥활에서 이어지며 넷째등뼈 아래모서리 높이에서 시작하며 뒤세로칸을 내려가서 열두째등뼈 아래모서리 높이에 있는 가로막 대동맥구멍을 통과한 후 배대동맥이 된다. 뒤세로칸의 위부분에서는 척주 왼쪽에 있으며 아래부분에서는 정중앙에 가깝다. 대동맥구멍은 척추몸통 바로 앞에 위치한다. 가슴대동맥에서는 많은 중요한 가지들이 나온다.

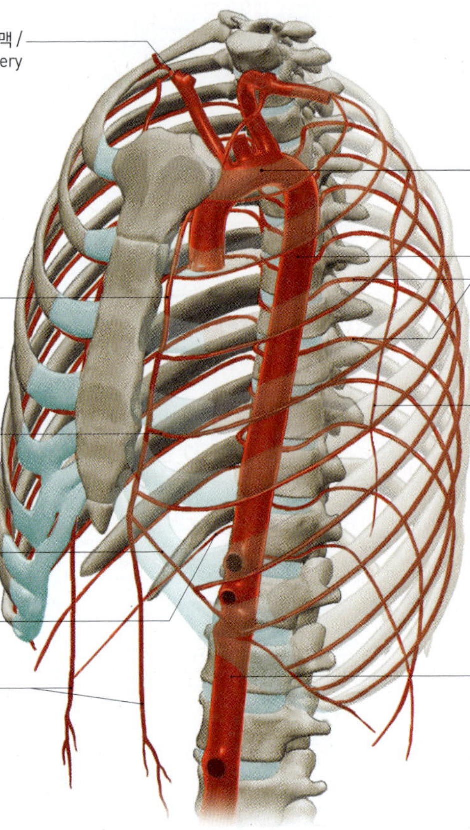

그림 6-34. **가슴벽의 동맥, 왼가쪽**

표 6-8. **가슴대동맥의 가지**

동맥	이는곳	주행	분포, 가지
뒤갈비사이동맥(셋째~열한째) 갈비밑동맥	가슴대동맥 뒤쪽	셋째~열두째 갈비뼈 아래모서리	갈비사이 틈새, 배벽 가쪽부분
기관지가지	왼쪽: 가슴대동맥에서 2개 오른쪽: 셋째뒤갈비사이동맥에서 1개	허파문을 통과	허파 속의 기관지 주변, 가슴막
식도가지	가슴대동맥 앞쪽, 4~5개	식도 주위의 동맥그물	식도 연결: 아래갑상동맥, 왼아래가로막동맥, 왼위동맥
위가로막동맥	가슴대동맥 아래부분, 한 쌍	가로막 위쪽	가로막의 대동맥구멍 주변 연결: 근육가로막동맥, 심장가로막동맥

7. 배대동맥 (그림 6-35, 36, 표 6-9)

배대동맥 복대동맥/abdominal aorta 은 가슴대동맥이 배안으로 이어진 부분이며, 열두째 등뼈몸통 아래모서리 높이에 있는 가로막 대동맥구멍을 지나면서 시작된다. 허리뼈몸통 앞쪽의 약간 왼쪽에서 아래로 내려가고 넷째허리뼈몸통 아래모서리 높이에서 **오른·왼온엉덩동맥** 우·좌총장골동맥/right·left common iliac artery 으로 나뉜다.

배대동맥에서는 여러 개의 가지가 갈라져 나오며 분포 방향에 따라 3그룹으로 구분할 수가 있다.

1) 앞쪽의 내장가지

배대동맥의 앞쪽에서 나오며, 한 쌍이 아닌 홑가지동맥으로 소화관으로 분포한다. **복강동맥, 위창자간막동맥, 아래창자간막동맥**의 3개가 있다.

복강동맥 celiac trunk | 가로막의 대동맥구멍 바로 아래의 첫째허리뼈 위부분 높이에서 배대동맥으로부터 갈라져 나온다. 복강동맥은 곧바로 **왼위동맥, 지라동맥, 온간동맥** 3개로 갈라진다(그림 6-37).

위창자간막동맥 상장간막동맥/superior mesenteric artery | 복강동맥 1~2 cm 아래쪽의 첫째허리뼈 아래부분 높이에 있는 배대동맥에서 앞쪽으로 갈라져 나와 아래쪽으로 향한다.

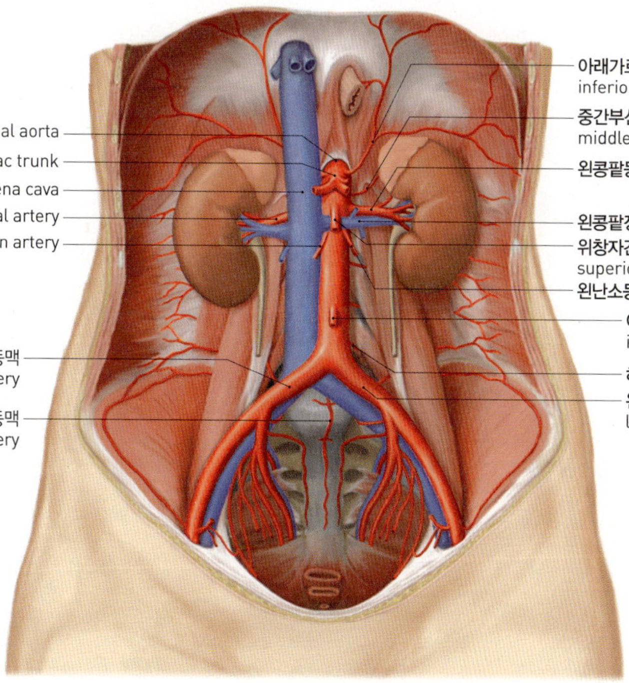

그림 6-35. 복막뒤공간의 배대동맥과 아래대정맥

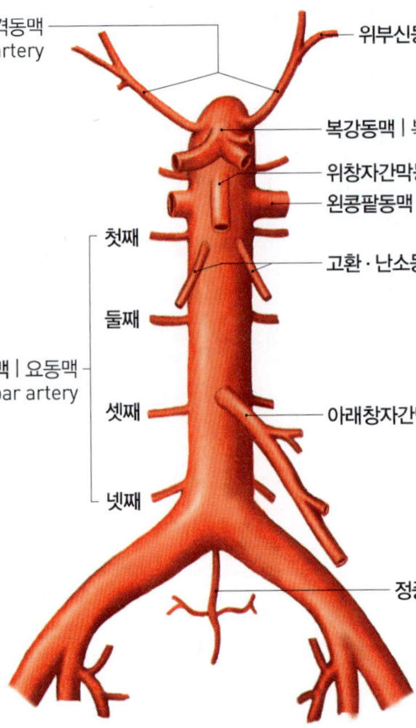

그림 6-36. 배대동맥의 가지

샘창자, 빈창자, 돌창자, 막창자, 오름 및 가로잘록창자 등에 다음과 같은 가지를 낸다. 처음에는 오른쪽으로 아래이자샘창자동맥이 갈라지고 중간잘록창자동맥, 오른잘록창자동맥, 돌잘록창자동맥이 순서대로 갈라진다. 위창자간막동맥이 창자간막으로 들어간 후에 왼쪽으로 빈창자동맥과 돌창자동맥의 가지가 나온다(그림 6-38).

표 6-9. 배대동맥의 가지

구분	동맥	시작, 개수	분포, 가지
앞쪽의 내장가지 (소화관으로 가는 가지)	복강동맥	앞쪽(T12), 1개	위~샘창자 위부분, 간, 지라, 이자 위부분
	위창자간막동맥	앞쪽(L1), 1개	샘창자 아래부분~가로잘록창자 오른쪽 2/3, 이자 아래부분
	아래창자간막동맥	앞쪽(L3), 1개	가로잘록창자 왼쪽 1/3~곧창자 위부분
가쪽의 내장가지 (비뇨생식기관, 내분비샘으로 가는 가지)	부신동맥	가쪽면(L1), 3쌍	부신
	콩팥동맥	가쪽면(L1), 한 쌍	콩팥
	고환 · 난소동맥	앞가쪽면(L2), 한 쌍	고환, 난소
벽가지 (몸통벽으로 가는 가지)	아래가로막동맥	가쪽면(T12), 한 쌍	가로막 아래쪽
	허리동맥	뒤가쪽면(L1~4), 4쌍	배벽
	정중엉치동맥	아래끝(L5), 1개	엉치뼈, 꼬리뼈

T: 가슴(thoracic), L: 허리(lumbar)

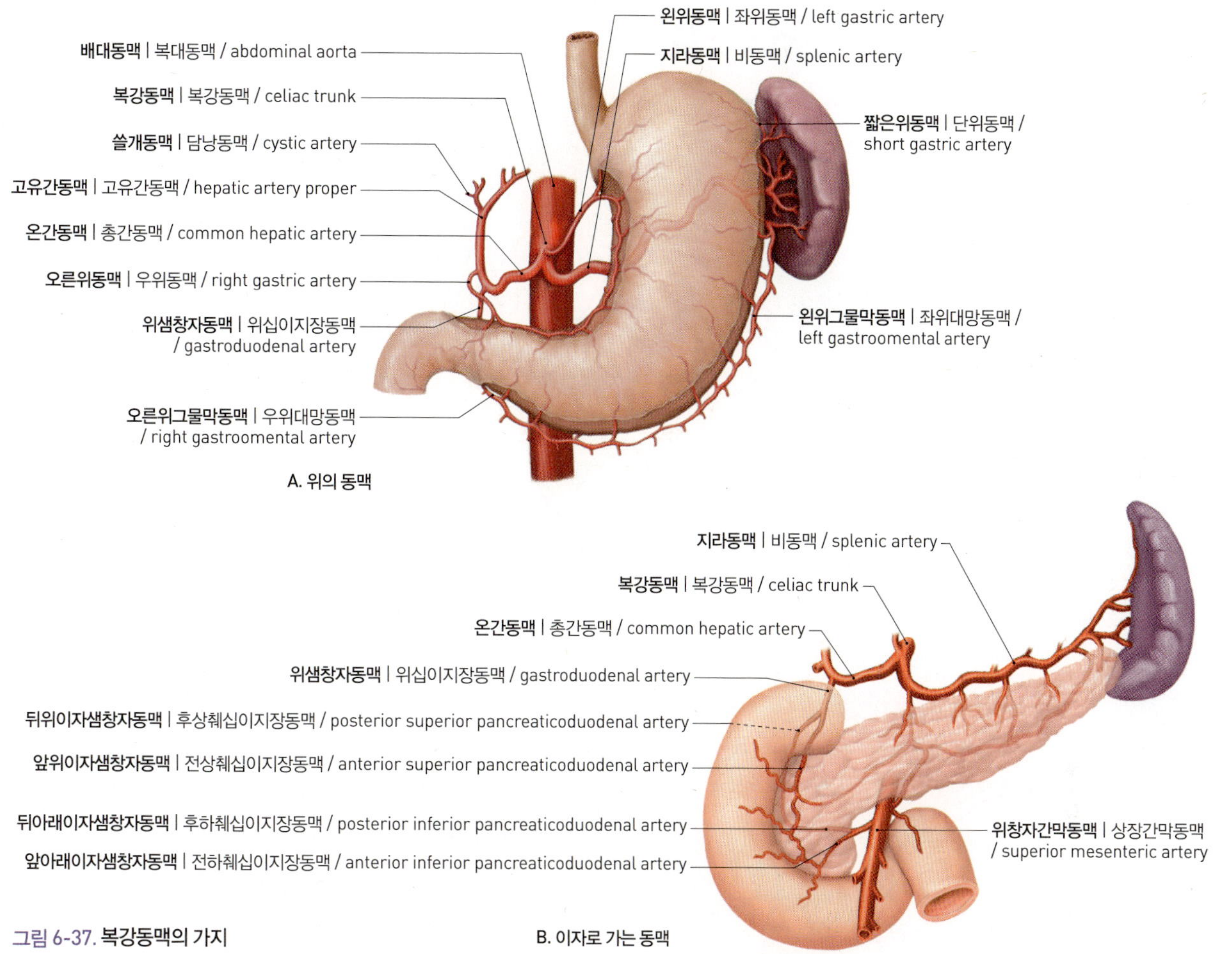

그림 6-37. **복강동맥의 가지**

아래창자간막동맥 하장간막동맥/inferior mesenteric artery | 셋째허리뼈 높이의 배대동맥 앞쪽에서 시작하여 아래로 내려가면서 왼쪽으로 **왼잘록창자동맥, 구불잘록창자동맥, 위곧창자동맥**으로 갈라진다(그림 6-39).

2) 가쪽의 내장가지

배대동맥의 양쪽에서 한 쌍으로 나오는 가지이며, 비뇨생식계통 장기와 내분비샘에 분포한다. **위 · 중간 · 아래부신동맥, 콩팥동맥, 고환 · 난소동맥**이 여기에 해당된다. **고환 · 난소동맥** 정소 · 난소동맥/testicular · ovarian artery 은 콩팥동맥 시작부위 바로 아래쪽의 배대동맥 앞쪽에서 나오는 한 쌍의 가지이며, 큰허리근 앞쪽에서 아래가쪽으로 내려간다. 남성의 고환동맥은 고샅굴을 통과해서 배안에서 나와 고환에 분포한다. 여성의 난소동맥은 골반 속에서 난소에 분포한다(그림 6-40).

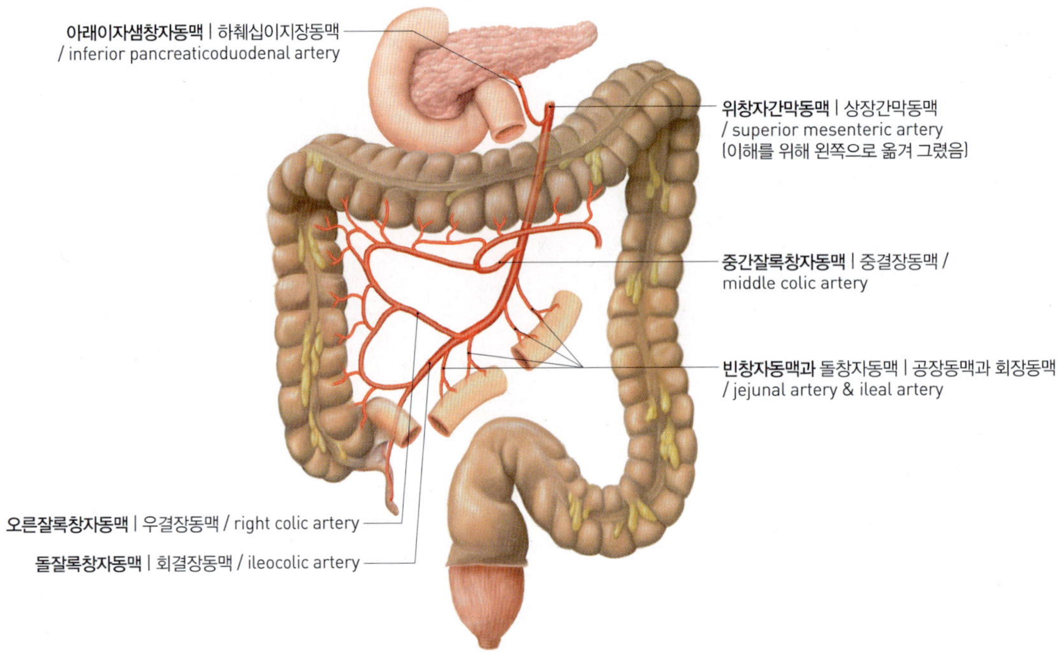

그림 6-38. **위창자간막동맥의 가지**

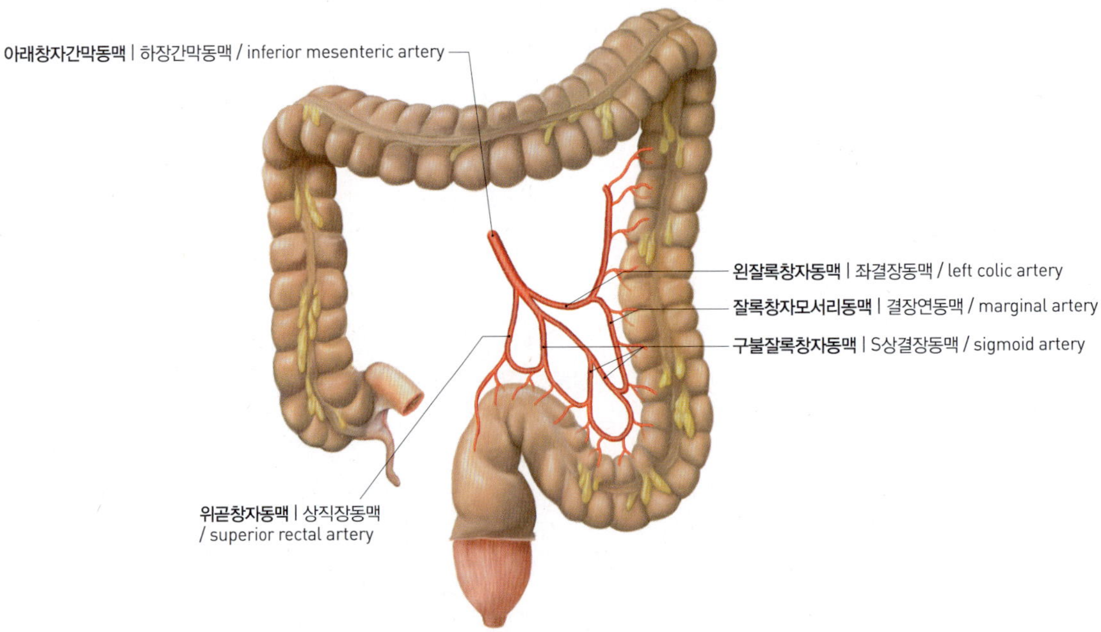

그림 6-39. **아래창자간막동맥의 가지**

3) 벽가지

벽가지는 배대동맥의 뒤가쪽에서 나오는 여러 쌍의 가지이며 가로막과 몸통벽에 분포한다. **아래가로막동맥**, 4쌍의 **허리동맥**, **정중엉치동맥**이 여기에 해당한다(그림 6-36).

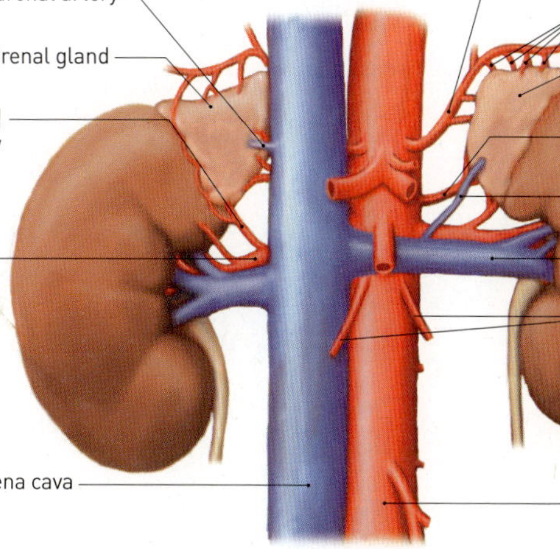

그림 6-40. 부신과 콩팥의 동맥과 정맥

8. 골반부위의 동맥

배대동맥은 넷째허리뼈몸통 높이에서 좌우로 갈라져서 온엉덩동맥이 된다. 이 부위에서 매우 가느다란 1개의 **정중엉치동맥** 정중천골동맥/median sacral artery 이 아래쪽으로 나와 엉치뼈 앞쪽에서 아래로 내려가며 꼬리뼈에 도달한다.

온엉덩동맥 총장골동맥/common iliac artery 은 큰허리근의 안쪽모서리를 따라 아래가쪽으로 뻗어있고, 엉치엉덩관절 위치에서 위골반문에 도달하며 2개로 나뉘어 바깥 · 속엉덩동맥이 된다.

1) 바깥엉덩동맥(그림 6-41, 표 6-10)

바깥엉덩동맥 외장골동맥/external iliac artery 은 큰허리근을 가로질러 아래가쪽으로 뻗어

부신겉질호르몬과 부신속질호르몬

부신겉질에서 방출되는 중요한 호르몬은 글루코코티코이드와 광물코티코이드이다. 양쪽 모두 콜레스테롤에서 합성되며 지용성이고 세포질의 수용체와 결합해서 유전자의 전사를 조절한다.

글루코코티코이드(glucocorticoid)는 세포에서 포도당신합성을 촉진하고 염증반응과 면역반응을 억제한다. 또한 뼈무게를 감소시키고 중추신경의 인지기능과 정서에도 영향을 미친다. 글루코코티코이드의 분비는 뇌하수체앞엽호르몬인 ACTH에 의해 자극을 받으며 하루를 주기로 증감하는 하루주기리듬에 영향을 받는다.

광물코티코이드(mineralocorticoid) 중에서 가장 중요한 것은 **알도스테론**(aldosterone)이며, 콩팥의 먼쪽세관, 집합관, 침샘, 땀샘에 작용해서 Na^+의 재흡수와 K^+의 배출을 촉진한다. 이러한 작용에 의해 체액 속 Na^+양과 체액량이 증가해서 혈압이 상승한다. 알도스테론의 분비는 레닌의 작용으로 생성되는 앤지오텐신II에 의해 자극을 받는다.

부신속질에서 분비되는 **아드레날린**(adrenaline)은 아미노산인 **티로신**(tyrosine)에서 합성되는 카테콜아민의 일종이다. 친수성이며 세포막의 수용체와 결합해서 신속하게 작용한다. 아드레날린은 심장에 작용해서 심장박출량을 늘이고 혈관의 민무늬근육에 작용해서 혈압을 상승시킨다. 또한 내장의 민무늬근육을 이완시키는 등의 일을 한다. 부신속질에 분포되어 있는 교감신경의 신경절이전섬유의 자극에 의해 아드레날린을 분비하며, 이는 교감신경이 스스로 교감신경의 기능을 조절 및 보강한다고 볼 수 있다.

있고, 고샅인대 깊은층의 혈관칸을 통해 넓적다리 앞쪽으로 나와 **넙다리동맥**이 된다. 넙다리동맥은 다리의 주요한 동맥이며, 그 위끝 부근에서 **얕은 · 깊은바깥음부동맥** 천 · 심외음부동맥/superficial · deep external pudendal artery 이 나뉘어져서 샅에 분포한다. 바깥엉덩

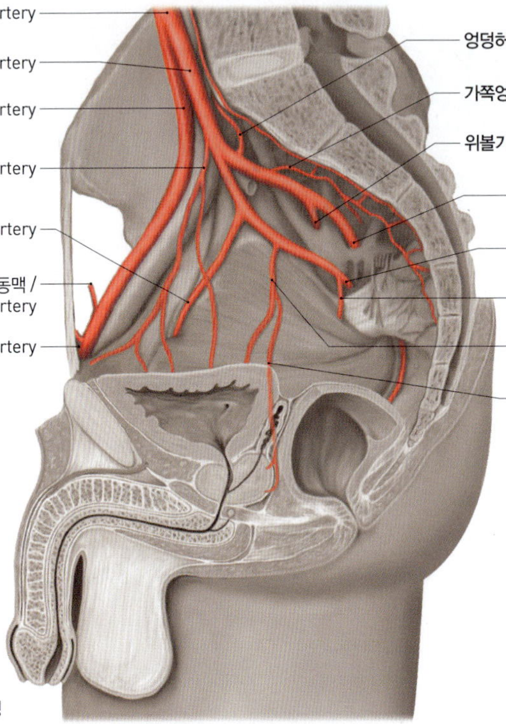

A. 남성

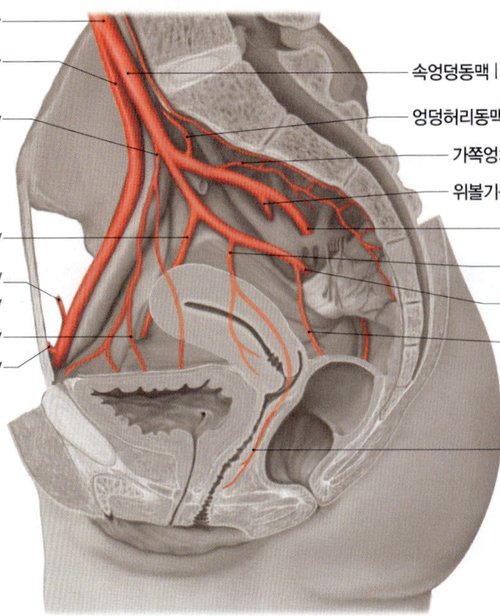

B. 여성

그림 6-41. 속엉덩동맥

표 6-10. 바깥엉덩동맥과 주변의 가지

동맥	시작	주행	분포, 가지
깊은엉덩휘돌이동맥	바깥엉덩동맥 아래끝	고샅인대를 따라 위가쪽으로	고샅부위의 배벽, 엉덩뼈오목의 엉덩근
아래배벽동맥	바깥엉덩동맥 아래끝	배벽 안쪽면의 가쪽배꼽주름, 배곧은근의 뒤쪽에서 올라감	아래배벽 연결: 위배벽동맥
바깥음부동맥	넙다리동맥 시작부위, 깊은가지와 얕은가지	안쪽으로	샅

동맥 아래끝 부근에서 2개의 가지로 나뉘어진다. **깊은엉덩휘돌이동맥** 심장골회선동맥/deep circumflex iliac artery 은 고샅인대 뒤쪽을 따라 바깥위쪽을 향해 엉덩능선을 따라 뻗어있고, 가쪽배벽 아래부분에 분포한다. **아래배벽동맥** 하복벽동맥/inferior epigastric artery 은 앞배벽의 안쪽면에서 위로 올라간다.

2) 속엉덩동맥(그림 6-41, 표 6-11, 12)

속엉덩동맥 내장골동맥/internal iliac artery 은 골반안의 가쪽벽을 따라 아래로 내려가며, 여러 개의 가지로 갈라져서 골반벽과 내장에 분포한다. 속엉덩동맥의 가지는 골반벽에 분포하는 벽가지와 골반안내장에 분포하는 내장가지로 구분할 수 있다.

3) 고환 · 난소동맥(그림 6-40)

배대동맥에서 갈라져 나온 **고환 · 난소동맥** 정소 · 난소동맥/testicular · ovarian artery 은 고환과 난소에 분포한다. 남성의 고환동맥은 고샅굴을 통해 배안에서 나오고, 정삭을 통해 음낭에 도달해서 고환과 부고환에 분포한다. 여성의 난소동맥은 골반안으로 들어가서 난소걸이인대를 통해 난소와 자궁관에 분포한다.

표 6-11. 속엉덩동맥의 벽가지

동맥	시작	주행	분포, 가지
엉덩허리동맥	속엉덩동맥 몸쪽부분	뒤위쪽으로, 허리가지와 엉덩가지로 갈라짐	허리가지: 큰허리근, 허리네모근 엉덩가지: 엉덩근
가쪽엉치동맥	속엉덩동맥, 2개	골반뒤벽에서 아래안쪽으로 엉치뼈구멍을 통과함	척주관내의 구조물, 엉치뼈 뒤쪽의 피부와 근육
위볼기동맥	속엉덩동맥, 가장 큰 가지	뒤쪽으로 궁둥구멍근 위구멍을 통과함	볼기부위의 근육(중간볼기근, 작은볼기근), 피부
아래볼기동맥	속엉덩동맥	뒤쪽으로 궁둥구멍근 아래구멍을 통과함	볼기부위의 근육(큰볼기근), 넓적다리 위부분의 뒤쪽
폐쇄동맥	속엉덩동맥, 때로는 아래배벽동맥	아래쪽으로 폐쇄관을 통과함	넓적다리의 모음근육, 넓적다리의 안쪽부분

표 6-12. 속엉덩동맥의 내장가지

동맥	시작	주행	분포, 가지
배꼽동맥	속엉덩동맥 첫 번째 가지	태아기: 앞배벽에서 배꼽으로 올라감 성인: 위방광동맥과의 분지부위에서 인대 (배꼽동맥인대)로 퇴화됨	가지: 위방광동맥, 남성: 정관동맥
위방광동맥	배꼽동맥	아래쪽으로	방광의 위쪽, 요관의 먼쪽부분
정관동맥(남성)	배꼽동맥	아래로 내려가서 골반바닥으로	정관
아래방광동맥	속엉덩동맥	골반바닥에서 안쪽으로	방광바닥
질동맥(여성)	아래방광동	질을 따라 아래쪽으로	질 아래부분, 질어귀망울, 곧창자의 일부
자궁동맥(여성)	속엉덩동맥	자궁넓은인대 바닥부분에서 앞안쪽으로	자궁, 자궁의 인대, 자궁관과 난소의 안쪽부분, 질 위부분
중간곧창자동맥	속엉덩동맥	골반바닥에서 안쪽으로	곧창자 아래부분, 남성: 정낭
속음부동맥	속엉덩동맥	궁둥구멍근 아래구멍, 작은궁둥구멍에서 샅부위로 들어가고 음부신경관을 통해 비뇨생식삼각으로	곧창자 아래부분의 항문관, 샅, 바깥생식기관
아래곧창자동맥	속엉덩동맥	궁둥항문오목에서 안쪽으로	속 · 바깥항문조임근, 항문 주변의 피부
샅동맥	속엉덩동맥	비뇨생식삼각에서 앞쪽으로	망울해면체근, 궁둥해면체근

9. 다리의 동맥 (그림 6-42)

다리에 분포하는 동맥은 **바깥엉덩동맥**에서 시작되며 **넙다리동맥**, **오금동맥**이 되어 다리오금에 도달한다. **앞정강동맥**이 되어 종아리 앞쪽에서 발등으로, **뒤정강동맥**과 **종아리동맥**이 되어 종아리 뒤쪽에서 발바닥에 도달한다.

바깥엉덩동맥 외장골동맥/external iliac artery | 온엉덩동맥이 2개로 갈라진 가지 중의 하나이며, 골반입구에서 아래가쪽으로 뻗어나가 고샅인대 깊은층의 혈관틈새를 통해 넙다리 앞쪽으로 나와 넙다리동맥이 된다.

넙다리동맥 대퇴동맥/femoral artery | 고샅인대가 있는 위치에서 바깥엉덩동맥에서 계속 이어지며 시작된다. 넙다리삼각에서 아래로 내려가 모음근굴으로 들어가고 모음근구멍을 통과해 다리오금으로 나와 오금동맥이 된다(그림 6-43, 표 6-13).

오금동맥 슬와동맥/popliteal artery | 넙다리동맥에서 이어진다. 다리오금에서 아래로 내려가 위 · 중간 · 아래무릎동맥을 내보내고, 다리오금 아래부분에서 1) 앞정강동맥과, 2) 뒤정강동맥으로 나뉘며, 뒤정강동맥에서 곧바로 3) 종아리동맥이 갈라져 나온다(그림 6-44, 45, 표 6-14, 15).

앞정강동맥 전경골동맥/anterior tibial artery | 종아리뼈사이막의 위부분을 빠져나와 종아리 앞쪽에서 근육의 깊은층에서 아래로 내려가고 발목에서 발등동맥으로 바뀐다.

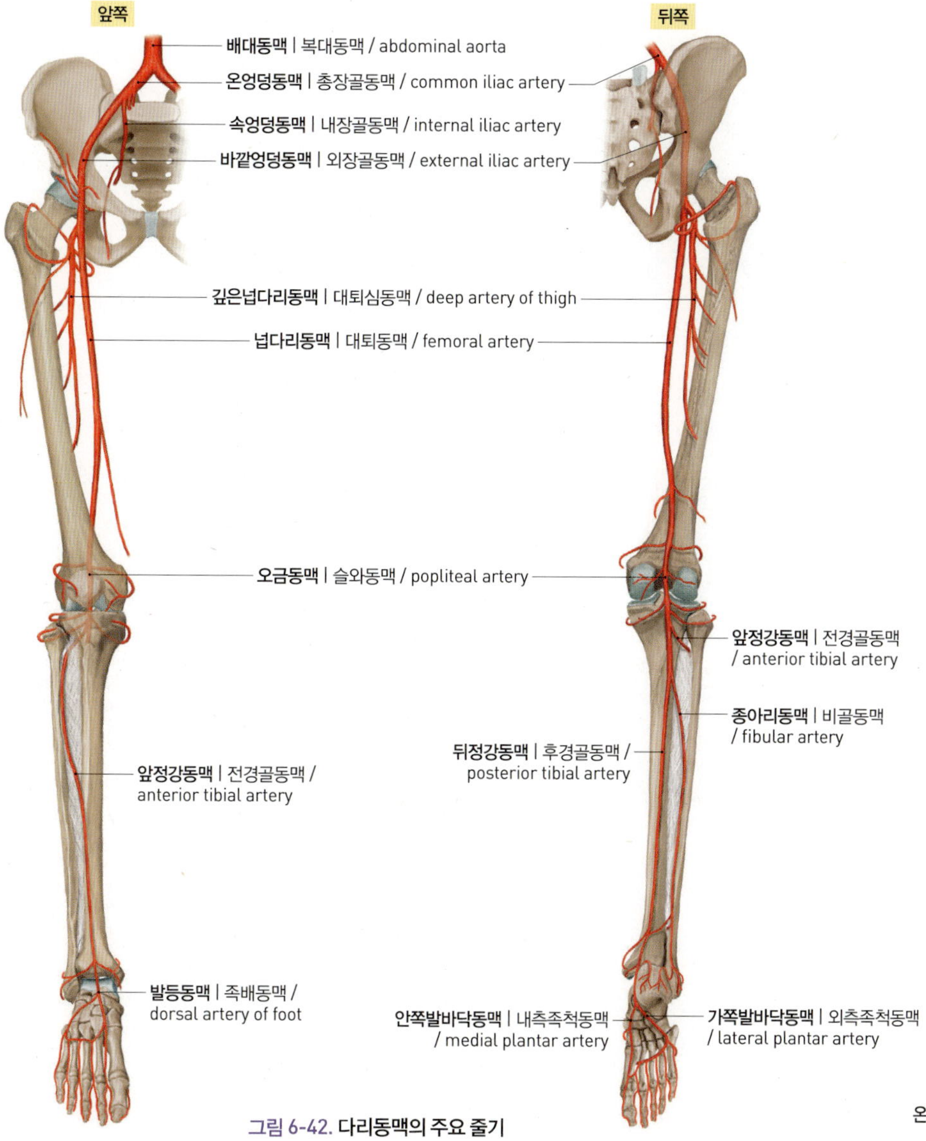

그림 6-42. 다리동맥의 주요 줄기

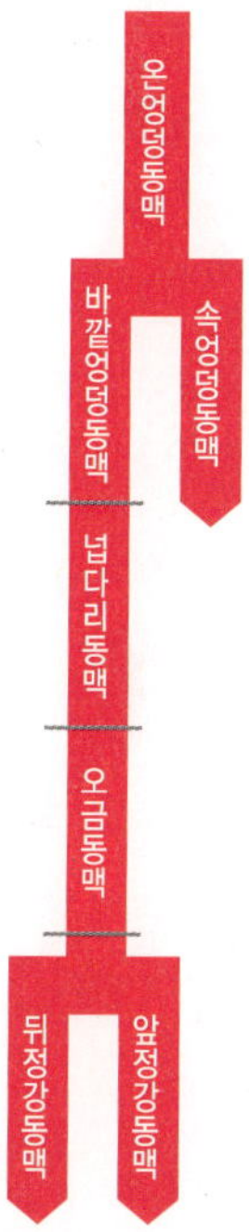

온엉덩동맥에서 다리동맥까지의 흐름

뒤정강동맥 후경골동맥/posterior tibial artery | 종아리 뒤쪽의 장딴지세갈래근 깊은층에서 아래로 내려가 발꿈치힘줄의 안쪽에 도달한다. 이어서 안쪽복사 뒤쪽에서 굽힘근 지지띠 깊은층의 발목굴을 통해 발바닥으로 들어간다.

종아리동맥 비골동맥/fibular artery | 종아리 뒤쪽의 장딴지세갈래근 깊은층 가쪽에서 아래로 내려가고 발목 뒤가쪽에서 끝난다.

발의 동맥으로 발등에는 **발등동맥** 족배동맥/dorsal artery of foot, 발바닥에는 뒤정강동맥의 가지인 **가쪽 · 안쪽발바닥동맥** 외측 · 내측족척동맥/lateral · medial plantar artery 이 분포한다(그림 6-46, 표 6-16).

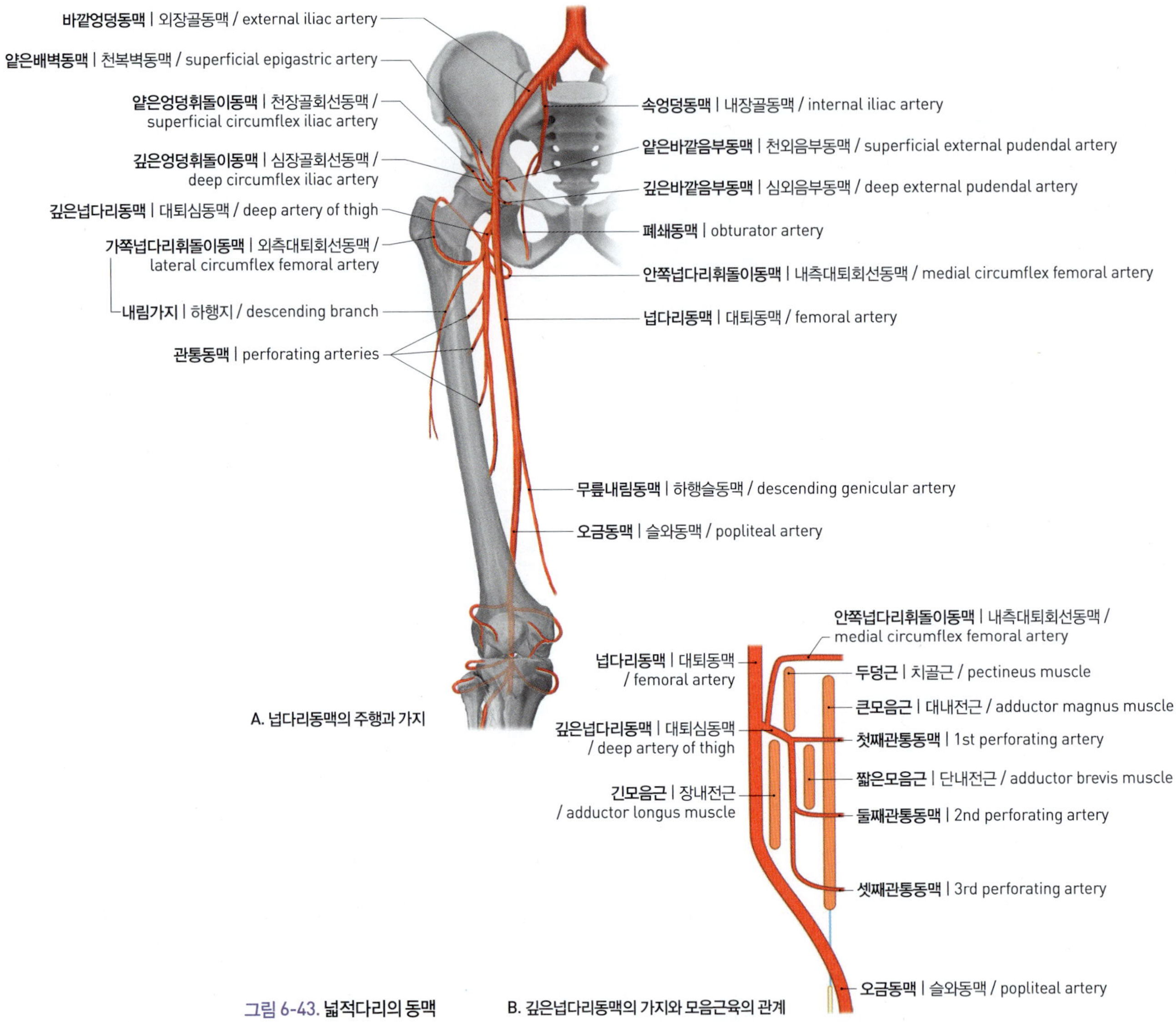

그림 6-43. 넓적다리의 동맥

표 6-13. 넓적다리의 동맥

동맥	시작	주행	분포, 가지
깊은넙다리동맥	넙다리동맥	긴모음근의 깊은층에서 짧은모음근과 큰모음근의 앞쪽에서 아래로 내려감	넓적다리안쪽칸의 근육 가지: 가쪽·안쪽넙다리휘돌이동맥, 관통동맥(가쪽 3개와 종말가지)
가쪽넙다리휘돌이동맥	깊은넙다리동맥	앞칸의 넙다리빗근과 넙다리곧은근의 깊은층에서 가쪽으로 뻗어나감	넓적다리앞칸의 근육, 볼기부위 가쪽부분
안쪽넙다리휘돌이동맥	깊은넙다리동맥	두덩근과 엉덩허리근 사이에서 큰모음근의 위모서리를 넘어 뒤칸으로	넓적다리뒤칸의 위부분, 볼기부위 가쪽부분
관통동맥	깊은넙다리동맥	큰모음근을 관통해서 뒤칸으로 (일반적으로 4개)	넓적다리뒤칸의 근육, 가쪽넓은근

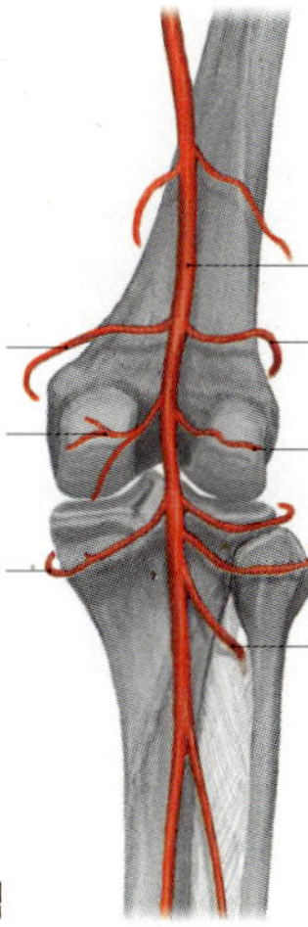

그림 6-44. 무릎의 동맥

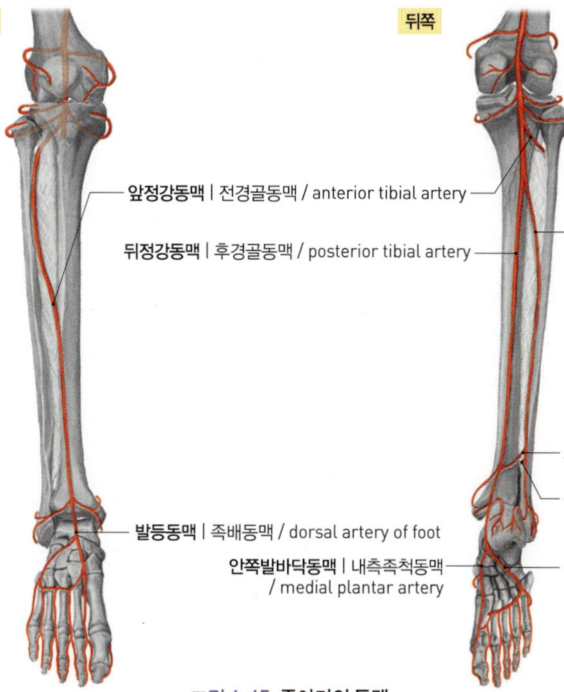

그림 6-45. 종아리의 동맥

표 6-14. 무릎의 동맥

동맥	시작	주행	분포, 가지
가쪽 · 안쪽위무릎동맥	오금동맥	넙다리뼈 가쪽 · 안쪽관절융기의 위쪽을 돌아서 무릎 앞쪽으로	무릎관절동맥그물
중간무릎동맥	오금동맥	무릎관절 높이에서 앞쪽으로	무릎관절주머니 속
가쪽 · 안쪽아래무릎동맥	오금동맥	정강뼈 가쪽 · 안쪽관절융기를 돌아서 무릎 앞쪽으로	무릎관절동맥그물
무릎내림동맥	넙다리동맥	넓적다리 안쪽 근육사이막을 따라 앞칸에서 아래로 내려감	넓적다리 안쪽 아래부분, 무릎관절동맥그물

표 6-15. 종아리의 동맥

동맥	시작	주행	분포, 가지
앞정강동맥	오금동맥이 2개로 갈라짐	종아리사이막의 위부분을 빠져나와 종아리 앞쪽에서 아래로 내려감	종아리앞칸
뒤정강동맥	오금동맥이 2개로 갈라짐	종아리 뒤쪽 안쪽에서 아래로 내려감	종아리뒤칸 안쪽부분
종아리동맥	뒤정강동맥	종아리 뒤쪽 가쪽에서 아래로 내려감	종아리뒤칸 가쪽부분, 가쪽칸 가지: 관통가지, 교통가지

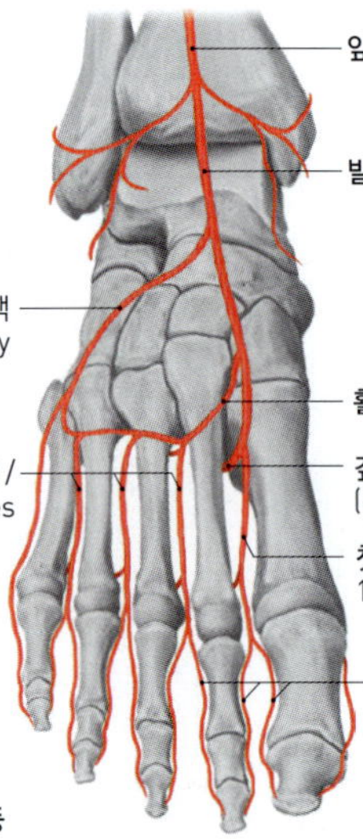

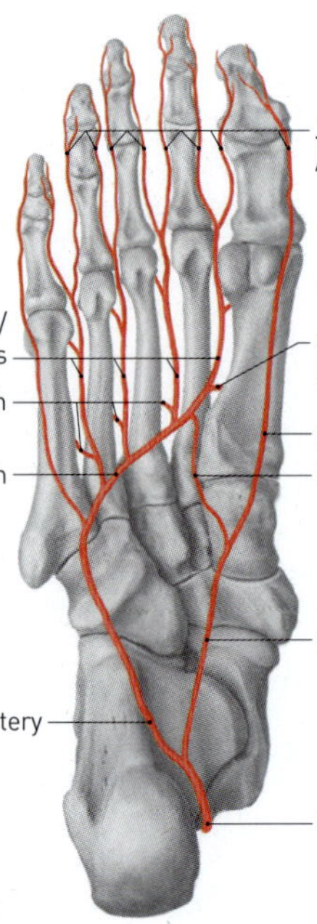

그림 6-46. 발의 동맥

표 6-16. 발의 동맥

동맥	시작	주행	분포, 가지
발등동맥	앞정강동맥	발등을 통해 첫째와 둘째발허리뼈 사이로	가쪽발목동맥, 활꼴동맥, 깊은발바닥동맥
가쪽발목동맥	발등동맥	발목 등부분에서 앞가쪽으로	발등 가쪽부분
활꼴동맥	발등동맥	발허리뼈 바닥 높이에서 가쪽으로	등쪽발허리동맥
가쪽발바닥동맥	뒤정강동맥이 2개로 갈라짐	발바닥네모근 얕은층에서 앞가쪽으로	깊은발바닥동맥활
안쪽발바닥동맥	뒤정강동맥이 2개로 갈라짐	엄지벌림근을 따라 앞쪽으로	엄지발가락
깊은발바닥동맥활	뒤정강동맥	긴발가락굽힘근힘줄 깊은층에서 앞안쪽으로	바닥쪽발허리동맥

넙다리동맥의 촉진과 카테터

넙다리삼각에는 피부밑의 매우 얕은층에 넙다리동맥이 뻗어있어서 몸표면에서 만지기가 쉽다. 이러한 위치 관계를 이용해서 넙다리삼각의 넙다리동맥은 다양한 목적으로 이용되고 있다.

첫 번째는 맥박의 촉지이다. 심장에서 이 부위까지 혈류가 충분히 가고 있는지 확인할 수 있다.

두 번째는 카테터의 삽입이다. 넙다리동맥에서 카테터를 집어 넣고 바깥엉덩동맥, 온엉덩동맥, 대동맥을 거쳐 심장까지 이르도록 해서 심장동맥의 조영이나 협착된 부위를 치료한다.

세 번째는 검사를 목적으로 하는 채혈이다. 채혈은 대부분의 경우 정맥에서 시행하지만 혈액의 산소포화도를 측정하는 경우에는 동맥혈액을 채취할 필요가 있다.

넙다리동맥에서의 카테터나 채혈은 넙다리신경을 손상시킬 수 있는 위험이 있고 처치 후에는 장시간의 안정이 필요하기 때문에 최근에는 위팔동맥이나 노동맥을 대신 이용하는 경우가 많다.

● 넙다리동맥의 위치

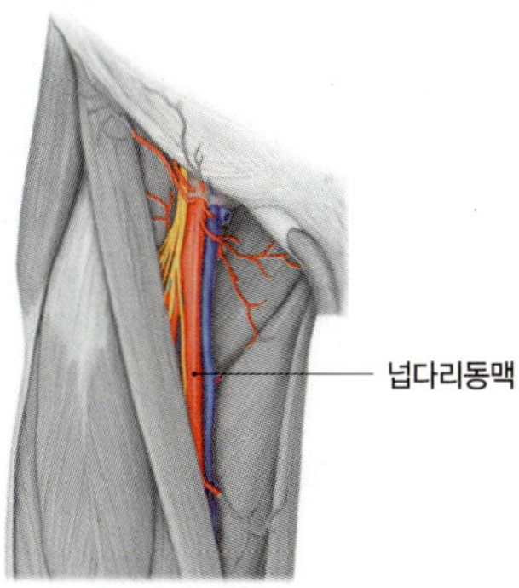

정맥계통 (그림 6-48)

신체 각 조직에 영양분과 산소를 공급한 후 노폐물과 이산화탄소를 회수한 혈액은 정맥계통을 통하여 심장으로 되돌아온다. 정맥의 대부분은 동맥과 동반하고 있어서 이를 동반정맥이라 하며, 보통 하나의 동맥 양쪽에 두 개의 정맥이 달리고 있고, 또 명칭도 동맥과 같은 경우가 많다. 그러나 뇌와 목부분의 정맥, 홀정맥, 간문맥 및 피부정맥은 예외로 동맥과 동반하지 않고 정맥만이 독립적으로 주행하고 있다. 피부정맥은 피부밑에 있는 비교적 굵은 혈관으로서 체온조절에 관여하며, 피부에서 쉽게 찾아보고 촉지할 수 있어서 정맥주사에 이용된다.

1. 대정맥 (그림 6-47)

온몸을 거친 혈액은 위아래 2개의 **대정맥** vena cava 을 통해 심장으로 되돌아간다.

1) 위대정맥과 그 가지 (그림 6-49)

머리와 목에서 혈액을 모으는 속목정맥과 팔에서 혈액을 모으는 빗장밑정맥은 빗장뼈 안쪽끝부분의 뒤쪽에서 합쳐져 **팔머리정맥** 완두정맥/brachiocephalic vein 이 된다. 양쪽 팔머리

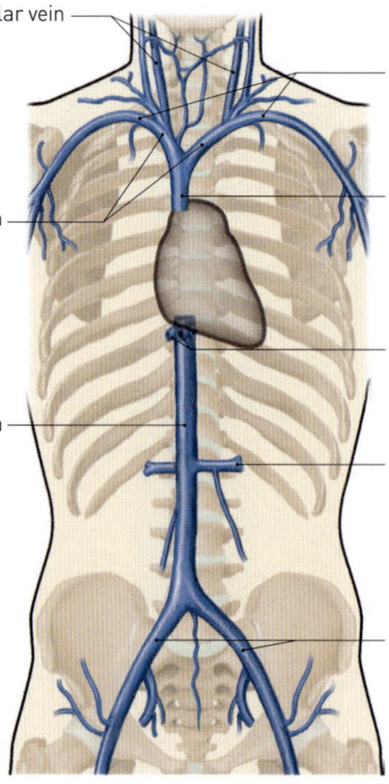

그림 6-47. 위대정맥과 아래대정맥과 가지

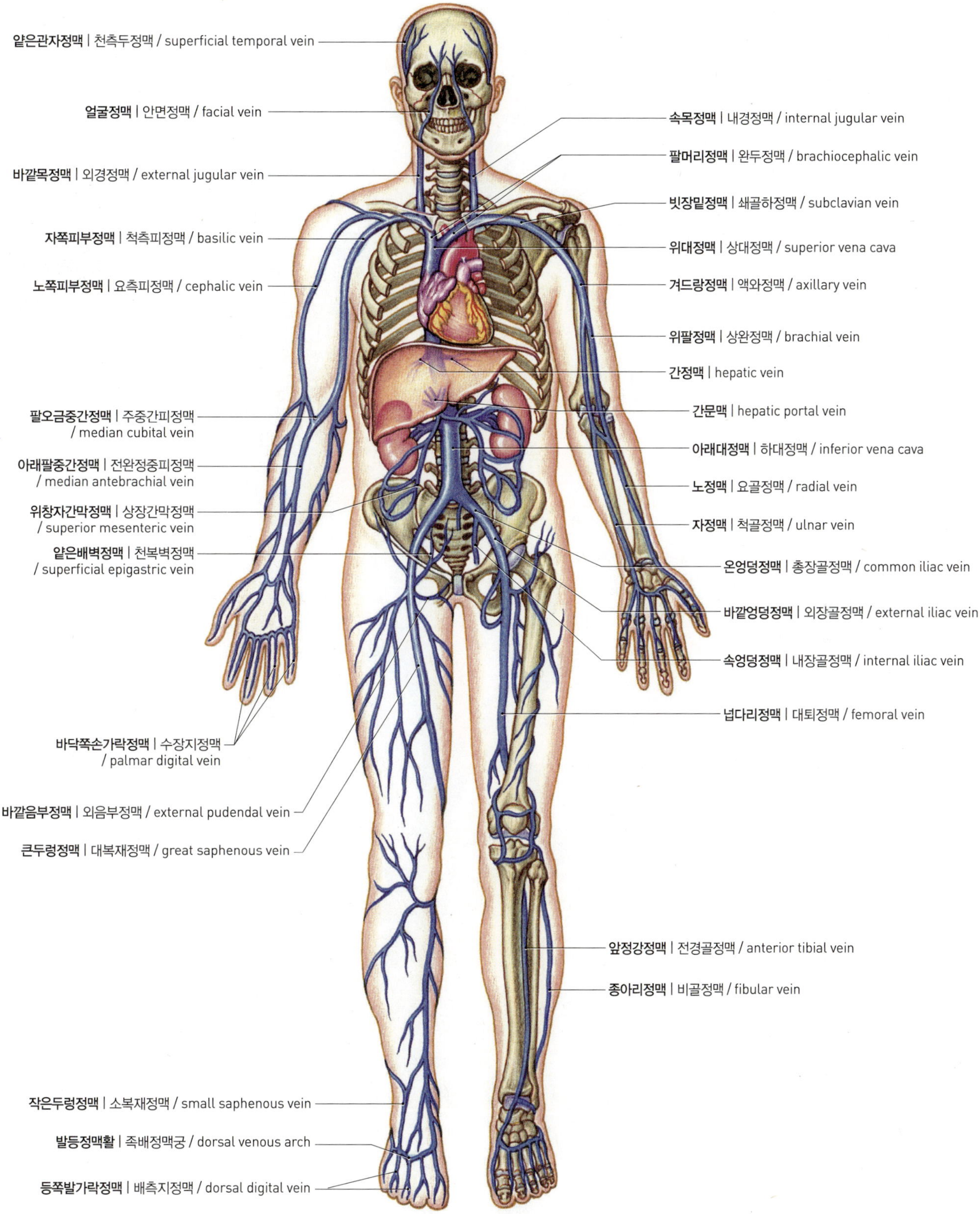

얕은관자정맥 | 천측두정맥 / superficial temporal vein
얼굴정맥 | 안면정맥 / facial vein
바깥목정맥 | 외경정맥 / external jugular vein
자쪽피부정맥 | 척측피정맥 / basilic vein
노쪽피부정맥 | 요측피정맥 / cephalic vein
팔오금중간정맥 | 주중간피정맥 / median cubital vein
아래팔중간정맥 | 전완정중피정맥 / median antebrachial vein
위창자간막정맥 | 상장간막정맥 / superior mesenteric vein
얕은배벽정맥 | 천복벽정맥 / superficial epigastric vein
바닥쪽손가락정맥 | 수장지정맥 / palmar digital vein
바깥음부정맥 | 외음부정맥 / external pudendal vein
큰두렁정맥 | 대복재정맥 / great saphenous vein
작은두렁정맥 | 소복재정맥 / small saphenous vein
발등정맥활 | 족배정맥궁 / dorsal venous arch
등쪽발가락정맥 | 배측지정맥 / dorsal digital vein
속목정맥 | 내경정맥 / internal jugular vein
팔머리정맥 | 완두정맥 / brachiocephalic vein
빗장밑정맥 | 쇄골하정맥 / subclavian vein
위대정맥 | 상대정맥 / superior vena cava
겨드랑정맥 | 액와정맥 / axillary vein
위팔정맥 | 상완정맥 / brachial vein
간정맥 | hepatic vein
간문맥 | hepatic portal vein
아래대정맥 | 하대정맥 / inferior vena cava
노정맥 | 요골정맥 / radial vein
자정맥 | 척골정맥 / ulnar vein
온엉덩정맥 | 총장골정맥 / common iliac vein
바깥엉덩정맥 | 외장골정맥 / external iliac vein
속엉덩정맥 | 내장골정맥 / internal iliac vein
넙다리정맥 | 대퇴정맥 / femoral vein
앞정강정맥 | 전경골정맥 / anterior tibial vein
종아리정맥 | 비골정맥 / fibular vein

그림 6-48. 정맥계통

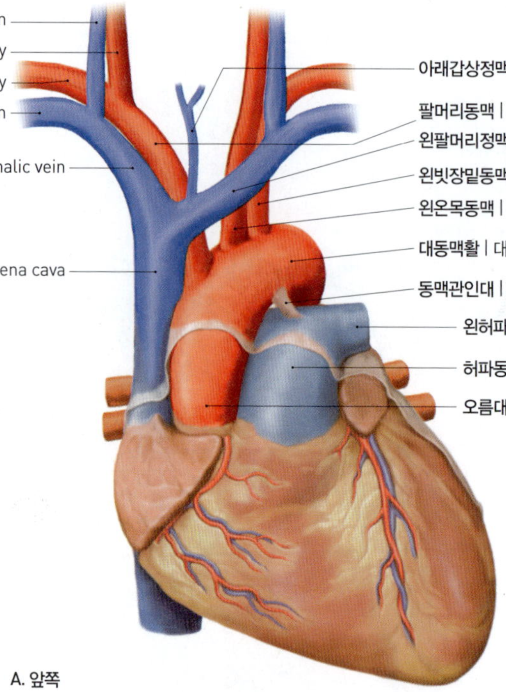

A. 앞쪽

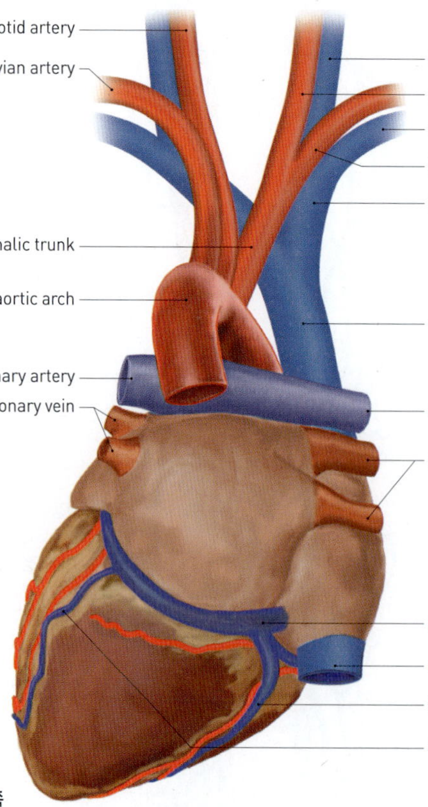

B. 뒤쪽

그림 6-49. 세로칸 속의 큰혈관

정맥은 위세로칸에서 만나 **위대정맥** 상대정맥/superior vena cava 이 되고 오른심방으로 들어간다.

오른팔머리정맥은 거의 수직으로 내려오며, 왼팔머리정맥은 오른아래쪽으로 비스듬히 내려가 정중선을 넘어 오른팔머리정맥 쪽으로 달린다. 양쪽 팔머리정맥은 오른쪽 첫째 갈비연골 아래모서리의 뒤쪽에서 만나 위대정맥이 된다. 위대정맥은 수직으로 내려가서 오른쪽 셋째갈비연골 아래모서리 높이에서 오른심방으로 들어간다. 위대정맥이 심장막안으로 들어가기 직전에 **홀정맥** 기정맥/azygos vein 이 뒤쪽에서 들어온다(그림 6-54).

2) 아래대정맥과 그 가지(그림 6-50)

아래대정맥 하대정맥/inferior vena cava 은 하반신에서 혈액을 모은다. 다리와 골반에서 나온 좌우의 **온엉덩정맥** 총장골정맥/common iliac vein 이 합쳐져서 아래대정맥이 된다. 아래대정맥이 위쪽으로 올라가는 동안 좌우의 **콩팥정맥** 신정맥/renal vein 이 합쳐지고 3개의 **간정맥** hepatic vein 이 합쳐진다.

아래대정맥은 가로막 아래쪽 몸의 혈액을 모아 오른심방으로 운반한다.

아래대정맥에는 위로 올라오면서 내장에서 나오는 내장가지로 1) 오른고환·오른난소정맥, 2) 콩팥정맥, 3) 간정맥이 합쳐진다. 몸통벽에서 나오는 벽가지로는 4) 허리정맥과 5) 아래가로막정맥이 들어온다.

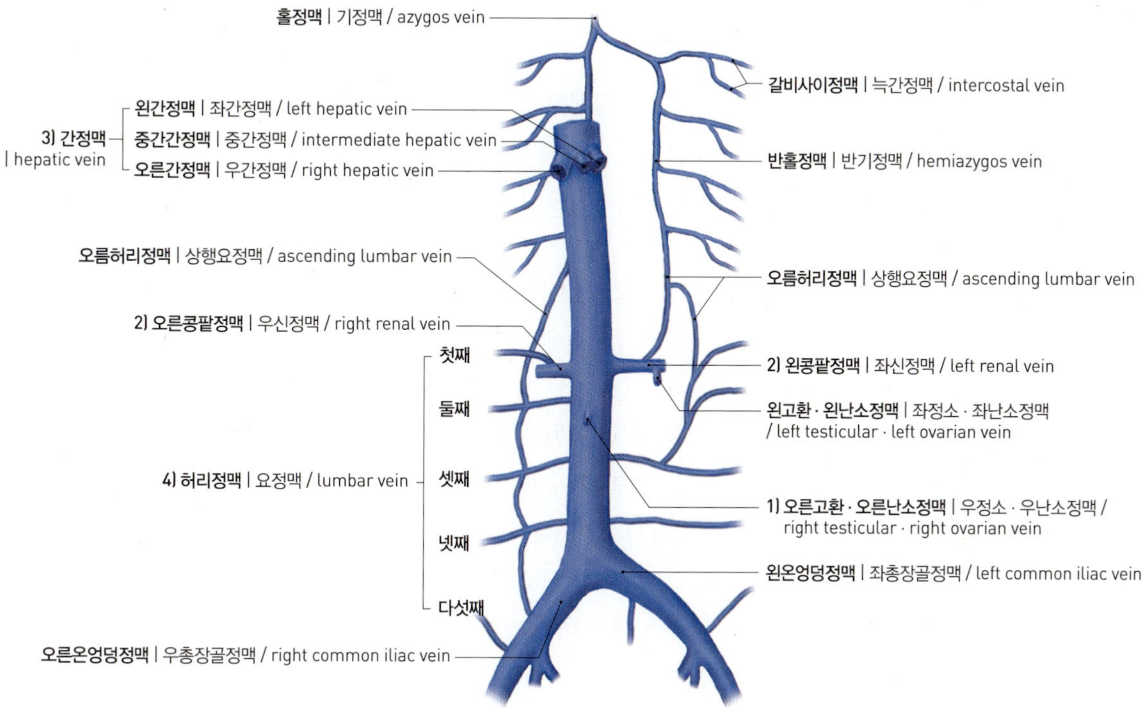

그림 6-50. 아래대정맥의 가지

2. 머리와 목의 정맥

머리와 뇌의 혈액은 주로 속목정맥이나 그 가지로 유입되며, 일부는 척추정맥과 바깥목정맥으로 유입된다. 주요 정맥은 다음과 같다.

1) 목정맥

목정맥은 목동맥이 공급하는 혈액을 다시 회수하며, **바깥목정맥**과 **속목정맥**으로 나누어진다.

바깥목정맥 외경정맥/external jugular vein | 뒤통수부위의 머리덮개에서 혈액을 모으는 **뒤통수정맥** 후두정맥/occipital vein 으로 시작된다. 뒤통수정맥은 뒤통수부위에 도달해서 아래턱뒤정맥에서 나온 교통가지와 합쳐져서 바깥목정맥이 된다. 바깥목정맥은 얼굴, 머리덮개, 목의 표면 등에서 혈액을 받아들이며, 목부위의 피부밑을 따라 아래로 내려가서 빗장밑정맥과 연결된다.

속목정맥 내경정맥/internal jugular vein | 구불정맥굴에서 이어져 나와 목정맥구멍에서 시작되며 목부위를 내려간다. 그 시작부분은 약간 팽창되어 있어서 **위목정맥팽대** 경정맥상구/superior bulb of jugular vein 라고 하며 그곳에서 해면정맥굴로부터 이어지는 **아래바위정맥굴** 하추체정맥동/inferior petrosal sinus 이 연결되고, 목부위에서 내려오는 도중에 얼굴정맥이 연결된다. 속목정맥은 뇌와 머리의 많은 정맥과 정맥굴 및 얼굴과 목의 각 부위 깊은정맥이 모여 형성된다. 바깥목정맥과 속목정맥은 목에서 내려와 빗장밑정맥과 합쳐지고 빗장밑정맥은 다시 팔머리정맥이 되고 다시 오른심방으로 들어가는 위대정맥을 형성한다.

2) 얼굴부위 얕은층의 주요정맥 (그림 6-51)

얼굴정맥 안면정맥/facial vein | 얼굴 얕은층의 정맥으로 모인다. 안쪽눈구석에서 시작되며 아래로 내려와 턱뼈각 아래에서 뒤쪽으로 진행한다. 아래턱뒤정맥이 합쳐진 뒤에 속목정맥과 연결된다.

얕은관자정맥 천측두정맥/supercial temporal vein | 관자부위 얕은층의 정맥을 모은다. 바깥귀앞에서 내려가며 귀밑샘 안에서 날개근정맥얼기로부터 이어지는 **위턱정맥** 상악정맥/maxillary vein 과 합쳐져서 **아래턱뒤정맥** 하악후정맥/retromandibular vein 이 된다. 아래턱뒤정맥은 턱뼈가지 뒤쪽으로 내려가서 얼굴정맥과 연결된다.

뒤통수정맥 후두정맥/occipital vein | 뒤통수부위의 정맥을 모은다. 뒤통수정맥은 **바깥목정맥** 외경정맥/external jugular vein 과 연결되는 경우가 많다.

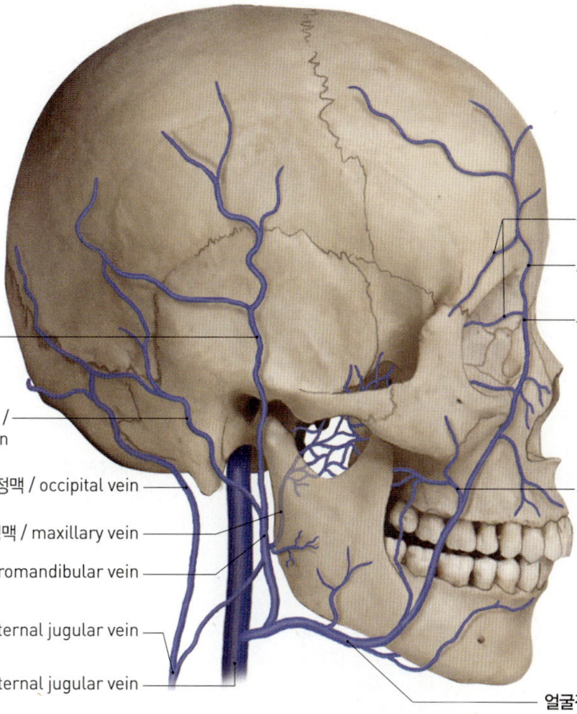

그림 6-51. 얼굴과 머리덮개의 정맥

3) 뇌의 정맥 [그림 6-52]

뇌의 정맥은 모두 뇌에서 나오며 경막정맥굴로 들어간다.

경막정맥굴 경막정맥동/dural venous sinus 은 경막의 뼈막층과 뇌막층 사이에 있다. 주된 것으로는 위시상정맥굴, 곧은정맥굴, 가로정맥굴, 구불정맥굴, 해면정맥굴이 있으며, 최종적으로 머리뼈바닥의 목정맥구멍을 나와 **속목정맥** 내경정맥/internal jugular vein 과 연결된다.

위시상정맥굴 상시상정맥동/superior sagittal sinus 은 대뇌낫의 위모서리를 따라 뒤쪽으로 뻗어나간다. 속뒤통수뼈융기 부근에서 곧은정맥굴과 합쳐지고 좌우의 가로정맥굴로 갈라진다. 이러한 합류의 갈라짐 부위를 **정맥굴합류** 정맥동교회/confluence of sinuses 라고 한다.

곧은정맥굴 직정맥동/stright sinus 은 대뇌낫의 아래모서리를 따라 뻗어있는 **아래시상정맥굴** 하시상정맥동/inferior sagittal sinus 과 큰대뇌정맥이 합쳐져서 형성된다. 곧은정맥굴은 대뇌낫과 소뇌천막의 접합부분에서 뒤쪽으로 뻗어나가 정맥굴합류에 도달한다.

가로정맥굴 횡정맥동/transverse sinus 은 정맥굴합류에서 좌우로 향해 소뇌천막의 뒤가쪽 모서리를 따라 나아가고 피라미드의 뒤부분에 도달해서 구불정맥굴로 바뀐다.

구불정맥굴 S상정맥동/sigmoid sinus 은 목정맥구멍을 통해 속목정맥으로 이어진다. 구불정맥굴을 따라 중간머리뼈우묵에 구불정맥굴고랑이 있다.

해면정맥굴 해면정맥동/cavernous sinus 은 안장의 좌우에서 나비뼈몸통의 가쪽면에 위치해 있으며 벽이 얇은 정맥얼기로 이루어져 있다. 대뇌정맥과 눈확의 눈정맥이 들어오며 관자아래우묵의 날개근정맥얼기와 이끌정맥으로 이어진다.

머리뼈의 바깥판과 속판 사이에는 **판사이정맥** 판간정맥/diploic vein 이 있어서 머리안의

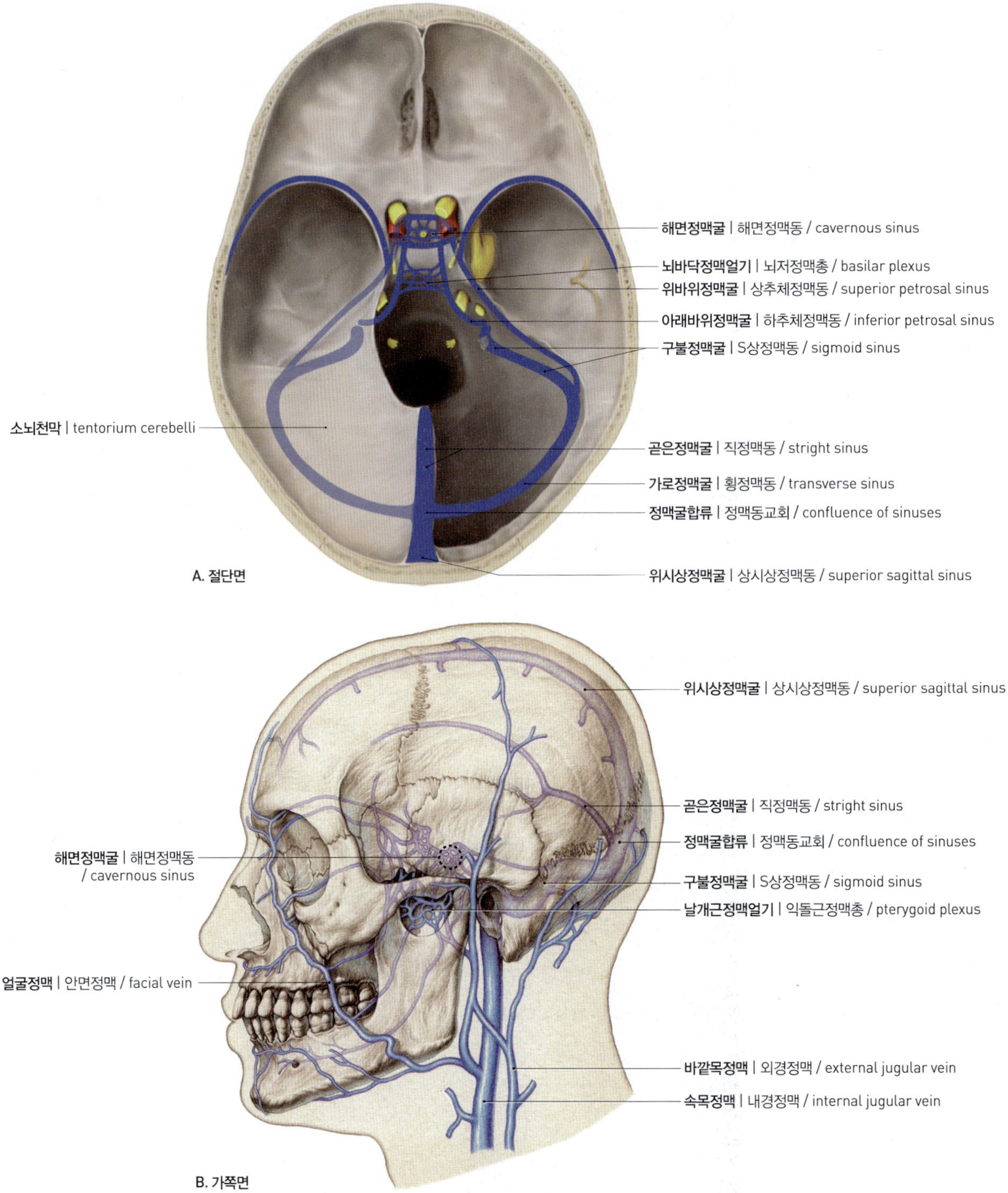

그림 6-52. 경막정맥굴

경막정맥굴과 교통하며, 또한 머리안의 바깥 영역과 **이끌정맥** 도출정맥/emissary vein 으로 연결된다. 이끌정맥에는 판막이 없어서 양쪽 방향으로 흘러갈 수 있다. 주로 머리뼈의 바깥으로 흘러나간다.

3. 팔의 정맥

팔과 다리의 정맥에는 피부정맥과 깊은정맥의 2가지의 계통이 있다. **피부정맥** 피정맥/cutaneous vein 은 피부밑조직 안에서 뻗어나가며 **관통정맥** perforating vein 을 통해 깊은정맥으로 연결된다. **깊은정맥** 심정맥/deep vein 은 깊은층의 결합조직 안으로 뻗어있으며 동일한 이름의 동맥과 함께 주행하는 **동반정맥** 반행정맥/venae comitans 이다. 정맥판막은 피부정맥보다 깊은정맥에서 보다 많이 볼 수 있다.

1) 팔의 피부정맥(그림 6-53)

손의 피부정맥은 손바닥보다 손등에서 발달되어 있으며 **손등정맥그물** 수배정맥망/dorsal venous network of hand 에 모인다. 이 정맥그물에서 엄지쪽은 노쪽피부정맥으로, 새끼쪽은 자쪽피부정맥으로 연결된다.

노쪽피부정맥 요측피정맥/cephalic vein 은 손등정맥그물의 노쪽에서 시작된다. 아래팔의 노쪽에서 위로 올라가면서 굽힘쪽으로 주행을 바꾸고, 팔오금의 노쪽을 통해 위팔두갈래근의 가쪽에서 올라간다. 이어서 어깨세모근과 큰가슴근 사이의 고랑에서 깊은층으로 들어가고 빗장가슴삼각에서 겨드랑정맥과 연결된다.

자쪽피부정맥 척측피정맥/basilic vein 은 손등정맥그물의 자쪽에서 시작된다. 아래팔의 자쪽에서 위로 올라가면서 굽힘쪽으로 주행을 바꾸고, 팔오금의 자쪽을 통해 위팔의 안쪽두갈래근고랑에서 위로 올라간다. 이어서 위팔 중앙부분에서 근막을 관통해 깊은층으로 들어가고 위팔정맥과 합쳐진다.

아래팔중간정맥 전완정중피정맥/median antebrachial vein 은 변화가 많은 정맥이다. 아래팔 굽힘쪽의 혈액을 모아 위로 올라가며, 팔꿉 높이에서 노쪽피부정맥이나 자쪽피부정맥

팔오금에서의 정맥천자

팔오금의 피부정맥은 채혈이나 정맥주사를 놓는 부위로 자주 이용된다. 팔오금 피부정맥의 굵기와 주행은 개인차가 크지만 피부지방이 얇고 정맥이 튀어나와 있어서 눈으로 확인이 가능하기 때문에 정맥천자를 비교적 안전하게 시행할 수 있게 된다. 정맥천자를 시행할 때에는 주의해야 할 해부학적 문제가 몇 가지 있다.

1) 피부정맥과 피부신경이 근접해 있기 때문에 천자를 시행할 때 일시적인 통증이 동반되는 경우가 있다.
2) 피부정맥이 피부밑조직에 고정되어 있지 않고 잘 이동하는 사람이 가끔씩 있다.
3) 위팔두갈래근널힘줄과 떨어져서 깊은층에 팔동맥이 있고 또한 자동맥이 원엎침근의 얕은층을 통과하는 일반적이지 않은 경우도 있기 때문에 잘못 알고 동맥을 천자할 가능성이 있다.

으로 이어진다.

팔오금중간정맥 주정중피정맥/median cubital vein 은 팔꿉 앞쪽에서 노쪽피부정맥과 자쪽피부정맥 사이를 연결하며, 팔꿉 앞쪽에서는 관통정맥에 의해 피부정맥과 깊은정맥이 교통한다.

2) 팔의 깊은정맥

손과 손가락의 동맥에는 깊은정맥이 동행하고 있으며 손바닥 깊은층의 **깊은손바닥정맥활** 심장정맥궁/deep palmar venous arch 로 모인다. 이 정맥그물은 주로 자정맥과 연결된다. **얕은손바닥정맥활** 천장정맥궁/superficial venous palmar arch 의 혈액도 자정맥으로 흘러들어간다.

노정맥 요골정맥/radial veins (한 쌍)과 **자정맥** 척골정맥/ulnar veins (한 쌍)은 팔오금에서 합쳐져서 위팔정맥이 되며, 여기서 앞·뒤뼈사이정맥 및 팔꿉 앞쪽의 피부정맥에서 나온 관통가지도 합쳐진다.

위팔정맥 상완정맥/brachial vein (한 쌍)은 위팔 중간부분에서 자쪽피부정맥이 합쳐져 겨드랑정맥이 된다.

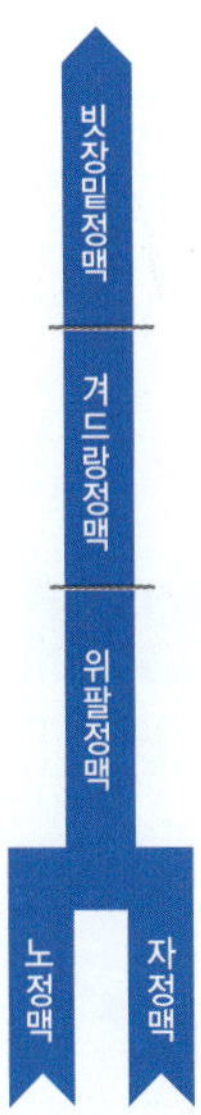
빗장밑정맥
겨드랑정맥
위팔정맥
노정맥
자정맥
팔정맥의 흐름

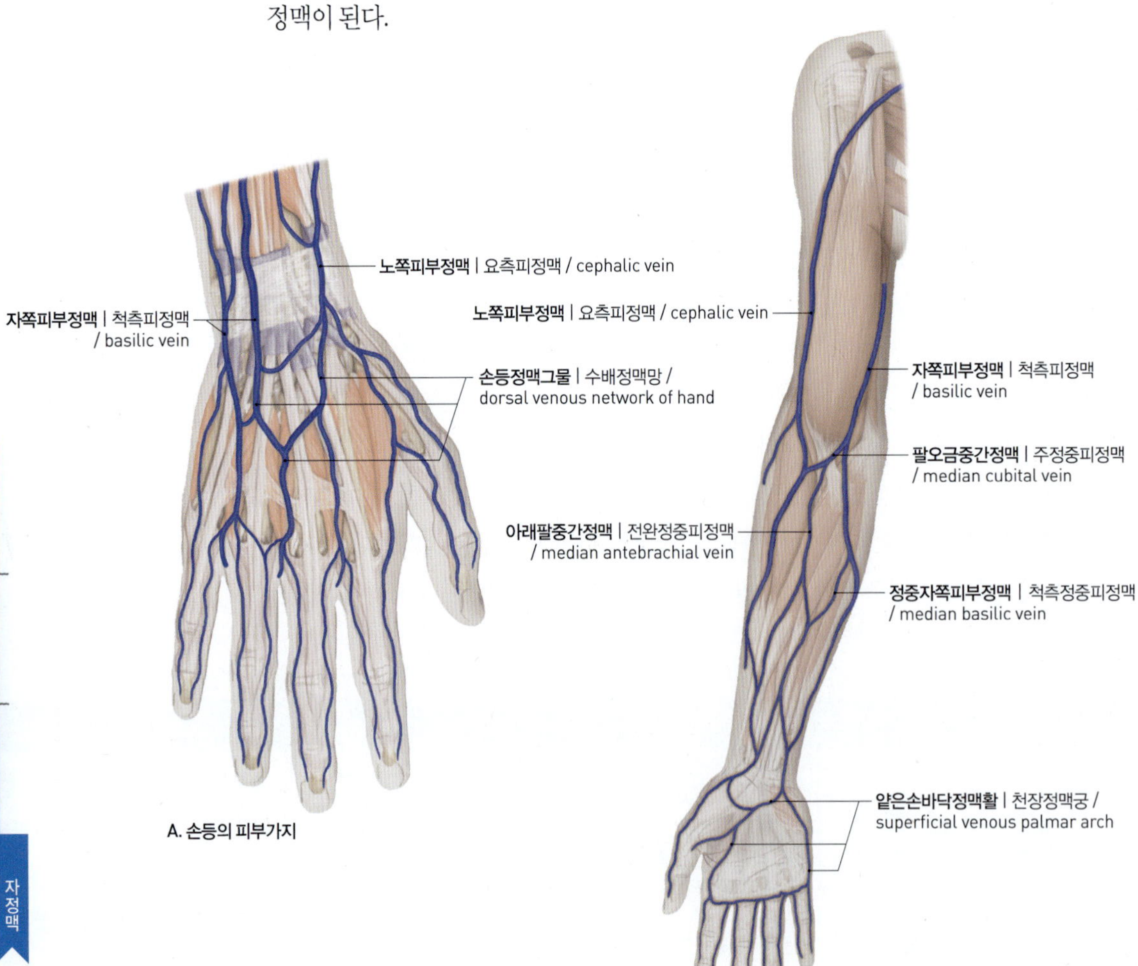

그림 6-53. 팔의 피부정맥

B. 팔 앞쪽의 피부정맥

겨드랑정맥 액와정맥/axillary vein (1개)에는 빗장가슴근삼각에서 노쪽피부정맥이 연결된다.

빗장밑정맥 쇄골하정맥/subclavian vein (1개)은 첫째갈비뼈 가쪽모서리에서 겨드랑정맥으로부터 연속되고 앞목갈비근 앞에서 첫째갈비뼈의 위쪽을 지나며 바깥목정맥과 연결된다. 빗장뼈 안쪽끝부분 뒤에서 빗장밑정맥이 **속목정맥** 내경정맥/internal jugular vein 과 합쳐져 **팔머리정맥** 완두정맥/brachiocephalic vein 이 된다. 이 합쳐지는 곳을 **정맥각** venous angle 이라고 하며 왼쪽 정맥각에는 **가슴림프관** 흉관/thoracic duct 이, 오른쪽의 정맥각에는 **오른림프관** 우임파본간/right lymphatic duct 이 연결된다.

4. 홀정맥계통 (그림 6-54)

홀정맥계통 기정맥계/azygos system of vein 은 몸통벽에서 혈액을 모아 척주 양쪽을 따라 올라가서 위대정맥으로 들어가는 여러 정맥들을 묶어서 말하는 것이다. 홀정맥계통에는 몸통벽뿐만 아니라 일부 가슴부위 장기의 정맥이 들어오고, 배의 정맥과도 연결된다. 이 때문에 홀정맥계통은 아래대정맥의 혈액흐름에 문제가 있을 때 배와 다리의 혈액이 심장으로 돌아오는 중요한 곁순환 통로가 된다.

홀정맥계통의 중요한 정맥은 등뼈 오른쪽에 있는 홀정맥과 왼쪽에 있는 반홀정맥 및 덧반홀정맥이며 서로 연결되어 있고, 그 연결과 가지는 매우 다양한 변이를 보인다.

홀정맥 기정맥/azygos vein 은 오른쪽의 **오름허리정맥** 상행요정맥/ascending lumbar vein 과 **갈비밑정맥** 늑하정맥/subcostal vein 이 첫째, 둘째허리뼈 높이에서 합쳐지면서 시작되는 경우가 많으며 두 정맥 외에 아래대정맥의 정맥가지가 함께 하는 경우도 있다. 홀정맥에는 다음과 같은 정맥이 들어온다.

빗장밑정맥천자

빗장밑정맥천자(쇄골하정맥천자/subclavian venous puncture)는 심장에서 가까운 중심정맥에 카테터를 삽입하는 데 널리 이용되고 있다. 고농도의 포도당에 아미노산 등을 배합해서 중심정맥카테터로 영양을 공급하는 데 자주 이용하며, 그밖에는 중심정맥압력을 측정하거나 오른심장을 검사하는 데 활용된다. 빗장뼈 중앙과 가쪽 1/3 경계 아래쪽에서 복장뼈자루 위모서리의 목아래패임을 향해 빗장뼈 뒤쪽을 따라 바늘을 빗장밑정맥에 찔러 넣는다. 바늘끝이 위쪽으로 벗어나면 빗장밑동맥을, 아래쪽으로 벗어나면 가슴막안을 찌를 위험이 있다.

● 빗장밑정맥천자

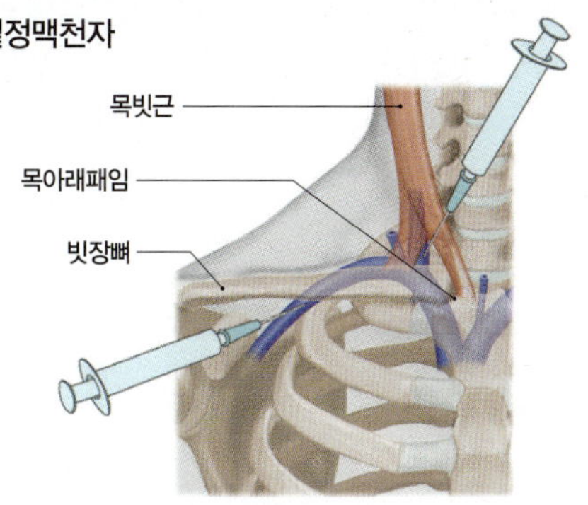

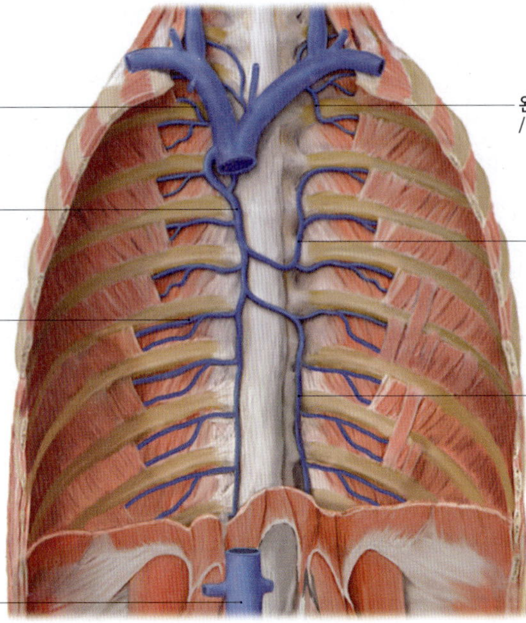

그림 6-54. 홀정맥계통

- 오른쪽 둘째~넷째뒤갈비사이정맥이 합쳐져 만들어진 **오른위갈비사이정맥** 우상늑간정맥/right superior intercostal vein
- 오른쪽 다섯째~열한째뒤갈비사이정맥
- 반홀정맥
- 덧반홀정맥

또한 식도정맥, 세로칸정맥, 심장막정맥, 오른기관지정맥도 홀정맥으로 들어간다.

반홀정맥 반기정맥/hemiazygos vein 은 왼쪽의 오름허리정맥과 갈비밑정맥이 합쳐져 시작되는 경우가 많으며, 어느 한쪽 정맥이 단독으로 반홀정맥이 되거나 왼콩팥정맥과 연결되는 경우도 있다. 반홀정맥은 가로막의 왼다리(또는 대동맥구멍)를 통과해서 가슴부위로 들어가고 뒤세로칸 속에서 등뼈 왼쪽을 따라 올라간 뒤, 아홉째등뼈 높이에서 척주의 앞쪽과 가슴대동맥, 식도, 가슴림프관의 뒤쪽을 가로질러 홀정맥으로 들어간다.

덧반홀정맥 부반기정맥/accessory hemiazygos vein 은 뒤세로칸 위쪽에 있는 척주 왼쪽을 따라 내려와 여덟째등뼈 높이에서 척주 앞쪽을 가로질러 홀정맥(또는 반홀정맥)으로 들어간다. 위쪽에서 왼위갈비사이정맥과 연결되는 경우도 있다. 덧반홀정맥으로 왼쪽 넷째~여덟째뒤갈비사이정맥과 왼기관지정맥이 들어오기도 한다.

5. 문맥계통

문맥계통은 간문으로 들어가는 문맥과 여러 정맥가지로 이루어지며, 배안장기(배의 소화관, 쓸개, 이자, 지라)에서 나오는 정맥혈액을 모아 간으로 운반한다.

이러한 문맥계통을 통해 간으로 운반되는 정맥혈액에는 창자에서 흡수된 영양분(단백질과 탄수화물), 위와 창자에서 흡수된 유해물질, 이자에서 분비되는 호르몬(인슐린과 글루카곤), 그리고 지라에서 적혈구의 파괴에 의해 생긴 헤모글로빈의 분해물질이 포함되어 있다. 간으로 운반된 영양분 중 여분은 글리코겐의 형태로 저장되고, 유해물질은 분해된다. 또한 간에서는 혈중 포도당 농도가 정상 이하로 떨어지면 글리코겐을 분해해서 포도당을 만들어 혈중 포도당 농도를 조절한다. 그리고 간으로 운반된 헤모글로빈의 분해물질은 쓸개즙으로 배설된다.

● **문맥** [그림 6-55]

(간)문맥 (hepatic) portal vein 은 둘째허리뼈 높이의 이자목 뒤쪽에서 지라정맥과 위창자간막정맥이 합쳐지며 시작한다. 간문 직전에서 오른 · 왼가지로 갈라져서 간으로 들어간다. 문맥에 모이는 정맥으로 3개의 주요가지인 **1) 지라정맥, 2) 위창자간막정맥, 3) 아래창자간막정맥**과 그 외에도 문맥으로 들어가는 작은가지로 **오른 · 왼위정맥** 우 · 좌위정맥/right · left gastric vein, **쓸개정맥** 담낭정맥/cystic vein, **배꼽옆정맥** 제방정맥/paraumbilical vein 등이 있다.

지라정맥 비정맥/splenic vein | 지라문에서 나오는 여러 개의 가지가 모여서 시작되며 지라동맥과 함께 지라의 위모서리를 따라 오른쪽으로 향한다. 이자머리 뒤쪽에서 위창자간막정맥과 합쳐져 문맥이 된다. 지라문 근처에서 위쪽으로 **짧은위정맥** 단위정맥/short gastric vein 이, 아래쪽에서 **왼위큰그물정맥** 좌위대망정맥/left gastroomental vein 이 들어온다. 이자몸통과 이자꼬리에서 여러 개의 **이자정맥** 췌정맥/pancreatic vein 이 들어온다.

위창자간막정맥 상장간막정맥/superior mesenteric vein | 돌창자 먼쪽부분과 막창자에서 나온 정맥가지가 모여 시작되며, 이자목 뒤쪽에서 지라정맥과 합쳐져 문맥이 된다. 위창자간막정맥이 문맥에 합쳐지기 전에 빈창자, 돌창자, 오름잘록창자, 가로잘록창자, 샘창자와 이자 아래부분에서 온 정맥들이 들어오며, 그 외에 **오른위그물막정맥** 우위대망정맥/right gastroomental vein 또한 합쳐진다.

아래창자간막정맥 하장간막정맥/inferior mesenteric vein | 골반 속에서 위곧창자정맥으로 시작하며, 창자간막 뿌리의 왼쪽을 따라 복막뒤로 올라가면서 **구불창자정맥** S상결장정맥/sigmoid vein 과 **왼잘록창자정맥** 좌결장정맥/left colic vein 이 합쳐진다. 아래창자간막정맥은 지라정맥으로 들어가는 경우가 많으며, 위창자간막정맥(또는 지라정맥과의 합쳐지는 부위)에 들어가는 경우도 적지 않다.

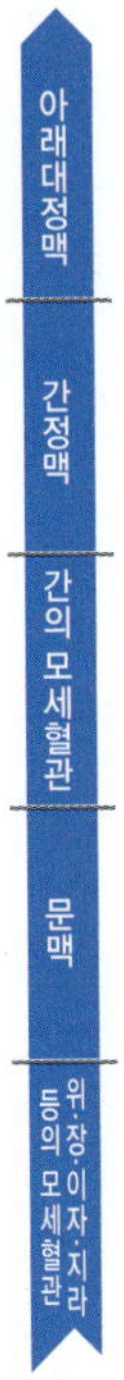
아래대정맥
간정맥
간의 모세혈관
문맥
위·장·이자·지라 등의 모세혈관

문맥의 흐름

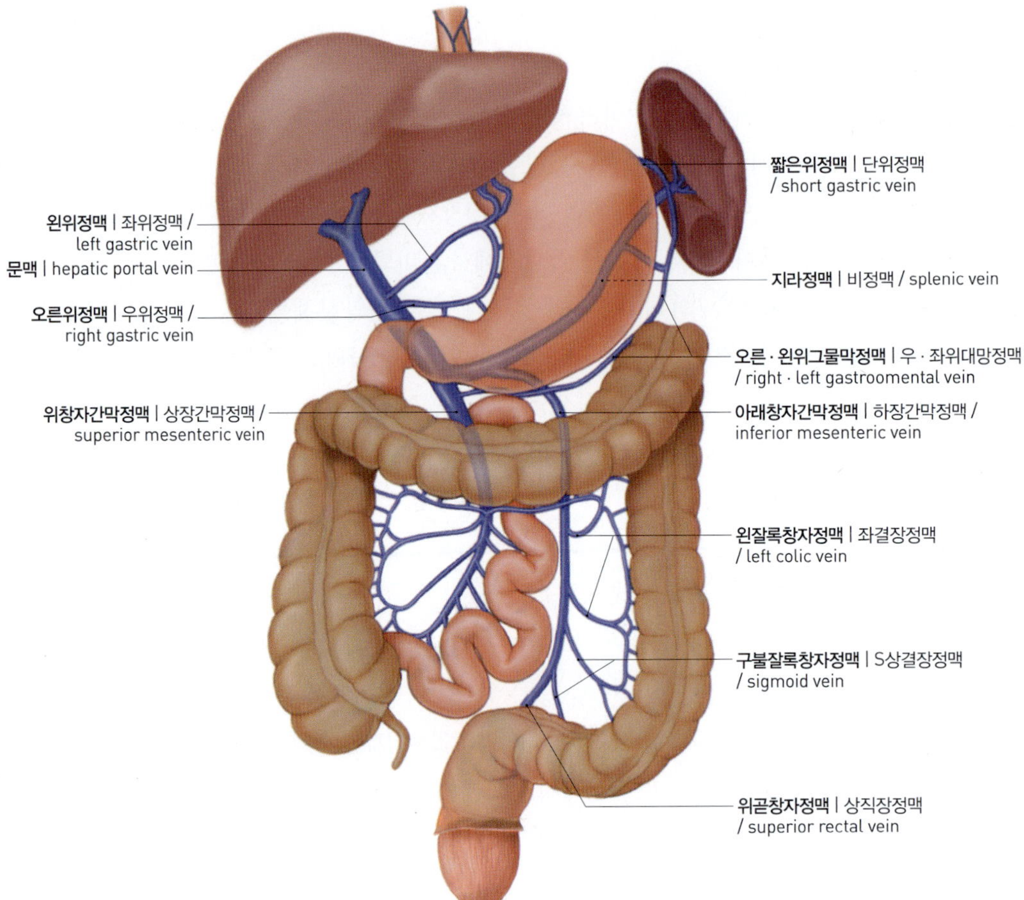

그림 6-55. 문맥의 가지

문맥의 혈액은 거의 대부분 간을 통과하지만 극히 일부는 가는 정맥의 망을 열고 다른 정맥계로 들어간다. 간경변증 등으로 문맥의 통과에 장애가 일어나면 문맥의 혈액이 다음 세 가지의 경로를 통과하여 심장으로 되돌아간다.

1) 위정맥이 식도정맥과 연결되어 홀정맥을 통해 위대정맥으로 유입된다.
2) 위곧창자정맥이 중간 · 아래곧창자정맥과 연결되어 속엉덩정맥으로 유입된다.
3) 배꼽 주위의 정맥은 위 · 아래배벽정맥 및 얕은배벽정맥과 연결되어 바깥엉덩정맥으로 유입된다.

6. 골반안의 정맥

골반안의 정맥은 대부분 속엉덩동맥가지와 함께 분포한다(배꼽동맥과 엉덩허리동맥은 제외). 이러한 정맥을 통해서 골반벽과 내장의 혈액은 **속엉덩정맥** 내장골정맥/internal iliac vein 에 모이고, 위골반문 바로 위에서 바깥엉덩정맥과 합쳐져 **온엉덩정맥** 총장골정맥/com-

문맥대정맥션트

문맥고혈압(portal hypertension)은 간경화의 중요한 합병증이며, 간의 정맥배출이 잘 안 되어 문맥의 압력이 올라가며 생긴다. 문맥고혈압이 생기면, 정상적으로 거의 혈액이 지나지 않던 소화관 문맥과 온몸순환정맥 사이의 혈관으로 거꾸로 혈액이 흘러 문맥으로 흐를 혈액이 온몸순환으로 흐르게 된다. 이것을 **문맥대정맥션트**(portacaval shunt)라고 하며 주로 다음의 3곳에서 잘 생긴다.

1) 위들문 주위에는 문맥계통의 왼위정맥과 그 가지, 그리고 대정맥으로 흐르는 홀정맥의 가지 사이에서 연결이 일어난다. 이 부분의 정맥이 확장되면 **식도정맥류**(esophageal varix)가 발생한다. 식도정맥류는 손상을 받아 대량의 출혈을 일으키기 쉽기 때문에 가장 큰 간경화 사망원인이 된다.
2) 앞배벽의 배꼽 주변에는 간원인대와 같이 달리는 배꼽정맥이 문맥과 앞배벽의 정맥 사이를 연결한다. 배꼽옆정맥의 확장으로 인해 앞배벽 배꼽 주위의 피부정맥도 확장되는데 그 모습 때문에 **메두사머리**(caput medusae)라고 한다.
3) 항문에는 문맥계통의 위곧창자정맥이 온몸순환계통인 속엉덩정맥 가지인 중간 · 아래곧창자정맥과 연결된다. 이 부분의 정맥이 확장되면 **치핵**(hemorrhoid)이 발생한다.

● 문맥대정맥션트

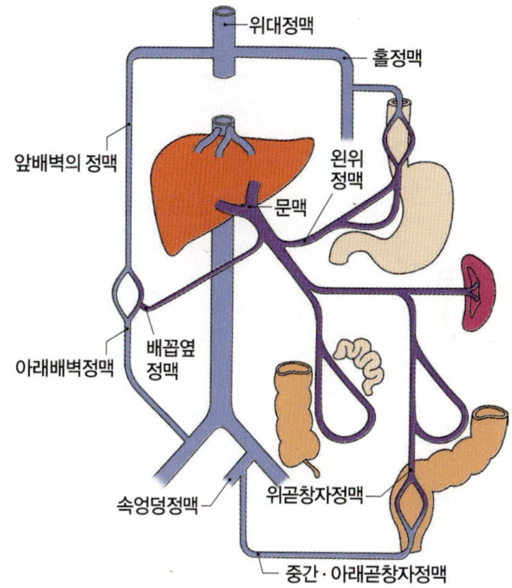

mon iliac vein 이 된다(그림 6-56).

골반안장기의 일부(방광, 곧창자, 전립샘, 자궁, 질)는 표면에 정맥얼기가 있으며, 그곳에서 정맥이 시작되어 속엉덩정맥으로 연결된다. 이러한 정맥얼기는 서로 연결되어 있으며, 전체적으로 **골반정맥얼기** 골반정맥총/pelvic venous plexus 를 형성한다.

곧창자정맥얼기 직장정맥총/rectal venous plexus 는 위 · 중간 · 아래곧창자정맥을 연결해서 문맥계통이 차단되었을 때 문맥에서 온몸순환으로 우회로를 만드는 데 중요한 역할을 한다.

7. 다리의 정맥

팔과 다리의 정맥에는 피부정맥과 깊은정맥의 2가지 계통이 있다. **피부정맥** 피정맥/cutaneous vein 은 피부밑조직 속으로 뻗어있으며 **관통정맥** perforating vein 을 통해 깊은정맥으로 연결된다. **깊은정맥** 심정맥/deep vein 은 깊은층의 결합조직 속으로 뻗어있으며 같은 이름의 동맥과 함께 주행하는 **동반정맥** 반행정맥/venae comitans 이다. 정맥판막은 피부정맥보다 깊은정맥에서 많이 찾아볼 수 있다.

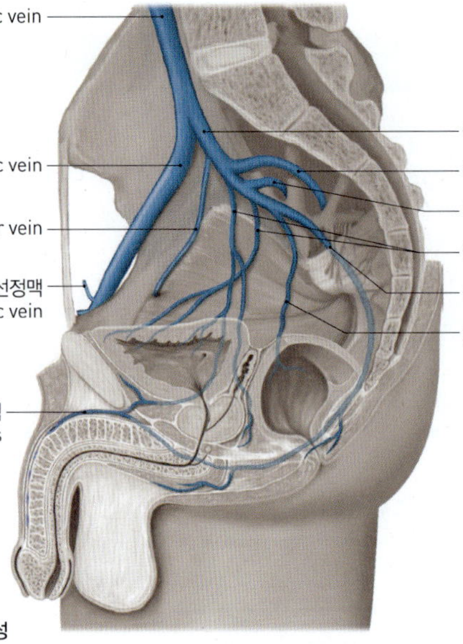

A. 남성

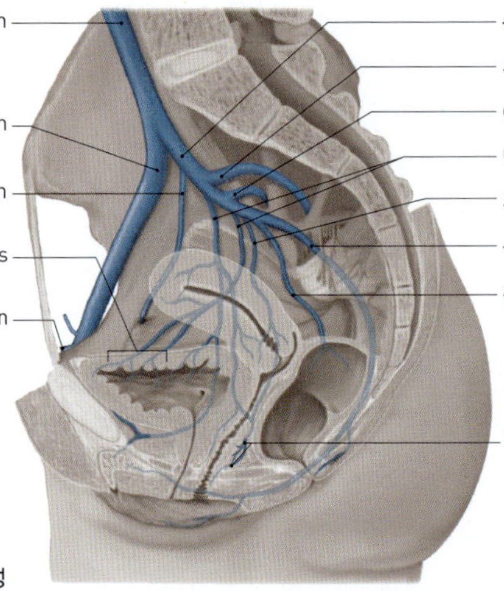

B. 여성

그림 6-56. 골반안의 정맥

1) 다리의 피부정맥 (그림 6-57)

발에는 깊은층의 동반정맥보다 얕은정맥이 잘 발달해 있어서 혈액의 대부분이 얕은정맥으로 모인다. 특히 발등에는 **발등정맥활** 족배정맥궁/dorsal venous arch of foot 과 양쪽모서리에 가장자리정맥이 형성되고 그곳에서 **큰 · 작은두렁정맥**이 시작된다.

큰두렁정맥 대복재정맥/great saphenous vein 은 안쪽의 가장자리정맥에서 시작되며 안쪽복사 앞에서 종아리 안쪽을 따라 위로 올라간다. 무릎뼈 안쪽모서리의 뒤쪽을 거쳐 넓적다리의 안쪽을 따라 앞위쪽으로 향하며 고샅인대 아래의 **두렁정맥구멍** 복재열공/saphenous opening 에서 깊은층으로 들어가 넙다리정맥과 연결된다. 두렁정맥구멍으로 들어가기

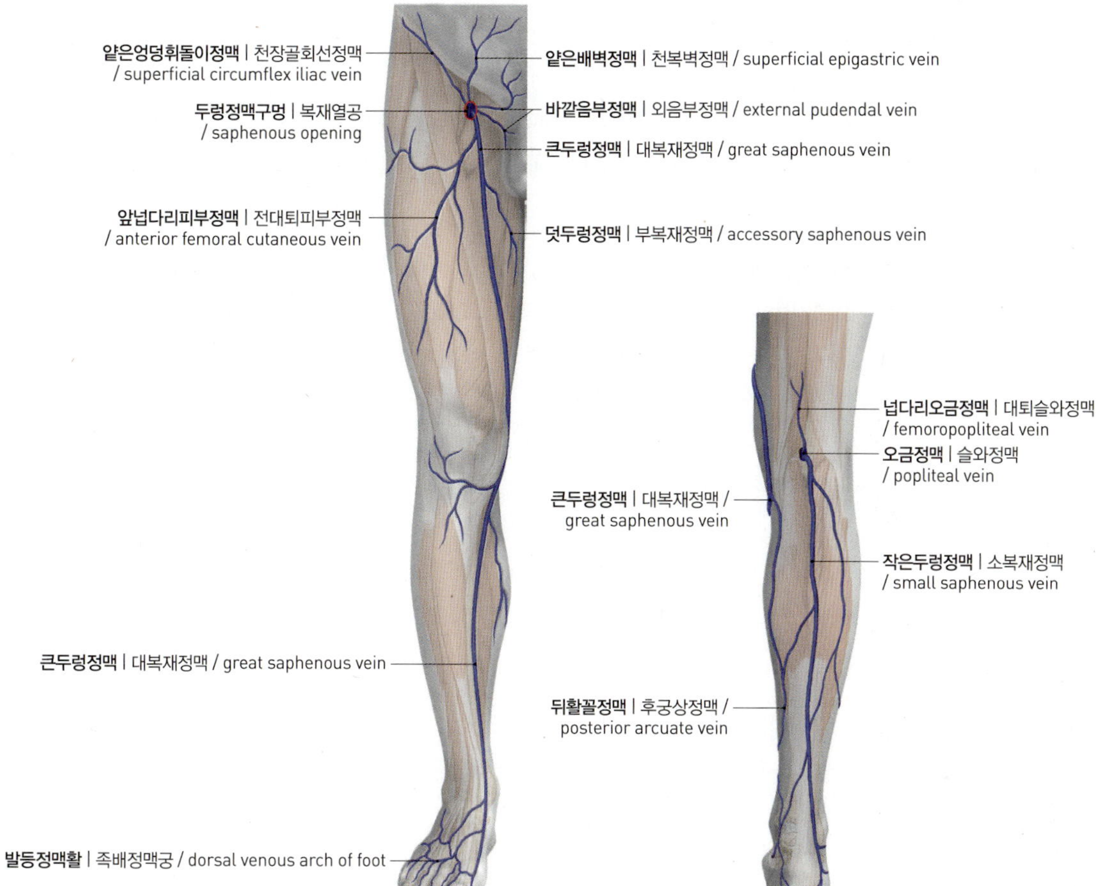

A. 큰두렁정맥 B. 작은두렁정맥

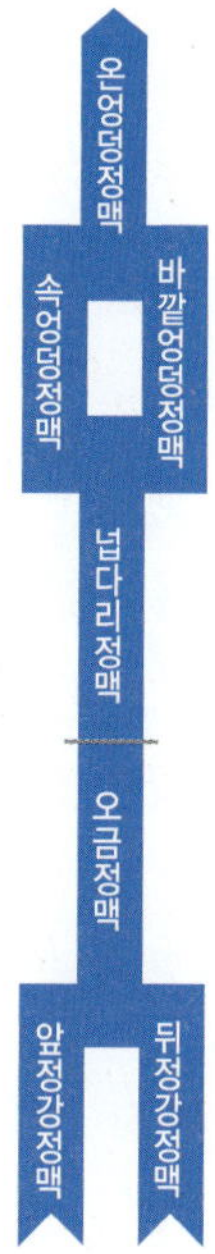

다리정맥의 흐름

그림 6-57. 다리의 피부정맥

직전에 배벽 아래부분과 음부에서 나온 **피부정맥(얕은엉덩휘돌이정맥** 천장골회선정맥/superficial circumflex iliac vein, **얕은배벽정맥** 천복벽정맥/superficial epigastric vein, **바깥음부정맥** 외음부정맥/external pudendal vein)이 들어간다.

작은두렁정맥 소복재정맥/small saphenous vein 은 가쪽의 가장자리정맥에서 시작되며 가쪽복사 뒤에서 종아리 뒤가쪽을 따라 위로 올라간다. 다리오금에서 깊은층으로 들어가 오금정맥과 연결된다.

정맥혈전증

정맥혈전증(venous thrombosis)은 정맥 속에서 혈액응고가 일어나 혈전이 생긴 상태를 말한다. 특히 다리의 정맥에서 많이 나타난다. 혈액응고나 섬유소용해에 이상이 있는 선천적인 원인도 있을 수 있지만 임신, 에스트로겐이나 코르티코스테로이드의 투여, 팔다리의 고정이나 장시간 앉은 자세로 있는것도 원인이 될 수 있다. 항공기에서 장시간 앉은 자세로 있는 것이 원인이 되어 발생하는 것을 이코노미클래스증후군이라고 부르기도 한다. 다리의 정맥 속에서 생긴 혈전은 혈류를 타고 허파로 이동해서 폐색전증을 일으켜 사망에 이르게 할 수도 있는 위험이 있다.

2) 다리의 깊은정맥

다리의 깊은정맥은 같은 이름의 동맥과 함께 주행하며 정맥판막이 잘 발달되어 있다.

발과 종아리의 깊은정맥은 동맥을 따라 두 개가 달린다. 앞정강정맥과 뒤정강정맥이 만나 하나의 **오금정맥** 슬와정맥/popliteal vein 을 이루며, 또한 작은두렁정맥이 와서 오금정맥에 연결된다.

넙다리정맥 대퇴정맥/femoral vein 은 오금정맥에서 이어져 모음근굴 안쪽으로 올라가서 넙다리삼각으로 들어가서 넙다리동맥 안쪽에 위치하고, 두렁정맥구멍을 통해서 큰두렁정맥이 들어온다. 고샅인대를 넘어간 지점에서 **바깥엉덩정맥** 외장골정맥/external iliac vein 으로 바뀐다.

Chapter 7
림프계통

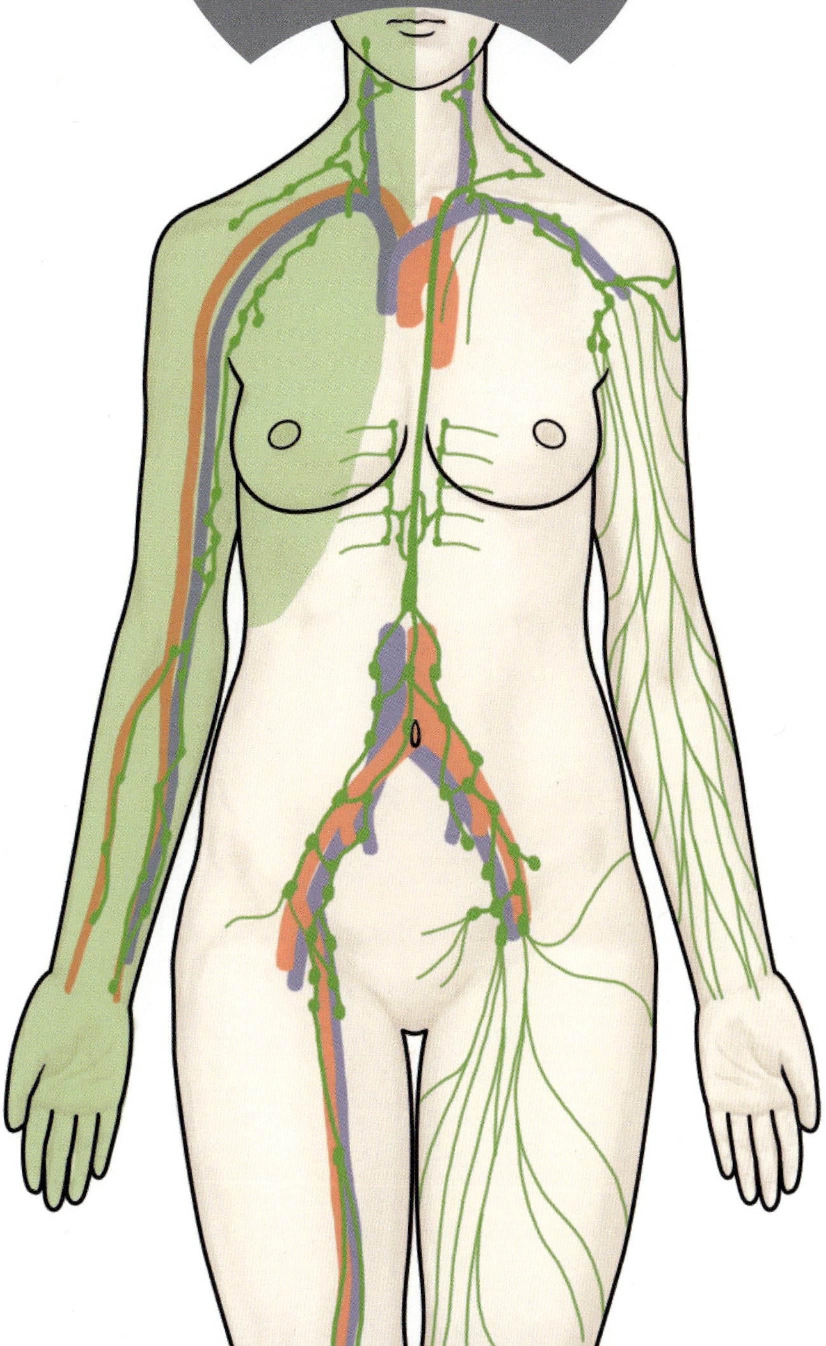

림프계통의 개요

림프계통은 우리 몸의 각 장기에서 나오는 **림프** 임파/lymph 가 흘러가는 통로체계이며 림프관과 모세림프관이 주된 통로이다. 모세혈관으로부터 조직으로 빠져나간 액체가 세포를 둘러싸는데, 이 조직액을 **사이질액** 간질액/interstitial fluid 이라고 하며, 이것이 **모세림프관** 모세임파관/lymphatic capillary 으로 들어간 후부터 림프라고 한다. 림프는 혈액에서 여과된 액체로서 혈장단백질을 함유하고 있다(그림 7-1).

림프계통은 여러 기관과 조직에서 시작하는 **모세림프관그물** lymphocapillary network 과 모세림프관의 림프를 정맥으로 운반하는 **림프관**, 림프관의 경로에 존재하면서 림프를 여과할 수 있는 구조물인 **림프절**, 소화관에서 볼 수 있는 **무리림프소절(파이어반)** 집합임파소절/Peyer's patch 과 **편도**, **지라** 및 **가슴샘** 등으로 구성되어 있다.

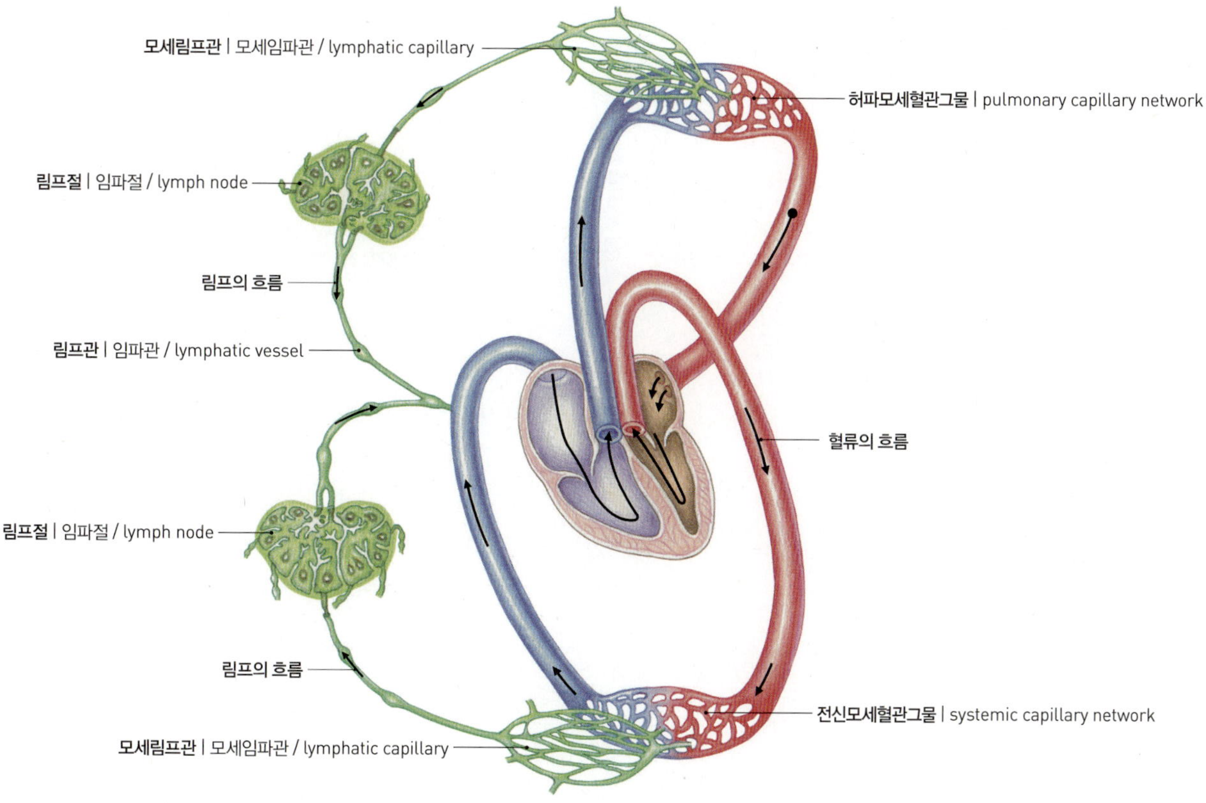

그림 7-1. 림프계통의 순환 모식도

림프관 (그림 7-2)

림프관 임파관/lymphatic vessel 은 온몸에서 모세혈관이 아닌 조직 사이질에 있는 모세림프관으로 시작해서 합류를 반복하며 집합림프관이 된다. 림프관은 **림프절** 임파절/lymph node 을 통과하며 더 큰 림프관으로 모이고 최종적으로 **림프줄기** lymphatic trunk 라고 하는 지름이 수 mm인 림프관이 되어 목부위에서 큰 정맥으로 연결된다. 림프관은 모세혈관에서 누출된 액체를 회수해서 혈액으로 되돌리는 역할을 하는 순환계통의 우회로이며 그 용량은 혈류량의 1/2,000 정도이다. 림프관에는 판막이 있으며 정맥과 마찬가지로 근육펌프운동에 의해 심장을 향해 운반된다.

다리와 골반으로부터 림프를 모으는 좌우의 **허리림프줄기** 요임파본간/lumbar trunk 와 배부위 소화관으로부터 림프를 모으는 **창자림프줄기** 장임파본간/intestinal trunk 가 합쳐지며 종종 배대동맥 뒤쪽에서 **가슴림프관팽대** 유미조/chyle cistern 라고 하는 확장부위를 만든다. 가슴림프관팽대 또는 림프줄기의 합류부위에서 하나의 **가슴림프관** 흉관/thoracic duct 이 세로칸을 지나 올라가서 왼정맥각(왼속목정맥과 왼빗장밑정맥의 합류부위)으로 연결된다. 왼쪽 상반신에서 나오는 림프줄기(왼목림프줄기, 왼빗장밑림프줄기, 왼기관지세로칸림프

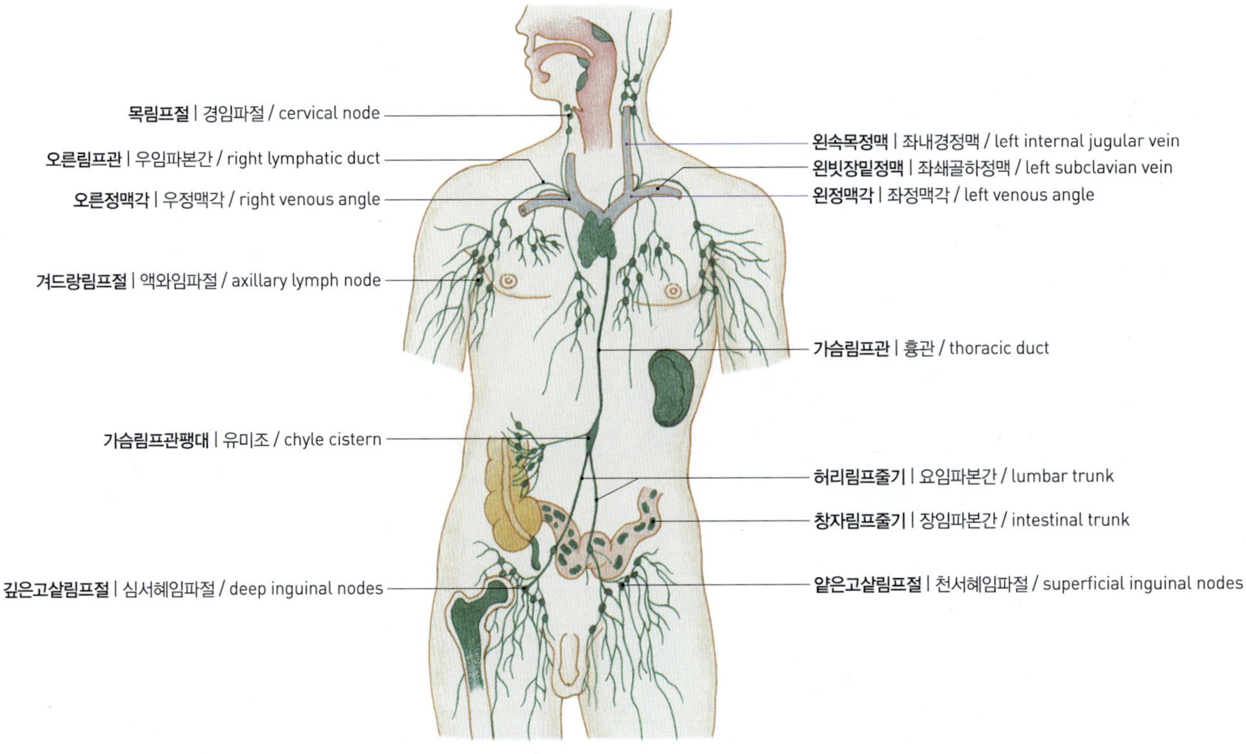

그림 7-2. **림프계통**

줄기)는 가슴림프관과 합쳐져서 왼정맥각으로 연결된다. 오른쪽 상반신에서 나오는 림프줄기는 합쳐져서 **오른림프관** 우임파본간/right lymphatic duct 이 되어 오른정맥각으로 연결된다.

림프관에서 운반되는 액체를 **림프** 임파/lymph 라고 한다. 성분은 사이질의 액체와 유사하며 백혈구의 일종인 **림프구** 임파구/lymphocyte 를 포함하고 있다. 사이질에 침입한 이물질이나 병원체, 세포조각 등도 포함된다. 작은창자의 창자융모에서는 창자상피에서 흡수된 지방이 **기름죽입자** 암죽미립/chylomicron 라고 하는 지질단백질 입자가 되어 림프관으로 흡수된다. 작은창자에서 시작되는 창자간막 속의 림프관은 지방을 많이 포함하고 있어서 **기름죽관** 유미관/lacteal 이라고 한다.

림프기관 [그림 7-3]

림프조직 lymphatic tissue 은 면역계통세포가 모여 있는 조직을 말한다. 림프조직이 주된 구성성분을 이루며 면역반응에 관여하는 기관을 림프기관이라고 한다.

림프구가 형성되고 성숙하는 기관을 일차림프기관이라고 하며, 골수와 가슴샘이 여기에 속한다. 일차림프기관에서 성숙한 림프구가 이동해와 증식하고 분화하는 곳이 이차림프기관이라고 하는데, 지라, 림프절, 편도 그리고 여러 기관에 흩어져 있는 림프소절이 있다.

1. 림프절

림프절 임파절/lymph node 은 1~30 mm 크기의 누에콩 모양이며, 수십 개의 림프관이 주위로부터 연결되어 2~3개의 날림프관이 되어서 나간다. 림프절은 림프에 포함되어 있는 이물질이나 병원체를 혈액으로 가지고 들어오지 못하도록 하기 위한 필터 역할을 한다. 또한 림프절에는 면역계통의 세포가 모여 있어서 생체방어의 거점이 된다. 이러한 면역조직은 다른 기관이나 조직에서도 찾아볼 수 있지만 림프절이 대표적이기 때문에 **림프조직** lymphatic tissue 이라고 한다.

림프조직은 면역계통세포가 모여 있는 조직을 말하며 여러 곳의 기관에 분포되어 있다. 림프조직은 림프구가 발생하고 분화하는 1차림프조직과 면역반응이 일어나는 2차림프조직으로 구분된다(표 7-1). 소화기관이나 기도 등 외부와 접해 있는 부위의 점막에는 림프조직이 있으며 **점막관련림프조직** mucosa associated lymphoid tissue, MALT 이라고 한다. 림프

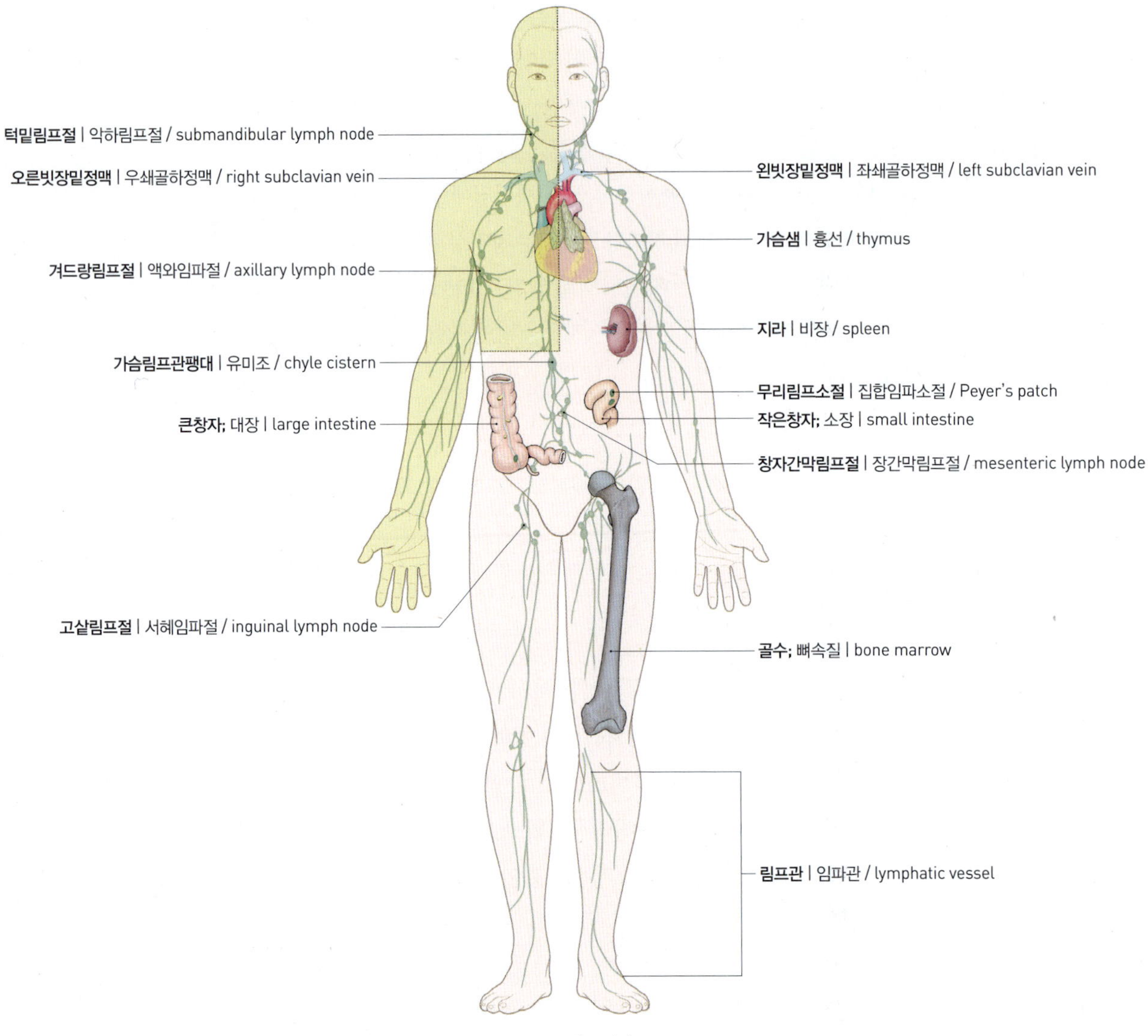

그림 7-3. 림프기관

구가 밀집해 있는 **림프소절** lymphatic nodule 중에서 흩어져 있는 것은 **홑림프소절** solitary lymphatic nodule 이라고 하며 점막에 넓게 분포되어 있다. 특정 부분에서는 덩어리 모양의 무리림프소절을 만드는데, 그 예로는 인두 주변에서 관찰되는 **편도** tonsil, 돌창자의 **무리림프소절(파이어반)** Peyer's patch, **막창자꼬리** 충수/appendix 등이 있다.

표 7-1. 림프조직의 종류

1차림프조직	골수, 가슴샘
2차림프조직	지라, 림프절, 점막관련림프조직(MALT)

림프절은 몸통에서 뻗어나온 부분의 이음부위에 많이 존재한다. 머리부위에서 온 림프는 **목림프절** 경임파절/cervical lymph node 로, 팔에서 온 림프는 **겨드랑림프절** 액와임파절/axillary lymph node 로, 다리에서 온 림프는 **고샅림프절** 서혜임파절/inguinal lymph node 로 들어간다. 또한 배골반부위의 내장에서 온 림프는 배대동맥과 그 갈라지는 지점 근처의 림프절로, 가슴부위 내장에서 온 림프는 세로칸의 림프절로 들어간다.

림프절은 치밀결합조직으로 된 피막에 싸여 있다. 혈관과 날림프관이 드나드는 약간 오목한 곳을 **문** hilum 이라고 하며, 피막에서 실질 속으로 뻗어 들어가는 칸막이와 같은 구조를 **잔기둥** 소주/trabeculae 이라고 한다. 실질은 **겉질** 피질/cortex 과 **속질** 수질/medulla 로 구분되며, 겉질은 주로 림프소절로 이루어져 있고, 속질은 겉질의 속 부분으로 문부위의 표면까지 뻗어 있으며, 림프구 등 세포와 그물섬유로 이루어져 있다(그림 7-4).

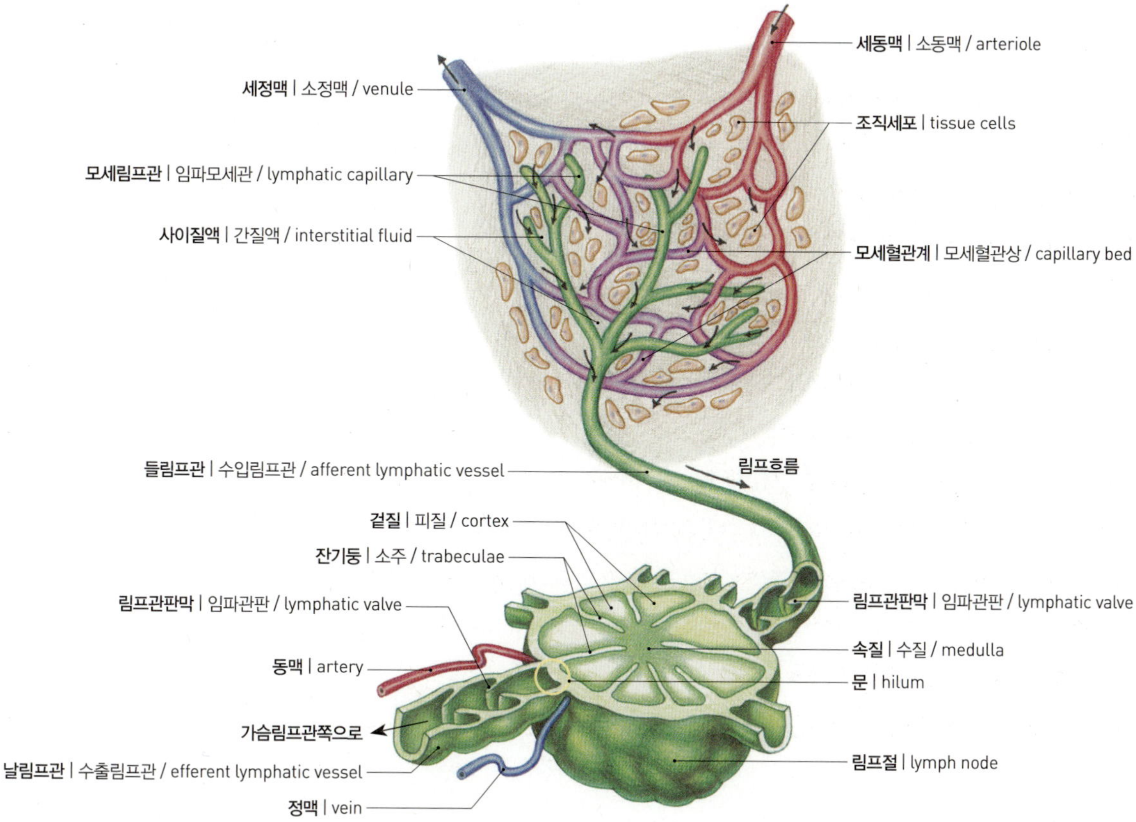

그림 7-4. 림프절의 단면
(세포 밖으로부터 림프절로 흐르는 림프흐름의 모형도. 작은 화살표는 모세혈관에서부터 나온 사이질액의 흐름을 나타내고, 이것은 림프혈관으로 흡수된다.)

2. 가슴샘 [그림 7-5]

가슴샘은 **일차림프기관** primary lymphoid organs 으로 적색골수에서 이동해 온 T세포가 이곳에서 성숙하며, 면역반응에 관여한다. 가슴샘은 가슴안 위부분의 복장뼈 바로 뒤쪽에 위치하며 심장막의 앞과 접하고 있다. 가슴샘의 모양은 사춘기 때 가장 크며, 그 이후부터 대부분 림프조직이 지방조직으로 대치되어 지방덩어리처럼 보인다. 가슴샘의 구조는 결합조직으로 된 피막이 가슴샘을 싸고 있으며, 피막이 실질 속으로 뻗어 소엽으로 나뉜다. 각 소엽은 바깥의 겉질과 안쪽의 속질로 구분된다.

3. 지라 [그림 7-6]

우리 몸에서 가장 큰 **림프기관**이며, 오래된 **적혈구** erythrocyte 와 **혈소판** thrombocyte 을 제거하는 작용도 한다. 지라는 배안의 왼쪽 갈비밑부위에 위치하며, 정상적으로는 갈비뼈 깊은 곳에 있어 만져지지 않는다. 9~11번째갈비뼈 및 가로막과 접한다. 지라는 피막에 둘러싸여 있으며, 피막에서 속으로 뻗어 들어간 잔기둥이 실질을 불완전한 여러 칸으로 나눈다. 지라는 두 종류의 조직인 **백색속질** 백수/white pulp 과 **적색속질** 적수/red pulp 로 구성되어 있다. 백색속질은 **림프구** lymphocyte 와 **큰포식세포** 대식세포/macrophage 로 이루어진 **림프조직** lymphoid tissue 이며 면역반응에 관여한다. 적색속질은 혈액이 차 있는 **정맥굴** 정맥동/venous sinus 및 **혈액세포** blood cells 로 구성된 **지라끈** splenic cord 으로 이루어져 있다.

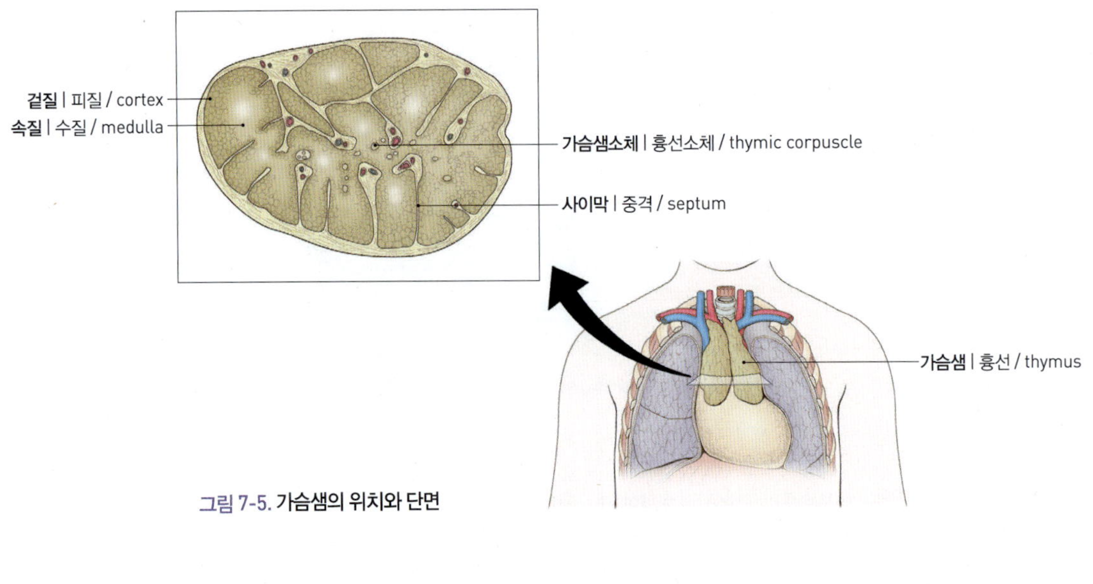

그림 7-5. 가슴샘의 위치와 단면

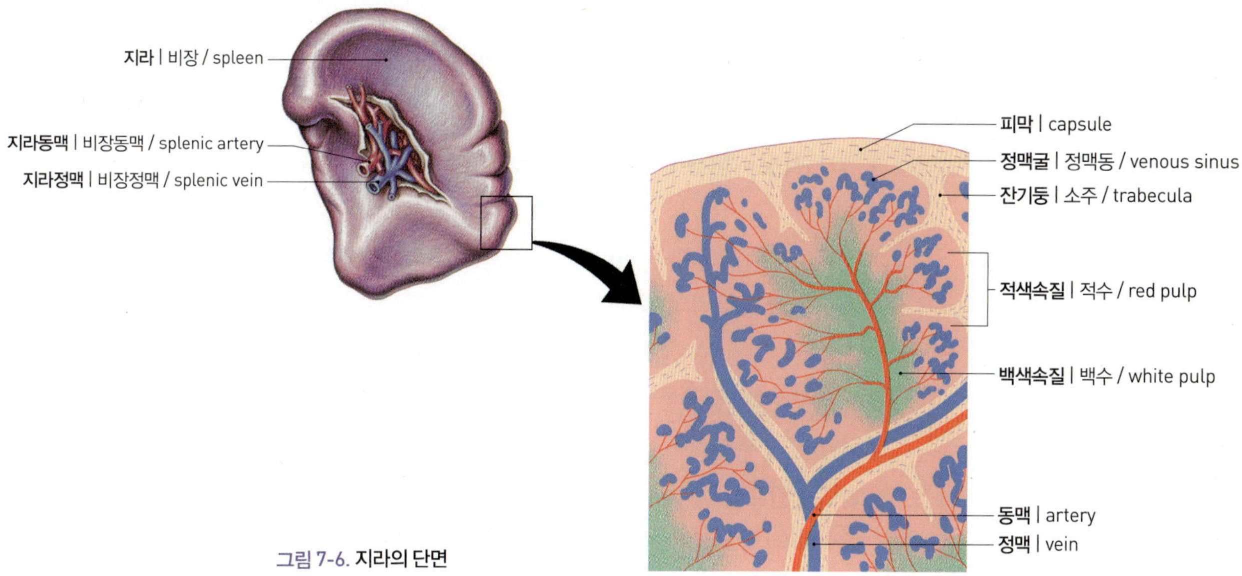

그림 7-6. 지라의 단면

4. 편도 [그림 7-7]

편도는 림프소절의 집합체인 무리림프소절의 한 형태로 목구멍의 양쪽 벽에 있는 **목구멍편도** 구개편도/palatine tonsil, 혀뿌리에 있는 **혀편도** 설편도/lingual tonsil, 코인두 뒤벽에 있는 **인두편도** pharyngeal tonsil 가 있다. 편도는 고유판 속에서 얇은 섬유성 결합조직 피막에 의해 싸여 있고, 그 속에 여러 림프 소절들이 형성되어 있다. 편도는 림프구를 생산하며, 면역에 관여하여 신체 방어에 중요한 역할을 하는 림프기관이다.

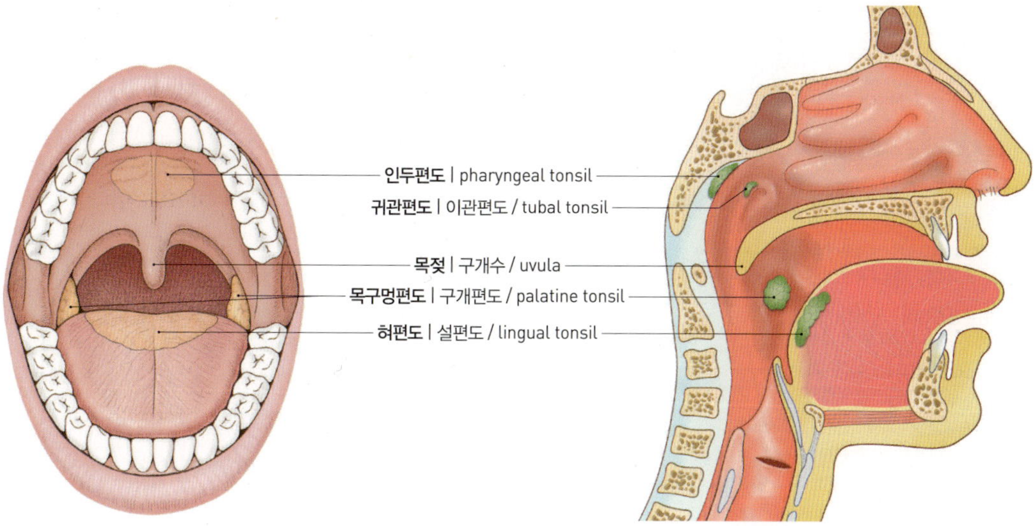

그림 7-7. 목구멍편도와 인두편도

부위 림프계통

1. 머리와 목의 림프 (그림 7-8)

머리부위의 림프관은 머리덮개와 얼굴의 대부분(귀밑샘과 볼부위를 제외)에는 없고 머리부위와 목부위의 경계에 모여 있다.

1) **뒤통수림프절** 후두임파절/occipital node 은 등세모근 위부분의 모서리에 있으며 뒤통수부위에서 림프를 모은다.
2) **꼭지림프절** 유돌임파절/mastoid node 은 목빗근의 위끝부분에 있으며 관자뒤부분과 귓바퀴뒤쪽에서 림프를 모은다.
3) **얕은귀밑샘림프절** 천이하선임파절/superficial parotid node 은 귀밑샘근막의 얕은층에 있으며 관자앞부위, 이마부위, 얼굴위부위에서 림프를 모은다.
4) **깊은귀밑샘림프절** 심이하선임파절/deep parotid node 은 귀밑샘근막의 깊은층에 있으며 가운데귀와 코인두부위에서 나오는 림프를 모은다.
5) **턱밑림프절** 악하임파절/submandibular node 은 아래턱뼈의 아래모서리와 턱밑샘 사이에

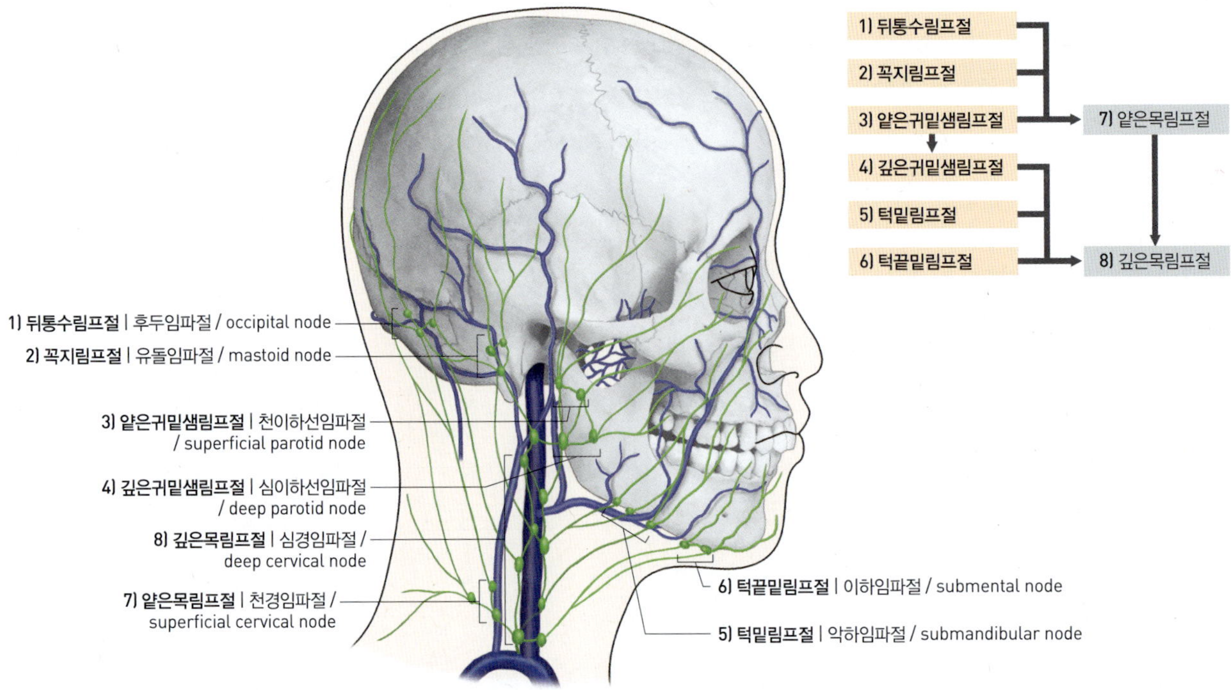

그림 7-8. 머리부위의 림프계통

있다. 얼굴동맥를 따라 볼림프절과 아래턱림프절이나 잇몸, 치아, 혀에서 나오는 림프를 모은다.

6) **턱끝밑림프절** 이하임파절/submental node 은 턱끝 아래의 턱두힘살근 사이에 있다. 아래 입술과 아래턱의 중앙, 입안바닥, 혀끝에서 나오는 림프를 모은다.

7) **얕은목림프절** 천경임파절/superficial cervical node 은 바깥목정맥을 따라 목빗근의 얕은 층에 위치해 있다.

8) **깊은목림프절** 심경임파절/deep cervical node 은 속목정맥을 따라 분포하는 한 무리의 림프절이다.

머리부위의 림프절 중에서 뒤쪽의 뒤통수림프절(1), 꼭지림프절(2), 얕은귀밑샘림프절(3)에서 나오는 날림프관은 얕은목림프절(7)과 연결된다. 얕은귀밑샘림프절(3)에서 나오는 림프는 깊은귀밑샘림프절(4)로도 흘러들어간다. 앞쪽의 깊은귀밑샘림프절(4), 턱밑림프절(5), 턱끝밑림프절(6), 얕은목림프절(7)에서 나오는 날림프관은 깊은목림프절(8)과 연결된다.

2. 가슴의 림프 (그림 7-9)

뒤세로칸과 위세로칸에서 위로 올라가는 **가슴림프관** 흉관/thoracic duct 은 몸 대부분의 림프가 모이는 가장 큰 림프관이다. 가슴림프관은 첫째, 둘째허리뼈몸통 앞쪽에 있는 **가슴림프관팽대** 유미조/chyle cistern 에서 시작된다. 가슴림프관팽대는 림프관이 특정한 모양 없이 크게 늘어나 있는 부분이며, 양쪽 허리림프줄기(다리와 몸통 아래부분의 림프가 모인다), 창자림프줄기(배부위 내장의 림프가 모인다) 등이 모인다(그림 7-2). 가슴림프관은 가로막의 대동맥구멍을 통해 가슴부위로 들어가고 뒤세로칸 속에서 척주 앞쪽에 있는 가슴대동맥과 오른쪽 홀정맥 사이를 따라 올라간다. 위세로칸에 이르러 정중선 왼쪽으로 넘어가면서 **목림프줄기** 경임파본간/jugular trunk 와 **빗장밑림프줄기** 쇄골하임파본간/subclavian trunk, **기관지세로칸림프줄기** 기관지종격임파본간/bronchomediastinal trunk 가 합쳐진다. 최종적으로 왼빗장뼈 안쪽끝 뒤쪽에서 왼빗장밑정맥과 왼온목동맥이 합쳐지는 왼정맥각으로 들어간다.

오른림프관 우임파본간/right lymphatic duct 은 오른쪽 목림프줄기, 빗장밑림프줄기, 기관지세로칸림프줄기가 합쳐져 만들어지며 오른정맥각으로 들어간다. 하지만 오른림프관이 없이 각각의 림프줄기가 독립적으로 정맥각 부근으로 들어가기도 한다.

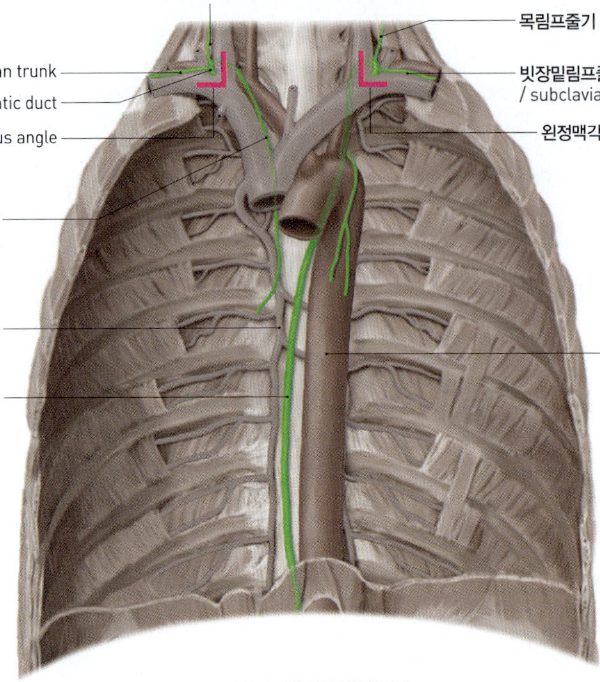

그림 7-9. 세로칸의 림프관

3. 팔의 림프

1) 림프관

팔의 림프에는 얕은림프관과 깊은림프관의 2가지 계통이 있으며 양쪽 사이는 연결되어 있다.

얕은림프관 천임파관/superficial lymphatic vessel 은 피부밑조직에 있으며 노쪽 · 자쪽피부정맥과 동일한 방향으로 뻗어나가는 경향이 있다.

깊은림프관 심임파관/deep lymphatic vessel 은 동맥 및 깊은정맥과 함께 뻗어나간다.

2) 림프절(그림 7-10)

림프관이 뻗어 있는 중간에는 림프절이 끼여 있다. 얕은림프관에 끼여 있는 얕은림프절과 깊은림프관에 끼여 있는 깊은림프절이 있다.

겨드랑에는 여러 개의 림프절이 있으며 총칭해서 **겨드랑림프절** 액와임파절/axillary lymph node 이라고 한다. 겨드랑림프절은 팔과 가슴벽에서 나오는 림프를 받아들인다. 겨드랑림프절은 5개의 그룹으로 나뉜다.

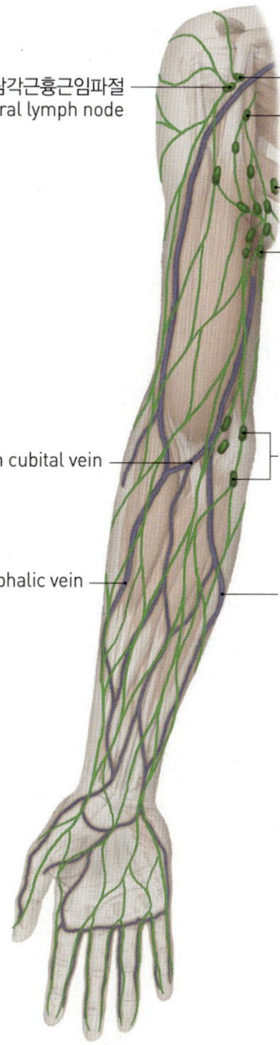

그림 7-10. **팔의 림프절**

가슴근겨드랑림프절(앞겨드랑림프절) | 작은가슴근의 가쪽모서리를 따라가며 몸통의 앞가쪽벽과 유방 가쪽부분에서 나오는 림프를 받아들인다.

어깨밑겨드랑림프절(뒤겨드랑림프절) | 어깨밑동맥을 따라가며 어깨, 가슴부위 등쪽면과 목덜미부위에서 나오는 림프를 받아들인다.

위팔림프절(가쪽겨드랑림프절) | 겨드랑동맥을 따라가며 위팔에서 나오는 림프를 받아들인다.

중심겨드랑림프절 | 겨드랑 중심부분의 지방 안에 있으며 가슴근, 어깨밑 · 위림프절에서 나오는 림프를 받아들인다.

꼭대기겨드랑림프절 | 겨드랑의 위끝부분의 작은가슴근 안쪽에 있으며 다른 겨드랑림프절과 유방의 위가쪽부분에서 나오는 림프를 받아들인다.

4. 다리의 림프

1) 림프관

다리의 림프계통에는 얕은림프관과 깊은림프관의 2가지 계통이 있으며 양쪽 사이는 서로 연결되어 있다.

얕은림프관 천임파관/superficial lymphatic vessel 은 피부밑조직 속에 있으며 큰두렁정맥 및 작은두렁정맥과 함께 뻗어있는 경향이 있다.

깊은림프관 심임파관/deep lymphatic vessel 은 동맥 및 깊은정맥과 함께 뻗어나간다.

2) 림프절(그림 7-11)

림프관 중간에는 림프절이 끼여 있다. 얕은림프관에 있는 얕은림프절과 깊은림프관에 있는 깊은림프절이 있다. 다리에는 다리오금과 고샅부위에 림프절이 모여 있다.

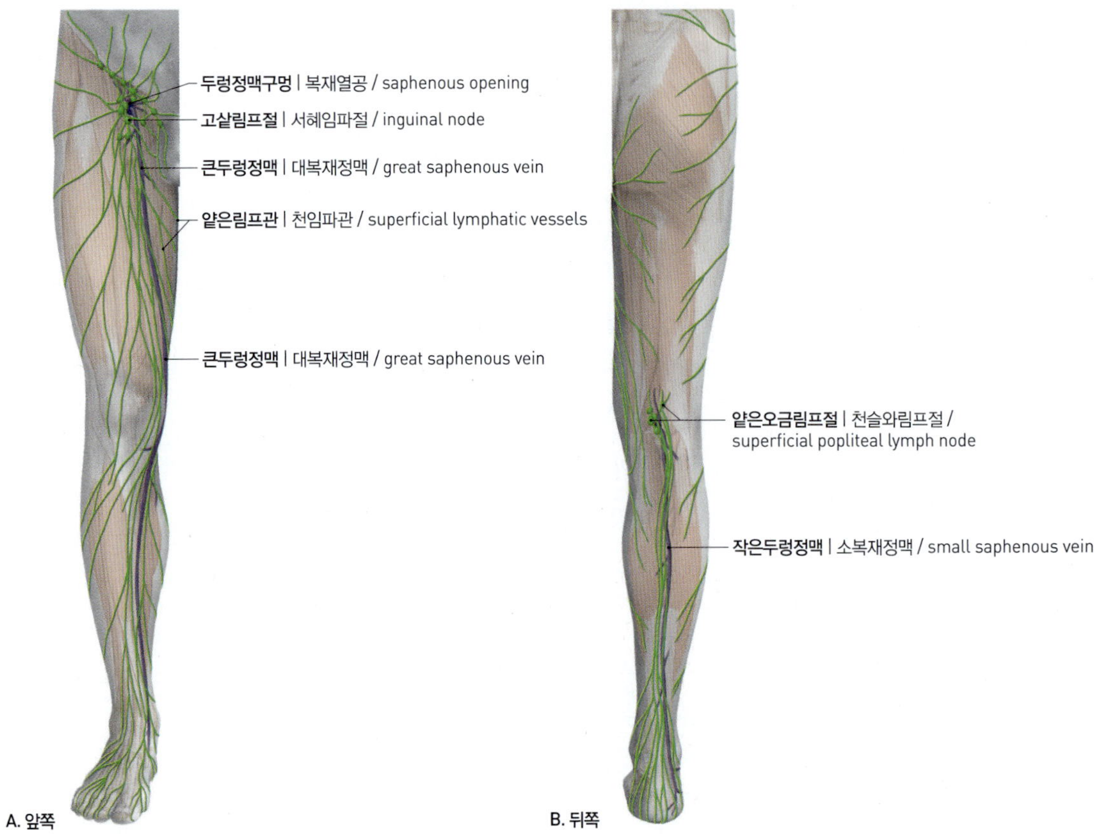

그림 7-11. 다리의 림프절

● 다리오금

오금림프절 슬와임파절/popliteal node 에는 얕은 · 깊은오금림프절의 2그룹이 있다.

얕은오금림프절은 피부밑조직 속에 있는 작은 림프절이며 작은두렁정맥과 함께 뻗어 나가고 피부밑의 림프관과 연결된다.

깊은오금림프절은 다리오금 깊은층의 혈관 주위에 있으며 종아리의 깊은림프관과 얕은오금림프절로부터 림프를 받아들인다.

● 고샅부위

얕은고샅림프절 천서혜임파절/superficial inguinal node 은 피부밑에 있으며 큰두렁정맥과 함께 뻗어있는 림프관과 연결된다. 이곳에서 나온 림프관은 주로 바깥엉덩림프절과 연결되고 일부는 깊은고샅림프절과 연결된다.

깊은고샅림프절 심서혜임파절/deep inguinal node 은 두렁정맥구멍 깊은층의 넙다리정맥 안쪽에 있으며, 넙다리정맥과 함께 뻗어있는 깊은림프관에서 나온 림프와 얕은고샅림프절에서 나온 림프를 받아들인다. 가장 위쪽에 있는 것은 특히 크며 넙다리관 안에 있는데 이를 **로젠뮐러림프절** Rosenmüller node 이라고 한다. 깊은고샅림프절에서 나온 림프관은 바깥엉덩림프절과 연결된다.

Chapter 8
소화계통

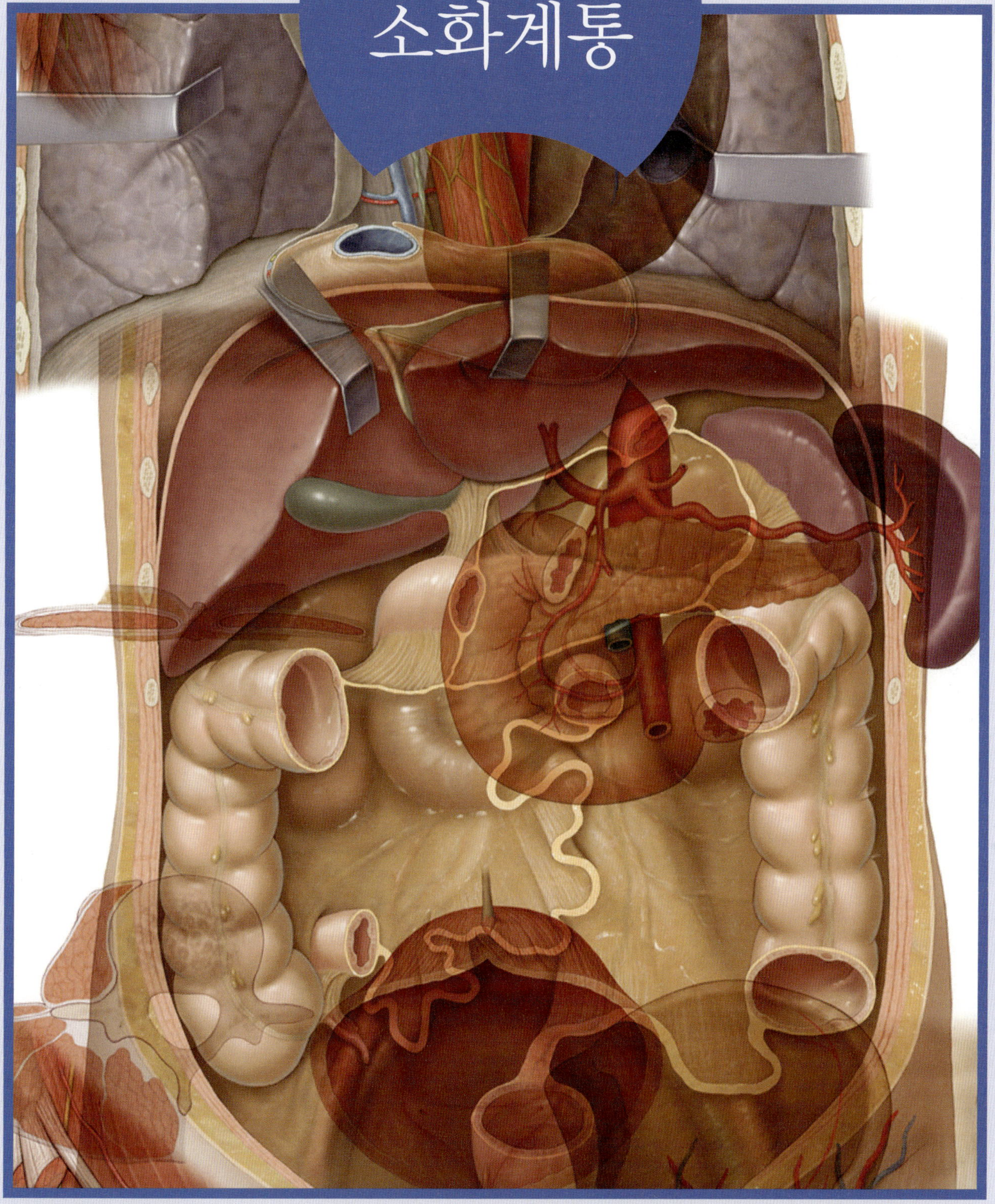

소화계통의 개요 (그림 8-1)

소화계통 소화기계/digestive system 은 음식물을 소화해서 영양분을 몸속으로 흡수한다. 소화기관은 신체를 관통하는 입에서 항문까지의 소화관과 부속되어 있는 외분비샘으로 이루어져 있다. 소화기관의 주요 부분은 배안에 있다.

입안 구강/oral cavity 은 음식물을 씹고 음미한다. **침샘** 타액선/salivary gland 은 침(타액)을 분비해서 씹는 것을 도와준다.

인두 pharynx 는 음식물과 공기 통로의 교차점에 있으며 삼킴운동을 한다.

식도 esophagus 는 뼈대근육과 민무늬근육으로 이루어진 관이다. 세로칸에 위치해 있으며, 음식물을 위로 신속하게 운반한다.

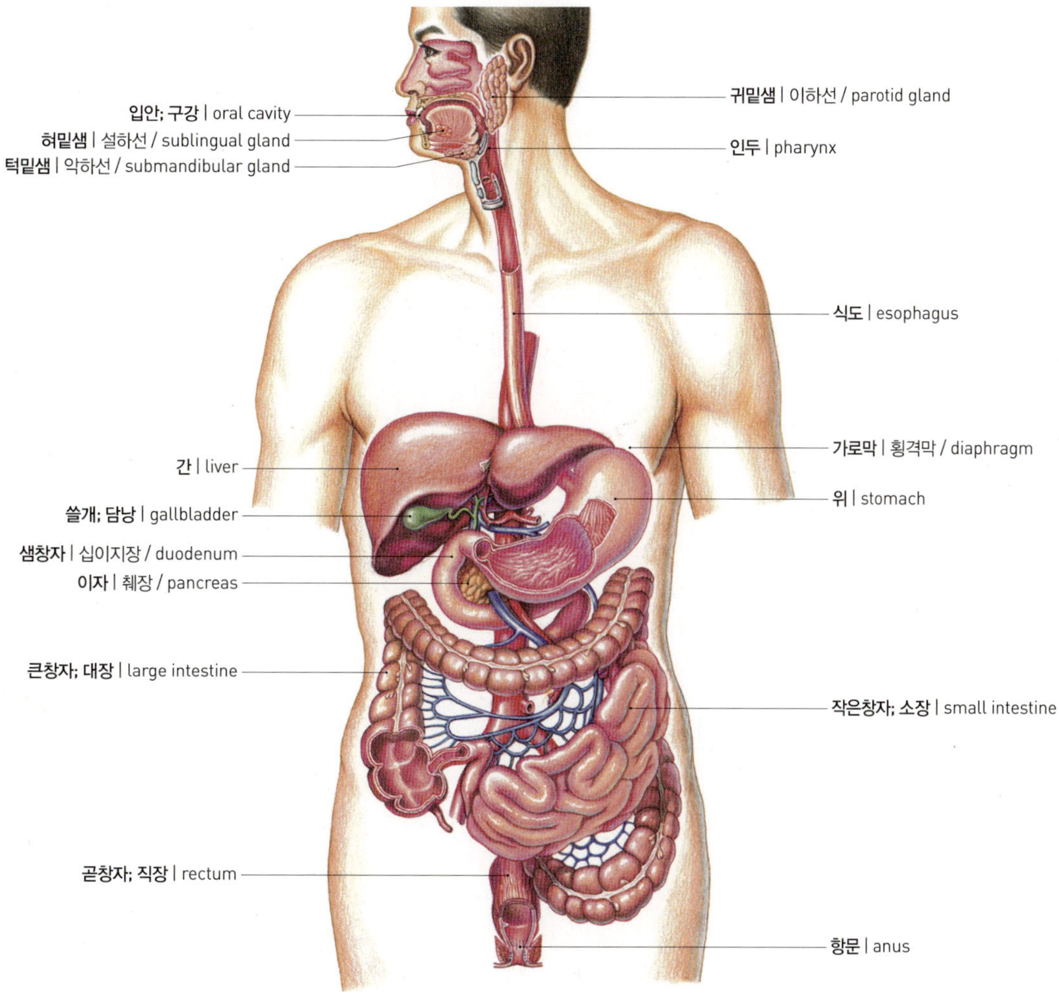

그림 8-1. 소화계통의 개요

위 stomach 는 민무늬근육으로 이루어진 주머니이다. 음식물을 일시적으로 저장하고 조금씩 창자로 내보내는 역할을 한다. 위액은 음식물의 소독과 살균작용을 한다.

작은창자 소장/small intestine 는 **샘창자** 십이지장/duodenum, **빈창자** 공장/jejunum, **돌창자** 회장/ileum 로 이루어져 있으며 본격적인 소화와 흡수작용을 한다. 샘창자에는 간과 이자의 관이 연결되어 있다.

간 간장/liver 은 작은창자에서 흡수한 영양분을 문맥으로 모으며 물질대사의 중추 역할을 한다. 또한 쓸개관을 통해 쓸개즙을 창자로 내보내며, 불필요한 물질을 배설하는 배설기관 역할도 한다.

이자 췌장/pancreas 는 소화효소를 포함한 이자액을 창자로 분비하고 인슐린 등의 호르몬을 혈액으로 분비한다.

큰창자 대장/large intestine 는 **막창자** 맹장/cecum, **잘록창자** 결장/colon, **곧창자** 직장/rectum 로 이루어져 있으며 음식물찌꺼기로부터 수분을 흡수해서 대변을 생성한다.

전체적으로 소화계통은 6가지 기본 기능을 수행한다.

섭취 | 음식물을 입에 넣는 식사과정이다.

분비 | 소화관 벽과 부속 소화기관 내부의 세포에서 물, 산, 완충제, 소화효소를 위창자길 내강(내부 공간)으로 분비해 준다.

혼합과 추진 | 소화관 벽의 민무늬근육이 수축과 이완을 반복하면서 음식물과 분비액을 섞어주고 항문을 향해 밀어 준다. 내용물을 섞어 주고 소화관 끝까지 밀어내는 소화관의 이런 기능을 운동이라고 한다.

소화 | 섭취한 음식을 작은 분자로 부수어 주는 물리적, 화학적 분해 과정을 말한다.

흡수 | 섭취하거나 분비된 액체, 이온, 소화의 산물이 소화관 내강을 싸고 있는 상피세포로 들어가는 과정이다. 흡수된 물질은 혈관이나 림프관으로 들어가 몸 전체의 세포들로 퍼진다.

배변 | 찌꺼기, 소화되지 않은 물질, 세균, 소화관 내층에서 탈피된 세포, 소화는 됐지만 흡수되지 않은 물질은 배변 과정을 통해 항문에서 몸 밖으로 나간다. 배설된 물질을 대변이라고 한다.

소화계통

소화관

입안

1. 입안

입 구/mouth 은 소화기관으로 나가는 음식물의 입구이며 음식물을 잘게 분쇄해서(씹기), 인두 아래쪽의 소화관으로 내보내는 운동(삼킴)을 한다. 입안과 씹기를 위한 용기로서 역할도 한다.

1) 입안의 개요

입안 구강/oral cavity 은 위턱과 아래턱 사이에 있는 공간이다. 입안의 벽은 1) 앞쪽과 가쪽은 입술과 볼이며, 2) 위쪽은 입천장과 떨어져서 코안과 맞닿아 있으며, 3) 아래쪽은 입안바닥이며, 4) 뒤쪽은 목구멍을 통해 인두로 연결된다.

입안은 위턱과 아래턱의 치열에 의해 구분되며, 입술 및 볼과 치열 사이의 **입안안뜰** 구강전정/oral vestibule 과 치열과 목구멍 사이의 **고유입안** 고유구강/oral cavity proper 으로 나뉜다.

2) 입술, 볼, 입안안뜰 (그림 8-2A)

입술 구순/lip 은 움직일 수 있는 피부의 주름이다. **위입술** 상순/upper lip 과 **아래입술** 하순/lower lip 이 있으며 그 사이에 **입틈새** 구열/oral opening 가 벌어져 있다. 입틈새 양쪽 끝부분은 **입꼬리** 구각/angle of mouth 라고 하며 위입술과 아래입술이 **입술연결** 순교련/labial commissure 에 의해 연결된다. 입술 가장자리의 붉은 부분은 **주홍경계** 적순연/vermilion border 라고 하며 피부와 점막의 경계를 이룬다. 입꼬리의 가쪽은 **볼** 협/cheek 로 연결되어 있다. 위입술과 아래입술은 안에 입둘레근을 포함하고 있으며, 입둘레근과 얼굴근육을 움직이고 입틈새를 열고 닫는다. 볼은 안에 볼근과 **볼지방덩이** 협지방체/buccal fat pad 를 포함하고 있다.

위입술 피부의 정중앙에는 **인중** philtrum 이라고 하는 세로로 뻗어있는 고랑이 있으며, 콧방울에서 입꼬리로 향해 **코입술고랑** 비순구/nasolabial sulcus 이 뻗어있다. 아래입술에서는 입술과 턱끝 사이에 **턱끝입술고랑** 이순구/mentolabial sulcus 이 가로로 뻗어있다.

입술과 볼의 안쪽면은 점막으로 덮여 있으며 입안안뜰로 향해 있다. 위입술과 아래입술의 정중앙에는 **위 · 아래입술주름띠** 상 · 하순소대/frenulum of upper · lower lip 라고 하는 세로로 뻗어있는 주름이 있다. 볼의 점막에는 **귀밑샘관유두** 이하선관유두/papilla of parotid duct 가 2개의 큰어금니와 마주 보는 위치에 있으며 그곳에서 귀밑샘관으로 이어진다.

3) 이틀, 고유입안 (그림 8-2B)

위턱과 아래턱에서는 치아가 U자 모양으로 **이틀활** 치조궁/alveolar arch 을 만들고 있으며 그보다 안쪽이 고유입안이다. 치아목부분을 감싸고 있는 점막은 **잇몸** 치은/gingiva 이라고 한다.

고유입안의 입안바닥에서는 **혀** 설/tongue 가 튀어나와 있다. 혀의 가장 앞부분은 **혀끝**

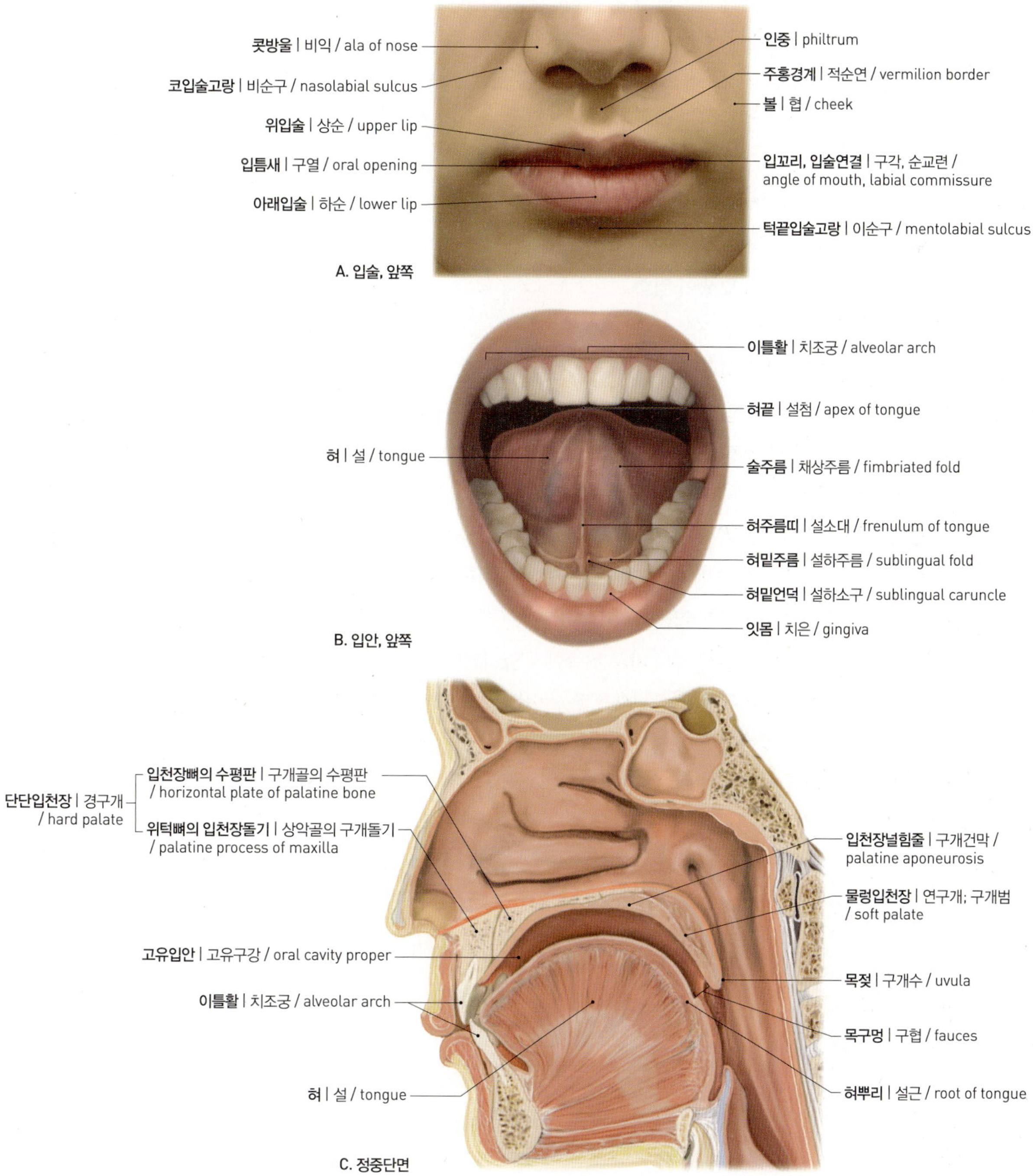

그림 8-2. 입안

설첨/apex of tongue, 앞쪽 2/3는 **혀몸통** 설체/body of tongue, 뒤쪽 1/3은 **혀뿌리** 설근/ root of tongue 이다. 혀의 위쪽은 **혀등** 설배/dorsum of tongue 이라고 한다. 혀몸통에서는 수평이지만 혀뿌리에서는 아래쪽으로 구부러져서 수직에 가까워진다. 혀몸통과 혀뿌리 사이에는 **분계고랑** 분계구/terminal sulcus of tongue 이라고 하는 V자 모양의 고랑이 있다(그림 8-5).

혀 아래쪽의 정중부분에서는 **혀주름띠** 설소대/frenulum of tongue 라고 하는 얇은 주름이 혀끝에서 입안바닥으로 향해 뻗어 나와 있다.

혀주름띠의 가쪽에는 **술주름** 채상주름/fimbriated fold 이라고 하는 약한 톱니 모양의 점막주름이 있다.

입안바닥의 이틀과 혀 사이에서 혀주름띠 양쪽으로 맞닿아 있는 **혀밑언덕** 설하소구/sublingual caruncle 이라고 하는 작은 언덕이 있으며 그곳에서 가쪽으로 **혀밑주름** 설하주름/sublingual fold 이 뻗어 나와 있다. 혀밑언덕으로 턱밑샘관이 열려있으며 혀밑주름속에는 혀밑샘이 있다.

4) 입천장, 목구멍 (그림 8-2C, 8-3)

입천장 구개/palate 은 코안과 입안을 분리하는 판 모양의 기관이며 앞쪽의 2/3는 **단단입천장** 경구개/hard palate 으로 뼈로 이루어진 기둥을 가지고 있다. 뒤쪽 1/3은 **물렁입천장** 연구개/soft palate 이며 근육과 결합조직이 기둥이 되어 움직일 수 있다. 물렁입천장의 정중부분에는 **목젖** 구개수/uvula 이 아래로 늘어져 있다. 물렁입천장의 앞부분에는 **가로입천장주름** 횡구개주름/transverse palatine fold 이라고 하는 가로로 뻗어 있는 점막의 주름이 있다. 정중부분의 **입천장솔기** 구개봉선/palatine raphe 는 점막이 아래로 조금 돌출된 부분이며, 그 앞끝부분은 앞니 바로 뒤쪽에서 **앞니유두** 절치유두/incisive papilla 가 튀어나와 있다(그림 8-3A).

목구멍 구협/fauces 은 입안의 가장 뒤부분에서 좁아진 부분이며 인두로 나가는 통로를 형성한다. 목구멍의 천정은 물렁입천장이고 바닥은 혀뿌리이며, 가쪽벽에는 **입천장혀활**과 **입천장인두활**이라고 하는 2개의 점막주름이 있다(그림 8-3A).

입천장혀활 구개설궁/palatoglossal arch | 물렁입천장과 혀의 가쪽모서리를 연결하며 속에 입천장혀근을 포함하고 있다.

입천장인두활 구개인두궁/palatopharyngeal arch | 물렁입천장과 인두쪽 벽을 연결하며 속에 입천장인두근을 포함하고 있다.

입천장혀활과 입천장인두활 사이에는 **편도오목** 편도와/tonsillar sinus 이라고 하는 함입부분이 있으며 그곳에 **목구멍편도** 구개편도/palatine tonsil 가 있다. 혀뿌리의 점막은 **혀편도** 설편도/lingual tonsil 로 덮여 있다. 그 외에 코인두부위의 천장에는 **인두편도** pharyngeal tonsil 가 있다.

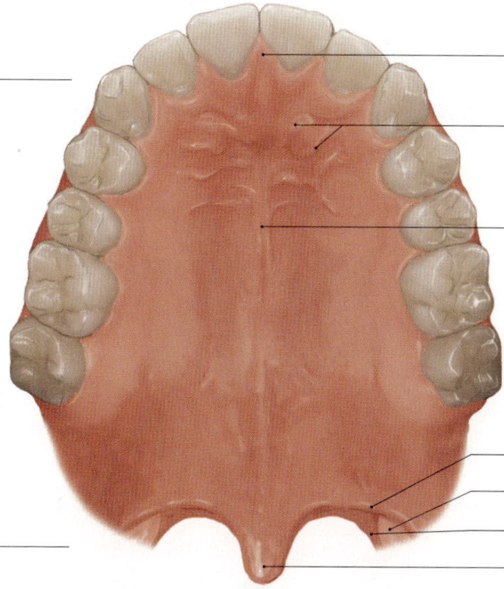

A. 아래쪽

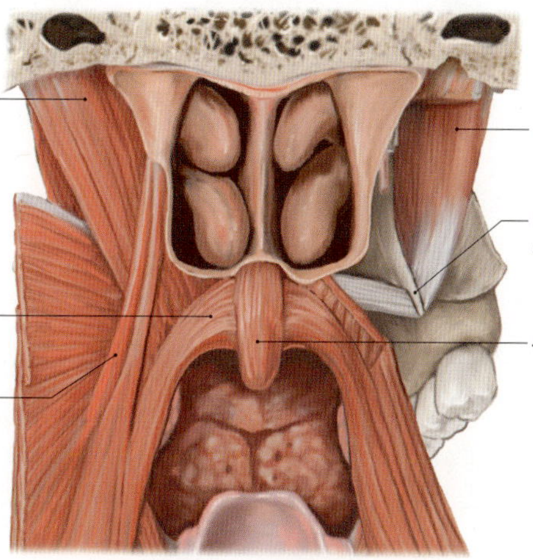

B. 물렁입천장의 근육, 뒤쪽

그림 8-3. **입천장**

5) 입안바닥의 근육 (그림 8-4, 표 8-1)

고유입안은 U자 모양의 턱뼈몸통에 둘러싸여 있고, 그 아래벽인 **입안바닥** 구강저/oral floor 은 근육으로 이루어져 있으며, 아래턱뼈와 목뿔뼈를 연결하는 **턱목뿔근**에 의해 형성되어 있다. 정중부분의 **턱끝목뿔근**과 **턱끝혀근**에 의해 좌우로 나뉘어져 있다.

턱목뿔근 악설골근/mylohyoid muscle | 얇은 가로막 형태의 근육이다. 아래턱뼈몸통 안쪽의 턱목뿔근선에서 폭넓게 시작되어 아래안쪽으로 향하고 아래턱뼈와 목뿔뼈 사이에 있는 정중솔기와 목뿔뼈몸통에서 정지한다. 턱목뿔근은 아래턱뼈와 목뿔뼈 사이에서 근육

으로 이루어진 장벽을 형성하며 그 뒤모서리는 자유모서리가 된다.

작용 | 입안바닥을 지지하고 목뿔뼈와 인두를 앞위쪽으로 당기고 아래턱을 끌어내려서 입을 벌린다.

신경 | 아래턱신경[V_3]의 가지인 턱목뿔근신경에 의해 지배된다.

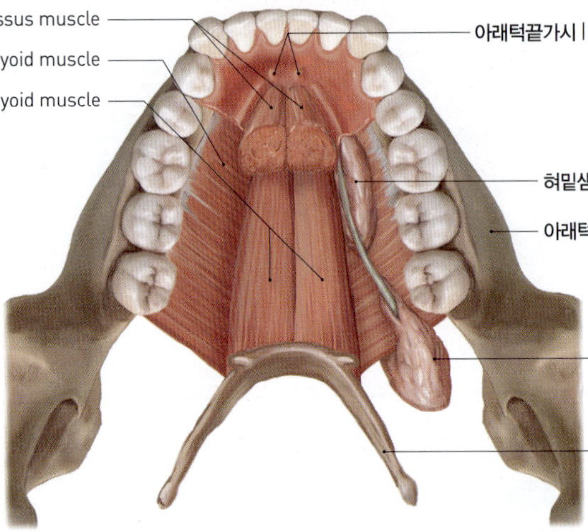

A. 입안바닥의 근육, 턱밑샘과 혀밑샘, 위쪽

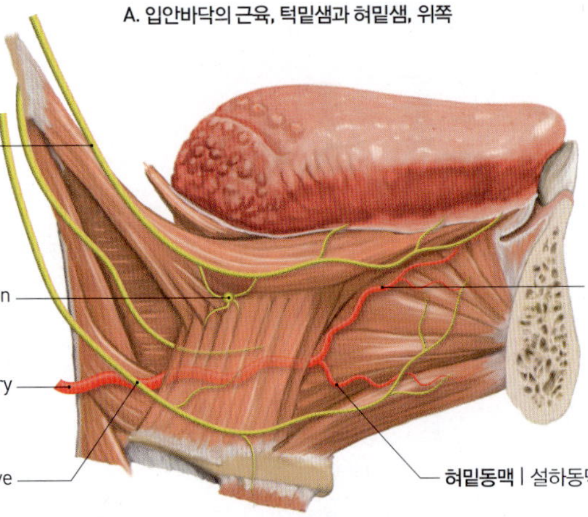

B. 입안바닥의 동맥과 신경

그림 8-4. 입안바닥

표 8-1. 입안바닥의 근육

근육	이는곳	닿는곳	신경지배	작용
턱목뿔근	아래턱뼈의 턱목뿔근선	목뿔뼈몸통, 정중솔기	아래턱신경[V_3]의 턱목뿔근신경	입안 바닥을 지지, 목뿔뼈와 후두를 앞위쪽으로, 아래턱을 내림
턱끝목뿔근	아래턱뼈의 안쪽 정중부분의 턱끝가시	목뿔뼈몸통	C1의 섬유 (혀밑신경[XII] 유래)	목뿔뼈를 앞위쪽으로, 아래턱을 내림
턱끝혀근	아래턱뼈의 안쪽 정중부분의 턱끝가시	혀의 정중부분으로 흩어짐	혀밑신경[XII]	혀끝을 앞쪽으로, 혀의 중심부분을 뒤쪽으로 당김

C: 목(cervical)

턱끝목뿔근 이설골근/geniohyoid muscle | 턱목뿔근의 위쪽에 있는 한 쌍의 주름 모양의근육이다. 아래턱뼈의 안쪽 정중부분의 턱끝가시에서 시작되어 뒤쪽으로 향하며 목뿔뼈에 닿는다.

작용 | 목뿔뼈를 앞위쪽으로 당기고 아래턱을 끌어내려서 입을 벌린다.

신경 | 첫째목신경(C1)의 섬유가 혀밑신경[XII]을 거쳐서 지배한다.

턱끝혀근 이설근/genioglossus muscle | 아래턱뼈 안쪽면 정중부분의 아래턱끝가시에서 시작되어 뒤위쪽으로 향하며 부채꼴로 퍼져나가 혀의 정중부분에 닿는다.

작용 | 혀를 앞쪽으로 내밀고 혀의 중심부분을 아래쪽으로 당긴다.

신경 | 혀밑신경[XII]에 의해 지배된다.

2. 혀 (그림 8-5)

혀 설/tongue 는 입안바닥에 있는 근육의 기관이다. 표면은 혀점막이라고 하는 혀에 특징적으로 있는 점막과 혀널힘줄이라고 하는 튼튼한 결합조직층에 의해 감싸여 있다.

1) 혀점막 (표 8-2)

혀몸통의 **혀점막** 설점막/mucous membrane of tongue 에는 4종류의 **혀유두** 설유두/lingual papilla 가 분포되어 있다.

실유두 사상유두/filiform papilla | 혀몸통의 혀등에 밀생하는 작은 원뿔 모양의 유두이며 상피는 각화되어 육안으로 하얗게 보인다. 맛봉오리를 지니고 있지 않다.

버섯유두 심상유두/fungiform papilla | 실유두 사이에 산재해 있는 둥근 버섯 모양의유두이며 상피의 각화가 없고 육안으로 붉은 점처럼 보인다. 표면에 맛봉오리를 지니고 있다.

성곽유두 유곽유두/vallate papilla | 분계고랑 앞에서 일렬로 늘어서 있으며 고리 모양의 깊은 고랑으로 둘러싸인 큰 받침 모양의 유두이다. 고랑의 바닥에는 장액성 **에브너샘** Ebner's gland 이 있다. 유두의 측면에는 여러 개의 맛봉오리가 있다.

표 8-2. 혀유두

	모양	각화	분포	맛봉오리	장액샘
실유두	원뿔모양	있음	혀몸통의 혀등	없음	없음
버섯유두	버섯모양	없음	혀몸통의 혀등	있음	없음
성곽유두	받침모양	없음	분계고랑의 앞쪽	있음	있음
잎새유두	주름모양	없음	혀몸통 가쪽모서리	있음	있음

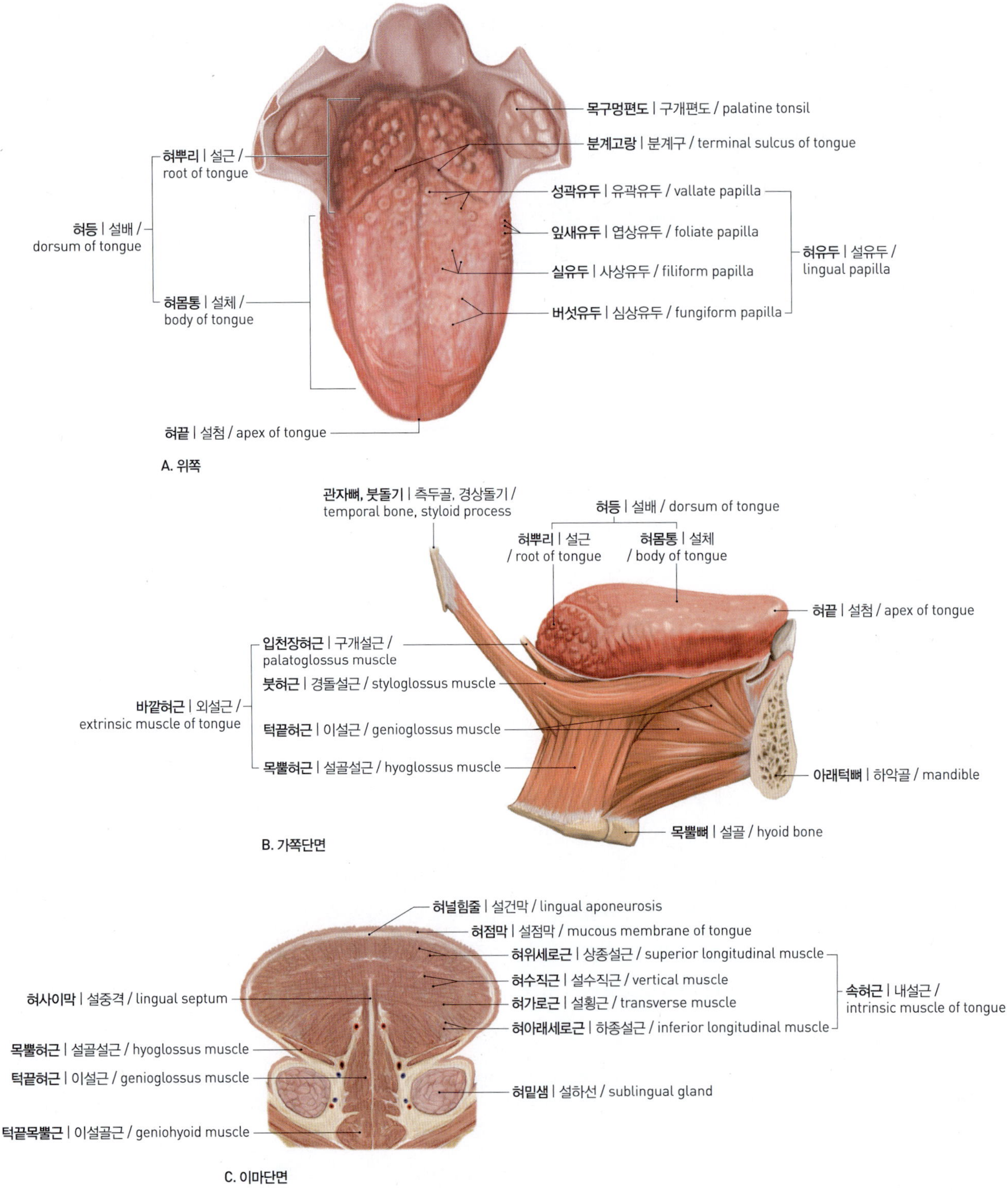

그림 8-5. 허
(C에서 허가로근은 가로 방향으로, 허수직근은 세로 방향으로 뻗어있는 것이 보인다.)

잎새유두 엽상유두/foliate papilla | 혀몸통 가쪽모서리의 뒤부분에 있는 세로주름이며 주름의 가쪽면에 여러 개의 맛봉오리가 있다. 잎새유두 사이의 고랑에는 장액샘(에브너샘)이 있다.

2) 혀근육(그림 8-5, 표 8-3, 4)

혀근육 설근/muscle of tongue 은 혀의 실질을 만드는 뼈대근육이며 속혀근과 바깥혀근이 있다. 혀점막 아래에 있는 **혀널힘줄** 설건막/lingual aponeurosis 이 혀근육의 닿는부위로써 작용한다.

신경 | 모두 혀밑신경[XII]에 의해 지배되며 다만 입천장혀근은 미주신경[X]에 의해 지배된다.

바깥혀근 외설근/extrinsic muscle of tongue 은 혀 바깥의 뼈대에서 시작하며 혀의 안쪽부분과 혀널힘줄에 닿는 근육이며 혀의 위치를 바꾸는 작용을 한다.

턱끝혀근 이설근/genioglossus muscle | 턱끝혀근은 아래턱뼈의 안쪽면 정중부분의 턱끝가시에서 시작되며 뒤위쪽으로 향해 부채꼴로 퍼져나가서 혀의 정중부분에 닿는다.

목뿔혀근 설골설근/hyoglossus muscle | 목뿔혀근은 목뿔뼈의 가쪽면에서 시작되어 앞위쪽으로 향하며 혀등의 혀널힘줄에 닿는다.

표 8-3. 바깥혀근

근육	이는곳	닿는곳	신경지배	작용
턱끝혀근	아래턱뼈 안쪽면 정중부분의 턱끝가시	혀의 정중부분으로 확산	혀밑신경[XII]	혀끝을 앞쪽으로, 혀의 중심부분을 아래쪽으로 움직임
목뿔혀근	목뿔뼈의 가쪽면	혀등의 혀널힘줄	혀밑신경[XII]	혀를 아래쪽으로 움직임
붓혀근	붓돌기	혀끝의 혀널힘줄	혀밑신경[XII]	혀등을 들어 올리고 혀를 뒤쪽으로 움직임
입천장혀근	입천장널힘줄의 아래쪽	혀의 가쪽모서리	미주신경[X]	물렁입천장을 아래로 내리고 입천장활을 정중부분으로 움직임. 혀등을 들어올림

표 8-4. 속혀근

근육	이는곳	닿는곳	신경지배	작용
혀위세로근	혀등의 혀널힘줄, 혀사이막	혀끝의 혀널힘줄	혀밑신경[XII]	혀를 앞뒤로 단축, 혀를 위쪽으로 굽힘
혀아래세로근	혀뿌리	혀끝의 혀널힘줄	혀밑신경[XII]	혀를 앞뒤로 단축, 혀를 아래쪽으로 굽힘
혀가로근	혀사이막	혀가쪽모서리의 혀널힘줄	혀밑신경[XII]	혀를 좌우로 단축
혀수직근	혀아래쪽의 혀널힘줄	혀중간면의 혀널힘줄	혀밑신경[XII]	혀를 위아래로 단축

붓혀근 경돌설근/styloglossus muscle | 붓혀근은 붓돌기에서 시작되어 앞아래쪽으로 향하며 혀의 가쪽모서리에서 들어가 혀끝의 혀널힘줄에 닿는다.

입천장혀근 구개설근/palatoglossus muscle | 입천장혀근은 물렁입천장과 혀의 양쪽 근육이다. 입천장널힘줄의 아래쪽에서 시작되며 입천장혀활 속을 통해 앞아래쪽으로 향하며 혀의 가쪽모서리에 닿는다.

속혀근 내설근/intrinsic muscle of tongue 은 시작과 정지부위가 모두 혀 속에 있으며 혀의 모양을 바꾸는 역할을 한다.

혀위 · 아래세로근 상 · 하종설근/superior · inferior longitudinal muscle | 혀위 · 아래세로근은 혀의 위부분과 아래부분에서 앞뒤로 뻗어 있으며 혀의 앞뒤 길이를 줄인다.

혀가로근 설횡근/transverse muscle | 혀가로근은 혀의 중간부분에서 좌우로 뻗어 있으며 혀의 폭을 줄인다.

혀수직근 설수직근/vertical muscle | 혀수직근은 턱끝혀근의 가쪽에서 위아래로 뻗어 있으며 혀의 높이를 줄인다.

3) 혀의 혈관과 신경

● 혀의 동맥

혀동맥에서 나온다.

혀동맥 설동맥/lingual artery 은 목뿔뼈 뒤쪽에서 바깥목동맥으로부터 갈라져 나와, 위아래로 구부러지면서 앞쪽으로 주행하여 목뿔혀근 안쪽을 통해 혀로 들어간다. 혀 속에서 여러 개의 **혀등가지** 설배지/dorsal lingual branch 가 나와 혀의 위부분에 영양을 공급하고 종말가지인 **깊은혀동맥** 설심동맥/deep lingual artery 은 혀의 앞부분에 영양을 공급한다. 혀동맥에서 나오는 가지는 혀밑샘, 잇몸, 입안바닥의 점막에도 분포한다.

● 혀의 정맥

혀동맥과 동행하는 **혀등정맥** 설배정맥/dorsal lingual vein 과 그 아래쪽의 **깊은혀정맥** 설심정맥/deep lingual vein 이 있으며 혀정맥을 거치거나 직접 속목정맥과 연결된다.

● 혀의 신경(그림 8-6, 7)

감각신경 | 혀점막의 감각은 혀몸통과 혀뿌리에서 신경지배가 다르다. 혀몸통에는 아래턱신경[V_3]의 가지인 **혀신경** 설신경/lingual nerve 이 분포한다. 그중에서 통각과 일반감각의 신경섬유는 아래턱신경[V_3]을 거쳐 중추로 운반되며, 미각의 신경섬유는 **고실**

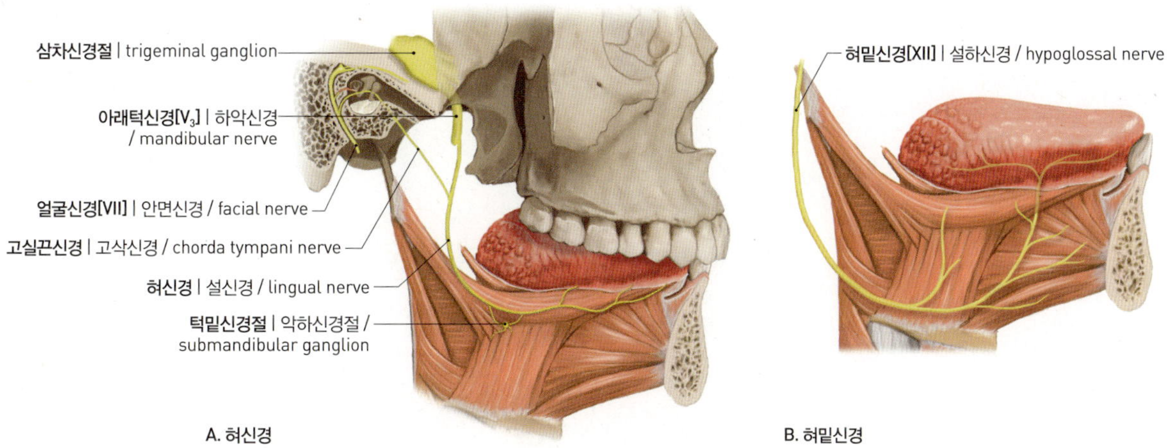

그림 8-6. 혀의 신경

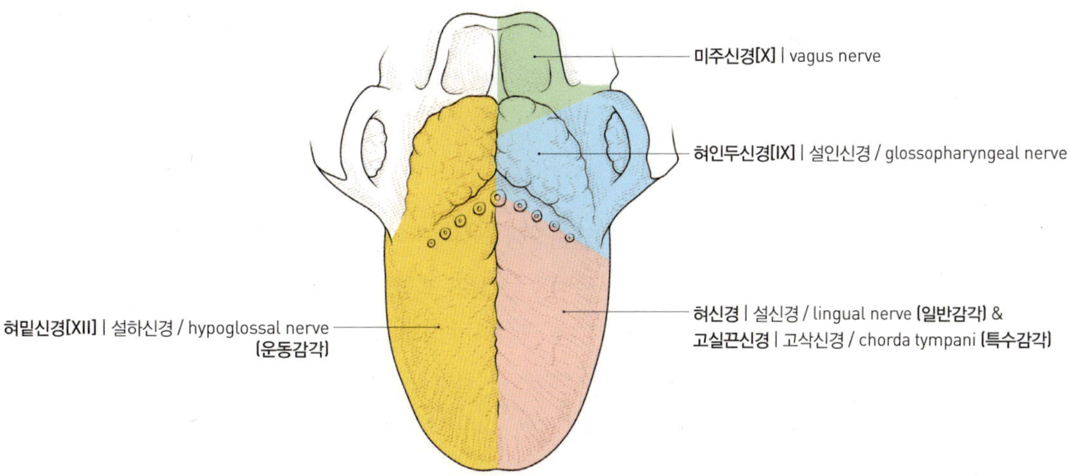

그림 8-7. 혀에 분포하는 신경

끈신경 고삭신경/chorda tympani nerve 을 통해 얼굴신경[VII]을 거쳐 중추로 운반된다. 혀뿌리와 성곽유두에는 **혀인두신경**[IX] 설인신경/glossopharyngeal nerve 의 혀가지가 분포하며 혀인두신경[IX]을 거쳐 중추로 운반된다.

운동신경 | 혀뿌리의 운동은 거의 **혀밑신경**[XII] 설하신경/hypoglossal nerve 에 의해 지배된다. 입천장혀근만 미주신경[X]에 의해 지배된다.

3. 침샘 (그림 8-8)

침샘 타액선/salivary gland 은 입안에 분포하는 외분비샘이다. 입안 속의 점막밑에는 다양한 부위에 **작은침샘** 소타액선/minor salivary gland 이 있으며, 부위에 따라 **입술샘** 구순선/labial

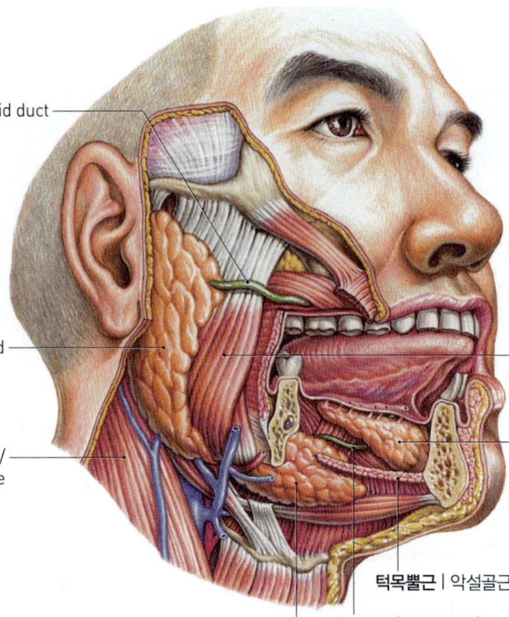

그림 8-8. **큰침샘**

gland, **볼샘** 협선/buccal gland, **입천장샘** 구개선/palatine gland, **혀샘** 설선/lingual gland 이라고 한다. 그 대부분은 점액성이며 점액소를 많이 포함하는 액체를 분비한다. 성곽유두에 속해 있는 **에브너샘** Ebner's gland 은 장액성이며 점액소가 거의 없는 액체를 분비한다.

큰침샘 대타액선/major salivary gland 은 점막과 독립적으로 도관을 통해 구멍으로 나오며 귀밑샘, 턱밑샘, 혀밑샘의 3종류가 있다.

1) 귀밑샘

귀밑샘 이하선/parotid gland 은 입안에 부속되어 있는 3개의 침샘 중에서 가장 큰 것으로 귀의 앞아래쪽에 있는 턱뼈가지의 얕은층에 위치해 있다. 위쪽끝부분은 광대활의 높이에 있으며 앞끝부분은 깨물근의 뒤부분을 덮고 있다. 또한 뒤끝부분은 턱뼈가지의 뒤쪽에서 깊은층으로 들어가 목빗근에 맞닿아 있다.

귀밑샘관 이하선관/parotid duct (**스텐센관** Stensen's duct)은 귀밑샘의 앞모서리에서 앞쪽으로 나와 있다. 깨물근의 앞모서리를 넘어서 볼지방체 안으로 들어가고 볼근을 관통해서 볼점막으로 나온다. 귀밑샘관의 입구는 위턱의 둘째큰어금니 근처에 위치해 있다.

귀밑샘의 표면은 강인한 **귀밑샘근막** 이하선근막/parotid sheath 으로 덮여 있다. 귀밑샘근막은 아래쪽에서 목근막의 얕은층으로 이어진다.

귀밑샘은 국소해부학적으로 중요한 부위이며 속과 바로 뒤쪽에서 중요한 혈관과 신경이 통과하고 있다.

2) 턱밑샘

턱밑샘 악하선/submandibular gland 은 턱뼈몸통 뒤부분의 안쪽에 있는 엄지손가락 크기의 침샘이다. 턱목뿔근 뒤모서리에서 아래쪽에 걸쳐 퍼져 있다. **턱밑샘관** 악하선관/submandibular duct (**와튼관** Wharton's duct)은 샘에서 나와 턱목뿔근의 위쪽에서 앞안쪽으로 향하며 혀밑샘의 안쪽을 통과하여 고유입안의 **혀밑언덕** 설하소구/sublingual caruncle 에서 구멍을 통해 외부로 나온다. 턱밑샘의 바로 위에는 부교감성 **턱밑신경절** 악하신경절/submandibular ganglion 이 있고 혀신경과 교통가지로 연결되어 있다. 턱밑신경절에서 나온 신경절이후 섬유는 턱밑샘과 혀밑샘에 분포한다.

3) 혀밑샘

혀밑샘 설하선/sublingual gland 은 고유입안의 **혀밑주름** 설하주름/sublingual fold 안에 있으며 여러 개의 도관이 점막으로 이어져 있다. 가장 앞쪽에 있는 **큰혀밑샘관** 대설하선관/major sublingual duct (**바르톨린관** Bartholin's duct)은 턱밑샘관과 함께 혀밑언덕에서 구멍이 열린다. 점액소가 많이 포함된 점액성 액체를 분비한다.

4. 치아

치아 치/tooth 는 음식물을 잘게 으깨는 단단한 기관이며 위턱과 아래턱에 U자 모양의 **이틀활** 치조궁/alveolar arch 을 형성하고 있다.

1) 치아의 종류 (그림 8-9, 표 8-5)

인간의 치아는 연령에 따라 2종류가 있다. **간니** 영구치/permanent tooth 는 성인에게 나타

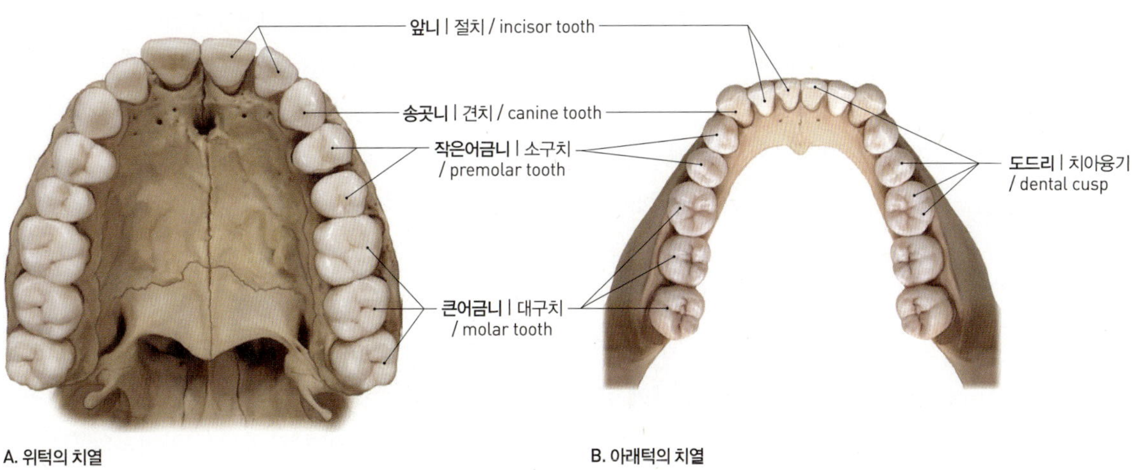

그림 8-9. 치열

표 8-5. 젖니와 간니의 이돋이 시기

젖니	이돋이시기
첫째앞니	생후 8~10개월
둘째앞니	생후 11~12개월
송곳니	생후 18~19개월
첫째어금니	생후 16~17개월
둘째어금니	생후 27~30개월

간니	이돋이시기
첫째앞니	6~7세
둘째앞니	7~8세
송곳니	9~10세
첫째작은어금니	9~10세
둘째작은어금니	10~11세
첫째큰어금니	6세
둘째큰어금니	11~13세
셋째큰어금니	17~25세

나며 **젖니** 유치/deciduous tooth 는 유아기에서 소아기에 걸쳐 일시적으로 나타난다.

간니 | 간니는 32개가 있으며 4가지 종류로 분류된다.

- **앞니** 절치/incisor tooth 는 가장 앞부분에 2개가 있으며 끌 모양을 하고 있다.
- **송곳니** 견치/canine tooth 는 앞니에 이어서 1개가 있으며 치아머리가 원뿔 모양으로 뾰족하게 되어 있다.
- **작은어금니** 소구치/premolar tooth 는 넷째, 다섯째에 해당하는 2개가 있으며 주먹 모양을 띠고 있고 2개의 **도드리** 치아융기/dental cusp 를 가지고 있다.
- **큰어금니** 대구치/molar tooth 는 여섯째~여덟째에 해당하는 3개가 있으며 큰 주먹 모양을 띠고 있고 3~5개의 도드리를 가지고 있다.

젖니 | 앞니 2개, 송곳니 1개, 어금니 2개로 이루어진 20개의 치아가 있다. 젖니는 생후 8개월~2살 반 사이에 자란다. 간니는 6살 이후에 형성된다. 간니의 첫째~다섯째치아는 젖니가 빠진 자리에서 자란다. 여섯째~여덟째치아는 새로 자란다. 셋째큰어금니는 사춘기 이후에 자라나기 때문에 사랑니라고도 하며 비정상적으로 자라거나 아예 생기지 않는 경우도 있다.

2) 치아의 모양 [그림 8-10]

치아머리 치관/dental crown 는 잇몸에서 튀어나와 있는 부분이고, **치아뿌리** 치근/dental root 는 치아확의 뼈에 고정되어 있는 부분이다. **치아목** 치경/dental neck 은 그 중간에 있는 부분이며 잇몸에 묻혀 있고 치아확의 뼈에 고정되어 있지 않다. 치아머리의 끝부분에는 독립적인 **도드리** 치아융기/dental cusp 라고 하는 독립적인 융기부위가 보인다. 작은어금니와

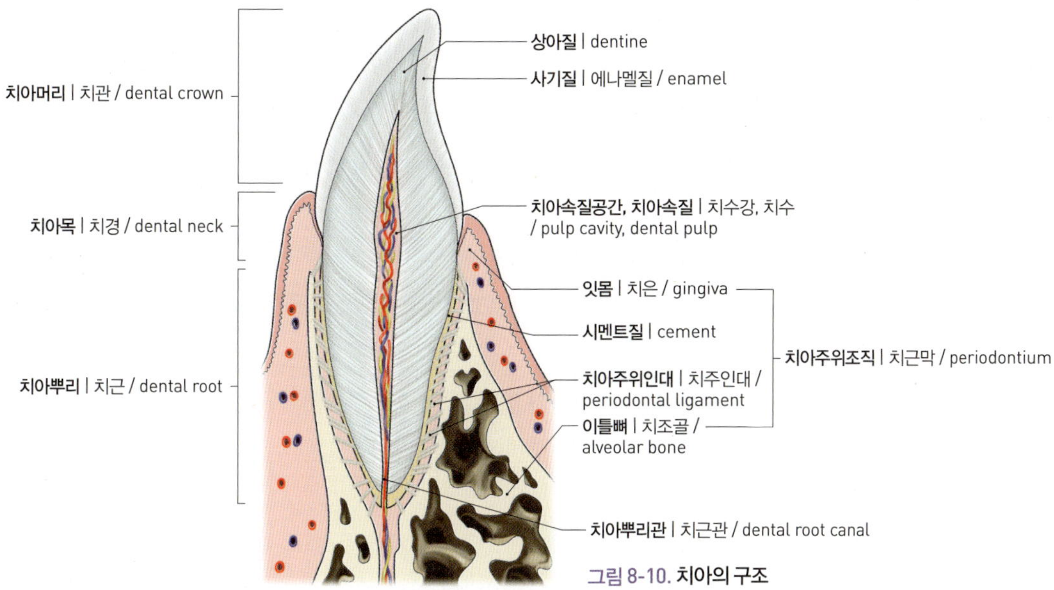

그림 8-10. **치아의 구조**

큰어금니에는 여러 개의 도드리가 튀어나와 있으며 송곳니에는 하나의 도드리가 튀어나와 있다.

치아 속에 있는 **치아속질공간** 치수강/pulp cavity 은 치아뿌리에서 가느다란 관 모양으로 되어 있으며 **치아뿌리관** 치근관/dental root canal 이라고 한다. 그곳에 포함되어 있는 혈관과 신경은 치아뿌리 끝부분의 입구를 통해 들어온다.

3) 치아의 조직구조(그림 8-10)

치아의 본체는 3종류의 단단한 조직으로 이루어져 있다.

상아질 dentine | 상아질은 치아의 본체를 이루고 있는 부분이며 인산칼슘을 70% 정도 포함하고 있다. 치아속질로 향하는 면에 상아질모세포가 늘어서 있으며, 그곳에서 나온 가늘고 긴 돌기가 상아질 안에 부챗살 모양으로 뻗어 나와 있다.

사기질 enamel | 사기질은 치아머리의 표면을 덮고 있는 매우 강한 조직이며 인산칼슘을 70% 정도 포함하고 있다. 세포는 포함하고 있지 않다.

시멘트질 cement | 시멘트질은 치아뿌리의 표면을 덮고 있는 얇은 층이며 뼈와 동일한 조직이다. 세포는 있지만 혈관과 신경은 없다.

4) 치아의 지지구조(그림 8-10)

치아는 위턱뼈와 아래턱뼈가 형성하는 **치아확** 치조/dental alveoli 안에 들어 있다.

치아주위조직 치근막/periodontium 은 치아를 치아확에 고정하는 조직이며 이틀뼈, 시멘트질, 잇몸으로 이루어져 있다.

치아주위인대 치주인대/periodontal ligament 는 이틀뼈와 시멘트질의 좁은 공간을 연결하는 인대이다.

잇몸 치은/gingiva 은 치아목과 이틀뼈에 밀착되어 있는 점막이다.

5) 치아의 면 (그림 8-11)

치아의 면을 표현하는 용어에는 다음과 같다.

씹는면 | 이를 물을 때 아래윗니가 접하는 면
안뜰면 | 치아가 입안 안뜰쪽을 향하는 면
혀면 | 혀쪽을 향한 면
접촉면 | 이웃한 치아가 접한 면
안쪽면과 먼쪽면 | 정중면에 가까운 치아와 접한 면을 안쪽면이라 하고 그 반대쪽을 먼쪽면이라고 한다. 앞니에서는 가쪽면이 먼쪽면이 되고, 어금니에서는 앞쪽이 안쪽면, 뒤쪽이 먼쪽면이 된다.

치아우식과 치주병

성인의 치아는 새로 자라지 않기 때문에 치아를 잃게 되면 **삶의 질**(quality of life, QOL)이 매우 낮아진다. 치아를 잃게 되는 원인은 충치와 치주병이다.
치아우식(dental caries)은 입안 속의 세균이 음식물의 당질로부터 산을 형성해 치아의 질을 탈골화하고 유기질을 녹여서 치아의 실질을 손상시키는 것을 말한다. 우식된 치아는 **충치**(caries tooth)라고 한다. 치아우식의 진행도는 C0~C4로 분류된다.

- C0: 치아우식이 시작되어 사기질이 하얗게 탁해진 상태.
- C1: 치아우식이 사기질에 국한되어 있고 통증은 없다.
- C2: 치아우식이 상아질에 도달해서 상아질모세포의 돌기가 노출되면 냉온자극에 대한 지각과민과 통증이 일어난다.
- C3: 치아우식이 치아속질에 도달하면 치아속질이 감염되어 치아질이 파괴되어 간다.
- C4: 치아우식이 더욱 진행되면 치아머리부분이 붕괴되어 치아뿌리만 남게 된다.

치주병(periodontal disease)은 치아와 잇몸 사이에 세균이 침입해 치아주위조직에 염증을 일으켜서 이틀뼈가 용해되어 가는 질환이다. **치태**(dental plaque)는 치아 표면에 생기는 황백색의 침전물이며 다수의 세균을 포함하고 있어서 치아목에 잘 발생하는 치주병의 원인이 된다. 치태가 석회화되면 **치석**(dental calculus)이 된다.

● 치아우식

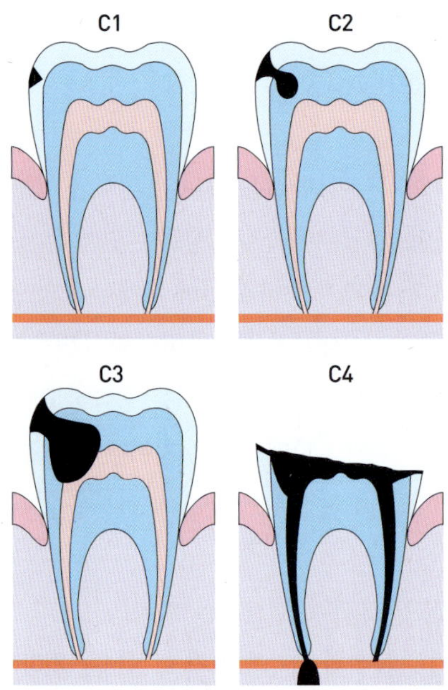

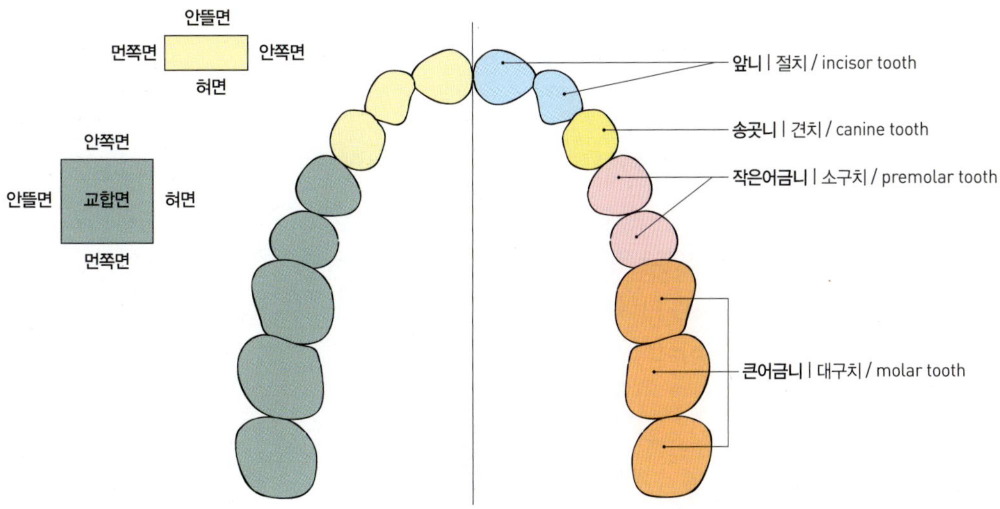

그림 8-11. 치아의 면을 표현하는 용어
(위쪽 영구치아를 아래쪽에서 본 것)

인두 (그림 8-12)

인두 pharynx 는 근육과 근막으로 둘러싸인 반원통형의 기관이다. 코안과 입안에 연결되며 아래쪽으로는 후두와 식도로 이어져 있다. 입안에서 식도로 내려가는 음식물의 통로와 코안과 입안에서 후두로 들어가는 공기의 통로가 인두에서 교차한다. 인두의 위끝부분은 머리뼈바닥과 맞닿아 있고, 아래끝부분은 후두의 아래모서리(여섯째목뼈 근처) 높이에서 식도로 이어진다.

인두의 앞쪽에는 코안, 입안, 후두어귀가 있으며 그 위치관계를 기준으로 인두의 속을 3부분으로 나눈다.

코인두 비인두/nasopharynx | 코인두는 물렁입천장보다 위쪽에 있는 부분이다. 앞쪽은 **뒤콧구멍** 후비공/choana 을 통해 코안으로 연결된다. 위벽은 **인두천장** 인두원개/vault of pharynx 이라고 하며 머리뼈바닥과 맞닿아 있다. 가쪽벽에 있는 **귀관인두구멍** 이관인두구/pharyngeal opening of auditory tube 은 귀관이 인두로 열리는 부위이다. 그 주위에는 **귀관융기** 이관융기/torus tubarius 라고 하는 귀관연골에 의해 튀어나온 부위가 있고, 그 뒤쪽의 깊은 패임부분은 **인두오목** 인두함요/pharyngeal recess 이라고 한다. 귀관인두구멍의 아래쪽에는 **올림근융기** 거근융기/torus levatorius 라고 하는 입천장올림근에 의해 튀어나온 부위가 있다. 인두천장과 주위의 점막에 많은 양의 림프조직이 모여 **인두편도** pharyngeal tonsil 를 형성하고 있다.

입인두 구인두/oropharynx | 입인두는 물렁입천장에서 후두덮개 위모서리까지 이어지는 부분이며 앞쪽은 **목구멍** 구협/fauces 을 통해 입안으로 연결된다. 목구멍의 가쪽벽에는 2개의 점막주름이 튀어나와 있으며, **입천장혀활** 구개설궁/palatoglossal arch 에는 물렁입천장과 혀뿌리를 연결하는 입천장혀근이 있다. 또한 **입천장인두활** 구개인두궁/palatopharyngeal arch 에는 물렁입천장과 인두 가쪽벽을 연결하는 입천장인두근이 있다. 2개의 활 사이에 있는 패임부분에는 림프조직이 모여 **목구멍편도** 구개편도/palatine tonsil 를 형성

아데노이드

인두편도가 염증에 의해 커진 상태를 **아데노이드**(adenoid)라고 한다. 인두편도는 5세 무렵 가장 발달하며 소아기에 커지는데 이 시기에 염증이 더해져서 림프조직이 증식하면 코인두부위가 막혀서 다양한 증상이 나타나게 된다. 코를 통과하는 통로가 막히기 때문에 입으로 호흡해야 하며 심한 코골기나 수면무호흡증이 나타난다. 얼굴근육의 긴장이 저하되어 입술고랑이 사라져서 특징적인 아데노이드 얼굴이 된다. 중이염으로 인해 난청, 기도의 염증을 동반하는 폐렴, 가슴우리의 발육장애로 인한 오목가슴 등이 생긴다. 또한 정신적으로도 안정이 되지 않아 집중력이 떨어지는 등 성장에도 나쁜 영향을 끼친다. 수술로 비대해진 인두편도를 제거하면 예후가 개선된다.

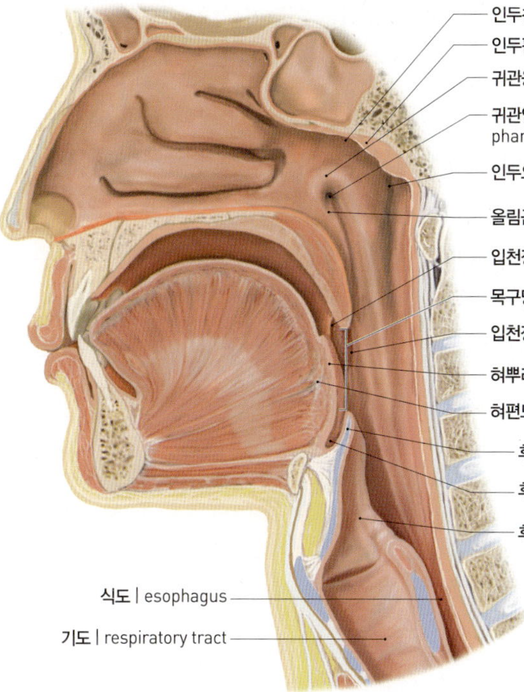

A. 정중단면, 가쪽벽

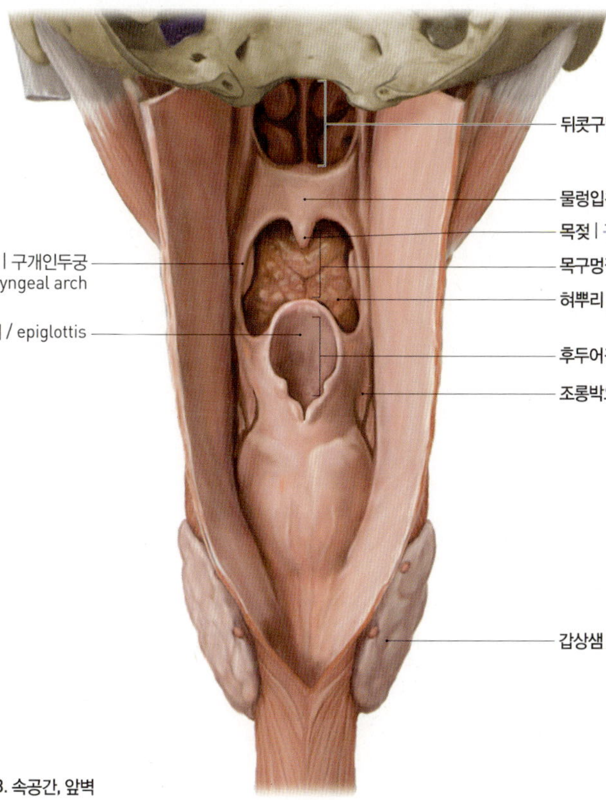

B. 속공간, 앞벽

그림 8-12. 인두의 속공간

하고 있다. 목구멍 아래쪽의 인두 앞벽은 **혀뿌리** 설근/root of tongue 가 형성하고 있으며, 점막에 림프조직이 모여 **혀편도** 설편도/lingual tonsil 를 형성하고 있다.

후두인두 인두후두부/laryngopharynx | 후두인두는 후두덮개 위모서리에서 식도 위끝부분까지 이어지는 부분이다. 앞벽에는 **후두어귀** 후두구/laryngeal inlet 가 있고 그 위모서리에는 **후두덮개** 후두개/epiglottis 가 튀어나와 있다. 후두덮개와 혀뿌리 사이의 패임부분은 **후두덮개계곡** 후두개곡/epiglottic vallecula 이라고 한다. 후두어귀 양쪽에는 **조롱박오목** 이상함요/piriform fossa 이라고 하는 고랑으로 되어 있어서 음식덩이나 액체가 후두어귀의 양가쪽을 지나 식도로 이동하는 통로가 된다.

식도 [그림 8-13]

1. 식도의 위치

식도 esophagus 는 목부위의 인두와 배부위의 위를 연결하는 속빈장기이며 유연한 근육벽을 지니고 있다. 반지연골의 아래모서리(둘째목뼈 높이)에서 시작해 위의 들문(열째등뼈 높이)에서 끝나며 목부위, 위세로칸, 뒤세로칸을 통과한다. 목부위와 위세로칸에서는 정중선에 위치해 있으며, 뒤세로칸에서는 약간 왼쪽으로 치우치면서 가슴대동맥 앞쪽으로 내려오고 가로막의 식도구멍(열째등뼈 높이)을 통해 배안으로 들어가 위에 도달한다.

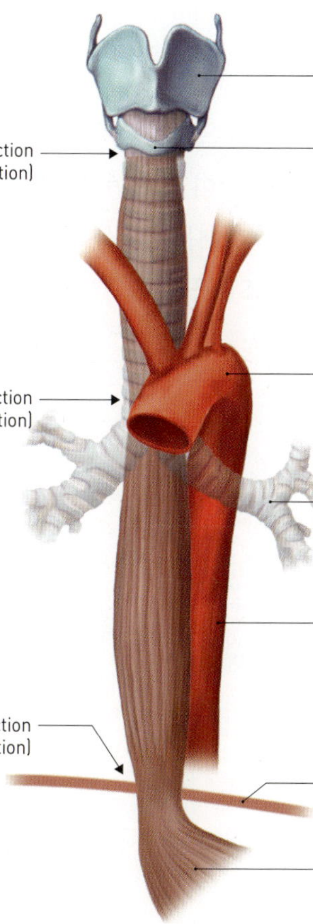

그림 8-13. 식도의 생리적인 잘록

2. 식도의 구조와 기능

식도는 길이가 약 25 cm이며 벽을 만드는 근육은 위쪽 15%는 뼈대근육, 아래쪽 60%는 민무늬근육으로 이루어져 있으며 중간부분에는 뼈대근육과 민무늬근육이 섞여 있다.

식도는 꿈틀운동에 의해 음식덩어리를 위로 운반하며 이때 식도의 전체 길이는 10% 정도 줄어든다.

3. 식도의 생리적 잘록(그림 8-13)

식도에는 주위의 구조물에 의해 좁아진 3곳의 생리적 잘록이 있다.

- 목부위에 있는 인두와 식도의 이음(위식도잘록 혹은 인두식도잘록)
- 위세로칸과 뒤세로칸의 경계부위에 있는 대동맥활과 왼기관지에 의해 압박된 부위(중간식도잘록 혹은 기관지대동맥잘록)
- 뒤세로칸의 아래끝부분에 있는 가로막의 식도구멍을 통과하는 부위(아래식도잘록 혹은 가로막잘록)

생리적 잘록에서 음식물의 통과가 늦어지는 등의 장애가 발생하기 쉽다. 또한 점막이 자극을 받아 식도암이 잘 발생한다. 위 · 아래식도잘록은 특히 두드러지게 식도의 조임부위로써 기능하기 때문에 임상적으로 **위식도조임근** 상식도괄약근/upper esophageal sphincter, UES 및 **아래식도조임근** 하식도괄약근/lower esophageal sphincter, LES 이라고 한다.

위

위 stomach 는 식도에 연결되어 있는 배안 소화관의 첫 번째 부분이며 소화관 중에서 가장 확장된 부위이다. 섭취한 음식물을 일시적으로 저장하고, 소화 흡수를 위해 작은 창자로 조금씩 내보내는 역할을 한다.

1. 위의 모양 (그림 8-14)

위는 4개의 부분으로 나눌 수 있다.

들문 분문/cardia | 들문은 식도에서 위로 들어가는 입구이다.
위바닥 위저/fundus of stomach | 위바닥은 들문 왼쪽에서 위쪽으로 부풀어 오른 부분이다.
위몸통 위체/body of stomach | 위몸통은 위바닥과 날문부분 사이에 있는 부분이다.
날문부분 유문부/pyloric part | 날문부분은 위의 먼쪽끝에서 깔때기 모양의 **날문방** 유문동/pyloric antrum 과 가늘어진 **날문관** 유문관/pyloric canal 으로 나뉜다. **날문** 유문/pylorus 은 위에서 샘창자로 나가는 출구이며, 발달한 돌림근육층이 조임근을 형성해서 **날문구멍** 유문구/pyloric orifice 을 좁히고 있다.

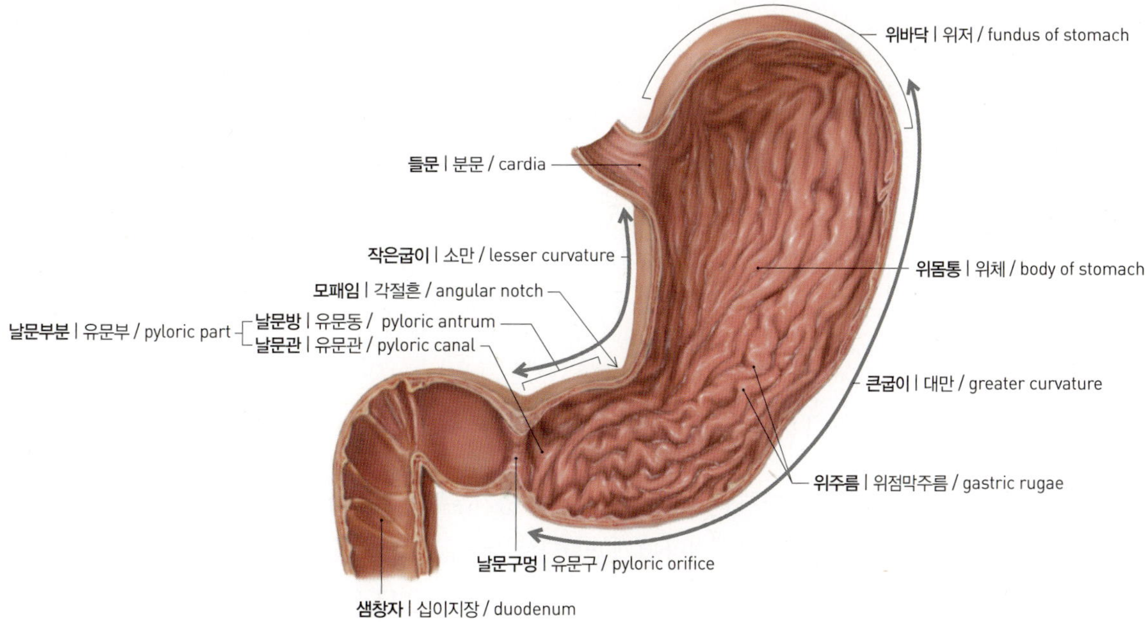

그림 8-14. 위의 모양, 속면

삼킴

삼킴(연하/swallowing)에 의해 분쇄된 음식물이 입안에서 인두와 식도를 거쳐 위로 운반된다. 삼킴은 3단계로 나눌 수 있다.

1) 입안단계에서는 혀의 수의운동으로 음식물이 뒤쪽으로 보내진다. 붓혀근에 의해 혀가 뒤위쪽으로 끌어 올려지고, 입천장혀근이 수축해서 목구멍을 좁히며, 턱목뿔근의 수축에 의해 목뿔뼈가 올라가서 혀뿌리 부분이 들어올려진다. 이러한 연속된 동작으로 인두에서 입안으로의 역류를 방지하고 음식물이 인두로 보내진다.
2) 인두단계는 숨뇌의 삼킴중추에 의해 반사적으로 이루어진다. 우선 1단계에서는 물렁입천장의 오름과 긴장(입천장올림근 · 입천장긴장근), 인두의 오름(입천장올림근, 붓인두근, 귀관인두근, 위인두수축근)과 뒤벽의 앞쪽 이동(위인두수축근)에 의해 코인두부위가 좁아져서 음식물이 코안으로 들어가지 않는다. 2단계에서는 후두가 올라가고(턱목뿔근, 방패목뿔근, 턱뼈목뿔근), 혀뿌리가 뒤쪽으로 이동해서 후두덮개가 후두어귀로 밀려서 닫히게 된다. 또한 안뜰주름과 성대주름도 닫혀서 기도를 완전히 막아 음식물이 기도로 들어가는 것을 막는다.
3) 식도단계에서는 식도벽 근육의 꿈틀운동으로 음식물이 빠르게 위로 운반된다. 식도의 근육은 위쪽 15%가 뼈대근육이고 아래쪽 60%가 민무늬근육으로 이루어져 있으며, 위쪽에서는 꿈틀운동의 속도가 빠르지만 아래쪽에서는 느려진다.

● **삼킴**

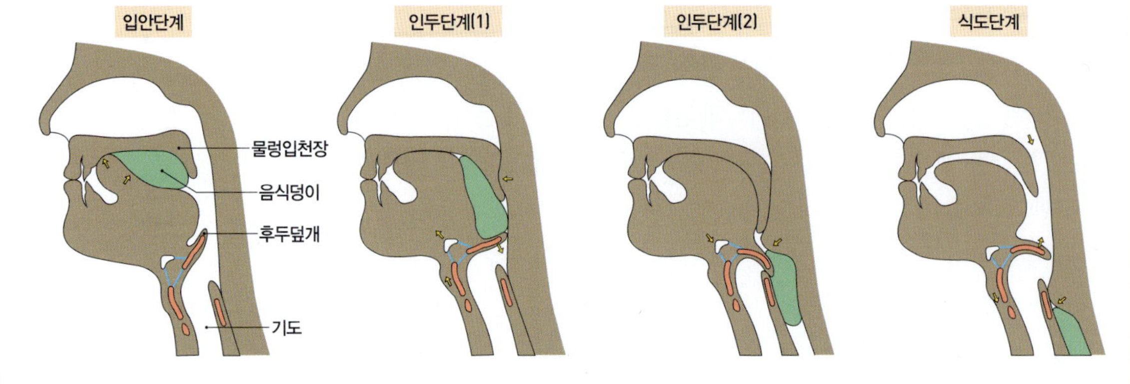

들문의 왼쪽을 따라 아래쪽으로 처진 위의 아래모서리는 **큰굽이** 대만/greater curvature 이며 큰그물막이 붙어있다. 들문의 오른쪽에서 움푹 들어간 위의 위모서리는 **작은굽이** 소만/lesser curvature 이며 작은그물막이 붙어있다. 작은굽이의 먼쪽 1/3 되는 곳에는 예리하게 패여 있는 부분이 있는데 이를 **모패임** 각절흔/angular notch 이라고 부르며 위몸통과 날문부분의 경계에 해당한다. 큰굽이와 작은굽이를 통해 위에 분포하는 혈관이 들어가고 나온다.

2. 위와 주위의 위치관계 (그림 8-15)

위는 대체로 왼아래갈비부위와 명치부위에 위치해 있으며, 모양과 위치는 위내용물의 양이나 개인에 따라 크게 변한다. 위의 들문과 날문은 비교적 고정되어 있다. 들문은 왼쪽 여섯째갈비연골 뒤쪽의 열한째등뼈 높이에 있다. 날문은 바로누운자세에서 정중선 왼쪽 1~2 cm 되는 첫째허리뼈 높이에 있다.

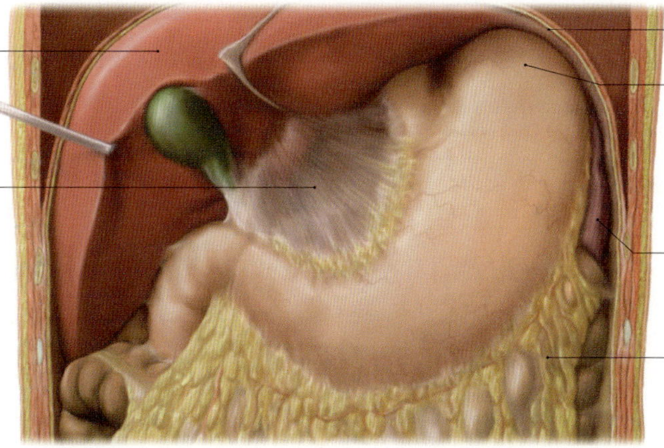

그림 8-15. 위와 그 주변

위바닥은 왼쪽 가로막의 천장과 맞닿아 있다. 작은굽이는 **작은그물막** 소망/lesser omentum 에 의해 간문과 연결되어 있다. 위와 작은그물막 뒤쪽에는 **그물막주머니** 망낭/omental bursa 가 넓게 펴져있다(그림 8-32). 큰굽이에 부착된 **큰그물막** 대망/greater omentum 은 아래쪽으로 드리워져 가로잘록창자, 빈창자, 돌창자의 앞쪽을 덮고 있다. 큰그물막 아래끝은 가로잘록창자와 가로잘록창자간막 앞쪽에 붙어 있다. 큰그물막의 위부분은 **위가로막인대** 위횡격간막/gastrophrenic ligament 로 변형되어 가로막에 붙거나, **위지라인대** 위비간막/gastrosplenic ligament 로 변형되어 지라에 붙는다(그림 8-17A).

3. 위벽의 구조 (그림 8-16)

위벽의 일반적인 구조는 **점막** mucosa · **점막밑층** 점막하조직/submucosa · **근육층** 근층/muscle layer · **장막** serosa 의 네 층으로 이루어져 있으며 위벽의 속면에는 점막과 점막밑층으로

위의 기능과 위샘의 역할

위는 생명에 꼭 필요한 장기는 아니다. 위암 등의 이유로 위 전체를 적출해도 살아갈 수 있다. 다만 섭취할 수 있는 음식물의 양은 줄어든다. 위는 다량의 음식물을 일시적으로 저장하고 조금씩 아래쪽으로 내보내며, 다음 단계인 작은창자에서 본격적인 소화와 흡수가 이루어진다.

위의 점막에는 **위샘**(gastric gland)이 있다. 부위에 따라 다소 차이는 있지만, 대부분의 위샘은 단순한 관 모양을 지니고 있으며 4종류의 세포가 있다.

1) **목점액세포**(mucous neck cell): 샘의 가장 위쪽에 많으며 점액을 분비한다.
2) **벽세포**(parietal cell): 샘 안에 전체적으로 흩어져 있으며 염산을 분비한다.
3) **으뜸세포**(chief cell): 단백질소화효소 펩신의 전구물질을 분비한다.
4) **위창자내분비세포**(enteroendocrine cell): 가스트린 등의 소화관 호르몬을 분비한다.

위액의 염산과 펩신 때문에 단백질이 토막토막 끊겨서 변성되므로 세균이 생존하기 어렵다. 다시 말해 강력한 살균과 소독이 이루어져서 위에 저장된 음식물의 부패를 방지할 수 있게 된다. 점액은 위액으로 인해 점막이 소화되는 것을 막는 역할을 한다. 소화관호르몬인 가스트린은 위로 음식물이 들어와서 위액의 pH가 높아졌을 때 분비되어 벽세포의 염산 분비를 촉진해서 위액의 pH를 낮추는 역할을 한다.

이루어진 여러 개의 주름이 길이를 따라 형성되어 있다.

점막은 **상피** epithelium, **고유판** 고유층/lamina propria 및 **점막근육판** 점막근판/lamina muscularis mucosae 으로 이루어져 있고, 점막층에는 점액과 소화효소를 분비하는 세포들이 많이 있으며, 흡수와 분비기능을 한다.

위의 점막밑층은 성긴결합조직으로 비교적 큰 동맥과 정맥, 그리고 림프관들이 분포하고 **점막밑신경얼기** 점막하신경총/submucosal plexus 도 존재한다.

근육층은 세 층의 민무늬근육층으로 되어 있는데, 바깥의 **세로근육층** longitudinal muscle layer, 중간의 **돌림근육층** circular muscle layer, 안쪽의 **빗근육층** oblique muscle layer 으로 되어 있다. 빗근육층은 주로 위 몸통에만 있다. 이렇게 근육이 배열되어 있기 때문에 위가 보다 효과적으로 음식물을 휘젓고 혼합할 수 있다.

장막은 위의 표면을 감싸고 있는 **복막** peritoneum 으로 이루어져 있다. 복막은 큰굽이에서는 큰그물막으로, 작은굽이에서는 작은그물막으로 이어진다.

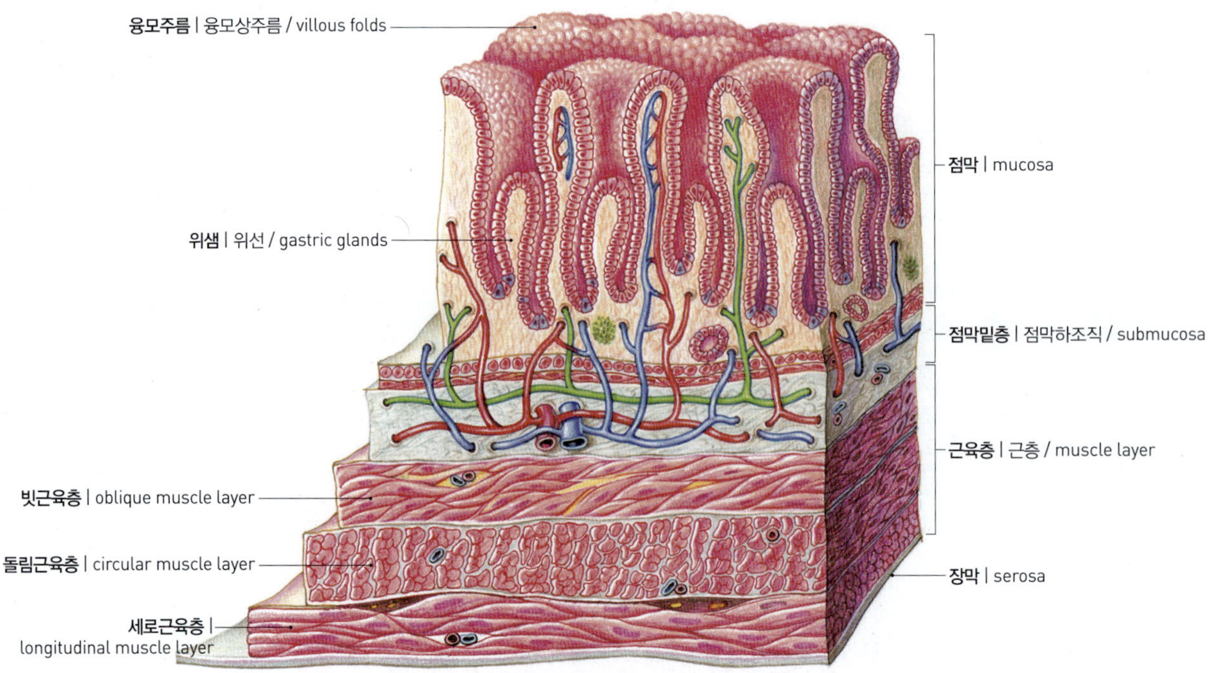

그림 8-16. 위벽의 구조

작은창자

작은창자 소장/small intestine 는 위에서 연결되며 음식물의 본격적인 소화와 영양의 흡수를 담당하는 소화관의 주요 부위이다. 위날문구멍에서 시작하여 잘록창자 바로 앞의 돌창자까지 이어진다. 시작부위인 샘창자는 뒤배벽에 고정되어 있으며 길이가 25 cm 정도이다. 계속해서 빈창자와 돌창자는 창자간막을 통해 뒤배벽에 붙어있으며 6 m 정도의 길이를 가지고 있다.

1. 샘창자 (그림 8-17)

샘창자 십이지장/duodenum 는 위의 날문에서 시작된다. 이자머리를 따라 C자 모양으로 구부러져 샘빈창자굽이에서 끝난다. 샘창자의 대부분은 뒤배벽에 묻혀 있으며 앞쪽은 복막으로 덮여 있다. 샘창자는 4부분으로 나뉜다.

위부분 상부/superior part (첫째부분) | 날문에서 계속 이어져 오른뒤쪽으로 향하는 5 cm 정도 되는 부분이며 쓸개목부위에 도달한다. 첫째허리뼈몸통의 오른앞쪽에 있다. 이 부분의 시작 절반은 앞뒤 양면이 복막으로 둘러싸여 있다. 위모서리에는 작은그물막의 일부(**간샘창자인대** 간십이지장간막/hepatoduodenal ligament)가 붙어 있고 아래모서리에는 큰그물막이 붙어 있다. 임상적으로는 샘창자의 첫째부분을 **샘창자팽대** 십이지장구부/duodenal bulb 라고 하며, 이 부분에서 십이지장궤양이 잘 발생한다.

내림부분 하행부/descending part (둘째부분) | 쓸개목부위 근처에서 구부러져서 아래쪽으로 향하는 8 cm 정도 되는 부분이다. 이자머리 오른쪽에 밀착해서 아래쪽으로 내려가며 셋째허리뼈 위모서리에 이른다. 내림부분 거의 중앙의 속벽에 온쓸개관과 이자관이 열리는 **큰샘창자유두** 대십이지장유두/major duodenal papilla (**파터팽대** ampulla of Vater)가 있다. 큰샘창자유두의 2 cm 위쪽에 **작은샘창자유두** 소십이지장유두/minor duodenal papilla 가 있어서 덧이자관이 열린다.

수평부분 수평부/horizontal part (셋째부분) | 이자머리의 아래모서리를 따라 왼쪽으로 향하는 8 cm 정도 되는 부분이며, 아래대정맥, 배대동맥, 척주 앞을 가로지른다. 이 부분의 앞쪽을 가로질러 위창자간막동맥 · 정맥이 아래로 내려간다.

오름부분 상행부/ascending part (넷째부분) | 왼위쪽으로 향하는 5 cm 정도 되는 부분이며, 둘째허리뼈 왼쪽에 다다라 샘빈창자굽이가 되어 앞쪽으로 구부러지면서 빈창자로 이어진다.

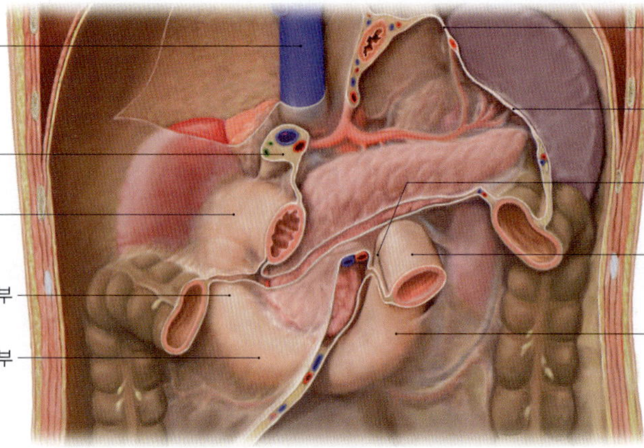

A. 샘창자와 그 주변

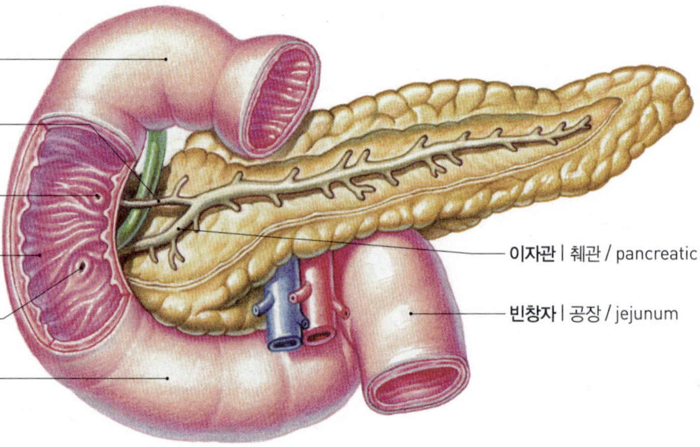

B. 샘창자의 단순 그림

그림 8-17. 샘창자와 그 주변

샘빈창자굽이 십이지장공장곡/duodenojejunal flexure 는 샘창자의 민무늬근육과 가로막의 뼈대근육이 섞여서 만들어진 **샘창자걸이근** 십이지장제근/suspensory muscle of duodenum (**트라이츠인대** ligament of Treitz)에 의해 뒤배벽에 붙어있다.

2. 빈창자와 돌창자 (그림 8-18)

빈창자 공장/jejunum 와 **돌창자** 회장/ileum 는 왼위사분역의 샘빈창자굽이에서 시작되며, **창자간막** 장간막/mesentery 에 의해 뒤배벽에 붙은 채 오른아래사분역의 돌막창자부위에서 끝난다. 빈창자와 돌창자에 명확한 경계는 없지만 전체 길이 약 6 m의 2/5가 빈창자이다. 빈창자는 왼위사분역에 있으며 돌창자보다 굵고 벽이 두껍다. 나머지 3/5이 돌창자이며 오른아래사분역에 있다.

창자간막은 빈창자와 돌창자를 뒤배벽에 연결하는 막 형태의 구조이며 양쪽면이 복막

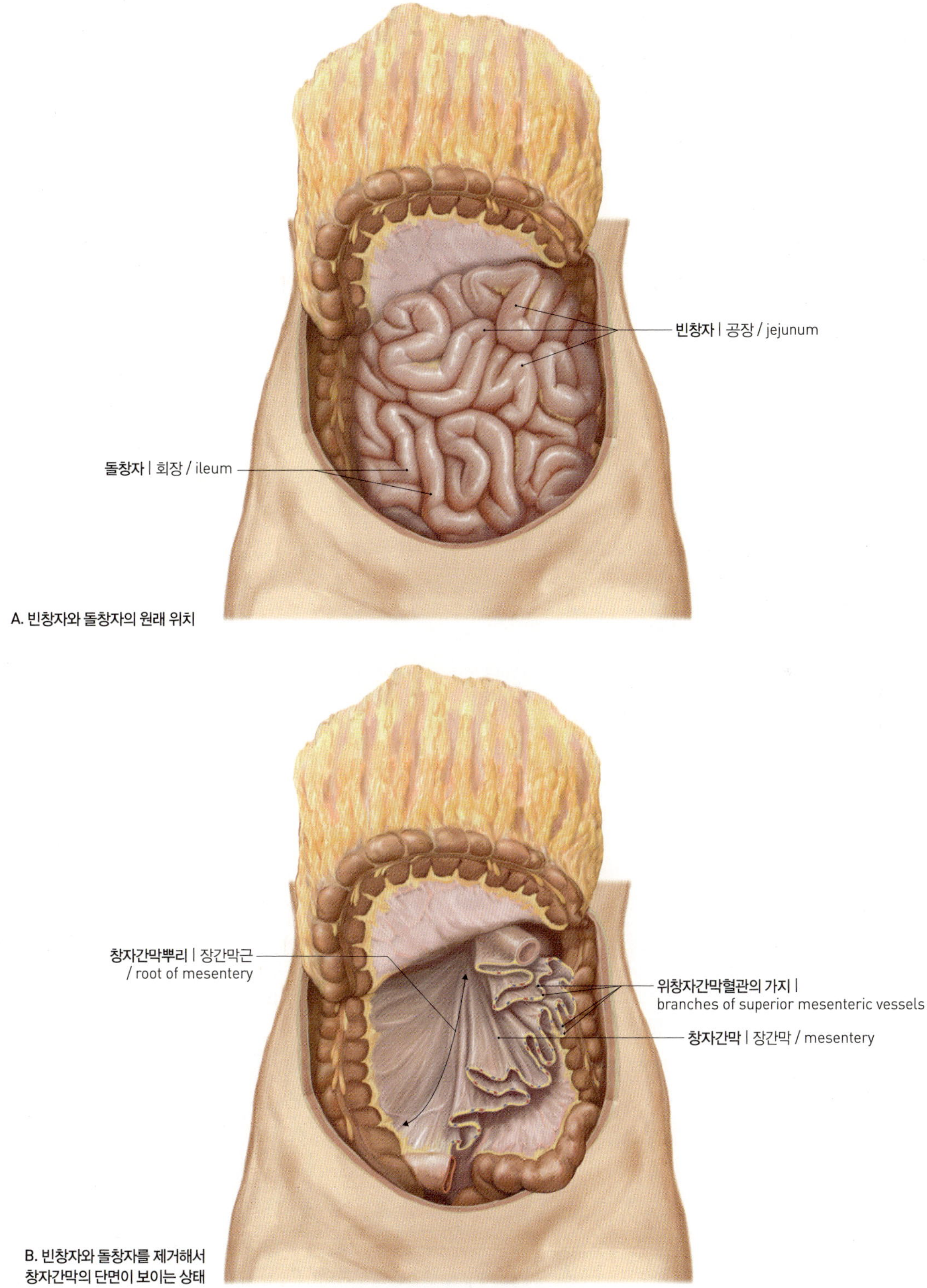

그림 8-18. 빈창자와 돌창자
(큰그물막을 위쪽으로 들어 올린 모습)

으로 덮여 있다. 창자간막이 복막의 뒤벽에 붙어있는 부위는 **창자간막뿌리** 장간막근/root of mesentery 라고 하며, 샘빈창자굽이(둘째허리뼈 왼쪽)에서 돌막창자부위(오른엉덩뼈 오목)로 오른아래쪽으로 비스듬한 15 cm 길이의 복막접힘이다. 빈창자와 돌창자에 있는 혈관(위창자간막동맥 · 정맥의 가지), 림프관, 신경은 창자간막뿌리에서 창자간막을 통해 분포한다.

3. 작은창자벽의 구조 (그림 8-19, 20)

작은창자의 속공간은 샘창자에서 가장 넓고 점점 가늘어져서 돌창자에서 가장 좁다. 작은창자의 속공간에는 **돌림주름** 윤상주름/circular fold 이라고 하는 점막주름이 튀어나와 있다. 돌림주름은 샘창자의 처음 부분에서는 없지만 아래로 갈수록 점점 증가해서 빈창자에서 가장 많이 발달해 있다. 돌창자에서는 돌림주름의 높이가 낮고 듬성듬성 있다가 잘록창자 가까이 가면 없어진다.

작은창자벽은 점막, 근육층, 장막(또는 바깥막)의 3층으로 이루어져 있다.

1) 점막

점막 mucosa 에는 **창자융모** 장융모/intestinal villi 라는 높이 0.5~1.5 mm의 돌기가 무수히

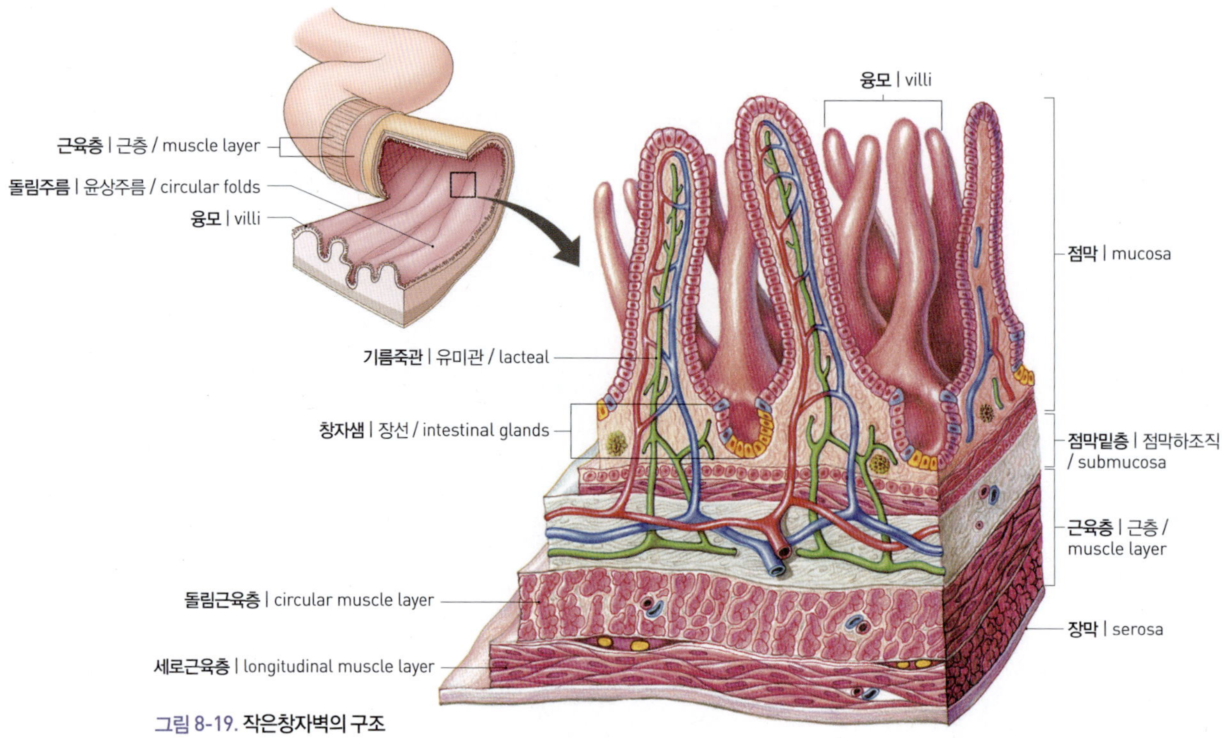

그림 8-19. 작은창자벽의 구조

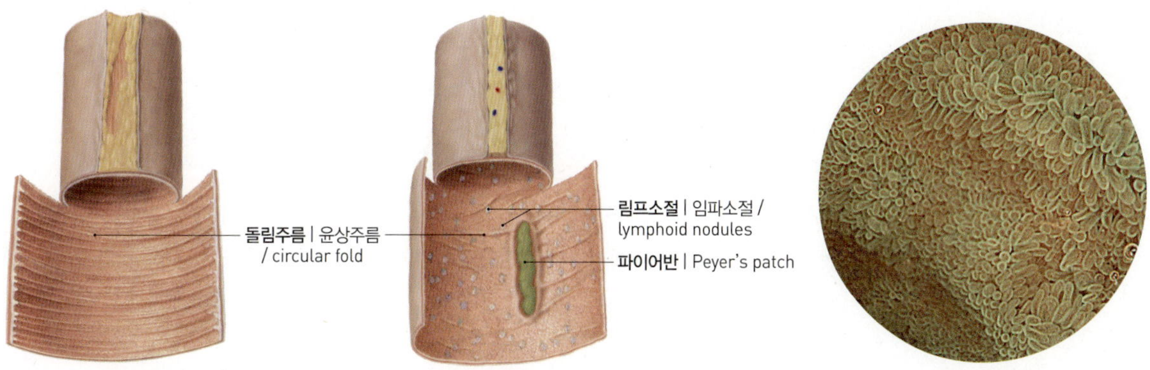

A. 빈창자 B. 돌창자 C. 창자융모(내시경사진)

그림 8-20. 작은창자의 점막

달려있어 점막표면이 까칠까칠한 모양을 띠고 있다. 창자융모는 샘창자에서 가장 굵고 높으며 돌창자로 가까이 갈수록 작아진다.

점막 속에는 **점막관련림프조직** mucosa associated lymphoid tissue, MALT 이 많이 포함되어 있다. 그 대부분은 독립적인 **림프소절** 임파소절/lymphoid nodules 로 작은창자 전체에 흩어져 있지만, 돌창자부위에서는 림프소절이 여러 개가 모여서 큰 무리림프소절인 **파이어반** Peyer's patch 을 만들며 육안으로도 관찰할 수 있다. 파이어반은 길이가 2~10 cm의 긴 타원형이며 창자간막이 붙어있는 반대쪽에서 많이 보인다.

샘창자의 점막밑층에는 **샘창자샘** 십이지장선/duodenal gland (**부루너샘** Brunner's gland)이 있어 알칼리성 점액을 분비해서 위산을 중화한다. 샘창자샘은 샘창자 위부분에서 내림부분의 시작부위에 걸쳐 발달해 있다.

2) 근육층

근육층 근층/muscle layer 은 민무늬근육이며 안쪽에 있는 비교적 두꺼운 돌림근육층과 바깥쪽에 있는 얇은 세로근육층으로 이루어져 있다. 근육층은 샘창자에서 잘 발달해 있으며 아래로 향할수록 줄어들어 돌창자에서 가장 얇다. 이 때문에 돌창자의 벽은 빈창자보다 얇다.

3) 장막(바깥막)

작은창자의 가장 바깥층은 샘창자의 첫째부분 절반과 빈창자, 돌창자 전체에 걸쳐 복막에 해당하는 **장막** serosa 으로 이루어져 있지만, 샘창자 대부분의 복막 뒤벽에 묻혀 있는 부분은 결합조직인 **바깥막** 외막/adventitia 으로 되어있다.

큰창자

큰창자 대장/large intestine 는 작은창자에서 이어지며 소화관의 마지막 부분이다. 음식물 찌꺼기에서 수분을 흡수해서 대변을 만드는 일을 한다. 전체 길이는 1.5 m 정도이며, 오른쪽 엉덩뼈오목의 막창자에서 시작해 잘록창자가 되고 배안을 왼쪽으로 둥글게 돌아 골반안으로 들어가 곧창자가 된다.

1. 막창자와 막창자꼬리 (그림 8-21)

막창자 맹장/cecum 는 큰창자가 시작되는 부분이며 오른쪽 엉덩뼈오목에 있다. 돌창자구멍의 높이에서 오름잘록창자로 이어진다. 막창자는 창자간막이 붙어있지 않기 때문에 잘 움직이지 않는다. 막창자의 뒤안쪽벽에는 막창자꼬리가 붙어있다.

막창자와 잘록창자가 맞닿는 곳 뒤안쪽벽에는 **돌창자구멍** 회장구/ileal orifice 이 열려 있다. 돌창자의 끝부분은 큰창자의 속공간으로 튀어나와 있으며, 돌창자구멍 위아래로 주름 모양의 **위 · 아래입술** 상 · 하순/superior · inferior lip 이 있다. 위 · 아래입술은 앞끝과 뒤끝에서 합쳐져 **돌창자구멍주름띠** 회장구소대/frenulum of ileal orifice 라는 주름을 만든다. 이러한 입술과 주름띠는 큰창자의 내용물이 작은창자로 역류하는 것을 막는 판막으로 작용하지만, 능동적인 조임근은 없다.

막창자꼬리 충수/appendix 는 막창자의 뒤안쪽벽에서 튀어나온 길이 6~8 cm의 가느다란 관이며, 속공간은 막창자와 연결되며 끝난다. 막창자꼬리의 벽에는 무리림프소절이 모여 있다. 막창자꼬리는 **막창자꼬리간막** 충수간막/mesoappendix 에 의해 돌창자의 먼쪽끝

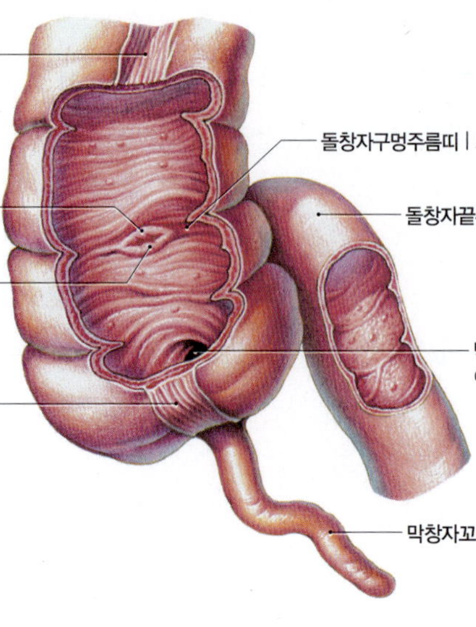

그림 8-21. 막창자 부위

부분과 연결되어 있으며, 간막을 통해 혈관이 드나든다. 막창자꼬리의 바닥부분은 막창자 표면의 자유띠에 연결되어 있지만, 나머지 부분의 모양과 위치는 다양하다. 막창자꼬리 바닥부분의 위치는 위앞엉덩뼈가시와 배꼽을 연결하는 선의 가쪽에서 1/3 되는 지점(**맥버니점** McBurney's point)에 있으며, 염증이 생긴 경우 이 부위를 누르면 압통이 발생한다.

2. 잘록창자 (그림 8-22)

잘록창자 결장/colon 는 전체 길이가 1.5 m 정도이며, 위치에 따라 **오름잘록창자**, **가로잘록창자**, **내림잘록창자**, **구불잘록창자**의 4부분으로 나뉜다.

오름잘록창자 상행결장/ascending colon | 오른쪽 엉덩뼈오목에 있는 막창자에서 계속 이어진다. 배안 오른쪽으로 올라가 간 바로 아래에서 **오른잘록창자굽이** 우결장곡/right colic flexure 를 만들며, 구부러져 가로잘록창자로 이어진다. 오름잘록창자는 뒤배벽에 붙어

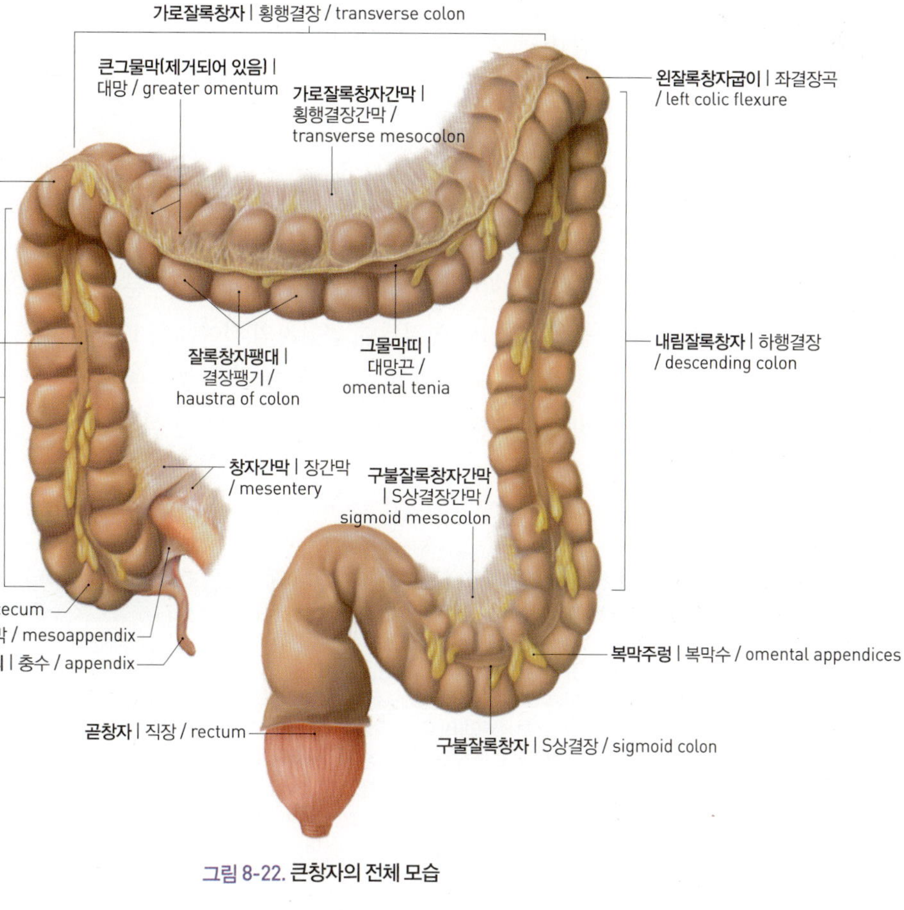

그림 8-22. 큰창자의 전체 모습

있으며, 앞쪽은 복막으로 덮여 있고, 양쪽으로 **잘록창자옆고랑** 결장방구/paracolic gutters 이라고 하는 얕은 고랑이 만들어진다.

가로잘록창자 횡행결장/transverse colon | 간 아래에 있는 오른잘록창자굽이에서 시작된다. 배안 위부분을 가로지르고 지라 바로 아래에서 **왼잘록창자굽이** 좌결장곡/left colic flexure 를 만들며, 구부러져 내림잘록창자로 이어진다. 가로잘록창자는 길이가 45 cm 정도이며 큰창자 중 가장 길다. 가로잘록창자는 **가로(잘록)창자간막** 횡행결장간막/transverse mesocolon 에 의해 뒤배벽에 붙어있어 잘 움직일 수 있다. 가로잘록창자간막의 뿌리는 오른콩팥과 샘창자 내림부분의 앞쪽을 지나 이자의 아래모서리를 따라 옆으로 놓여있다. 왼잘록창자굽이는 **가로막잘록창자인대** phrenicocolic ligament 에 의해 가로막에 연결되어 잘 움직이지 못하고, 아래쪽으로 급격하게 구부러진다. 가로잘록창자의 앞쪽에는 큰그물막이 붙어있다.

내림잘록창자 하행결장/descending colon | 왼잘록창자굽이에서 배안 왼쪽으로 내려오며 왼쪽 엉덩뼈오목에서 구불잘록창자로 이어진다. 내림잘록창자는 오름잘록창자와 마찬가지로 뒤배벽에 붙어있으며, 앞쪽이 복막으로 덮여 있고 양쪽으로 잘록창자옆고랑이 있다.

구불잘록창자 S상결장/sigmoid colon | 왼쪽 엉덩뼈오목에서 시작되며 **구불창자간막** S상결장간막/sigmoid mesocolon 에 의해 뒤배벽에 매달려 축 늘어져 있다. 불규칙적으로 구부러져서 작은골반으로 들어가며, 셋째엉치뼈 높이에서 곧창자로 이어진다.

3. 곧창자 (그림 8-23)

곧창자 직장/rectum 는 큰창자의 가장 마지막 부분이며, 위끝부분은 셋째엉치뼈 높이에서 구불잘록창자와 연결된다. 곧창자의 길이는 약 12~14 cm이며, 엉치뼈 앞쪽을 따라 구부러지면서 아래로 내려간다(**엉치굽이** 천골곡/sacral flexure). 곧창자의 아래끝부분은 항문관이 되어 골반가로막을 관통하고 항문으로 연결된다. 곧창자와 항문의 이행부는 항문

배변

액체 상태의 내용물이 조금씩 돌창자에서 큰창자로 내보내진다. 그 양은 하루에 1.5 L 정도이다. NaCl과 수분의 대부분이 흡수되기 때문에 최종적으로 대변의 양은 하루에 100~200 g이며, 고형성분의 비율은 25% 정도가 된다. 식사 후 작은창자의 꿈틀운동이 항진되고 돌창자에서 막창자로 이동하는 양이 증가한다. 이어서 큰창자 전체꿈틀운동으로 구불잘록창자에서 곧창자로 내보낸다. 곧창자벽이 내용물에 의해 팽창하면, 척수반사로 인해 곧창자벽의 민무늬근육이 수축하고 속항문조임근이 이완되며 뼈대근육으로 이루어진 바깥항문조임근이 수축해서 배변을 조절한다. 또한 자극이 뇌로 올라가 변의를 느끼게 된다. 변의가 더욱 강해지면, 가로막과 배벽의 근육이 수축해서 복압을 높이고 성대문이 닫혀 들숨단계에서 정지하게 된다. 즉 "숨을 들이켜 배에 힘을 주는" 작용이 나타나면, 음부신경을 통해 바깥항문조임근이 이완되어 배변이 이루어지게 된다. 이처럼 **배변**(defecation)은 척수반사와 더불어 사이뇌와 대뇌에서 지시를 받아 제어되는 통합적 기능이다.

올림근의 두덩곧창자근에 의해 앞쪽으로 당겨져서 거의 직각으로 구부러지고(**항문곧창자굽이** 회음곡/perineal flexure), 항문관은 뒤쪽으로 향한다. 곧창자 끝부위의 안쪽면에는 위·중간·아래곧창자가로주름이 있다. 위와 아래곧창자주름은 왼뒤벽에 위치하나 일정하지는 않다. **중간곧창자가로주름** 중직장횡주름/middle transverse rectal fold 은 항문에서 6~7 cm 위쪽에 위치하고, 오른앞벽에서 튀어나와 있으며 가장 크다. 중간곧창자주름과 항문관 사이가 **곧창자팽대** 직장팽대/rectal ampulla 이다.

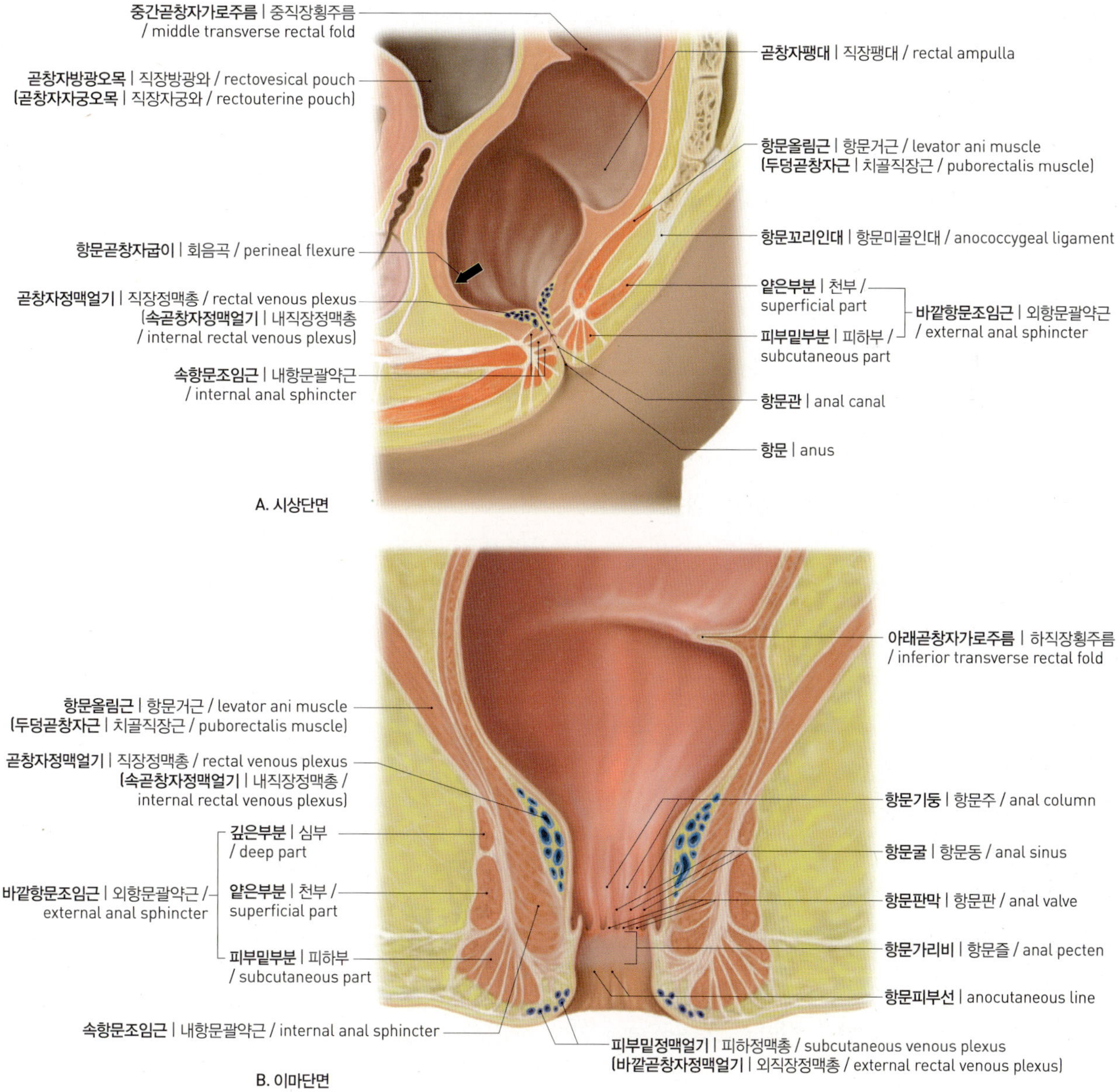

그림 8-23. 곧창자와 항문관

4. 항문관(그림 8-23)

항문관 anal canal 은 곧창자의 아래부분이 가늘어져서 골반가로막을 관통하여 항문까지 이르는 부분이며, 길이는 약 3 cm이다. 항문관은 골반바닥을 통과하는 부분에서 안쪽과 바깥쪽의 2층으로 된 항문조임근에 둘러싸여 닫힌 상태로 유지되고 있다. 항문관의 점막은 3개의 부위로 나뉜다.

항문기둥부위 항문주대/columnar zone | **항문기둥** 항문주/anal column 이라고 하는 세로돌출물이 있으며, 여러 개의 점막주름을 가진 길이 1 cm 정도 되는 부분이다. 항문기둥의 아래끝부분은 **항문판막** 항문판/anal valve 이라고 하는 반달 모양의 주름으로 연결되며, 판막 바로 위에는 **항문굴** 항문동/anal sinus 이라고 하는 오목하게 패인 곳이 있다. 항문판막은 계속해서 **빗살선** 즐상선/pectinate line 이라고 하는 불규칙한 선이 되어 항문관을 가로지르고 있다.

항문가리비 항문즐/anal pecten | 빗살선보다 아래에 있으며, 길이 1 cm 정도 되는 부분이다. 항문가리비의 아래모서리는 속항문조임근과 바깥항문조임근의 경계에 우묵 패인 부분(**항문피부선** anocutaneous line)과 일치한다.

피부부위 피부대/cutaneous zone | 항문피부샘보다 아래쪽에 있으며, 중층편평상피로 덮여 있지만 털은 자라지 않는다.

속항문조임근 내항문괄약근/internal anal sphincter 은 마음대로 움직일 수 없는 민무늬근육으로 이루어져 있으며, 곧창자벽 속돌림층의 아래끝부분이 특히 두터워진 것이다. 자율신경의 지배를 받아 교감신경의 자극으로 수축하고 부교감신경의 자극으로 이완한다.

바깥항문조임근 외항문괄약근/external anal sphincter 은 의지대로 움직일 수 있는 뼈대근육으로 이루어져 있다. 속항문조임근 바깥쪽을 둘러싸고 있으며, 깊은부분, 얕은부분, 피부밑부분의 3부분으로 나뉜다(표 8-6).

표 8-6. 항문의 근육

근육		이는곳	닿는곳	신경지배	작용
바깥항문조임근	깊은부분	항문관 위부분을 둘러싸고 두덩곧창자근과 섞임		음부신경, S4의 앞가지	항문관을 닫음
	얕은부분	항문관 아래부분을 둘러쌈	샅중심체와 항문꼬리인대에 부착		
	피부밑부분	항문구멍을 둘러쌈			

S: 엉치(sacral)

5. 큰창자벽의 구조(그림 8-22, 24)

큰창자벽은 점막, 근육층, 장막(또는 바깥막)의 3층으로 이루어져 있다.

큰창자의 속공간에는 작은창자와 같은 돌림주름이 없고 점막에도 창자융모가 없기 때문에 점막 표면이 매끄럽게 보인다.

막창자와 잘록창자에는 3개의 **잘록창자띠** 결장끈/tenia coli 가 있다. 이는 세로근육층의 민무늬근육이 잘록창자벽의 3곳에서 부분적으로 모여서 만들어진 것이며, 잘록창자띠 이외의 벽에는 적은 양의 돌림근육층만 있다. 3개의 잘록창자띠는 막창자에서 시작하여 구불잘록창자까지 서로의 띠가 섞이지 않고 각각 하나로 이어져 있다.

그물막띠 대망끈/omental tenia | 가로잘록창자 앞쪽의 큰그물막이 붙은 띠이다.
간막띠 간막끈/mesocolic tenia | 뒤쪽의 가로잘록창자간막이 있는 곳에 있다.
자유띠 자유끈/free tenia | 그물막띠와 간막띠 사이에 있으며 가로잘록창자에서는 아래쪽에 있다.

잘록창자띠는 외과수술을 할 때에 잘록창자인 것을 확인하는 기준이 된다.

잘록창자띠 사이에서 잘록창자벽은 여러 개의 주머니처럼 부풀어진 **잘록창자팽대** 결장팽기/haustra of colon 를 만든다. 잘록창자의 속면에는 잘록창자팽대 사이에 **잘록창자반달주름** 결장반월주름/semilunar fold of colon 이라고 하는 가로주름이 튀어나와 있다. 잘록창자팽대는 잘록창자띠가 수축하여 창자길이가 짧아지면서 창자벽이 주름지며 만들어진다.

복막으로 덮여 있는 잘록창자의 표면에는 **복막주렁** 복막수/omental appendices 이 매달려 있다. 복막주렁은 복막으로 덮여 있는 지방덩어리이며 잘록창자띠 근처에 주로 분포한다.

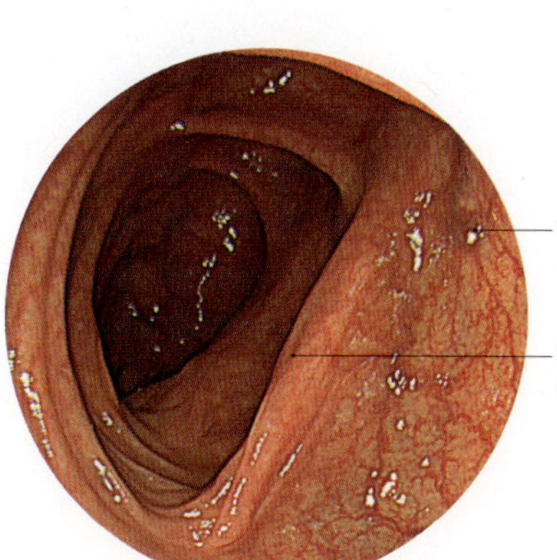

그림 8-24. 잘록창자의 속공간(내시경 영상)

소화계통

소화관의 부속기관

간

1. 간의 겉모습
2. 간구역
3. 간의 혈관

쓸개길과 쓸개

1. 쓸개와 쓸개주머니관
2. 온쓸개관

이자

1. 이자의 구분
2. 이자의 관

복막

1. 복막과 복막안
2. 복막이 만드는 구조
3. 복막안의 구조물

간

간 간장/liver 은 인체에서 가장 큰 장기이다. 오른위갈비부위와 위의 위쪽에 있으며 대부분 오른쪽 갈비활에 감추어져 있다. 간은 소화관으로부터 오는 혈액을 문맥을 통해 받아들이고, 영양소 대사의 중추기관이자 쓸개즙을 생산하여 소화를 돕는 기관이다.

1. 간의 겉모습 (그림 8-25, 26)

간의 위쪽과 앞뒤쪽은 **가로막면** 횡격면/diaphragmatic surface 이라고 하며 돔 모양으로 부풀어 올라 있고 가로막에 맞닿아 있다. 아래쪽은 **내장면** 장측면/visceral surface 이라고 하며 뒤배벽이나 내장에 붙어있다.

1) 가로막면

가로막면을 앞쪽에서 보았을 때, 내장복막 의해 거의 완전하게 덮여 있으며 **낫인대** 겸상인대/falciform ligament 에 의해 **오른엽** 우엽/right lobe 과 **왼엽** 좌엽/left lobe 으로 간이 나뉜다.

가로막면을 뒤쪽에서 보면, 중앙에 수직으로 지나가는 **대정맥고랑** 대정맥구/groove for vena cava 이 있으며 이곳에 아래대정맥이 끼어있다. 대정맥고랑 주변에는 가로막 중심널힘줄에 붙으면서 내장복막으로 덮이지 않은 **무장막구역** 무장막야/bare area 이 있다. 무장막구역의 앞·뒤테두리는 **관상인대** 관상간막/coronary ligament 라고 하며 벽복막이 내장복막으로 바뀌며 접히는 부분이다. 관상인대의 오른끝과 왼끝에서는 복막접힘이 합쳐지면서 **오른·왼세모인대** 우·좌삼각인대/right · left triangular ligament 를 만든다.

2) 내장면

내장면 중앙에는 문맥, 고유간동맥, 온간관이 드나드는 입구인 **간문** porta hepatis 이 있으며 복막으로 덮여 있지 않다. 내장면은 간문과 2개의 시상면에 의해 4개의 엽으로 나뉜다. 양쪽에 **왼엽** 좌엽/left lobe 과 **오른엽** 우엽/right lobe 이 있고 간문 앞쪽에 **네모엽** 방형엽/quadrate lobe, 뒤쪽에 **꼬리엽** 미상엽/caudate lobe 이 있다. 왼엽과 오른엽을 나누는 왼쪽시상선의 앞부분은 **간원인대** 간원삭/round ligament of liver 가 있는 간원인대패임이며, 뒤부분은 **정맥관인대** 정맥관삭/ligamentum venosum 가 있는 정맥관인대틈새이다. 오른엽에서 네모엽과 꼬리엽을 구분하는 오른쪽시상선은 **쓸개** 담낭/gallbladder 가 있는 쓸개오목과 **아래대정맥** 하대정맥/inferior vena cava 이 지나는 아래대정맥고랑이 만드는 가상선이다. 간의 내장면의 내장복막은 간문 주위에서 **작은그물막** 소망/lesser omentum 으로 합쳐지며 간문과 위의 작은굽이(및 샘창자의 시작부분) 사이를 연결하고 있다.

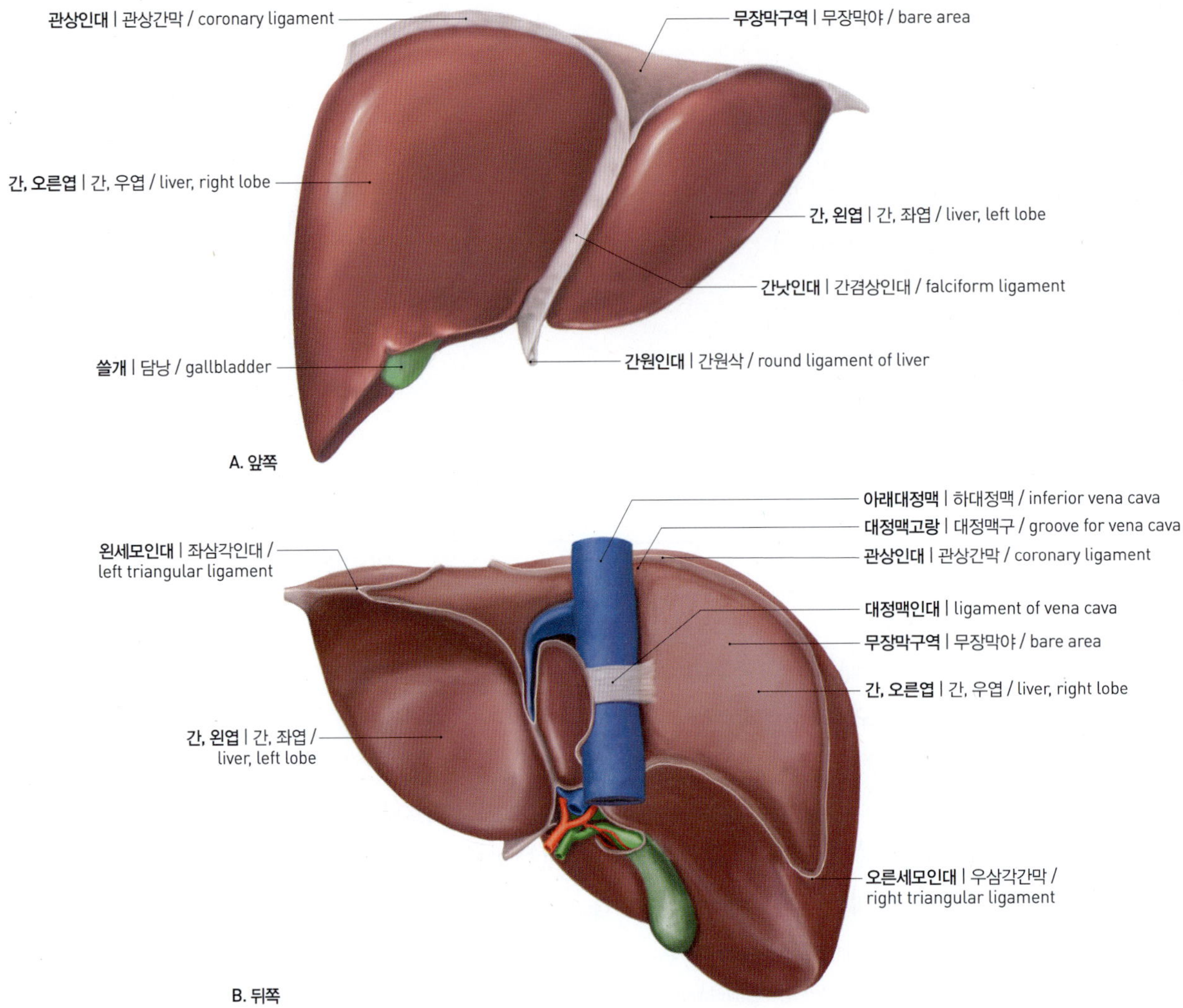

그림 8-25. **간의 가로막면**

간문에는 **간세동이** 간삼조/portal triad 라 불리는 문맥, 고유간동맥, 온간관이 각각 좌우 가지로 갈라져서 간으로 들어가고 나온다. 이 중에서 문맥이 가장 두껍고 고유간동맥과 온간관의 굵기는 비슷하다. 이들은 간문에서 뒤쪽부터 **문맥** portal vein, **고유간동맥** hepatic artery proper, **온간관** common hepatic duct 순서대로 나란히 있다(VAD로 기억한다). 간문의 아래쪽에서는 작은그물막 오른모서리에 해당하는 간샘창자인대 속으로 지나가며, 가장 뒤쪽에 문맥, 앞왼쪽에 고유간동맥, 오른쪽에 온간관(또는 온쓸개관)이 놓인다.

2. 간구역 (그림 8-27, 표 8-7)

간은 **간세동이**(문맥, 고유간동맥, 온간관)가 간 속에서 가지가 갈라지며 분포하는 8개의

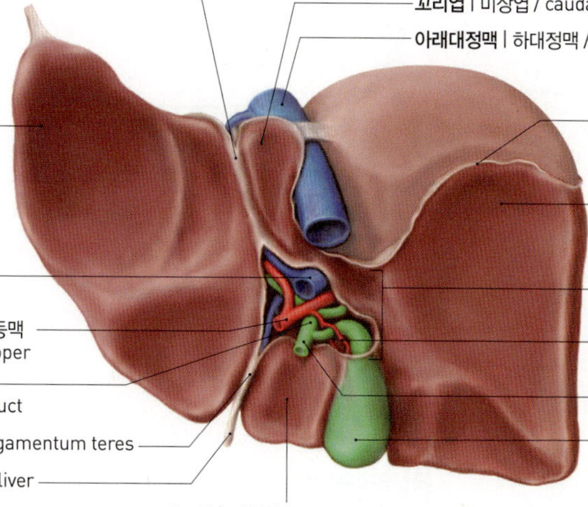

그림 8-26. 간의 내장면

간구역 hepatic segment 으로 나뉜다. 간정맥은 간구역의 사이로 모여 지나간다. 간암 등으로 간을 부분적으로 절제해야 할 때에는 간엽절제나 간구역절제가 시행된다.

간구역은 수직으로 나눈 3평면과 수평으로 나눈 1평면으로 나뉜다. 중앙의 수직면은 중간간정맥에 의해 나뉜 면이며, 간을 **오른 · 왼간** 우 · 좌간부/right · left liver 으로 나누어 간문에서 간세동이가 갈라지는 일차가지가 각각 분포한다. 오른쪽의 수직면은 오른간정맥에 의해 나뉘고, 왼쪽 수직면은 왼간정맥에 의해 나뉜다. 오른간과 왼간은 각각 **가쪽구역** 외측구/lateral division 과 **안쪽구역** 내측구/medial division 으로 나뉘고 각 구역에는 간세동이의 이차가지가 분포한다. 수평면은 오른가쪽구역, 오른안쪽구역, 왼가쪽구역을 앞뒤구역으로 나뉘고 간세동이의 삼차가지가 분포한다. 이렇게 해서 만들어진 7개의 구역에 간세동이 일차가지 양쪽이 모두 분포하는 꼬리엽을 더해서 8개의 간구역이 구분된다. 간구역은 **쿠이노분류** Couinaud classification 에 의해 I~VIII의 번호가 매겨져 있다.

간염, 간경화, 간암

염증(inflammation)이라고 하는 것은 유해한 자극에 대해 생체가 일으키는 반응이며 발적, 부종, 발열, 통증의 4가지 증상이 특징이다. 간의 염증인 **간염**(hepatitis)은 바이러스간염 이외에도 음주나 독극물, 약물 등에 의해서도 일어난다. 간염은 종종 계속 이어져서 만성간염이 되기도 한다. 만성간염이 장기간에 걸쳐 지속되면 간세포가 변성, 괴사해서 섬유결합조직으로 변해 **간경화**(liver cirrhosis)가 된다. 간경화가 발생하면 파괴된 조직구조와 저하된 간기능은 회복이 안 된다. 더욱이 간경화가 되면 **간세포암종**(hepatocellular carci-noma)이 흔히 발생하게 된다.

만성간염, 간경화, 간세포암종의 75~85%는 C형간염바이러스(HCV)에 감염되어 발생하는 **C형간염**(hepatitis C)으로부터 발생한다. HCV는 혈액을 통해 감염되기 때문에 수혈이나 혈액제제의 투여, 소독하지 않은 도구를 사용한 의료행위, 문신, 피어싱 등으로 감염되었을 가능성이 있지만, 감염자의 절반 정도는 그 감염원이 명확하지 않다.
간경화로 인해 간기능이 저하된 경우에 근본적인 치료방법은 간이식이다. 간세포암종이 간에 머물러 있고 전이가 없는 경우에는 간절제술로 간의 일부를 잘라낸다.

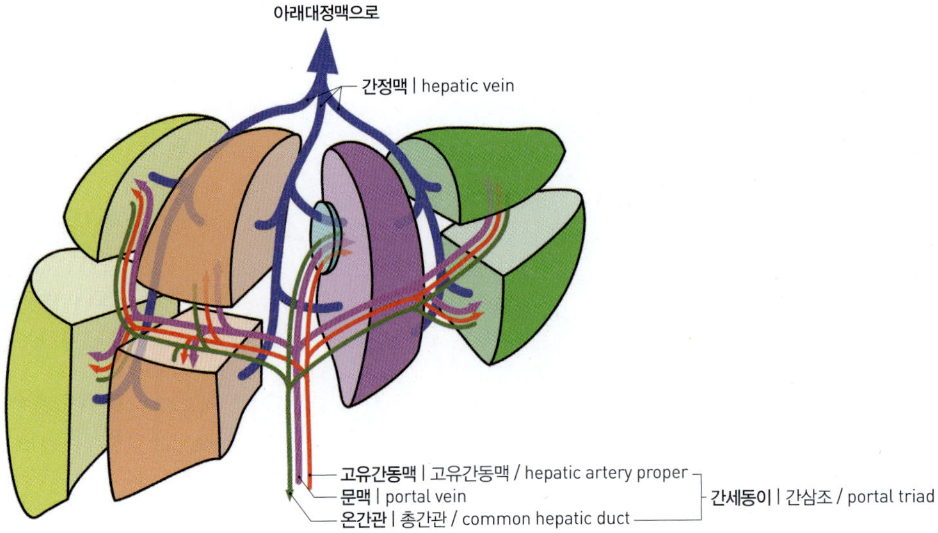

A. 간세동이의 분포

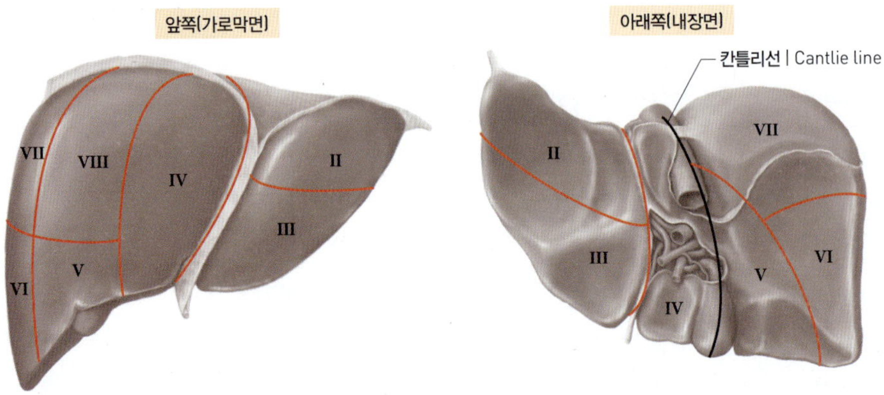

B. 앞쪽과 아래쪽에서 본 간구역

그림 8-27. 간구역

표 8-7. 간구역

<table>
<tr><th colspan="2">오른간</th><th colspan="2">왼간</th></tr>
<tr><td>오른가쪽구역</td><td>오른안쪽구역</td><td>왼안쪽구역</td><td>왼가쪽구역</td></tr>
<tr><td>오른가쪽뒤구역 구역VII
다른 분류로 오른뒤위구역*</td><td>안쪽뒤구역 구역VIII
다른 분류로 오른앞위구역*</td><td rowspan="2">왼안쪽구역 구역IV</td><td>왼가쪽뒤구역 구역II</td></tr>
<tr><td>오른가쪽앞구역 구역VI
다른 분류로 오른뒤아래구역*</td><td>안쪽앞구역 구역V
다른 분류로 오른앞아래구역*</td><td>왼가쪽앞구역 구역III</td></tr>
<tr><td colspan="4">뒤구역</td></tr>
<tr><td colspan="4">구역I</td></tr>
<tr><td colspan="4">꼬리엽</td></tr>
</table>

* 분류법에 따라 오른간을 오른가쪽구역과 오른안쪽구역으로 나누지 않고, 오른뒤쪽구역과 오른앞쪽구역으로 나누고 그 다음 위·아래구역으로 다시 나누기도 한다.

분류하는 방법에 따라 오른간을 안쪽 · 가쪽이 아닌 앞쪽 · 뒤쪽으로 먼저 나누고 추가로 위 · 아래구역으로 나누기도 한다. 그러나 간구역의 쿠이노분류 번호는 동일하다.

중앙 수직면은 내장면에서 보았을 때 쓸개오목과 대정맥고랑을 잇는 면이며, 가로막면에 그려지는 가상선을 **칸틀리선** Cantlie line 이라 한다.

3. 간의 혈관

간은 간문에서 들어오는 2계통의 혈관(문맥, 고유간동맥)에서 나온 혈액을 받아들이고 간정맥을 통해 아래대정맥으로 혈액을 내보낸다.

1) 동맥

고유간동맥 hepatic artery proper 은 복강동맥에서 나온 **온간동맥** 총간동맥/common hepatic artery 의 가지로, 간샘창자인대 속을 오른위쪽으로 지나 간문으로 들어간다. 간문에서 **오른 · 왼가지** 우 · 좌지/right · left branch 로 나뉘어 오른간과 왼간에 분포한다. 많은 경우

간의 미세구조와 기능

간의 조직은 **간소엽**(hepatic lobule)이라고 하는 크기 1~2 mm 정도 되는 육각기둥 형태의 단위로 이루어져 있다. 간소엽의 테두리는 **글리손집**(Glisson's sheath)이라고 하는 결합조직이 둘러싸고 있으며 간소엽 모서리에는 간세동이(문맥, 고유간동맥, 온간관)의 가지(소엽사이동맥, 소엽사이정맥, 소엽사이쓸개관)가 놓인다. 간소엽 중심의 중심정맥은 모여서 간정맥이 된다. 간소엽 안에는 판 모양으로 모인 **간세포**(hepatocyte)와 그 사이를 통과하는 **굴모세혈관**(sinusoid)이라고 불리는 모세혈관이 중심을 향해 모이는 형태로 위치하고 있다. 간소엽 주변의 문맥과 동맥을 통해 들어온 혈액은 굴모세혈관을 통해 중심정맥으로 흘러간다. 간세포 사이에는 **쓸개모세관**(bile canaliculus)이 있으며, 간세포에서 분비된 쓸개즙은 쓸개모세관을 따라 간소엽 모서리의 쓸개관으로 배출된다.

간세포는 굴모세혈관을 흘러가는 혈액과 물질을 교환하고 활발한 대사 활동을 담당한다. 물질대사에서 매우 중요한 간의 주요 기능은 다음 3가지이다.

1) 포도당을 글리코겐 형태로 일시적으로 저장하고 혈당을 안정화시킨다.
2) 혈장단백질의 대부분(면역글로불린은 제외)을 합성한다.
3) 지질단백질에 지질[**중성지방**(triglyceride), **콜레스테롤**(cholesterol)]을 결합시킨다.

또한 간세포는 쓸개관을 통해 쓸개즙을 소화관으로 배출한다. 쓸개즙에는 쓸개즙산이나 쓸개즙색소(빌리루빈) 등의 유기물이 포함되어 있으며, 일부는 소화관에서 흡수되어 혈액으로 돌아오고(창자간순환), 일부는 대변으로 배출된다. 간세포의 장애(간염이나 간경화 등)나 쓸개관의 폐쇄로 인해 쓸개즙의 배출이 장애를 받게 되면, 온몸의 조직으로 빌리루빈이 침착되어 **황달**(jaundice)이 발생한다.

● 간의 미세구조

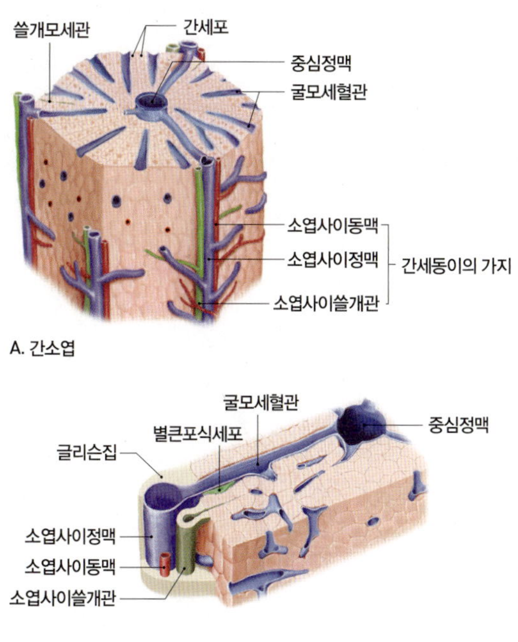

A. 간소엽

B. 간세포와 굴모세혈관의 배열

오른가지에서는 쓸개동맥이 갈라진다(그림 8-26). 고유간동맥은 산소가 풍부한 동맥 혈액을 공급하고 간으로 들어오는 혈액의 20~25%를 운반한다.

2) 정맥

간문맥 hepatic portal vein 은 지라정맥, 위·아래창자간막정맥 3개가 이자 뒤쪽에서 합쳐져 만들어지며 간샘창자인대 속을 지나 간문에 도달한다. 간문에서 **오른 · 왼가지** 우 · 좌지/right · left branch 로 나뉘며 오른간과 왼간에 분포한다. (간)문맥은 배의 소화관과 이자, 지라에서 나온 혈액을 모아 간으로 운반한다. 간으로 들어가는 혈액의 75~85%를 운반한다.

오른 · 중간 · 왼간정맥 우 · 중 · 좌간정맥/right · intermediate · left hepatic vein 3개가 간 뒤쪽에서 아래대정맥과 연결된다. 간에서 나오는 혈액은 모두 간정맥을 통해 빠져나간다.

쓸개길과 쓸개

쓸개길 담도/biliary tract 은 간에서 생산된 쓸개즙을 샘창자로 운반하는 길이다. 쓸개즙은 쓸개에 저장되고 농축된다. 음식물이 샘창자로 들어오면 쓸개에서 농축된 쓸개즙이 샘창자로 내보내진다. 쓸개즙은 간에서 소화관으로 내보내는 배출물이며 지방의 소화를 도와주는 성분(쓸개즙산)도 포함되어 있다.

간 속의 쓸개관들은 서로 모여 **오른 · 왼간관** 우 · 좌간관/right · left hepatic duct 이 되고 간문 입구에서 합쳐져 **온간관** 총간관/common hepatic duct 이 된다. 온간관은 간샘창자인대 속을 4 cm 정도 내려와 쓸개에서 온 **쓸개주머니관** 담낭관/cystic duct 과 합쳐져 **온쓸개관** 총담관/bile duct 이 된다. 온쓸개관은 아래로 내려가서 이자로 들어가고 이자관과 합쳐져 샘창자로 들어간다.

1. 쓸개와 쓸개주머니관 [그림 8-28]

쓸개 담낭/gallbladder 는 간의 내장면(아래쪽)에 있는 쓸개오목에 들어있다. 길이는 7~10 cm이고 50 mL 정도의 쓸개즙을 저장할 수 있다. 쓸개는 서양배 모양을 하고 있고, 둥글게 늘어나 있는 **바닥** 저/fundus 이 앞쪽에 있어 간 아래모서리에 튀어나와 있다. 쓸개바닥의 위쪽에는 **몸통** 체/body 이 있고, 좁아지는 **목** 경/neck 은 뒤위쪽에 있는 간문을 향해 점차 가늘어져 쓸개주머니관이 된다. 쓸개의 몸통과 목 위쪽은 섬유결합조직에 의해 간에

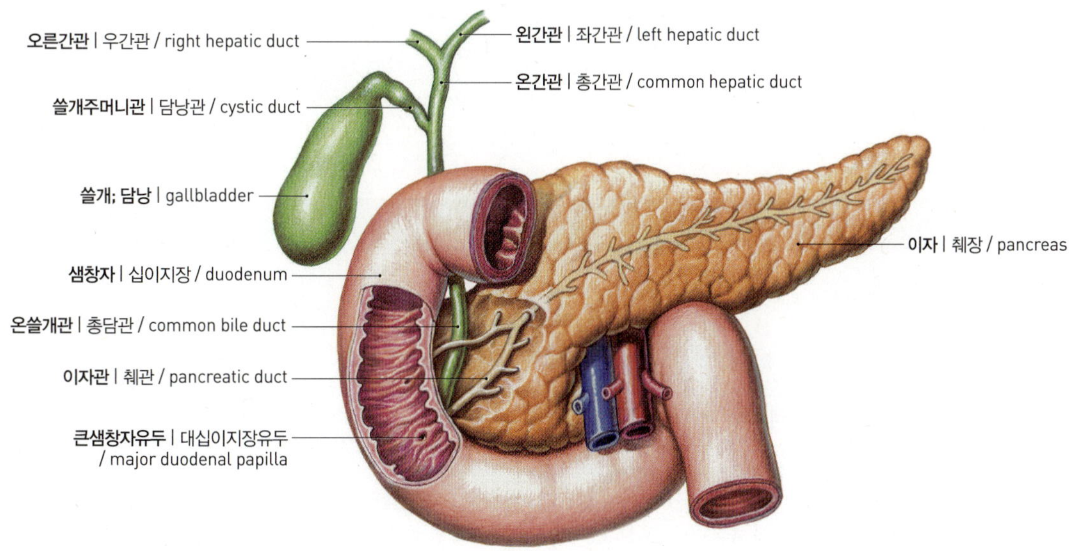

그림 8-28. 쓸개관

붙어있다. 생체에서 쓸개몸통은 샘창자 앞쪽에 있고 쓸개목은 바로 위에 위치한다.

쓸개주머니관 담낭관/cystic duct 은 길이 3 cm 정도이며 온간관에 합쳐진다. 쓸개주머니관의 점막은 **나선주름** spiral fold 을 만들고 속공간에 나선 모양의 통로를 만들게 된다. 이로 인해 쓸개주머니관은 납작해지는 일이 없이 항상 열려있다.

2. 온쓸개관

온쓸개관 총담관/common bile duct 은 간샘창자인대 속에서 **온간관**과 **쓸개주머니관**이 합쳐져 시작되며 샘창자 첫째부분의 뒤쪽으로 내려와 이자머리 뒤쪽의 고랑을 따라 지나간다. 이어서 샘창자 둘째부분의 왼쪽에 있는 이자관 근처로 들어와 샘창자벽을 비스듬히 지나면서 이자관과 합쳐진다. 큰샘창자유두 속에서 **쓸개이자관팽대** 담췌관팽대부/hepatopancreatic ampulla 를 만들고 유두끝을 통해 샘창자로 연결된다. 쓸개관과 이자관의 끝부분, 쓸개이자관팽대에 걸쳐 고리 모양의 민무늬근육이 발달해 있으며, 부위에 따라 **온쓸개관 · 이자관 · 팽대조임근** 총담관 · 췌관 · 팽대부괄약근/sphincter of bile duct · pancreatic duct · ampulla 이라고 한다. 팽대조임근은 **오디조임근** 오디괄약근/Oddi sphincter 이라고도 한다.

쓸개돌

쓸개돌(담석/gallstone)은 쓸개나 쓸개관에 생긴 돌(결석)이며 가슴배부위의 통증이나 팽만감을 통해 발견된다. 증상이 없고 X선촬영이나 초음파 검사로 가끔씩 발견되기도 한다. 쓸개돌은 성분에 따라 크게 2종류로 구별된다. 이 중 70% 이상이 콜레스테롤쓸개돌이며 나머지는 빌리루빈과 칼슘이 주성분인 색소쓸개돌이다.
쓸개돌이 생기는 원인으로는 비만과 고지방 식사 등으로 인한 쓸개즙 안의 콜레스테롤 성분 증가와 쓸개의 운동저하로 인한 쓸개즙 고임이 있으며, 이에 더해 색소쓸개돌인 경우에는 쓸개관의 감염도 관계가 있다. 쓸개돌이 쓸개에 머물러 있는 동안에는 증상이 없지만, 쓸개주머니관이나 온쓸개관으로 이동해서 염증이나 막힘을 일으키면 통증이나 팽만감 등의 증상이 나타난다.

이자액 분비와 쓸개즙 배출의 조절

이자에서 나오는 이자액의 분비와 쓸개에 저장된 쓸개즙의 배출은 주로 작은창자 점막의 내분비세포에서 만드는 소화관호르몬에 의해 조절되며 자율신경의 작용은 적다. 위의 점막상피에는 다양한 종류의 내분비세포가 흩어져 있고 고유의 호르몬을 만들어낸다. 샘창자와 빈창자 위부분에 있는 S세포는 세크레틴을, I세포는 콜레시스토키닌을 생산한다.
세크레틴(secretin)은 샘창자와 빈창자 위부분에 있는 S세포에서 생산되며, 이자의 외분비부분에 있는 샘꽈리와 도관의 세포에 작용해 중탄산염이 풍부한 액체의 분비를 촉진한다. 이로 인해 알칼리성 이자액이 샘창자로 보내져 위산을 중화한다. 샘창자 점막에 음식물이나 위산이 닿으면 세크레틴의 분비가 증가하고, 알칼리 이자액으로 중화되면 분비가 원래대로 돌아온다.
콜레시스토키닌(cholecystokinin, CCK)은 쓸개를 수축시키고 이자효소의 분비를 자극하는 호르몬이며, 예전에는 **판크레오지민**(pan-creozymin)이라고 하였다. 샘창자와 빈창자 위부분에 있는 I세포에 의해 생산되며, 팽대조임근을 이완시키고 쓸개를 수축시켜서 샘창자로 쓸개즙을 배출하도록 한다. 이자의 외분비부분에 있는 샘꽈리세포를 자극해서 소화효소가 풍부한 이자액의 분비를 촉진한다. 샘창자 점막에 지방이나 아미노산이 닿으면, 콜레시스토키닌의 분비가 증가하고 이자액과 쓸개즙이 나와 음식물을 소화하게 된다.

이자

이자 췌장/pancreas 는 길이 15 cm 정도의 가로로 긴 장기이다. 위 뒤쪽에 있으며 오른쪽으로 샘창자, 왼쪽으로 지라에 닿아있다. 이자의 대부분은 복막 뒤벽에 붙어있으며 앞쪽은 그물막주머니의 복막으로 덮여 있다. 또한 이자의 아래모서리를 따라 가로잘록창자간막뿌리가 붙어있다.

이자의 조직은 외분비부분과 내분비부분의 2부분을 포함하고 있다. 외분비부분은 위산을 중화하고 영양성분을 소화하는 효소가 들어 있는 이자액을 도관을 통해 샘창자로 분비한다. 내분비부분은 인슐린 등의 호르몬을 혈액 속으로 분비한다.

1. 이자의 구분 (그림 8-29, 30)

이자는 **이자머리, 이자목, 이자몸통, 이자꼬리**의 4부분으로 나뉜다.

이자머리 췌두/head of pancreas | 오른쪽 끝의 커져있는 부분으로 이자 뒤를 지나는 위창자간막혈관의 오른쪽에 있다. 샘창자의 굽이에 둘러싸여 있으며 샘창자의 내림부분 안쪽 면과 수평부분의 위쪽에 강하게 붙어있다. 왼아래쪽으로 구부러져 내려온 부분은 **갈고리돌기** 구상돌기/uncinate process 라고 하며 이자몸통아래로 나온 위창자간막혈관의 뒤쪽에 놓이게 된다.

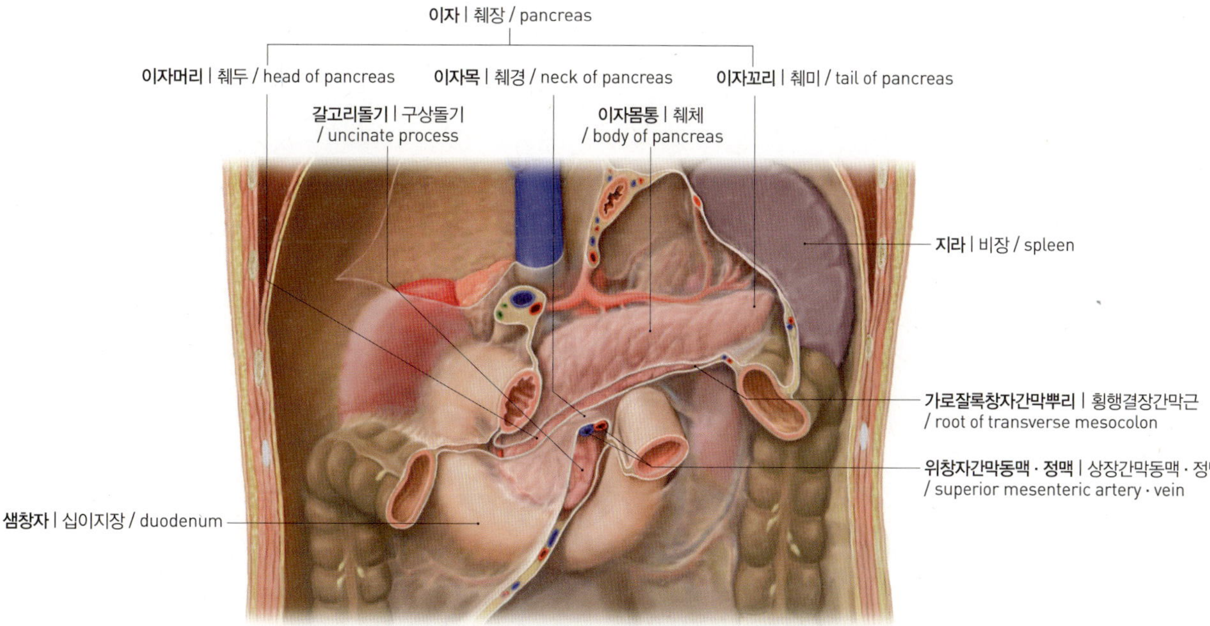

그림 8-29. 이자와 그 주변

이자목 췌경/neck of pancreas | 위창자간막혈관의 앞쪽에 있는 좁은 부분이며 뒤쪽에 위창자간막동맥 · 정맥을 위한 고랑이 있다. 이 부분의 뒤쪽에서 지라정맥과 위창자간막정맥이 합쳐져 문맥이 된다.
이자몸통 췌체/body of pancreas | 위창자간막혈관과 이자꼬리사이 부분이다. 배대동맥과 둘째허리뼈의 앞쪽을 가로지른다.
이자꼬리 췌미/tail of pancreas | 지라문 근처에 있으며 앞뒤가 복막으로 싸여있다.

2. 이자의 관(그림 8-30B)

이자의 관에는 **이자관**과 **덧이자관**의 2가지가 있다.

이자관 췌관/pancreatic duct | 이자꼬리에서 시작해 오른쪽으로 가면서 여러 개의 관들이 합쳐져 두꺼워진다. 이자머리 속에서 아래쪽으로 구부러지며 샘창자 내림부분의 안쪽에서 온쓸개관과 가까워지다가 샘창자벽으로 들어가면서 두 관이 만나게 된다. 두 관이 합쳐지면서 큰샘창자유두 속에서 **쓸개이자관팽대** 담췌관팽대부/hepatopancreatic ampulla 를 만들고 유두 끝을 통해 샘창자에 열린다. 유두의 구멍 주변에는 온쓸개관과 이자관의 조임근이 있다(온쓸개관조임근, 이자관조임근, 팽대조임근).
덧이자관 부췌관/accessory pancreatic duct | 큰샘창자유두 바로 위쪽에 있는 작은샘창자유두로 연결된다. 대부분(70%) 덧이자관이 작은샘창자유두로 연결되지만, 일부에서 덧이자관의 오른쪽끝이 아래쪽 이자관으로 합쳐져 큰샘창자유두에 연결되기도 한다. 덧이자관의 왼쪽끝은 이자실질에서 바로 시작하는 경우도 있지만, 약 60%에서 이자관에서 시작한다.

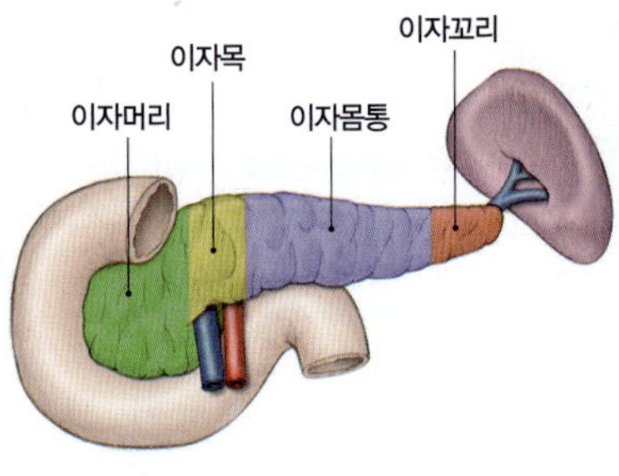

A. 이자의 구분

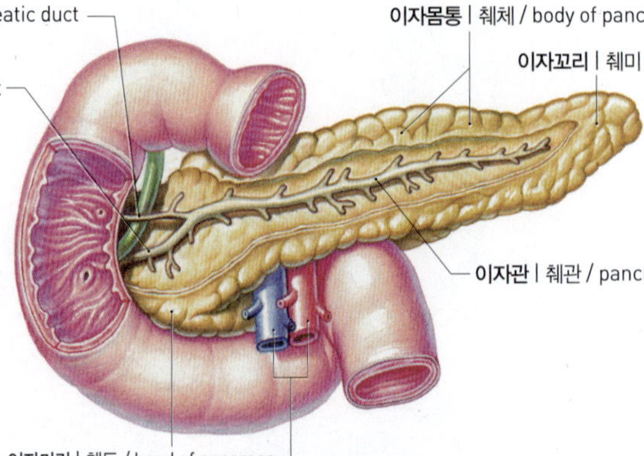

B. 이자관

그림 8-30. 이자

복막

1. 복막과 복막안 [그림 8-31]

복막 peritoneum 은 얇고 투명한 장막이며 배안과 골반안 벽의 속면과 더불어 여러 장기의 표면을 덮고 있다. **벽복막** 벽측복막/parietal peritoneum 은 벽의 속면을 떠받치고 있는 복막이며, **내장복막** 장측복막/visceral peritoneum 은 장기의 표면을 덮는 복막이다. 벽복막과 내장복막 사이에 있는 틈새를 **복막안** 복막강/peritoneal cavity 이라고 하며 소량의 장액이 들어있다.

배안과 골반안에 있는 장기는 복막과 위치관계에 따라 2종류로 나뉜다.

복막속기관 복막내기관/intraperitoneal organ 은 거의 모든 면이 복막으로 덮여 있으며, 벽복막과 이어지는 부분은 창자간막이나 복막인대 등으로 불리는 '간막'이라는 복막주름을 만든다. 간막은 2층의 복막으로 되어 있으며, 2층 사이에는 장기로 들어가고 나오는 혈관과 신경이 지난다. 대표적 복막속기관은 위, 빈창자, 돌창자, 가로잘록창자, 구불잘록창자 등이 있다.

복막뒤기관 복막후기관/retroperitoneal organ 은 복막안의 뒤벽에 묻혀있다. 배안 뒤쪽의 복막 바깥공간을 **복막뒤공간** 복막후극/retroperitoneal space 이라고 하며 여러 복막뒤기관은 복막뒤공간에 위치한다.

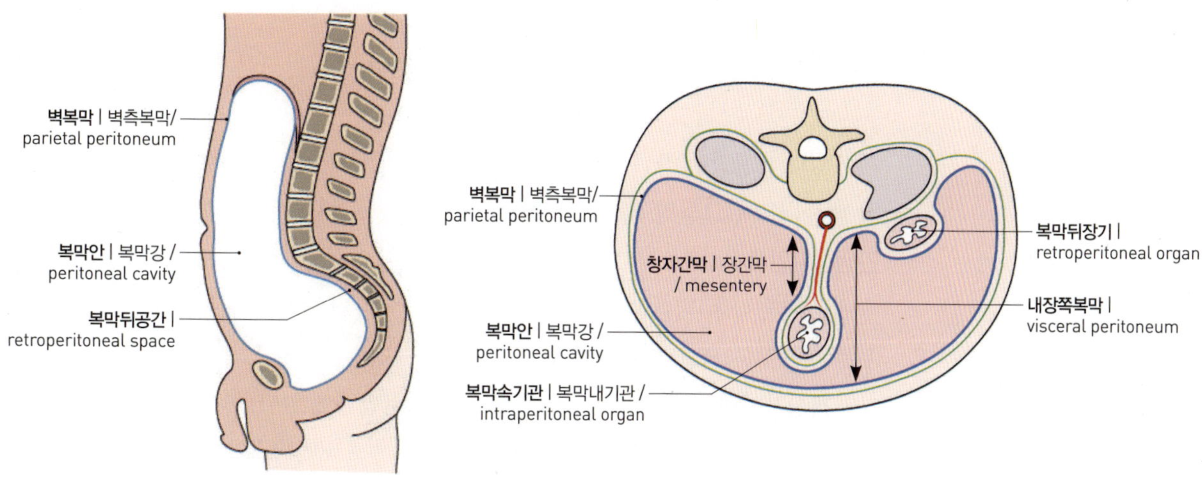

그림 8-31. 복막과 복막안의 단순 그림

2. 복막이 만드는 구조

복막은 여러 형태의 배안장기를 둘러싸며 복잡한 공간이 이어지는 복막안을 만든다. 복막이 만드는 구조를 설명하기 위해 다음과 같은 용어를 사용한다.

간막 | 벽복막과 내장복막 사이를 잇는 복막이 2층으로 겹쳐져 만들어지는 구조이다. 영어 접두사 'meso-'가 붙은 **창자간막** mesentery, **잘록창자간막** mesocolon 과 같이 일차적으로 만들어지는 간막과 영어용어 'ligament'라 불리는 이차적 복막인대로 구분된다. 복막인대의 대표적인 것은 **간낫인대** falciform ligament 가 있다. 이런 구조는 몸통벽과 장기 사이의 혈관과 신경의 통로인 경우가 많다.
그물막 망/omentum | 일차적으로 만들어진 간막이 늘어나거나 접힌 것으로 위에 붙어 있는 큰그물막과 작은그물막이 있다.
주름 fold | 복막 바깥에 있는 혈관 등에 의해 튀어나온 곳이며 앞배벽 속면의 정중·안쪽·바깥배꼽주름이 대표적이다.
오목 함요/recess, fossa | 불거지거나 튀어나온 복막의 주위나 사이에 움푹 패인 것을 말한다.

3. 복막안의 구조물(그림 8-32, 33)

큰그물막 대망/greater omentum 은 배안의 가장 앞쪽에 매달려 있는 넓은 앞치마 모양의 복막주름이며 위의 큰굽이와 샘창자 위부분에 붙어 시작된다. 가로잘록창자와 빈창자, 돌창자 앞을 따라 늘어져 앞배벽과 창자들을 격리하고, 뒤쪽으로 뒤집혀서 위로 올라가 가로잘록창자의 앞쪽과 **가로잘록창자간막** 횡행결장간막/transverse mesocolon 에 붙으며 끝난다. 복막부위의 장기에 염증이 생기면 큰그물막은 염증부위를 덮어서 염증이 복막안 전체로 퍼지는 것을 막는 역할을 한다.

복잡하게 연결된 복막안 중 위, 작은그물막, 간 뒤쪽에 있는 작은 복막안을 **그물막주머니** 망낭/omental bursa 라고 하며, **그물막구멍** 망낭공/omental foramen 을 통해 다른 복막안과 연결되어 있다. 그물막주머니는 액체가 고이기 쉬운 부위이다. 배의 외과수술을 한 다음 체액이 잘 배출되도록 그물막구멍에 **배액튜브** drain 를 종종 넣어둔다. 그물막구멍의 앞벽은 **간샘창자인대** 간십이지장간막/hepatoduodenal ligament 이며 문맥, 고유간동맥, 온쓸개관이 속에 들어 있다. 뒤벽에는 아래대정맥이 있고 위벽은 간의 꼬리엽, 아래벽은 샘창자의 위부분(첫째부분)으로 되어 있다.

곧게선자세에서 복막안의 가장 아래부분은 골반안에 있다. 여성에서는 **곧창자** 직장/rectum 와 자궁 사이에 있는 **곧창자자궁오목** 직장자궁와/rectouterine pouch (**더글라스오목** pouch of Douglas)이고, 남성에서는 **곧창자방광오목** 직장방광와/rectovesical pouch 이다.

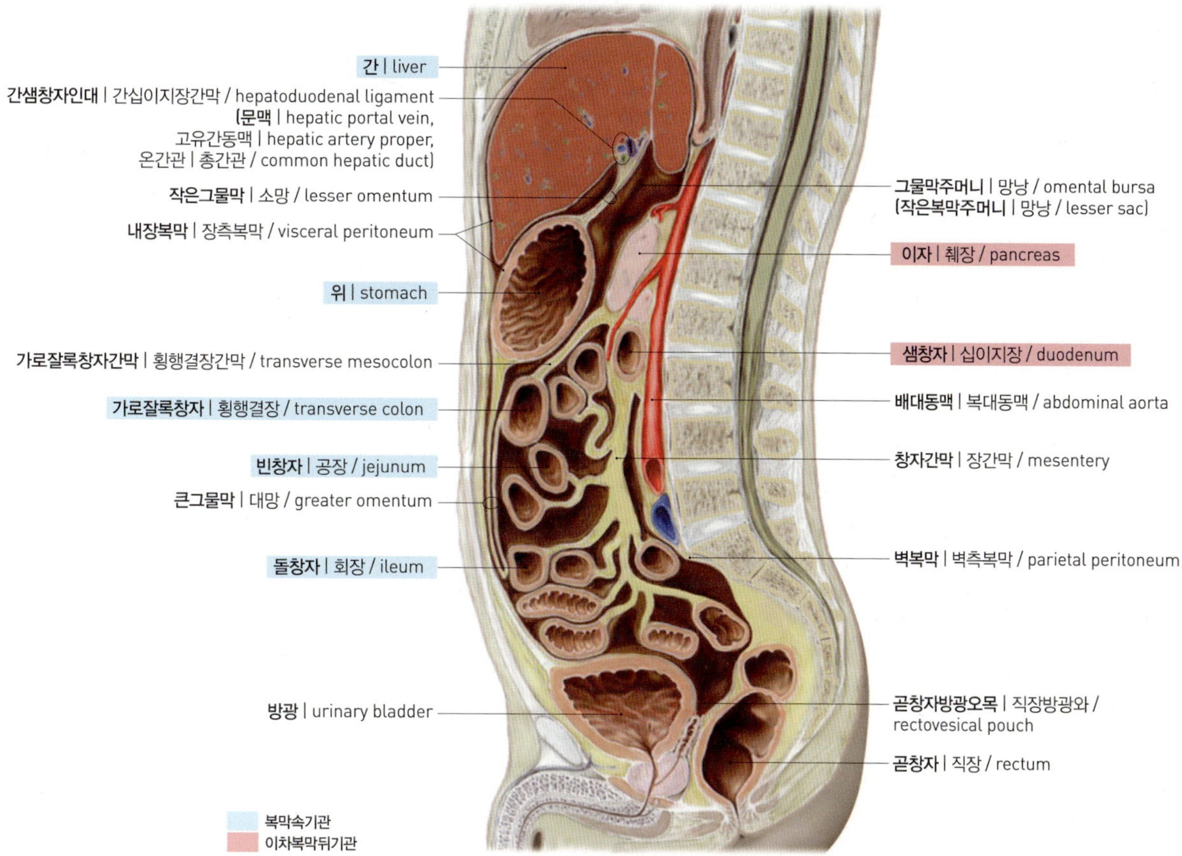

그림 8-32. 배의 정중시상면(남성)

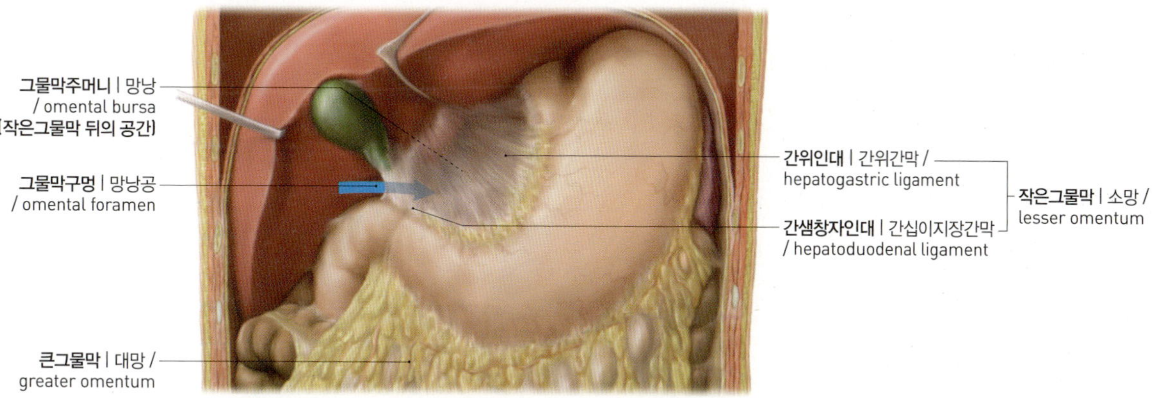

그림 8-33. 그물막구멍

Chapter 9
호흡계통

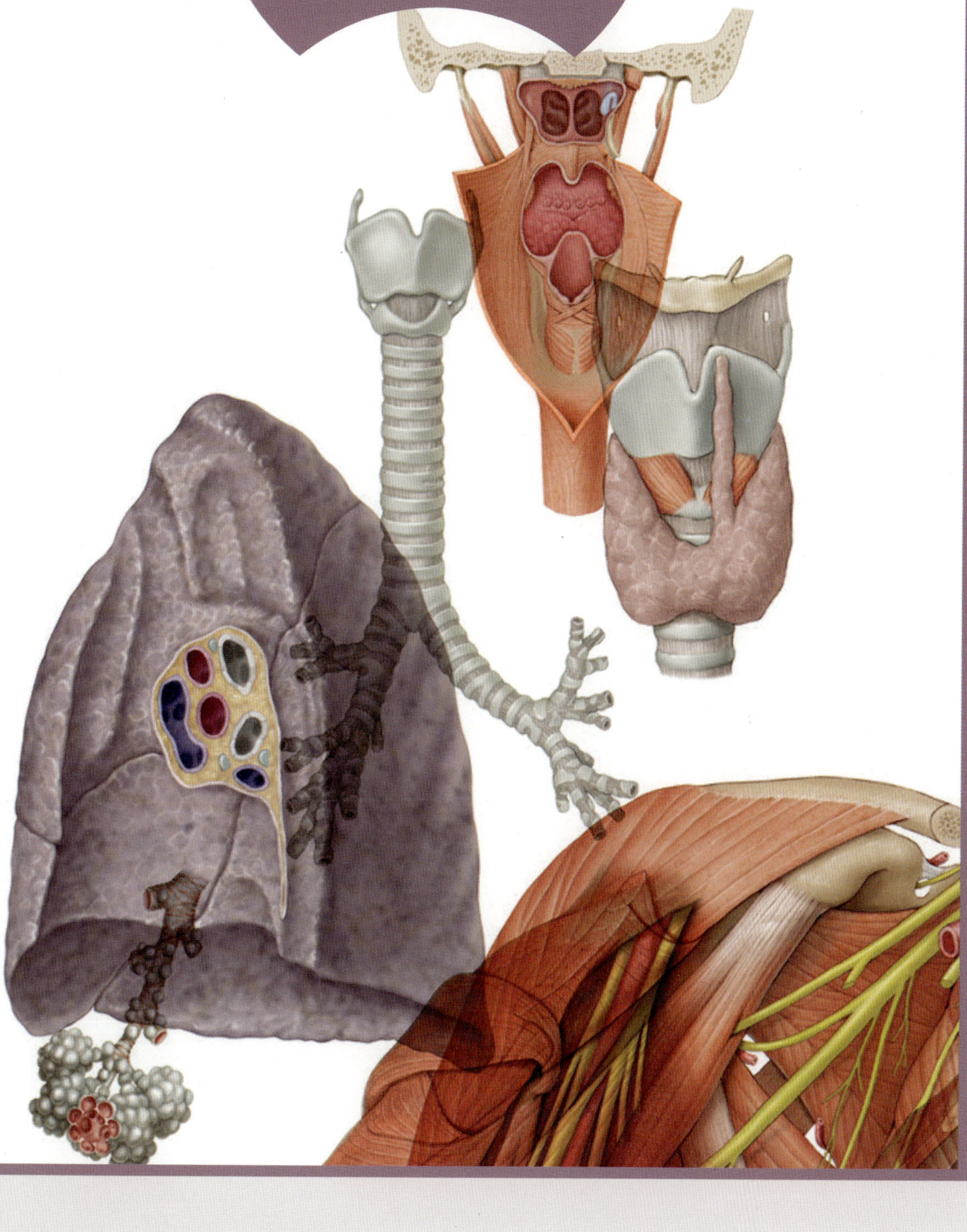

호흡계통의 개요

호흡계통 호흡기계/respiratory system 은 공기와 혈액 사이에서 가스교환을 하며 산소를 혈액으로 흡수하고 이산화탄소를 대기로 방출한다. 호흡기관은 공기의 통로가 되는 기도(숨길)와 가스교환을 담당하는 허파(폐)로 이루어져 있다. 코안에서 후두까지를 상기도라고 하며 간단한 도구로 외부에서 관찰할 수 있다. 기관보다 더 아래 부분은 하기도라고 한다(그림 9-1).

코안 비강/nasal cavity 은 들이마신 공기를 데우고 촉촉하게 해서 허파를 보호하는 역할을 한다.

인두 pharynx 는 음식물 통로(입~식도)와 공기 통로가 교차하는 지점에 있다.

후두 larynx 는 인두에서 허파로 향하는 공기를 받아들이는 속공간이다. 연골로 둘러싸여 있으며 속에 있는 성대로 소리를 만든다.

기관 trachea 과 **기관지** bronchus 는 속공간이 닫히지 않도록 U자 모양의 연골로 둘러싸여 있다.

허파 폐/lung 는 가슴안의 좌우에 있으며 공기와 혈액 사이에서 가스교환을 한다. 심장박출량과 같은 양의 혈액이 허파로 간다.

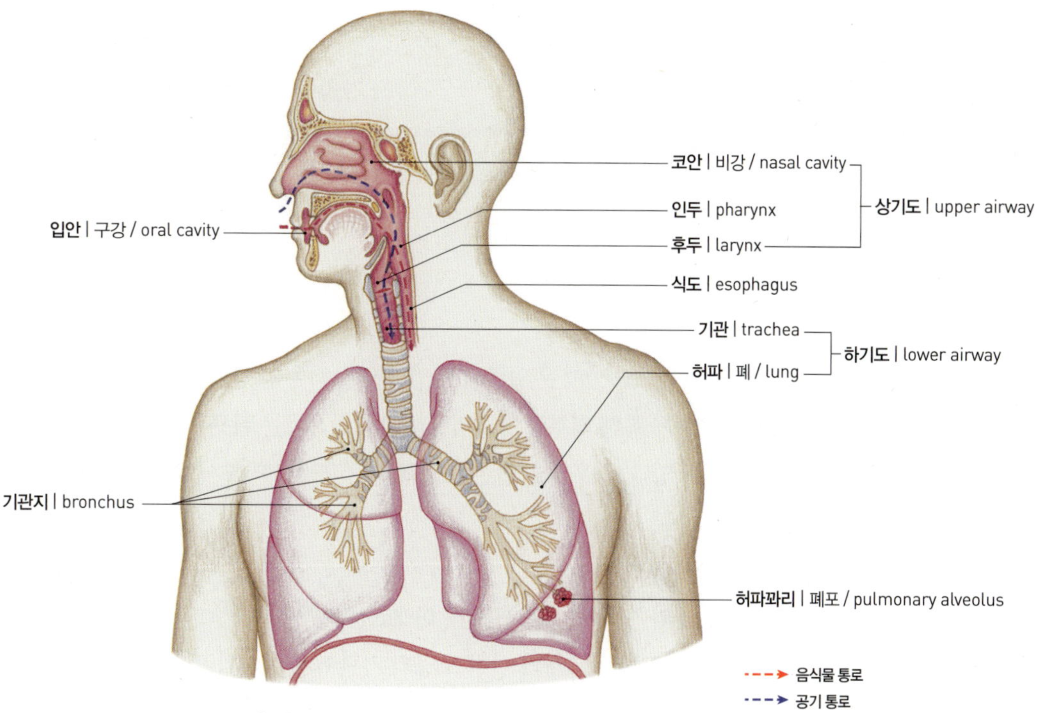

그림 9-1. 호흡계통

코

코 비/nose 는 호흡기관으로 들어가는 공기의 입구인 동시에 후각의 감각기관이기도 하다. 얼굴에서 튀어 나온 바깥코와 입안 위에 있는 코안으로 이루어져 있다.

1. 바깥코

1) 바깥코의 구조

바깥코 외비/external nose 는 코안으로 통하는 입구이며 얼굴에서 튀어 나와 있는 부분이다. 좌우에 있는 눈 사이에 가장 위부분인 **코뿌리** 비근/root of nose 가 있고 그 아래쪽으로 뻗어 나온 **콧등** 비배/dorsum of nose 이, 아래끝부분에는 **코끝** 비첨/apex of nose 이 있다. **콧방울** 비익/ala of nose 은 좌우의 콧구멍을 덮고 있다. 바깥코의 뼈대는 대부분 연골로 이루어져 있으며 탄력성이 있다.

2) 바깥코의 뼈대 (그림 9-2A)

바깥코의 뼈대는 뼈부분과 연골부분으로 이루어져 있다.
뼈부분은 코뼈, 위턱뼈, 이마뼈로 이루어져 있다.
연골부분은 다음의 3부분으로 이루어져 있다.

코중격연골 비중격연골/septal nasal cartilage | 가쪽돌기는 콧등을 형성한다.
큰콧방울연골 대비익연골/major alar cartilage | 한 쌍으로 있으며 콧방울을 형성한다.
작은콧방울연골 소비익연골/minor alar cartilage | 여러 개가 있으며 콧방울에 산재되어 있다.

2. 코안 (그림 9-3)

코안 비강/nasal cavity 은 얼굴의 뼈 안에 있는 좌우 한 쌍의 빈 공간이다. 앞쪽으로는 **콧구멍** 외비공/naris 을 통해 외부로 연결되어 있고 뒤쪽으로는 **뒤콧구멍** 후비공/choana 을 통해 인두로 연결되어 있다. 좌우의 코안은 **코중격** 비중격/nasal septum 에 의해 분리되어 있다.

1) 가쪽벽의 천장

코안의 가쪽벽에는 **위 · 중간 · 아래코선반** 상 · 중 · 하비갑개/superior · middle · inferior nasal concha 이라고 하는 3개의 선반 모양의 기관이 튀어나와 있고, 이것이 앞쪽 위로 뻗어 있어서 **위 · 중간 · 아래콧길** 상 · 중 · 하비도/superior · middle · inferior nasal meatus 이라고 하는 통로를 형성한다. 코중격과 3개의 코선반 사이에는 **온콧길** 총비도/common nasal meatus 이라고 하는 공통의 통로가 형성되어 있다.

코안 천장 뒤부분에는 나비뼈몸통이 크게 아래쪽으로 크게 뻗어 나와서 **나비벌집오목** 접사함요/sphenoethmoidal recess 이라고 하는 함입부분이 형성되어 있으며, 위코선반 위쪽의 통로가 이곳을 지나간다.

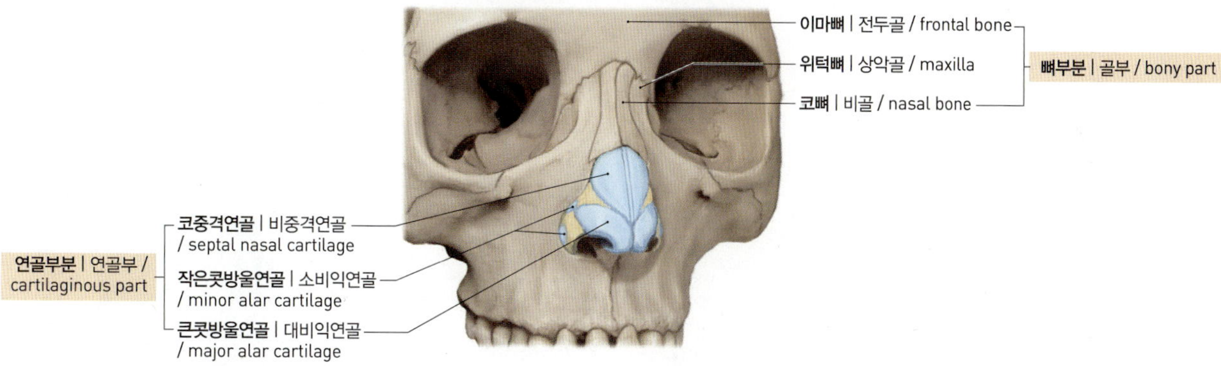

A. 바깥코

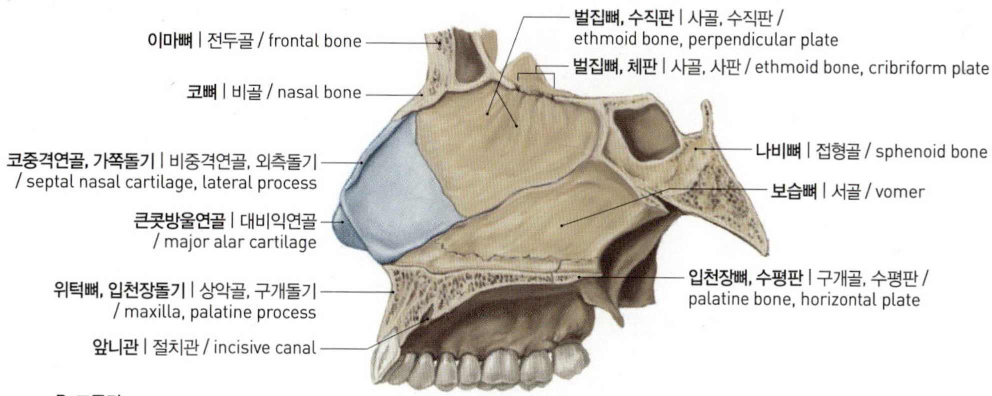

B. 코중격

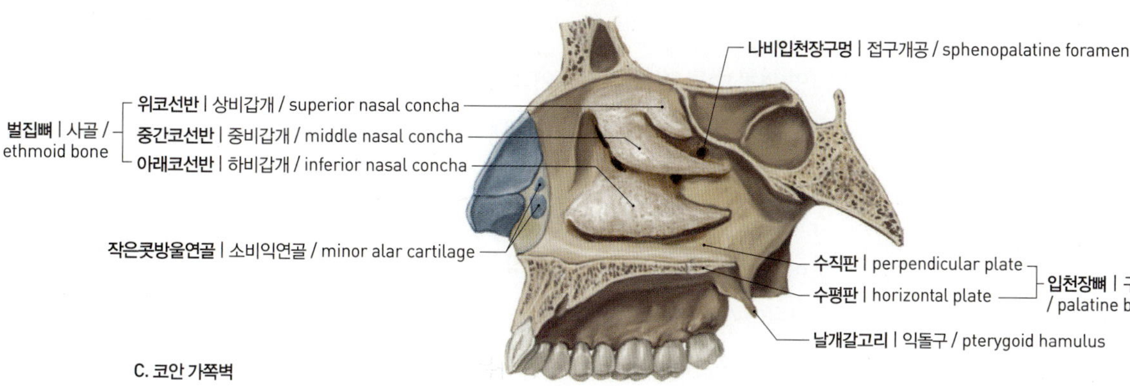

C. 코안 가쪽벽

그림 9-2. **코의 뼈대**

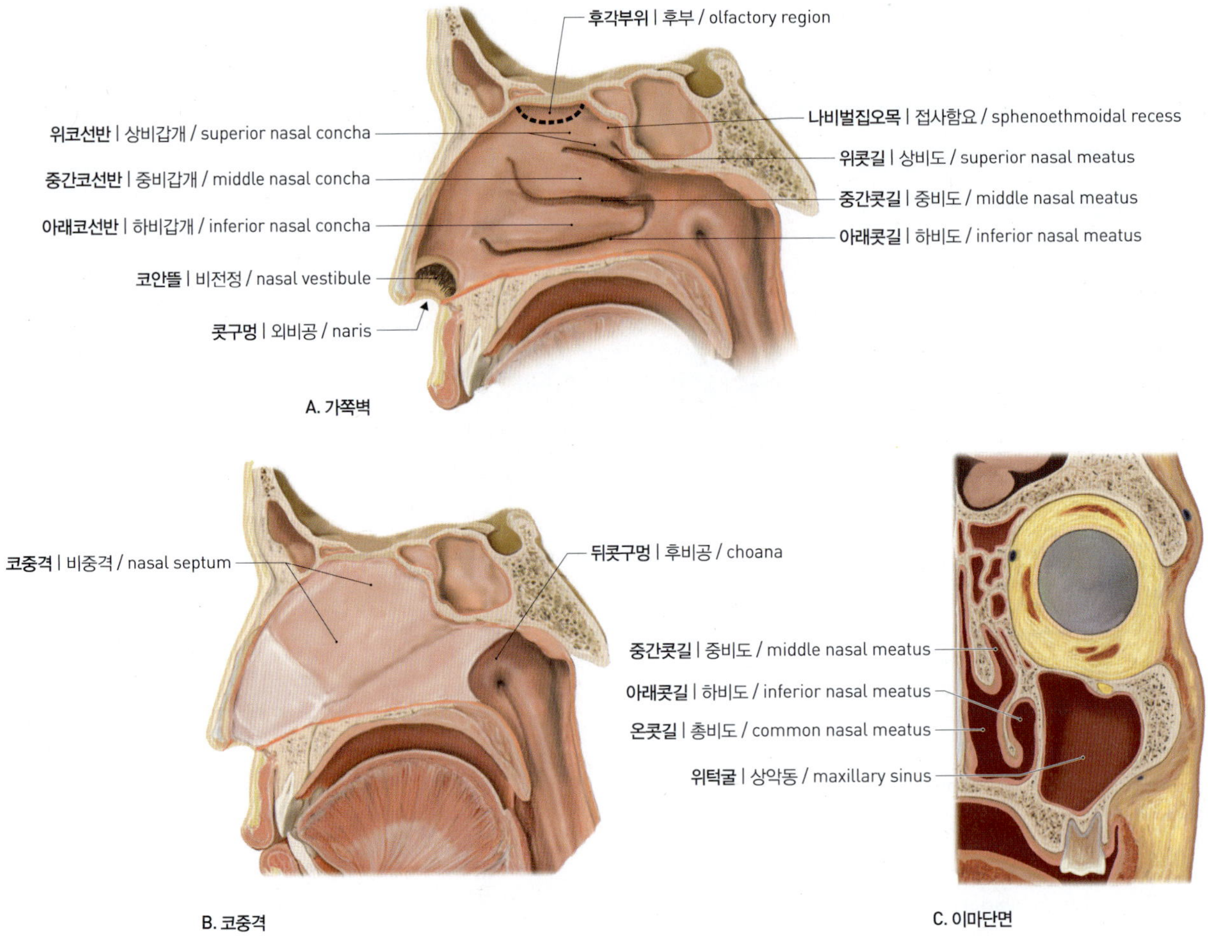

그림 9-3. 코안

2) 3개의 영역

코안은 안쪽면을 덮고 있는 상피의 성질에 따라 3개의 영역으로 구분된다.

코안뜰 비전정/nasal vestibule | 코안의 가장 앞끝부분에서 콧방울로 둘러싸여 있는 부분이며 피부로 덮여 있고 코털이 자라나 있다.

호흡부위 respiratory region | 코안의 대부분을 차지하고 있으며 기도의 점막으로 덮여 있고 신경과 혈관이 풍부하게 분포되어 있다. 이곳에서는 폐로 내보내는 공기의 온도와 습도를 올리고 공기 중에 있는 먼지 등의 미립자를 제거한다. 이물질은 점액에 들러붙어서 인두로 보내지고 삼켜진다.

후각부위 olfactory region | 코안의 가장 위부분에 있는 작은 영역이며 후각상피로 이루어져 있다. 후각을 수용해서 뇌로 전달하는 역할을 한다. 후각상피에서 나온 **후각신경[I]** 후신경/olfactory nerve 은 체판을 통해 빠져나와서 머리안의 후각망울로 들어간다(그림 9-3A).

3. 코곁굴 [그림 9-4]

머리뼈 안에는 **코곁굴** 부비강/paranasal sinus 이라고 불리는 공기가 차 있는 공간이 있으며 코안으로 연결되어 있다. 코곁굴은 코안 주위에 있는 4개의 뼈 속에 있으며 뼈와 동일한 이름을 가지고 있다.

1) 위턱굴

위턱굴 상악동/maxillary sinus 은 가장 큰 코곁굴이며 위턱뼈의 속에 있다. 안쪽면은 코안 가쪽벽이며 위모서리 부근에 코안으로 나가는 입구가 있고 반달틈새를 통해서 중간콧길로 이어진다. 앞쪽에는 얼굴의 뼈, 위가쪽면은 눈확바닥의 뼈, 아래쪽은 위턱의 치열이 있다. 뒤쪽에는 뼈대와 떨어져서 관자아래우묵이 있다.

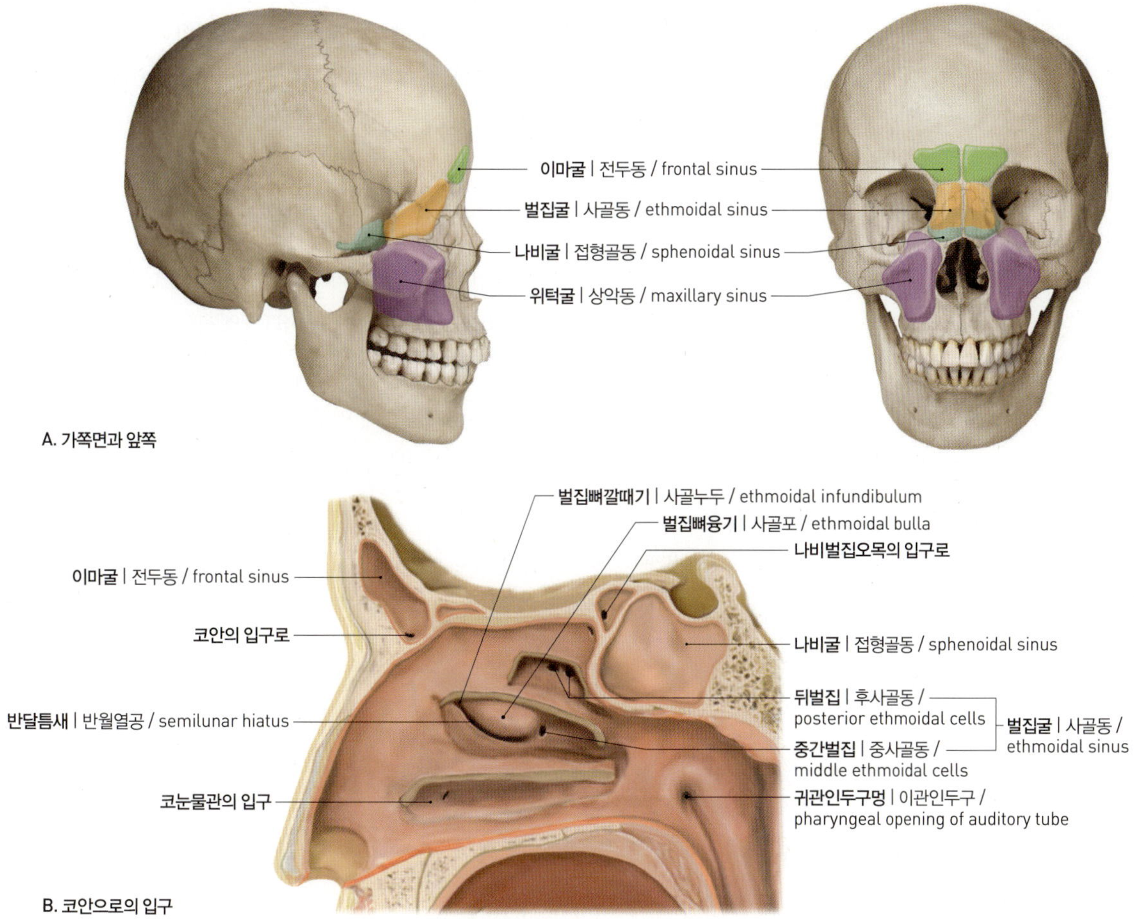

그림 9-4. **코곁굴**

코곁굴의 역할

코곁굴의 모양과 크기는 개인차가 매우 심하다. 이와 같은 코곁굴은 어떤 기능을 담당하고 있을까?
일차적인 기능으로는 점막을 생산해 코안으로 들어온 공기의 온도와 습도를 조절하고 머리뼈에 가해지는 충격을 흡수하는 역할을 한다. 또한 외부의 온도가 급격하게 변하는 것으로부터 뇌를 보호해 준다는 설이 있지만 근거가 빈약하다.
실질적으로는 머리뼈를 구성하는 뼈의 양을 최소화해서 경량화한다는 것이 있다. 이에 따르면 코곁굴의 모양과 크기가 다양한 것이 설명된다. 머리뼈에는 특정한 모양을 가진 기관과 영역이 모여 있다. 뇌, 눈확, 귀, 코안, 입안 등이 그것이다. 이러한 기관과 영역 사이에 코곁굴이 발생하는 것이므로 모양과 크기가 다양한 것은 당연한 일이다.
부차적인 기능으로는 소리의 공명에 도움을 주고 개성적인 용모를 갖도록 한다는 점을 들 수 있다.
코곁굴의 질환으로는 **만성코곁굴염**(만성부비동염/chronic sinusitis)이 있다. 염증으로 인해 점막이 팽창하고 코안과의 교통로를 폐쇄해서 만성화된다. 항균제로 치료되지 않는 경우에는 코곁굴 사이를 연결해서 배출하는 내시경수술이나 점막을 제거하는 근본치료를 시행한다. 위턱굴은 위턱의 치열에 근접해 있기 때문에 치아와 입안의 감염으로 인한 치성위턱굴염이 발생한다. 최근의 임플란트 치료에서는 얇은 위턱뼈의 두께를 보호하기 위해 위턱굴바닥에 뼈조직을 조성하는 **위턱굴바닥 올림술**(상악동저거상술/sinus lift)을 시행하기도 한다.

2) 벌집굴

벌집굴 사골동/ethmoidal sinus 은 여러 개의 작은 공기공간의 집합이며 앞 · 중간 · 뒤의 3 부분으로 나뉜다. **벌집** ethmoidal cell 을 포함하는 **벌집뼈미로** 사골미로/ethmoidal labyrinth 는 벌집뼈의 수직판 양쪽으로 늘어져 있는 뼈부분이며, 코안의 위 · 중간코선반과 벌집뼈융기, 눈확의 안쪽벽 일부를 구성한다. 앞벌집은 반달틈새를 통해 중간콧길로, 중간벌집은 중간콧길로, 뒤벌집은 위콧길로 이어진다.

3) 나비굴

나비굴 접형골동/sphenoidal sinus 은 나비뼈몸통 안에 있으며 좌우로 나뉘어져 있다. 앞벽의 높은 위치에 있는 입구를 통해 **나비벌집오목** 접사함요/sphenoethmoidal recess 으로 이어져 있다. 위벽은 머리뼈바닥의 뇌하수체와 시각교차에 인접해 있으며 가쪽벽은 머리뼈바닥의 해면정맥굴로, 앞쪽과 아래쪽은 코안에 인접해 있다.

4) 이마굴

이마굴 전두동/frontal sinus 은 이마뼈비늘 안에 있으며 좌우로 나뉘어져 있다. 모양은 삼각형에 가까우며 다소 일정하지는 않다. 입구는 관 모양이며 반달틈새를 통해 중간콧길로 이어져 있다.

인두 [그림 9-5]

코안의 뒤에는 뒤콧구멍에 의해 **인두** pharynx 로 열린다. 인두는 입안 뒤에 있는 깔때기 모양의 관으로, 콧구멍 속에서부터 **후두** larynx 와 **식도** esophagus 로 이어진다. 인두는 뼈대 근육으로 구성되어 있고 내면이 점막으로 덮여 있다. 인두는 **코인두** 비인두/nasopharynx, **입인두** 구인두/oropharynx, **후두인두** 인두후두부/laryngopharynx 로 나뉜다. 코인두는 호흡 기능만 갖고 있지만 입인두와 후두인두는 소화와 호흡 기능 두 가지를 다 한다.

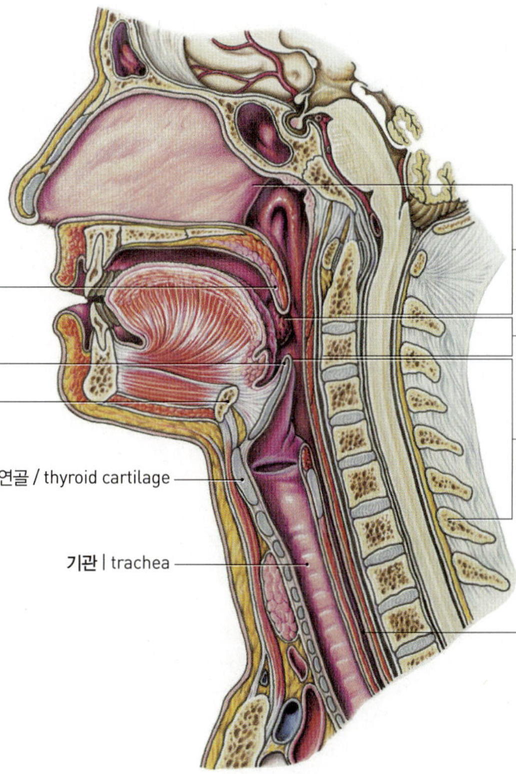

그림 9-5. 인두의 구분

후두

후두 larynx 는 연골로 둘러싸인 속빈장기이다. 앞목 가운데 피부 밑에 있고 인두 앞쪽에 맞닿아 있다. 위쪽은 인두로 연결되어 있고 아래쪽은 기관에 연결되어 있다. 속에 있는 주름으로 기도(숨길)를 막아 음성을 만들어 낸다.

1. 후두의 연골 (그림 9-6)

후두에는 여섯 종류의 연골이 있다. 그중에서 중요한 것은 방패연골, 반지연골, 모뿔연골(한 쌍)이며 후두덮개연골도 중요하다.

방패연골 갑상연골/thyroid cartilage | 후두에서 가장 큰 연골이며 후두의 앞가쪽벽을 형성한다. 형태는 방패 모양이며 **오른 · 왼판** right · left lamina 이 정중부분에서 연결된다. 정중부분의 **후두융기** laryngeal prominence 는 특히 남성에게 튀어나와 있으며 피부밑에서 만질 수 있다. 오른판과 왼판의 뒤모서리는 위아래로 뻗어 나와 **위 · 아래뿔** 상 · 하각/superior · inferior horn 을 이룬다. 오른판과 왼판의 가쪽면에는 **빗선** 사선/oblique line (복장방패근, 방패목뿔근, 아래인두수축근이 부착)이라고 하는 능선이 있으며, 위뿔이 뻗어 나온 자리에서 앞아래쪽으로 비스듬히 뻗어있다. 위뿔은 가쪽방패목뿔인대에 의해 목뿔뼈 큰뿔의 뒤끝부분으로 연결되고 아래뿔의 안쪽면에는 반지연골과 관절면이 있다.

반지연골 윤상연골/cricoid cartilage | 방패연골 아래쪽에 있는 고리 모양 연골이며 아래쪽에서 기관의 연골로 연결된다. 뒤쪽에 있는 **반지연골판** 윤상연골판/lamina of cricoid cartilage 은 위아래로 폭이 넓고, 앞쪽에 있는 **반지연골활** 윤상연골궁/arch of cricoid cartilage 은 폭이 좁다. 반지연골판의 위가쪽면에는 모뿔관절면(모뿔연골바닥과 관절을 이룬다)이 있으며, 가쪽면 아래부분에는 방패관절면(방패연골 아래뿔과 관절을 이룬다)이 있다.

모뿔연골 피열연골/arytenoid cartilage | 반지연골판 위에 있는 한 쌍의 작은 연골이며 삼각뿔

발성과 조음

후두에서 소리를 내보내는 **발성**(phonation)은 음성을 만드는 첫째 단계에 해당한다. 좁아진 성대에 압력을 가한 들숨을 통과시킴으로써 성대를 진동시켜 소리를 만든다. 소리의 높이 조절은 성대의 앞뒤 길이와 장력에 의해 결정된다. 남성의 후두는 앞뒤로 길고 성대도 길기 때문에 소리가 낮다. 소리의 높이는 남성에서는 80~400 Hz이고 여성에서는 120~800 Hz이다. 또한 반지방패근의 운동으로 방패연골을 앞쪽으로 기울여서 성대를 늘이면 성대의 장력이 증가해서 소리가 높아진다. 반대로 방패모뿔근의 운동으로 성대의 길이를 줄이면 성대의 장력이 감소해서 소리가 낮아진다.

성대에서 만들어진 소리를 대화에 사용하는 음성으로 바꾸는 것은 둘째 단계인 **조음**(articulation)이다. 주로 입안의 혀, 위턱과 아래턱의 치아 배열, 입술, 물렁입천장을 사용한다.

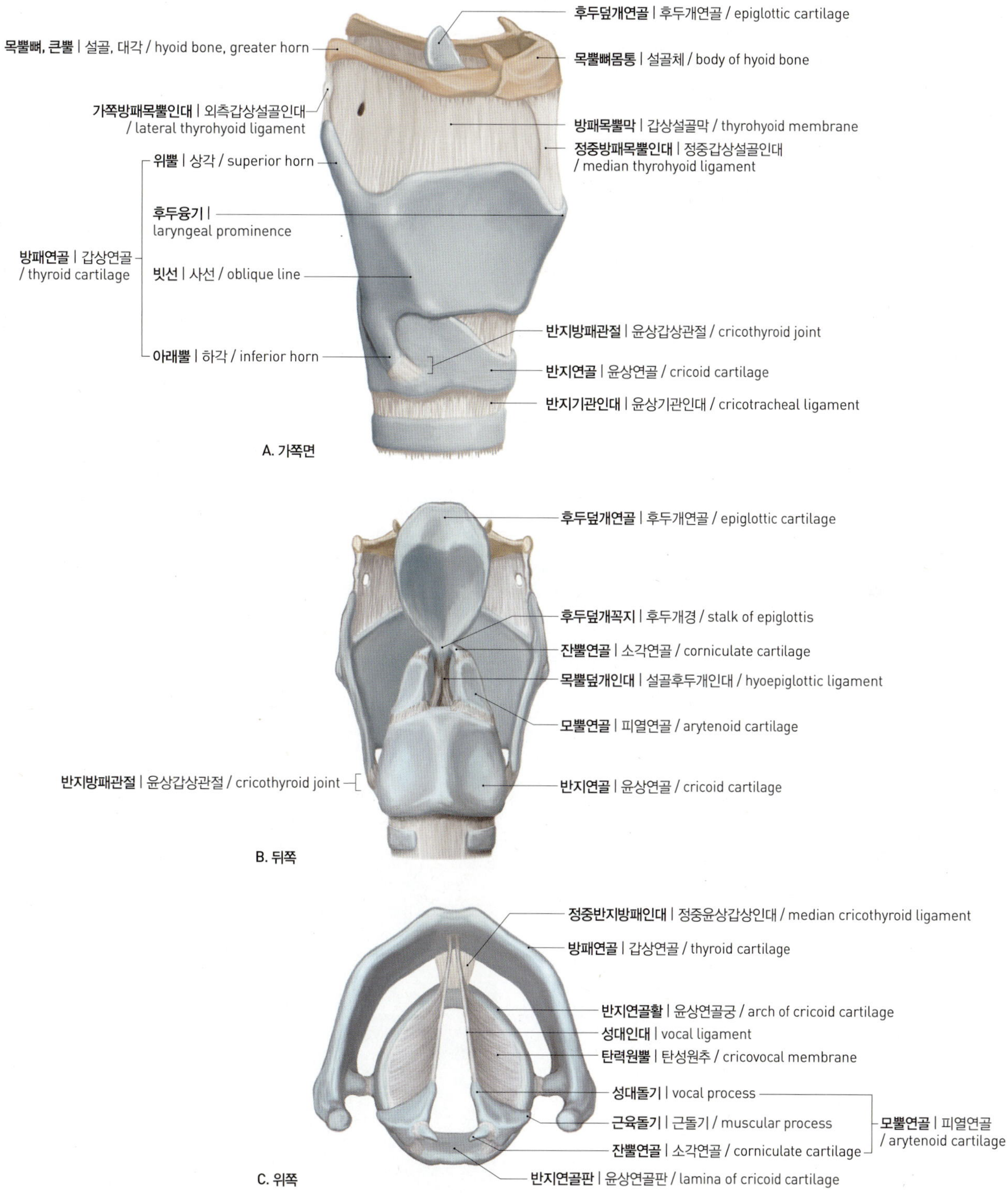
후두덮개연골 | 후두개연골 / epiglottic cartilage
목뿔뼈, 큰뿔 | 설골, 대각 / hyoid bone, greater horn
목뿔뼈몸통 | 설골체 / body of hyoid bone
가쪽방패목뿔인대 | 외측갑상설골인대 / lateral thyrohyoid ligament
방패목뿔막 | 갑상설골막 / thyrohyoid membrane
정중방패목뿔인대 | 정중갑상설골인대 / median thyrohyoid ligament
위뿔 | 상각 / superior horn
후두융기 | laryngeal prominence
방패연골 | 갑상연골 / thyroid cartilage
빗선 | 사선 / oblique line
반지방패관절 | 윤상갑상관절 / cricothyroid joint
아래뿔 | 하각 / inferior horn
반지연골 | 윤상연골 / cricoid cartilage
반지기관인대 | 윤상기관인대 / cricotracheal ligament
A. 가쪽면
후두덮개연골 | 후두개연골 / epiglottic cartilage
후두덮개꼭지 | 후두개경 / stalk of epiglottis
잔뿔연골 | 소각연골 / corniculate cartilage
목뿔덮개인대 | 설골후두개인대 / hyoepiglottic ligament
모뿔연골 | 피열연골 / arytenoid cartilage
반지방패관절 | 윤상갑상관절 / cricothyroid joint
반지연골 | 윤상연골 / cricoid cartilage
B. 뒤쪽
정중반지방패인대 | 정중윤상갑상인대 / median cricothyroid ligament
방패연골 | 갑상연골 / thyroid cartilage
반지연골활 | 윤상연골궁 / arch of cricoid cartilage
성대인대 | vocal ligament
탄력원뿔 | 탄성원추 / cricovocal membrane
성대돌기 | vocal process
근육돌기 | 근돌기 / muscular process
잔뿔연골 | 소각연골 / corniculate cartilage
모뿔연골 | 피열연골 / arytenoid cartilage
반지연골판 | 윤상연골판 / lamina of cricoid cartilage
C. 위쪽

그림 9-6. 후두의 연골

모양이다. 위끝부분을 **모뿔연골끝** 피열연골첨/apex of arytenoid cartilage, 아래끝부분을 **모뿔연골바닥** 피열연골저/base of arytenoid cartilage 이라고 한다. 그 외에 안쪽면, 앞가쪽면, 뒤쪽 3개 면이 있다. 바닥에는 반지연골판과 관절면이 있다. 아래앞끝부분의 **성대돌기** vocal process 에는 성대인대가 붙어있으며, 아래가쪽끝부분의 **근육돌기** 근돌기/muscular process 에는 뒤·가쪽반지모뿔근이 닿는다. 앞가쪽면에는 성대근육과 안뜰주름이 붙어있다.

후두덮개연골 후두개연골/epiglottic cartilage | 혀근육의 뒤쪽에 있는 나뭇잎 모양 연골이다. 아래끝부분의 후두덮개꼭지가 인대에 의해 방패연골 뒤쪽에 붙어있다. 앞쪽의 정중부분은 목뿔덮개인대에 의해 목뿔뼈에 연결된다.

잔뿔연골 소각연골/corniculate cartilage | 모뿔연골끝 위에 있는 원뿔 모양의 작은 연골이다.

쐐기연골 설상연골/cuneiform cartilage | 잔뿔연골 앞에 위치해 있는 막대기 모양의 작은 연골이며 후두탄력막 속에 있다.

후두경(후두보개)

후두경(laryngoscope) 중에 작은 거울에 손잡이를 붙인 간접후두경은 간편하게 넓은 시야를 확보할 수 있어서 많이 이용된다. 간접후두경 이외에도 광원과 이마반사경을 같이 사용한다. 환자의 혀를 거즈로 감싸서 잡아 당기고 거울면을 아래로 해서 후두경을 입안에서 인두로 수평이 되게 삽입한다. 광원에서 나온 빛을 이마반사경으로 반사시키고 이마반사경의 구멍을 통해 보면 후두를 위쪽에서 관찰할 수 있다. 안뜰주름과 성대주름, 모뿔연골 등 후두안의 구조와 주위의 후두덮개, 후두계곡, 혀뿌리부분, 조롱박오목 등을 관찰할 수 있다.

● 간접후두경

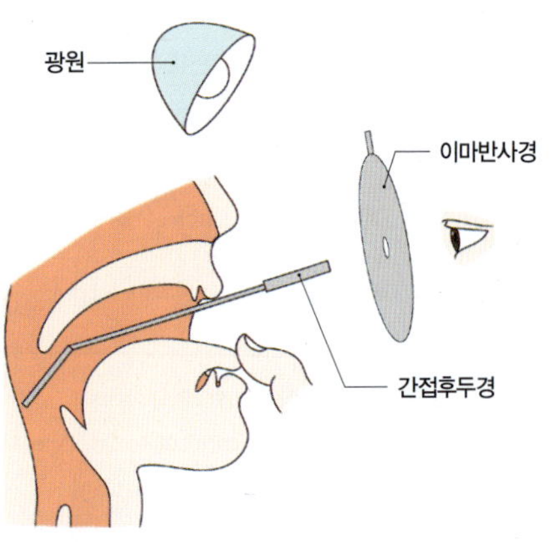

A. 사용법

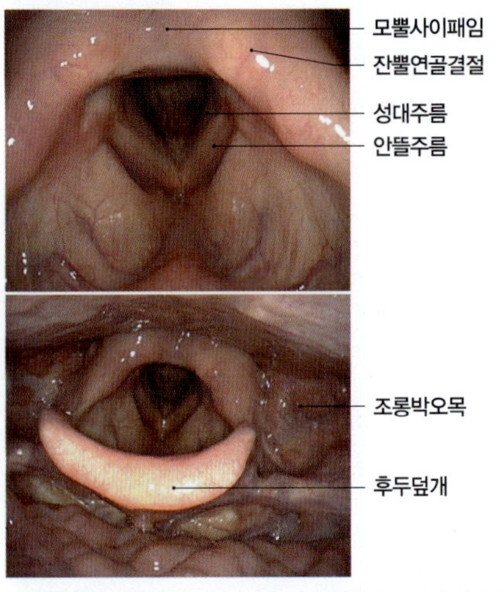

B. 후두경 영상(준텐도대학 의학부 이비인후과 코지마 마사타카 교수 제공)

2. 후두안 (그림 9-7, 8)

후두안 후두강/laryngeal cavity 은 후두어귀에서 시작되며 아래끝부분은 반지연골의 아래 모서리이다. 내부에서는 안뜰주름과 성대주름이라고 하는 2개의 점막주름이 튀어나와서 속공간을 좁히고 있다. 2개의 점막주름에 의해 후두안은 **후두안뜰, 후두실, 성대문아래공간**의 3영역으로 나뉜다.

후두안뜰 후두전정/laryngeal vestibule | 후두어귀에서 안뜰주름까지의 범위이다. **안뜰주름** vestibular fold 에 의해 후두안이 좁아져 있으며 그 틈새를 **안뜰틈새** 후두전정렬/rima vestibuli

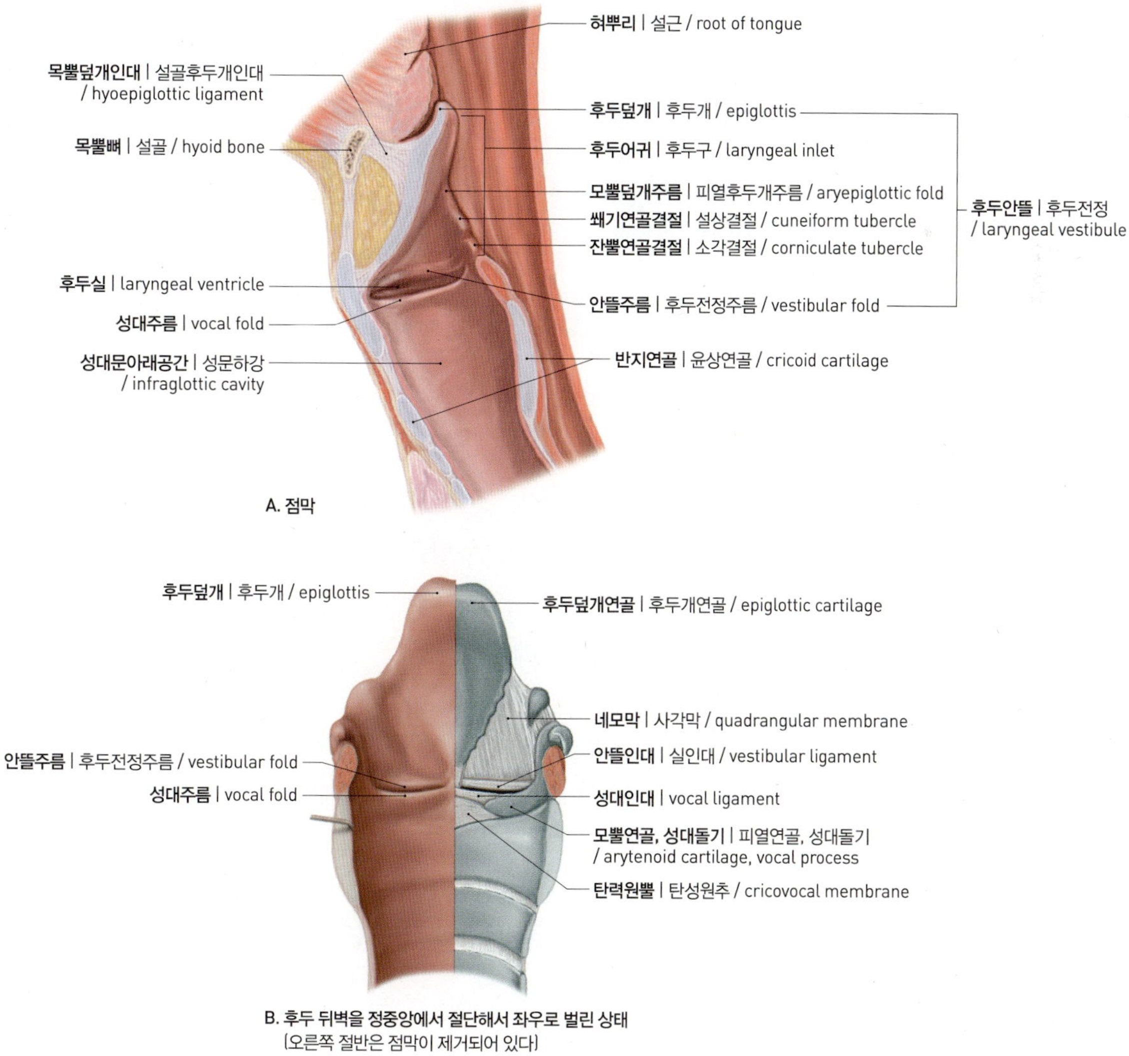

그림 9-7. 후두안, 가쪽면

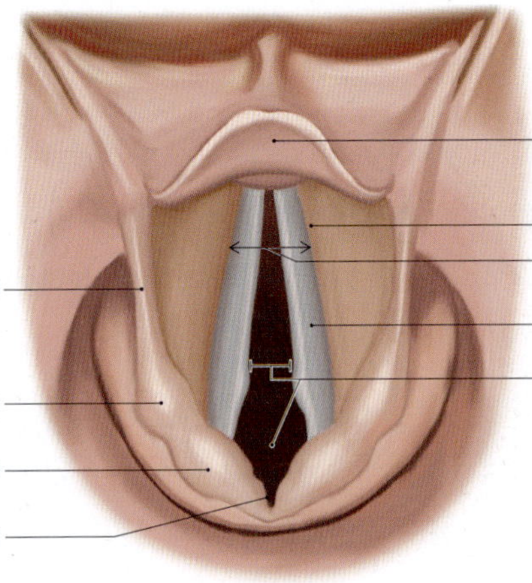

A. 점막

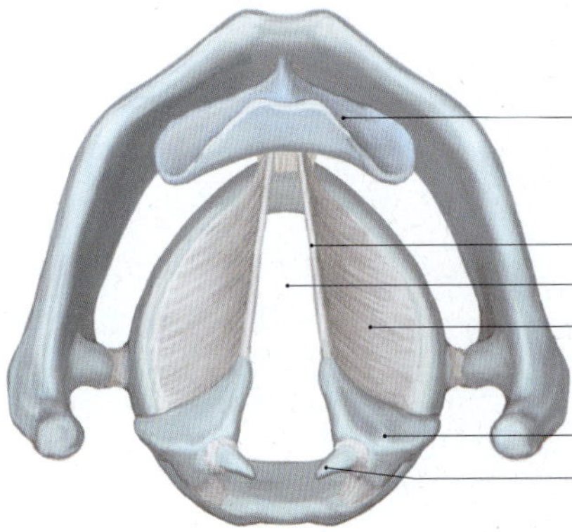

B. 탄력원뿔

그림 9-8. **후두안, 위쪽**

라고 한다. 삼각 모양을 하고 있으며 앞쪽이 좁고 뒤쪽은 넓다. 안뜰주름의 가장자리에는 네모막 아래모서리의 안뜰인대가 뻗어있다.

후두실 laryngeal ventricle | 안뜰주름과 성대주름 사이에서 가쪽으로 부풀은 부분이다.

성대문아래공간 성문하강/infraglottic cavity | 성대주름보다 아래쪽에 있는 부분이다. **성대주름** vocal fold 에 의해 후두안이 좁아져 있으며 그 틈새를 **성대틈새** 성문열/rima glottidis 라고 한다. 안뜰틈새보다 좁은 삼각 모양을 하고 있으며 뒤쪽으로 넓어져 있다. 성대주름의 가장자리에는 탄력원뿔 위모서리의 성대인대가 뻗어있다. 성대주름과 성대틈새를 합쳐서 **성대문** 성문/glottis 이라고 하며 이곳에서 음성이 발생된다. 안뜰틈새와 성대틈새는 모뿔연골과 후두섬유탄력막(탄력원뿔과 네모막)의 운동에 의해 열리고 닫힌다.

3. 후두의 근육(그림 9-9, 표 9-1)

후두근육에는 방패연골에 작용하는 1) 반지방패근, 모뿔연골과 성대에 작용하는 6개의 근육인 2) 뒤반지모뿔근, 3) 가쪽반지모뿔근, 4) 가로모뿔근, 5) 빗모뿔근, 6) 방패모뿔근, 7) 성대근이 있다.

신경 | 1)은 미주신경[X]의 위후두신경 바깥가지가, 2)~7)은 되돌이후두신경에서 나오는 아래후두신경이 지배한다.

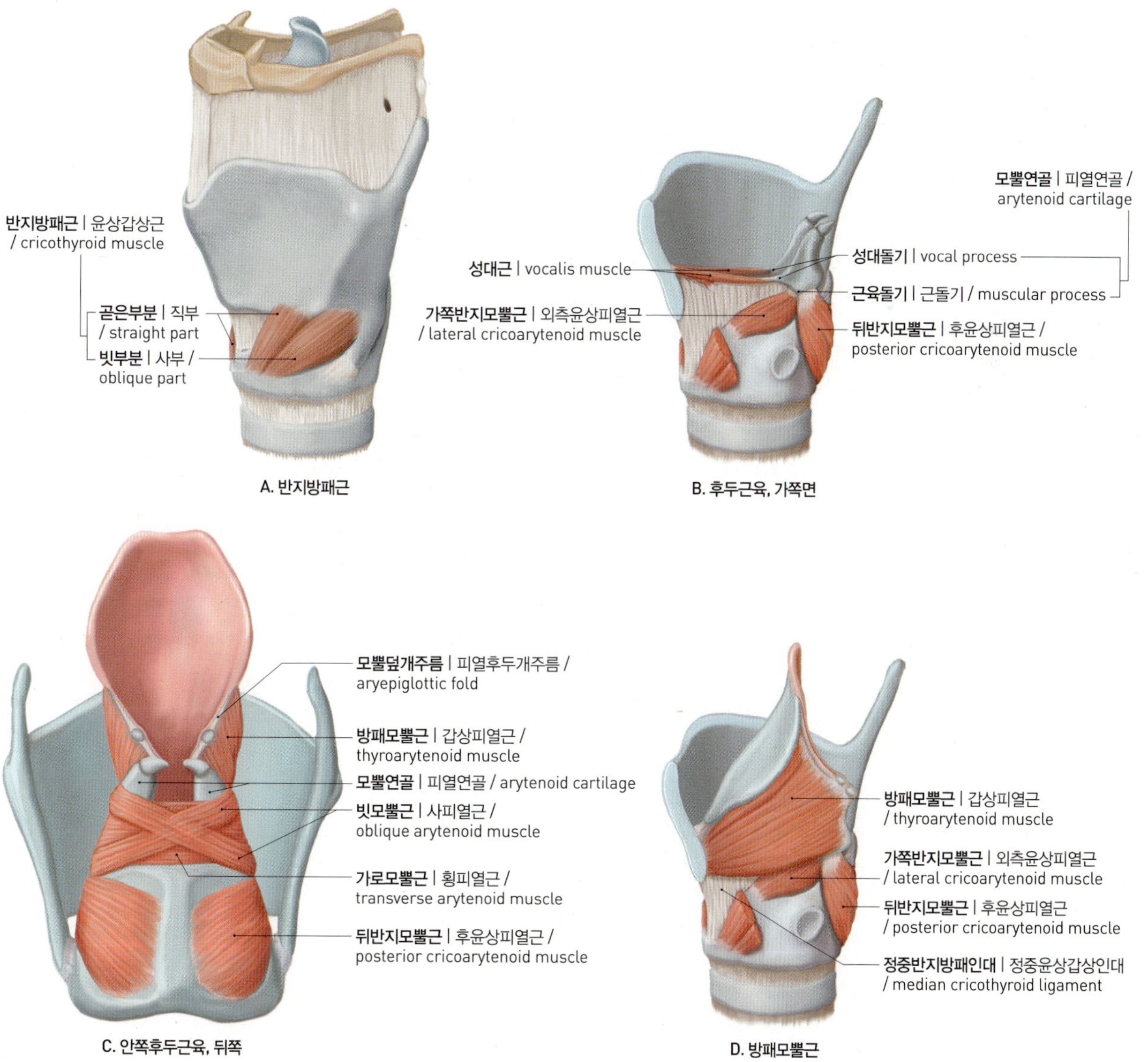

그림 9-9. 후두근육

표 9-1. 후두근육

근육	이는곳	닿는곳	신경지배	작용
반지방패근	반지연골활의 앞가쪽면	빗부분: 방패연골 아래뿔 곧은부분: 방패연골 뒤모서리	위후두신경	방패연골 앞으로 당기기, 앞굽힘
뒤반지모뿔근	반지연골판 뒤쪽의 패임	모뿔연골 근육돌기의 뒤쪽	아래후두신경	모뿔연골의 벌림과 바깥돌림, 성대틈새를 엶
가쪽반지모뿔근	반지연골활의 위쪽	모뿔연골 근육돌기의 뒤쪽		모뿔연골의 안쪽돌림, 성대틈새를 닫음
가로모뿔근	모뿔연골 뒤쪽의 가쪽모서리	반대쪽 모뿔연골 뒤쪽의 가쪽모서리		모뿔연골의 안쪽돌림, 성대틈새를 닫음
빗모뿔근	모뿔연골 근육돌기의 뒤쪽	반대쪽 모뿔연골 끝부분의 뒤쪽, 일부는 모뿔후두덮개주름		모뿔연골의 안쪽돌림, 성대틈새를 닫음
방패모뿔근	방패연골 뒤쪽 가운데아래부분, 정중반지방패인대	모뿔연골의 앞가쪽면, 일부는 모뿔후두덮개주름		방패연골을 뒤쪽으로 당겨 성대인대를 이완, 모뿔연골의 안쪽돌림, 성대틈새를 닫음
성대근	모뿔연골 성대돌기의 가쪽면	성대인대, 방패연골 뒤쪽 정중부분		성대인대의 긴장 조절

1) 반지방패근 윤상갑상근/cricothyroid muscle (임상에서는 앞근육) | 후두의 가쪽면에 있는 부채꼴 근육이며, 반지연골활의 앞가쪽면에서 2부분으로 나뉘어서 뒤위쪽으로 향한다. 빗부분은 뒤위쪽으로 뻗어나가고 방패연골 아래뿔에 닿는다. 곧은부분은 위로 올라가서 방패연골의 뒤아래모서리에 닿는다.

작용 | 반지방패관절을 움직여서 방패연골을 앞으로 당기거나, 앞으로 굽힌다. 그로 인해 성대주름이 앞뒤로 늘어난다.

2) 뒤반지모뿔근 후윤상피열근/posterior cricoarytenoid muscle (임상에서는 뒤근육) | 반지연골판 뒤쪽에서 시작되어 가쪽에서 위로 향하며 모뿔연골의 근육돌기에 닿는다.

작용 | 모뿔연골의 벌림, 바깥돌림을 해서 성대틈새를 연다.

3) 가쪽반지모뿔근 외측윤상피열근/lateral cricoarytenoid muscle (임상에서는 가쪽근육) | 반지연골활 위쪽에서 시작해서 뒤위쪽으로 향하며 모뿔연골의 근육돌기에 닿는다.

작용 | 모뿔연골의 안쪽돌림을 해서 성대틈새를 닫는다.

4) 가로모뿔근 횡피열근/transverse arytenoid muscle, 5) 빗모뿔근 사피열근/oblique arytenoid muscle (임상에서는 가로근) | 양쪽 모뿔연골을 연결한다. 가로모뿔근은 가쪽모서리에서 뻗어나와 반대쪽의 가쪽모서리에 닿는다. 빗모뿔근은 모뿔연골 근육돌기 뒤쪽의 안쪽에서 위로 향하며 반대쪽의 모뿔연골끝(일부는 모뿔후두덮개주름)에 닿는다.

작용 | 모뿔연골의 안쪽돌림을 해서 성대틈새를 닫는다.

6) 방패모뿔근 갑상피열근/thyroarytenoid muscle (임상에서는 속근육) | 탄력원반과 후두실의 가쪽을 둘러싸는 폭이 넓은 근육이다. 방패연골의 뒤쪽 가운데 아래부분과 정중반지방패인대에서 시작해서 뒤쪽으로 향하며 모뿔연골의 앞가쪽면(일부는 모뿔후두덮개주름)에 닿는다.

작용 | 방패연골을 뒤쪽으로 당겨서 성대인대를 이완하고 모뿔연골의 안쪽돌림을 해서 성대틈새를 닫는다.

7) 성대근 vocalis muscle | 방패모뿔근 아래부분 안쪽에서 확실하게 구분되는 근육섬유다발이며 성대인대의 가쪽을 따라 뻗어있다. 모뿔연골 성대돌기의 가쪽면에서 시작해서 앞쪽으로 향하며 성대인대와 방패연골 뒤쪽의 정중부분에 닿는다.

작용 | 성대인대의 긴장을 부분적으로 바꿔서 음성 높이를 조절한다.

기관과 기관지

1. 기관(그림 9-10)

1) 기관의 위치

기관 trachea 은 후두에서 이어지며 여섯째목뼈 높이에서 시작해 정중앙으로 내려오다가 넷째, 다섯째등뼈 높이에서 오른·왼기관지로 갈라진다. 기관의 뒤쪽에 식도가 붙어있고 식도의 뒤쪽은 척주와 붙어있다. 복장뼈자루 위모서리에 있는 목아래패임에서 피부를 통해 기관을 만져볼 수 있다. 기관의 위쪽 절반은 목에 있고 아래 절반은 위세로칸에 있다.

2) 기관의 구조와 기능

기관은 길이가 약 10 cm, 지름이 약 2 cm이며 속이 빈 관 모양을 지니고 있다. 기관의 벽에는 15~20개의 말굽 모양의 **기관연골** tracheal cartilage 이 있으며 그 사이는 **고리인대**

기관절개

기관절개(tracheotomy)는 기도(숨길)를 보호하기 위한 중요한 방법이다. 상기도가 막혀 있는 환자나 장기간에 걸쳐 인공호흡기를 이용하고 있는 경우에 시행한다. 우선 국소마취를 하고 앞목의 피부를 가로로 절개한 후, 갑상샘 아래쪽에서 기관으로 접근해 셋째~넷째기관을 세로로 절개한다(아래기관절개). 절개한 후에는 기관절개튜브를 끼워 넣는다. 갑상샘의 위쪽이나 갑상샘잘록 정중앙을 절개한 후에 기관절개를 시행하는 경우도 있다(위기관절개). 긴급한 경우에는 방패연골과 반지연골 사이를 가로로 절개하는 경우도 있다(후두절개).

기관 앞쪽에는 종종 아래갑상정맥이 아래로 내려가며, 인구의 10% 정도는 맨아래갑상동맥이 팔머리동맥이나 대동맥활에서 갑상샘잘록까지 위로 올라가기 때문에 주의가 필요하다.

● **기관절개**

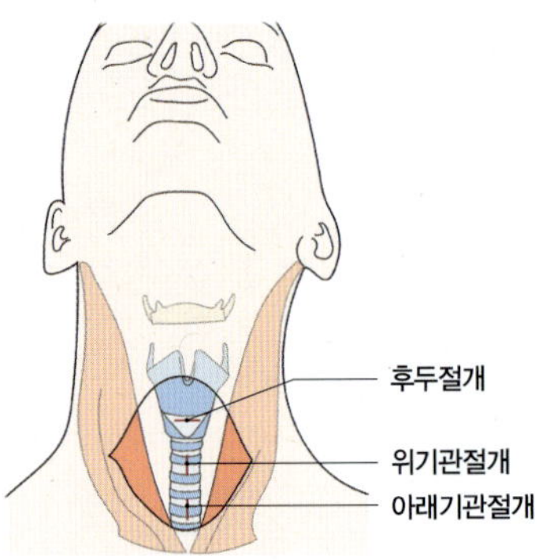

A. 수술방식

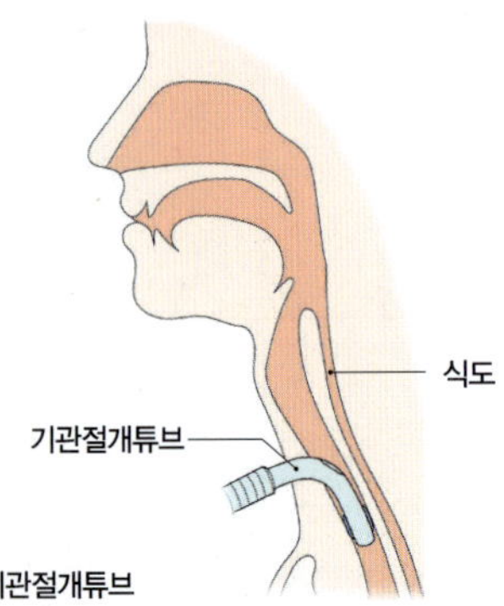

B. 기관절개튜브

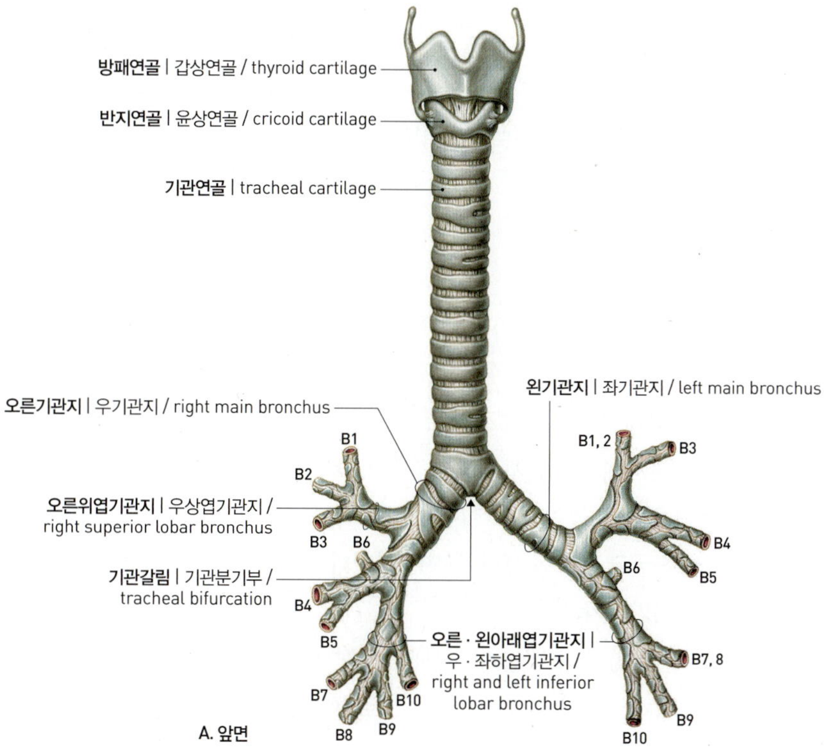

A. 앞면

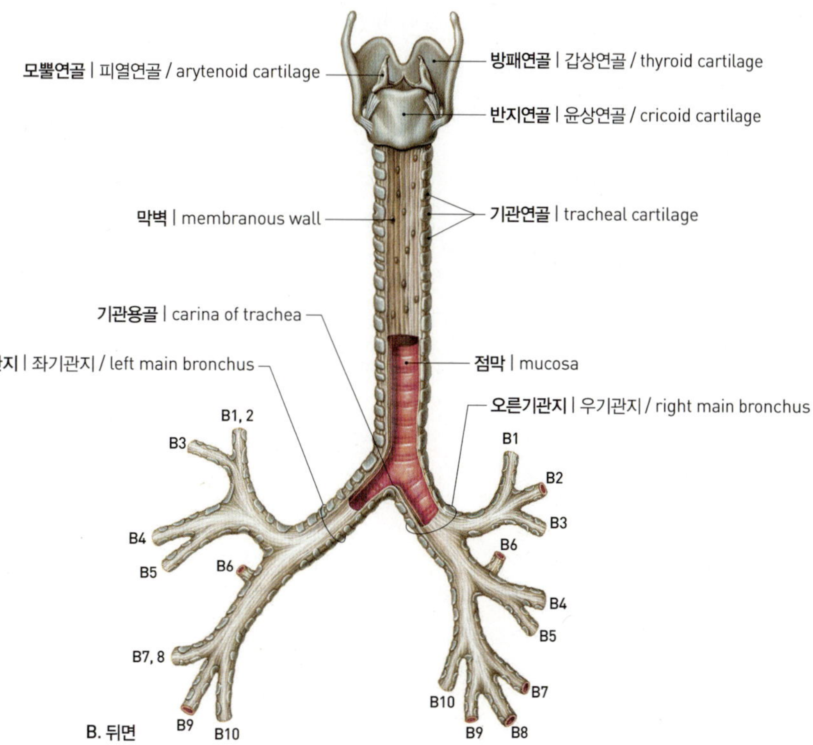

B. 뒤면

그림 9-10. 기관과 기관지가지

윤상인대/annular ligament 에 의해 연결되어 있다. 기관의 뒤벽은 연골이 없고 가로방향의 민무늬근육을 포함한 **막벽** 막성벽/membranous wall 이다.

기관과 기관지의 속은 호흡할 때 음압이 되기 때문에 기관과 기관지벽의 연골은 속공간이 좁아지지 않도록 하는 데 도움이 된다.

2. 기관지 [그림 9-10]

기관 trachea 은 후두에 이어져 약 여섯째목뼈 높이에서 시작해 정중앙을 내려간 후 넷째, 다섯째등뼈 높이에서 좌우의 기관지로 나뉜다. 기관의 벽은 C자 모양의 연골로 둘러싸여 있으며, 뒤벽에는 연골이 없고 민무늬근육이 있어서 막벽이라고 한다.

오른주기관지 · 왼주기관지 우 · 좌주기관지/right · left main bronchus 는 허파뿌리와 함께 허파문을 통해 허파로 들어간다. 기관지는 명확하게 좌우의 차이가 있다. 오른기관지는 왼기관지보다 굵고 짧으며 보다 수직에 가깝다. 이 때문에 기관으로 들어온 이물질은 오른허파로 들어가기가 쉽다.

기관지는 허파 속에서 **엽기관지** lobar bronchus 로 갈라져서 각 허파엽으로 향한다. 오른위엽으로 향하는 엽기관지만 허파문으로 들어가기 직전에 갈라진다.

또한 엽기관지는 **구역기관지** segmental bronchus 로 갈라져 기관지허파구역으로 향한다.

구역기관지는 가지로 갈라지며 점차 가늘어지면서 벽에서 연골이 사라지게 되고, 지름 1~2 mm의 세기관지가 되어 허파소엽으로 들어간다. 허파소엽 안에 들어있는 많은 허파꽈리에서 가스교환이 이루어진다.

허파

좌우의 **허파** 폐/lung 는 가슴안에서 세로칸을 사이에 두고 양쪽 절반을 차지하고 있다. 각각 반원뿔에 가까운 모양을 하고 있으며 가슴막이 둘러싸고 있다. 호흡계통의 중심장기이며 숨길을 통해 들어온 공기와 혈액 사이에서 가스교환이 일어난다. 허파는 오른심실에서 허파동맥을 통해 산소가 부족한 혈액을 받아들이고 허파정맥을 통해 왼심방으로 산소가 풍부한 혈액을 내보낸다. 세로칸에 있는 심장이 왼쪽으로 치우쳐 있기 때문에 오른허파가 왼허파보다 약간 더 크다.

1. 허파의 겉모습

허파의 위끝은 동그랗게 튀어나온 **허파꼭대기** 폐첨/apex of lung 이고 아래끝은 넓게 퍼져 있는 **허파바닥** 폐저/base of lung 이다. 맞닿은 해부학구조에 따라 다음의 3개의 면으로 나눈다.

갈비면 늑골면/costal surface | 앞, 가쪽, 뒤의 3방향으로 둥글게 튀어나와 있다.
가로막면 횡격면/diaphragmatic surface | 아래쪽에 있으며 가로막의 둥근천장에 해당하는 오목한 면과 맞닿는다.
세로칸면 종격면/mediastinal surface | 심장과 그 외의 세로칸에 있는 장기와 밀착되어 있으며 약간 오목하다.

세로칸면의 중앙부분에는 **허파문** 폐문/hilum of lung 이 있으며 이곳으로 기관지, 혈관(허파동맥 · 정맥, 기관지동맥 · 정맥, 림프관)과 신경이 허파로 들어가고 나온다. 왼허파의 세로칸면 앞아래부분은 심장으로 인해 오목하게 패여 있다.

3개의 면이 만드는 모서리 중에서 **아래모서리** 하연/inferior border 는 가로막면과 갈비면을 예리하게 나누고 있다. **앞모서리** 전연/anterior border 는 갈비면과 세로칸면이 이어지는 예리한 모서리이다.

2. 허파뿌리와 허파문

허파뿌리 폐근/root of lung 는 세로칸과 허파를 연결하는 부분으로 내장가슴막이 벽가슴막으로 대롱모양으로 이어지며 연결부위를 덮고 있다. 허파의 세로칸면에서 허파뿌리가 들어가고 나오는 부분을 **허파문** 폐문/hilum of lung 이라 하며, 내장가슴막이 벽가슴막으로 접히는 부분이 허파문의 테두리를 만든다. 허파뿌리의 아래쪽에서 허파와 세로칸을 연결하는 가슴막의 주름이 **허파인대** 폐간막/pulmonary ligament 이다. 벽가슴막이 내장가슴막으로 이어지는 부위는 허파문과 허파인대를 둘러싸고 있다.

허파뿌리에는 1개의 **허파동맥** 폐동맥/pulmonary artery, 2개의 **허파정맥** 폐정맥/ pulmonary vein, **주기관지** main bronchus 와 더불어 기관지동맥과 정맥, 신경, 림프관이 들어있다. 오른허파의 위엽기관지는 허파뿌리 속에서 갈라지며, 허파문에 이르러 허파동맥의 위아래에 놓이게 된다.

3. 오른허파 [그림 9-11]

오른허파 우폐/right lung 는 **위 · 중간 · 아래엽** 상 · 중 · 하엽/superior · middle · inferior lobe 으로 나뉘며 엽 사이에는 내장가슴막이 들어와 틈새를 이루고 있다.

빗틈새 사열/oblique fissure | 위엽과 중간엽을 아래엽과 나눈다.

수평틈새 수평열/horizontal fissure | 위엽과 중간엽을 나눈다. 앞쪽의 복장뼈 부근부터 뒤쪽으로 거의 넷째갈비사이공간을 따라 뻗어있다.

오른허파의 세로칸면은 장기와 큰혈관에 밀착되어 있으며 이에 눌린 자국이 관찰된다. 앞아래부분에는 심장이 밀착되어 있다(**심장자국** 심압흔/cardiac impression). 홀정맥은

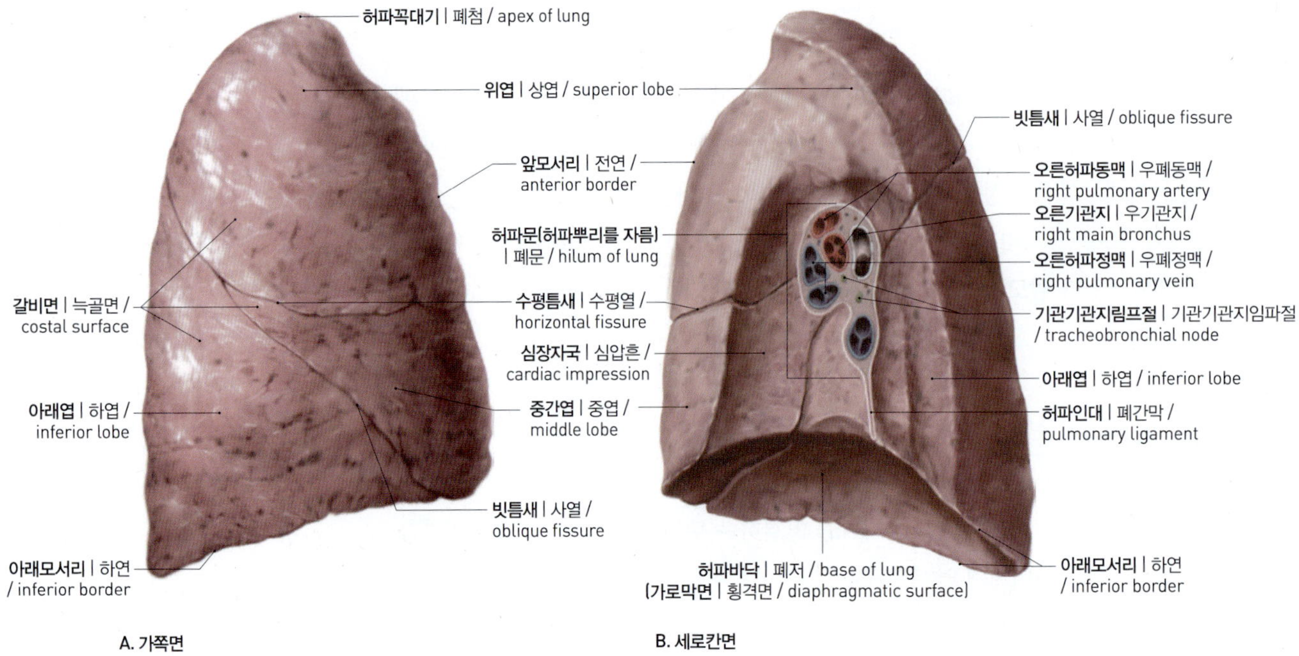

그림 9-11. 오른허파

허파문 뒤쪽으로 올라가며 허파문 위쪽을 넘어서 위대정맥과 연결된다. 허파문 바로 뒤쪽에는 식도가 내려가고 있다.

4. 왼허파 (그림 9-12)

왼허파 좌폐/left lung 에는 위엽과 아래엽이 있으며 빗틈새에 의해 나뉜다.

왼허파의 빗틈새는 셋째, 넷째등뼈 가시돌기 사이 부근부터 앞아래쪽으로 거의 다섯째 갈비사이공간과 여섯째갈비뼈를 따라 뻗어있다.

왼허파의 세로칸면에는 앞아래부분에 심장에 의해 커다랗게 움푹 패인 곳이 있으며 **심장자국** 심압흔/cardiac impression 이라고 한다. 앞모서리의 아래부분에는 심장으로 인해 파여진 **심장패임** 심절흔/cardiac notch 이 있다. 대동맥활은 허파문 위쪽을 뒤로 넘어가 가슴대동맥으로 바뀐 후 허파문 뒤쪽으로 내려간다. 식도 역시 허파문 뒤쪽으로 내려간다.

5. 허파구역 (그림 9-13, 표 9-2, 3)

허파구역 폐구역/bronchopulmonary segments 은 구역기관지와 허파동맥에 의해 나눠진다. 좌우의 허파에 각각 10개의 허파구역이 있으며, 왼허파에는 그 일부가 합쳐져 있다. 허파구역은 허파의 육안 구성단위이며 1개의 허파구역을 수술로 잘라낼 수 있다.

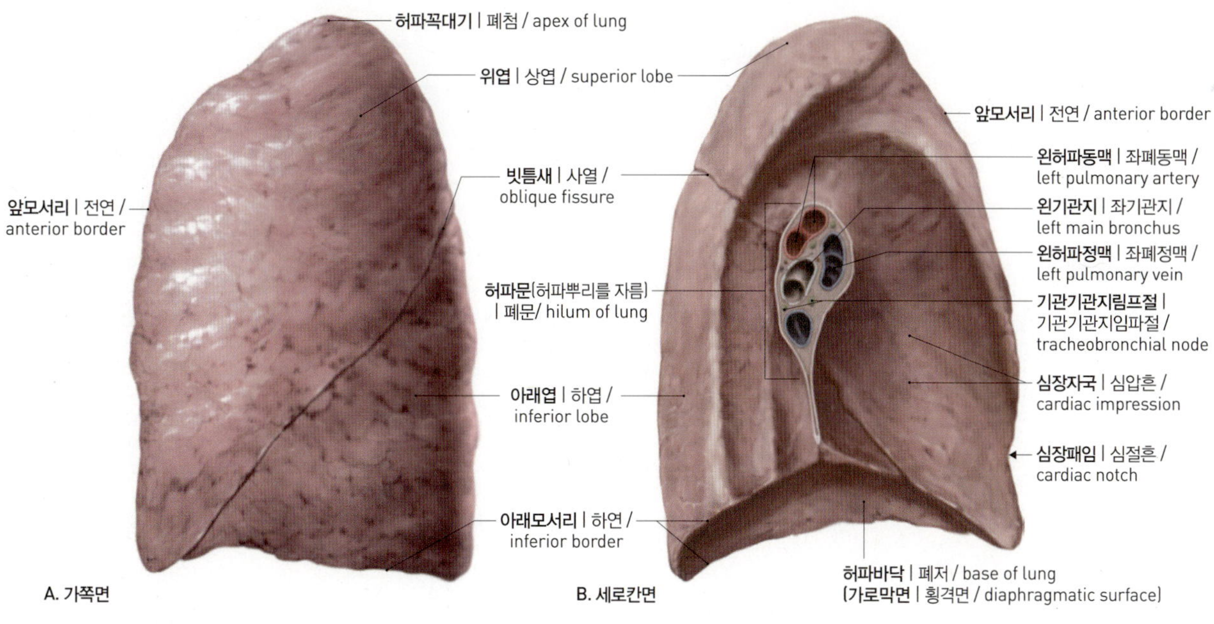

그림 9-12. 왼허파

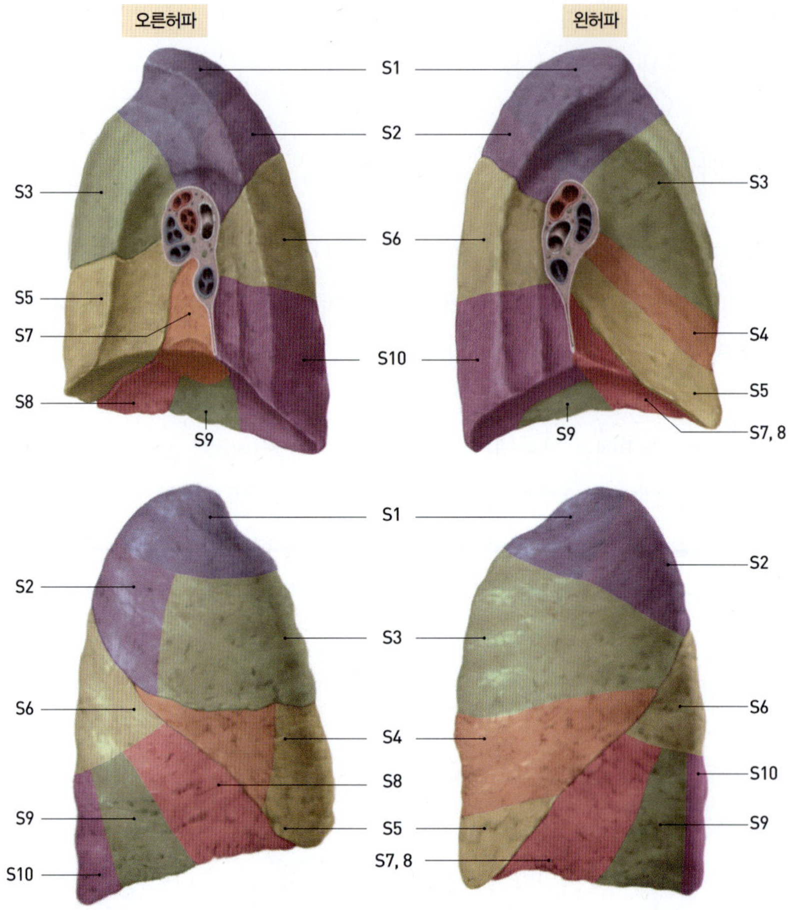

그림 9-13. 허파구역

표 9-2. 오른허파의 구역기관지와 허파구역

구역기관지		허파구역	
오른위엽기관지	허파꼭대기가지 B1	오른위엽	허파꼭대기구역 S1
	뒤위엽가지 B2		뒤위엽구역 S2
	앞위엽가지 B3		앞위엽구역 S3
오른중간엽기관지	가쪽중간엽가지 B4	오른중간엽	가쪽중간엽구역 S4
	안쪽중간엽가지 B5		안쪽중간엽구역 S5
오른아래엽기관지	위아래엽가지 B6	오른아래엽	위아래엽구역 S6
	안쪽바닥가지 B7		안쪽바닥구역 S7
	앞바닥가지 B8		앞바닥구역 S8
	가쪽바닥가지 B9		가쪽바닥구역 S9
	뒤바닥가지 B10		뒤바닥구역 S10

표 9-3. 왼허파의 구역기관지와 허파구역

구역기관지		허파구역	
왼위엽기관지	허파꼭대기뒤가지 B1+2	왼위엽	허파꼭대기뒤구역 S1+2
	앞위엽가지 B3		앞위엽구역 S3
	위혀가지 B4		위혀구역 S4
	아래혀가지 B5		아래혀구역 S5
왼아래엽기관지	위아래엽가지 B6	왼아래엽	위아래엽구역 S6
	안쪽바닥가지 B7		안쪽바닥구역 S7
	앞바닥가지 B8		앞바닥구역 S8
	가쪽바닥가지 B9		가쪽바닥구역 S9
	뒤바닥가지 B10		뒤바닥구역 S10

허파구역의 모양은 불규칙한 원뿔이다. 그 꼭대기는 구역기관지의 시작부분에 해당하고 바닥면은 허파의 바깥표면에 있다. 기관지와 허파동맥의 가지는 허파구역의 중심을 통해 갈라지고, 허파정맥의 가지는 허파구역 바깥 모서리쪽으로 달린다.

폐활량

허파 속에 포함되어 있는 공기는 호흡에 의해 바깥으로 나가거나 들어온다. 이렇게 들어가고 나오는 공기의 양은 **폐활량계**(spirometer)를 이용해서 측정할 수 있다. 폐활량계를 이용해서 호흡기능의 장애와 그 원인이 되는 질환의 종류와 정도를 알 수 있다.

안정시 호흡 때 허파로 들어가고 나오는 양을 **1회 환기량**(tidal volume)이라고 하며 약 500 mL이다. 안정 들숨 상태에서 최대한으로 들이마실 수 있는 공기량을 들숨예비량이라고 하고, 안정 날숨 상태에서 최대한으로 내쉴 수 있는 공기량을 날숨예비량이라고 한다. 최대한의 들숨상태에서 최대한으로 내뱉을 수 있는 공기량이 **폐활량**(vital capacity)이다. 성인 남성은 3,000~4,000 mL, 성인 여성은 2,500~3,500 mL가 표준이다.

호흡에 의해 허파로 들어오고 나가는 공기 중에서 일부는 허파꽈리에 도달하지 못하고 코안이나 기관, 기관지 등에 머무르게 된다. 이러한 공기량은 **무효공간**(사강/dead space)이라고 한다. 이 양은 150 mL 정도 되며 허파꽈리의 가스교환에 관여하지 않는다.

최대한의 들숨 상태에서 최대의 속도로 숨을 토해냈을 때 최대한으로 내뱉을 수 있는 공기의 양을 **강제폐활량**(forced vital capacity)이라고 한다. 처음 1초 동안 내뱉을 수 있는 양이 일초량이며 강제폐활량에 대한 일초량의 비율을 일초율이라고 한다.

여러 종류의 폐활량이 모두 줄어드는 것을 **제한폐질환**(restrictive lung disease)이라 하며, 간질폐렴이나 가슴막이 두꺼워지는 질환이 이에 해당한다. 주로 일초율이 줄어드는 것이 **폐쇄폐질환**(obstructive lung disease)이며, 기관지천식, 폐기종, 만성기관지염 등이 이에 속한다.

● 폐활량

각 양의 수치는 성인의 표준치 예이며 체격이나 연령, 성별에 따라 다르다.

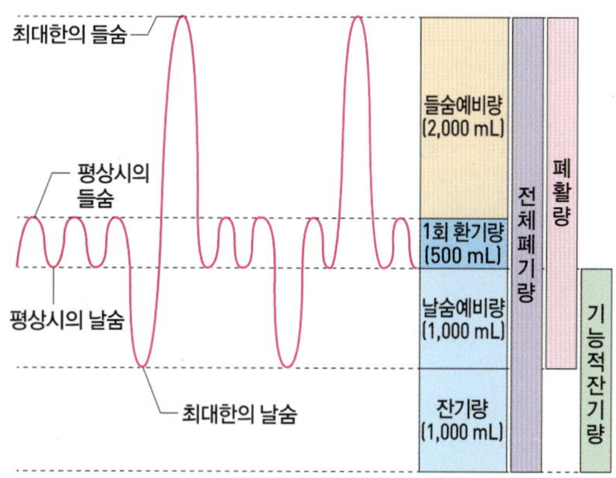

허파꽈리와 가스교환

허파 속에서 기관지의 가지는 허파동맥의 가지와 나란히 주행하며, 갈라지면서 점차 가늘어진다. 지름 1 mm 정도가 되면 벽에서 연골이 사라지고 **세기관지**(bronchiole)라고 불리게 된다. 또한 세기관지는 더 많은 가지로 갈라지면서 소엽에 분포하게 되어, 한 세기관지가 한 허파소엽을 담당하게 된다. **허파소엽**(폐소엽/pulmonary lobule) 속에서 갈라진 세기관지는 종류가 다른 상피세포를 가진 종말세관지와 호흡세기관지가 되며, 마지막으로 무수히 많은 주머니 모양의 **허파꽈리**(폐포/alveolus)에 연결된다.

허파동맥의 가지는 허파소엽의 중심을 통과하고 허파정맥의 가지는 허파소엽 모서리 주변을 지나간다.

인간의 허파꽈리 수는 약 3억 개가 있고 지름 200~250 μm이며 전체 표면적은 약 150 m^2가 된다. 허파꽈리는 2종류의 상피세포에 의해 덮여 있다.

- I형 허파꽈리세포는 극단적으로 납작한 세포이며 허파꽈리의 표면 대부분을 덮고 있다. 허파꽈리의 공기와 모세혈관의 혈액 사이의 가스교환은 이 세포를 통해 이루어진다.
- II형 허파꽈리세포는 둥근 모양의 세포이고 허파꽈리벽이 접힌 모서리 부분에 위치해 있으며 허파의 **표면활성물질**(표면활성제/surfactant)을 생산한다. 이 물질은 허파꽈리의 표면장력을 줄여서 허파꽈리가 작게 찌그러지는 것을 막아준다.

허파꽈리에서는 허파꽈리 안의 공기와 모세혈관 안의 혈액 사이에서 **가스교환**(gas exchange)이 이루어진다. 산소는 확산되어 적혈구 속의 헤모글로빈에 결합한다. 이산화탄소의 대부분은 중탄산염(HCO_3^-)으로 적혈구와 혈장에 녹아있으며, 적혈구 안에 있는 탄산탈수효소로 CO_2로 바뀐 후에 허파꽈리로 배출된다. 혈액이 허파꽈리의 모세혈관을 통과하는 시간은 0.75초 정도이며 이 사이에 가스교환이 이루어진다.

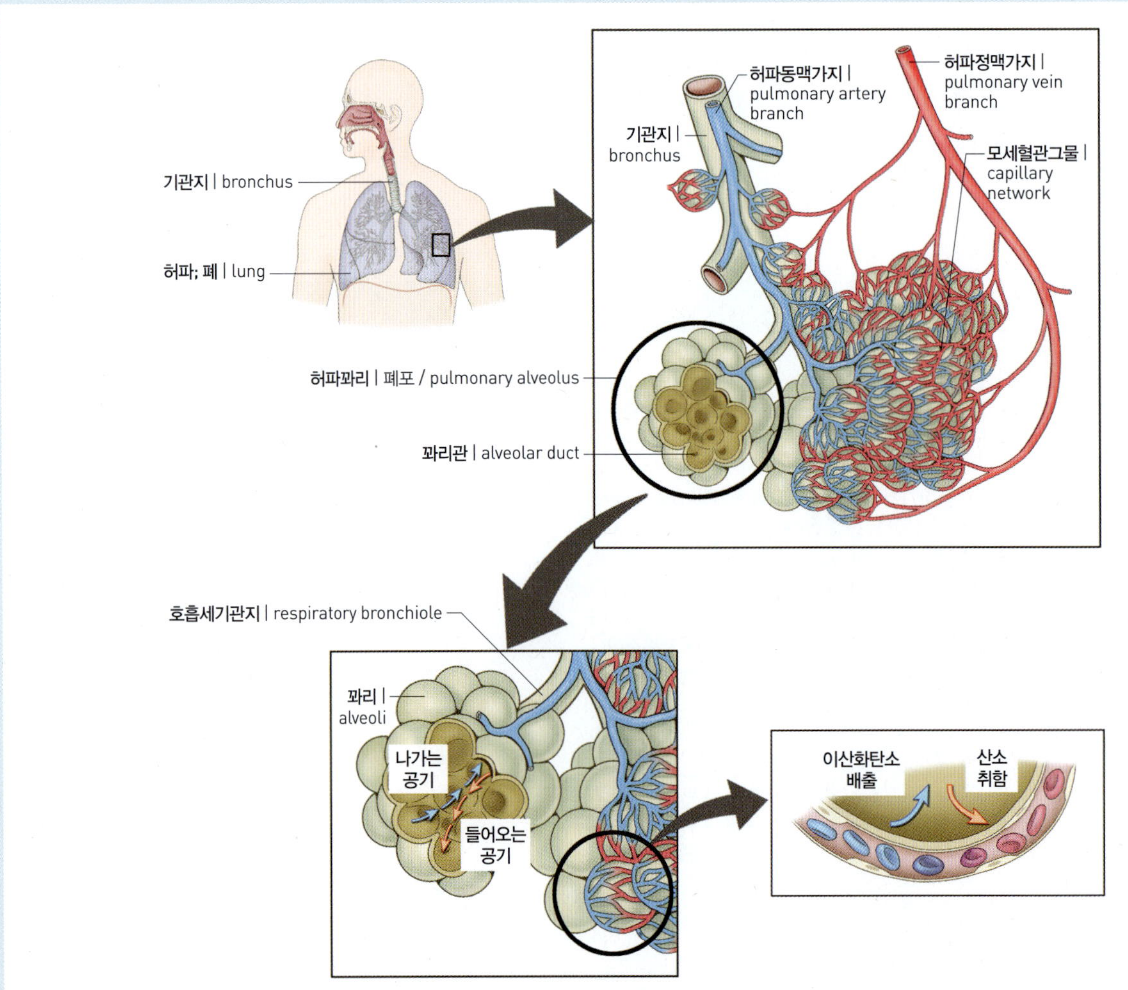

가슴막

가슴안에는 중앙의 세로칸을 사이에 끼고 좌우로 **가슴막안** 흉막강/pleural cavity 이 있으며 각각 허파를 감싸고 있다. 가슴막안의 위쪽은 위가슴문을 약간 넘어서 목부위 바닥까지 도달하고 아래쪽은 가로막 위쪽과 닿아있으며, 가로막이 갈비뼈에 붙어있는 근처까지 가슴막안이 닿아있다. 앞쪽, 가쪽, 뒤쪽은 가슴우리 속면과 붙어있고 안쪽은 세로칸과 붙어있다.

1. 가슴막의 구분과 부위 (그림 9-14)

가슴막안은 **가슴막** 흉막/pleura 이라는 얇은 장막으로 덮여 있다. 가슴막은 그 위치에 따라 두 가지로 나뉜다.

벽가슴막 벽측흉막/parietal pleura | 가슴벽 속면을 덮는다.
내장가슴막 장측흉막/visceral pleura (허파가슴막 폐흉막/pulmonary pleura) | 허파의 표면을 덮는다.

벽가슴막과 내장가슴막은 약간의 간격을 두고 맞닿아 있다. 허파 주변의 가슴막안은 벽가슴막과 내장가슴막 사이의 좁은 공간만 남는다. 소량의 장액을 포함하고 있어서 벽가슴막과 내장가슴막 사이의 움직임을 원활하게 하고 호흡할 때 허파의 팽창과 축소를 돕기 위해 표면장력으로 허파를 가슴벽에 밀착시켜준다. 벽가슴막은 덮고 있는 부위에 따라 여러 부분으로 나뉜다. **갈비가슴막** 늑골흉막/costal pleura 은 갈비뼈가 있는 가슴벽의 속면을 덮는다.

세로칸가슴막 종격흉막/mediastinal pleura 은 세로칸과 맞닿아 있다. **가로막가슴막** 횡격흉막/diaphragmatic pleura 은 가로막과 맞닿아 있다. 위가슴문을 넘어서 목부위로 돌출한 부분은 **가슴막꼭대기** pleural cupola 라고 한다.

벽가슴막은 다섯째~일곱째등뼈 높이에서 세로칸가슴막이 내장가슴막으로 이어진다. 이때 허파로 들어가고 나가는 장기(기관, 허파동맥, 허파정맥 등)를 대롱모양으로 감싸면서 내장가슴막으로 이어진다. **허파뿌리** 폐근/root of lung 는 허파로 들어가고 나오는 조직과 그것을 감싸는 가슴막으로 이루어져 있으며, **허파문** 폐문/hilum of lung 은 허파뿌리를 통해 허파로 들어가는 허파 안쪽면의 출입구를 말한다.

벽가슴막과 내장가슴막이 합쳐지는 부위는 허파문에서 아래쪽으로 이어져서 2중의 가슴막으로 이루어진 가늘고 긴 주름을 만드는데, 이를 **허파인대** 폐간막/pulmonary ligament 라고 한다.

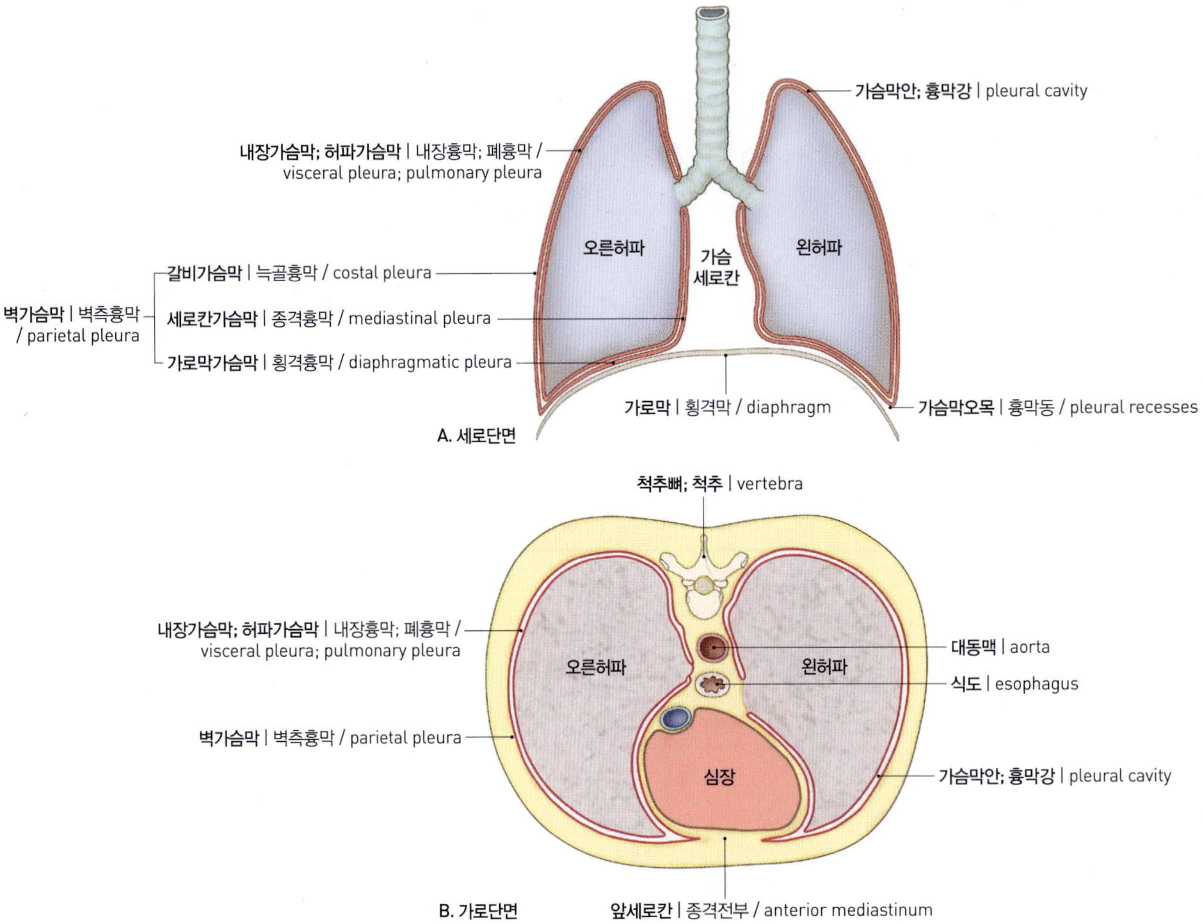

그림 9-14. 가슴막과 가슴막안

2. 가슴막오목 [그림 9-15]

가슴막의 앞쪽과 아래쪽에는 허파 없이 앞뒤의 벽가슴막이 서로 맞닿는 공간이 있으며, 이를 **가슴막오목** 흉막동/pleural recess 이라고 한다.

갈비가로막오목 늑골횡격동/costodiaphragmatic recess | 아래쪽 갈비가로막오목은 갈비가슴막과 가로막가슴막 사이에 있는 가장 큰 가슴막오목이다.
갈비세로칸오목 늑골종격동/costomediastinal recess | 앞쪽 갈비세로칸오목은 갈비가슴막과 세로칸가슴막이 맞닿아 있는부위이다.

깊게 들숨을 쉬면 허파가 크게 부풀어 올라서 가슴막오목 안까지 들어오고, 세게 날숨을 쉬면 허파가 작아져 가슴막오목이 커진다.

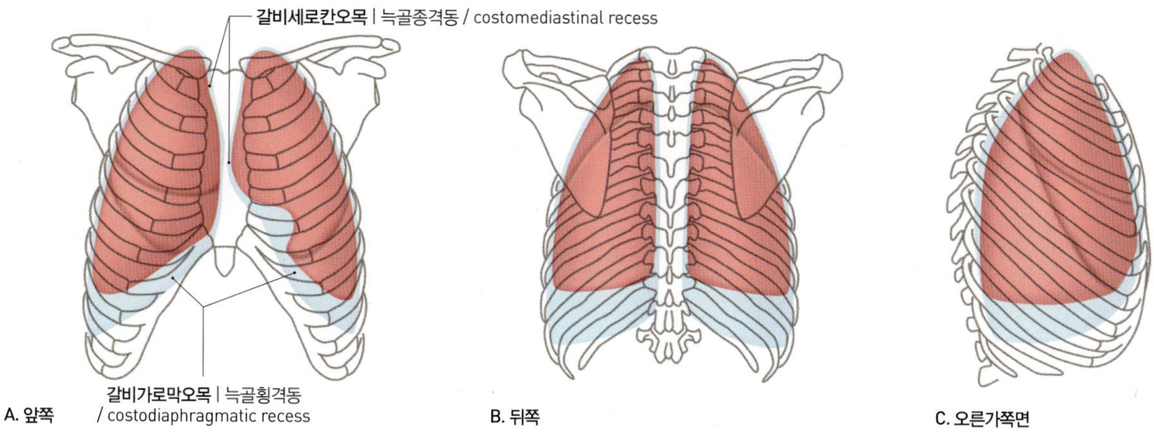

그림 9-15. 가슴막오목과 허파의 관계

공기가슴증과 허파허탈

정상적인 생체의 허파는 가슴안에 가득 차있다. 이는 허파의 팽창압력에 의해 부풀어 오르는 것이 아니다. 오히려 허파조직은 복원탄력성이 있어 허파꽈리의 공기를 밖으로 밀어내려 한다. 허파를 덮는 내장가슴막과 벽가슴막 사이의 가슴막안의 압력은 바깥보다 낮게 유지되고 있으며 (약 −2 mmHg), 이 음압으로 인해 허파가 수동적으로 팽창하게 된다. 가슴막안은 가슴막액의 얇은 층에 의해 허파의 움직임을 원활하게 할 뿐만 아니라 표면장력을 통해 내장가슴막에 벽가슴막이 밀착되게 하여 가슴우리 부피가 커질 때 허파가 팽창되도록 한다. 허파가 고유의 탄력에 의해 수축하는 것은 보통 알아차리기 힘들지만, 가슴막안에 공기가 들어와 **공기가슴증**(기흉/pneumothorax)이 되면 잘 알 수 있다.

공기가슴증에는 외상에 의해 가슴벽과 벽가슴막이 손상되어 바깥에서 공기가 들어온 외상공기가슴증과 허파 표면에 **물집**(bulla) 등의 병터가 터져 허파 속에서 공기가 새어나온 자연공기가슴증이 있다. 공기가슴증으로 인해 공기가 가슴막안으로 들어오면 가슴막안 음압이 사라지게 되므로 허파가 탄력에 의해 수축하게 된다. 손상된 가슴벽의 공기통로가 계속 열려있어 많은 공기가 가슴막안으로 들어오게 되면, 허파 속의 공기가 거의 배출되어 **무기폐**(atelectasis)가 된다. 정상적인 허파가 무기폐가 되는 것을 **허파허탈**(pulmonary collapse)이라고 한다. 공기가슴증을 치료하기 위해 가슴막안에 튜브를 삽입해서 공기를 빼내는 술기를 수행하며 이를 통해 허파허탈을 막을 수 있다.

가슴막안에는 공기 이외의 물질이 고여 있는 경우도 있다. 가슴막염(흉막염) 등으로 인해 다량의 삼출물이 고이는 것을 **물가슴증**(수흉/hydrothorax)이라고 하고, 외상 등으로 출혈이 일어나 혈액이 고인 것을 **혈액가슴**(혈흉/hemothorax)이라고 한다.

● 공기가슴증과 허파허탈

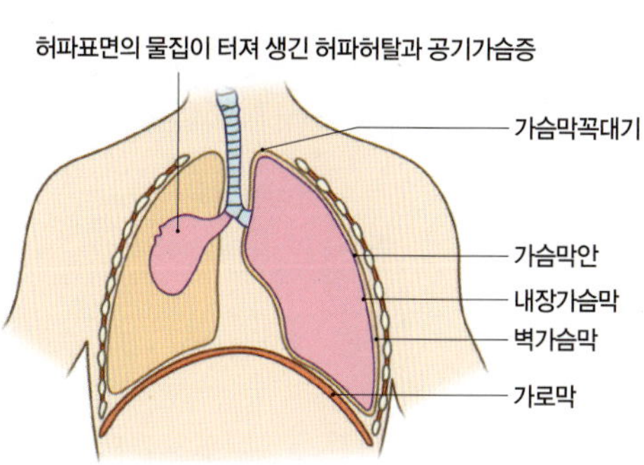

세로칸

1. 세로칸의 위치

세로칸 종격/mediastinum 은 가슴안의 중앙에 위치하고 있으며 양쪽 가슴막안 사이에 있는 공간이다. 세로칸이란 용어는 가슴세로칸과 고환세로칸에 사용되지만, 일반적으로 세로칸이란 용어는 가슴세로칸을 의미한다. 세로칸의 위끝부분은 위가슴문이며 그 위쪽에 목으로 연결된다. 아래끝부분에는 가로막이 있으며, 그 아래로 배안이 있다. 앞쪽은 복장뼈와 밀착되어 있고 뒤쪽은 등뼈의 척추몸통과 맞닿아 있다.

세로칸은 심장과 심장으로 들어가고 나가는 큰혈관, 허파로 들어가고 나가는 기관, 기관지, 가슴샘 등을 포함하고 있다. 또한 가슴에서 배로 이어지는 식도, 가슴림프관, 신경 등의 통로 역할을 한다.

2. 세로칸의 구분 (그림 9-16)

세로칸은 복장뼈각과 넷째, 다섯째등뼈사이를 잇는 가로단면을 기준으로 위부분과 아래부분으로 나뉜다. 또한 심장을 기준으로 앞, 중간, 뒤 부분으로 나뉜다.

위세로칸 상종격/superior mediastinum | 세로칸의 위부분으로 기관, 식도, 가슴샘, 대동맥, 위대정맥 등이 있다.

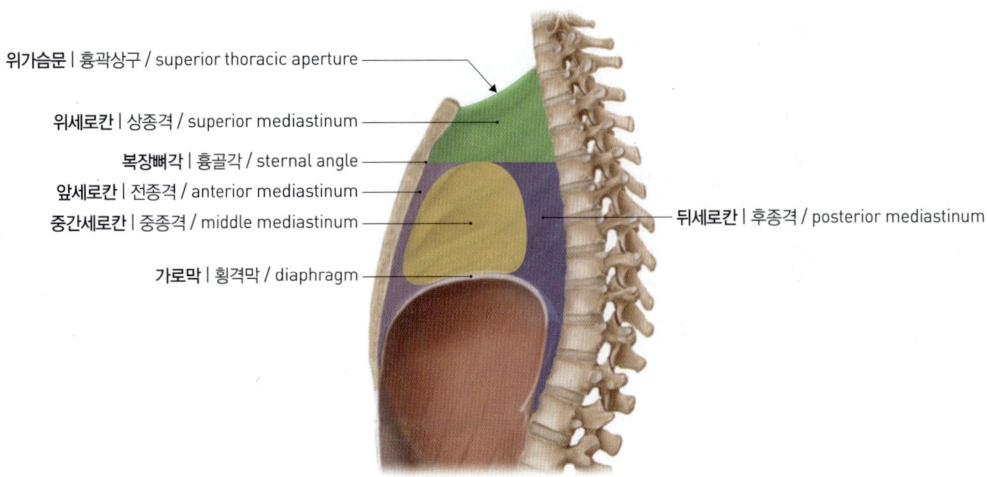

그림 9-16. 세로칸의 구분

앞세로칸 전종격/anterior mediastinum | 세로칸 아래부분의 심장막보다 앞쪽 부분으로 가슴샘이 있다.
중간세로칸 중종격/middle mediastinum | 세로칸 아래부분의 심장막과 그 내용물을 포함한 부분으로 심장이 위치한다.
뒤세로칸 후종격/posterior mediastinum | 세로칸 아래부분의 심장막보다 뒤쪽 부분으로 식도, 가슴대동맥, 홀정맥, 교감신경줄기, 가슴림프관 등이 있다.

Chapter 10

비뇨계통

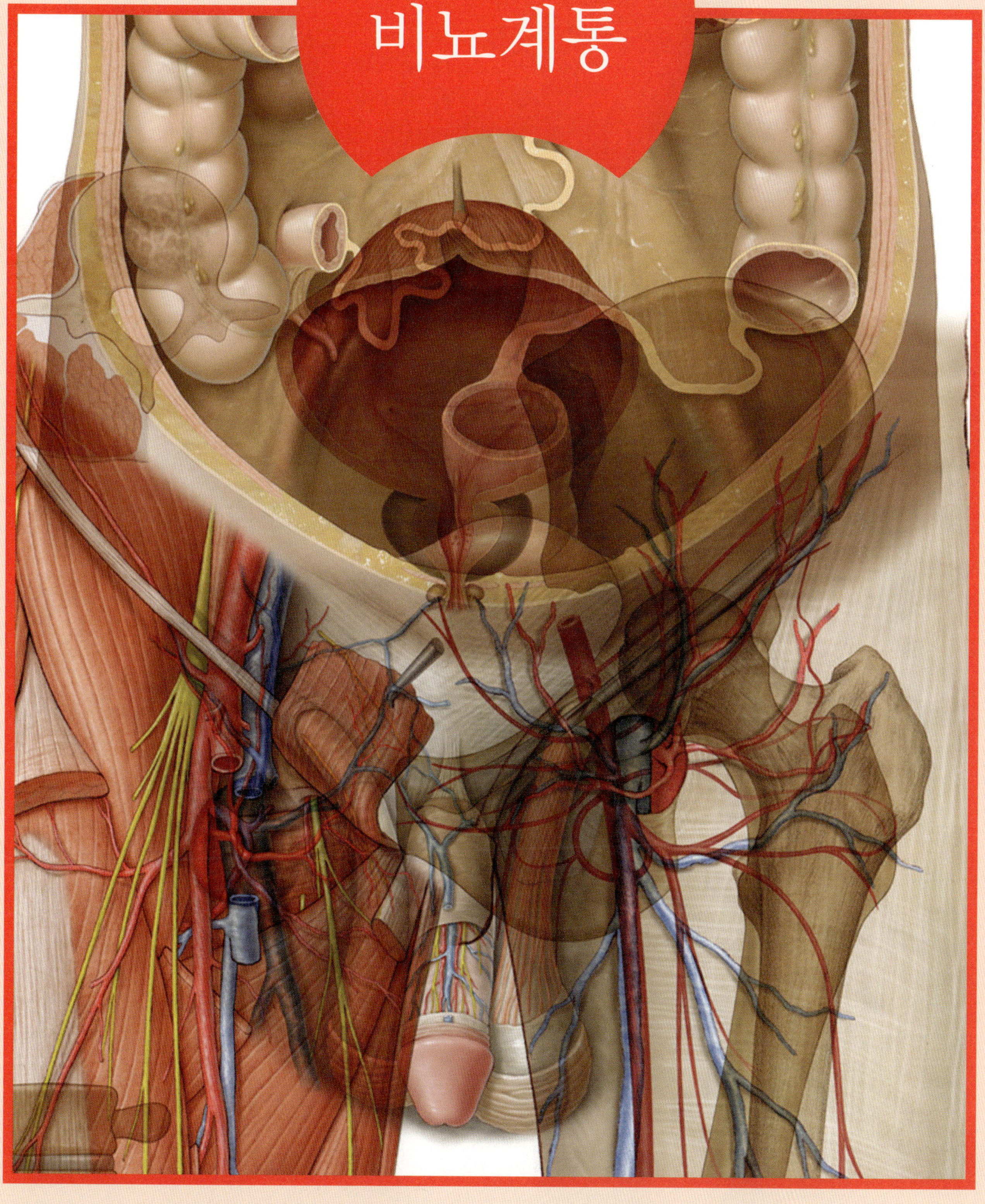

비뇨계통의 개요 (그림 10-1)

비뇨계통 비뇨기계/urinary system 은 소변을 생성하고 배출함으로써 체액의 양과 성분을 일정하게 유지하고(내부 환경의 **항상성** homeostasis) 동시에 불필요한 물질을 배출하는 배설기관 역할을 한다. 비뇨계통은 소변을 만드는 콩팥과 소변을 운반하여 체외로 배출하는 요로(요관, 방광, 요도)를 말한다.

콩팥 신장/kidney 은 뒤배벽의 척주 양쪽에 있으며, 대량의 혈액을 받아들여서 소변을 생성하고 소변의 양과 성분을 큰 폭으로 유연하게 조절한다.

요관 ureter 은 소변을 방광으로 보낸다.

방광 urinary bladder 은 소변을 일시적으로 저장한다.

요도 urethra 는 필요에 따라 소변을 몸밖으로 내보낸다.

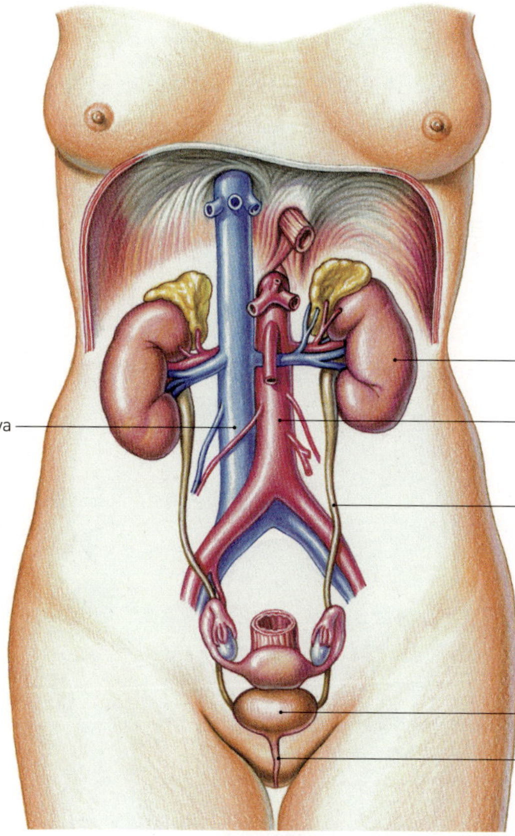

그림 10-1. 비뇨계통의 개요

콩팥

콩팥 신장/kidney 은 척주 양쪽에 있는 한 쌍의 기관이며 요관을 통해 소변을 내보낸다. 콩팥동맥 · 정맥을 통해 많은 혈액이 순환되고 소변을 만들어 체액의 양과 성분을 일정하게 유지한다.

1. 주변장기와 위치관계 (그림 10-2)

좌우의 콩팥은 척주 바로 옆에 있는 복막뒤공간 속 결합조직에 묻혀 있다. 누운자세에서는 열두째등뼈~셋째허리뼈 높이에 있다. 오른위사분역에 간이 있기 때문에 오른콩팥의 위치는 왼콩팥보다 약간 낮다. 등쪽에서 보면 가슴우리 갈비뼈에 반쯤 가려지는 높이에 있다.

콩팥과 그 주변의 장기(부신, 요관)는 다량의 지방과 근막으로 둘러싸여 있다. 콩팥을 둘러싼 많은 지방은 콩팥 앞뒤에 있는 **콩팥근막** 신근막/renal fascia (**제로타근막** Gerota's fascia)에 의해 근막 바깥과 속의 두 종류로 나뉜다. 근막 바깥의 지방은 **콩팥주위지방** pararenal fat이라고 하며 벽복막과 콩팥근막앞층 사이와 콩팥근막뒤층과 뒤배벽의 근육(큰허리근, 엉덩근, 허리네모근 등) 사이로 퍼져있다. 근막 속에서 콩팥을 직접 감싸고 있는 지방을 **콩팥주위지방피막** perirenal fat capsule 이라고 한다.

2. 콩팥의 구조 (그림 10-3)

콩팥은 강낭콩 모양을 띠고 있으며 표면의 대부분은 **섬유피막** fibrous capsule 으로 덮여 있다. 안쪽 중앙은 오목하게 패여서 **콩팥문** 신문/hilum of kidney 이 되고 콩팥동맥 · 정맥,

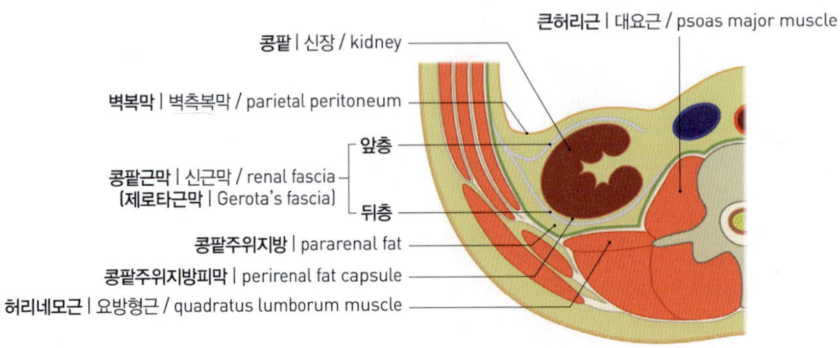

그림 10-2. 콩팥과 그 주위, 수평단면

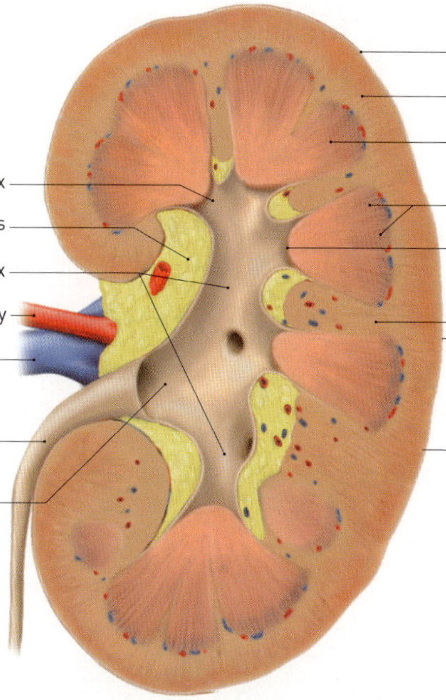

그림 10-3. 콩팥의 구조, 오른콩팥의 수직단면

신경, 요관의 출입구가 된다. 콩팥속에는 **콩팥굴** 신동/renal sinus 이라고 하는 공간이 있고 콩팥동맥 · 정맥의 가지와 더불어 요관에 이어진 **콩팥잔** 신배/calyx 및 **콩팥깔때기** 신우/renal pelvis 가 드나든다. 혈관과 요관, 깔대기 사이사이에는 지방피막과 이어지는 지방이 차 있다.

콩팥의 실질을 수직으로 잘라보면, 섬유피막에 맞닿아 있는 **콩팥겉질** 신피질/renal cortex 과 콩팥굴로 향하는 **콩팥속질** 신수질/renal medulla 이 보인다. 콩팥속질은 십여 개의 원뿔 모양의 덩어리로 나누어지는데, 각각 **콩팥피라미드** 신추체/renal pyramid 라고 하며 그 끝부분이 콩팥굴로 튀어나와서 **콩팥유두** 신유두/renal papilla 를 만든다. 콩팥피라미드와 그 바깥의 콩팥겉질을 합쳐서 **콩팥엽** 신엽/renal lobe 이라고 부르며 콩팥의 육안해부학적 단위가 된다. 두 콩팥엽 사이의 콩팥겉질은 콩팥피라미드 사이로 들어가 **콩팥기둥** 신주/renal column (**벨틴기둥** column of Bertin)을 만든다. 소아의 콩팥 표면에는 콩팥엽 사이가 고랑처럼 움푹 패여 있는 것이 명확하게 보이지만 성장함에 따라 콩팥조직이 자라 매끈하게 된다.

콩팥유두는 각각 **작은콩팥잔** 소신배/minor calyx 속으로 튀어나와 있으며 콩팥유두의 끝부분에서 나온 소변은 작은콩팥잔으로 흘러들어간다. 콩팥굴 속에서 여러 개의 작은콩팥잔이 모여 **큰콩팥잔** 대신배/major calyx 을 만들며 큰콩팥잔이 모여 **콩팥깔때기** 신우/renal pelvis 가 된다. 콩팥깔때기는 깔때기 모양으로 좁아져서 요관으로 이어진다.

3. 콩팥의 혈관(그림 10-4)

1) 동맥

콩팥으로 혈액을 보내는 **콩팥동맥** 신동맥/renal artery 은 위창자간막동맥이 시작되는 바로 아래에서 배대동맥 양쪽으로 나오며 첫째, 둘째허리뼈 사이 높이에 해당한다. 오른콩팥동맥은 왼콩팥동맥보다 약간 높은 위치에서 시작되는 경우가 많다. 오른콩팥동맥은 왼콩팥동맥보다 약간 길며 아래대정맥 뒤쪽을 통과한다. 콩팥동맥은 콩팥문 근처에서 앞뒤로 2개의 가지로 나뉘며 콩팥잔과 콩팥깔때기의 앞뒤를 지난다. 앞가지는 4개로 나뉘며 뒤가지 1개와 함께 5개의 **구역동맥** segmental artery 이 된다. 하나의 구역동맥은 하나의 **콩팥구역** 신구역/renal segment 을 담당하며 구역동맥 사이에는 연결이 없다.

콩팥의 미세구조

콩팥의 실질은 토리와 콩팥세관으로 이루어져 있다.
토리(사구체/glomerulus)는 모세혈관으로 이루어진 지름 200 μm 정도의 뭉치이며 콩팥겉질에 모여 있다.
콩팥세관(renal tubule)은 콩팥겉질과 콩팥속질 속으로 복잡하게 뻗어 있으며, 상피세포의 종류에 따라 1) 토리쪽세관, 2) 중간세관, 3) 먼쪽세관, 4) 집합관으로 나뉘어져 있다. 콩팥세관 중 콩팥속질을 직선으로 내려가고 올라가는 부분은 **콩팥세관고리**(loop of Henle)라고 부르며, 중간세관 및 토리쪽 · 먼쪽세관의 일부를 포함하고 있다. **집합관**(collecting duct)에서는 먼쪽세관 끝들이 합쳐져 굵어지며 마지막으로 콩팥유두끝에 열린다.

● 콩팥토리와 콩팥세관의 흐름

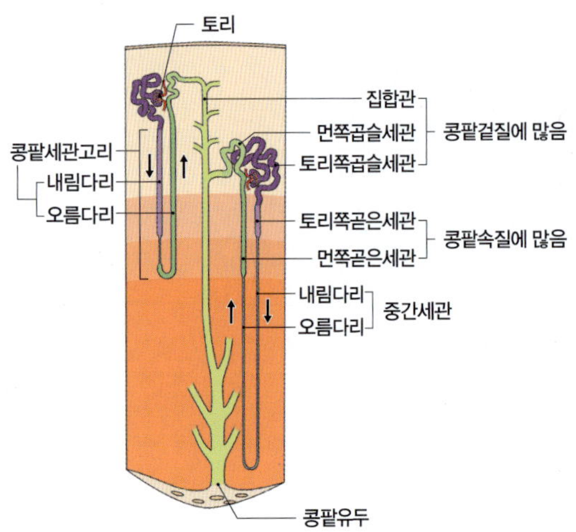

소변 생성의 2단계 방식

콩팥에서의 소변 생성은 토리여과와 세관재흡수의 2단계로 이루어져 있다. **토리여과**(glomerular filtration)를 통해 하루에 200 L의 소변이 혈액에서 여과되어 콩팥세관으로 흘러간다. **세관재흡수**(tubular reabsorption)를 통해 여과액의 99%가 혈액 속으로 재흡수되며, 실제로 배출되는 소변은 하루 1.5 L 정도이다.
콩팥에서 소변의 양과 성분을 조절하여 도달하려는 목표는 체액을 일정하게 유지하는 **항상성**(homeostasis)이다. 소변 생성을 2단계로 나눔으로 인해 콩팥세관의 기능을 세밀하게 조정할 수 있게 되고, 결국 소변의 양과 성분을 큰폭으로 변경할 수 있게 된다. 따라서 충분한 양의 토리여과량을 확보해두어야 하며, 이를 위해 여과압을 형성하는 토리혈압이 일반 혈관의 혈압보다 약 50 mmHg 높게 유지되고 콩팥으로 흐르는 피의 양도 많다.

● 소변 생성과정

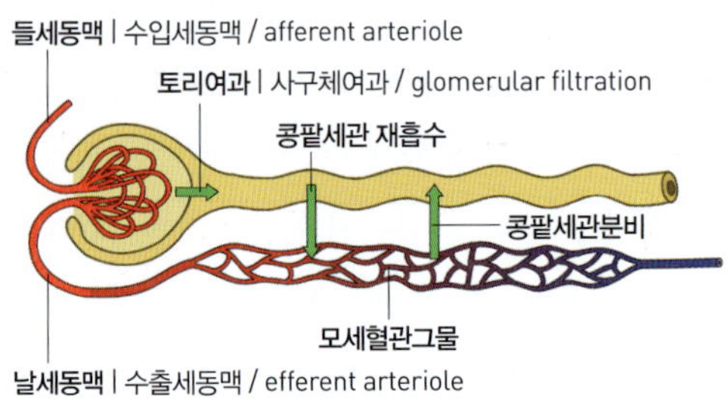

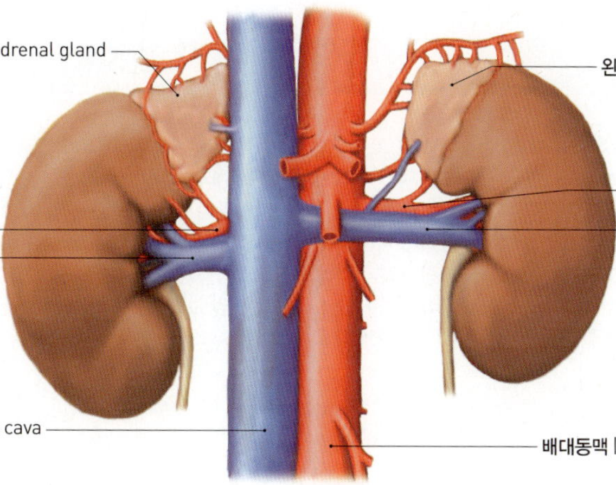

그림 10-4. **콩팥의 혈관**

2) 정맥

콩팥정맥 신정맥/renal vein 은 콩팥에서 나온 여러 개의 가지가 모여 콩팥문 근처에서 만들어지며 정중면을 향해 달려 아래대정맥과 연결된다. 왼콩팥정맥은 오른쪽보다 길고 아래쪽으로 왼고환정맥(왼난소정맥)이 합쳐지며, 배대동맥과 위창자간막동맥 사이를 지나가기 때문에 둘 사이에 눌려 압박을 받을 수 있다.

요관 [그림 10-1, 5]

요관 ureter 은 콩팥에서 방광으로 소변을 운반하는 근육으로 된 도관이다. 콩팥굴 속에서 콩팥유두로부터 나온 소변을 받은 콩팥잔이 모여서 콩팥깔때기가 되고 콩팥깔때기가 콩팥문 근처에서 좁아져 요관이 시작된다. 요관은 복막뒤공간에서 큰허리근의 앞쪽을 따라 내려가고 위골반문에서 온엉덩동맥이나 바깥엉덩동맥을 넘어 골반안으로 들어가 방광으로 간다.

요관에는 세 곳의 조임부위가 있어 요로결석에 의해 요관이 막히기 쉬운 부위이다.

1) 콩팥문 바로 아래쪽의 콩팥깔때기와 요관이 이어지는 부위
2) 요관이 위골반문에서 온·바깥엉덩동맥과 교차하는 부위
3) 요관이 방광벽을 통과하는 부위

콩팥세관의 기능

토리쪽세관(proximal tubule)은 콩팥세관이 시작되는 부분이며 속공간에 솔가장자리가 있다. 대량의 액체를 재흡수하고(토리여과량의 50~75%) 소변 안의 유용한 물질(포도당, 아미노산)을 모두 재흡수한다.

콩팥세관고리에서 집합관까지의 부분은 **소변농축**(urine concentration)을 담당한다. 콩팥세관고리의 내림다리와 오름다리, 집합관의 협력에 따라 콩팥속질 안에 Na^+과 요소가 축적되어 높은 삼투압이 만들어진다. 집합관이 콩팥속질을 관통해서 콩팥유두 끝부분으로 가는 사이에 콩팥속질의 높은 삼투압에 따라 집합관의 여과액에서 수분이 흡수되어 소변이 농축된다.

집합관에서 마지막 소변의 양과 성분의 조절이 이루어진다. 뇌하수체 뒤엽에서 분비된 **바소프레신**(vasopressin)이 집합관 상피세포의 수분 투과성을 높여서 소변의 농축이 이루어지도록 한다. 부신겉질에서 방출되는 **알도스테론**(aldosterone)은 먼쪽세관과 집합관 상피세포의 Na^+ 재흡수력을 높여 혈압을 상승시킨다.

● 콩팥세관의 기능

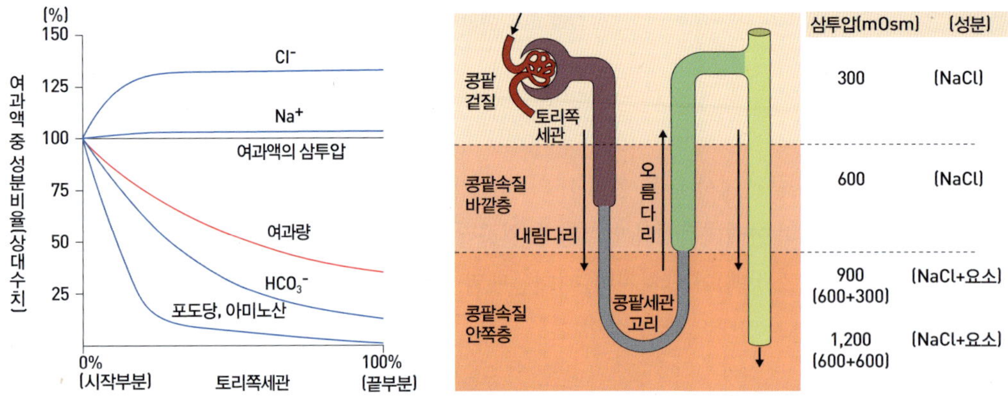

A. 토리쪽세관의 재흡수 B. 콩팥속질의 여과액 농축

토리곁장치

토리곁장치(juxtaglomerular apparatus)는 토리의 혈관극에 있는 세포 집단이며, 토리혈압이 내려가거나 먼쪽세관 여과액 성분을 감지하여 **레닌**(renin)을 방출한다. 레닌은 혈장 **앤지오텐신II** (angiotensin II)을 생성하며 이를 통해 온몸의 동맥을 조절하여 곧바로 혈압을 상승시키고, 곧이어 부신겉질을 자극하여 **알도스테론**(aldosterone)을 분비시켜 장기적으로 혈압을 상승시킨다. 고혈압증은 많은 경우에 레닌이 관여하고 있다.

● 토리와 토리곁장치

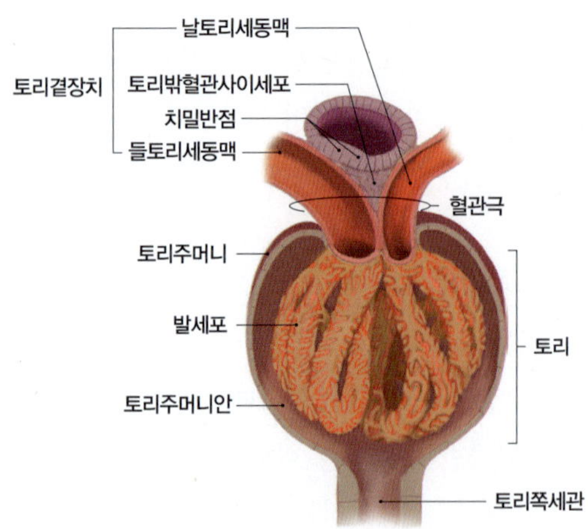

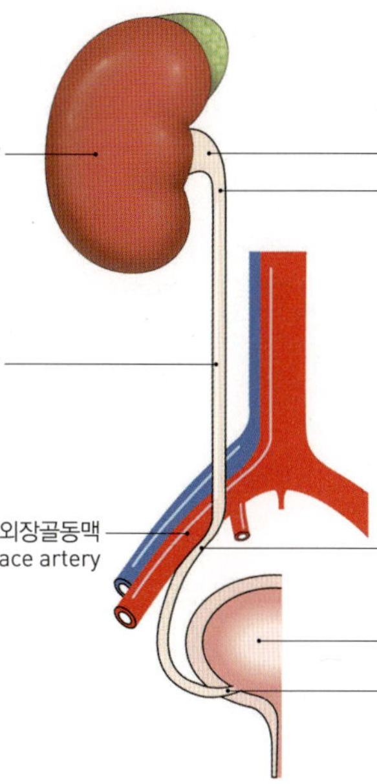

그림 10-5. 요관의 잘록부분

방광 (그림 10-6, 7)

방광 urinary bladder 은 골반안의 가장 앞부분에 위치한다. 속이 비어 있을 때에는 골반안에만 있지만, 소변이 가득 차면 배안으로 밀고 올라간다. 비어 있는 상태의 방광은 삼각추 모양이며, 앞쪽에 끝부분(방광꼭대기)이 있고, 뒤쪽에 바닥(방광바닥)이 위치한다.

앞끝의 **방광꼭대기** 방광첨/apex of bladder 는 두덩결합 바로 뒤쪽에 위치한다. **정중배꼽인대** 정중제삭/median umbilical ligament 는 방광꼭대기에서 위쪽으로 늘어나는 결합조직성 인대이며, 앞배벽을 따라 올라가서 배꼽에 도달한다. 이것은 태아기에 있던 요막관의 흔적이며, 벽복막으로 덮여서 정중배꼽주름을 만든다.

요로결석

요로결석(urolithiasis)은 요로계통에 생기는 결정에 의해 만들어지는 돌이다. 콩팥의 집합관이나 유두표면에서 만들어지며, 소변과 함께 이동하다가 요관의 좁아진 잘록을 통과할 때 심한 통증과 출혈이 생겨 알게되는 경우가 많다. 결석의 종류는 80%가 옥살산칼슘을 주성분으로 하고 인산칼슘을 일부 포함하고 있는 경우가 많다. **요산결석**(uric acid stone)은 5% 정도이며 **통풍**(gout)과 같이 생기는 경우가 많다.

요로결석의 95% 이상은 콩팥깔때기나 요관에서 발견되며 방광과 요도의 결석은 적다. MD-CT 등의 영상진단으로 확정되며 돌의 크기를 측정한다. 5 mm 이하인 경우에는 자연적으로 배출되기도 한다. 요로결석의 치료로는 **체외충격파쇄석술**(extracorporeal shock wave lithotripsy, ESWL)이 가장 많이 이용된다. 몸 바깥에서 발생시킨 충격파를 몸속 돌에 집중적으로 보내 잘게 부수는 치료방법이다. **피부경유콩팥돌절개술**(percutaneous nephrolithotomy)이나 **요도경유요관돌절개술**(transurethral ureterolithotomy)보다 환자 부담이 훨씬 적다.

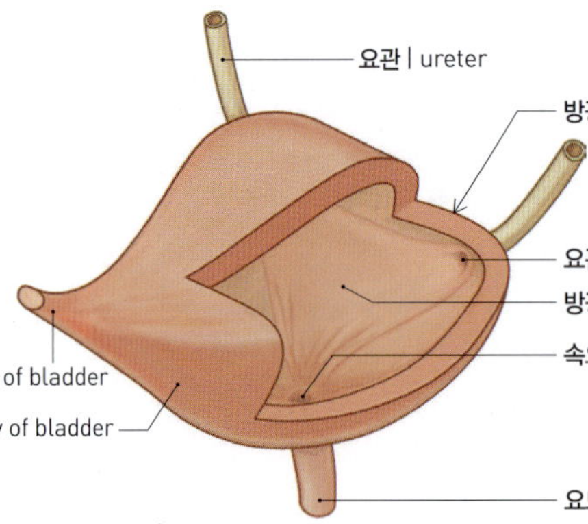

그림 10-6. 방광의 겉모습과 속모습

뒤쪽의 **방광바닥** 방광저/fundus of bladder 은 거의 역삼각형이며, 뒤아래쪽으로 향하고 있다. 방광바닥의 좌우 위끝부분의 뿔에는 2개의 요관이 방광벽을 뚫고 들어간 후, 좌우 **요관구멍** 요관구/ureteric orifice 이 되어 속공간의 점막면으로 연결된다. 방광에서 요도로 나가는 출구인 **속요도구멍** 내요도구/internal urethral orifice 은 방광바닥 아래쪽의 뿔에 위치해 있으며, 요도는 이곳에서 아래쪽으로 뻗어나간다. 좌우의 요관구멍과 속요도구멍 사이에서 형성된 삼각형의 점막부분을 **방광삼각** trigone of bladder 이라고 한다(그림 10-6).

방광의 꼭대기와 바닥 사이에 있는 부분이 **방광몸통** 방광체/body of bladder 이다. 위쪽은 벽복막으로 덮여 있다. 좌우의 아래가쪽면은 두덩뼈 뒤쪽, 속폐쇄근의 근막과 골반가로막의 가장 위부분에 맞닿아 있다.

두덩뼈 뒤쪽과 방광 사이에 지방을 포함하고 있는 결합조직층은 **두덩뒤공간** 치골후극/retropubic space (**레찌우스공간** Retzius space)이라고 한다(그림 10-8A).

방광목 방광경/neck of bladder 은 방광의 아래끝과 요도의 시작부분을 포함하고 있는 부위

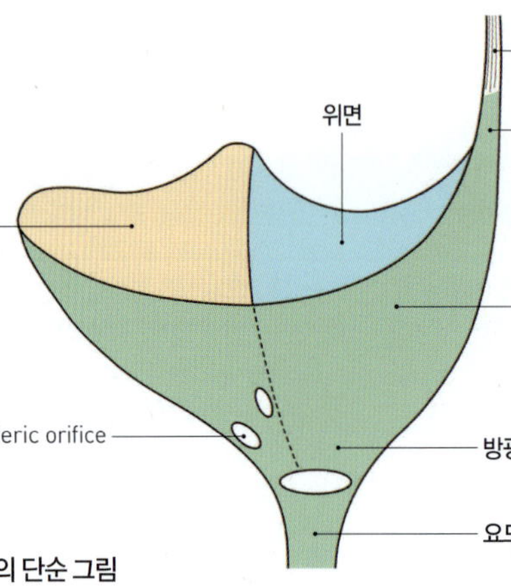

그림 10-7. 방광의 단순 그림

이다. 비뇨생식가로막, 골반가로막과 인대에 의해 튼튼하게 고정되어 있다. 방광을 고정하는 인대는 앞쪽 두덩뼈에서 시작되며, 여성에서는 **두덩방광인대** 치골방광인대/pubovesical ligament, 남성에서는 **두덩전립샘인대** 치골전립선인대/puboprostatic ligament 라고 한다. 이 인대는 방광목과 인접해 있는 요도 일부를 둘러싸고 있으며, 남성에서는 전립샘의 섬유피막이 섞여있다.

요도

요도는 방광바닥 아래끝부분에서 시작하여 샅의 바깥요도구멍에서 끝난다. 요도의 길이와 지름은 성별에 따라 현저하게 다르다.

1. 여성의 요도 (그림 10-8D)

길이 3~4cm 정도로 짧다. 골반가로막의 비뇨생식구멍을 통해 비뇨생식가로막을 관통하고, 소음순 사이에 있는 질어귀에는 바깥요도구멍이 있다. 여성의 **바깥요도구멍** 외요도구/external urethral orifice 은 질어귀의 질구멍 바로 앞쪽에 있으며, 요도의 아래벽과 질의 앞벽이 근접해 있다. 요도 아래끝부분의 양쪽에는 **요도곁샘** 요도방선/paraurethral gland (**스킨샘** Skene's gland)이 있으며, 바깥요도구멍의 가쪽모서리로 분비물을 배출한다.

2. 남성의 요도 (그림 10-8A~C)

길이 15~20 cm로 길며 전립샘 속으로 뻗어있다. 골반가로막의 비뇨생식구멍을 통해 비뇨생식가로막을 관통하고, 음경뿌리에서 음경몸통을 통과해 음경귀두 끝부분에서 바깥요도구멍으로 끝난다. 남성의 요도는 다음의 4부분으로 나뉜다.

벽속부분 벽내부/intramural part (전립샘 앞부분 preprostatic part) | 속요도구멍에서 전립샘까지의 약 1 cm 되는 부분이며, 민무늬근육으로 이루어진 **속요도조임근** 내요도괄약근/internal urethral sphincter 이 둘러싸고 있다.

전립샘부분 전립선부/prostatic part | 전립샘을 관통하는 길이 3~4 cm 되는 부분이다. 뒤벽의 점막에는 **요도능선** 요도릉/urethral crest 이라고 하는 세로주름이 있고, 속요도구멍에서 아래쪽으로 뻗어있다. 요도능선의 양쪽에 있는 **전립샘굴** 전립선동/prostatic sinus 이라고

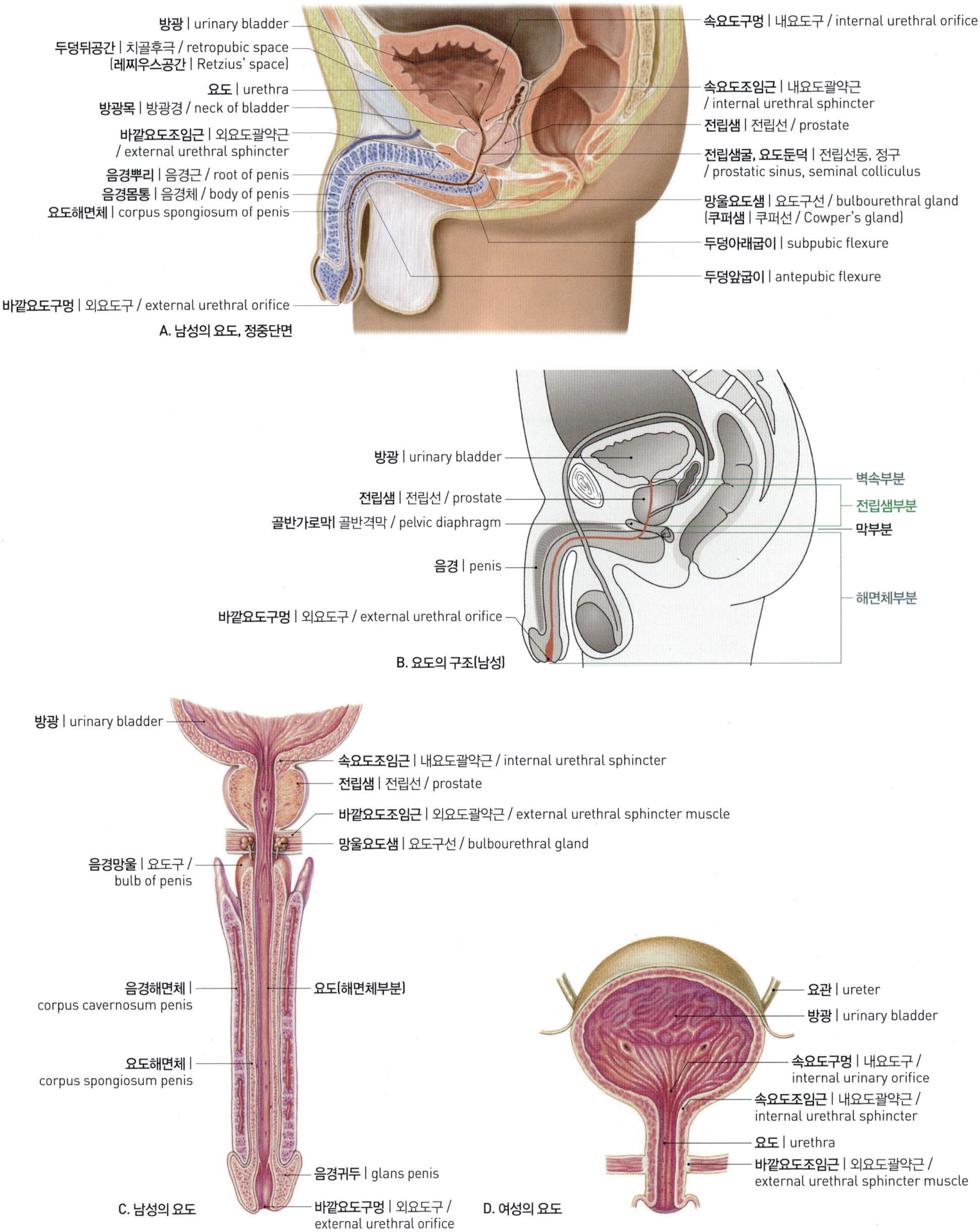

그림 10-8. 남성과 여성의 요도

하는 움푹 패인 곳으로 전립샘의 도관이 열려있다. 전립샘부분 중앙 높이에서 요도능선이 팽창해서 **요도둔덕** 정구/seminal colliculus 이라고 하는 원형의 융기를 만든다. 요도둔덕 중앙에는 막창자에서 끝나는 작은 주머니(전립샘소실)가 있고 그 양쪽으로 사정관이 열려있다. **전립샘소실** 전립선소실/prostatic utricle 은 발생기의 **중간콩팥결관** 중신방관/paramesonephric duct (**뮐러관** müllerian duct) 하부의 잔유물로 여성의 자궁에 해당한다.

막부분 격막부/membranous part | 비뇨생식가로막을 관통하는 길이가 약 1 cm 되는 부분이다. 뼈대근육으로 이루어진 **바깥요도조임근** 외요도괄약근/external urethral sphincter 이 둘러싸고 있다. 요도 속공간이 가장 좁으며, 잘 확장되지 않는다.

해면체부분 해면체부/spongy part | 요도해면체 안을 관통하는 길이가 약 10~15 cm 되는 부분이다. 비뇨생식가로막의 음경뿌리부분에서 가장 넓고(음경망울부분), 앞쪽으로 90° 굽어져 있다(두덩밑굽이). 요도는 음경 중간부분에서 아래쪽으로 가볍게 굽어져 있고(두덩앞굽이), 바깥요도구멍 바로 앞에서 다시 넓어진다(**요도배오목** 요도주상와/navicular fossa). 남성의 **바깥요도구멍** 외요도구/external urethral orifice 은 음경 끝부분에 세로 방향의 좁은 틈새이다.

- **망울요도샘** 요도구선/bulbourethral gland (**쿠퍼샘** Cowper's gland) 은 비뇨생식가로막에서 요도의 뒤가쪽에 있는 작은 샘이며, 가느다란 도관이 요도해면체의 가장 먼쪽 부분으로 열려있다.
- **요도샘** 요도선/urethral gland (**리트르샘** Littre's gland) 은 요도해면체부분의 점막에 흩어져 있는 작은 점액샘이다.

배뇨

콩팥에서의 소변은 하루에 1.5 L 정도 만들어지지만, 음식물로부터의 수분흡수, 피부와 호흡기관으로부터의 수분상실 등이 동반되어 시시각각 변한다.

소변은 요관벽의 꿈틀운동에 의해 방광으로 내보내진다. 방광에 소변이 차서 방광벽이 확장되면 허리부위에서 반사가 일어나 허리내장신경(교감성)이 흥분해서 방광벽을 이완시키고 속요도조임근을 수축시켜서 방광내 압력을 올리지 않고 소변을 저장한다. 동시에 음부신경도 반사적으로 흥분해서 뼈대근육으로 이루어진 바깥요도조임근을 수축시켜서 소변의 누출을 억제한다. 방광 속의 소변량이 한도(400~500 mL)에 도달하면, 방광압력이 급격하게 상승해서 배뇨반사가 일어난다. 또한 신호가 위로 올라가서 뇌줄기의 배뇨중추에 도달하고 대뇌겉질에서 요의를 일으킨다. 배뇨중추에서 나오는 흥분은 골반내장신경(부교감성)을 통해 방광벽을 수축시키고, 허리내장신경(교감성)을 억제해서 속요도조임근을 이완시킨다. 여기에 대뇌겉질에서 나온 신호에 의해 음부신경이 제어되어 바깥요도조임근이 이완되면 **배뇨**(urination)가 일어난다.

Chapter 11
생식계통

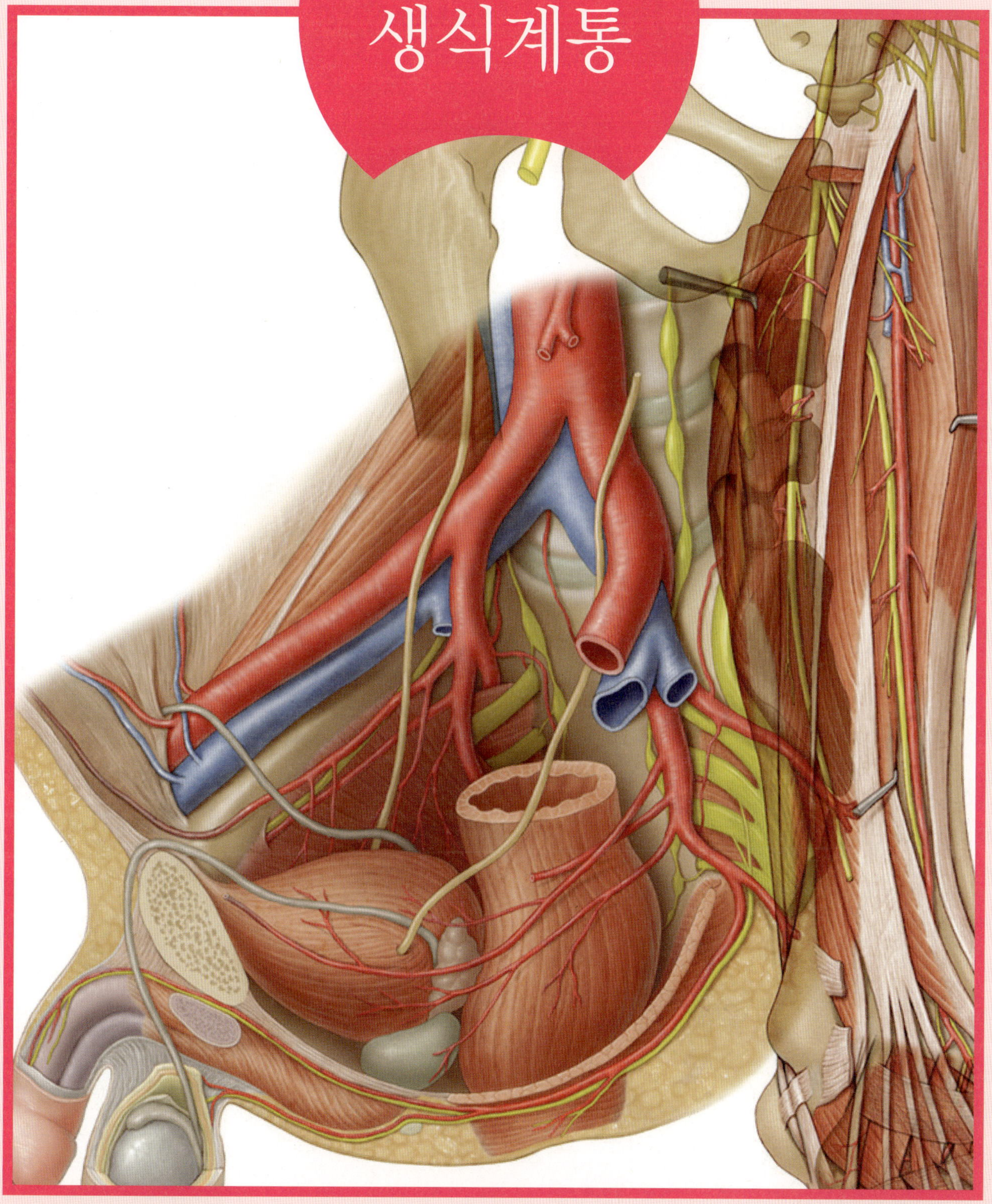

생식계통의 개요

생식계통 생식기계/reproductive system 은 종족을 유지하기 위하여 자손을 생산하며, 남성과 여성의 구조가 현저하게 다르다. 생식계통은 생식세포(정자, 난자)를 만드는 생식샘, 생식세포를 옮기는 생식관, 외분비를 담당하는 부속샘, 몸표면에서 보이는 바깥생식기관으로 이루어져 있다.

1. 남성생식계통 (그림 11-1A, 표 11-1)

고환 정소/testis 은 음낭 안에 들어있으며 정자를 생성, 배출함과 동시에 남성호르몬을 분비한다.

부고환 정소상체/epididymis 은 고환 위에 위치해 있다. 구불구불 뻗어있는 관으로 형성되어 있으며 정자를 성숙시키고 보관하는 역할을 한다.

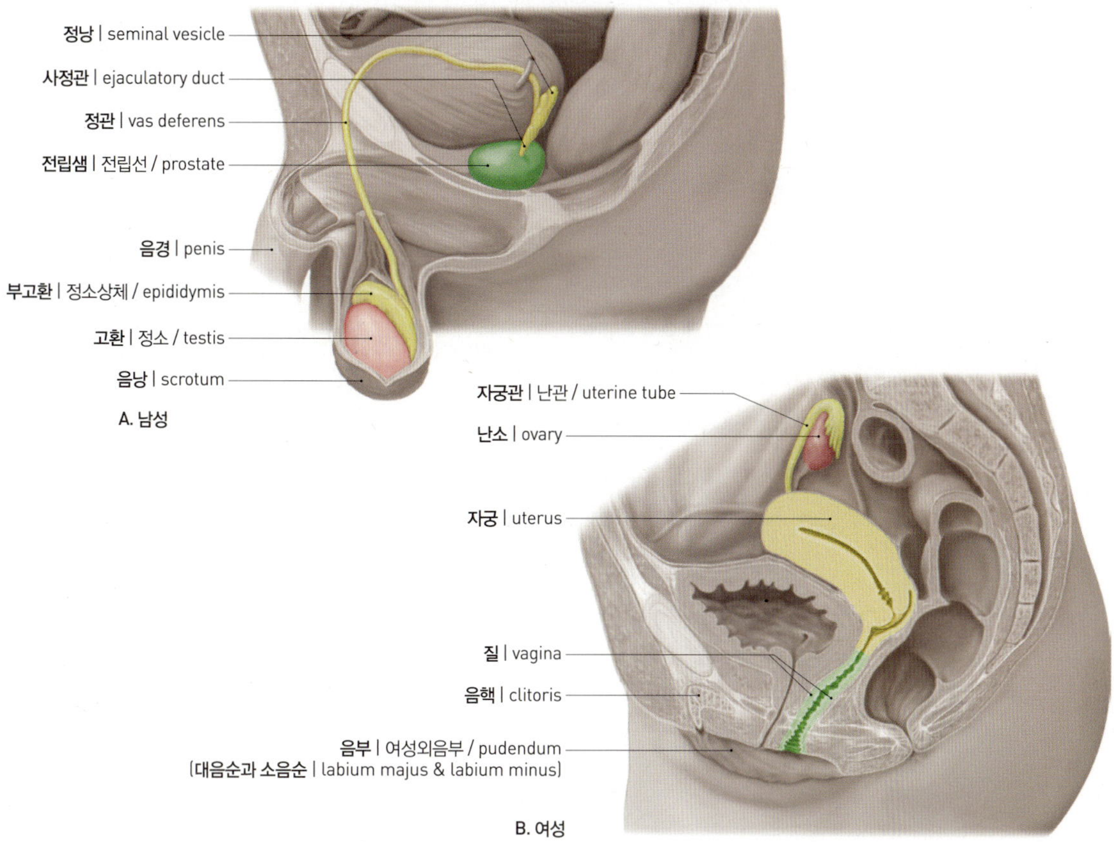

그림 11-1. 생식기관의 개요

표 11-1. 생식계통의 구성요소

	남성생식계통	여성생식계통
생식샘	고환	난소
생식관	부고환, 정관	자궁관, 자궁, 질
부속샘	정낭, 전립샘, 망울요도샘	큰질어귀샘, 요도곁샘
바깥생식기관	음경, 음낭	음핵, 음부(대음순과 소음순)

정관 vas deferens 은 부고환에서 계속 이어진다. 배벽을 통해 골반안으로 들어간 후 방광 바로 아래에서 요도로 이어진다.

정낭 seminal vesicle, **전립샘** 전립선/prostate, **망울요도샘** 요도구선/bulbourethral gland (**쿠퍼샘** Cowper's gland)은 정액 성분을 생산하고 분비한다.

음경 penis 은 발기조직으로 이루어져 있으며 남성의 성교기관인 동시에 요도의 통로이기도 하다.

2. 여성생식계통 (그림 11-1B, 표 11-1)

난소 ovary 는 골반안의 양쪽에 위치해 있으며, 난자를 생성하고 배출함과 동시에 여성 호르몬을 분비한다.

자궁관 난관/uterine tube 은 난소에서 배란된 난자를 자궁으로 옮긴다.

자궁 uterus 은 골반 중앙에 있으며, 수정란의 착상과 태아의 성숙이 일어나는 공간이다.

질 vagina 은 자궁과 외부를 이어주는 민무늬근육관이며, 성교기관이다.

큰질어귀샘 대전정선/greater vestibular gland (**바르톨린샘** Bartholin's gland)과 **요도곁샘** 요도방선/paraurethral gland 은 질어귀로 이어져 있으며 성교를 도와준다.

몸표면에서 보이는 여성의 바깥생식기관을 **음부** 여성외음부/pudendum 라고 한다. **대음순** labium majus 과 **소음순** labium minus 이라고 하는 좌우의 피부주름이 있으며 앞쪽에 있는 **음핵** clitoris 은 여성의 발기조직이다.

남성생식기관

남성의 생식기관은 생식샘인 고환, 생식관인 부고환, 정관, 사정관, 요도의 일부, 부속샘인 정낭, 전립샘, 망울요도샘, 바깥생식기관인 음낭과 음경으로 이루어져 있다.

1. 고환 (그림 11-2)

고환 정소/testis 은 정자를 만들어내는 기관으로 음낭 안에 들어있다. 타원형이며, 길이 3 cm×폭 2.5 cm×두께 2 cm 정도이고, 무게는 10~14 g이다. 고환은 **고환집막** 정소초막/tunica vaginalis 이라고 하는 장막주머니에 싸여있으며, **정삭** spermatic cord 이라고 하는 원기둥 모양의 구조물에 의해 배벽으로 연결되어 있다. 고환은 발생초기에 뒤배벽의 높은 위치

고환의 조직구조와 기능

정세관(seminiferous tubule)은 지름 150~250 μm이며, 근육모양세포와 바닥막에 의해 감싸여 있다. 그 속에는 정자로 분화해 가는 세포들과 그것을 지지하고 영양을 주는 **버팀세포**(세르톨리세포/Sertoli cell)**가** 포함되어 있다. 정자세포 중 가장 미분화된 것은 **정조세포**(spermatogonium)이며 바닥막쪽에 분포한다. 정조세포는 8회 정도 유사분열을 하여 **일차정모세포**(primary spermatocyte)로 분화하고 감수분열을 시작한다. 제1감수분열로 만들어진 **이차정모세포**(secondary spermatocyte)는 즉시 제2감수분열을 통해 **정자세포**(spermatid)를 형성한다. 정자세포는 형태 변화를 일으켜서 세포질의 대부분을 잃고 날씬한 **고환정자**(정소정자/testicular spermatozoon)가 된다. 정세관 안에서 정자가 만들어지는 과정을 **정자발생**(spermatogenesis)이라고 하고, 정세관 단면에서는 정자세포가 바닥막쪽에서 속공간쪽을 향해 분화되어 가는 다양한 단계가 관찰된다.

정세관의 바닥부분에서 버팀세포는 치밀이음을 만들어 정세관 안팎을 분리하고, **혈액고환장벽**(bood-testis barrier)을 형성해서 정자를 형성하는 정세관 내부환경을 외부와 격리시킨다. 정세관 주위는 바닥막과 근육모양세포에 의해 둘러싸여 있으며, 사이질에서는 **라이디히세포**[Leydig cell (**사이질세포**/interstitial cell)]라고 하는 내분비세포가 남성호르몬인 테스토스테론을 생산하고 분비한다.

● **정세관에서의 정자발생**

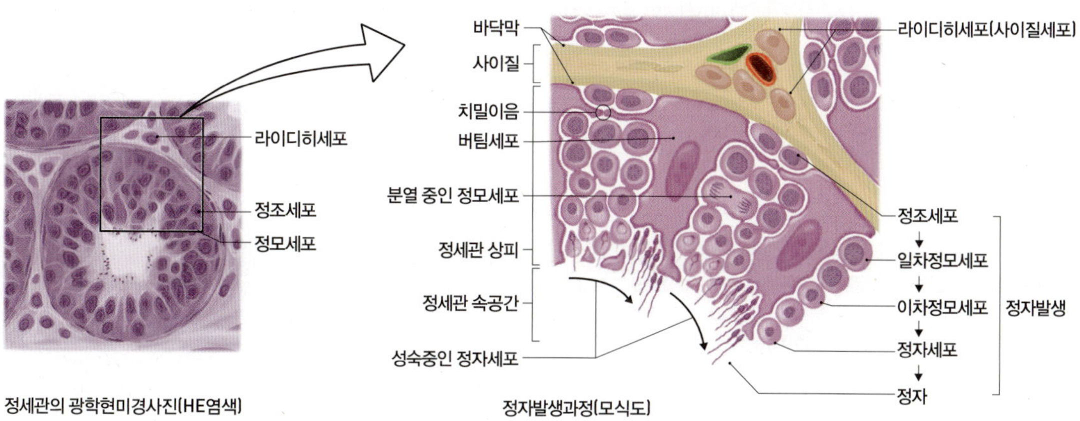

정세관의 광학현미경사진(HE염색) 정자발생과정(모식도)

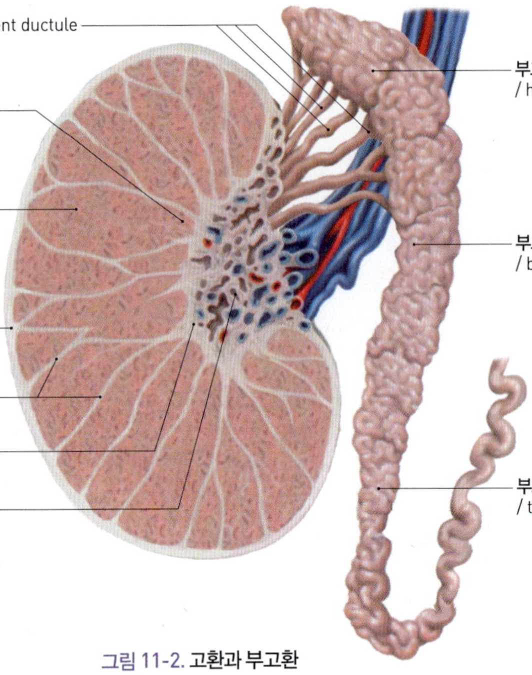

그림 11-2. 고환과 부고환

에서 발생하지만, 출생 전에 고샅굴을 통해 빠져나가서 음낭 안까지 내려온다. 고환집막은 복막의 연장이며, 복막안과의 연결이 끊어진 것이다. 정삭에는 고환의 도관인 정관과 고환으로 들어가고 나오는 혈관과 신경, 그리고 배벽의 근육과 연장된 근막이 포함되어 있다.

고환은 **백색막** 백막/tunica albuginea 이라고 하는 두꺼운 결합조직성 피막으로 덮여 있다. 고환 뒤모서리의 위쪽 1/2에서는 백색막이 두꺼워져서 **고환세로칸** 정소종격/mediastinum of testis 을 형성한다. 백색막에서는 **고환사이막** 정소중격/septa testis 이 뻗어나와 고환세로칸에 도달하여 고환을 200~300개의 고환소엽으로 만든다. 각 소엽 안에는 2~4개의 **곱슬정세관** 곡정세관/convoluted seminiferous tubule 이 이리저리 꼬불꼬불하게 구부러져 있다. 곱슬정세관은 길이 70~80 cm의 도관 모양이며, **곧은정세관** 직정세관/straight seminiferous tubule, **고환그물** 정소망/rete testis로 이어진다. 곱슬정세관의 벽은 **정세관상피** seminiferous epithelium 라고

부고환에서의 정자성숙

고환에서는 매일 3,000~5,000만 개의 정자가 만들어진다. 1개의 정조세포가 정세관 안에서 분열하여 정자가 형성되기까지는 50일이 소요된다. 정자는 아직 운동성을 가지고 있지 않으며, 고환그물에서 고환날세관을 거쳐 부고환으로 운반된다. 그곳에서 약 25일 동안 성숙되어 운동능력을 갖게 된다. 이 과정을 **수정능획득**(capacitation)이라고 한다. 부고환관의 상피세포에서 분비되는 여러 종류의 물질에 의해 정자의 속 구조가 화학적으로 안정화되고 운동하는 능력을 갖게 된다. 이로 인해 정자는 난자를 감싸고 있는 투명띠를 뚫고 들어가 수정할 수 있게 된다.

하는데, 여기에서 사춘기에서 노년까지 끊임없이 정자가 생산된다. 곱슬정세관에서 만들어진 정자는 고환그물에서 나오는 십수 개의 **고환날세관** 정소수출관/efferent ductule 을 통해 부고환관으로 보내진다.

2. 부고환 (그림 11-2)

부고환 정소상체/epididymis 은 고환 위끝부분에서 뒤모서리에 붙어 있으며, 정자를 성숙시키고 보관하는 역할을 한다. 위부분의 부고환머리는 크게 부풀어 있고, 몸통과 꼬리로 갈수록 가늘어지며, 정관으로 연결되어 위로 올라간다. 고환에서 나온 고환날세관은 부고환머리 안에서 이리저리 꼬불꼬불하게 구부러져서 하나의 부고환관으로 들어간다. 부고환관은 몸통과 꼬리 안을 꼬불꼬불하게 구부러지면서 아래로 내려가 꼬리 아래끝부분에서 정관으로 이어진다. 부고환관의 길이는 5~6 m이다.

3. 정관, 정낭, 사정관 (그림 11-3)

정관 vas deferens 은 음낭 속의 부고환꼬리에서 골반안의 사정관까지 이어지는 길이 40~50 cm 되는 민무늬근육의 관이다. 음낭에서 배벽까지는 정삭 안에 포함되어 있으며, 고샅굴을 통해 배벽을 관통하고 골반안으로 들어가 복막 바로 아래에서 뒤아래쪽으로 향한다. 이어서 방광 뒤쪽에서 요관과 교차하고 아래쪽으로 방향을 바꿔 방광바닥 뒤쪽에서 아래안쪽으로 뻗어나간다. 계속해서 전립샘 뒤쪽으로 들어가기 직전에 정낭과 합쳐져 사정관이 된다. 요관과 교차할 때부터 사정관이 되기 전까지의 정관부분은 방추

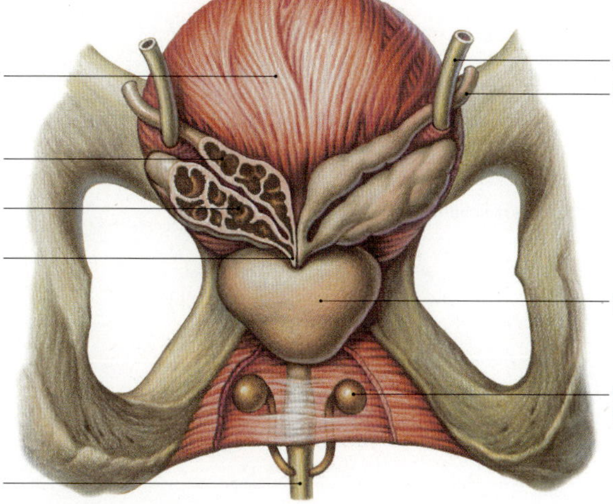

그림 11-3. 정관팽대와 정낭

모양으로 팽창되어 있어서 **정관팽대** 정관팽대부/ampulla of vas deferens 라고 한다.

정낭 seminal vesicle 은 전립샘 뒤쪽의 정관 아래끝부분에서 위가쪽으로 튀어나온 주머니 모양의 기관이다. 정낭 속은 여러 개의 곁주머니를 가진 나선 모양의 관으로 되어 있으며, 도관은 정관과 합쳐져 사정관이 된다.

사정관 ejaculatory duct 은 길이가 약 1 cm이며, 전립샘을 관통해서 요도전립샘부분의 뒤벽에 있는 요도둔덕으로 연결된다.

4. 정삭 (그림 11-4)

정삭 spermatic cord 은 고샅굴에서 음낭까지 뻗어있는 원기둥 모양의 구조이며, 고환으로 들어가고 나오는 정관, 혈관, 신경이 3층의 근막으로 덮여 있다.

정삭의 내용물은 고환으로 들어가고 나오는 **정관** vas deferens, **고환동맥** 정소동맥/testicular artery (배대동맥에서 나온다), **덩굴정맥얼기** 만상정맥총/pampiniform plexus (고환정맥의 가지), 림프관, 교감신경 외에 고환올림근을 지배하는 음부넙다리신경의 음부가지 등이다.

정삭의 피막은 3층으로 구성된다.

바깥정삭근막 외정삭근막/external spermatic fascia | 바깥정삭근막은 바깥배빗근널힘줄의 연장이며, 얕은고샅구멍 주변에 붙어있다.

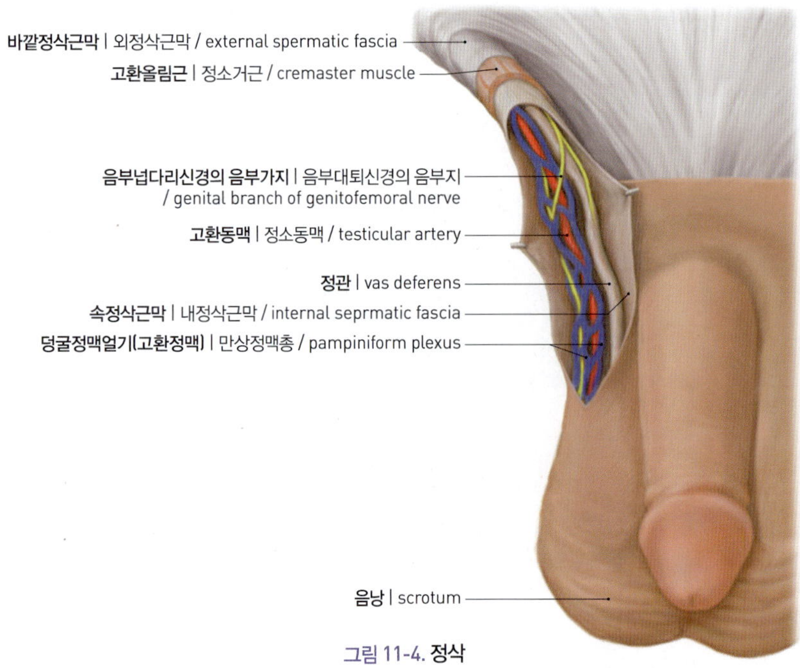

그림 11-4. 정삭

정액

1회의 사정으로 나오는 **정액**(semen)의 양은 2 mL 이상이며, 그중에서 정자의 비율은 10% 정도이고, 나머지는 부속생식샘에서 나온 분비물이다. 분비물 중에서 정낭에서 나온 것이 약 70%, 전립샘에서 나온 것이 약 20%, 나머지는 망울요도샘과 부고환의 분비물이다.

고환올림근막 정소거근막/cremasteric fascia | 고환올림근막은 속배빗근의 연장이며, **고환올림근** 정소거근/cremaster muscle 을 포함하고 있다.

속정삭근막 내정삭근막/internal spermatic fascia | 속정삭근막은 배가로근막의 연장이며, 깊은 고샅구멍 주변에 붙어있다.

5. 전립샘과 망울요도샘 [그림 11-5]

전립샘 전립선/prostate 은 골반안의 가장 아래부분에서 방광 바로 아래에 있으며, 요도를 둘러싸고 있다. 두덩결합 뒤쪽에서 곧창자 앞쪽에 있으며, 아래가쪽면은 항문올림근과 맞닿아 있다. 모양은 밤 열매와 비슷해서 아래쪽이 약간 뾰족하며 높이 3 cm, 폭 4 cm, 앞뒤길이 2 cm, 무게 20 g 정도이다.

전립샘은 30~50개가 되는 주머니모양샘의 집합체이며, 20개 정도의 도관이 요도전립샘부분의 전립샘굴로 연결된다. 전립샘의 표면은 결합조직성 피막으로 덮여 있고, 속에는 샘조직 외에 풍부한 민무늬근육과 결합조직을 포함하고 있다. 전립샘은 3개의 샘부위와 하나의 비샘부위로 나뉜다.

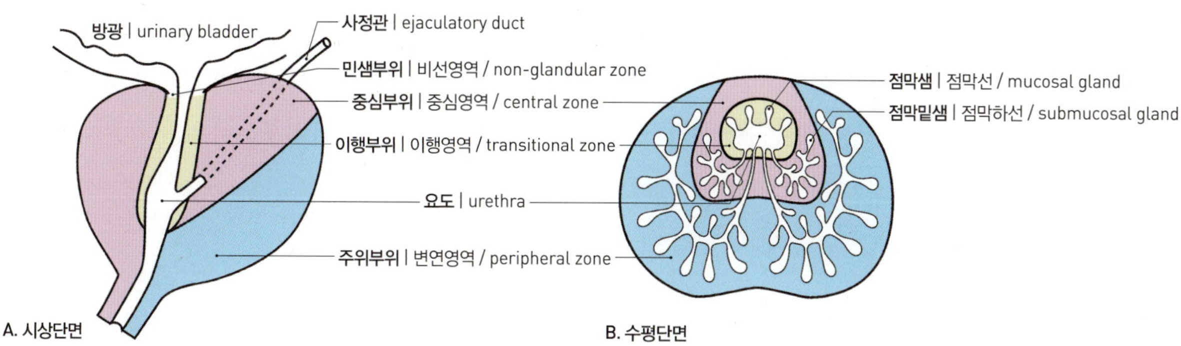

그림 11-5. 전립샘의 구분

전립샘비대와 전립샘암

전립샘의 모양과 기능은 남성호르몬에 의해 유지되고 있다. 샘의 크기와 분비량은 사춘기에 급격히 증가하여 20~30대 초반에 절정에 이른 후, 40대 초반까지 별로 변하지 않는다. 40대 후반이 되면, 사람에 따라 전립샘의 무게가 증가하는데, 이는 **양성전립샘비대**(benign prostatic hyperplasia)에 의한 것이다. 양성전립샘비대는 전립샘의 이행부위와 중심부위에서 발생하며, 40대에는 약 20%, 50대에는 약 40%, 60대에는 약 70%, 70대에는 약 80%의 비율로 나타난다. 그중 약 1/4은 배뇨시간의 연장이나 야간 빈뇨 등의 증상이 나타난다.

전립샘암(prostatic carcinoma)은 고령자에게 잘 발생하며, 인종 간의 차이가 크다. 서양인 남성의 전립샘암은 부위별 발생순위가 1위이며, 사망순위도 2위이지만 동양인 남성의 전립샘암은 부위별 발생순위와 사망순위는 10위이다. 전립샘암은 약 70%가 주위부위에서 발생하고, 약 20%가 이행부위에서 발생한다.

주위부위 변연영역/peripheral zone | 전립샘의 70% 정도를 차지하는 그릇 모양의 영역이며, 전립샘 아래부분과 위부분의 가쪽면과 뒤쪽 주변에 퍼져있다.

중심부위 중심영역/central zone | 전립샘의 25% 정도를 차지하는 원뿔 모양의 영역이며, 전립샘 위부분의 뒤쪽에서 사정관 주위로 퍼져있다.

이행부위 이행영역/transitional zone | 전립샘의 5% 정도를 차지하며, 요도둔덕보다 몸쪽의 요도 주위에 퍼져있다.

민샘부위 비선영역/non-glandular zone | 민무늬근육과 결합조직으로 이루어져 있으며, 전립샘 위부분에서 요도보다 앞쪽 부분을 차지하고 있다.

망울요도샘 요도구선/bulbourethral gland (**쿠퍼샘** Cowper's gland)은 비뇨생식가로막에서 요도 양쪽에 있는 완두콩 크기의 작은 점액샘이다. 도관은 아래안쪽으로 향하며 샅막(아래비뇨생식가로막근막)을 관통하고 요도로 연결된다(그림 11-3).

6. 음낭 (그림 11-6B)

음낭 scrotum 은 음경의 뒤아래쪽, 두덩결합의 아래쪽에 매달려 있는 피부주머니이며, 고환, 부고환, 정삭을 포함하고 있다. 속은 **음낭사이막** 음낭중격/septum of scrotum 에 의해 좌우로 나뉘어져 있다. 음낭의 피부는 멜라닌색소가 풍부하여 검게 보이며, 피부밑 **음낭근막** 육양막/dartos fascia 의 민무늬근육이 수축하고 있어서 자잘한 주름이 형성되어 있다. 중앙에는 **음낭솔기** 음낭봉선/raphe of scrotum 라고 하는 융기부분이 있다.

7. 음경 (그림 11-6)

음경 penis 은 남성의 성교기관이며, 안쪽에 있어서 소변과 정액의 배출구가 된다.

1) 겉모습

음경의 겉모습은 뿌리, 몸통, 귀두의 3부분으로 이루어져 있다.

음경뿌리 음경근/root of penis | 샅막과 두덩가지에 붙어있는 부분이며, 비뇨생식삼각에서 만질 수 있다.

음경몸통 음경체/body of penis | 음경에서 튀어나와 있는 몸통이다. 아래쪽(요도면) 중앙에는 **음경솔기** 음경봉선/raphe of penis 라고 하는 피부의 융기부분이 있으며, 위쪽(음경등)에는 없다.

음경귀두 glans penis | 음경 끝부분의 팽대부위이다. 몸통에서 굵어지는 부위의 가장자리를 **귀두둘레** 귀두관/corona of glans 라고 부르고, 그 뒤쪽의 오목하게 들어간 부분을 **귀두목** 귀두경/neck of glans 이라고 한다. 귀두 끝부분에는 세로로 구멍이 나있는 바깥요도구멍이 있다. 어린이의 음경에서는 음경몸통 앞끝의 피부가 귀두를 덮는 주름을 만드는데, 이를 **음경꺼풀** 포피/prepuce 이라고 한다. 귀두 아래쪽 중앙에는 **음경꺼풀주름띠** 포피소대/frenulum of prepuce 라고 하는 피부주름이 있어서 음경꺼풀을 고정하고 있다.

2) 구조

음경은 2종류의 해면체로 이루어져 있다.

해면체 corpus cavernosum 는 원통 모양이며, **백색막** 백막/tunica albuginea 이라고 하는 튼튼한 결합조직층으로 표면이 덮여 있다. 속에는 **음경해면체잔기둥** 음경해면체소주/trabeculae of corpora cavernosa 이 그물 모양으로 뒤섞여서 뻗어있으며, 그 사이로 **음경해면체굴** 음경해면체동/cavernous spaces of corpora cavernosa 에 혈액이 채워지면서 발기가 된다.

음경해면체 corpus cavernosum of penis | 좌우 한 쌍이 있다. 음경몸통에서는 위쪽에 위치해 있으며, 좌우 해면체의 백색막이 정중앙에서 합쳐져 **음경사이막** 음경중격/septum of penis 을 만든다. 음경뿌리에서는 좌우 음경다리로 갈라져서 두덩활에 붙어있다.

발기와 사정

발기(erection)는 해면체에 혈액유입은 증가하고, 혈액배출은 감소하여 생긴다. 음경의 귀두나 정낭을 자극해서 부교감신경이 흥분하면, 골반내장신경에서부터 아래아랫배신경얼기를 거쳐 신경종말에서 아세틸콜린과 일산화질소(NO)가 방출되고, 내피세포에서 나오는 NO도 가해져서, 음경해면체와 요도해면체 속에 있는 세동맥의 민무늬근육이 이완되어 발기가 이루어진다. 교감신경계통은 해면체의 세동맥을 수축시켜서 발기를 억제시킨다.

사정(ejaculation)은 2단계로 이루어진다. 제1단계에는 속요도조임근이 수축하고, 정관팽대와 정낭이 수축해서 정액이 요도전립샘부분으로 보내지며, 전립샘액도 분비된다. 이것은 교감신경에 의해 조절된다. 제2단계에는 음부신경에서 나오는 몸운동신경에 의해 지배된다. 정액이 음경망울부위로 들어와서 시작하는 반사반응으로 정액이 음경에서 방출된다.

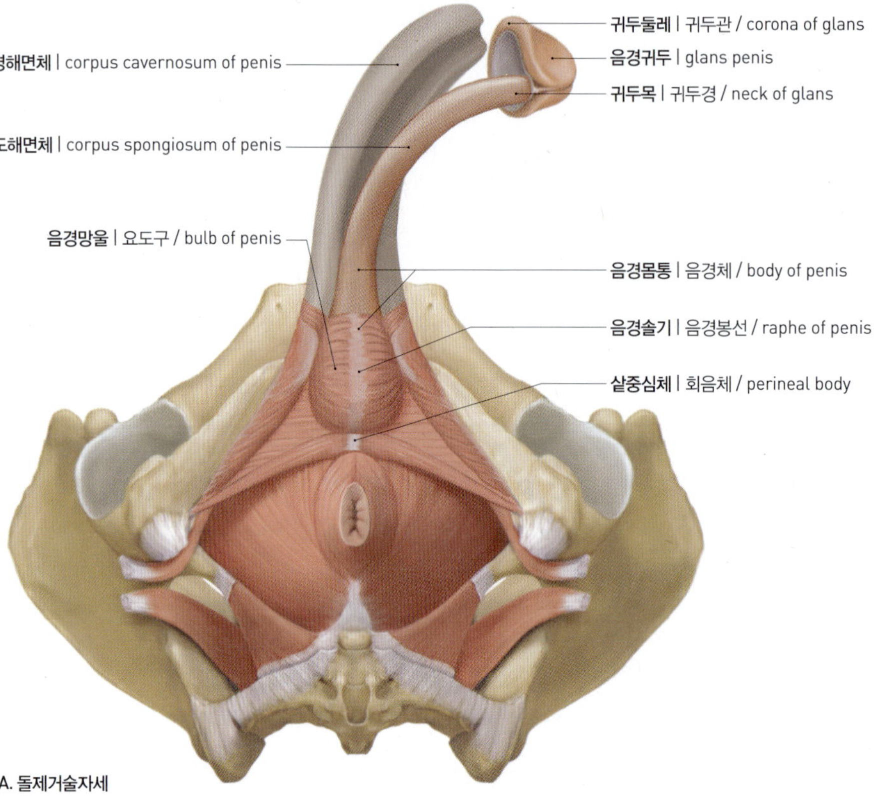

A. 돌제거술자세

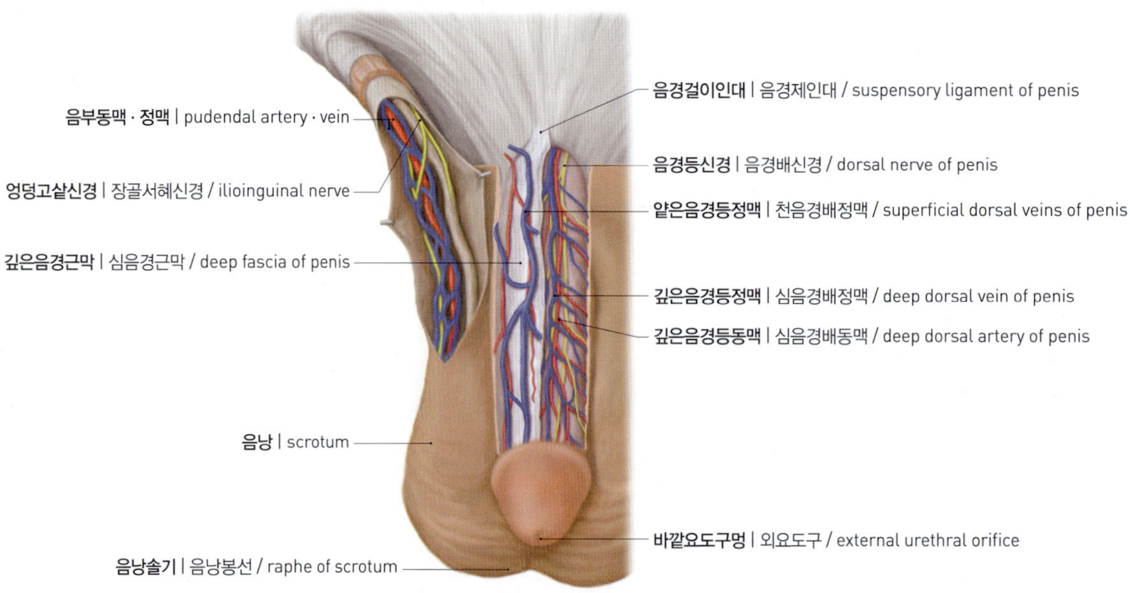

B. 앞쪽

그림 11-6. 음경의 구조

요도해면체 corpus spongiosum of penis | 전체 길이에 걸쳐 요도가 관통하고 있다. 음경몸통에서는 위쪽에 위치해 있으며, 앞끝은 원뿔 모양으로 귀두의 형태를 만든다. 음경뿌리에서는 둥글게 팽창해서 음경망울이 되며, 샅막 중앙에 붙어있다.

3개의 해면체는 **깊은음경근막** 심음경근막/deep fascia of penis 이라고 하는 튼튼한 근막으로 둘러싸여 있다. 음경의 피부와 깊은음경근막 사이는 성긴결합조직층(얕은음경근막)으로 느슨하게 연결되어 있다.

음경걸이인대 음경제인대/suspensory ligament of penis 는 앞배벽과 음경 사이를 연결하는 인대이다. 이 인대는 두덩결합에서 시작되며, 음경몸통 등쪽에서 펼쳐져 깊은음경근막에 붙는다. 두덩뼈 위부분의 백색선에서 시작되는 결합조직섬유(음경고리인대)는 음경의 피부밑조직으로 퍼져나가고, 일부는 음경을 둘러싸며 아래로 내려가 음낭의 피부밑조직으로 들어간다.

8. 정액과 정자 [그림 11-7]

정액 semen 은 흰색의 끈적이고 독특한 냄새를 내는 액체이다. **정자** sperm cell 외에 정세관 상피나 정로(정관과 요도)에서의 탈락세포나 그 파편을 포함하여 전립샘과 정낭의 분비물 등이 섞여 있다.

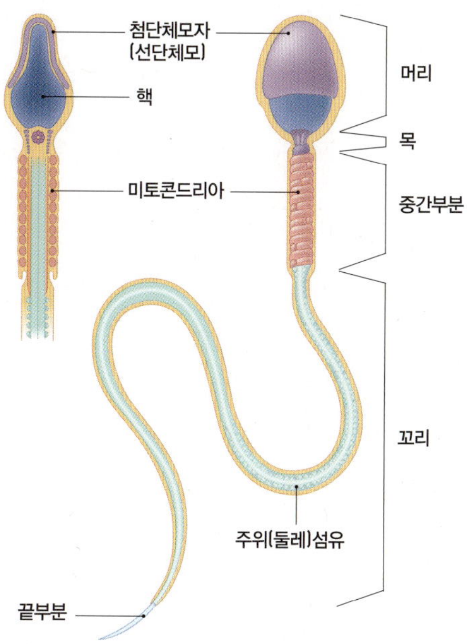

그림 11-7. 정자의 구조

고환에서 만들어진 정자는 소량의 액체와 함께 고환그물과 부고환관 안에 비축되어 있는데, 그때는 운동을 하지 않고 에너지를 저장한다. 사정을 할 때 전립샘이나 정낭의 분비물이 강한 알칼리성에 접함으로써 정자는 꼬리를 흔드는 운동을 개시한다.

질 안은 강한 산성인데 정자는 알칼리성의 점액으로 보호되어 자궁으로 들어간다. 정자는 **자궁관** 난관/uterine tube 안을 헤엄쳐 올라 보통은 **자궁관팽대** 난관팽대부/ampulla 에서 **난자** ovum 와 만나서 수정을 한다.

정자는 상당히 특수한 형태의 세포로, 그 핵이 머리를 이루고 여기에서 뻗는 **편모** flagellum 와 그것을 에워싼 풍부한 세포질이 긴 꼬리를 이룬다. 꼬리는 그 시작부분에 나선형으로 감아 도는 **미토콘드리아** 사립체/mitochondria 의 에너지를 이용하여 채찍질하듯이 운동한다. 건강한 남자의 1회 사정량은 2~4 mL로써 그 1 mL 중에 2,000만 개의 정자가 들어 있다.

여성생식기관

여성의 생식기관은 생식샘인 난소, 생식관인 자궁관, 자궁, 질,부속샘인 큰질어귀샘, 바깥생식기관인 외음부(대음순, 소음순, 질어귀, 음핵)로 이루어져 있다.

1. 난소 [그림 11-8]

난소 ovary 는 난자를 만드는 기관이며, 골반벽 근처에서 위골반문 바로 아래쪽에 있다. 난소는 아몬드 모양이고, 길이 3 cm, 두께1 cm, 무게 4~10 g 정도이다. 자궁넓은인대 뒤쪽에서 **난소간막** mesovarium 에 의해 연결되어 있다. 난소 앞모서리에서 난소간막이 붙어 있는 부위는 **난소문** hilum of ovary 이라고 하며, 이곳에서 혈관과 신경이 난소 안으로 들어간다. 난소의 위가쪽끝(자궁끝)에는 난소인대가 붙어있다. **난소걸이인대** 난소제삭/suspensory ligament of ovary 는 난소의 위끝과 골반벽 사이를 이어주고, 난소동맥 · 정맥의 통로가 된다. **난소인대** 고유난소삭/ligament of ovary 는 난소 아래끝과 자궁바닥을 연결하는 짧은 인대이다.

● 난자의 발생과 난포형성

난소를 현미경으로 조사해 보면 그 표층에는 **난자** ovum 가 될 **난모세포** oocyte 와 그것을 보육하는 난포상피세포의 여러 가지 성숙단계를 볼 수 있다. 난자를 에워싸는 단층의 난포상피가 다층이 되어 큰 주머니 모양으로 발육된 것을 **성숙난포** 삼차난포/graafian follicle 라고 한다. 이 난포에는 큰 액포가 형성되어 난자는 액포의 일각에 돌출하는 난포상피의

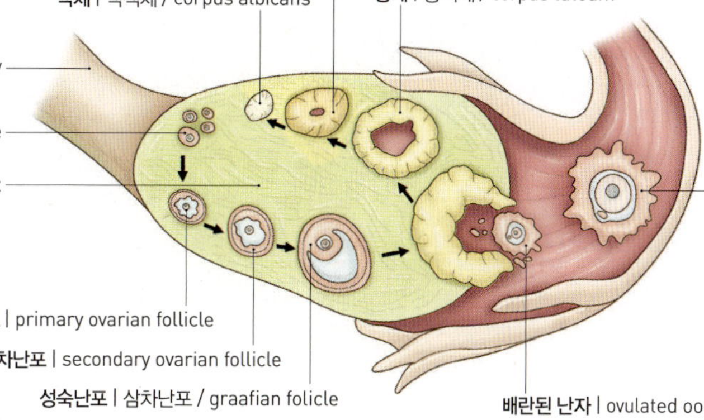

그림 11-8. 난소의 조직학적 구조

돔 안에서 자란다. **에스트로겐** estrogen 이라고 하는 여성호르몬은 성숙난포를 에워싼 **난포막** follicular theca 이라고 하는 층의 세포에서 분비된다.

성숙된 성숙난포는 2~3 cm나 되며 난포의 표면은 눌려져 얇고 난소표면으로 팽창된다. 이것은 결국 찢어져 난자가 **난포액** follicular fluid 과 함께 **배막안** 복막강/peritoneal cavity 으로 방출된다. 이것이 **배란** ovulation 이다. 사춘기 이후 통상 28일에 하나씩 성숙난포가(좌우의 난소가 건강한 경우는 교대로) 배란을 한다.

찢어진 난포는 그 후 황색지질을 포함하는 세포집단에 묻혀 **황체** 황색체/corpus luteum 라는 조직이 된다. 이 조직은 얼마 안 있어 퇴화하고 결합조직으로 바뀐다. 단 배출된 난자가 수정하고 자궁에 착상하는 경우에는 몇 개월 동안 퇴화하지 않는다. 이를 임신황체라고 한다. 황체에서는 **프로게스테론** 황체호르몬 progesterone 이 분비되는데, 이것은 임신을 지속시키는 데 필요한 호르몬이다. 임신 중(전반기)에 황체를 제거하면 유산을 하게 된다.

난자는 직경 0.2 mm, 육안으로 보이는 크기이다. 사춘기의 난소에는 미성숙한 난포가 양측에서 약 40만 개 있는데 그 가운데 성숙난포까지 성숙하는 것은 평생 동안 400개 정도에 지나지 않고 나머지는 모두 성숙 도중에 퇴화 소실되는데 이것을 **폐쇄난포** atretic follicle 라고 한다.

2. 자궁관 (그림 11-9, 10)

자궁관 난관/uterine tube 은 골반안 속에서 자궁넓은인대의 위부분에 있는 **자궁관간막** 난관간막/mesosalpinx 위모서리에 있으며, 길이가 10~12 cm이다. 자궁관의 가쪽끝부분은

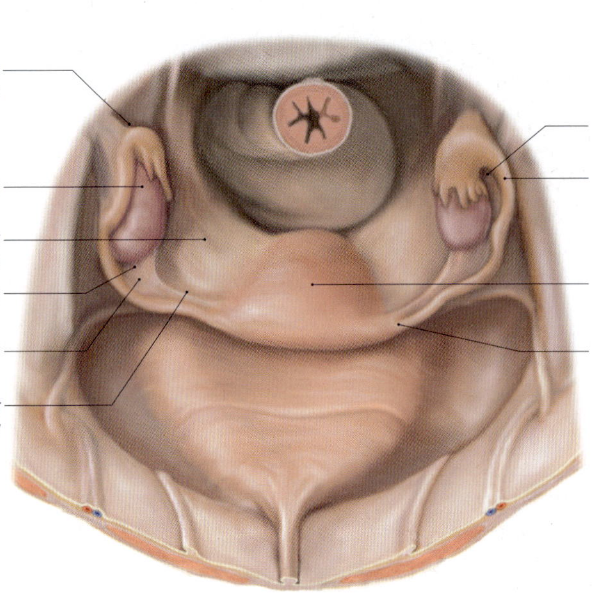

그림 11-9. 여성의 골반안내장, 위쪽

자궁관배안구멍 난관복강구/abdominal ostium 이 복막안으로 열려있고, 안쪽끝부분은 자궁벽으로 들어가서 **자궁관자궁구멍** 난관자궁구/uterine ostium 을 통해 자궁안으로 연결된다.

자궁관은 크게 4부분으로 나뉜다.

자궁관깔때기 난관누두/infundibulum | 자궁관의 가쪽끝부분에 깔때기 모양으로 퍼져있으며, 난소의 위가쪽끝을 둘러싼다. 깔때기의 끝부분은 자궁관배안구멍이 되어 배안으로 열려있으며, 깔때기 가장자리에는 **자궁관술** 난관채/fimbria 이라고 하는 손가락 모양의 돌기가 여러 개 튀어나와 있다.

자궁관팽대 난관팽대부/ampulla | 길이 7~8 cm의 두꺼운 부분이며, 점막에는 복잡한 주름이 발달해 있고, 속공간은 미로처럼 되어있다. 자궁관팽대는 난자가 자궁관의 흐름을 거슬러 올라온 정자와 만나 **수정** fertilization 이 이루어지는 곳이다.

자궁관잘록 난관협부/isthmus | 길이 3~4 cm이며, 가늘고 자궁쪽벽에 도달한다.

자궁벽부분 난관자궁부/uterine part | 자궁벽을 관통하는 부분이며, 자궁관자궁구멍을 통해 자궁안으로 연결된다.

3. 자궁 (그림 11-10, 11)

자궁 uterus 은 두꺼운 근육층의 벽을 가진 속이 비어있는 장기이며, 골반안에 방광 뒤쪽, 곧창자의 앞쪽에 위치해 있다. 성인 여성의 자궁은 길이 7 cm × 폭 4 cm × 두께 2.5 cm 이며, 무게 60~70 g 정도이다. 모양은 서양배와 비슷하다. 자궁의 위쪽 2/3는 좌우로 퍼져

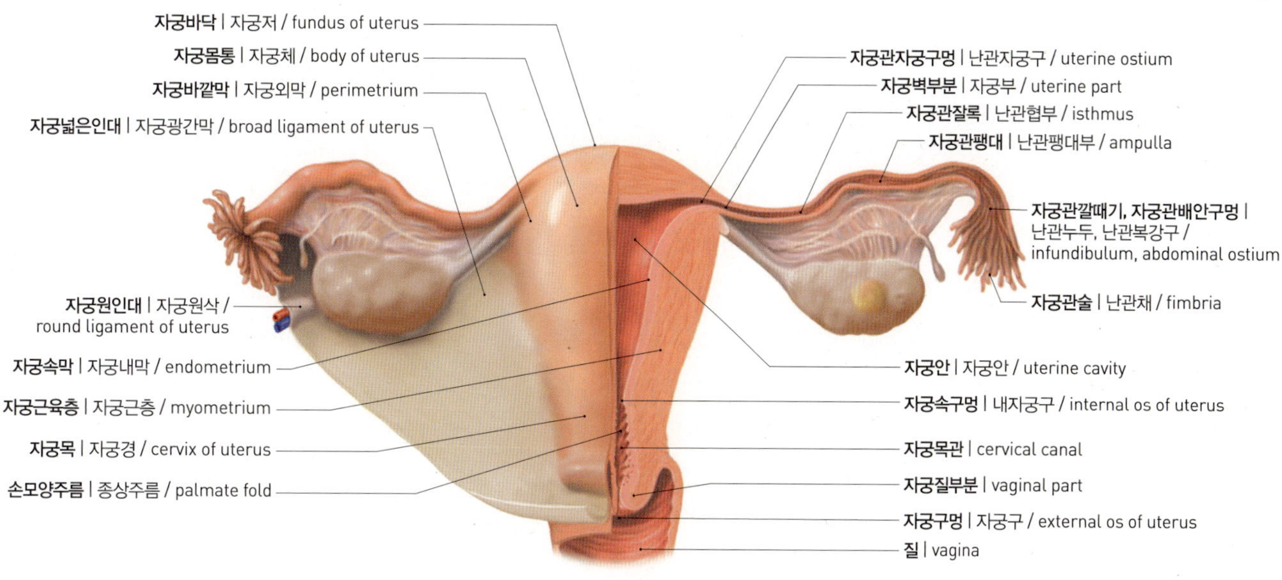

그림 11-10. 자궁관과 자궁

있으며, **자궁몸통** 자궁체/body of uterus 이라고 한다. 가장 위부분은 약간 둥글게 팽창되어 있으며, **자궁바닥** 자궁저/fundus of uterus 이라고 한다. 자궁 아래쪽 1/3은 관 모양이며, **자궁목** 자궁경/cervix of uterus 이라고 한다. 그 아래쪽 절반은 질안으로 튀어나와 있어서 **자궁질부분** 자궁질부/vaginal part 이라고 한다. 자궁몸통과 자궁목의 이행부는 **자궁잘록** 자궁협부/isthmus of uterus 이다. 자궁은 질의 긴축에 대해 약 90° 앞으로 기울어져 있으며 자궁몸통은 자궁목에 대해 약 10° 앞으로 구부러져 있다.

자궁안 자궁강/uterine cavity 은 역삼각형의 자궁몸통의 속공간이며, 위부분에는 좌우의 자궁관자궁구멍이 연결되어 있다. 아래부분은 가늘게 좁아지고, **속구멍** 내공/internal os 이 되어 질로 연결된다. 속구멍을 거쳐 자궁목 부위의 좁은 **자궁목관** 자궁경관/cervical canal 으로 연결되고, **자궁구멍** 자궁구/external os of uterus 이 되어 질을 통해 바깥과 연결된다.

● 자궁벽

자궁벽은 점막, 근육층, 장막의 3층으로 이루어져 있다.

자궁속막 endometrium | 점막은 자궁속막이라고 한다. 자궁벽은 월경주기에 따라 현저하게 변화하며 월경기에 탈락해서 월경혈액과 함께 배출된다. 자궁목관의 안쪽면에는 비스듬히 뻗어있는 여러 개의 주름이 있고, 앞벽과 뒤벽의 각 한 묶음의 세로주름으로 모이며, 그 모양을 따서 손모양주름이라고 한다.

자궁근육층 자궁근층/myometrium | 자궁근육층은 두께 12~15 mm이며, 민무늬근육섬유는 자궁을 고리 모양으로 둘러싸듯이 뻗어있다. 임신하게 되면 민무늬근육의 수, 길이와 두께가 모두 증가한다.

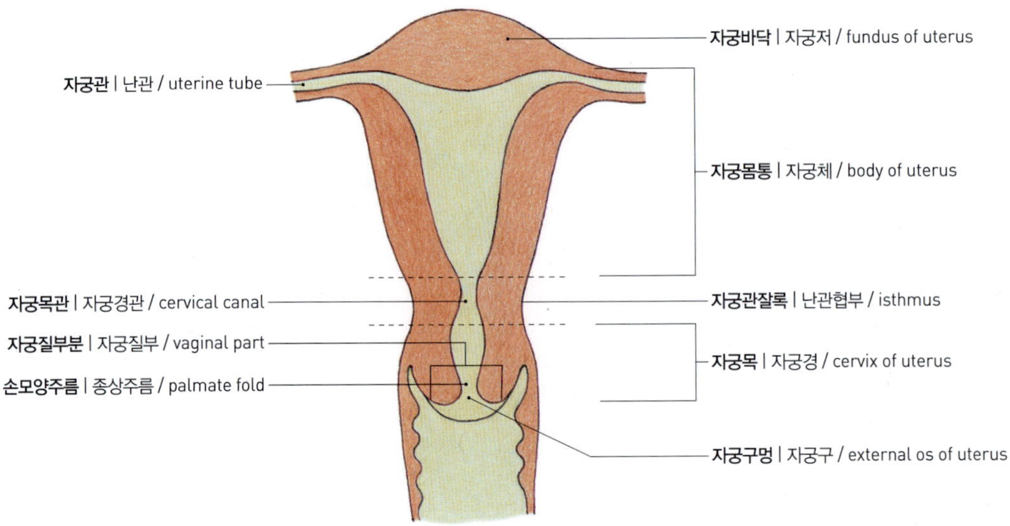

그림 11-11. 자궁의 단면

자궁바깥막 자궁외막/perimetrium | 장막은 자궁바깥막이라고 한다. 자궁몸통의 위쪽, 앞쪽, 뒤쪽을 덮고, 가쪽은 자궁넓은인대로 연결된다.

4. 질 (그림 11-12)

질 vagina 은 여성의 성교기관이다. 위끝부분은 골반 안에서 자궁의 아래부분과 이어지며, 골반바닥을 관통해서 샅으로 연결된다. 길이는 7 cm 정도이고, 벽은 민무늬근육과 결합조직을 포함하며, 신축성이 뛰어나다. 질의 맨위부분 앞쪽에는 자궁질부분이 튀어나와 있으며, 그 주변을 **질천장** 질원개/vaginal fornix 이라고 한다. 특히, 질천장 뒤부분이 깊게 질의 위끝부분을 이루고 있다. 질의 아래끝부분은 **질구멍** 질구/vaginal orifice 이며, 좌우 소음순 사이의 질어귀로 이어져 있다. 질의 점막에는 가로로 뻗어있는 여러 개의 **질주름** 질점막습/vaginal rugae 이 있다. 질의 앞벽과 뒤벽은 정중앙에서 세로로 뻗어있는 **질기둥** 질주/vaginal column 을 만들고 서로 맞닿아 있다. 앞주름기둥의 아래부분은 앞쪽으로 닿아 있는 요도로 인해 높게 부풀어 올라 있어서 **질요도융기** urethral carina of vagina 라고 한다.

5. 바깥생식기관 (그림 11-13)

여성의 바깥생식기관은 **외음부** pudendum 나 **음부** vulva 라고 한다. 불두덩, 좌우의 대음순과 그 사이의 대음순틈새, 소음순과 그에 둘러싸인 질어귀, 음핵, 질어귀망울, 큰·작은 질어귀샘을 포함하고 있다.

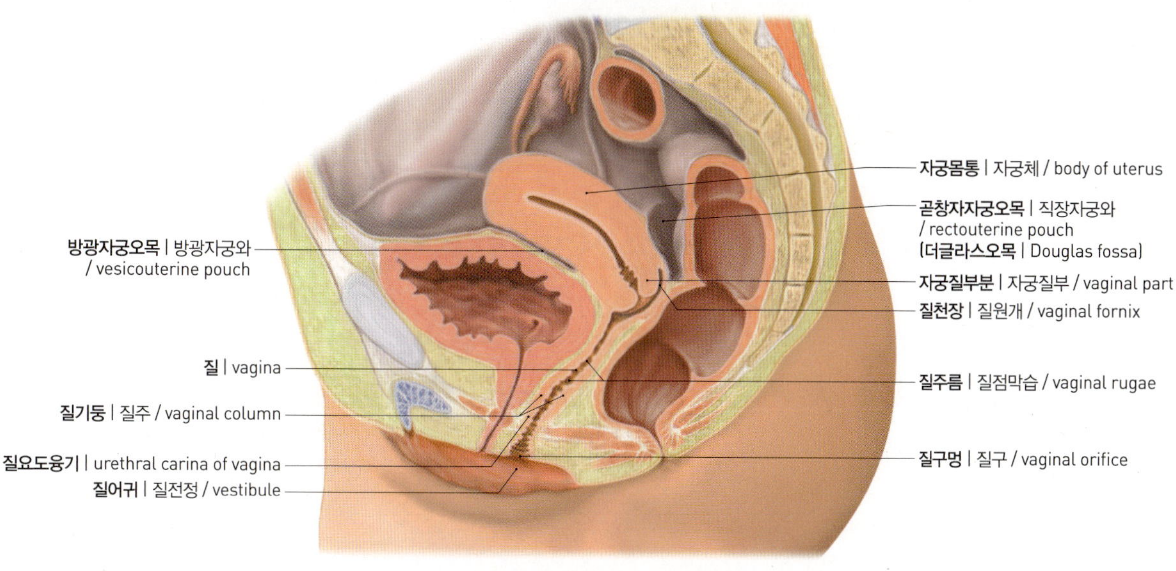

그림 11-12. 여성의 골반안내장, 정중단면

불두덩 치구/mons pubis 은 두덩결합 앞쪽에 있는 피부의 둥근 융기부위이며, 피부밑으로 지방이 잘 발달해 있다. 사춘기 이후에 불두덩은 **음모** pubic hair 로 덮인다.

대음순 labium majus 은 외음부 양쪽으로 뻗어있는 피부의 융기부분이며, 피부밑으로 다량의 지방을 포함하고 있다. 좌우의 대음순 사이에는 **대음순틈새** 음렬/pudendal cleft 라고 하는 오목한 부분이 있으며, 앞쪽에는 불두덩 바로 앞에서 좌우 대음순이 합쳐지고(앞맞교차) 뒤쪽은 샅힘줄중심 위치에서 합쳐져 능선을 형성한다(뒤맞교차). 이 능선은 출산을 경험한 여성에서는 사라지고 없다. 대음순의 가쪽면에는 음모가 자라고, 안쪽면은 매끄러우며 색소가 없다.

소음순 labium minus 은 음부틈새 안에서 대음순 바로 안쪽에 있는 피부주름이며, 피부밑지방을 포함하고 있지 않고, 털도 자라지 않는다. 소음순의 본체에는 질어귀망울과 망울해면체근이 있다. 좌우의 소음순은 질어귀를 둘러싸고 있다. 소음순은 앞쪽에서 2개의 가지로 나뉘며, 안쪽판은 좌우가 합쳐져서 **음핵주름띠** 음핵소대/frenulum of clitoris 라고 하는 가로주름에 의해 연결되어 있다.

질어귀 질전정/vestibule 는 좌우의 소음순으로 둘러싸인 부위이며, **바깥요도구멍** 외요도구/

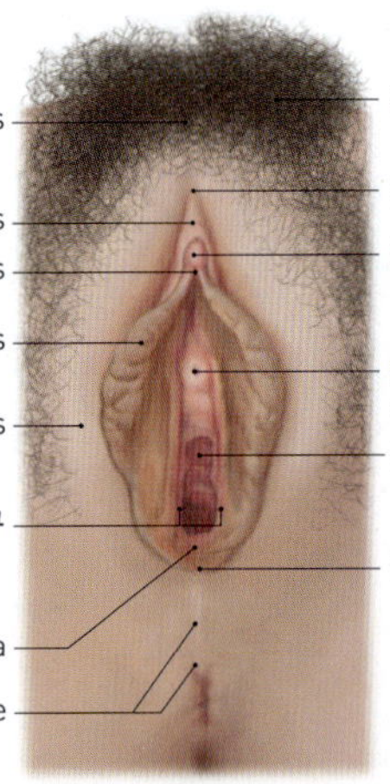

A. 몸표면

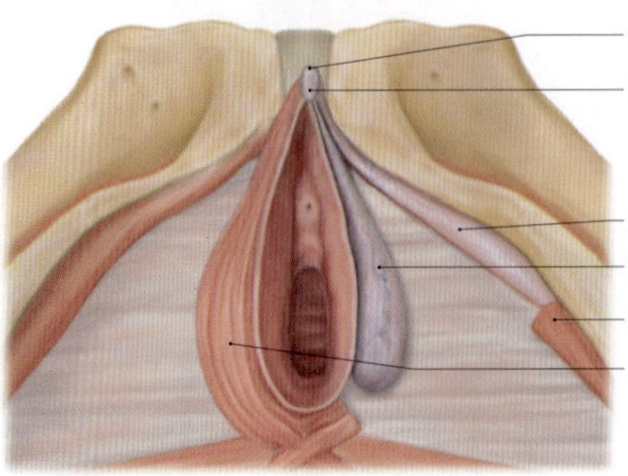

B. 샅 얕은층

그림 11-13. 여성의 외음부

external urethral orifice 이 음핵 바로 뒤쪽에 있고, **질구멍** 질구/vaginal orifice 이 1 cm 정도 뒤쪽에 있다. 큰질어귀샘과 작은질어귀샘의 도관이 연결되어 있다.

음핵 clitoris 은 소음순이 앞쪽에서 합쳐지는 위치에 있는 발기기관이다. 남성의 음경에 해당하며 요도와는 관계가 없다. 음핵은 몸통, 다리, 귀두의 3부분으로 나뉜다.

음핵몸통 음핵체/body of clitoris | 음핵근막의 결합조직이 좌우 한 쌍의 **음핵해면체** corpus cavernosum of clitoris 를 감싸고 있다. 음핵몸통과 두덩결합 사이는 **음핵걸이인대** 음핵제인대/suspensory ligament of clitoris 로 연결되어 있다.

음핵다리 음핵각/crus of clitoris | 음핵몸통에서 뒤가쪽으로 뻗어 나와 궁둥두덩가지에 붙어 있다. **궁둥해면체근** 좌골해면체근/ischiocavernosus muscle 으로 덮여 있다.

음핵귀두 glans clitoris | 음핵 끝부분의 소음순 앞끝에 있으며, **질어귀망울** 전정구/bulb of vestibule 로 연결되는 작은 해면체로 이루어져 있다.

월경주기

성인 여성의 월경주기는 약 28일이며, 거의 규칙적으로 반복된다. 월경 제1일부터 다음 월경의 전일까지가 1회의 월경주기이다. **뇌하수체호르몬들**(황체형성호르몬/luteinizing hormone, LH; 난포자극호르몬/follicle-stimulating hormone, FSH)의 변화에 따라 난소와 자궁속막의 상태, 난소에서 분비되는 호르몬(에스트로겐, 프로게스테론)의 양, 기초체온 등이 변화한다. 월경 뒤의 전반부는 증식기이고, 후반부는 분비기이다.

증식기(월경주기 제5~14일 정도)에는 난소의 난포가 성숙되면서 에스트로겐의 분비량이 늘고, 월경으로 탈락한 자궁속막이 증식해서 점차 두터워진다. 제14일 무렵에 뇌하수체에서 황체형성호르몬의 분비가 일시적으로 급상승하고, 이것이 계기가 되어 난소에서 **배란**(ovulation)이 일어난다.

분비기(월경주기 제15~28일 무렵)에는 난소에서 배란 후의 난포가 황체로 바뀌고, 프로게스테론을 분비하여 자궁속막의 증식을 조금씩 억제하며, 속막의 샘에서 분비물이 증가해 수정란의 착상을 준비한다. 임신이 되지 않으면 황체가 퇴화하면서 에스트로겐과 프로게스테론의 분비가 급격하게 줄어들어 월경이 시작된다.

월경기(월경주기 제1~4일 무렵)에는 자궁속막의 혈관이 수축하고 조직이 괴사하여 기능층이 혈액과 함께 배출된다. 이것을 **월경**(menstruation)이라고 한다.

● 월경주기

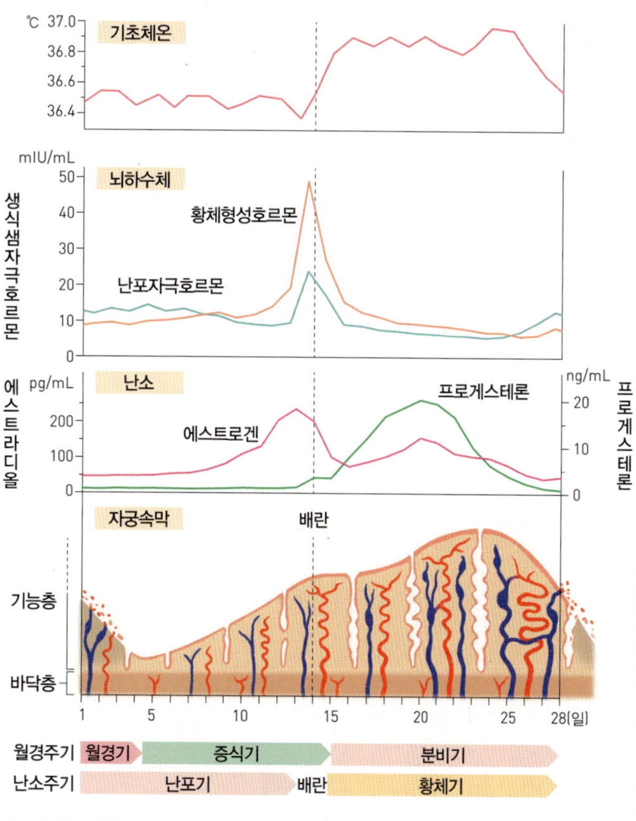

6. 질어귀의 샘

큰질어귀샘 대전정선/greater vestibular gland (**바르톨린샘** Bartholin's gland)은 질구멍 뒤가쪽의 얕은샅구멍에 위치해 있는 5 mm 정도의 샘이며, 가쪽에서 소음순 안쪽으로 연결되어 있다. 남성의 망울요도샘에 해당한다.

작은질어귀샘 소전정선/lesser vestibular gland 은 바깥요도구멍과 질구멍 사이로 열려있는 작은 점막샘이다.

요도곁샘 요도방선/paraurethral gland (**스킨샘** Skene's gland)은 바깥요도구멍 양쪽으로 열려 있는 점막샘이며, 남성의 전립샘에 해당한다. 그 도관을 **요도곁관** 요도방관/paraurethral duct 이라고 하며, 임균에 흔히 감염되는 부위이다.

7. 유방

유방 젖/breast 은 젖샘, 결합조직과 피부로 이루어져 있다. 성인 여성에게 잘 발달되어 있으며 가슴부위에 한 쌍의 융기부위로 존재한다.

1) 유방과 젖샘의 구조 (그림 11-14)

여성의 유방은 거의 원형이며 가로방향으로는 복장뼈 가쪽모서리에서 중간겨드랑선까지, 세로방향으로는 둘째~넷째갈비사이공간의 높이에 퍼져있다. 유방의 돌출부위인 **젖꼭지** 유두/nipple 주위의 피부는 색소가 침착하여 **젖꽃판** 유륜/areola 을 이룬다. 유방 바닥의 위쪽 2/3는 큰가슴근을 덮고 있는 큰가슴근막에 붙어있으며 아래쪽 1/3은 앞톱니근의 근막에 붙어있다. 유방과 큰가슴근막 사이에는 **유방뒤틈새** retromammary space 라고 하는 느슨한 결합조직층이 있어서 유방이 움직일 수 있도록 한다. 젖샘의 일부는 큰가슴근의 아래가쪽모서리를 따라 겨드랑으로 향해 뻗어 나와 있으며 이를 **겨드랑돌기** 액와돌기/axillary process 라고 한다.

젖샘 유선/mammary gland 은 유두에 구멍이 열려있는 15~20개의 **젖샘관** 유관/lactiferous duct 과 그에 연결되는 도관 및 젖샘소엽으로 이루어져 있다. 진피에서 젖샘 속으로 이어진 결합조직이 **젖샘걸이인대** 유방제인대/suspensory ligaments of breast 를 이루며, 유방을 지지하는 데 도움을 준다.

2) 유방의 혈관과 신경

● 동맥

유방에 분포하는 동맥의 유래는 다음과 같다.

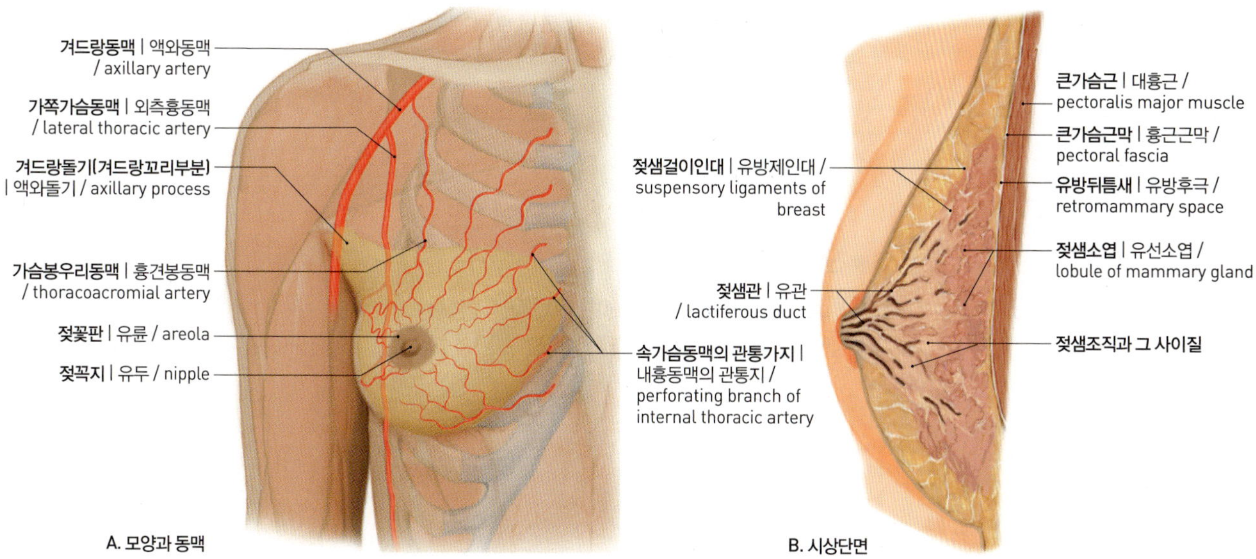

그림 11-14. 유방

속가슴동맥에서 나온 가지 | 속목동맥의 관통가지나 앞갈비사이가지에서 갈라져 나와 유방의 안쪽부위에 분포한다.

가쪽가슴동맥과 가슴봉우리동맥에서 나온 가지 | 양쪽 모두 겨드랑동맥의 가지이며 유방의 가쪽에 분포한다.

둘째~넷째뒤갈비사이동맥의 가쪽피부가지에서 나온 가지 | 유방의 가쪽에 분포한다.

● 정맥

유방에서 나오는 정맥은 주로 겨드랑정맥과 연결되고 일부는 속가슴정맥과도 연결된다.

● 림프관

유방에서 나온 림프경로는 암전이의 경로가 되기도 하므로 임상적으로 중요하다.

유방암

유방은 피부표면에서 관찰하고 촉진하는 것이 가능하기 때문에 **유방암**(breast cancer)은 다른 악성종양에 비해 발견하기 쉬운 암이다. 그럼에도 불구하고 여성의 암종별 사망률 6위(8.2%)를 차지하는 것은 유방암의 발생률이 매우 높기 때문이다. 여성암 중 2위에 해당하는 발생률(75명/10만 명)을 가지고 있다(2017년, 국가암정보센터).
유방암은 유방 속의 덩이로 발견되는 경우가 많다. 또한 유방암이 진행되면서 지방괴사가 유발되어 피부가 오목하게 패이는 것이 관찰될 수도 있다. 유방암은 피부나 큰가슴근에 침윤해서 성장하기 때문에 외과수술을 할 때 육안으로 보이는 종양보다 더 크게 절개해야 할 필요가 있다.
유방암의 완치를 어렵게 하는 원인은 다른 부위로의 전이이다. 특히 림프전이가 압도적으로 많다. 유방 피부에서 나온 림프는 겨드랑림프절로 흘러들어가기 때문에 유방암이 겨드랑림프절로 전이되는 경우가 많다. 그리고 빗장밑림프절과 빗장위림프절로 전이된다. 유방암 수술로 이러한 림프절을 제거한 후 병리검사를 시행해 전이의 유무를 확인한다. 이러한 과정은 유방암 치료방침의 결정과 예후 판단에 도움이 된다.

- 유방에서 나오는 림프의 75%는 가쪽과 위쪽을 향하며 **겨드랑림프절** 액와림파절/axillary lymph node 로 들어간다.
- 유방에서 나오는 나머지 림프의 대부분은 안쪽으로 흐르며 속가슴동맥을 따라서 **복장옆림프절** 흉골방임파절/parasternal node 로 들어간다.

● 신경

유방의 감각신경은 **넷째~여섯째갈비사이신경** 제4~6늑간신경/4~6th intercostal nerve 의 가쪽 피부가지와 앞피부가지가 분포되어 있다. 젖꼭지에는 넷째갈비사이신경이 분포한다.

샅

샅 회음/perineum 은 위골반문에 둘러싸여 있고 골반가로막 아래쪽에 위치해 있는 영역으로, 그에 상응하는 몸표면 영역을 의미하는 경우도 있다(그림 11-15A).

샅은 마름모 모양이며, 앞끝은 두덩결합 아래모서리, 뒤끝은 꼬리뼈 끝부분, 가쪽끝부분은 궁둥결절, 앞가쪽모서리는 궁둥두덩가지, 뒤가쪽모서리는 엉치결절인대에 의해 경계를 이루고 있다.

샅은 좌우의 궁둥결절을 연결하는 선에 의해 앞뒤 2개의 영역으로 나뉜다. 앞쪽의 **비뇨생식삼각** urogenital triangle 에는 요도(및 여성의 질)가 연결되어 있고, 뒤쪽의 **항문삼각** 항문부/anal triangle 에는 항문이 연결되어 있다. 샅의 천정은 항문올림근을 중심으로 하는 골반가로막이며, 그 위쪽에 골반안이 있다.

1. 샅의 깊은층 구조

1) 샅막과 깊은샅공간(그림 11-15, 표 11-2)

샅막 회음막/perineal membrane 은 비뇨생식삼각의 깊은층에 있으면서 좌우의 두덩활을 연결하는 두꺼운 근막 구조이다. 뒤모서리는 자유모서리로 되어 있고, 정중앙에는 **샅중심체** 회음체/perineal body 라고 하는 결합조직 부위가 있다. 샅막 바로 위에는 **깊은샅공간** 심회음극/deep perineal space 이 있으며, 뼈대근육 외에 신경과 혈관을 포함하고 있다. 깊은샅공간 위쪽에는 뚜렷한 근막이 없고, 골반가로막 아래쪽의 궁둥항문오목의 성긴결합조직과 맞닿아 있다.

골반가로막 앞부분에는 **비뇨생식구멍** 요생식열공/urogenital hiatus 이라고 하는 구멍이 있으며, 이곳을 통해 골반안이 샅과 연결되어 있다. 이 때문에 비뇨생식구멍 아래에 위치해 있는 샅막은 골반바닥의 일부가 되고, 골반안내장을 지지하는 역할을 한다. 요도(및 여성의 질)는 비뇨생식구멍을 통해 빠져나가고, 샅막의 원형 구멍을 통해 몸표면으로 열려있다.

● 깊은샅공간의 근육

깊은샅공간의 뼈대근육은 주행에 따라 구분된다. **바깥요도조임근** 외요도괄약근/external urethral sphincter 은 깊은샅공간의 앞쪽에서 요도를 둘러싸고 있으며, **깊은샅가로근** 심회음횡근/deep transverse perineal muscle 은 가로방향으로 뻗어있고 샅중심체에 붙어있다. 여성에서는 **요도질조임근** 요도질괄약근/sphincter urethrovaginalis muscle 이 좌우의 궁둥두덩가지에서 시작하며 요도 앞에서 합쳐진다.

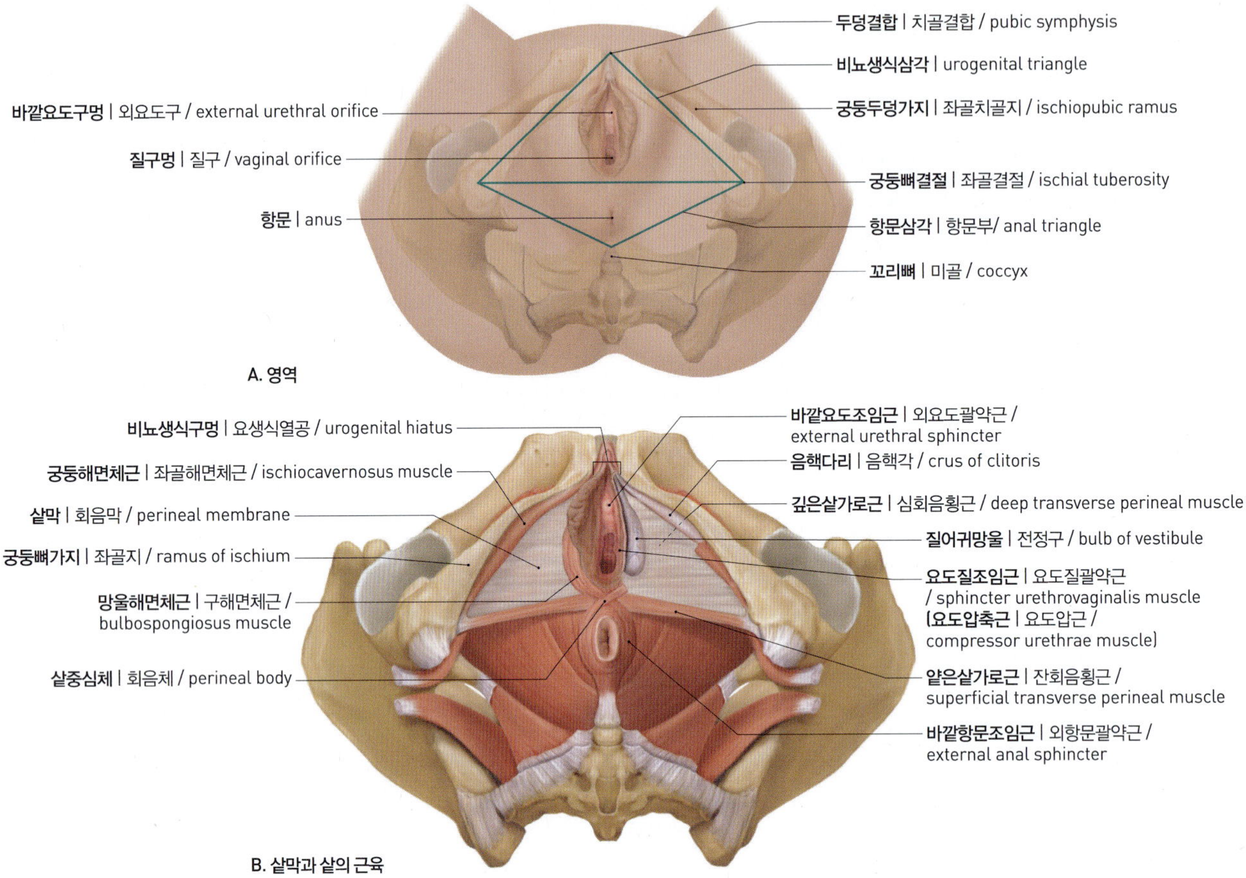

그림 11-15. 샅(여성)

2) 궁둥항문오목(그림 11-16)

궁둥항문오목 좌골항문와/ischioanal fossa 은 골반가로막의 양쪽 아래에 있는 공간이다. 위안쪽벽은 골반가로막, 가쪽벽은 골반벽(궁둥뼈, 속폐쇄근, 엉치결절인대)에 의해 형성되며, 위모서리는 항문올림근과 골반벽 사이에 끼여서 좁아져 있고, 항문올림근의 골반벽 부착부위에서 끝난다. 궁둥항문오목은 아래쪽으로 향해 폭이 넓어지고, 항문삼각에서 샅 피부로 이어지며 끝난다. 앞쪽의 비뇨생식삼각에는 궁둥항문오목의 일부가 깊은샅공간

표 11-2. 깊은샅공간의 근육

근육	이는곳	닿는곳	신경지배	작용
깊은샅가로근	궁둥결절과 궁둥두덩가지	정중앙에서 상대쪽의 근육과 요도(및 여성의 질)	샅신경(S2~4)	골반바닥에 위치하여 골반안 내장을 지지함
바깥요도조임근	요도 주위	요도 주위	음경등신경, 음핵등신경	요도를 눌러 소변배출을 억제함 (여성에서는 질을 누름)

S: 엉치(sacral)

위쪽으로 뻗어 나와 있으며, 이를 **앞오목** 전함요/anterior recess 이라고 한다. 지방이 풍부한 성긴결합조직(**궁둥항문오목지방덩이** 좌골항문와지방체/fat body of ischioanal fossa)이 궁둥항문오목을 채우고 있다.

궁둥항문오목의 가쪽벽 아래부분에는 속폐쇄근의 근막으로 둘러싸인 혈관과 신경의 통로가 있고, 이를 **음부신경관** pudendal canal (**알콕관** Alcock's canal)이라고 한다. 속음부동맥·정맥과 음부신경은 큰궁둥구멍의 궁둥구멍근 아래구멍과 작은궁둥구멍을 통해 샅으로 들어가며 항문과 비뇨생식삼각에 분포한다.

골반가로막 골반격막/pelvic diaphragm 은 위쪽으로 펼쳐진 원뿔 모양이며, 위끝부분은 골반

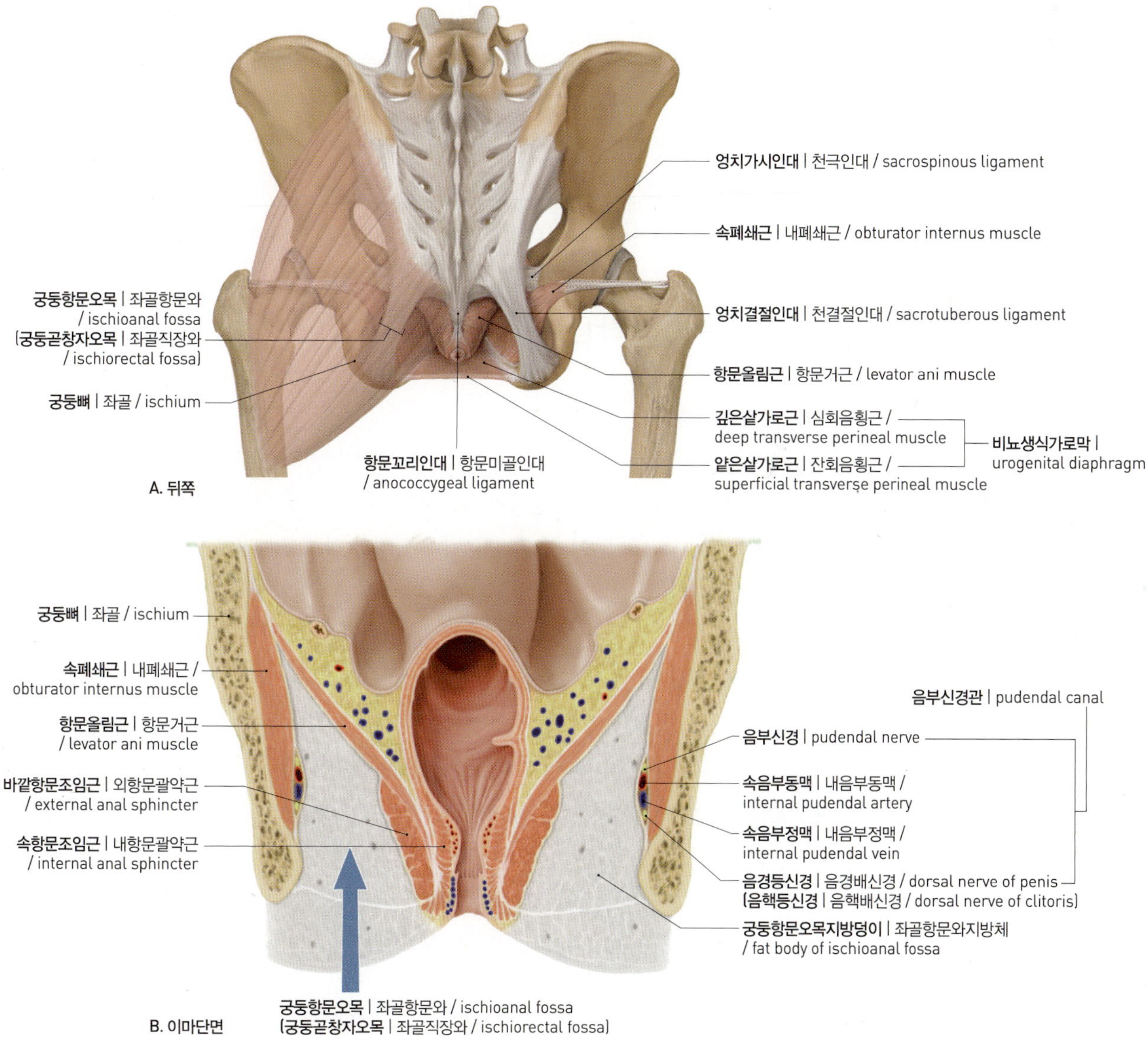

그림 11-16. 궁둥항문오목

벽에 붙고 아래끝부분은 항문주위에서 다발을 이루고 있다. 골반가로막은 주로 항문올림근과 꼬리근으로 이루어져 있으며, 아래끝부분에는 바깥항문조임근이 항문을 둘러싸고 있다. **항문올림근** 항문거근/levator ani muscle 은 좌우의 골반벽에서 1) 두덩뼈의 뒤쪽, 2) 속폐쇄근막 위의 항문올림근힘줄활, 3) 엉덩뼈가시에서 시작하며, 4) 샅중심체, 5) 항문 주위, 6) 항문꼬리인대에서 끝난다. **꼬리근** 미골근/coccygeus muscle 은 골반가로막 뒤부분을 만드는 삼각형의 근육이며, 엉치가시인대 위쪽에 위치한다. 궁둥뼈가시에서 시작해 뒤안쪽으로 향하며, 엉치뼈 아래부분과 꼬리뼈의 가쪽모서리에 붙어있다.

3) 항문삼각 (그림 11-15A, 16B)

샅의 앞쪽에 있는 비뇨생식삼각은 거의 수평이고 아래쪽을 향해 있는 반면, 뒤쪽 **항문삼각** 항문부/anal triangle 은 기울어져 있고 뒤아래쪽으로 향해 있다. 항문삼각의 경계는 앞모서리가 좌우의 궁둥뼈결절을 연결하는 선이고, 가쪽모서리는 엉치결절인대이며, 뒤끝에 꼬리뼈가 있다. 항문삼각의 중앙에는 **항문** anus 이 몸바깥으로 열려 있다.

바깥항문조임근 외항문괄약근/external anal sphincter 은 뼈대근육으로 되어 있다. 속항문조임근을 둘러싸고 있고, 깊은부분, 얕은부분, 피부밑부분의 3부분으로 나뉜다.

2. 비뇨생식삼각 (그림 11-15A)

1) 비뇨생식삼각의 영역

비뇨생식삼각 urogenital triangle 은 샅의 앞쪽부위에 있으며, 수평으로 위치한다. 비뇨생식삼각의 경계는 가쪽모서리가 궁둥두덩가지에, 뒤모서리는 좌우 궁둥결절을 연결하는 선에 의해 항문삼각과 닿아 있고, 앞끝에 두덩결합 아래모서리가 있다. 비뇨생식삼각에는 요도(및 여성의 질)와 바깥생식기관의 뿌리부분이 있다.

2) 비뇨생식삼각의 피부밑조직 (그림 11-17)

비뇨생식삼각의 피부밑조직은 앞배벽의 피부밑조직과 마찬가지로 얕은 지방조직층과 깊은 막층으로 이루어져 있다. 이 막층은 **콜리스근막** Colles' fascia 이라고 하며 앞배벽의 **스카르파근막** Scarpa's fascia 으로 연결된다. 얕은샅공간은 콜리스근막과 샅막 사이의 공간에서 앞배벽의 스카르파근막 깊은층의 공간으로 연결된다. 콜리스근막은 비뇨생식삼각의 뒤모서리(샅막의 뒤모서리)와 가쪽모서리(궁둥두덩가지)에 붙어있기 때문에, 뒤쪽의 항문삼각과 가쪽의 넓적다리에는 얕은샅공간이 없다.

3) 얕은샅공간 (그림 11-18, 19, 표 11-3)

얕은샅공간 천회음극/superficial perineal space 은 비뇨생식삼각에 있다. 피부밑조직막층과

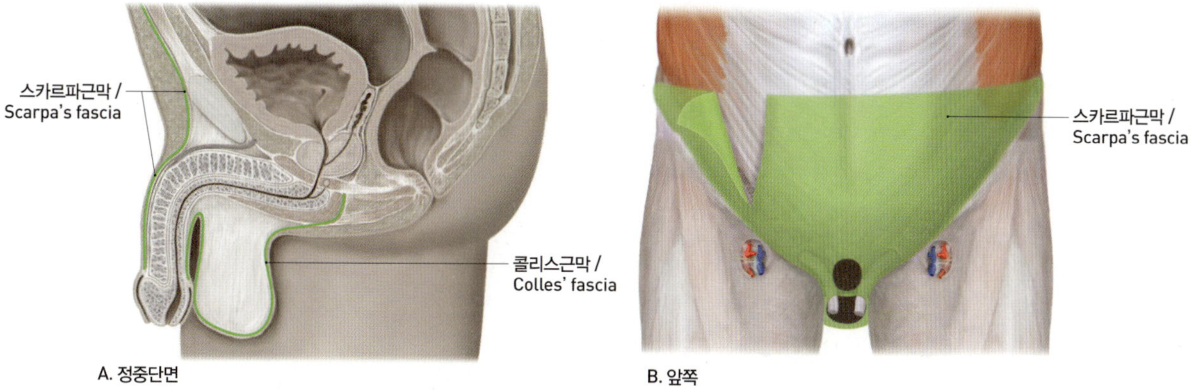

그림 11-17. 콜리스근막과 스카르파근막

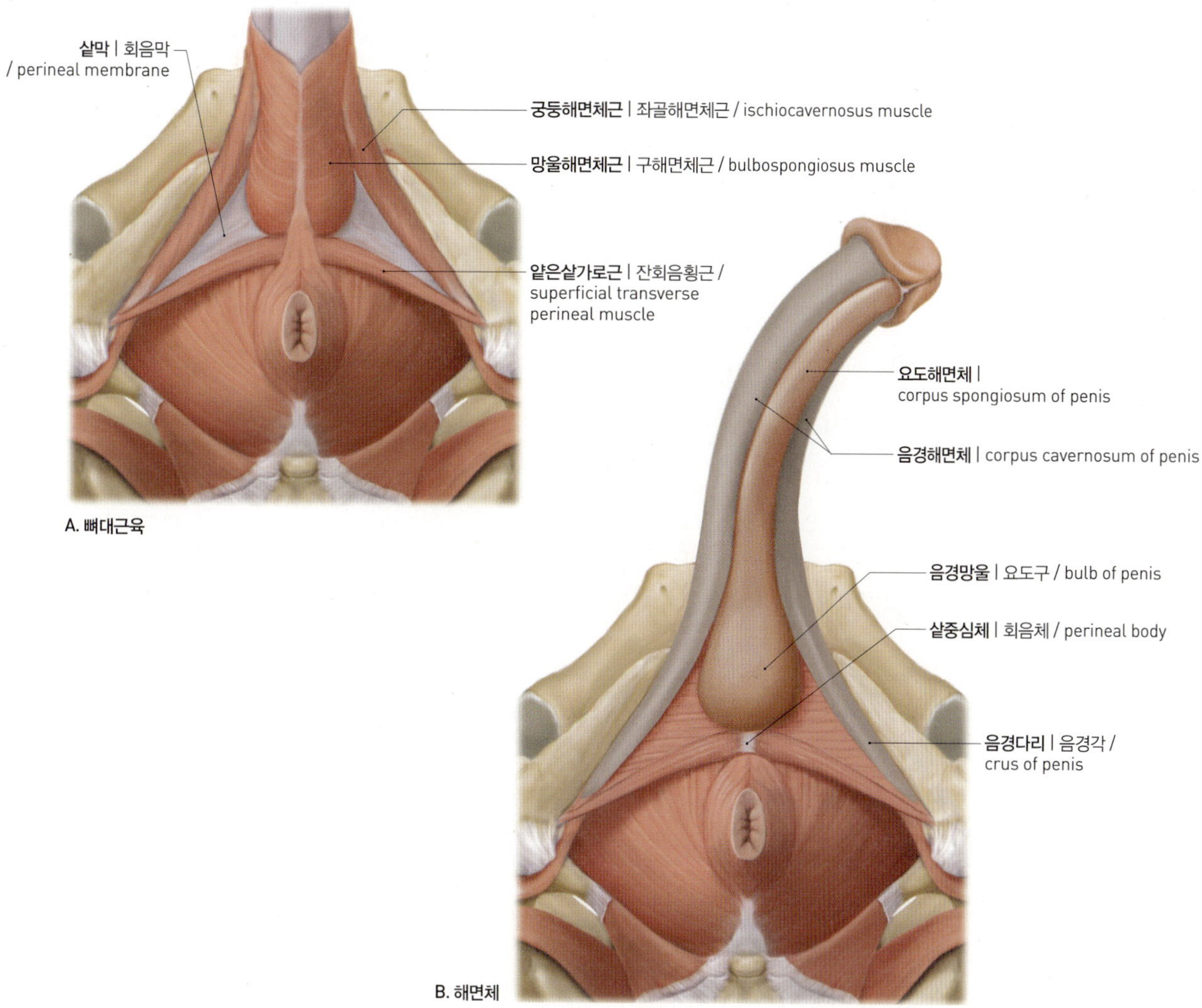

그림 11-18. 남성의 얕은샅공간

샅막 사이에 끼여져 있는 공간이며, 음경과 음핵의 해면체, 그리고 그와 관련된 뼈대근육을 포함하고 있다.

●남성

남성의 얕은샅공간에는 음경다리와 음경망울이 포함되어 있다.

음경다리 음경각/crus of penis | 음경해면체의 뿌리부분에서 가늘어지면서 좌우의 두덩활에 부착된다.

음경망울 요도구/bulb of penis | 음경해면체의 뿌리부분에서 팽창한 부분으로 샅막 중앙에 부착된다.

●여성

여성의 얕은샅공간에는 음핵다리와 질어귀망울이 포함된다.

음핵다리 음핵각/crus of clitoris | 음핵해면체의 뿌리부분에서 가늘어지면서 좌우의 두덩활에 붙어있다.

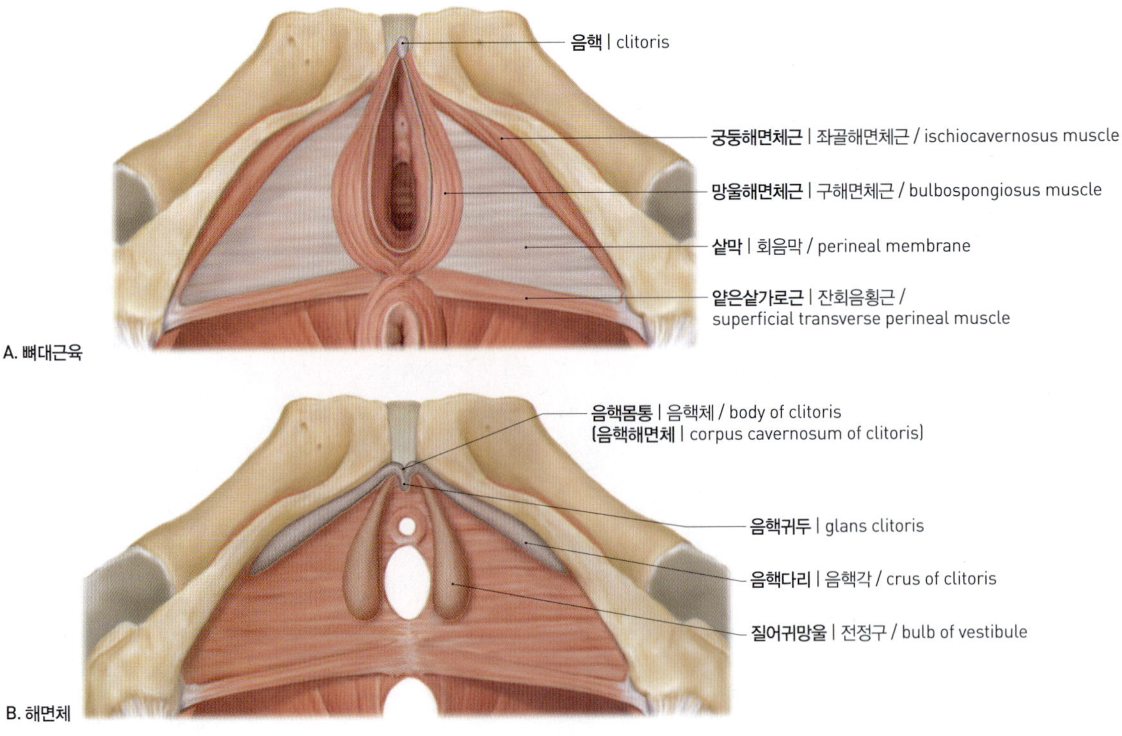

그림 11-19. 여성의 얕은샅공간

표 11-3. 얕은샅공간의 근육

근육	이는곳	닿는곳	신경지배	작용
궁둥해면체근	궁둥결절과 궁둥가지	남성: 음경다리 여성: 음핵다리	음부신경(S2~4)	음경이나 음핵으로 혈액을 보내고 발기를 유지함
망울해면체근	남성: 샅중심체와 정중솔기 여성: 샅중심체	남성: 샅막과 음경의 등쪽면, 음경망울 여성: 음핵해면체, 두덩뼈활	음부신경(S2~4)	음경이나 음핵의 발기에 관여함 남성: 잔뇨나 정액을 요도에서 배출함
얕은샅가로근	궁둥결절과 궁둥가지	샅중심체	음부신경(S2~4)	샅중심체를 지지함

S: 엉치(sacral)

질어귀망울 전정구/bulb of vestibule | 질구멍 양쪽에 있는 한 쌍의 해면체이며, 샅막에 고정되어 있다. 앞끝은 가늘어져서 정중앙의 음핵귀두로 연결되며, 뒤끝은 질구멍의 뒤모서리 양쪽끝에서 끝난다.

● 얕은샅공간의 근육

얕은샅공간에는 3개의 근육이 있다.

궁둥해면체근 좌골해면체근/ischiocavernosus muscle | 음경다리(남성)나 음핵다리(여성)를 덮고 있다.
망울해면체근 구해면체근/bulbospongiosus muscle | 음경망울(남성)이나 질어귀망울(여성)을 덮고 있다.
얕은샅가로근 천회음횡근/superficial transverse perineal muscle | 샅막 뒤모서리를 따라 뻗어있고, 샅중심체에 붙어있다.

Chapter 12
내분비계통

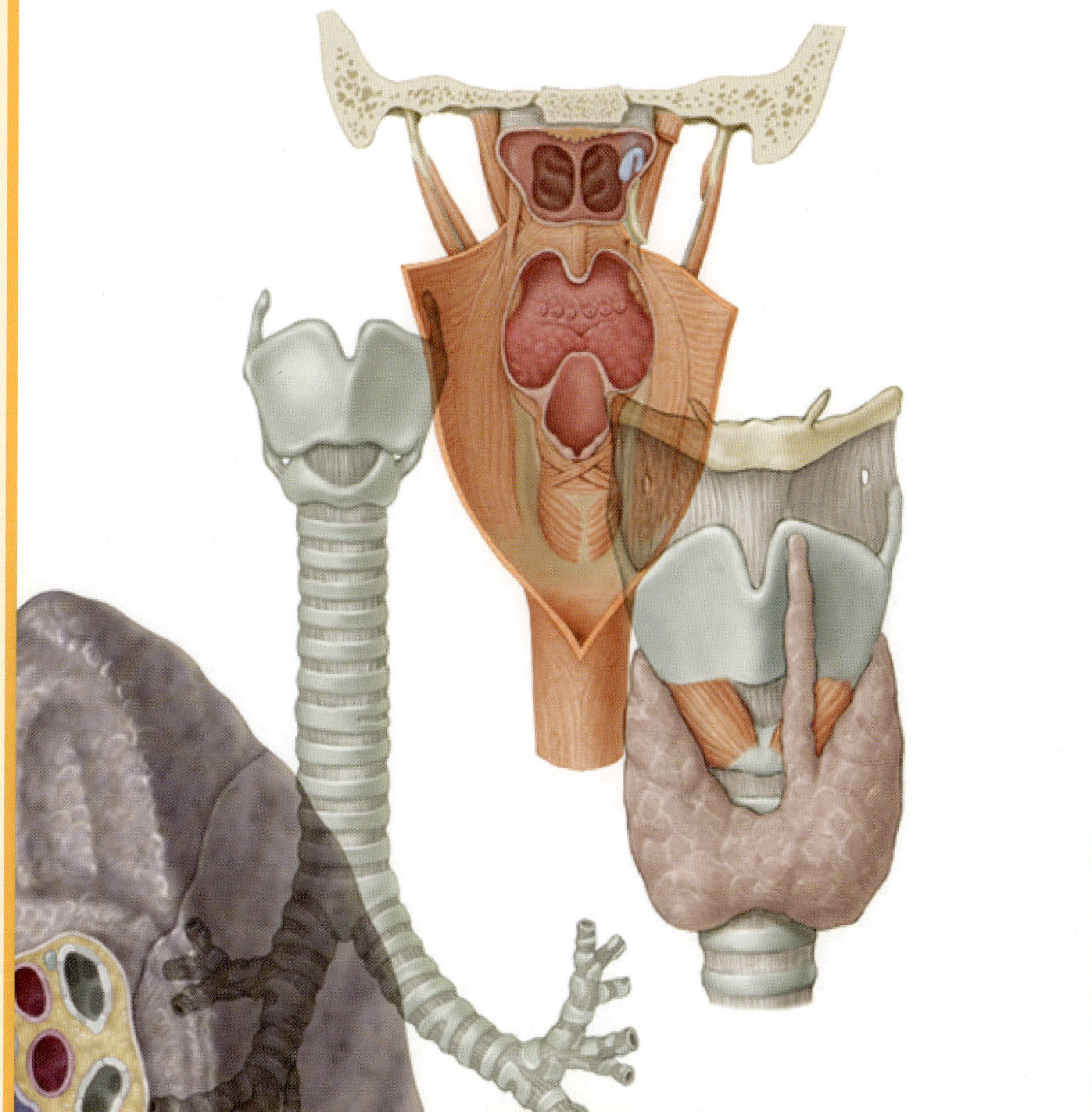

내분비계통의 개요 (그림 12-1, 표 12-1)

내분비계통 내분비계/endocrine system 은 호르몬을 체내로 분비하는 내분비샘, 내분비조직, 내분비세포로 이루어져 있다. **호르몬** hormone 은 혈액이나 세포사이물질로 분비되어 체내의 기관이나 조직의 기능을 조절한다. 내분비계통에 속하는 것으로는 아래와 같다.

뇌하수체 하수체/hypophysis 는 사이뇌의 **시상하부** hypothalamus 에 매달려 있는 작은 내분비샘이며 앞엽과 뒤엽으로 이루어져 있다. 앞엽에서는 온몸의 세포에 작용하는 호르몬과 다른 내분비샘(갑상샘, 부갑상샘, 생식샘)에 작용하는 호르몬이 나온다. 뒤엽에서는 시상하부의 신경세포가 만드는 호르몬을 분비한다.

솔방울샘 송과선/pineal gland 은 **셋째뇌실** 제3뇌실/third ventricle 의 등쪽에 있는 작은 내분비

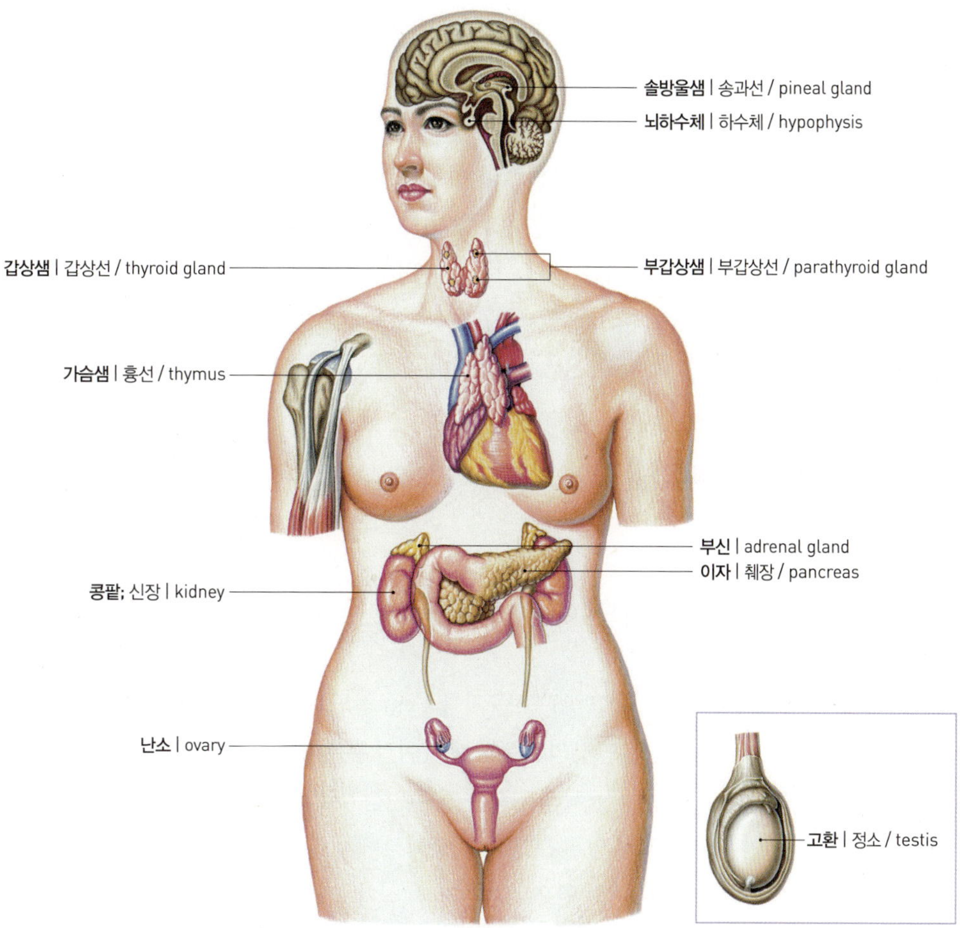

그림 12-1. 내분비계통의 기관

표 12-1. 내분비계통의 구성요소

내분비샘	뇌하수체, 솔방울샘, 갑상샘, 부갑상샘, 부신(겉질과 속질)
내분비조직	이자(이자섬), 고환(정세관), 난소(난포와 황체)
내분비세포	소화관점막(창자 속의 분비세포)

샘이며 수면을 촉진하는 멜라토닌을 분비한다.

갑상샘 갑상선/thyroid gland 은 목의 앞쪽에 있으며 등쪽면에 **부갑상샘** 부갑상선/parathyroid gland 이라고 하는 쌀알 크기의 내분비샘이 달라붙어 있다. 갑상샘호르몬은 온몸의 대사를 조절하고 부갑상샘호르몬은 칼슘대사를 조절한다.

부신 adrenal gland 은 겉질과 속질로 나뉜다. **부신겉질** 부신피질/adrenal cortex 은 글루코코티코이드와 광물코티코이드를 분비하고 **부신속질** 부신수질/adrenal medulla 은 아드레날린 등의 카테콜아민을 분비한다.

이자 안에 흩어져 있는 **이자섬** 췌도/pancreatic islet (**랑게르한스섬** islet of Langerhans)은 혈당을 조절하는 인슐린 등의 호르몬을 분비한다.

고환의 정세관의 사이질에 있는 **사이질세포** 간세포/interstitial cell (**라이디히세포** Leydig cell)는 남성호르몬(안드로겐)을 분비한다. 난소의 난포에서는 여성호르몬(에스트로겐)이, 배란 후의 황체로부터는 프로게스테론(황체호르몬)이 분비된다.

위의 점막 속에 흩어져 있는 **위창자내분비세포** 장내분비세포/enteroendocrine cell 에서 나오는 다양한 호르몬은 소화관의 운동과 분비를 조절한다.

뇌하수체

1. 뇌하수체의 구조와 구분 (그림 12-2)

뇌하수체 하수체/hypophysis 는 지름 1 cm 정도, 무게 0.7 g 정도의 내분비샘이며 나비뼈 몸통 위쪽에 있는 안장의 오목하게 들어간 부분(**뇌하수체오목** 하수체와/hypophyseal fossa)에 들어있다. 뇌하수체오목의 위쪽은 경막(**안장가로막** 안격막/sellar diaphragm)으로 덮여 있으며, 그 가운데에 열려 있는 구멍이 시상하부에서 튀어나온 깔때기로 연결되어 있다. 뇌하수체는 앞뒤의 2개의 엽으로 이루어져 있다.

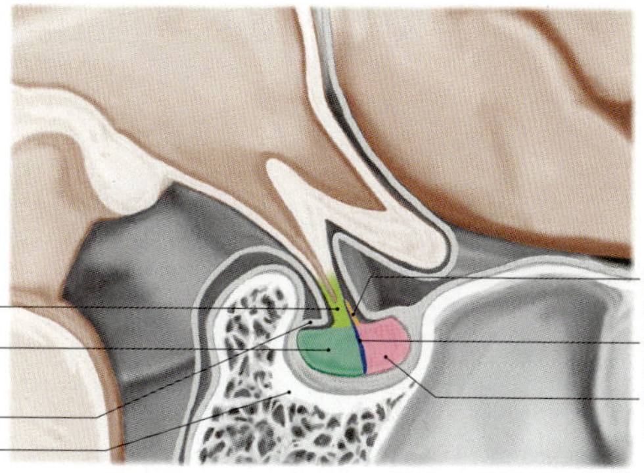

그림 12-2. 뇌하수체의 구분

1) 앞엽

앞엽 전엽/anterior lobe (**샘뇌하수체** 선하수체/adenohypophysis)은 뇌하수체의 앞쪽 절반을 차지하고 있으며 구성 세포가 서로 다른 3부분으로 나뉜다.

먼쪽부분 원위부/pars distalis | 뇌하수체의 3/4을 차지하며 5종류의 내분비세포를 모두 포함하고 있다.

융기부분 융기부/pars tuberalis | 위쪽으로 뻗어 나와서 깔때기를 관 모양으로 둘러싸고 있으며 생식샘자극호르몬 분비세포를 포함하고 있다.

중간부분 중간부/pars intermedia | 뒤엽과의 경계면에 위치해 있다. 멜라닌세포자극호르몬을 분비하지만 인간의 경우에는 분비량이 적어서 생리적인 의미가 불명확하다.

2) 뒤엽

뒤엽 후엽/posterior lobe (**신경뇌하수체** 신경하수체/neurohypophysis)은 뇌하수체의 뒤부분에 위치해 있으며 2부분으로 나뉜다.

신경엽 pars nervosa | 뇌하수체의 뒤부분을 차지한다. 시상하부의 시각로위핵과 뇌실곁핵의 신경세포(신경내분비세포)에서 나온 수십만 개의 민말이집신경집세포의 축삭과 아교세포로 구성되어 있다.

깔때기 누두/infundibulum | 시상하부의 연장부분에 있다.

2. 뇌하수체앞엽호르몬(그림 12-3, 표 12-2)

샘뇌하수체(앞엽)에는 5종류의 내분비세포가 있으며 6종류의 호르몬을 분비한다. 호르몬의 생산과 분비는 시상하부에서 나오는 7종류의 방출 · 억제호르몬에 의해 조절되고 있다.

성장호르몬 growth hormone, GH | 몸 세포의 증식과 단백질의 동화작용을 촉진해서 성장과 체격의 발달에 영향을 주는 호르몬이다. 특히 뼈의 성장판인 **뼈끝연골** 골단연골/epiphysial cartilage 의 활동을 담당한다. 사춘기 때에 혈액 안의 성장호르몬의 양이 일정 수준 이하가 되면 뼈끝연골의 폐쇄가 일어나고 뼈의 길이 즉 신장의 성장이 멈추게 된다. 또한 간에서 나오는 **인슐린유사성장인자** insulin-like growth factor, IGF 의 분비를 촉진한다.
프로락틴 prolactin, PRL | **젖샘** 유선/mammary gland 을 발달시켜서 젖분비를 촉진하는 호르

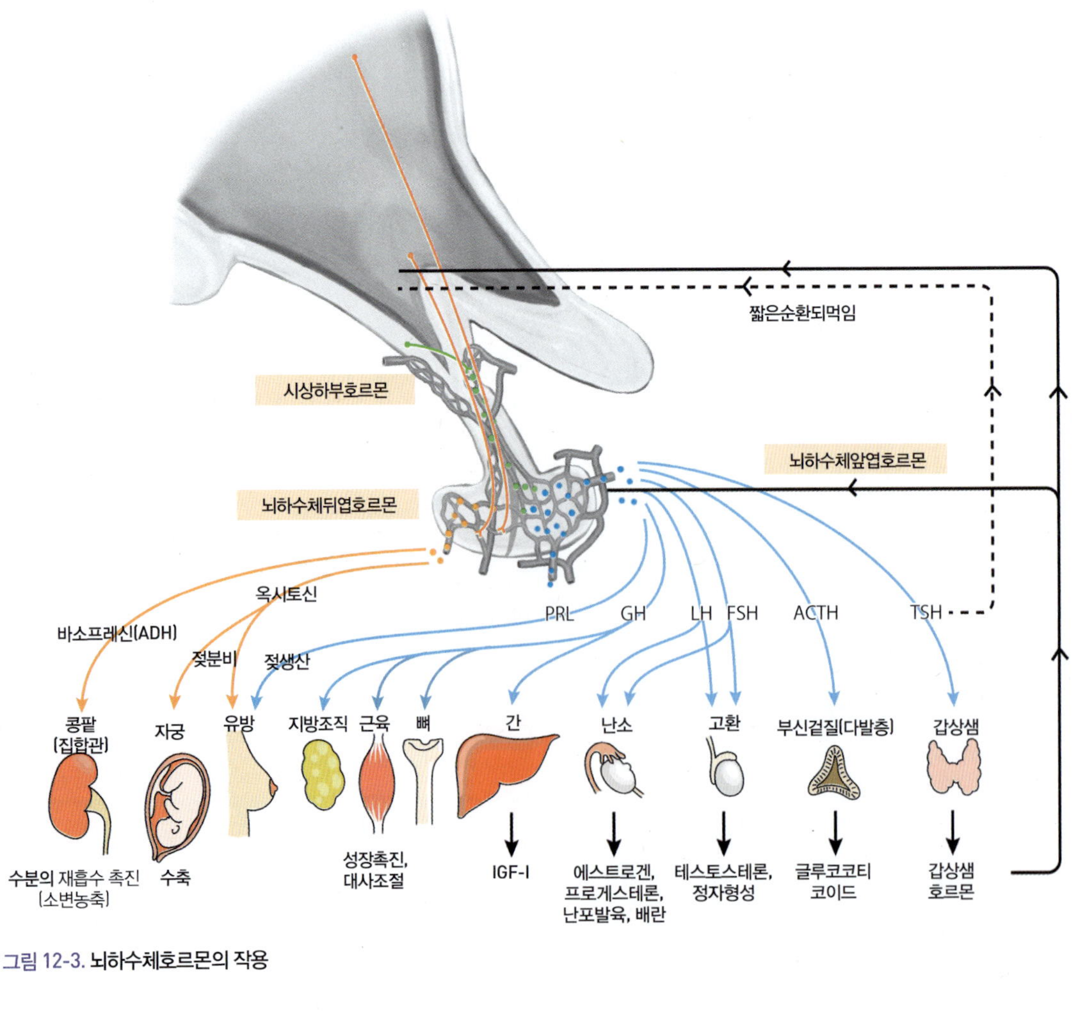

그림 12-3. 뇌하수체호르몬의 작용

표 12-2. 뇌하수체앞엽호르몬

방출 · 억제호르몬	분비세포	뇌하수체앞엽호르몬	작용
GHRH(+) 소마토스타틴(-)	성장호르몬분비세포 (somatotroph)	성장호르몬(GH)	간: IGF분비 촉진 전신: 성장 촉진
PRF(+) 도파민(-)	젖샘자극세포 (mammotroph)	프로락틴(PRL)	젖샘: 젖생산 촉진 뇌: 모성행동 촉진
CRH(+)	코르티코트로프성세포 (corticotroph)	부신겉질자극호르몬(ACTH)	부신겉질: 성장 촉진, 글루코코티코이드 분비 촉진
TRH(+)	갑상샘자극세포 (thyrotroph)	갑상샘자극호르몬(TSH)	갑상샘: 성장 촉진, 갑상샘호르몬 분비 촉진
GnRH(+)	생식샘자극세포 (gonadotroph)	난포자극호르몬(FSH)	여성: 난포성장 촉진, 에스트로겐 분비 촉진 남성: 정자형성 촉진
		황체형성호르몬(LH)	여성: 배란 유도, 황체 형성, 에스트로겐과 프로게스테론 분비 촉진 남성: 테스토스테론 분비 촉진

몬이다. 임신말기부터 수유기에 이 호르몬이 다량으로 분비된다. 생식샘과 면역계통에도 작용한다. 특히 뇌에 작용해서 수유행동과 성적행동의 발현을 촉진한다. 이 호르몬이 **프로락틴세포(젖분비호르몬세포)** prolactin cell 의 이상증가로 인해 과도하게 분비되면 젖이 끊임없이 흘러나오는 증상이 발생한다.

부신겉질자극호르몬 부신피질자극호르몬/adrenocorticotropic hormone, ACTH | **부신겉질** 부신피질/adrenal cortex 의 분비기능을 촉진하는 호르몬이다. 몸이 외부환경으로부터 각종 스트레스를 받게되면 이 호르몬이 다량으로 분비된다. 이것에 의해 부신겉질이 두꺼워지고 세포가 증식해서 비대해진다.

갑상샘자극호르몬 갑상선자극호르몬/thyroid stimulating hormone, TSH | **갑상샘** 갑상선/thyroid gland 의

시상하부, 뇌하수체, 내분비샘의 되먹임계통

시상하부에서 나오는 방출 · 억제호르몬은 뇌하수체앞엽호르몬의 합성과 분비를 조절한다. 뇌하수체앞엽호르몬은 3개의 내분비샘(갑상샘, 부신겉질, 난소와 고환)에 작용해서 호르몬의 합성과 분비를 촉진한다. 이 3개의 내분비샘에서 나오는 호르몬은 시상하부의 신경세포와 뇌하수체앞엽세포에 작용해서 호르몬의 합성과 분비를 억제한다. 즉 시상하부의 신경세포, 뇌하수체앞엽세포, 내분비샘 사이에 되먹임 관계가 형성되어 3개의 내분비샘에서 호르몬의 합성과 분비가 일정하게 유지될 수 있도록 조절하고 있다.

갑상샘을 예로 들면

시상하부 신경세포에서 나오는 TRH
↓ (촉진)
뇌하수체앞엽에서 나오는 TSH
↓ (촉진)
갑상샘에서 나오는 갑상샘호르몬
↓ (억제)
시상하부 신경세포 · 뇌하수체앞엽호르몬

이라고 하는 관계가 성립된다.

이러한 되먹임조절을 받는 3개의 호르몬(갑상샘호르몬, 부갑상샘호르몬, 성호르몬)은 모두 소수성 물질이며, 세포질의 수용체와 결합해서 유전자의 전사를 조절하고 장기간에 걸쳐 작용한다.

예외적으로 부신겉질의 알도스테론만은 시상하부나 뇌하수체앞엽이 아닌 레닌 · 앤지오텐신 계통의 영향을 받고 있다.

분비기능을 촉진하는 호르몬으로 이것에 의해 몸의 신진대사가 조절된다. 갑상샘자극호르몬이 과도하게 분비되면 **갑상샘항진증** 갑상선기능항진증/hyperthyroidism (많이 마시고, 많이 먹고, 땀이 많이 나고, 몸이 마르고, 손이 떨리게 되는)이 발생한다.

난포자극호르몬 follicle stimulating hormone, FSH | 아미노산 92개의 α사슬과 110개의 β사슬로 구성되어 있는 단백질이다. 난포를 성숙시키고 난포에서 에스트로겐의 분비를 촉진한다.

황체형성호르몬 luteinizing hormone, LH | 아미노산 92개의 α사슬과 121개의 β사슬로 구성되어 있는 단백질이다. 배란을 발생시키고 황체 형성을 촉진한다.

여성에서는 난포자극호르몬과 황체형성호르몬은 월경주기에 맞춰 난포의 성장을 촉진하고, 월경주기 14일 무렵에 황체형성호르몬의 분비가 펄스 형태로 상승해서 난포에서 배란을 일으킨다. 또한 난포와 황체에서 나오는 여성호르몬(에스트로겐, 프로게스테론)의 합성과 분비를 촉진한다.

남성에서는 난포자극호르몬은 정세관의 **버팀세포** 세르톨리세포/Sertoli cell 에 작용해서 정자 형성을 촉진시키고, 황체형성호르몬은 사이질의 **라이디히세포** Leydig cell 에 작용해서 남성호르몬의 합성과 분비를 촉진한다.

3. 뇌하수체뒤엽호르몬 (표 12-3)

신경뇌하수체(뒤엽)에서는 신경내분비세포의 축삭에서 2종류의 호르몬이 방출된다.

바소프레신 vasopressin | **항이뇨호르몬** antidiuretic hormone, ADH 이라고도 한다. 콩팥의 집합관에 작용하며 물과 소변의 재흡수를 촉진하고 소변의 삼투압을 높이는 동시에 소변량을 감소시킨다.

옥시토신 oxytocin | 젖샘의 근육상피세포를 수축시켜서 젖샘 속의 젖을 분비시킨다. 또한, 출산이나 성교 시 자궁의 민무늬근육을 수축시킨다.

표 12-3. **뇌하수체뒤엽호르몬**

뇌하수체뒤엽호르몬	작용
바소프레신[항이뇨호르몬(ADH)]	콩팥: 집합관에서 물의 재흡수 촉진, 소변량 감소, 소변의 농축 촉진
옥시토신	젖샘: 근육상피세포의 수축, 젖샘에 저장된 젖의 분비

솔방울샘 (그림 12-1)

솔방울샘 송과선/pineal gland 은 고삐맞교차에서 뒤쪽 정중부분으로 튀어나온 완두콩 크기의 기관이며 위둔덕 바로 위쪽에 위치해 있다. 솔방울샘세포는 **세로토닌** serotonin 에서 멜라토닌을 합성해서 혈액으로 방출한다. **멜라토닌** melatonin 의 분비량은 하루 사이에도 변동이 있어서 밤에 많이 분비되고 낮에 강한 빛을 받으면 감소한다. 멜라토닌은 약한 수면작용을 가지고 있으며 계절주기성 리듬이나 하루주기성 리듬을 조절하는 역할을 한다.

갑상샘과 부갑상샘

후두와 기관 위부분의 앞에는 갑상샘과 부갑상샘이라고 하는 내분비샘이 있으며 생명 유지에 꼭 필요한 작용을 한다.

1. 갑상샘과 부갑상샘 (그림 12-4)

갑상샘 갑상선/thyroid gland 은 복장방패근과 복장목뿔근보다 깊은층에 있으며 방패연골의 가쪽 아래에 있다. 오른엽과 왼엽이 정중앙의 **잘록** 협/isthmus 으로 연결되어 있다. 잘록은 둘째와 셋째기관연골 앞에 있다. 잘록에서 위부분으로 뻗어 있는 **피라미드엽** 추체엽/pyramidal lobe 은 약 80%의 확률로 존재한다. 갑상샘의 무게는 성인 남성이 17 g, 여성이 15 g 이다. 갑상샘은 얇은 섬유 피막으로 덮여 있으며 깊은층의 반지연골과 기관연골 사이는 두꺼운 결합조직으로 붙어 있다. 갑상샘에는 혈관이 많이 분포하고 있다.

부갑상샘 부갑상선/parathyroid gland 은 거의 쌀알 크기이고 위아래로 2쌍, 총 4개로 이루어져 있으며 갑상샘 오른엽과 왼엽 뒤에 붙어 있다.

2. 갑상샘과 부갑상샘의 혈관

1) 동맥

위갑상동맥 상갑상선동맥/superior thyroid artery 은 바깥목동맥의 첫째가지이다. 방패목뿔근의 가쪽모서리를 따라 아래로 내려가고 갑상샘엽의 위끝부분에 도달해서 앞·뒤·가쪽

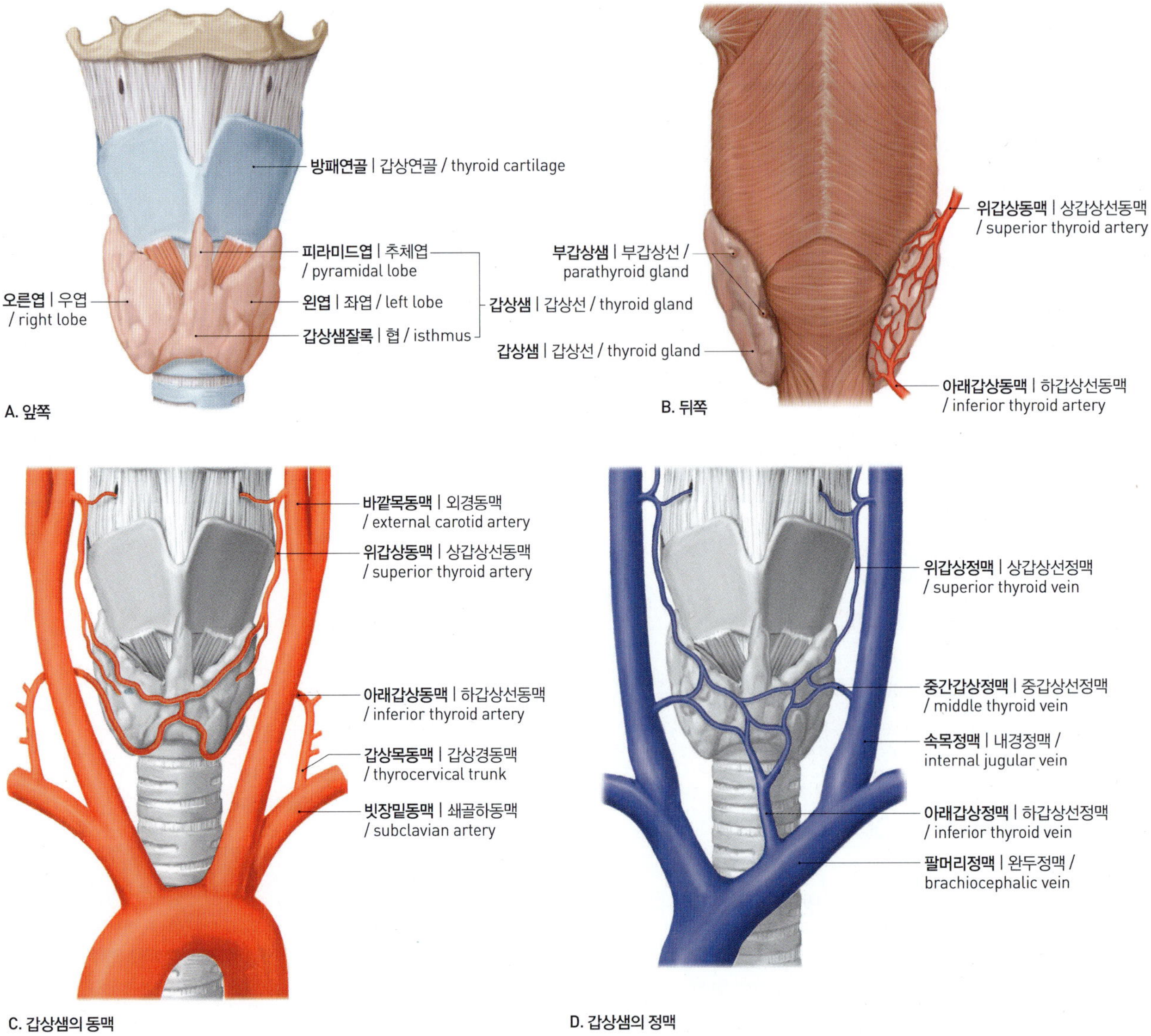

그림 12-4. **갑상샘과 부갑상샘**

샘가지로 나뉘어 갑상샘에 분포한다.

아래갑상동맥 하갑상선동맥/inferior thyroid artery 은 빗장밑동맥 가지인 갑상목동맥에서 갈라져 나온다. 목혈관신경집 뒤쪽으로 돌아서 갑상샘엽 아래끝부분에 도달하고 갑상샘의 뒤아래쪽에 분포한다.

2) 정맥

위갑상정맥 상갑상선정맥/superior thyroid vein 은 같은 이름의 동맥 분포영역에서 혈액을 모으고 속목정맥으로 연결된다.

중간 · 아래갑상정맥 중 · 하갑상선정맥/middle · inferior thyroid vein 은 그 이외의 부분에서 혈액을 모으며 중간갑상정맥은 속목정맥으로, 아래갑상정맥은 오른 · 왼팔머리정맥으로 연결된다.

3) 신경

혈관에 작용하는 교감신경이 동맥을 따라 분포한다. 갑상샘호르몬의 분비조절은 뇌

갑상샘과 부갑상샘호르몬

갑상샘호르몬(thyroid hormone)은 아미노산인 티록신 2개를 뼈대로 삼아 요오드가 3개나 4개 결합한 소수성 분자이다. 갑상샘에 있는 작은 소포 안에 갑상샘글로불린이라고 하는 전구단백질로 축적되고 소포상피세포가 이것을 거두어들이고 분해해서 갑상샘호르몬으로 분비한다.
갑상샘호르몬은 2가지 작용을 한다.

1) 특정 시기에 중추신경과 온몸에 성장을 조절하는 작용을 한다. 선천갑상샘저하증 환자는 이러한 작용이 방해를 받아 뼈와 허파의 성숙, 뇌의 발달에 장애가 생긴다.
2) 온몸에서 대부분 대사를 활발하게 해서 산소소비량을 증가시킨다.

갑상샘호르몬의 분비는 뇌하수체에서 나오는 **갑상샘자극호르몬**(TSH)과 그 위쪽의 시상하부에서 나오는 갑상샘자극호르몬방출호르몬(TRH)에 의해 자극을 받는다. 갑상샘호르몬의 기능이 떨어지면 시상하부, 뇌하수체, 갑상샘에서 나오는 호르몬이 증가하는 되먹임에 의해 조절받게 된다.

부갑상샘호르몬(parathyroid hormone, PTH)은 펩티드호르몬이며 혈중칼슘농도를 증가시킨다. 뼈에서는 뼈파괴세포에 의한 뼈흡수를 활발하게 하고 콩팥에서는 먼쪽세관에 작용해서 칼슘의 재흡수를 촉진하며 토리쪽세관에 작용해서 인산의 분비를 촉진한다.

칼시토닌과 비타민D

갑상샘의 소포 주위에 있는 소포곁세포에서 **칼시토닌**(calcitonin)을 분비한다. 펩티드호르몬이며 뼈와 콩팥에 작용해 혈중 칼슘농도를 내리지만 그 작용은 매우 약하다.
혈중칼슘농도는 비타민D의 영향도 받고 있다. 비타민D는 간과 콩팥에서 대사로 활성화되어 창자의 칼슘흡수를 촉진해 혈중칼슘농도를 증가시키는 역할을 한다.

● 갑상샘호르몬 분비조절

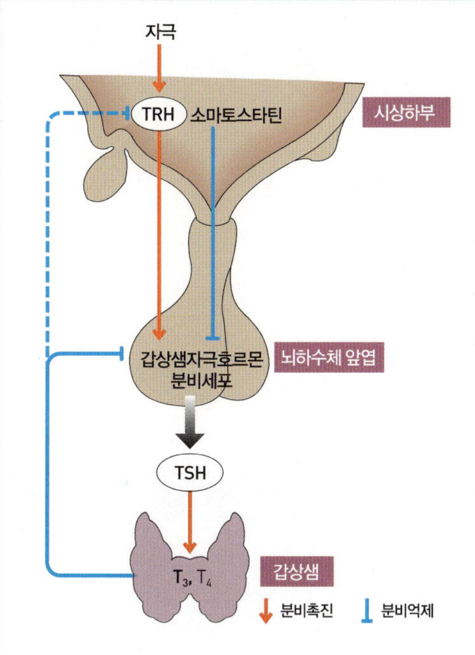

● 칼슘대사 조절

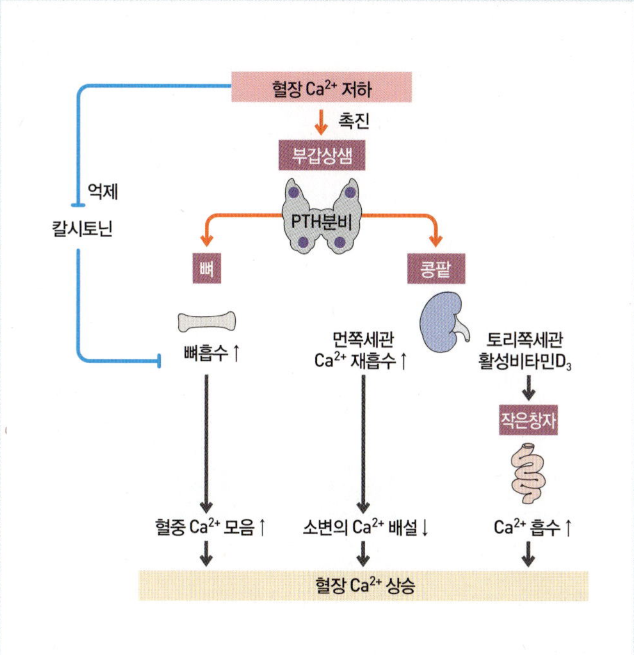

하수체앞엽호르몬에 의해, 부갑상샘호르몬의 분비조절은 혈중칼슘(Ca^{2+})농도에 의해 이루어진다.

3. 갑상샘과 부갑상샘의 호르몬

갑상샘호르몬 thyroid hormone 은 **티록신** thyroxine 이라고 불리며 온몸에 있는 세포의 신진대사를 높이는 작용을 한다. 티록신이 많이 분비될수록 각각의 세포가 소비하는 산소의 양도 증가해서 결국 호흡을 통해 온몸으로 들어오는 산소의 양이 많아지게 된다. 갑상샘의 기능이 정상수준 이상으로 높아지면 호흡운동이 거칠게 되고 혈압이 상승하며 땀을 많이 흘리게 되고, 많이 먹고, 많이 마시게 되지만 몸은 마른다. 이것이 **갑상샘항진증** 갑상선기능항진증/hyperthyroidism 이다.

갑상샘 갑상선/thyroid gland 에서는 혈중칼슘(Ca^{2+})농도를 내리는 호르몬이 분비되며 이를 **칼시토닌** calcitonin 이라고 부른다. 칼시토닌은 **소포곁세포** parafollicular cell 라고 하는 소포의 바깥쪽에서 작은 집단을 이루고 있는 특수한 세포에서 분비된다.

부갑상샘호르몬 parathyroid hormone 은 갑상샘호르몬인 칼시토닌과 서로 버티어 대항함으로써 양쪽의 균형 잡힌 활동에 의해 뼈아교질과 혈액 사이에서 **칼슘** calcium 이 들어가고 나오는 것이 조절된다. 결과적으로 혈중칼슘(Ca^{2+})이 일정 농도(9~11 mg/dL)로 유지되며 이는 생체기능에 꼭 필요한 조건이다.

갑상샘항진증

갑상샘항진증(hyperthyroidism)은 갑상샘호르몬의 생산이 많아져 두근거림, 땀과다증, 체중감소, 피로 등의 증상이 나타나는 것이다. **그레이브스병**(Graves' disease) 혹은 **바제도병**(Basedow's disease)에 의한 것이 대부분이며, 갑상샘에 대한 자가항체가 원인이다. 그레이브스병 환자는 갑상샘의 기능항진으로 인한 갑상샘팽창, 흥분과 불안, 발한, 두근거림, 식욕항진, 체중감소 등의 증상과 더불어 바깥눈근육이 두꺼워지고 눈확 속의 지방이 부어 오르면서 눈이 앞으로 튀어나오는 특징적인 모습을 하게 된다.

부신 [그림 12-5]

부신 adrenal gland 은 **콩팥** 신장/kidney 의 위끝에 베레모와 같이 얹어져 있고 콩팥과 함께 뒤배벽의 지방에 묻혀 있다.

부신은 표층의 **겉질** 피질/cortex 과 중심부의 **속질** 수질/medulla 로 이루어져 있으며 구조나 기능은 서로 전혀 다르다. 왼부신의 형태는 반달 모양이고 오른부신은 삼각형에 가깝다.

1. 겉질의 구조와 호르몬

겉질을 현미경으로 보면 지방덩어리를 다량 함유한 상피세포(내분비세포)가 다발 모양으로 연결되어 있고 그 사이를 모세혈관이 지나고 있다. 세포의 배열 모양에 의해

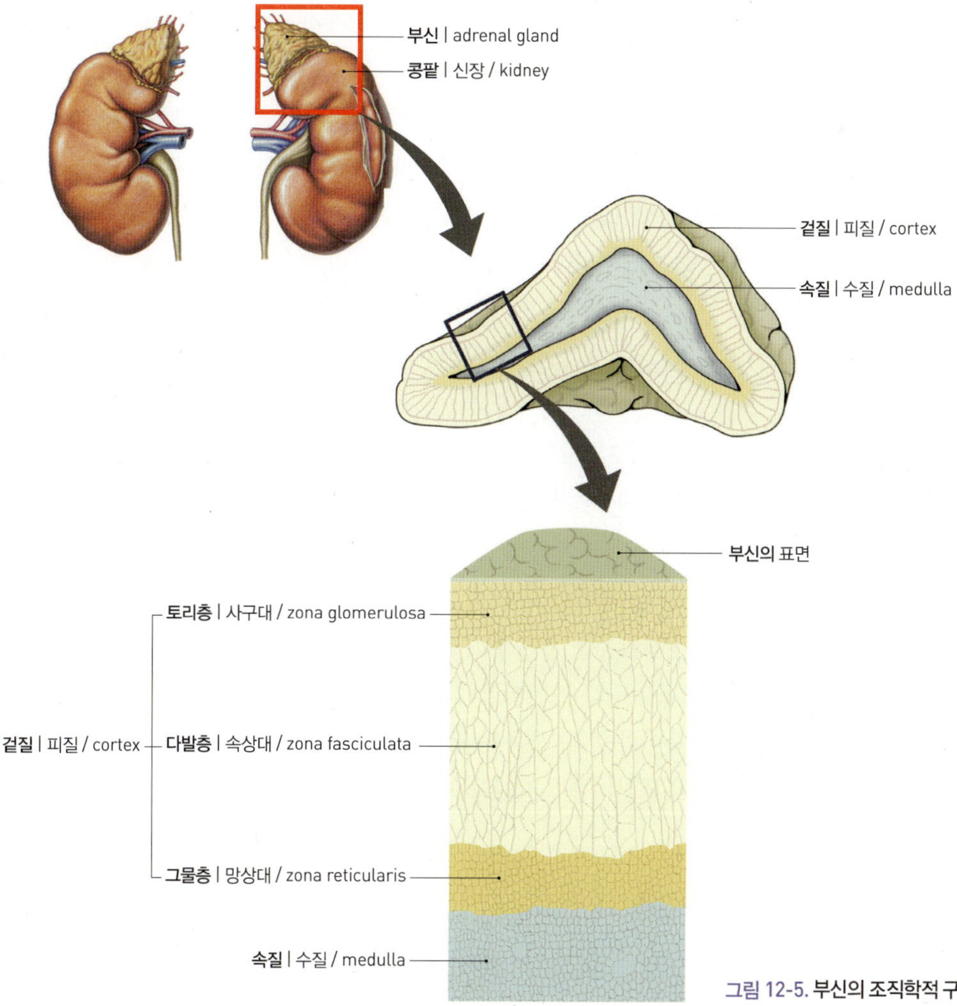

그림 12-5. 부신의 조직학적 구조

표층에서부터 **토리층** 사구대/zona glomerulosa, **다발층** 속상대/zona fasciculata, **그물층** 망상대/zona reticularis 으로 구분한다.

뇌하수체, 부갑상샘, 이자섬 등 많은 내분비샘의 호르몬이 단백질이나 펩틴인 것에 비해 부신겉질의 호르몬(그리고 고환 · 난소의 호르몬)은 **스테로이드** steroid 이다. 주요 겉질호르몬은 다음과 같다.

광물코티코이드 mineralocorticoid | 대표적인 호르몬으로 **알도스테론** aldosterone 이 있으며 **토리층**에서 분비된다. 콩팥의 **콩팥세관** 요세관/renal tubule 에서 Na^+과 K^+의 교환을 촉진하고, 혈중 Na^+과 K^+의 양을 조절하는 호르몬이며 생명에 필수적인 호르몬이기 때문에 실험동물에게서 부신겉질을 제거하면 죽게 된다.

글루코코티코이드 glucocorticoid | **히드로코르티손** hydrocortisone 등이 있으며 **다발층**에서 분비된다. 간에서의 포도당생성(단백질과 지방으로 포도당을 생산하는 것)을 촉진해서 혈당을 상승시킨다. 이것의 분비과잉은 **부신성당뇨병** adrenal hypertension 을 일으킨다. 한편 이 호르몬은 단백질합성을 억제하고 항체의 생산과 염증을 억누르는 작용을 한다.

성호르몬 sex hormone | **그물층**에서 분비되며 **남성호르몬**(몇 가지 종류의 안드로겐) 외에 소량의 **황체호르몬** 프로게스테론/progesterone 과 **에스트로겐** estrogen 을 포함한다. 이 호르몬의 분비과잉이 여성에게 일어나면 수염이나 체모가 생기고 목소리가 굵게 되는 등 남성화가 진행된다.

2. 속질의 구조와 호르몬

부신속질세포는 교감신경세포와 동일한 **신경능선** neural crest 에서 발생한다. 양쪽 세포는 공통의 성질을 가지며 **크롬염**(중크롬산칼륨 등)에 의해 황갈색으로 염색되므로, **크롬친화세포** pheochromocyte 라고 불린다. 속질세포는 **아드레날린** adrenalin 과 **노르아드레날린** noradrenalin 을 분비한다. 이 호르몬(화학적으로 아민에 속한다)은 혈압과 혈당을 상승시키고 심장박동을 촉진하고, 민무늬근육의 수축에 따른 혈관의 수축(지혈작용), 동공확대, 털세움근의 수축(닭살) 등을 일으킨다. 부신속질에는 교감신경에서 다량의 신경섬유가 들어와 있다. 심한 놀람, 공포, 흥분이 일어난 때에는 교감신경에서의 자극이 속질의 호르몬 분비를 촉진해서 위기를 대처해 나가기 위한 일련의 반응을 불러일으킨다.

이자섬 (그림 12-6)

발견자 랑게르한스의 이름으로 불리는 **랑게르한스섬** islet of Langerhans 은 **이자** 췌장/pancreas 의 외분비성 조직 안에서 문자 그대로 섬을 이루며 산재해 있는 내분비조직이다. 그 크기는 0.2 mm 전후이며 개수는 거의 100만 개 정도의 둥근세포집단으로 구성되어 있으며 **이자꼬리** 췌미/tail of pancreas 에 많다.

랑게르한스섬은 밝은 상피세포의 집단으로 모세혈관이 풍부하게 분포되어 있다. 분비과립의 염색성(어느 색소에 염색되는가)에 의해 A, B, D의 3형태로 세포가 구분된다. 개수는 **B세포**가 거의 대부분을 차지하며, **A세포**와 **D세포**는 소수이다.

B세포는 생명활동에 필수인 **호르몬** hormone 과 **인슐린** insulin 을 분비한다. 인슐린은 몸 전체에서 세포에 의한 포도당의 회수와 소비를 진행해서 혈당을 떨어뜨리고 간의 **글리코겐** 당원/glycogen 저장을 촉진한다. 당뇨병은 B세포의 기능저하로 인해 혈중인슐린이 부족해지고 몸의 세포가 적정량의 포도당을 이용할 수 없게 되는 병이다.

A세포는 **글루카곤** glucagon 을 분비하고, D세포는 **소마토스타틴(성장호르몬억제인자)** somatostatin 을 분비한다. 글루카곤은 인슐린과 반대작용을 하여 혈당을 높이며 소마토스타틴은 글루카곤과 인슐린의 분비를 억제하는 작용을 한다.

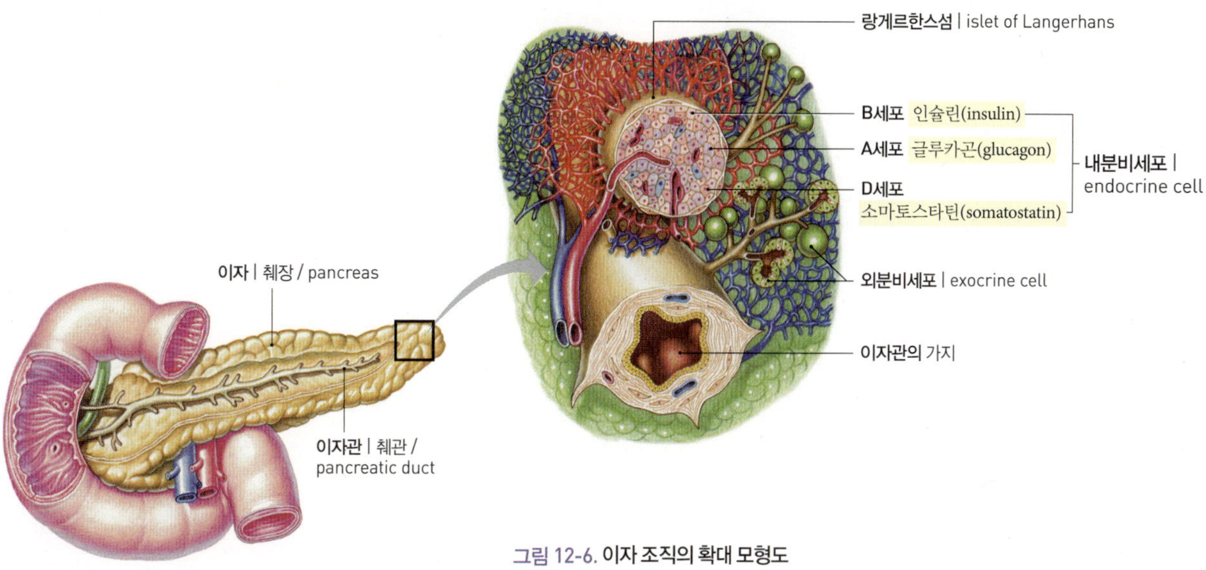

그림 12-6. 이자 조직의 확대 모형도

Chapter 13
신경계통

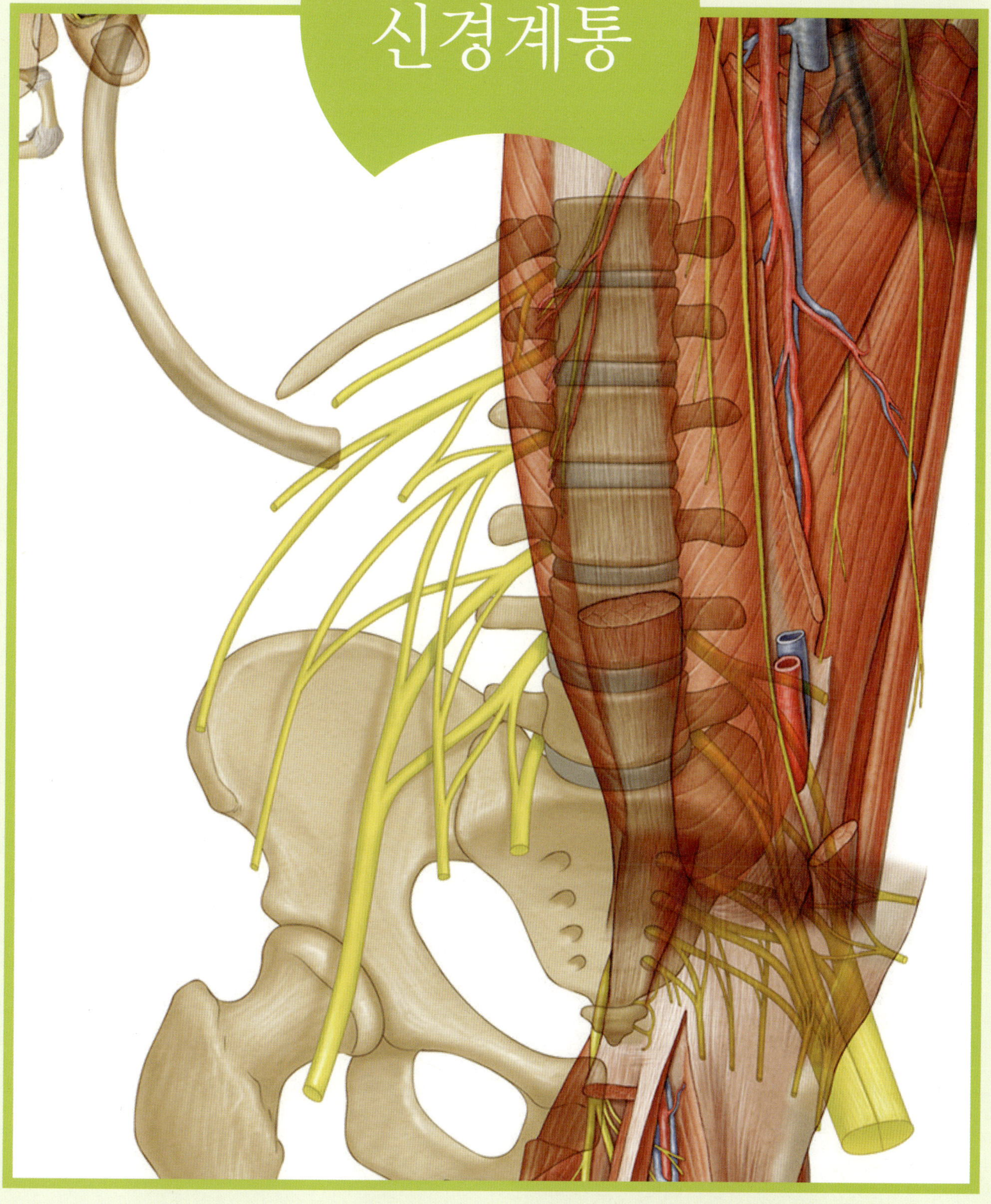

신경계통의 개요

신경계통 신경계/nervous system 은 외부와 체내로부터 받은 정보에 대해 적절한 반응과 조절을 담당하는 계통이다. 정보처리를 담당하는 중추신경계통과 정보를 전달하는 말초신경계통으로 이루어져 있다.

중추신경계통 central nervous system, CNS 은 머리안에 있는 **뇌** brain 와 척주관 속에 있는 **척수** spinal cord 로 이루어져 있다.

말초신경계통 peripheral nervous system 은 뇌에서 나오는 **뇌신경** cranial nerve 과 척수에서 나오는 **척수신경** spinal nerve 에 의해 중추신경과 신체의 각 부위를 연결한다.

1. 신경세포 (그림 13-1, 2, 3)

신경세포 뉴런/neuron 는 핵을 둘러싸고 있는 세포체와 그곳에서 뻗어 나와 있는 2종류의 돌기를 가지고 있다.

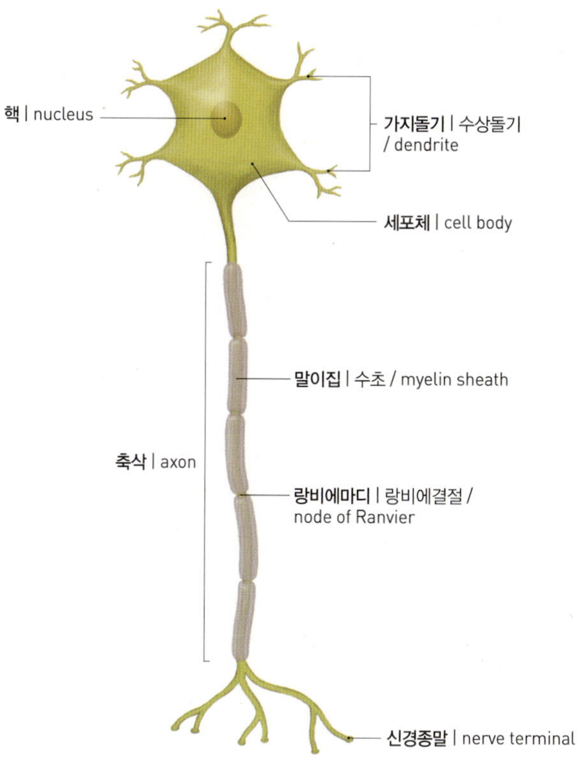

그림 13-1. 신경세포의 기본형태

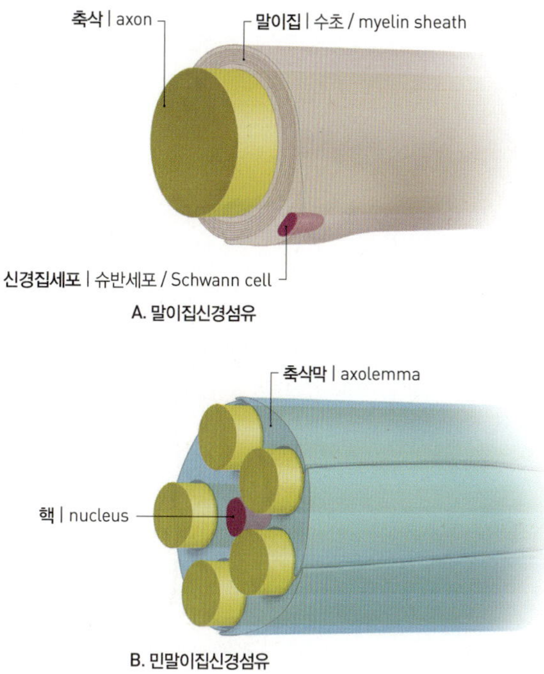

그림 13-2. 말이집신경섬유와 민말이집신경섬유

가지돌기 수상돌기/dendrite | 세포체에서 주위로 뻗어 나와 여러 개의 가지로 갈라지며 다른 신경세포로부터 전달된 자극을 세포체로 전달한다.

축삭 axon | 먼쪽으로 뻗어 나온 돌기이며 다른 신경세포에게 자극을 전기적인 흥분으로 전달한다(**전도** conduction). 축삭의 끝부분은 가지가 갈라져 나와서 다른 신경세포나 뼈대근육세포 등과의 사이에서 **연접** 시냅스/synapse 이라고 하는 접촉부분을 만들어 자극을 화학물질로 전달한다(**전달** transmission).

● 신경세포의 형태

다극성 multipolar | 신경세포의 대부분은 다극성이며 세포체에서 축삭과 여러 개의 가지돌기가 뻗어 나온다. 세포의 모양과 돌기가 나오는 방향은 제각각이며 세포체에서 다양한 방향으로 가지돌기가 뻗어 나오는 것(척수앞기둥의 운동신경세포), 삼각형

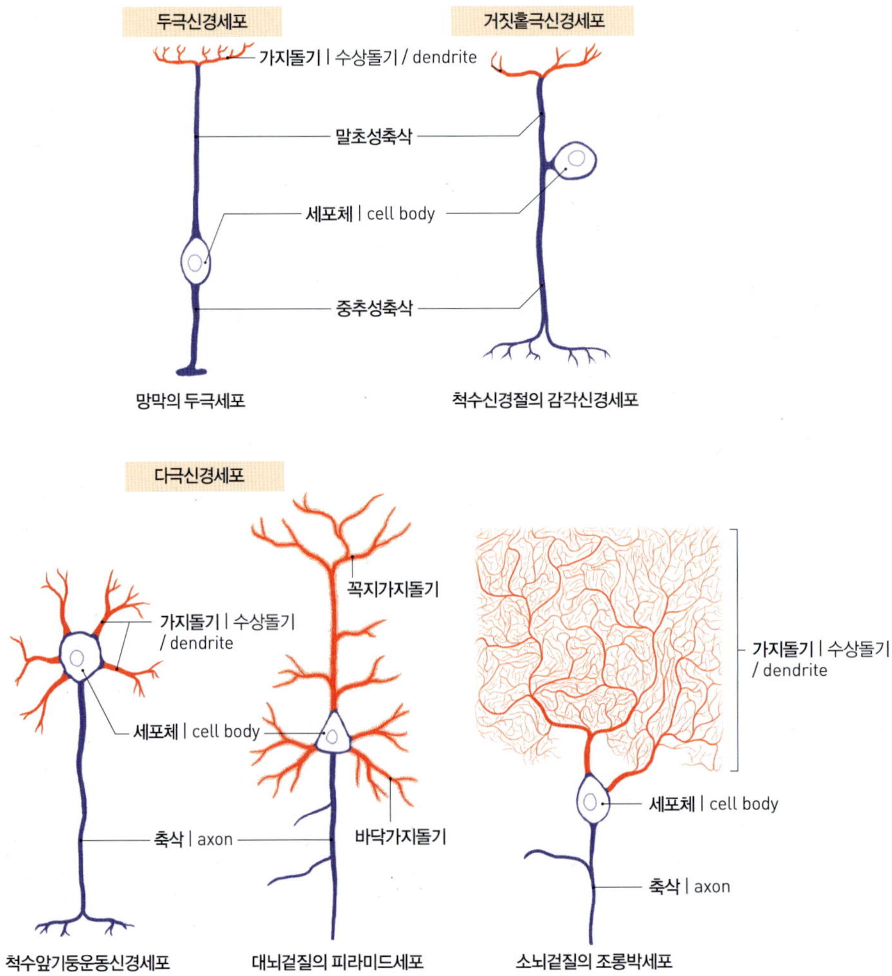

그림 13-3. 신경세포의 다양한 형태

세포체의 끝부분과 바닥부분에서 가지돌기가 나오는 것(대뇌겉질의 피라미드세포), 세포체의 한 곳에서 고도로 갈라진 가지돌기가 나오는 것(소뇌겉질의 **조롱박세포** 푸르키니에세포/Purkinje cell) 등이 있다.

두극성 쌍극성/bipolar | 신경세포(망막의 두극세포, 속귀신경의 감각신경세포)에서는 세포체에서 양방향으로 말초성과 중추성의 축삭이 나오며 말초성 축삭의 끝부분이 가지돌기가 된다.

거짓홑극 위단극성/pseudounipolar | 신경세포(척수신경절과 삼차신경절의 감각신경세포)에서는 세포체에서 나온 한 쌍의 축삭이 T자 모양으로 갈라져서 말초성과 중추성의 축삭이 되며 말초성 축삭의 끝부분이 가지돌기가 된다.

2. 아교세포 (그림 13-4)

아교세포 glial cell (**신경아교세포** 신경교세포/neuroglia)는 중추신경계통의 버팀세포이며 여러 개의 종류가 있다.

별아교세포 성상세포/astrocyte | 별아교세표의 돌기는 모세혈관을 둘러싸 혈액과 신경세포 사이의 물질교환을 중계한다. 연접을 감싸서 흥분전달의 효율을 높이거나 과도한 전달물질을 처리하기도 한다. 또한 뇌 표면에서 연막을 지지해서 뇌의 속을 보호한다.

희소돌기아교세포 핍지교세포/oligodendrocyte | 희소돌기아교세포는 돌기가 뻗어 축삭주위를 둘러싸 말이집을 만든다. **말이집(미엘린집)** 수초/myelin sheath 은 버팀세포의 얇은 세포질 시트가 축삭 주위를 여러 겹으로 감싸서 만들어진 절연성 피복이다. 말이집을 가지고

연접(시냅스)에서 흥분 전도

연접에서는 축삭의 끝부분이 다른 세포에 접촉해서 흥분의 **전달**(transmission)이 일어난다. 축삭의 세포막(**연접앞막**[시냅스이전막/presynaptic membrane])과 상대 세포막(**연접뒤막**[시냅스이후막/postsynaptic membrane]) 사이에는 20 nm 정도의 좁은 틈(**연접틈새**/synaptic cleft)이 있다. 축삭의 끝에는 **신경전달물질**(neurotransmitter)을 둘러싼 소포(**연접소포**/synaptic vesicle)가 많이 있어서 흥분이 축삭의 끝에 도달하면 연접소포가 연접앞막과 융합해서 연접틈새에 신경전달물질을 방출한다. 신경전달물질은 연접뒤막의 수용체에 결합해서 양이온채널을 열어 흥분을 일으킨다. 신경전달물질의 종류에 따라서는 흥분을 억제하는 것도 있다.

● 연접의 구조

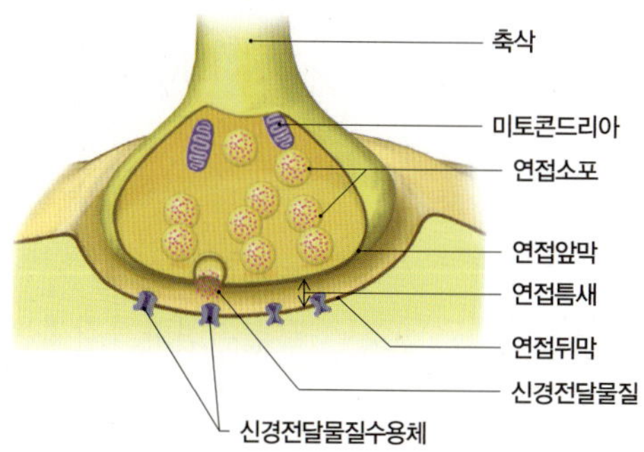

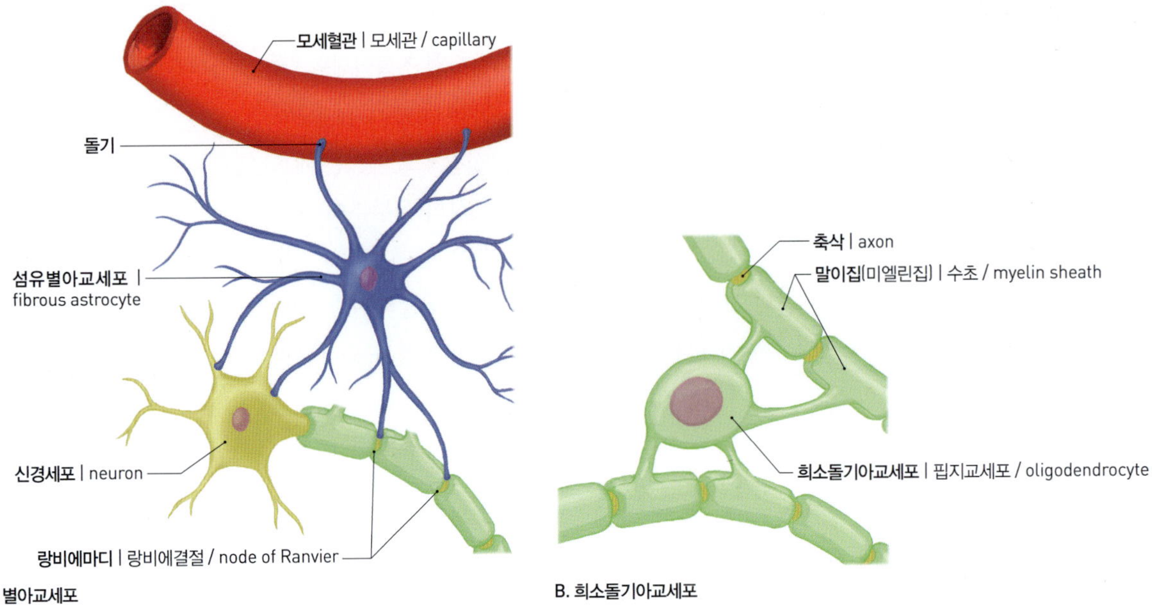

그림 13-4. **아교세포의 종류**

있는 **말이집신경** 유수신경/myelinated nerve 은 전도속도가 매우 빠르다.

미세아교세포 소교세포/microglia | 미세아교세포는 포식성 세포이며 뇌가 손상되었을 때 증식, 이동해서 죽은 세포와 조각을 처리한다.

말초신경계통의 버팀세포는 **신경집세포** 슈반세포/Schwann cell 이며 말초신경의 섬유를 감싸고 있다.

3. 신경섬유

신경세포의 축삭은 신경아교세포에 싸여 **신경섬유** nerve fiber 를 만든다. 신경아교세포가 형성하는 피막의 종류에 따라 2종류의 신경섬유로 구별한다.

말이집신경 유수신경/myelinated nerve | 말이집신경에서는 신경아교세포의 얇은 세포질 시트가 축삭 주위를 여러 겹으로 둘러싸서 **말이집** 수초/myelin sheath 이라고 하는 절연성 피막을 만든다. 전도속도가 빠르며 가장 빠른 것은 80~120 m/s에 달한다.

민말이집신경 무수신경/unmyelinated nerve | 민말이집신경에서는 신경아교세포가 축삭을 불완전하게 감싸는 단순한 피막을 만들어서 전도속도가 느리다.

4. 회색질과 백색질

중추신경의 뇌와 척수의 단면을 보면 회색을 띠고 있는 회색질과 백색으로 보이는 백색질로 구분 된다. **회색질** 회백질/gray matter 에는 신경세포의 세포체가 많이 모여 있으며, **백색질** 백질/white matter 에는 신경섬유가 많이 모여 있다. 회색질이 뇌의 표면에 모여서 층을 이루고 있는 경우에는 **겉질** 피질/cortex 이라 하고, 뇌의 깊은층에서 덩어리를 이루고 있는 경우에는 **신경핵** nucleus 이라고 한다. 또한 신경세포와 신경섬유가 같이 섞여 있는 부위는 **그물체** 망상체/reticular formation 라고 한다.

신경계통

중추신경계통

중추신경계통의 개요

1. 대뇌
2. 소뇌
3. 사이뇌, 뇌줄기, 척수

척수

1. 척수의 구조
2. 척수의 경로
3. 척수의 중추기능

뇌줄기: 숨뇌, 다리뇌, 중간뇌

1. 숨뇌
2. 다리뇌
3. 중간뇌
4. 넷째뇌실과 마름오목
5. 뇌줄기의 그물체
6. 뇌줄기의 중추기능

사이뇌

1. 시상
2. 시상상부
3. 시상하부
4. 셋째뇌실

후각뇌와 둘레엽

1. 후각뇌와 둘레엽의 구조
2. 후각뇌
3. 둘레엽과 관련 구조
4. 후각뇌와 둘레엽의 중추기능

소뇌

1. 소뇌의 구조
2. 소뇌의 중추기능

바닥핵

1. 바닥핵의 구조
2. 바닥핵의 중추기능

대뇌겉질과 대뇌속질

1. 대뇌겉질의 구성
2. 대뇌겉질의 기능
3. 대뇌속질

뇌실

뇌척수막

1. 뇌경막
2. 거미막
3. 연막

중추신경계통의 경로

1. 몸감각의 오름신경로
2. 운동의 내림신경로

중추신경계통의 개요 [그림 13-5]

신경계통 중에서 머리뼈와 척주에 둘러싸인 부분이 **중추신경계통** central nervous system, CNS 이다. 중추신경계통은 머리뼈에 들어있는 **뇌** brain 와 척주에 들어있는 **척수** spinal cord 로 이루어져 있다.

인간의 뇌를 외부에서 보았을 때 보이는 것은 대뇌와 소뇌이다. 대뇌에 끼여 있는 부분이 중간뇌이며, 이곳에서 아래로 이어지는 부분은 뇌의 중심부분을 이루기 때문에 뇌줄기라고 한다. 뇌줄기 아래쪽은 척수로 이어진다.

1. 대뇌

대뇌 cerebrum 는 좌우의 대뇌반구로 이루어져 있으며 정중앙의 대뇌세로틈새에 의해 분리되어 있다. 대뇌의 표면은 회색질로 이루어진 **대뇌겉질** 대뇌피질/cerebral cortex 로 덮여 있으며 불규칙한 **고랑** 구/sulcus 과 구불구불한 **이랑** 회/gyrus 을 통해 표면적을 넓히고 있다.

대뇌반구 cerebral hemisphere 는 **가쪽고랑** 외측구/lateral sulcus, **중심고랑** 중심구/central sulcus, **마루뒤통수고랑** 두정후두구/parietooccipital sulcus 에 의해 **이마엽** 전두엽/frontal lobe, **마루엽** 두정엽/parietal lobe, **뒤통수엽** 후두엽/occipital lobe, **관자엽** 측두엽/temporal lobe 으로 나뉜다. 이마엽은 앞머리뼈우묵에, 관자엽은 중간머리뼈우묵에 위치한다. 대뇌반구의 속에는 가쪽뇌실이 있다.

대뇌겉질의 대부분을 차지하고 있는 **새겉질** 신피질/neocortex 은 고차원의 뇌기능을 담당하며 발생학적으로 가장 새롭게 분화한 부위이다. 대뇌의 아래쪽에 있는 **후각뇌** 후뇌/rhinencephalon 는 후각을 수용하고, 안쪽면에서 대뇌세로틈새에 향해 있는 **둘레엽** 변연엽/limbic lobe 은 감정, 욕구 및 기억에 관여하며, 양쪽 모두 발생학적으로 기원이 오래된 부위이다.

대뇌의 중심부분에는 회색질로 이루어진 **바닥핵** 기저핵/basal nuclei 이 있으며 대뇌겉질과 연계해서 운동을 조절한다. 백색질로 이루어진 **속질** 수질/medulla 은 양쪽의 대뇌반구를 연결하는 **뇌들보** 뇌량/corpus callosum 와 대뇌겉질에서 아래로 내려가는 **속섬유막** 내포/internal capsule 을 만든다.

2. 소뇌

소뇌 cerebellum 는 대뇌의 아래뒤쪽에서 숨뇌의 등쪽에 있으며 머리안에서는 뒤머리뼈우묵에 위치한다. 소뇌의 표면은 회색질로 이루어진 **소뇌겉질** 소뇌피질/cerebellar cortex 로

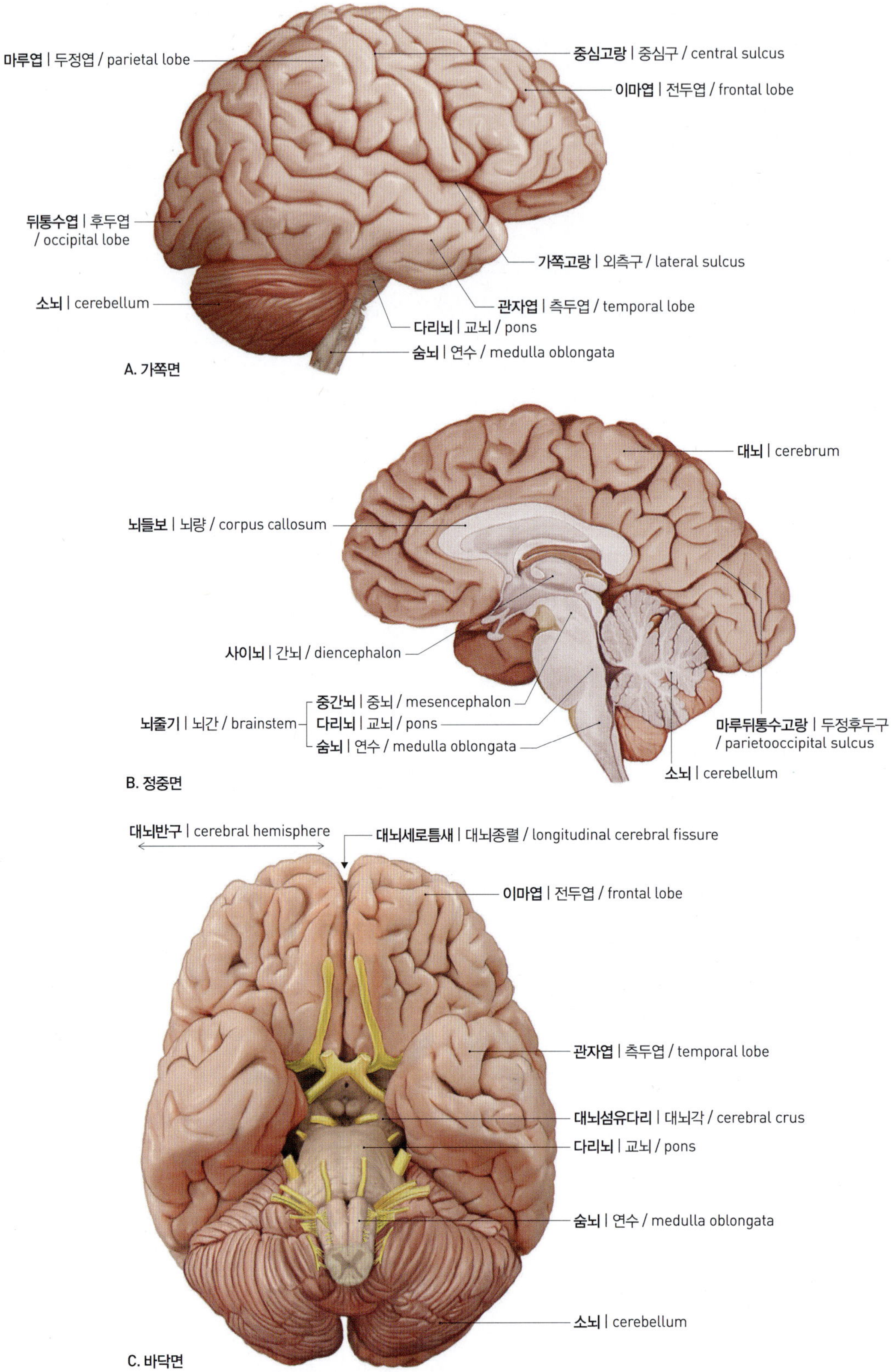
마루엽 | 두정엽 / parietal lobe
중심고랑 | 중심구 / central sulcus
이마엽 | 전두엽 / frontal lobe
뒤통수엽 | 후두엽 / occipital lobe
가쪽고랑 | 외측구 / lateral sulcus
소뇌 | cerebellum
관자엽 | 측두엽 / temporal lobe
다리뇌 | 교뇌 / pons
숨뇌 | 연수 / medulla oblongata
A. 가쪽면
대뇌 | cerebrum
뇌들보 | 뇌량 / corpus callosum
사이뇌 | 간뇌 / diencephalon
뇌줄기 | 뇌간 / brainstem
중간뇌 | 중뇌 / mesencephalon
다리뇌 | 교뇌 / pons
숨뇌 | 연수 / medulla oblongata
마루뒤통수고랑 | 두정후두구 / parietooccipital sulcus
소뇌 | cerebellum
B. 정중면
대뇌반구 | cerebral hemisphere
대뇌세로틈새 | 대뇌종렬 / longitudinal cerebral fissure
이마엽 | 전두엽 / frontal lobe
관자엽 | 측두엽 / temporal lobe
대뇌섬유다리 | 대뇌각 / cerebral crus
다리뇌 | 교뇌 / pons
숨뇌 | 연수 / medulla oblongata
소뇌 | cerebellum
C. 바닥면

그림 13-5. 뇌의 겉모습

덮여 있으며, 표면의 고랑과 이랑은 대뇌보다 가늘고 거의 병행해서 가로 방향으로 뻗어 있다.

소뇌의 중심부분에는 회색질로 이루어져 있는 **소뇌핵** cerebellar nucleus 이 있다. 백색질로 이루어진 속질은 **소뇌다리** 소뇌각/cerebellar peduncle 를 통해 뇌줄기로 연결된다.

소뇌는 신체의 균형이나 근육활동을 조절하는 동시에 대뇌겉질과 연계해서 운동학습을 담당한다.

3. 사이뇌, 뇌줄기, 척수

사이뇌 간뇌/diencephalon 는 대뇌의 바닥부위에 해당하는 부분이며 **셋째뇌실** 제3뇌실/third ventricle 에 의해 좌우로 나뉜다. 사이뇌는 셋째뇌실과 마주보는 안쪽벽에 있는 시상아래 고랑에 의해 사이뇌는 위아래의 2부분으로 나뉜다. 위부분의 **시상** thalamus 은 아래쪽 뇌에서 들어온 정보를 대뇌겉질로 전달한다. 아래부위의 **시상하부** hypothalamus 는 자율 신경의 고차원적인 중추 역할을 한다.

뇌줄기 뇌간/brainstem 는 대뇌와 소뇌에 가려져 있는 뇌의 중심부분이며 3개의 부위로 나뉜다(사이뇌를 뇌줄기에 포함하는 경우도 있다).

중간뇌 중뇌/midbrain | 사이뇌의 아래쪽에서 이어지는 부분이며 중간뇌수도관의등쪽에 있는 얇은 판 모양의 **중간뇌덮개** 중뇌개/mesencephalic tectum 와 배쪽의 대뇌다리(넓은 의미)로 나뉜다. **대뇌다리**(넓은 의미) 대뇌각/cerebral peduncle 의 주요부분인 **중간뇌뒤판** 중뇌피개/tegmentum of midbrain 은 신경핵을 포함하며, 배쪽으로 튀어나온 **대뇌섬유다리** (좁은 의미) 대뇌각/cerebral crus 는 백색질로 이루어져 있다.

다리뇌 교뇌/pons | 소뇌의 바닥부위에 해당하는 부분이며 중간뇌와 숨뇌 사이에서 배쪽으로 팽창해 있다. 다리뇌의 가쪽부분은 중간소뇌다리를 통해 소뇌로 연결된다.

숨뇌 연수/medulla oblongata | 뇌줄기의 아래끝부분에 있는 원뿔 모양의 부분이며 아래쪽은 고리뼈 위모서리의 높이에서 척수로 연결된다. 다리뇌와 숨뇌 위부분의 등쪽면에는 넷째뇌실이 넓게 펴져있다.

뇌줄기에는 세 번째에서 열두 번째 뇌신경의 핵이 존재하며, 신경세포체와 신경섬유가 혼재되어 있는 **그물체** 망상체/reticular formation 가 펴져 있어서 생명유지에 불가결한 기능을 담당하고 있다.

척수 spinal cord 는 원기둥 모양으로 척주관 안에 들어있다. 깊은층의 회색질과 표면층의 백색질로 이루어져 있다.

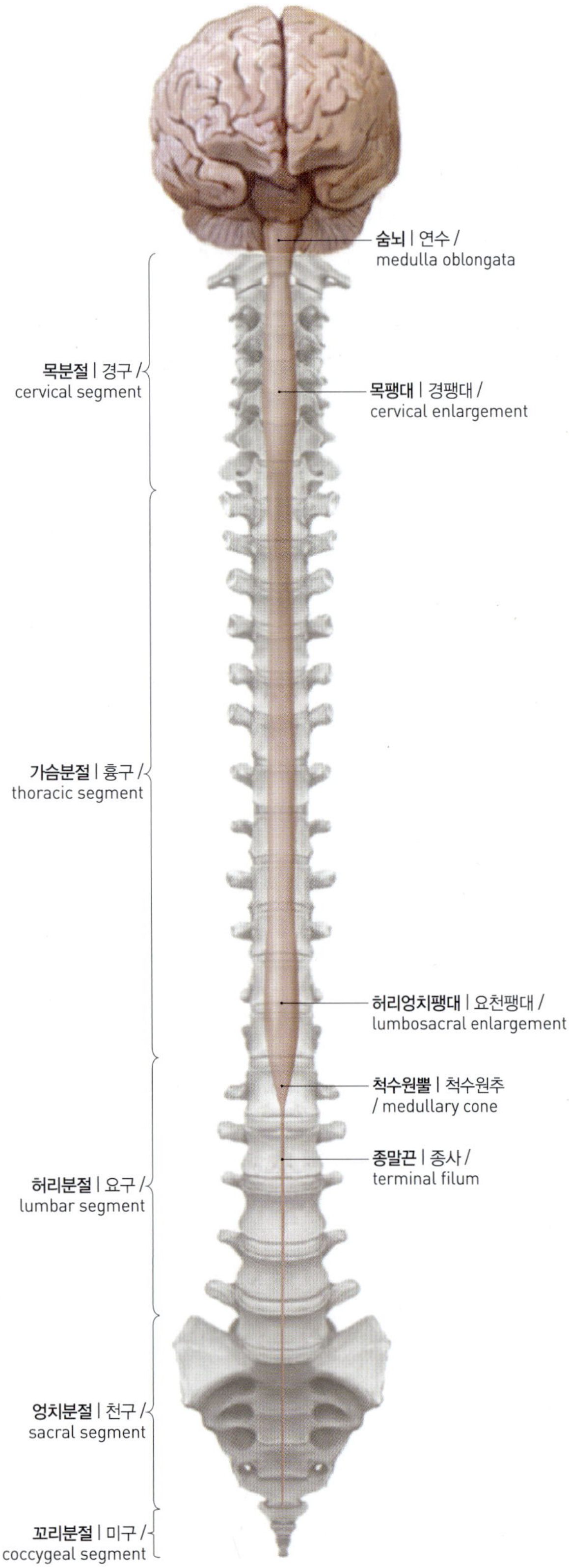

그림 13-6. 척수의 겉모습

척수

1. 척수의 구조

1) 척수의 겉모습 [그림 13-6]

척수 spinal cord 는 뇌에서 아래쪽으로 뻗어 나온 중추신경의 일부이며 척주관 안에 들어있다. 성인의 경우 길이가 42~45 cm이며 뒤통수뼈의 큰구멍 높이에서 뇌줄기의 **숨뇌** 연수/medulla oblongata 에서 이어지며 첫째, 둘째허리뼈 높이까지 뻗어있다. 아래끝부분은 점차 가늘어져서 **척수원뿔** 척수원추/medullary cone 이 되며 1개의 가느다란 **종말끈** 종사/terminal filum 이 되어 끝난다. 척수의 전체 길이는 척주관의 2/3 정도이다.

척수 부위는 들어가고 나오는 신경에 따라 다음과 같이 구분한다.

- 목신경(C1~8)으로 들어가고 나오는 **목분절** 경구/cervical segment
- 가슴신경(T1~12)으로 들어가고 나오는 **가슴분절** 흉구/thoracic segment
- 허리신경(L1~5)으로 들어가고 나오는 **허리분절** 요구/lumbar segment
- 엉치신경(S1~5)으로 들어가고 나오는 **엉치분절** 천구/sacral segment
- 꼬리신경(Co)으로 들어가고 나오는 **꼬리분절** 미구/coccygeal segment

척수의 굵기는 일정하지 않고 팔과 다리에 분포하는 신경이 들어가고 나오는 높이에서 굵어진다. 넷째목부위(C4)~첫째가슴부위(T1)의 팽창부위를 **목팽대** 경팽대/cervical enlargement 라고 하며 팔에 분포되는 팔신경얼기의 뿌리가 들어가고 나온다. 열한째가슴부위(T11)~첫째엉치부위(S1)의 팽창부위는 **허리엉치팽대** 요천팽대/lumbosacral enlargement 라고 하며, 다리에 분포되는 허리엉치신경얼기의 뿌리가 들어가고 나온다.

2) 척수 단면의 모양(그림 13-7, 8)

척수의 표면에는 세로로 나있는 오목한 부분이 여러 곳 있다. 앞쪽 중앙에는 **앞정중틈새** 전정중렬/anterior median fissure 라고 하는 깊이 패인 틈이 있고, 뒤쪽 정중앙에는 **뒤정중고랑** 후정중구/posterior median sulcus 이라고 하는 눈에 잘 띄는 고랑이 있다. 뒤쪽에는 척수신경 뒤뿌리가 들어가고 나오는 위치와 일치하는 곳에 **뒤가쪽고랑** 후외측구/posterolateral sulcus 이 있다.

척수 단면에서는 색조가 다른 2개의 부위로 구분된다. 중심부분을 차지하고 있는 **회색질** 회백질/gray matter 에는 신경세포의 세포체가 모여 있고, 주변부위를 차지하는 **백색질** 백질/white matter 에는 뇌와 척수를 연결해서 세로로 뻗어있는 신경섬유가 모여 있다.

회색질 | 형태는 나비 모양과 비슷하다. 앞쪽에서 좌우로 뻗어 나와 있는 부분이 **앞뿔** 전각/anterior horn 이고, 뒤쪽에서 좌우로 뻗어 나와 있는 부분이 **뒤뿔** 후각/posterior horn 이다. 여덟째목부위~둘째허리부위 높이에서 가쪽으로 뻗어 나와 있는 **가쪽뿔** 측각/lateral horn 이 보인다.

백색질 | 좌우의 앞뿔보다 앞쪽에 있는 **앞섬유단** 전삭/anterior funiculus, 앞뿔과 뒤뿔의 가쪽에 위치해 있는 **가쪽섬유단** 측삭/lateral funiculus, 뒤뿔보다 뒤쪽에서 좌우의 가쪽고랑 사이에 있는 **뒤섬유단** 후삭/posterior funiculus 으로 나뉜다.

척수의 부위에 따라 단면의 모양이 바뀐다. 백색질의 단면적은 척수의 높은 부위일수록 크다. 백색질은 뇌와 척수의 각 부위를 연결하는 신경섬유로 이루어져 있으며 높은

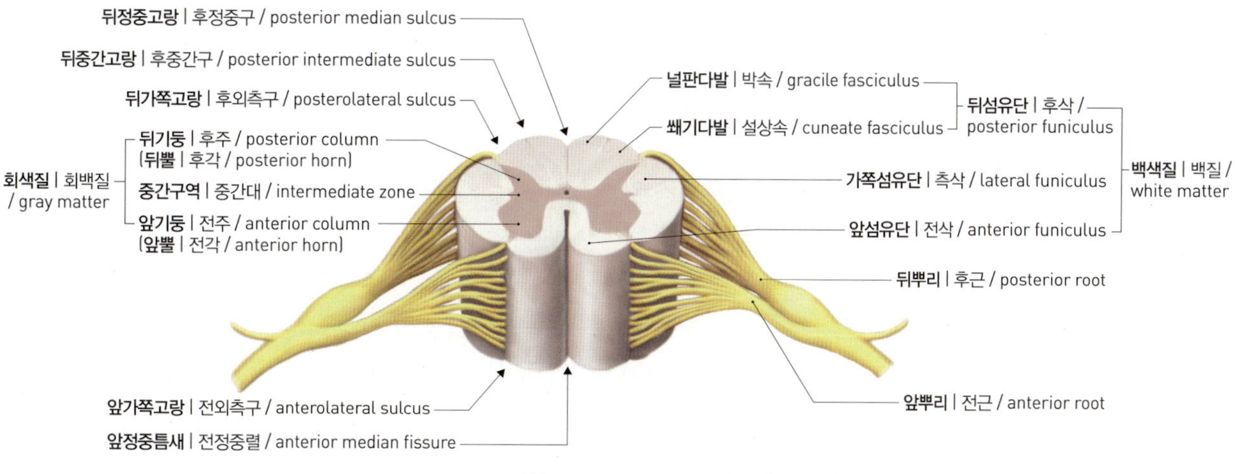

그림 13-7. 척수의 겉모습과 속구조

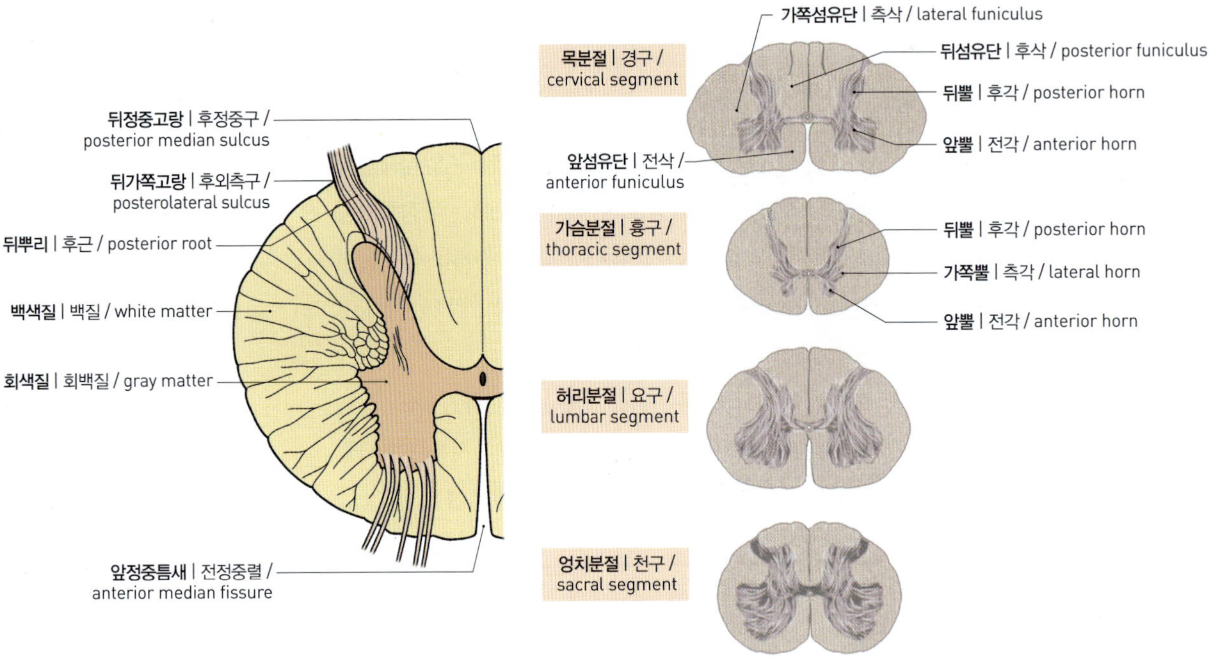

그림 13-8. **척수 단면의 모양**

부위일수록 통과하는 신경섬유의 수가 많기 때문이다. 회색질의 단면적은 목팽대(C4~T1)와 허리엉치팽대(T11~S1) 높이에서 넓다. 이는 팔과 다리에 분포하는 신경에 직접 관련이 있는 신경세포가 많이 존재하기 때문이다.

2. 척수의 경로(그림 13-9)

척수백색질에는 척수와 뇌를 이어주는 신경섬유가 세로로 뻗어있다. 오름신경로는 척수신경을 통해 들어간 감각정보를 뇌로 전달하고, 내림신경로는 뇌에서 나온 운동명령을 척수의 운동신경세포에 전달한다.

1) 척수의 오름신경로

척수의 **오름신경로** 상행로/ascending tract 에는 다음의 3종류가 있다.

뒤섬유단 후삭/posterior funiculus | 미세한 촉각과 의식에 의한 고유감각을 전달한다. 뒤중간고랑에 의해 2개로 나뉘며 안쪽의 **널판다발** 박속/gracile fasciculus 은 하반신으로부터, 가쪽에 있는 **쐐기다발** 설상속/cuneate fasciculus 은 상반신으로부터 감각을 전달한다. 같은 쪽으로 올라가서 숨뇌 아래부분의 널판핵과 쐐기핵에 도달한다.

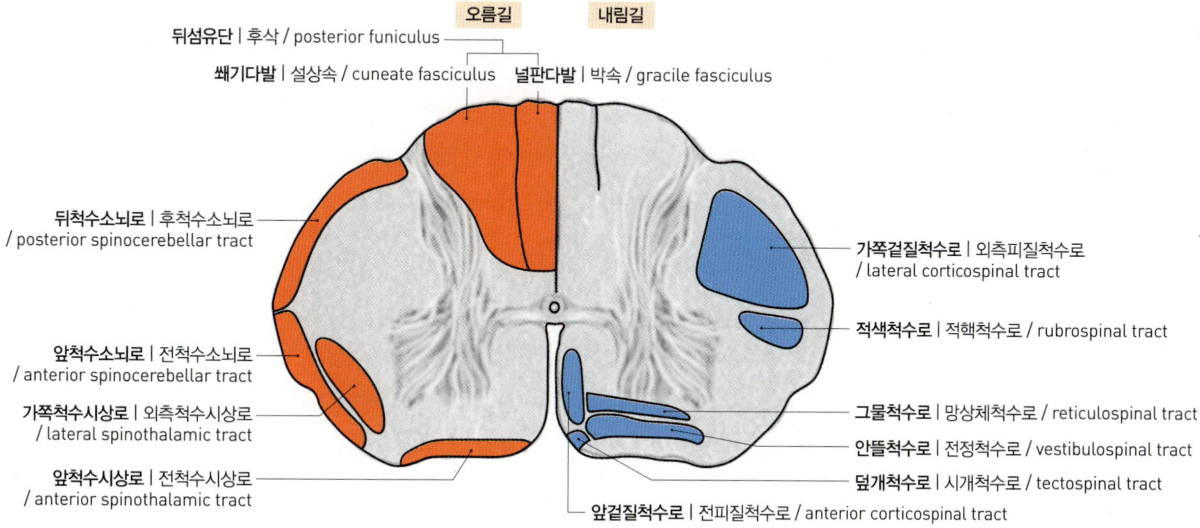

그림 13-9. 척수의 경로, 오름길(왼쪽)와 내림길(오른쪽)

가쪽 · 앞척수시상로 외측 · 전척수시상로/lateral · anterior spinothalamic tract | 원시감각(온감각, 엉성한 촉각과 압력감각)을 전달한다. 척수 안에서 교차해서 반대쪽으로 이동하고 위로 올라가 시상에 도달한다. 전통적으로 가쪽척수시상로는 앞척수시상로과 구별되지만, 최근에는 양쪽이 연속되어 있으며 기능적으로도 동일한 것으로 알려져 있다.

앞 · 뒤 · 입쪽척수소뇌로 전 · 후 · 문측척수소뇌로/anterior · posterior · rostral spinocerebellar tract | 의식을 거치지 않는 고유감각을 소뇌로 전달한다. 하반신의 감각은 가쪽섬유단의 앞 · 뒤척수소뇌로에서, 상반신의 감각은 가쪽섬유단 앞부분의 입쪽척수소뇌로에서 위로 올라가고 아래소뇌다리를 통해 같은쪽의 소뇌겉질에 도달한다.

2) 척수의 내림신경로

척수의 **내림신경로** 하행로/descending tract 는 기능에 따라 2그룹으로 나뉜다.

첫째그룹은 주요 내림신경로이다. 대뇌겉질의 일차운동영역에서 발생하며 척수 앞기둥의 α운동신경세포에 접속하는 **겉질척수섬유** 피질척수섬유/corticospinal fiber 이다. 75~90%의 섬유는 숨뇌에서 교차해 가쪽섬유단에서 **가쪽겉질척수로** 외측피질척수로/lateral corticospinal tract 로 내려가고, 10~25%의 섬유는 앞섬유단에서 **앞겉질척수로** 전피질척수로/anterior corticospinal tract 로 내려가서 교차한다.

둘째그룹은 보조적인 내림신경로이다. 중간뇌와 다리뇌에서 발생해 γ운동신경세포에 접속하는 것으로 여러 개의 경로가 있다.

- **덮개척수로** 시개척수로/tectospinal tract 는 중간뇌의 위둔덕에서 시작되며 교차한 후에

앞섬유단을 따라 내려가고 목부위의 운동신경세포에서 끝난다.

- **적색척수로** 적핵척수로/rubrospinal tract 는 중간뇌에서 교차한 후에 앞섬유단을 따라 내려가며 팔다리의 먼쪽부위에 있는 근육에 운동명령을 내린다.
- **그물척수로** 망상체척수로/reticulospinal tract 는 다리뇌와 숨뇌의 그물체에서 양쪽의 앞섬유단(또는 가쪽섬유단의 앞부분)을 따라 내려오며 몸통과 사지의 몸쪽부분의 근육에 운동명령을 내린다.
- **안뜰척수로** 전정척수로/vestibulospinal tract 에는 2개의 경로가 있다. 안쪽안뜰척수로는 안뜰신경 안쪽핵에서 시작되며 앞섬유단의 안쪽세로다발을 따라 내려오며 목부위의 운동신경세포를 지배한다. 가쪽안뜰척수로는 안뜰신경 가쪽핵에서 시작되고 가쪽섬유단(또는 앞섬유단)을 따라 내려오며 몸통과 다리의 폄근을 지배한다.

3. 척수의 중추기능

척수는 감각정보와 운동명령을 뇌와의 사이에서 교환하는 것뿐만 아니라 척수반사에 의해 감각정보를 운동명령에 연결해서 보행과 같은 간단한 중추기능을 담당한다.

1) 척수반사

척수신경을 통해 전달된 촉각, 온감각, 통각, 고유감각은 오름길을 통해 뇌로 전달될 뿐만 아니라 척수 속의 회로를 통해 빠르게 운동을 발생시킨다. 중추에서 감각입력이 운동출력으로 변환되는 것을 **반사** reflex 라고 한다. 중요한 척수반사로는 늘림반사와 굽힘반사가 있다.

늘림반사 신장반사/stretch reflex | 늘림반사는 근육이 늘어나면 그 근육과 협동근이 수축하는 반사이다. 근육방추의 폄수용기에서 나온 정보를 전달하는 감각신경세포가 앞기둥의 운동신경세포에 직접 임펄스(자극)를 전달해서 흥분시킨다. 동시에 사이신경세포를 통해 대항근의 운동신경세포를 억제해서 이완시키는 대항억제를 발생시킨다. 예를 들어 무릎힘줄반사가 있다.

굽힘반사 굴근반사/flexor reflex | 굽힘반사는 피부와 점막에 갑자기 통증을 느껴졌을 때 닿은 팔이나 다리 전체를 즉시 굽혀서 자극을 피하는 반사이다. 척수 속의 여러 개의 사이신경세포를 거쳐 팔이나 다리의 운동신경세포가 흥분하며 폄근의 운동신경세포가 억제된다.

2) 보행

보행 gait 은 다리의 폄과 굽힘운동을 교대로 반복해서 몸 전체를 진전시키는 것을 말한다.

이동하는 속도에 따라 **걷기** walk, **속보** trot, **구보** gallop 로 변화해도 운동의 기본적인 패턴은 변하지 않는다.

보행을 담당하는 신경회로는 척수회색질의 중간지대와 앞기둥에 존재하며 1) 보행 리듬의 생성, 2) 각 관절을 움직이는 근육의 수축패턴 형성, 3) 운동신경세포에 의한 근육으로의 명령 순으로 단계적으로 구성되어 있다.

실제 보행할 때에는 피부에서 촉각과 고유감각의 입력, 대뇌겉질과 뇌줄기에서 나온 명령이 이러한 신경회로에 더해져서 보행운동이 조정된다.

뇌줄기: 숨뇌, 다리뇌, 중간뇌

뇌줄기 뇌간/brainstem 는 사이뇌에서 아래쪽으로 이어지는 뇌의 중심부분이며 숨뇌, 다리뇌, 중간뇌로 이루어져 있다. 숨뇌 위부분과 다리뇌의 등쪽에 넷째뇌실이 있다. 사이뇌를 뇌줄기에 포함하는 경우도 있다.

1. 숨뇌

숨뇌 연수/medulla oblongata 는 뇌줄기의 아래끝부분에 있는 원뿔 모양의 부분이며 아래쪽은 고리뼈 위모서리 높이에서 척수로 연결된다. 머리안에는 큰뒤통수구멍 위쪽에서 비스듬틀 뒤부분에 놓여있다.

● **배쪽면**(그림 13-10A)

척수에서 이어지는 앞정중틈새와 앞가쪽고랑이 있다. 양쪽 사이의 앞섬유단은 숨뇌에서 발달해 **피라미드** 연수추체/pyramid 라고 하는 가늘고 긴 융기를 만들며 그곳을 피부척수섬유(수의운동의 내림길)가 통과한다. 숨뇌와 척수의 경계 높이에서 좌우의 앞섬유단 사이를 **피라미드교차** 추체교차/pyramidal decussation 라고 하는 겉질척수섬유의 교차섬유가 이어주고 있다.

● **가쪽면**(그림 13-10B)

가쪽섬유단의 위부분에서 피라미드의 가쪽으로 **올리브** olive 라고 하는 타원형의 작은 융기가 있으며 아래올리브핵(소뇌와의 중계핵)을 포함한다. 가쪽섬유단의 섬유 일부는 **아래소뇌다리** 하소뇌각/inferior cerebellar peduncle 를 통해 소뇌로 향한다. 피라미드와 올리브 사이의 앞가쪽고랑에서 **혀밑신경[XII]**의 뿌리가 나오고, 올리브의 뒤가쪽에 있는 뒤가쪽고랑에서 **더부신경[XI]**, **미주신경[X]**, **혀인두신경[IX]**의 뿌리가 나온다.

● **숨뇌 아래부분**(그림 13-11A)

등쪽면에는 목부위에서 이어지는 널판다발과 쐐기다발이 작은 높이의 융기가 되어 **널판결절** 박속결절/gracile tubercle 과 **쐐기결절** 설상결절/cuneate tubercle 을 만들며 널판핵과 쐐기핵(식별감각의 중계핵)을 포함한다(그림 13-14). 숨뇌의 아래부분은 척수와 마찬가지로 중심관의 천장이 숨뇌의 등쪽벽에 의해 덮여 있다.

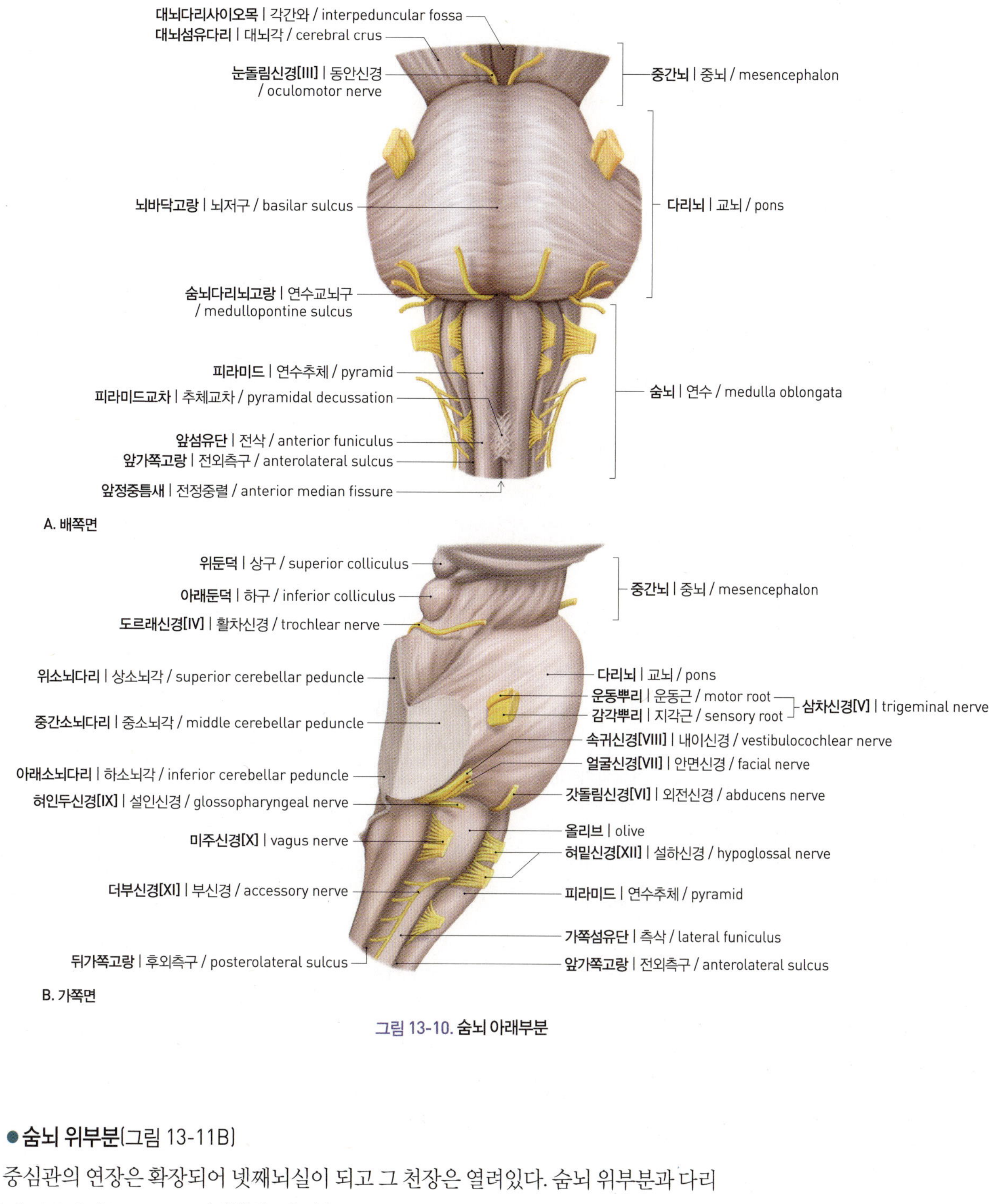

그림 13-10. 숨뇌 아래부분

● 숨뇌 위부분(그림 13-11B)

중심관의 연장은 확장되어 넷째뇌실이 되고 그 천장은 열려있다. 숨뇌 위부분과 다리뇌의 등쪽면에는 **마름오목** 능형와/rhomboid fossa 이라고 하는 함입부분이 있어서 넷째뇌실의 바닥을 이루고 있다.

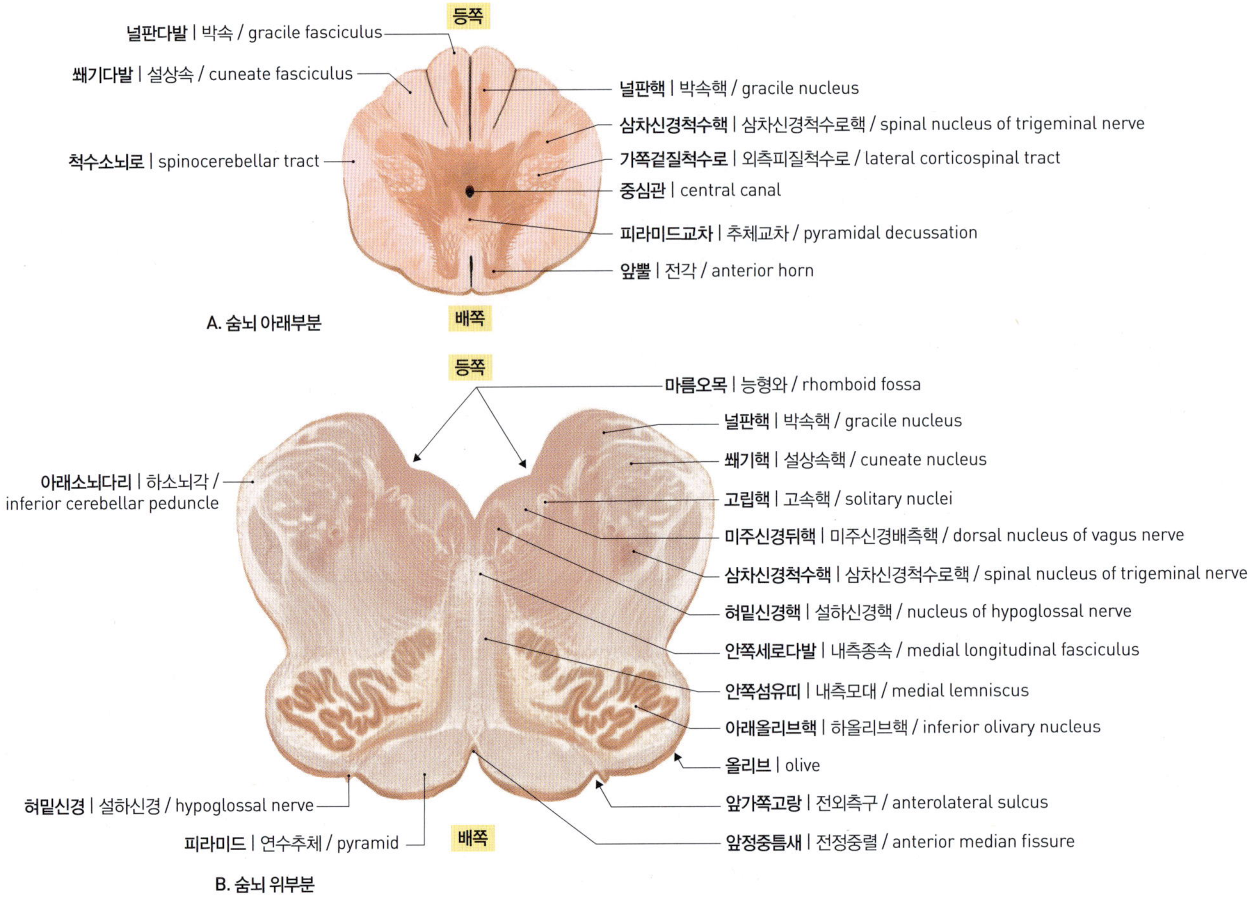

그림 13-11. 숨뇌의 가로단면

2. 다리뇌

다리뇌 교뇌/pons 는 중간뇌와 숨뇌 사이에 있으며 배쪽으로 팽창해서 소뇌의 바닥 부위에 닿는다.

● **배쪽면**(그림 13-10A)

팽창해 있으며 아래끝부분의 **숨뇌다리뇌고랑** 연수교뇌구/medullopontine sulcus 에 의해 숨뇌와 경계를 이루고 있다. 다리뇌의 가쪽면은 **중간소뇌다리** 중소뇌각/middle cerebellar peduncle 에 의해 소뇌로 연결된다. 다리뇌의 표면에는 가로로 지나가는 선이 여러 개 보인다. 배쪽면의 정중부분에는 얇은 **뇌바닥고랑** 뇌저구/basilar sulcus 이 있으며 그곳을 **뇌바닥동맥** 뇌저동맥/basilar artery 이 통과한다.

● **아래모서리**(그림 13-10B)

가쪽모서리에서 **속귀신경[VIII]**이, 바로 그 안쪽에서 **얼굴신경[VII]**의 뿌리가 나온다. 뇌바닥고랑의 가쪽 부근에서 **갓돌림신경**[VI] 외전신경/abducens nerve 의 가느다란 뿌리가 나온다. 다리뇌의 가쪽부분에서 중간소뇌다리로의 이행부위 근처에서 나오는 **삼차신경[V]**은 굵은 감각뿌리와 얇은 운동뿌리로 이루어져 있다.

● **등쪽면**

마름오목의 위쪽 절반부분을 차지한다.

● **내부**(그림 13-12)

다리뇌의 속은 다리뇌바닥부분과 다리뇌뒤판으로 나뉜다.

다리뇌바닥부분 교뇌저부/basilar part of pons | 배쪽부분으로서 대뇌겉질에서 내려가는 세로섬유(겉질척수섬유, 겉질다리뇌섬유)와 중간소뇌다리를 통해 소뇌로 이어지는 가로섬유(다리뇌가로섬유), 그리고 대뇌겉질에서 소뇌로 나가는 중계핵인 다리뇌핵(겉질다리뇌섬유와 다리뇌가로섬유를 연결한다)이 포함된다.
다리뇌뒤판 교뇌피개/tegmentum of pons | 등쪽부분으로서 뇌신경핵, 그물체, 오름신경로 등이 포함되어 있다.

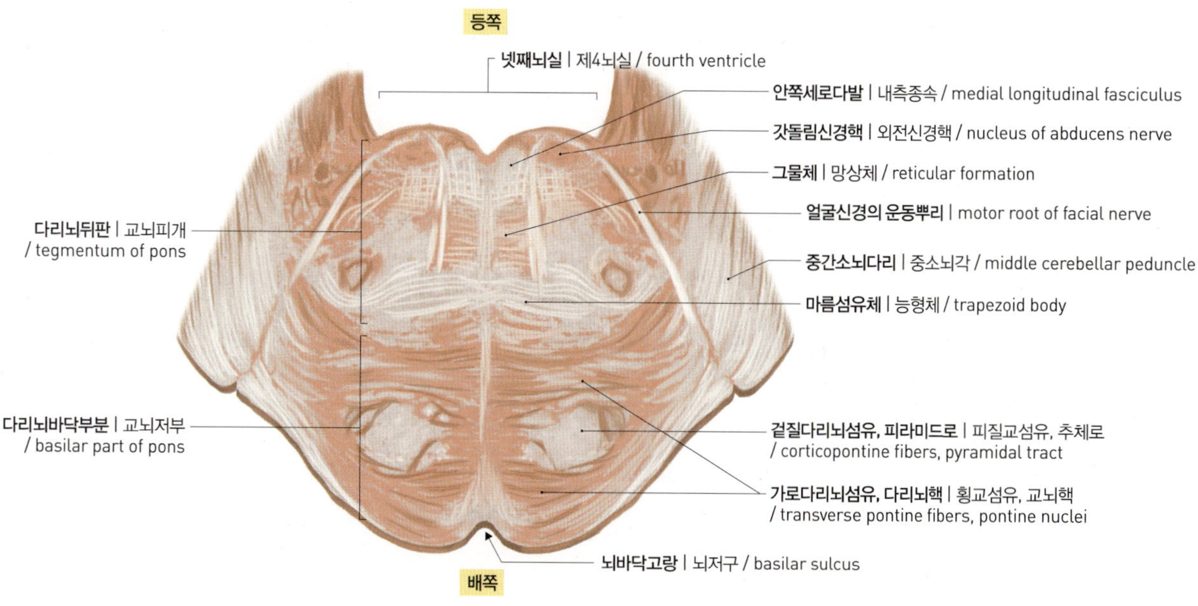

그림 13-12. 다리뇌의 가로단면

3. 중간뇌

중간뇌 중뇌/midbrain 는 뇌줄기의 가장 위부분에 있으며 위쪽으로는 사이뇌와 연결된다.

● **배쪽면**(그림 13-10A)

가쪽부분을 **대뇌섬유다리** 대뇌각/cerebral crus 라고 하는 두꺼운 섬유다발(겉질척수섬유, 겉질핵섬유를 포함한다)이 대뇌반구의 깊은층에서 내려간다. 좌우의 대뇌섬유다리 사이에는 **대뇌다리사이오목** 각간와/interpeduncular fossa 이라고 하는 깊은 함입부분이 있다. 대뇌다리사이오목에서는 **눈돌림신경[III]**의 뿌리가 나와 있으며 대뇌다리사이오목의 바닥에는 혈관이 통과하는 구멍이 있으며 **뒤관통질** 후유공질/posterior perforated substance 이라고 한다.

● **등쪽면**(그림 13-10B)

위 · 아래둔덕 상 · 하구/superior · inferior colliculus 이라고 하는 위와 아래 2쌍의 융기가 있으며 속에 신경핵을 가지고 있다. 위둔덕은 위둔덕팔을 통해 사이뇌의 가쪽무릎체에 연결되며 시상에서 나온 섬유가 들어와 시각의 반사에 관한 기능을 담당한다. 아래둔덕은 아래둔덕팔을 통해 안쪽무릎체에 연결되며 청각의 중계핵으로써 기능한다. 아래둔덕 바로 아래쪽에서 **도르래신경**[IV] 활차신경/trochlear nerve 의 뿌리가 나와 앞쪽으로 돌아서 다리뇌와의 경계에 있는 배쪽면에서 나타난다.

● **내부**(그림 13-13)

중간뇌수도관 중뇌수도/cerebral aqueduct 이 있어서 사이뇌의 셋째뇌실과 다리뇌 · 숨뇌 위부분에 있는 넷째뇌실과의 사이를 이어주고 있다. 중간뇌는 3개의 부분으로 나뉜다.

중간뇌덮개 중뇌개/tectum of midbrain | 중간뇌덮개는 중간뇌수도관보다 등쪽 부분에 위둔덕과 아래둔덕의 핵이 있다.

중간뇌뒤판 중뇌피개/tegmentum of midbrain | 중간뇌뒤판은 중간뇌수도관과 중간뇌 가쪽고랑 사이의 부분이며 신경핵, 그물체, 오름길 등을 포함한다.

대뇌섬유다리(좁은 의미) 대뇌각/cerebral crus | 대뇌섬유다리는 중간뇌 가쪽고랑보다 배쪽에 있는 부분이며 대뇌겉질에서 내려가는 피라미드로의 섬유를 포함한다. 넓은 의미로 중간뇌뒤판을 포함하여 **대뇌다리** 대뇌각/cerebral peduncle 라고 한다.

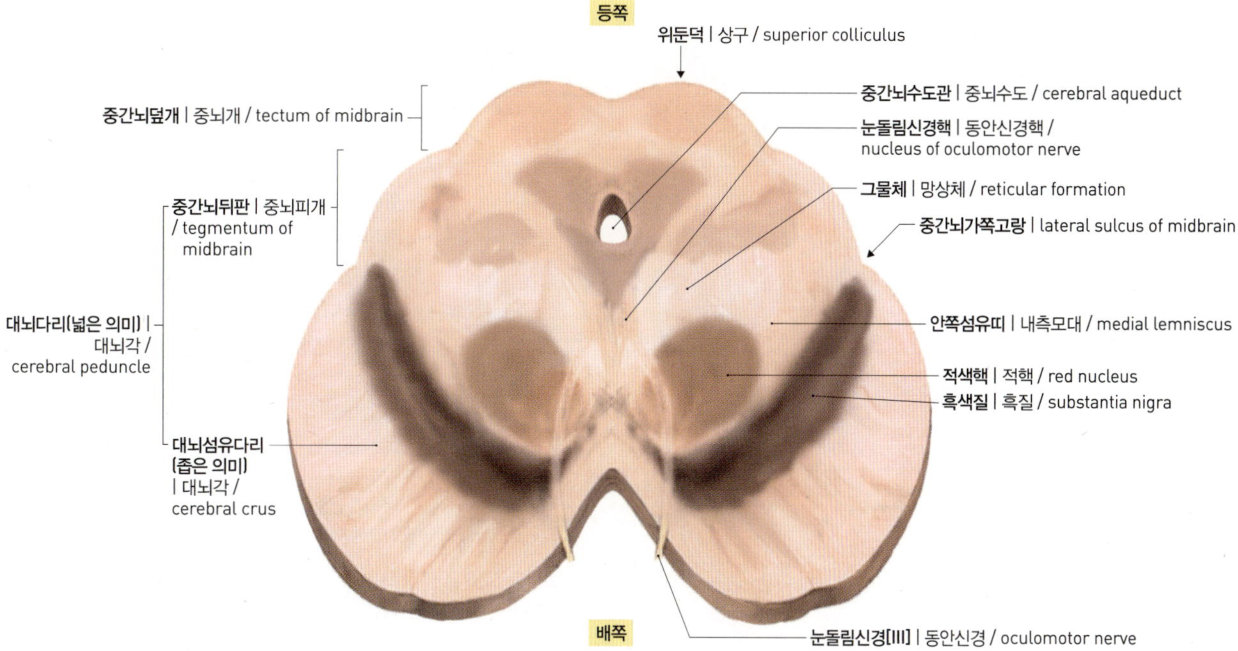

그림 13-13. 중간뇌의 가로단면

4. 넷째뇌실과 마름오목 (그림 13-14)

뇌줄기의 뇌실계통은 숨뇌아래부위의 척수와 연결되는 작은 구멍의 **중심관** central canal 이다. 숨뇌 위부분과 다리뇌에서는 넓게 펴져서 넷째뇌실을 만든다. 중간뇌에서는 좁아져서 중간뇌수도관이 된다.

넷째뇌실 제4뇌실/fourth ventricle 은 다리뇌와 숨뇌 위부분의 등쪽면에 있는 뇌실이고, 위쪽에서는 중간뇌수도관을 통해 셋째뇌실로 이어지며, 아래쪽에서는 중심관으로 이어진다. 앞벽(배쪽면)은 넷째뇌실바닥이며 뒤벽(등쪽면)은 넷째뇌실덮개이다.

● 넷째뇌실바닥

마름오목 능형와/rhomboid fossa 은 다리뇌에서 숨뇌 위부분의 등쪽에서 형성된 마름모 모양의 함입부분이다. 마름오목의 정중부분에는 **정중고랑** 정중구/median sulcus 이 세로로 나있고, 그 좌우 양쪽에는 **안쪽융기** 내측융기/medial eminence 라고 하는 융기부위가 있으며, 그 가쪽모서리는 얕은 **경계고랑** 경계구/sulcus limitans 으로 되어 있다. 넷째뇌실에서 약간 아래쪽에서 정중고랑의 양쪽으로 **넷째뇌실섬유줄** 제4뇌실수조/medullary striae of fourth ventricle 이라고 하는 여러 개의 섬유다발이 가로로 뻗어있는데 개인에 따른 차이가 크다.

안쪽융기의 아래끝부분은 점점 가늘어져서 **혀밑신경삼각** 설하신경삼각/hypoglossal trigone 이

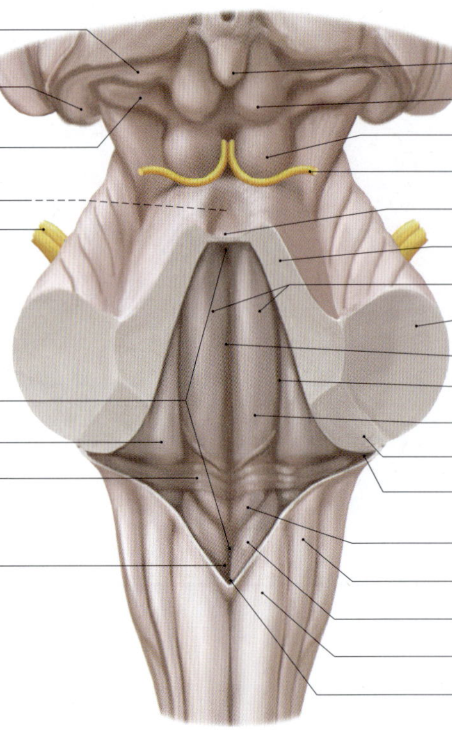

그림 13-14. 뇌줄기와 넷째뇌실, 등쪽면

되고 그곳에 혀밑신경이 위치한다. 혀밑신경삼각의 가쪽에는 **미주신경삼각** vagal trigone 이라고 하는 삼각형의 영역이 접해있으며 그곳에 미주신경 등쪽핵이 있다. 안쪽융기는 섬유줄 바로 위쪽에서 **얼굴신경둔덕** 안면신경융기/facial colliculus 이라고 하는 둥그런 팽창부위를 만든다. 그곳에는 갓돌림신경핵이 있으며 그것을 둘러싸듯이 얼굴신경섬유다발이 뻗어있다(그림 13-14).

넷째뇌실의 가장 아래부분에서 중심관으로 이행하기 직전의 삼각형 영역은 **맨아래구역** 최하야/area postrema 이라고 하고, 혈액뇌장벽이 없고 혈관이 풍부하게 있는 특수한 영역이며, 뇌실주위기관 중의 하나이다.

경계고랑 가쪽의 섬유줄 근처의 높이는 **안뜰구역** 전정신경야/vestibular area 이라고 하며 그곳에서 안뜰핵이 퍼져나간다. 넷째뇌실 위부분의 가쪽벽에는 **청색반점** 청반/locus ceruleus 이라고 하는 청색을 띤 영역이 있으며 이곳에 위치하는 청색반점핵은 멜라닌색소를 포함하고 있다.

● 넷째뇌실덮개

넷째뇌실덮개는 다리뇌와 숨뇌의 경계부분에서 뒤쪽으로 높이 팽창해 있으며 그 꼭대기는 **꼭지** 실정/fastigium 라고 한다. 위쪽 절반부분은 가쪽부분이 위소뇌다리로 되어 있고, 중앙부분은 삼각형의 얇은 막 부분인 **위숨뇌천장** 상수범/superior medullary velum 은 얇은 백색질 층으로 이루어져 있다. 아래 절반부분은 전체적으로 얇은 막이며 아래로 좁아지는 삼각형이다. 그 위부분은 얇은 백색질 층으로 이루어져 있으며 **아래숨뇌천장** 하수범/inferior medullary velum 이라고 한다. 아래부분은 **맥락조직** choroid membrane 으로 이루어져 있으며 뇌실면의 뇌실막과 뇌표면의 연막이 밀착되어 있다. 마름오목의 아래각에는 **정중구멍** 정중구/median aperture (**마장디구멍** foramen of Magendie)이 있으며, 가쪽모서리에는 **가쪽구멍** 외측구/lateral aperture (**루스카구멍** foramen of Luschka)이 있어서 넷째뇌실과 거미막밑공간을 연결하는 통로가 되고 있다. 위 · 아래숨뇌천장의 등쪽면은 거미막밑공간과 떨어져서 소뇌에 맞닿아 있으며 꼭지는 소뇌 속으로 들어간다.

넷째뇌실덮개 맥락조직의 일부는 혈관을 포함한 **맥락얼기** 맥락총/choroid plexus 가 되어 넷째뇌실 안으로 튀어나와 있다. 넷째뇌실덮개의 맥락조직은 좌우 한 쌍이 있고 정중구멍 부근에서 위로 올라가며 꼭지 근처에서 가쪽으로 구부러져서 가쪽구멍 부근으로 도달한다.

5. 뇌줄기의 그물체 (그림 13-15)

그물체 망상체/reticular formation 는 다양한 방향으로 뻗어 있는 신경섬유 사이에 신경핵이나 신경세포체가 산재되어 있는 구조를 지니고 있다. 중간뇌에서 숨뇌까지의 뇌줄기에 퍼져 있으며 뇌신경핵 사이의 영역을 차지하고 있다. 그물체는 위쪽에서 시상의 속질판 안쪽핵에 연결되어 있으며, 아래쪽으로는 척수회색질의 중간부위와 주변의 뇌신경핵(V-VIII)과 연결되어 있다.

그물체를 시작으로 뇌줄기의 신경세포에는 모노아민이 전달물질인 경우가 많다. 그물체의 가장 안쪽부분은 **솔기핵** 봉선핵/raphe nuclei 이라고 하며 세로토닌 작동섬유를 오름신경로와 내림신경로에 투사한다. 넷째뇌실 위부분의 가쪽벽에 있는 **청색핵** 청핵/cerulean nucleus 은 세포체가 멜라토닌을 포함하고 있기 때문에 검푸르게 보이며 노르아드레날린 작동섬유를 오름신경로와 내림신경로에 투사한다.

● 그물체의 기능

뇌줄기의 그물체에는 순환기능을 조절하는 것 외에도 내장영역의 운동기능을 지배한다.

순환중추 | 숨뇌에 있으며 심장과 혈관의 기능을 항상 조절한다.

호흡중추 | 숨뇌에 있으며 호흡의 리듬을 만든다. 또한 다리뇌에는 호흡조정중추가 있어서 호흡중추의 등쪽에 작용하며 1회 환기량을 줄여서 호흡수를 늘린다.

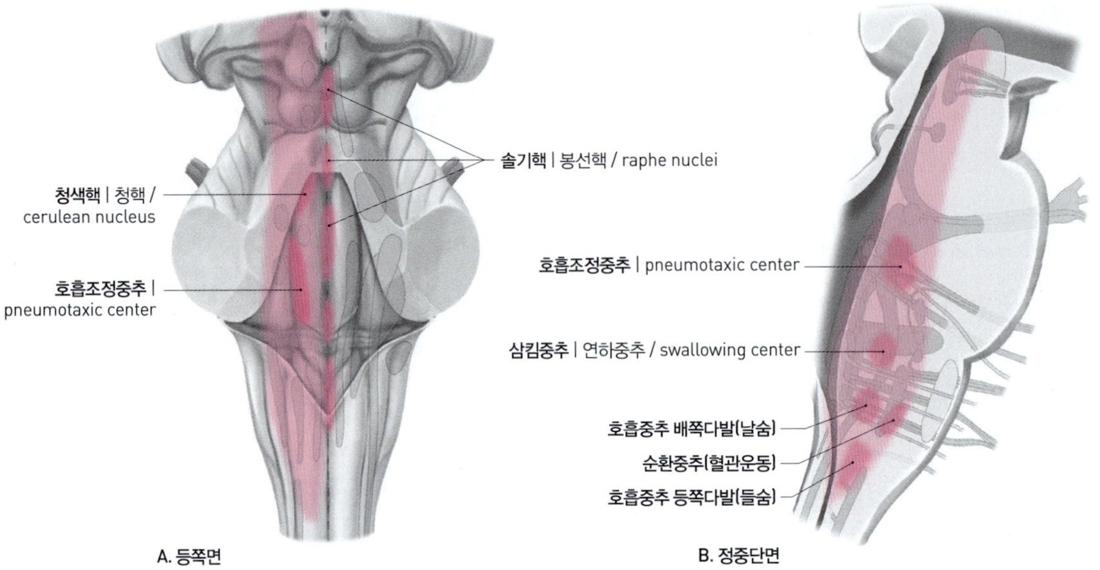

그림 13-15. 뇌줄기에서 그물체의 확장

구토중추 | 숨뇌의 고립핵 주위에 있다. 소화관 점막의 자극이나 숨뇌의 화학수용기에서 나오는 정보가 구토중추에 전달되면 미주신경, 교감신경, 몸운동신경을 거쳐 구토를 유발한다.

삼킴중추 | 숨뇌의 넷째뇌실바닥에 있다. 인두, 입천장, 혀에서 나오는 감각 입력을 받아 몸운동신경을 통해 혀, 물렁입천장, 인두, 후두를 움직여서 삼킴운동을 일으킨다.

배뇨중추 | 다리뇌의 위끝부분에 있으며 엉치부위의 배뇨중추를 조절해서 배뇨를 촉진한다.

6. 뇌줄기의 중추기능

뇌줄기의 신경핵과 그물체는 다양한 기능을 담당하고 있으며 크게 5가지로 나눌 수 있다.

● 생명유지에 관한 자율신경 기능조절

숨뇌 그물체에는 순환중추가 있어서 자율신경을 통해 심장의 박동과 혈관의 조절을 담당하고 있다.

● 운동리듬과 패턴의 생성

호흡, 씹기, 삼킴, 발성은 뼈대근육에 의한 일정한 리듬이나 전형적인 패턴을 보이는 운동이며 생명유지에 깊이 관여하고 있다. 이러한 운동리듬과 패턴은 숨뇌 그물체에 의해 생성되며 부근의 뇌신경이나 목신경의 운동신경세포에서 내보내진다. 또한 피부나 점막, 근육 등에서 나오는 감각정보에 의해 운동리듬과 패턴의 발생구조 기능이 조절된다.

● 반사에 의한 자세의 조절

인간의 활동에서 머리부위를 일정한 위치에서 수직으로 유지하는 것은 중요한 일이며 이를 위해 자세의 조절이 이루어진다. 머리부위의 운동이나 기울임은 우선 속귀에 위치하는 안뜰기관에 의해, 그 다음으로는 목의 깊은부분에 있는 감각장치에 의해 감지된다. 그로 인해 온몸, 목, 그리고 안구를 움직임으로써 시선이 일정하게 유지된다.

안뜰기관의 입력에 의해 팔다리의 근육을 움직이는 안뜰척수반사, 목의 근육을 움직이는 안뜰목반사, 바깥눈근육을 움직이는 안뜰눈돌림반사가 잘 알려져 있다. 또한 목의 깊은부분 감각장치에 의해 발생하는 팔다리의 자세반사는 목반사라고 한다.

● 동작의 발현

보행의 운동패턴은 척수의 회로에 의해 생성되며 뇌줄기의 그물체에서는 그물체척수로를 통해 명령을 내려서 보행의 패턴발생기구를 움직인다.

● 뇌활동 강도의 조절

뇌줄기 그물체에서 위로 올라가는 출력은 대뇌의 기능을 활발하게 해서 의식수준을 유지하기 때문에 오름활성계통이라고 한다. 그물체의 모노아민신경세포(특히 청색핵의 노르아드레날린신경세포나 섬유핵의 세로토닌신경세포)는 대뇌 전체로 가지가 퍼져 나가서 광범위하게 작용하여 중요한 역할을 하고 있다.

사이뇌 (그림 13-16)

사이뇌 간뇌/diencephalon 는 중간뇌의 위쪽에 있으며 대뇌반구 사이에 위치해 있는 회색질의 신경핵이다. 셋째뇌실에 의해 좌우로 분리되어 있으며 **시상, 시상상부, 시상하부**의 3영역으로 나뉜다.

시상은 사이뇌의 4/5를 차지하고 있으며 인체에서 가장 큰 신경핵이다. 시상상부는 셋째뇌실의 뒤벽을 이루고 솔방울샘과 그에 연결되는 고삐 등으로 이루어져 있다. 시상하부는 사이뇌의 아래부분에 있으며 내분비샘의 뇌하수체로 연결되어 있다. 사이뇌는 안쪽에서 셋째뇌실에 향해 있으며, 그 벽의 아래부분에는 **시상아래고랑** 시상하구/hypothalamic sulcus 이 있어서 시상과 시상하부를 분리하고 있다.

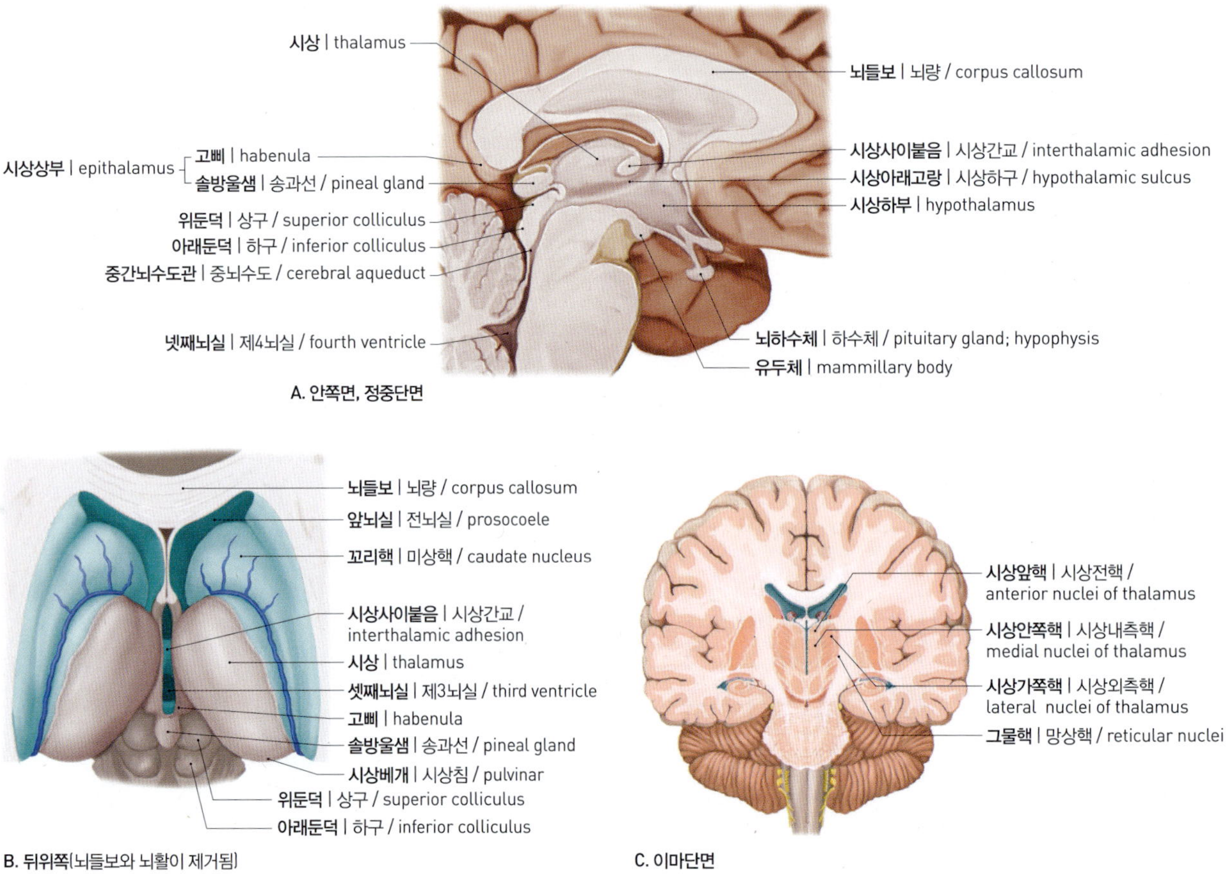

그림 13-16. 사이뇌

1. 시상

시상 thalamus 은 타원형의 회색질이다. 안쪽은 셋째뇌실로 향해 있으며 가쪽은 대뇌의 속섬유막에 맞닿아 있다. 시상의 뒤끝부분은 **시상베개** 시상침/pulvinar 라고 하는 둥근 융기를 이루며, 그 아래쪽에 **가쪽 · 안쪽무릎체** 외측 · 내측슬상체/lateral · medial geniculate body 라고 하는 팽창부위가 있다(그림 13-17A). 좌우의 시상은 70% 정도의 비율로 좌우가 합쳐져서 **시상사이붙음** 시상간교/interthalamic adhesion 에 의해 연결되어 있다.

1) 시상핵의 해부학적 구분(그림 13-17)

시상으로 들어가고 나오는 말이집신경섬유는 Y자 모양의 **속섬유판** 내수판/internal medullary lamina 을 형성하고, 그것에 의해 시상은 육안으로 앞핵, 안쪽핵, 가쪽핵으로 나뉜다. 가쪽핵은 더욱이 위치와 기능의 차이에 의해 배쪽핵과 등쪽핵으로 나뉜다. 속섬유판 안에는 시상섬유판속핵이 포함되어 있으며 셋째뇌실의 뇌실막 바로 아래에는 정중핵이 있다. 뒤아래부분의 시상 뒤쪽에는 가쪽 · 안쪽무릎핵이 있다.

바깥섬유판 외수판/external medullary lamina 과 떨어져서 가장 가쪽에는 그물체가 있다. 각각의 핵은 몇 가지의 핵으로 더욱 세밀하게 구분된다(그림 13-16C).

시상의 가장 아래부분에 있는 **배쪽시상** 복측시상/ventral thalamus 은 시상하부의 가쪽에

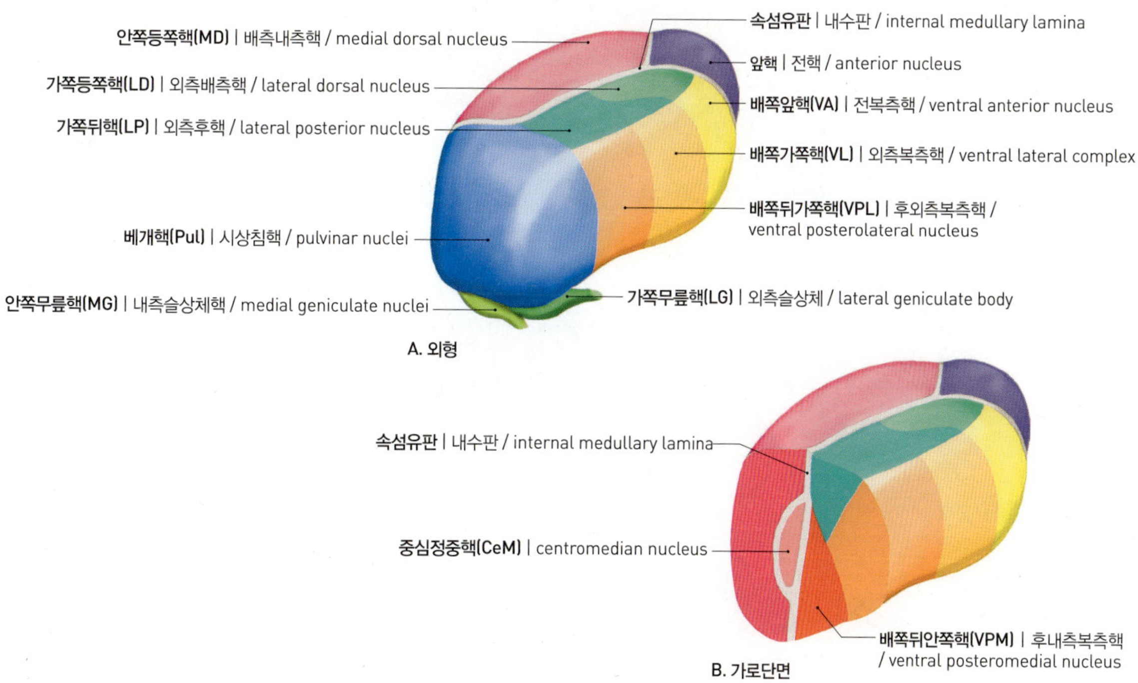

그림 13-17. 시상핵의 배치

위치하고, 바닥핵과 관련이 깊기 때문에 바닥핵의 일부로 취급된다. 이에 비해 시상의 다른 부분을 등쪽시상이라고 부르기도 한다.

2) 시상핵의 기능적 구분(그림 13-18, 표 13-1)

시상핵에는 뇌의 다양한 부위에서 들어온 입력이 있으며 주로 대뇌겉질에 투사한다. 들어오고 나가는 신경섬유는 시상핵의 기능과 밀접하게 관련이 있으며 그것을 기준으로 시상핵은 특수핵, 연합핵, 비특수핵 등 기능적으로 분류된다

3) 시상의 중추기능

시상은 대뇌겉질로 가는 입력의 대부분을 중계한다. 시상을 거쳐서 대뇌겉질로 보내지는 정보는 3종류로 나뉜다.

감각정보의 중계 | 감각입력의 대부분(후각을 제외)을 중계한다.

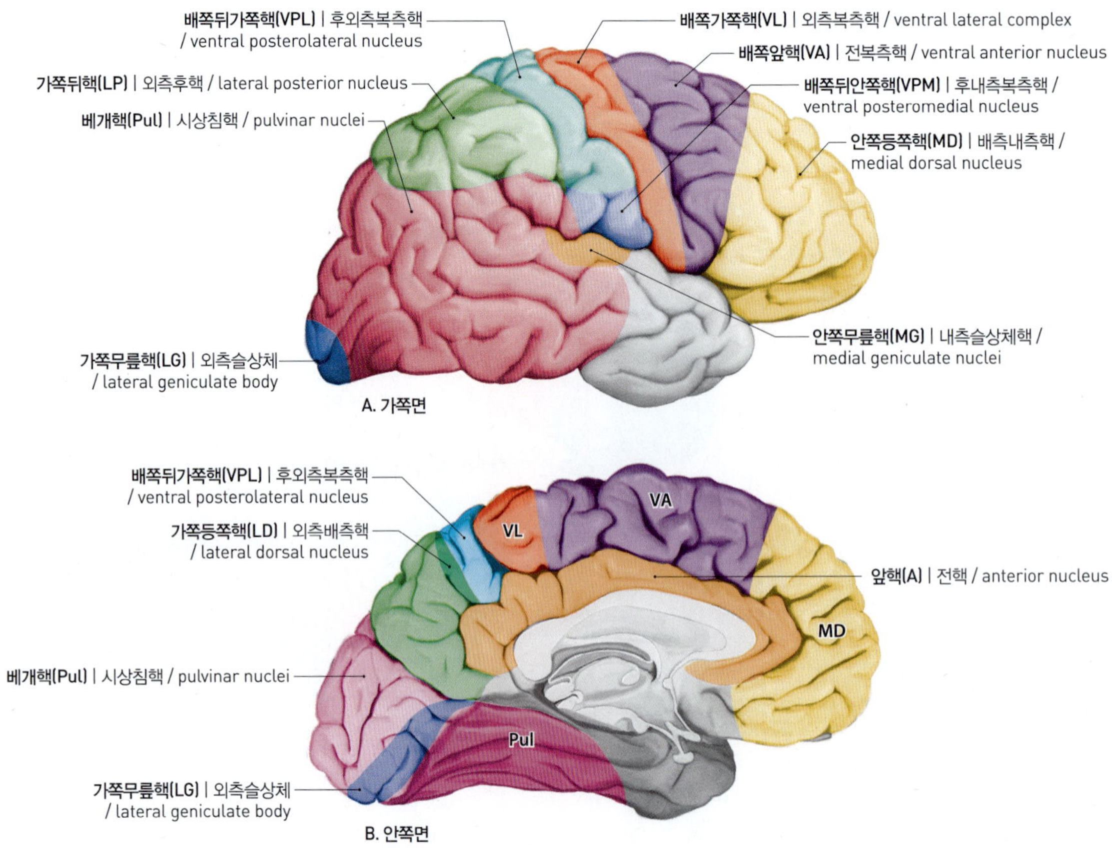

그림 13-18. 시상핵과 대뇌겉질의 섬유연결

표 13-1. 시상핵의 기능적 구분

종류		핵	입력	출력	기능
특수핵	감각	VPL	속섬유판, 척수시상로	몸감각영역(마루엽)	몸감각(몸통, 팔다리)의 중추
		VPM	삼차신경핵, 고립핵	몸감각영역(마루엽)	몸감각(얼굴), 미각의 중추
		MG	바깥섬유판, 아래둔덕	청각영역(관자엽)	청각의 중추
		LGd	망막, 시각로	시각영역(뒤통수엽)	시각의 중추
	운동	VL	소뇌핵, 바닥핵	운동영역(이마엽)	운동의 의도적인 시작에 관여
		VA	창백핵	운동앞영역(이마엽)	운동의 의도적인 선택에 관여
	감정	MD	안쪽후각겉질, 편도체	이마앞영역	감각에 기초한 감정
		A	유두체, 해마	띠이랑	대뇌둘레계통에 속하며 감정과 기억에 관여
연합핵		Pul	위둔덕	이마·관자·뒤통수엽 연합구역	시청각과 몸감각의 연합, 입체인식
		LP	-	마루연합구역	감각정보의 연합
		LD	-	마루연합구역	감정의 발현
비특수핵		IL	뇌줄기그물체, 시상하부	대뇌겉질 전체, 바닥핵	오름활성계통의 일부
그 외		R	-	다른 시상핵	다른 시상핵의 활동을 조절

A: 앞핵, IL: 시상섬유판속핵, LD: 가쪽등쪽핵, LGd: 등쪽가쪽무릎핵, LP: 가쪽뒤핵, MD: 안쪽등쪽핵, MG: 안쪽무릎핵, Pul: 베개핵, R: 시상그물핵, VA: 배쪽앞핵, VL: 배쪽가쪽핵, VPL: 배쪽뒤가쪽핵, VPM: 배쪽뒤안쪽핵

청각은 가쪽섬유띠에서 아래둔덕에 도달해서 신경세포를 바꾼 뒤에 그곳에서 안쪽무릎체에 도달하고 청각영역으로 보내진다.

시각은 망막의 신경절세포의 축삭이 시각신경, 시각교차, 시각로를 통해 가쪽무릎체에 도달하고 시각로부챗살을 통해 시각영역으로 보내진다.

미각은 고립핵에서 위로 올라가서 시상에 도달하며 미각영역에 보내진다.

운동정보의 중계 | 소뇌핵과 바닥핵에서 나온 출력은 시상에 도달하며 그곳에서 운동영역으로 보내진다.

오름활성계의 중계 | 뇌줄기그물체에서 나온 오름 신호는 시상으로 보내지고 그곳에서 대뇌겉질 전역으로 출력된다.

시상은 신호를 대뇌겉질로 보내는 것뿐만 아니라 행동이나 상태에 따라 정보의 통과를 억제하거나 강화한다. 또한 대뇌겉질과의 상호 입력이나 시상 속의 회로에 따른 정보를 처리하는 것으로 알려져 있다.

2. 시상상부 (그림 13-16B)

시상상부 epithalamus 는 사이뇌의 뒤부분에 셋째뇌실의 뒤벽을 형성한다. 고삐, 고삐삼각, 솔방울샘 등으로 이루어져 있다.

셋째뇌실로 향해 있는 시상의 안쪽면에는 위쪽과의 사이를 시상앞결절에서 뒤쪽으로 **시상섬유줄** 시상수조/stria medullaris of thalamus 이라고 하는 섬유다발이 향하고 있으며 그 뒤부분은 **고삐** habenula 라고 한다. 좌우의 고삐는 **고삐맞교차** 고삐교련/habenular commissure 에 의해 연결되고, 고삐의 뒤위부분은 좌우로 퍼져나가 삼각 모양이 되며, 이를 **고삐삼각** 수강삼각/habenular trigone 이라고 한다. 고삐삼각의 속에는 고삐핵이 있으며 대뇌둘레계통과 후각의 중계에 관련이 있는 것으로 알려져 있다.

솔방울샘 송과선/pineal gland 은 고삐맞교차에서 뒤쪽 정중부분으로 튀어나온 완두콩 크기의 기관이며 위둔덕 바로 위쪽에 위치해 있다. 솔방울샘세포는 세로토닌에서 멜라토닌을 합성해서 혈액으로 방출한다. 멜라토닌의 분비량은 하루 사이에도 변동이 있어서 밤에 많이 분비되고 낮에 강한 빛을 받으면 감소한다. 멜라토닌은 약한 수면작용을 가지고 있으며 계절주기성 리듬이나 하루주기성 리듬을 조절하는 역할을 한다.

3. 시상하부

1) 시상하부의 구조

시상하부 hypothalamus 는 사이뇌 앞아래부분의 1/5를 차지한다.

안쪽에는 셋째뇌실이 있으며 그 벽에 **시상아래고랑** 시상하구/hypothalamic sulcus 이 있어서 위쪽 시상과의 경계를 이루고 있다.

아래쪽에는 한 쌍의 **유두체** mammillary body 가 뇌바닥을 향해 반구 모양으로 튀어나와 있으며, 그 앞쪽에 **회색융기** 회백융기/tuber cinereum 가 정중부분에 융기부분(정중융기)을 이룬다. 회색융기 앞쪽으로 **깔때기** 누두/infundibulum 가 튀어나와 있으며 그 끝부분에 구형의 뇌하수체가 붙어있다.

앞쪽에는 셋째뇌실의 얇은 앞벽에 있는 **종말판** 종판/lamina terminalis 이 양쪽의 시상하부를 연결하고 있으며 그 아래끝부분에는 시각교차가 있다. 양쪽의 **시각신경[II]** 시신경/optic nerve 에서 나오는 시각섬유의 절반은 **시각교차** 시신경교차/optic chiasm 에서 교차되며, **시각로** 시삭/optic tract 를 통해 **가쪽무릎체** 외측슬상체/lateral geniculate body 에 도달한다.

2) 시상하부의 신경핵 (그림 13-19, 표 13-2)

시상하부에는 여러 개의 작은 신경핵이 포함되어 있으며 여러 개의 구역으로 구분된다. 우선 시상하부를 관통하는 뇌활에 의해 안쪽부분과 가쪽부분으로 나뉜다. 안쪽부분은

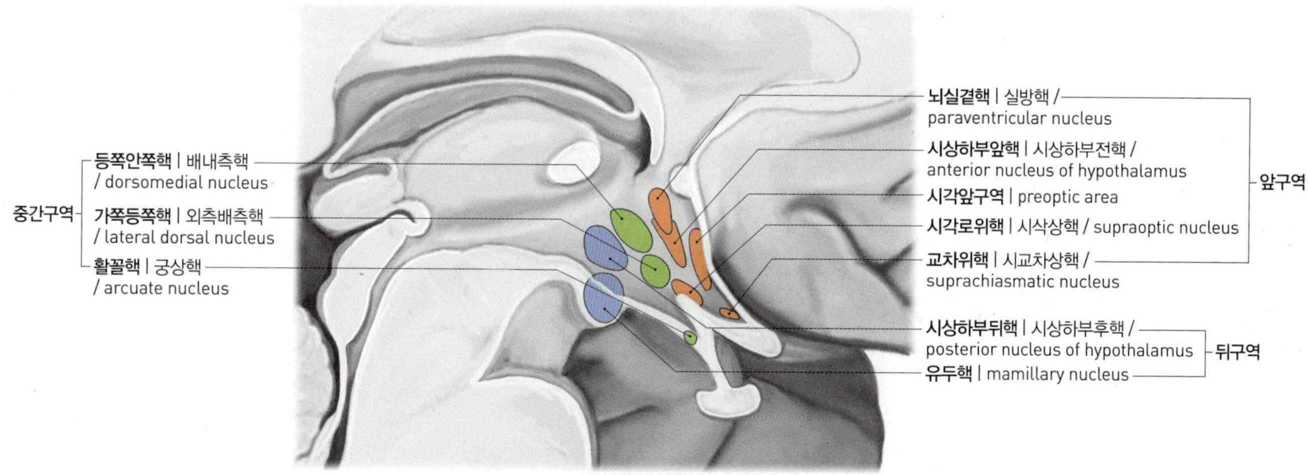

그림 13-19. 시상하부의 핵, 안쪽면

3개로 나뉘어서 앞구역, 중간구역, 뒤구역을, 가쪽부분은 가쪽구역을 이룬다.

3) 뇌하수체

뇌하수체 하수체/hypophysis 는 지름 1 cm 정도, 무게 0.7 g 정도의 내분비샘이며 나비뼈 몸통 위쪽에 있는 안장의 오목하게 들어간 부분(**뇌하수체오목** 하수체와/hypophyseal fossa)에 들어있다. 뇌하수체오목의 위쪽은 경막(**안장가로막** 안격막/sellar diaphragm)으로 덮여 있으며, 그 가운데에 열려 있는 구멍이 시상하부에서 튀어나온 깔때기로 연결되어 있다. 뇌하수체는 앞뒤의 2개의 엽으로 이루어져 있다(내분비계통에서 자세히 설명한다).

4) 시상하부의 중추기능

시상하부는 고차원적인 자율신경중추이며 개인과 종족의 생존에 필요한 다양한 기능을 가지고 있다. 크게 3가지 종류로 나뉜다.

● 체내 환경의 항상성을 유지

시상하부의 신경세포는 **혈액의 온도, 혈당치, 체액의 삼투압** 등을 직접 감지한다. 또한 말초수용기로부터 나온 감각정보를 받아들이고 그 정보를 종합적으로 처리해서 내부 환경의 **항상성** homeostasis 을 유지하기 위한 다양한 반응을 일으킨다. 시상하부에는 **체온조절, 수분조절, 뇌하수체호르몬의 분비조절, 하루주기리듬의 발생과 조절** 등을 담당하는 중추가 있다.

표 13-2. 시상하부의 핵과 기능

구역	핵	기능
앞구역	시각로앞구역	성중추
	교차위핵	하루주기리듬의 조절
	시상하부앞핵	체온조절중추
	뇌실곁핵	뇌하수체뒤엽호르몬의 생성 바소프레신과 옥시토신을 생산
	시각로위핵	
중간구역	등쪽안쪽핵	하루주기리듬의 조절
	앞안쪽핵	포만중추
	활꼴핵	시상하부호르몬의 생성
뒤구역	유두핵	둘레계통의 중계핵
	시상하부뒤핵	저체온에 반응
가쪽구역	-	섭식중추

● 생존에 필요한 본능행동

개인과 종족의 생존에 필요한 행동을 일으키는 요인은 태어나면서 갖추고 있는 것으로 알려져 있으며 이를 **본능** instinct 이라고 한다. 시상하부에는 본능에 기초한 **섭식**, **음수**, **성적행동**을 일으키는 중추가 있다.

● 감정과 행동

감정 emotion 은 감각자극에 대한 쾌감, 증오, 공포 등의 일시적인 감정이며 신체의 반응이나 행동으로 표출된다. 시상하부에는 **정동반응**이나 **행동**을 종합하는 중추가 있다.

4. 셋째뇌실 [그림 13-20]

셋째뇌실 제3뇌실/third ventricle 은 좌우의 사이뇌 사이에서 공간을 이루고 있는 뇌실이다. 앞쪽과 위아래로 퍼져 있다. 뒤아래쪽은 중간뇌수도관을 통해 넷째뇌실과 연결되어 있으며 앞위쪽은 양쪽의 뇌실사이구멍에 의해 좌우의 가쪽뇌실로 이어져 있다

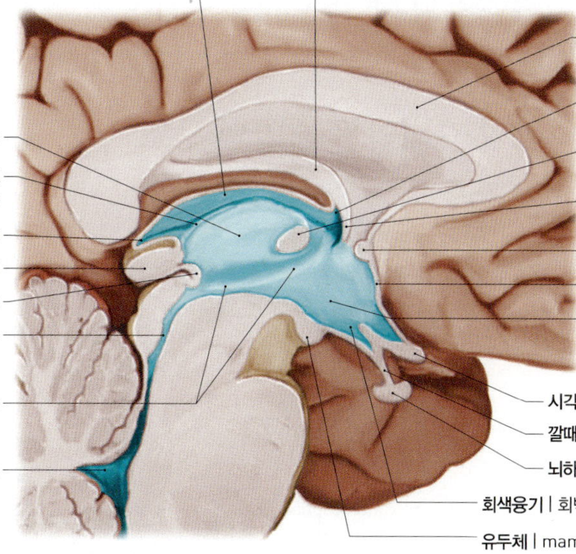

그림 13-20. 셋째뇌실, 정중단면

뇌실주위기관

뇌실벽은 **뇌실막세포**(상의세포/ependymal cell)로 덮여 있어서 뇌척수액과 뇌실질 사이의 물질교환을 제한하고 있다. 그러나 뇌실벽의 일부에는 **뇌실주위기관**(circumventricular organ)이라고 하는 영역이 있으며, 특수화된 뇌실막세포로 덮여 있어서 뇌척수액과 뇌실질 사이의 투과성이 높고 혈액뇌장벽이 결여되어 있다. 뇌실주위기관은 모두 정중부분에 위치해 있으며 혈액과 뇌척수액 사이의 물질교환을 담당하고 있다.

혈액과 뇌척수액에 호로몬을 방출하는 부위

1) **뇌하수체뒤엽**: 시상하부의 신경세포에서 뒤엽호르몬이 혈액 안으로 방출된다.
2) **정중융기**: 시상하부호르몬이 뇌하수체 문맥계통으로 방출되어 뇌하수체앞엽에 작용한다.
3) **솔방울샘**: 멜라닌이 혈액 안으로 방출된다.
4) **맥락얼기**: 뇌척수액이 생산되어 뇌실 안으로 방출된다.

혈액과 뇌척수액 성분을 감지하는 부위

5) **종말판혈관기관**(vascular organ of the lamina terminalis): 셋째뇌실 벽의 종말판에 있으며 뇌실로 팽창한다.
6) **뇌활밑기관**(뇌궁하부기관/subfornical organ): 셋째뇌실 뇌활 아래의 뇌실사이구멍 사이에 있다.

5) 와 6)의 신경세포는 앤지오텐신II의 수용체를 가지며 삼투압의 상승을 감지해 압력중추로써 기능한다.

7) **맨아래구역**(최하야/area postrema): 넷째뇌실 마름오목의 꼬리쪽 끝부분에 위치해 있는 한 쌍의 부위이며 혈액 안의 성분을 감지해서 구토반사를 유발한다.

● **뇌실주위기관**

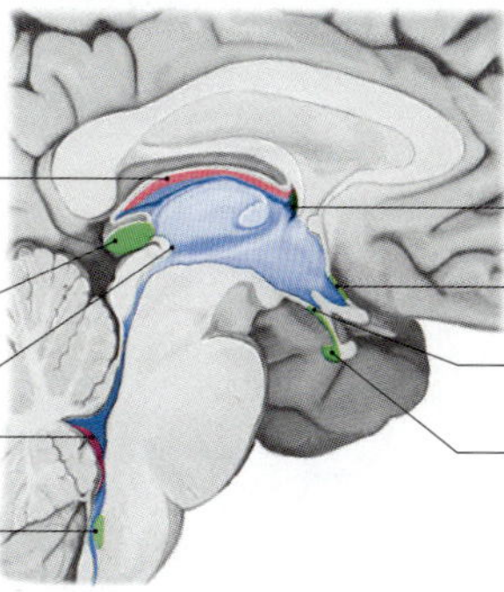

기능불명의 기관

8) **맞교차밑기관**(교련하부기관/subcommissural organ): 셋째뇌실과 중간뇌수도관의 이행부위에서 뒤맞교차와 인접해 있는 부위이다. 뇌실 속에 단백질을 분비하며 이것이 라이스너띠라고 하는 섬유물이 되어 뇌실로 내려간다.

후각뇌와 둘레엽

1. 후각뇌와 둘레엽의 구조

후각뇌 후뇌/rhinencephalon 는 후각망울과 그곳에서 섬유를 받아들이는 대뇌바닥의 겉질로 이루어져 있다. **둘레엽** 변연엽/limbic lobe 은 대뇌반구 안쪽면의 가쪽뇌실 주변에 위치해 있는 겉질영역이다.

2. 후각뇌 (그림 13-21, 22)

후각뇌 후뇌/rhinencephalon 는 후각을 수용하는 뇌부위이며 대뇌의 바닥부분에 있다. 후각뇌는 **후각망울**과 그곳에서 나오는 섬유다발, **해마곁이랑**의 앞부분, **앞관통질**, **종말곁이랑**이 포함된다.

후각망울 후구/olfactory bulb | 후각망울은 이마엽 아래쪽의 후각로 앞끝부분에 있는 팽대부분이며 머리뼈바닥의 체판 바로 위에 위치해 있다. 후각망울에는 후각의 이차신경세포가 있으며 콧구멍의 후각점막의 후각세포(일차신경세포)에서 나오는 **후각신경섬유** olfactory nerve fiber 를 받아들인다.

해마곁이랑 해마방회/parahippocampal gyrus | 해마곁이랑은 관자엽의 안쪽면에 있는 겉질영역이다.

앞관통질 전유공질/anterior perforated substance | 앞관통질은 대뇌 바닥면의 안쪽 · 가쪽후각

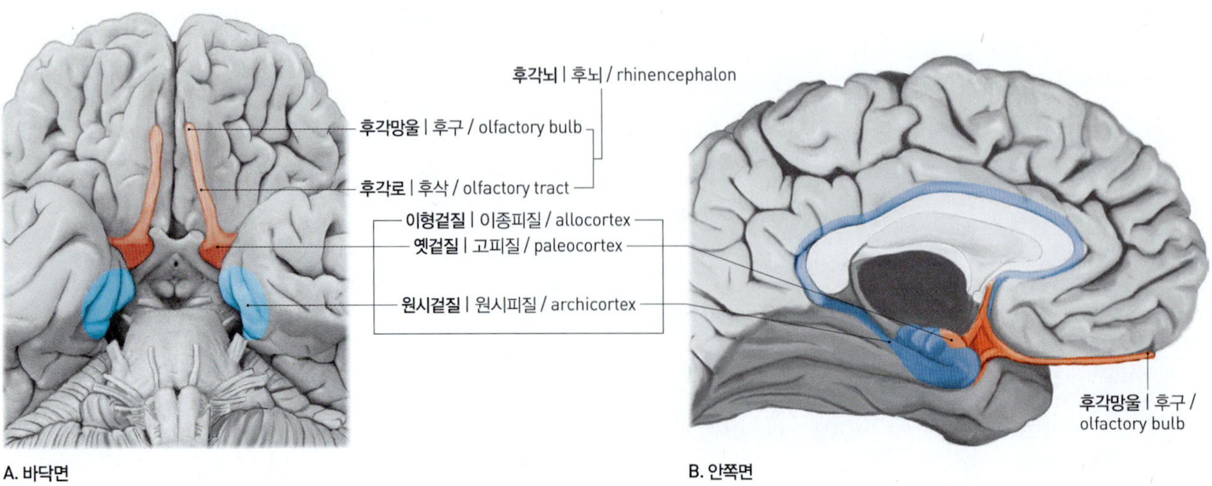

그림 13-21. 후각뇌와 둘레엽

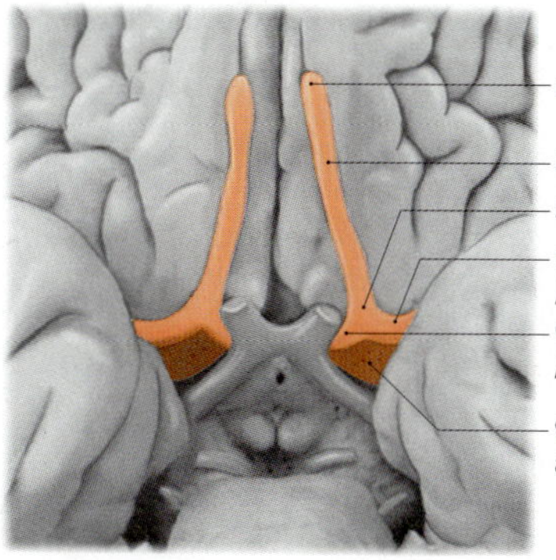

A. 바닥면

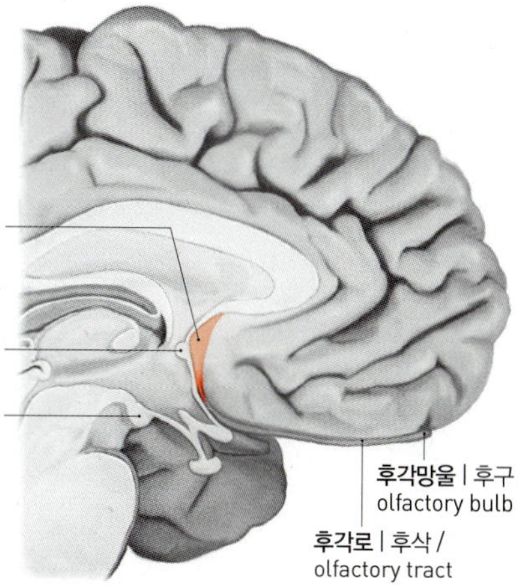

B. 정중단면

그림 13-22. 후각뇌

섬유줄 뒤쪽에 있는 겉질영역이며, 대뇌로 들어가는 혈관을 위해 여러 개의 구멍이 열려있다.

종말곁이랑 종판방회/paraterminal gyrus | 종말곁이랑은 이마엽 안쪽면에서 사이뇌의 종말판 바로 앞에 위치해 있는 겉질이다. 안쪽후각섬유줄에서 나오는 섬유를 받아들인다.

3. 둘레엽과 관련 구조

1) 둘레엽 (그림 13-23)

둘레엽 변연엽/limbic lobe 은 대뇌의 정중단면에서 보이는 겉질영역이며, 뇌들보와 셋째 뇌실 주변을 고리 모양으로 둘러싸고 큰 가쪽부분과 작은 안쪽부분으로 이루어져 있다.

- 가쪽부분은 **뇌들보밑구역, 띠이랑, 해마곁이랑**으로 이루어져 있으며,
- 안쪽부분은 **종말곁이랑, 회색층, 작은다발이랑, 해마**로 이루어져 있다.

2) 해마 (그림 13-24)

해마 hippocampus 는 관자엽의 안쪽면에서 해마곁이랑 위쪽에 있는 초승달 모양의 가늘고 긴 융기이며 둘레엽의 원시겉질의 주요 부분을 형성한다.

해마는 기억과 학습을 유지하고 통일하는 데 꼭 필요하며, 특히 단기기억 행동에 중요한 역할을 한다.

3) 사이막핵

사이막 중격/septum 은 좌우의 가쪽뇌실을 분리하고 있는 부위이다. 위쪽의 **투명사이막**

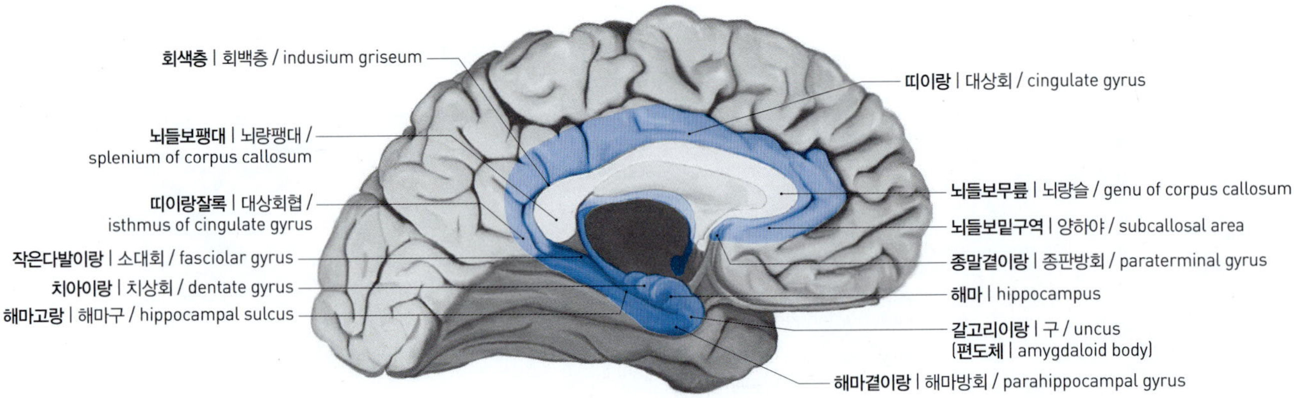

그림 13-23. 둘레엽과 관련구조, 안쪽면

투명중격/septum pellucidum 은 뇌들보와 뇌활을 연결하는 얇은 막 구조이며, 아래부분은 원래의 사이막으로 종말곁이랑 속의 **사이막핵** 중격핵/septal nucleus 이 포함되어 있다.

4) 편도체 (그림 13-25)

편도체 amygdaloid body 는 해마 앞끝부분의 갈고리 안쪽부분에 있는 회색질덩이이며 겉질의 일부가 깊은부분으로 이동해서 핵으로 된 것이다. **편도핵** amygdaloid nucleus 에는 계통발생적으로 오래된 핵(겉질핵과 안쪽핵)과 새로운 핵(바닥핵과 가쪽핵)이 있다.

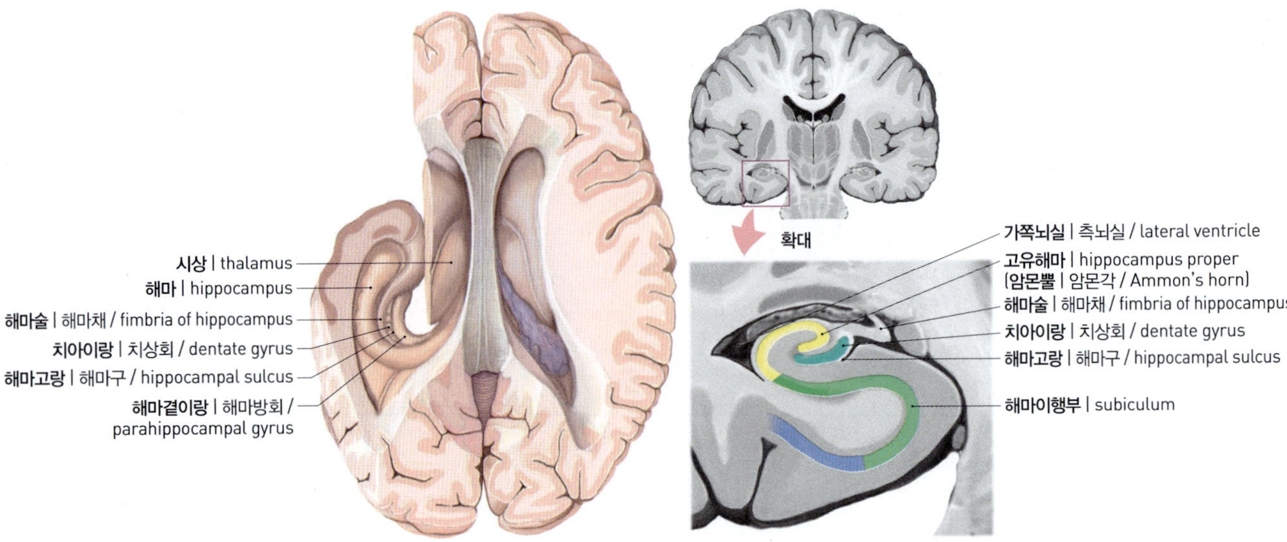

A. 위쪽　　B. 내부구조, 이마단면

그림 13-24. 해마

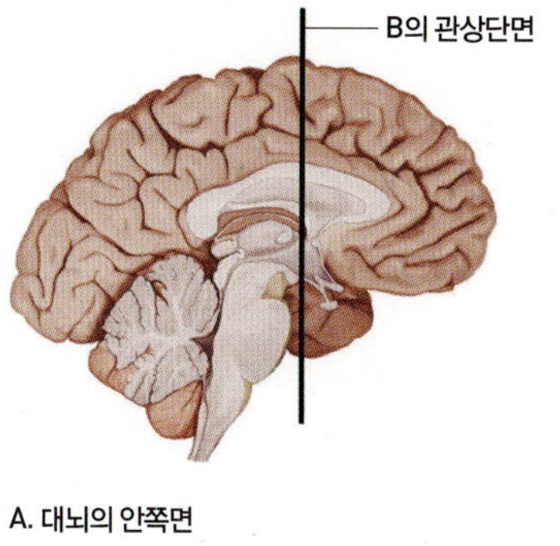

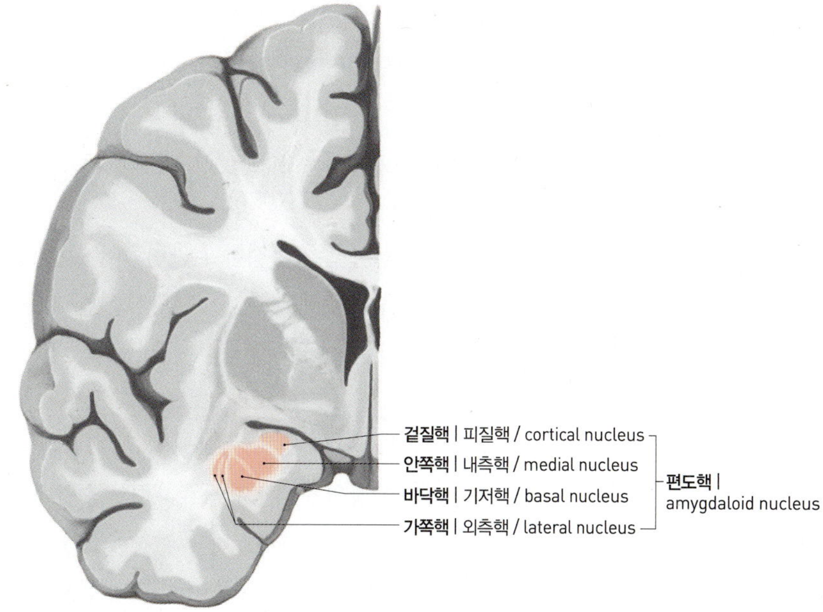

그림 13-25. **편도체**

5) 뇌활(그림 13-26)

뇌활 뇌궁/fornix 은 둘레엽의 중요한 신경섬유로이다. 뇌들보 아래에 좌우 한 쌍이 있으며 해마에서 나온 유두체와 사이막핵으로 향한다. 뇌활의 뒤부분은 **뇌활다리** 뇌궁각/crus of fornix 이며, 좌우의 해마술에서 시작하고 시상베개를 둘러싸며 위로 올라간다. 중간부분은 **뇌활몸통** 뇌궁체/body of fornix 이며, 뇌들보 바로 아래에 있고 좌우가 연결되어 있다. 앞부분은 좌우로 나뉘며 아래부분은 구부러져서 **뇌활기둥** 뇌궁주/column of fornix 이 되고, 셋째뇌실의 안쪽벽 아래부분과 시상하부를 통해 유두체에 도달한다.

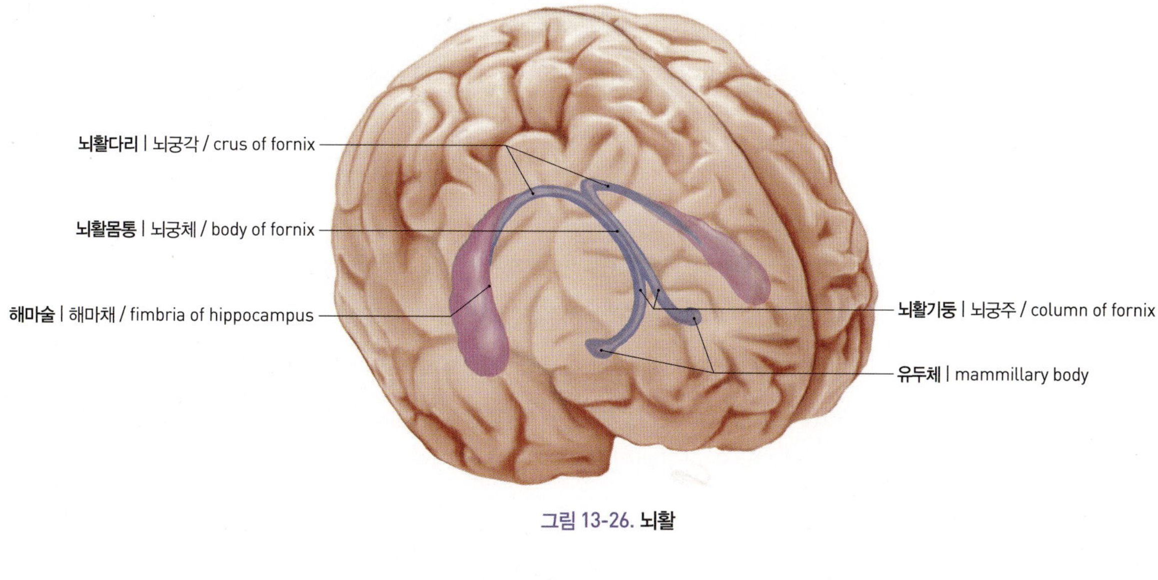

그림 13-26. **뇌활**

뇌활맞교차 뇌궁교련/commissure of fornix 는 뇌활몸통 뒤쪽에 있는 삼각형의 섬유판이며 좌우의 뇌활다리를 연결한다.

4. 후각뇌와 둘레엽의 중추기능

후각뇌와 둘레엽은 밀접하게 관련되어 있는 영역이며 1) 후각의 경로와 중추로서, 2) 감정이나 욕구에 관련된 기능을 담당하는 둘레계통의 상위중추로서 기능하며, 그리고 3) 기억에 관한 기능을 담당한다.

1) 후각의 경로와 중추: 후각뇌

콧구멍의 천장의 후각점막에 존재하는 **후각세포** 후세포/olfactory cell 는 후각의 수용기인 동시에 일차신경세포이기도 하다. 후각세포는 양방향성 세포이며 말초(속공간) 쪽의 돌기에서 냄새분자수용체를 가진 여러 개의 섬모가 나와 있다. 중추로 향하는 축삭은 **후각신경**[I] 후신경/olfactory nerve 이 되며 벌집뼈의 벌집체판을 통해 후각망울에서 끝난다.

일차후각영역에서는 시상을 거쳐 이마엽 눈확면의 연합영역(이마눈확영역)에 도달하며, 입안의 미각과 촉각이 통합되어 음식물의 평가와 학습이 이루어지는 것으로 알려져 있다.

2) 감정과 욕구의 상위중추: 대뇌둘레계통

대뇌의 둘레계통(및 사이막핵, 편도체)에 더해 중간뇌의 시상앞핵, 유두체, 고삐핵, 뇌줄기의 솔기핵, 바닥핵의 기댐핵 등을 포함하는 뇌영역은 **둘레계통** 변연계/limbic system 이라고 하며 감정과 욕구에 관련된 기능을 담당하는 중추이다.

둘레계통의 감정 관련 기능에 대해서는 **편도체** amygdaloid body 가 중심적인 역할을 하는 것으로 알려져 있다. 실험동물의 편도체를 전기자극하면 도피행동이나 공격행동 등의 감정반응이 발생하고, 편도체를 절제하면 얌전해져서 공포, 분노, 공격반응을 나타내지 않는다.

3) 기억의 중추: 해마 [그림 13-27]

기억 memory 에는 시각과 청각 등으로 얻은 정보를 수 분 정도 유지하는 단기기억과 뇌 안에 반영구적으로 유지하는 장기기억이 있다.

해마는 단기기억에서 장기기억을 형성하는 데 중심적인 역할을 하는 것으로 알려져 있다. 간질을 치료하기 위한 목적으로 해마를 포함한 관자엽 안쪽부분을 절제한 경우 다른 뇌기능은 정상이었지만 수술 후에 일어난 새로운 사건을 기억하지 못하는 증상이 나타났다.

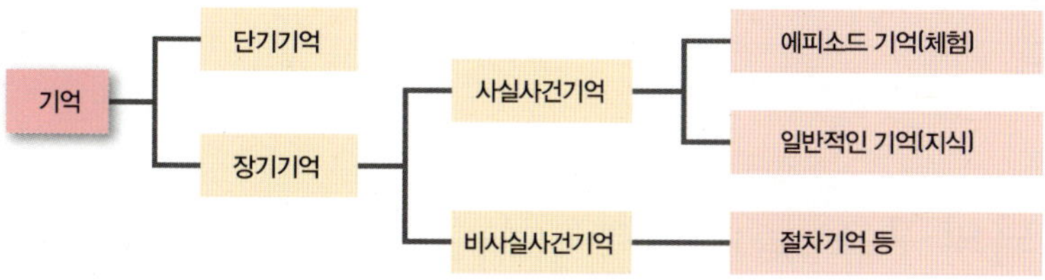

그림 13-27. 기억의 종류

해마에서 만들어진 기억정보는 해마에서 일정기간(2~10년) 저장되며 차례로 대뇌 겉질의 연합영역으로 이행하는 것으로 추측된다. 해마에서는 다른 뇌부위와는 달리 신경세포가 지속적으로 생성되는데 그것이 기억의 형성과 관련이 있는 것이라고 알려져 있다.

소뇌

1. 소뇌의 구조(그림 13-28)

1) 겉모습

소뇌 cerebellum 는 넷째뇌실과 떨어져 있으며 다리뇌와 숨뇌의 등쪽면에서 뒤머리뼈 우묵을 채우고 있다. 정중부분에 있는 약간 가느다란 **소뇌벌레** 소뇌충부/vermis of cerebellum 와 좌우의 **소뇌반구** cerebellar hemisphere 로 구별된다. 소뇌의 표면에는 여러 개의 **소뇌고랑** 소뇌구/cerebellar fissure 이 가로로 뻗어있어서 **소뇌이랑** 소뇌회/folia of cerebellum 을 이루고 있다. 소뇌이랑은 대뇌이랑에 비해 가늘며 거의 나란히 가로로 뻗어있다. 소뇌의 표층은 회색질의 **소뇌겉질** 소뇌피질/cerebellar cortex 로 덮여 있고 깊은부분에 있는 백색질은 현저하게 가지가 갈라져 나와 **소뇌나무** 소뇌활수/arbor vitae 라고 하며 중심부분에는 회색질의 **소뇌핵** cerebellar nucleus 을 포함하고 있다. 소뇌는 위소뇌다리에 의해 중간뇌와, 중간소뇌다리에 의해 다리뇌와, 아래소뇌다리에 의해 숨뇌와 연결되어 있다.

● **분류**(그림 13-28, 29, 표 13-3)

소뇌는 깊고 일정하게 보이는 소뇌고랑에 의해 3개의 엽으로 나뉜다.

소뇌앞엽 소뇌전엽/anterior lobe 은 **일차틈새** 제1렬/primary fissure 에 의해, **소뇌뒤엽** 소뇌후엽/posterior lobe of cerebellum 과 분리되어 있다. 앞엽과 뒤엽을 합쳐져 소뇌몸통을 이루고 **뒤가쪽틈새** 후외측렬/posterolateral fissure 에 의해, **타래결절엽** 편소절엽/flocculonodular lobe 과 분리된다.

소뇌는 다른 소뇌고랑에 의해 10개의 엽으로 더 나뉘며 각 엽의 소뇌벌레와 반구에는 고유한 명칭이 붙여져 있다.

소뇌장애

실조(ataxia)는 운동마비가 없음에도 불구하고 운동의 정확도나 원활함이 손상된 상태를 말한다. 소뇌가 장애를 입게 되면 특징적인 실조가 나타나게 된다.

1) 타래결절(안뜰소뇌)에 장애가 생기면 안구운동에 이상이 일어난다. **눈떨림**(안진/nystagmus)이라고 하는 율동적으로 반복되는 안구의 불수의운동이 특징이다.
2) 척수소뇌에 장애를 입으면 **실조보행**(보행실조/ataxic gait)이 발생해 팔을 가로로 올려 균형을 잡으면서 걷게 되고, **평형장애**(disequilibrium)가 발생해 서있기가 어려워진다.
3) 다리뇌소뇌에 장애를 입으면 손가락이나 발을 원하는 곳으로 정확하게 가져갈 수 없게 되는 **측정이상증**(dysmetria)이 일어난다. 예를 들어 손가락 코검사(눈을 감고 손가락을 코에 댄다)가 제대로 이루어지지 않는다. 운동을 수행할 때에 떨리는 **활동떨림**(기도진전/intention tremor)이 일어난다. 손목, 몸통, 다리를 손으로 움직여 보면 **근육긴장저하**(근긴장저하/hypotonia)인지 알 수 있다.

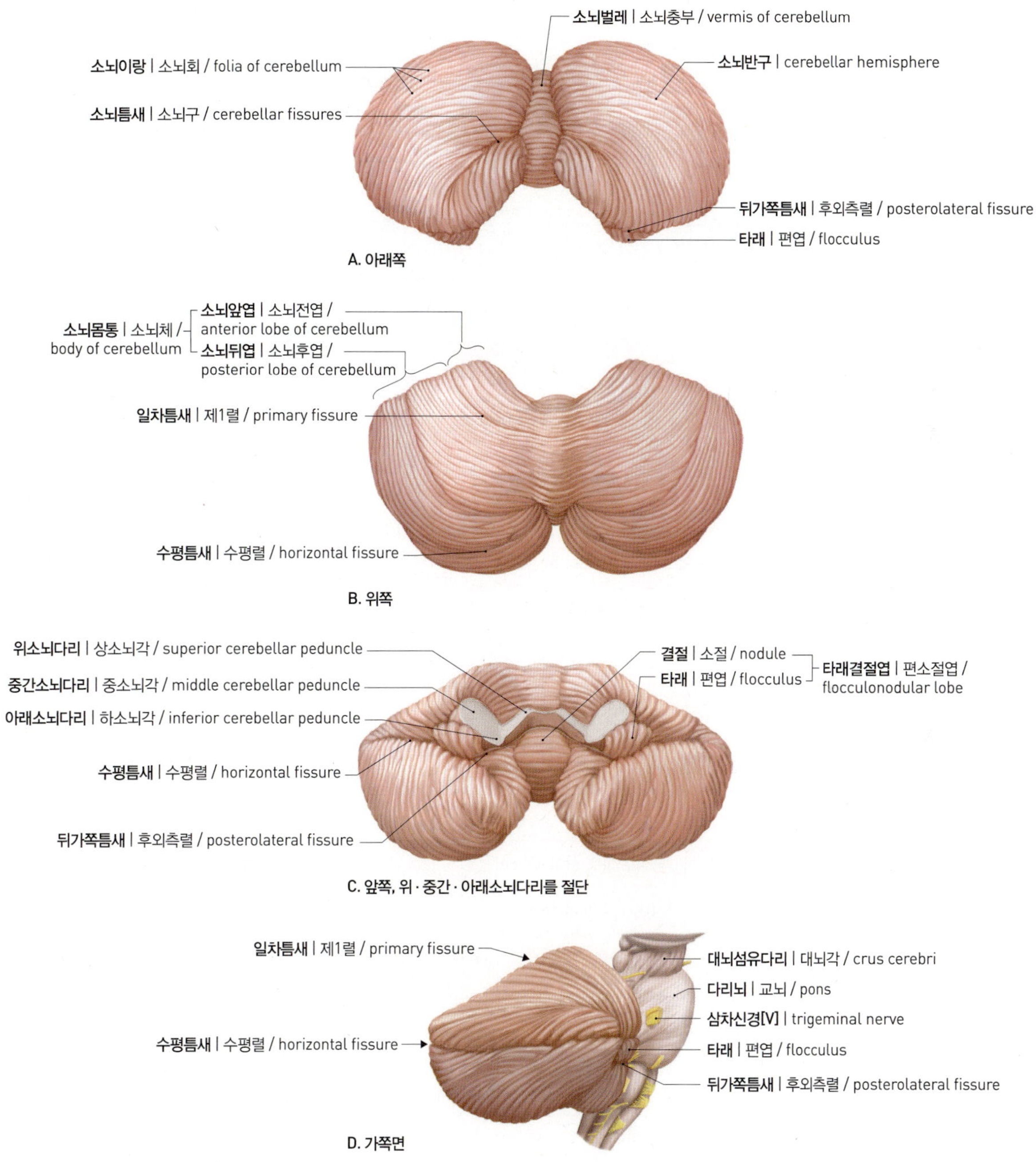

그림 13-28. **소뇌**

2) 소뇌핵 (그림 13-30)

소뇌백색질의 깊은부분은 4쌍의 소뇌핵이 있다. 가쪽부터 순서대로 **치아핵** 치상핵/dentate nucleus (가쪽핵), **마개핵** 전상핵/emboliform nucleus (앞자리사이핵), **둥근핵** 구상핵/globose nucleus (뒤자리사이핵), **꼭지핵** 실정핵/fastigial nucleus (안쪽핵)이 그것이다.

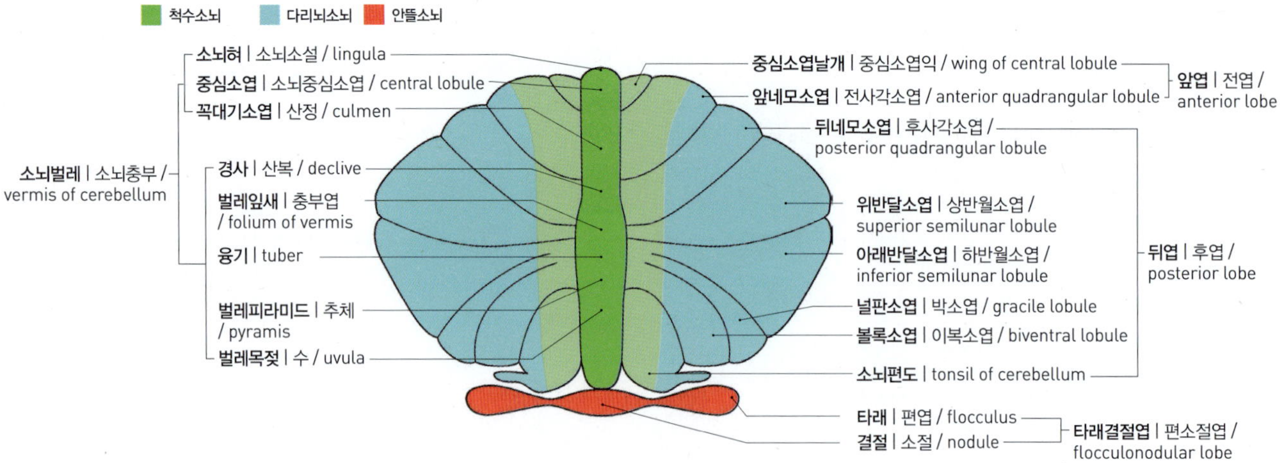

그림 13-29. 소뇌의 구분

소뇌핵에는 소뇌겉질의 조롱박세포에서 나온 섬유가 투사한다. 소뇌핵의 신경섬유에서 나온 신경섬유는 소뇌에서 바깥으로 투사하는 섬유의 대부분을 차지하며 위와 아래 소뇌다리를 통해 빠져나온다.

표 13-3. 소뇌의 구분

엽		소엽	소뇌벌레	소뇌반구
소뇌몸통	앞엽	I	소뇌혀(lingula)	-
		II, III	중심소엽(central lobule)	중심소엽날개(wing of central lobule)
		IV, V	꼭대기소엽(culmen)	앞네모소엽(anterior quadrangular lobule)
		< 일차틈새(primary fissure) >		
	뒤엽	VI	경사(declive)	뒤네모소엽(posterior quadrangular lobule)
		VII	벌레잎새(folium of vermis)	위반달소엽(superior semilunar lobule)
		< 수평틈새(horizontal fissure) >		
		VIII	융기(tuber)	아래반달소엽(inferior semilunar lobule)
				널판소엽(gracile lobule)
		VIII	벌레피라미드(pyramis)	볼록소엽(biventral lobule)
		< 이차틈새(secondary fissure) >		
		IX	벌레목젖(uvula)	소뇌편도(tonsil of cerebellum)
		< 뒤가쪽틈새(posterolateral fissure) >		
타래결절엽		X	결절(nodule)	타래(flocculus)

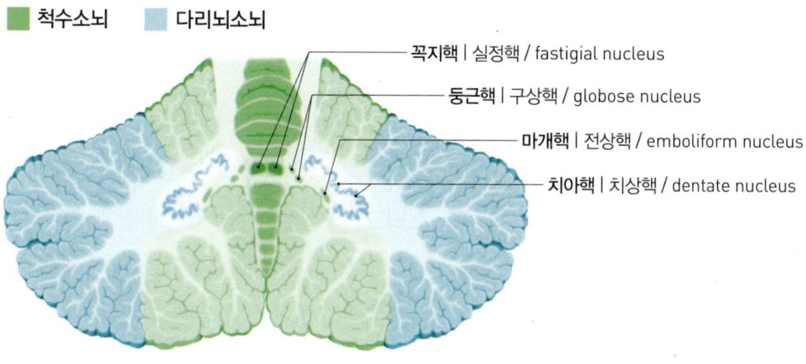

그림 13-30. 소뇌핵의 수평단면

2. 소뇌의 중추기능

들신경섬유의 경로에 따라 구별되는 소뇌의 3개 부분은 각각 다른 기능을 담당하는 것으로 알려져 있다.

안뜰소뇌 전정소뇌/vestibulocerebellum | 안뜰에서 평형감각을 받아들여서 **안구운동**과 **신체의** **균형**을 조절한다.

소뇌겉질의 신경회로

소뇌겉질은 3층으로 이루어져 있다.

1) **분자층**(molecular layer): 가장 표층에 있으며 가지돌기와 축삭이 교착해서 소수의 억제사이신경세포를 포함하고 있다.
2) **조롱박세포층**(Purkinje cell layer): 중간층에 있으며 큰 조롱박세포를 포함하고 있다.
3) **과립층**(granular layer): 소뇌겉질의 가장 깊은층에 있으며 다극신경세포를 많이 포함하고 있다.

소뇌겉질에는 2종류의 섬유가 투사해서 과립세포와 조롱박세포와 함께 회로를 구성한다.

1) **오름섬유**(등상섬유/climbing fiber)는 아래올리브핵에서 나온 축삭이며, 조롱박세포의 세포체와 가지돌기에 흥분연접결합을 한다.
2) **이끼섬유**(태상섬유/mossy fiber)는 다리뇌핵, 척수, 안뜰핵에서 나온 축삭이며 과립세포에 흥분연접을 만든다. 곁가지의 일부는 억제사이신경세포를 흥분시켜서 소뇌핵세포에도 연접을 만든다.
3) **과립세포**(granular cell)에서 나온 축삭은 분자층에 들어가면 소뇌이랑과 평행하게 뻗어 나오는 **평행섬유**(parallel fiber)가 된다.
4) **조롱박세포**(Purkinje cell)는 분자층에 가지돌기를 내보내고 소뇌이랑에 대해 수직으로 퍼져있다. 이러한 배치에 따라 평행섬유가 여러 개의 조롱박세포와의 사이에서 연접결합을 만든다. 조롱박세포의 축삭은 주로 소뇌핵에서(일부는 안뜰핵에서) 끝나며 억제연접을 만든다.

● 소뇌겉질의 신경회로

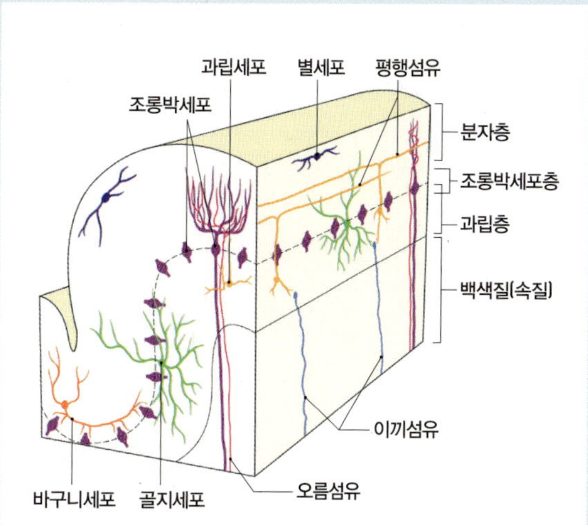

척수소뇌 spinocerebellum | 온몸으로부터 고유감각을 받아들여서 온몸의 **근육 활동을 조절**한다.

다리뇌소뇌 교뇌소뇌/pontocerebellum | 대뇌겉질에서 다리뇌핵을 거쳐서 들신경섬유를 받는다. 치아핵에서 시상 배쪽가쪽핵(VL) 경유로 대뇌겉질의 운동앞영역과 일차운동영역에 투사한다. 이러한 **소뇌고리** cerebellar loop 의 작용에 의해 운동계획이 만들어지며 이것을 기반으로 실제 운동이 이루어지는 것으로 알려져 있다. 또한 치아핵에서 적색핵으로 투사한 날신경섬유는 아래올리브핵을 거쳐 다시 다리뇌소뇌로 되돌아온다. 이러한 고리는 운동모델을 뇌 안에 만들어서 **운동학습**에 도움을 주는 것으로 추측된다.

바닥핵

1. 바닥핵의 구조

1) 바닥핵의 범위와 구분(표 13-4)

바닥핵 대뇌기저핵/basal ganglia 은 대뇌반구 깊은부분의 신경핵이다. 그곳에 포함되어 있는 신경핵의 범위는 다음 관점에 따라 다르다.

● 해부학적 관점

창백핵, **조가비핵**, **꼬리핵**이 포함되어 있다. 조가비핵과 꼬리핵은 속섬유막에서 양쪽으로 나뉘어져 있다. 이는 원래 하나였던 핵이 속섬유막의 섬유다발에 의해 나뉜 것으로 양쪽을 결합하는 세포덩이가 선 모양으로 남아 있는 것을 합쳐서 **줄무늬체** 선조체/corpus striatum 라고 한다. 창백핵과 조가비핵은 속섬유막의 가쪽에 위치해 있으며 이를 하나의 덩이로 간주해서 **렌즈핵** lentiform nucleus 이라고 한다.

● 기능적 관점

사이뇌의 배쪽시상(시상밑핵)과 중간뇌의 흑색질은, 창백핵, 조가비핵, 꼬리핵과 강한 섬유결합을 이루고 있으며 공동으로 운동을 조절하기 때문에 바닥핵으로 취급된다.

2) 바닥핵의 위치와 모양(그림 13-31)

꼬리핵 미상핵/caudate nucleus 은 시상 앞쪽에서 등쪽가쪽을 둘러싸듯이 가쪽뇌실의 가쪽에서 앞뿔, 중심부분, 뒤뿔, 아래뿔을 따라 위치해 있으며, 전체가 C자 모양을 하고 있다. 가쪽뇌실의 가쪽벽에서 꼬리핵과 시상의 경계를 따라 분계섬유줄이 뻗어있다. 꼬리핵과 시상은 가쪽에서 속섬유막과 맞닿아 있다.

조가비핵 피각/putamen 은 바깥으로 향해 팽창한 원반 모양이며 안쪽에 있는 **창백핵**과 함께 **렌즈핵**을 형성한다. 꼬리핵과 조가비핵을 합쳐서 **줄무늬체** 선조체/corpus striatum 라고 한다.

표 13-4. 바닥핵의 구분

<table>
<tr><th colspan="3">바닥핵</th></tr>
<tr><td colspan="3">편도체</td></tr>
<tr><td colspan="2">창백핵</td><td rowspan="2">렌즈핵</td></tr>
<tr><td rowspan="2">줄무늬체</td><td>조가비핵</td></tr>
<tr><td colspan="2">꼬리핵</td></tr>
</table>

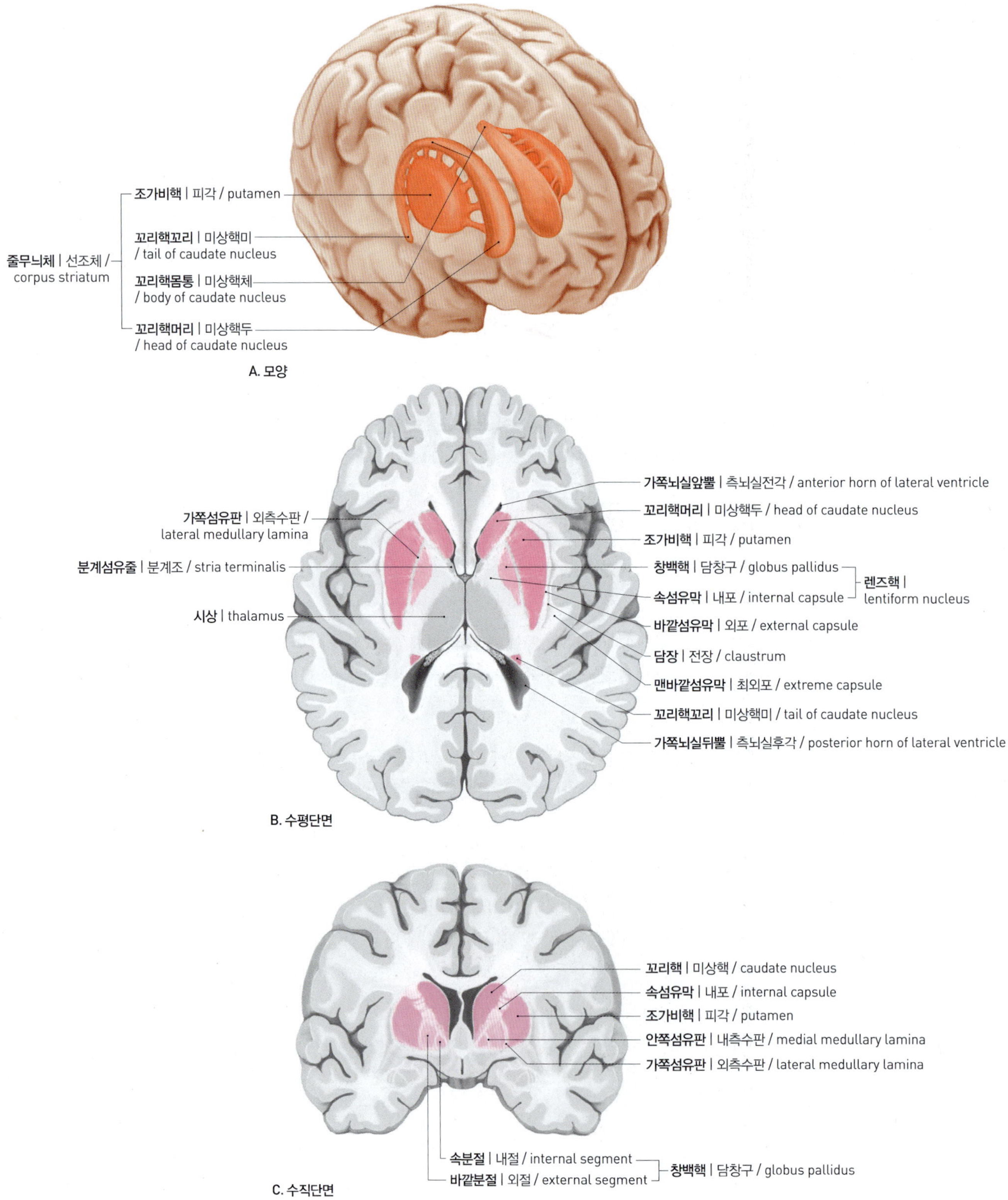
조가비핵 | 피각 / putamen
줄무늬체 | 선조체 / corpus striatum
꼬리핵꼬리 | 미상핵미 / tail of caudate nucleus
꼬리핵몸통 | 미상핵체 / body of caudate nucleus
꼬리핵머리 | 미상핵두 / head of caudate nucleus
A. 모양
가쪽섬유판 | 외측수판 / lateral medullary lamina
분계섬유줄 | 분계조 / stria terminalis
시상 | thalamus
가쪽뇌실앞뿔 | 측뇌실전각 / anterior horn of lateral ventricle
꼬리핵머리 | 미상핵두 / head of caudate nucleus
조가비핵 | 피각 / putamen
창백핵 | 담창구 / globus pallidus
속섬유막 | 내포 / internal capsule
렌즈핵 | lentiform nucleus
바깥섬유막 | 외포 / external capsule
담장 | 전장 / claustrum
맨바깥섬유막 | 최외포 / extreme capsule
꼬리핵꼬리 | 미상핵미 / tail of caudate nucleus
가쪽뇌실뒤뿔 | 측뇌실후각 / posterior horn of lateral ventricle
B. 수평단면
꼬리핵 | 미상핵 / caudate nucleus
속섬유막 | 내포 / internal capsule
조가비핵 | 피각 / putamen
안쪽섬유판 | 내측수판 / medial medullary lamina
가쪽섬유판 | 외측수판 / lateral medullary lamina
속분절 | 내절 / internal segment
바깥분절 | 외절 / external segment
창백핵 | 담창구 / globus pallidus
C. 수직단면

그림 13-31. 바닥핵

창백핵 담창구/globus pallidus 은 렌즈핵의 안쪽을 차지하고 있으며 다량의 말이집섬유를 포함하고 있기 때문에 담백색으로 보인다. 조가비핵과 창백핵 사이에는 가쪽섬유판이 끼여 있다.

배쪽시상 복측시상/ventral thalamus 은 시상하부의 가쪽에 위치해 있는 영역이며 작은 신경핵과 통과하는 섬유로 이루어져 있다. **시상밑핵** 시상하핵/subthalamic nucleus 은 그중에서 중요한 핵이고 흑색질 위끝부분의 등쪽가쪽부분에 위치해 있으며 창백핵의 속분절과 밀접하게 섬유로 연결되어 있다.

흑색질 흑질/substantia nigra 은 중간뇌덮개 배쪽의 대뇌다리에 있는 신경핵이며 멜라닌색소를 포함하고 있어서 검게 보인다. 세포의 밀도가 다른 2부분으로 나뉜다. 배쪽안쪽의 **치밀부분** 치밀부/compact part 은 도파민신경세포가 풍부하며 그것이 변성하면 손발의 떨림, 근육의 강축, 동작이 완만해지는 등의 파킨슨병 증상이 발생한다. 배쪽가쪽의 **그물부분** 망상부/reticular part 은 신경세포가 별로 없다. 원래는 창백핵의 속분절과 함께 단일한 핵을 이루고 있던 것이 속섬유막에 의해 나뉜 것이라고 알려져 있다.

3) 바닥핵의 들신경과 날신경 경로

바닥핵은 대뇌겉질의 넓은 영역에서 들신경섬유를 받아 시상을 통해 특히 대뇌겉질의 이마엽으로 날신경섬유를 내보낸다. 이러한 대뇌겉질-바닥핵고리에 의해 바닥핵은 소뇌와 함께 대뇌겉질의 운동기능을 조절하고 있다.

2. 바닥핵의 중추기능 (그림 13-32)

대뇌겉질에서 나오는 날신경은 바닥핵에 투사하고 바닥핵의 날신경은 시상을 통해 대뇌겉질로 되먹임된다. 이 **대뇌겉질-바닥핵고리** 대뇌피질-기저핵고리/cortico-basal ganglion loop 를 통해 바닥핵은 운동의 학습, 즉 적절한 운동을 선택해서 기억하는 것, 그 기억에 기초해서 적절한 운동을 실행하는 중요한 역할을 담당한다.

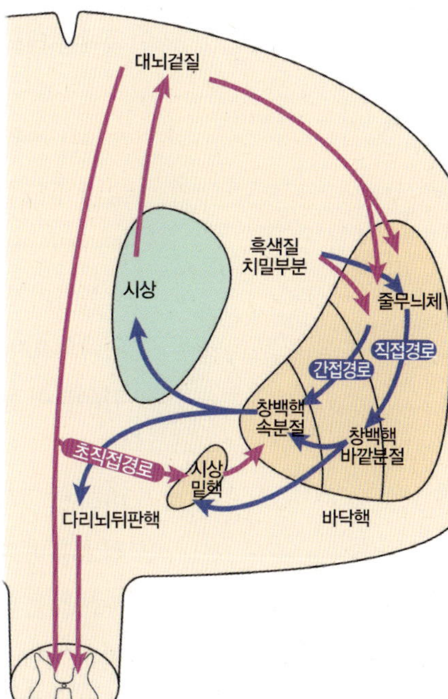

그림 13-32. 바닥핵 고리

대뇌겉질과 대뇌속질

1. 대뇌겉질의 구성

1) 대뇌겉질의 모양 [그림 13-33]

대뇌 cerebrum 는 좌우의 대뇌반구로 이루어져 있으며 **대뇌세로틈새** 대뇌종렬/longitudinal cerebral fissure 에 의해 분리되어 있다. 대뇌의 표면은 회색질로 이루어져 있는 **대뇌겉질** 대뇌피질/cerebral cortex 로 덮여 있으며, 불규칙한 **고랑** 구/sulcus 과 **이랑** 회/gyrus 에 의해 넓은 표면적을 가지고 있다. 대뇌의 중심부분에는 회색질로 이루어져 있는 **바닥핵** 대뇌기저핵/basal nuclei 이 있다. 백색질로 이루어져 있는 **속질** 수질/medulla 은 양쪽의 대뇌반구를 연결하는 **뇌들보** 뇌량/corpus callosum 와 대뇌겉질에서 아래로 내려가는 **속섬유막** 내포/internal capsule 을 형성한다. 대뇌반구의 속에는 가쪽뇌실이 있다.

● **대뇌겉질의 엽** [그림 13-33]

대뇌겉질은 영구적으로 형성되어 있는 4개의 엽으로 나뉘어져 있으며 **이마엽, 마루엽, 뒤통수엽, 관자엽**으로 구성되어 있다. 이마엽과 마루엽을 분리하고 있는 **중심고랑** 중심구/central sulcus 은 대뇌반구의 가쪽면에서, 마루엽과 뒤통수엽을 분리하고 있는 **마루뒤통수고랑** 두정후두구/parietooccipital sulcus 은 안쪽면에서 현저하게 보인다. 관자엽의 위모서리에는 깊은 **가쪽고랑**이 있고 위쪽의 이마엽과 마루엽 사이를 분리하고 있다. 가쪽고랑의 안쪽에는 **대뇌섬**이 가려져 있다. 안쪽면에서 뇌들보의 주위에는 **둘레엽**이 있다.

이마엽 전두엽/frontal lobe | 이마엽의 가쪽면에는 **중심앞이랑** 중심전회/precentral gyrus 이 중심고랑 바로 앞에 있으며, 이외에 **위 · 중간 · 아래이마이랑** 상 · 중 · 하전두회/superior · middle · inferior frontal gyrus 으로 구별된다. 아래이마이랑에는 아래쪽에서 가쪽고랑의 앞가지와 오름가지가 들어와서 눈확부분, 세모부분, 덮개부분으로 나뉜다. 안쪽면에는 띠이랑 위쪽의 이마엽 부분은 **안쪽이마이랑** 내측전두회/middle frontal gyrus 이다. 아래쪽에는 눈확위부분이 **눈확이랑** 안와회/orbital gyrus 이며, 안쪽면에는 **곧은이랑** 직회/straight gyrus 이 있다.

마루엽 두정엽/parietal lobe | 마루엽의 가쪽면에는 **중심뒤이랑** 중심후회/postcentral gyrus 이 중심고랑 바로 뒤쪽에 있으며, **모서리위이랑** 연상회/supramarginal gyrus 은 가쪽고랑의 뒤끝부분을 둘러싸고, **모이랑** 각회/angular gyrus 은 위관자고랑의 위끝부분을 둘러싸고 있다. 이외에 **위 · 아래마루소엽** 상 · 하두정소엽/superior · inferior parietal lobule 이 구분된다. 안쪽면에서는 **중심곁소엽** 중심방소엽/paracentral lobule 이 중심고랑의 아래끝부분에서 중심앞

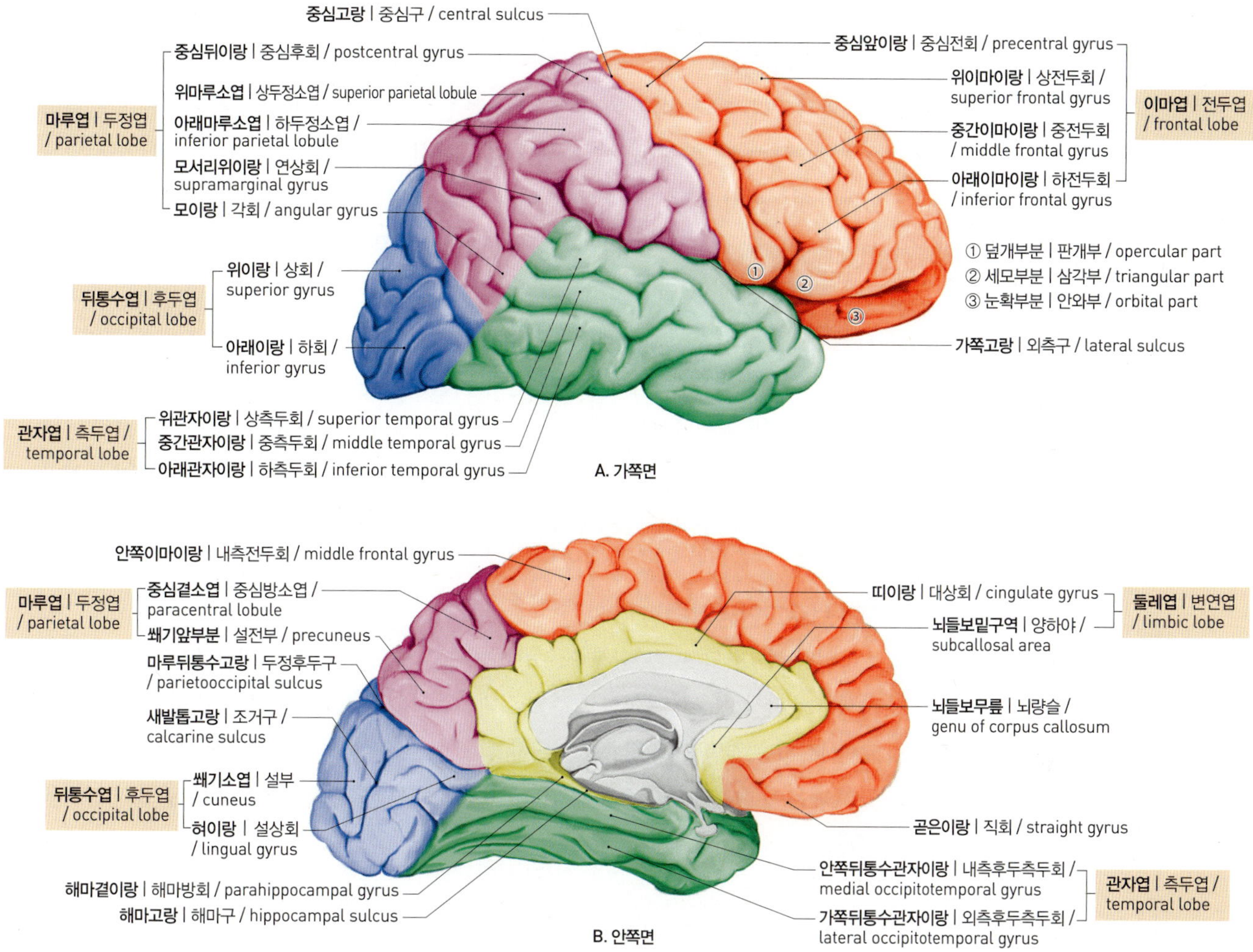

그림 13-33. 대뇌겉질의 엽

이랑과 중심뒤이랑을 연결하고 있다. **쐐기앞소엽** 설전부/precuneus 은 마루엽 뒤부분의 마루엽과 띠이랑 사이에 있는 영역이다.

뒤통수엽 후두엽/occipital lobe | 뒤통수엽의 가쪽면은 위아래로 나뉜다. 안쪽면에는 **새발톱고랑** 조거구/calcarine sulcus 이 있으며, 그 위쪽이 **쐐기소엽** 설부/cuneus 이고 아래쪽은 **혀이랑** 설상회/lingual gyrus 이다.

관자엽 측두엽/temporal lobe | 관자엽의 가쪽면에는 **위 · 중간 · 아래관자이랑** 상 · 중 · 하측두회/superior · middle · inferior temporal gyrus 이 앞뒤로 뻗어있으며, 가쪽고랑을 마주보는 위쪽에는 2~4개의 **가로관자이랑** 횡측두회/transverse temporal gyrus 이 가로로 뻗어있다. 아래쪽에는 뒤통수엽에서 관자엽에 걸쳐 **가쪽 · 안쪽뒤통수관자이랑** 외측 · 내측후두측두회/lateral · medial occipitotemporal gyrus 이 앞뒤로 뻗어있다.

대뇌섬 도/insula | 대뇌섬은 가쪽고랑의 안쪽에 있으며, 이마엽의 **덮개부분** 판개부/opercular part, **마루덮개** 두정판개/parietal operculum, **관자덮개** 측두판개 temporal operculum 에 의해 가려져 있다. 대뇌섬에는 여러 개의 **섬이랑** 도회/insular gyrus 이 있으며 앞아래쪽의 **섬문턱** 도역/limen insulae 을 향해 모이는 것처럼 늘어서 있다. 대뇌섬의 깊은층에는 줄무늬체와의 사이에서 **담장** 전장/claustrum 이라고 하는 얇은 회색질층이 끼여 있다. 대뇌섬 겉질과 담장 사이에는 맨바깥섬유막, 담장과 줄무늬체 사이에는 바깥섬유막이라고 하는 얇은 백색질층이 끼여 있다.

둘레엽 변연엽/limbic lobe | 둘레엽은 대뇌의 안쪽면 깊은부분에 위치해 있다. **뇌들보밑구역** 양하야/subcallosal area 은 이마엽 안쪽면의 뇌들보무릎 아래쪽에 있으며, **띠이랑** 대상회/cingulate gyrus 은 뇌들보무릎 앞쪽의 이마엽과 마루엽 안쪽면에서 뇌들보 위쪽으로 평행하게 뻗어있다. 또한 **해마곁이랑** 해마방회/parahippocampal gyrus 은 관자엽 안쪽면에서 해마고랑과 사이를 두고 해마 아래쪽에 위치해 있다.

2) 브로드만영역 [그림 13-34]

독일의 해부학자 **브로드만** Korbinian Brodmann 은 1909년에 인간의 대뇌겉질의 조직구조를 자세하게 관찰하여 그 차이를 기준으로 대뇌겉질을 약 50개의 영역으로 나누고 1번부터 52번(48~51은 결번)까지 번호를 명명하였다. 브로드만영역은 대뇌겉질의 기능과 관련이 있기 때문에 현재에도 중요하게 취급되며, 브로드만의 영역번호는 대뇌겉질의 영역을 지시하는 데 많이 이용되고 있다.

2. 대뇌겉질의 기능

1) 대뇌겉질의 기능구분 [그림 13-35]

● **일차영역**

대뇌겉질에서 운동과 감각정보를 직접 받아들이고 내보내는 영역을 **일차영역** 일차야/primary cortex 이라고 한다. 운동성인 일차운동영역과 감각성인 일차영역에는 일차몸감각영역, 일차청각영역, 일차시각영역, 일차미각영역이 있다.

● **연합영역**

일차영역 이외의 대뇌겉질영역을 **연합영역** 연합야/association cortex 이라고 한다. 연합영역의 기능은 다양하며 일차영역과 밀접한 관계를 갖고 있는 영역부터 통합성이 높은 영역까지 단계적으로 구성되어 있다. 연합영역 중에서 일차운동영역에 근접해서 밀접한 관계를 갖고 있는 부분은 운동겉질의 일부이며, 이차몸감각영역, 이차시각영역, 이차

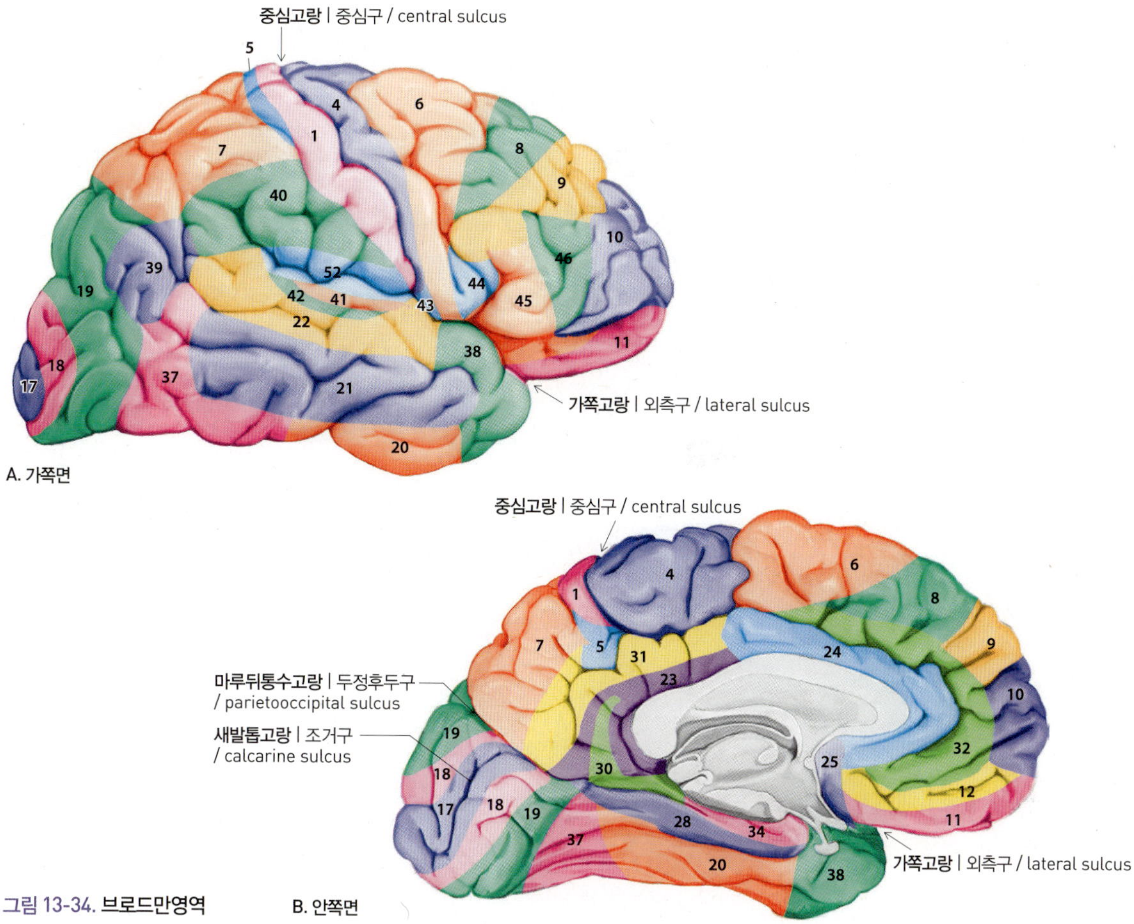

그림 13-34. 브로드만영역

청각영역, 이차미각영역 등은 감각겉질의 일부이다. 또한 언어영역도 연합영역의 일부이다.

2) 이마엽의 기능

이마엽에는 일차운동영역과 운동성 연합영역이 많이 모여 있다. 또한 고차원적인 기능을 담당하는 연합영역도 넓게 퍼져 있다.

일차운동영역 일차운동야/primary motor area 은 중심고랑 앞에서 중심앞이랑(4영역)에 있으며 신체 반대쪽의 수의운동을 일으킨다. 일차운동영역에서 나오는 투사섬유는 피라미드로(겉질척수섬유와 겉질핵섬유)가 되며 반대쪽 뇌줄기와 척수앞기둥 운동신경세포에 흥분을 전달해 뼈대근육을 수축시킨다.

운동앞구역 운동전야/premotor area 과 **보조운동구역** supplementary motor area (**이차운동영역** secondary motor area)은 일차운동영역의 앞쪽을 차지하는 넓은 영역(6영역)이다. 운동앞영역은 이마엽의 가쪽면으로 넓게 퍼져 있으며 보조운동영역은 안쪽면에 위치해 있다.

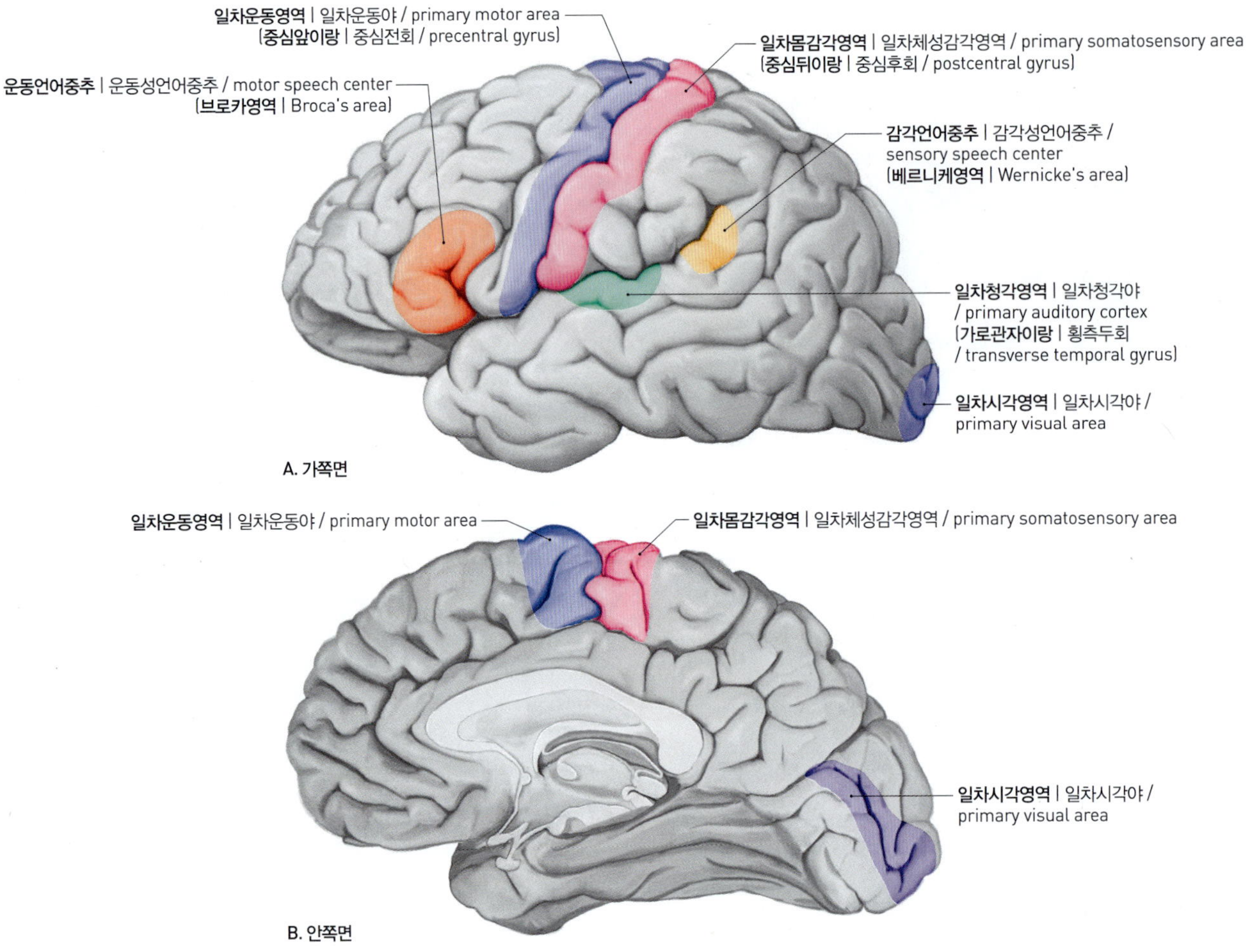

그림 13-35. 대뇌겉질의 기능적 구분

이들 모두 일차운동영역과 강하게 연결되어 있다. 운동앞영역은 시각에 유도되어 운동을 수행할 때 특히 활동한다. 보조운동영역은 기억에 기반으로 한 운동을 할 때에 특히 활동한다.

이마눈영역 전두안야/frontal eye field 은 바깥눈근육에 대한 일차운동영역이며, 6영역 앞쪽에서 8영역의 가쪽부분에 위치해 있다.

운동언어중추 운동성언어중추/motor speech center (**브로카영역** Broca's area)는 우위반구(보통은 왼쪽반구)의 아래이마이랑 뒤부분의 세모부분 뒤쪽 절반과 덮개부분에 걸쳐있는 영역(44, 45영역)에서 낭독과 발화를 할 때 특히 활동한다. 이 부위가 장애를 받게 되면 음성이 나오더라도 발화가 어려워지는 **운동언어상실증** 운동성실어증/motor aphasia (**브로카언어상실증** Broca's aphasia)이 발생한다.

이마눈확영역 전두안와야/orbitofrontal area 은 이마엽 아래쪽의 눈확이랑(11영역)에 있으며, 미각, 후각, 내장감각 등이 모이는 고차원적인 중추이다.

이마앞영역 전두전야/prefrontal cortex (**이마연합운동** frontal association cortex)은 이마엽의 넓은 부분을 차지하고 있는 영역이며 인간에게 크게 발달되어 있다. 대뇌겉질의 다양한 영역에서 입력을 받아 종합하고 외적 정보와 내적 욕구 등의 상태를 기반으로 판단하며 의미있는 행동을 조절하기 위한 사령탑과 같은 역할을 하고 있다.

3) 마루엽의 기능

마루엽에는 일차몸감각영역과 감각성 연합영역이 넓게 퍼져 있다.

일차몸감각영역 일차체성감각야/primary somatosensory area 은 중심고랑 뒤쪽의 중심뒤이랑(3, 1, 2영역)에 있다. 온몸의 피부와 깊은부분의 감각이 시상의 배쪽뒤핵(VP)을 거쳐서 투사된다.

이차몸감각영역 이차체성감각야/secondary somatosensory area 은 마루덮개의 안쪽벽에 있다(43영역의 일부). 일차몸감각영역과 강한 섬유결합을 가지고 있으며 몸감각의 상위중추인 것으로 알려져 있다.

마루연합영역 두정연합야/parietal association cortex 은 마루엽의 위부분과 아래부분에서 그 기능이 서로 다르다. 위부분의 위마루소엽(7, 5영역)은 가쪽면 위부분과 안쪽면으로 퍼져 있으며 몸감각과 시각정보를 기반으로 자신의 신체와 주위 공간의 위치와 의미를 인식한다. 또한 숫자를 파악하는 활동도 수행한다. 아래부분의 아래마루소엽 앞부분(모서리위이랑, 40영역)과 뒤부분(모이랑, 39영역)은 뒤통수엽의 시각영역에서 나온 정보를 받아 알파벳이나 가나문자를 인식하는 것으로 알려져 있다. 우성대뇌반구의 이 부위에 장애가 생기면 문자를 인식하지 못하는 **읽기언어상실증** 실독증/alexia 이나 문자를 쓰지 못하는 **쓰기언어불능증** 실서증/agraphia 이 나타나게 된다.

4) 관자엽의 기능

관자엽에는 일차청각영역과 감각성 연합영역이 넓게 퍼져 있다.

일차청각영역 일차청각야/primary auditory cortex 은 관자엽 위쪽에서 가쪽고랑 깊은부분의 가로관자이랑(41, 42영역)에 있으며, 시상의 안쪽무릎체에서 나온 섬유를 받는다. 다른 감각영역과 달리 청각영역에는 양쪽의 청각이 입력된다. 안쪽무릎체에서 일차청각영역으로 들어오는 섬유는 **청각부챗살** 청방사/auditory radiation 이라고 한다.

관자연합영역 측두연합야/temporal association cortex 은 관자엽의 위부분과 아래부분에서 기능이 서로 다르다. 위부분의 위관자이랑(22영역)에는 청각과 관련이 있는 연합영역이 있다. 특히 우성대뇌반구의 위관자이랑 뒤부분에는 **감각언어중추** 감각성언어중추/sensory speech center (**베르니케영역** Wernicke's area)가 있으며, 이 부위가 손상되면 들은 언어를 이해할 수 없게 되는 **감각언어상실증** 감각성실어증/sensory aphasia 이 생긴다. 아래부분의 중간·아래관자이랑(20, 21영역)에서는 뒤통수엽의 시각영역에서 정보를 받아 한자의 인식을 포함해 시각패턴의 인식을 담당한다. 이 부위에 장애가 일어나면 본 것이 무엇인지 인식하지 못하는 **시공간인식불능증** 시공간실인증/visual-spatial agnosia 이 생긴다.

5) 뒤통수엽의 기능

뒤통수엽에는 일차시각영역과 시각성 연합영역이 넓게 퍼져 있다.

일차시각영역 일차시각야/primary visual area 은 뒤통수엽 안쪽면의 뒤부분에서 새발톱고랑을 사이에 두는 영역(17영역)에 있으며 시상의 가쪽무릎체에서 나온 섬유를 받는다. 가쪽무릎체에서 나와 일차시각영역으로 들어가는 섬유는 **시각부챗살** 시방사/optic radiation 이라고 한다. 일차시각영역은 겉질의 제IV층에서 끝나는 섬유가 육안으로도 보이기 때문에 **줄무늬겉질** 선조피질/striate cortex 이라고도 한다.

뒤통수연합영역 후두연합야/occipital association cortex (18, 19영역)은 일차시각영역 주위로 넓게 퍼져 있으며 시각과 관련된 정보를 처리한다.

6) 대뇌섬의 기능

이마덮개와 대뇌섬의 경계에는 **일차미각영역** 일차미각야/primary gustatory area 이 있다. 대뇌섬의 앞아래끝부분의 섬문턱은 이마엽의 눈확이마영역과 마찬가지로 후각과 미각의 고차원적인 중추이다. 그 이외의 대뇌섬 겉질은 감각영역과 연결되어 있지만 기능은 불명확하다.

3. 대뇌속질 (그림 13-36)

대뇌속질은 **백색질** 백질/white matter 이며 말이집섬유가 모여 있다. 백색질의 말이집섬유는 연결되는 부위에 따라 크게 3종류인 **연합섬유**, **맞교차섬유**, **투사섬유**로 구성되어 있다.

1) 연합섬유 (그림 13-37)

연합섬유 association fiber 는 같은쪽의 대뇌반구 안에서 겉질부위를 연결한다.

인접한 이랑을 연결하는 짧은 연합섬유는 **대뇌활꼴섬유** 대뇌궁상섬유/arcuate fiber 라고 한다.

서로 다른 뇌엽을 연결하는 긴 연합섬유에는 잘 알려진 것이 몇 가지 있다.

위세로다발 상종속/superior longitudinal fasciculus | 이마엽과 뒤통수엽 사이를 연결하고 마루엽과 관자엽에도 가지를 뻗는다. 가장 큰 연합섬유다발이다.

위뒤통수이마다발 상후두전두속/superior occipitofrontal fasciculus (뇌들보밑다발 양하속/subcallosal

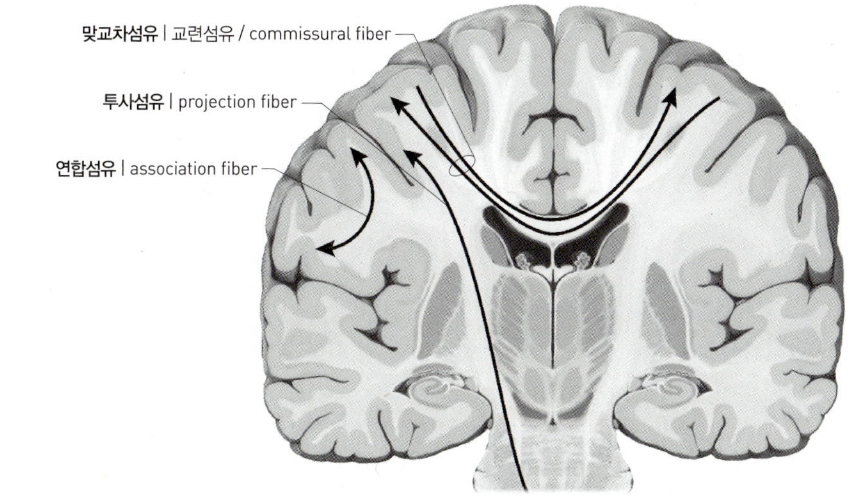

그림 13-36. 대뇌속질섬유의 종류

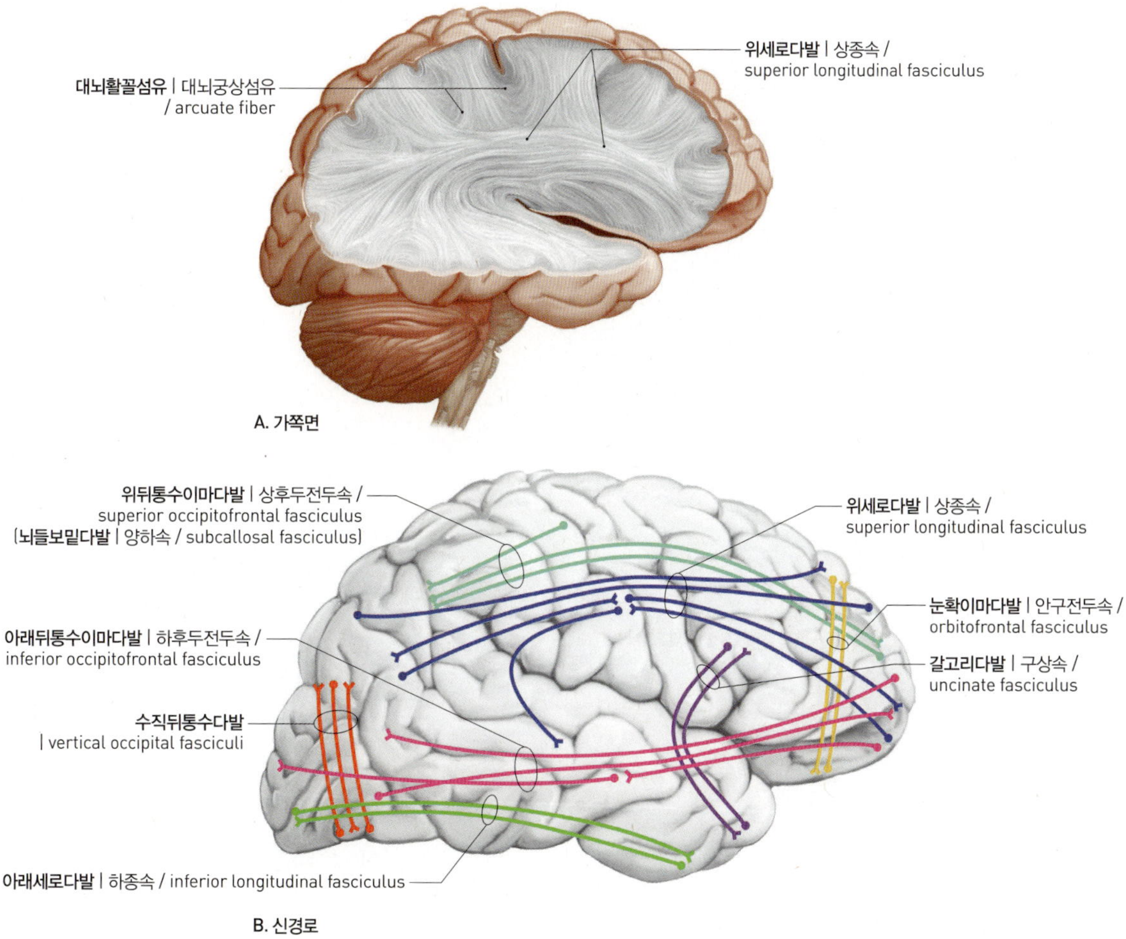

그림 13-37. 대뇌속질의 연합섬유

fasciculus) | 이마엽과 뒤통수엽 사이를 연결한다.

아래세로다발 하종속/inferior longitudinal fasciculus | 뒤통수엽과 관자엽 사이를 연결한다.

갈고리다발 구상속/uncinate fasciculus | 이마엽의 아래쪽과 관자엽 앞부분 사이를 연결한다.

띠다발 대상속/cingulum | 띠이랑의 속을 통해 해마곁이랑으로 들어가서 갈고리이랑으로 나온다.

2) 맞교차섬유 (그림 13-38)

맞교차섬유 교련섬유/commissural fiber 는 좌우의 뇌를 연결한다. 맞교차섬유가 정중면을 통과하는 부위는 한정되어 있으며 가장 큰 것은 뇌들보이다.

뇌들보 뇌량/corpus callosum 는 대뇌세로틈새의 바닥부분을 가로지르는 강한 섬유다발이며 양쪽의 대뇌반구 사이를 연결한다. 뇌들보 이외에도 작은 맞교차가 몇 가지 있다.

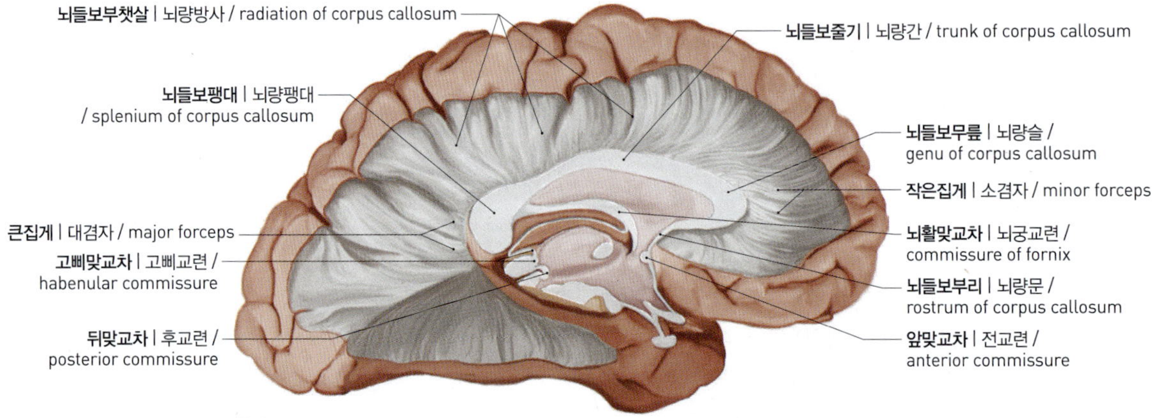

A. 측면도

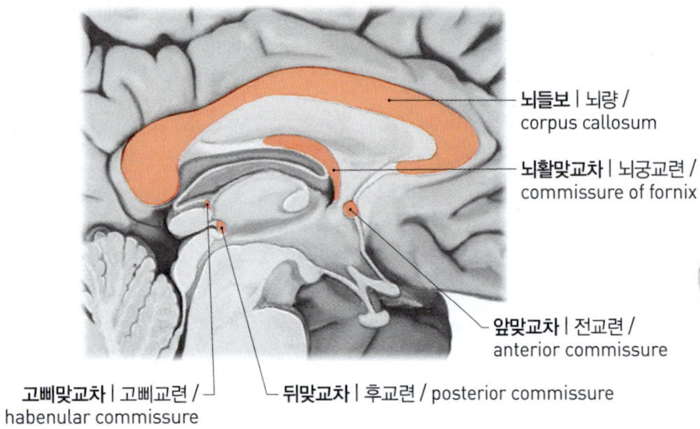

B. 정중단면

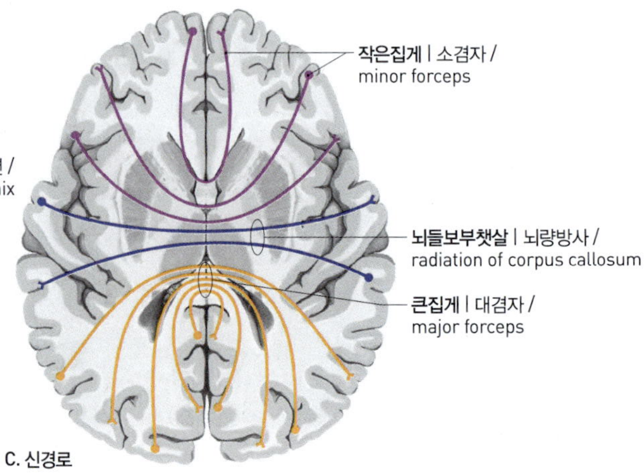

C. 신경로

그림 13-38. 대뇌속질의 맞교차섬유

앞맞교차 전교련/anterior commissure | 셋째뇌실 앞벽의 종말판 뒤쪽에서 뇌활기둥 바로 앞쪽에 있다. 좌우의 관자엽 앞부분 사이를 연결한다.

뒤맞교차 후교련/posterior commissure | 셋째뇌실 뒤끝부분에서 중간뇌수도관구멍 바로 위쪽에 있다. 좌우의 덮개앞영역이나 위둔덕 등을 연결하는 섬유를 포함하고 있다.

뇌활맞교차 뇌궁교련/commissure of fornix | 좌우의 뇌활다리 사이를 연결하는 섬유판이다.

고삐맞교차 고삐교련/habenular commissure | 시상상부의 솔방울샘 바닥부분에 있으며 좌우의 고삐핵를 연결한다.

3) 투사섬유 (그림 13-39)

투사섬유 projection fiber 는 대뇌겉질과 대뇌보다 아래쪽영역(바닥핵, 사이뇌, 소뇌, 척수)

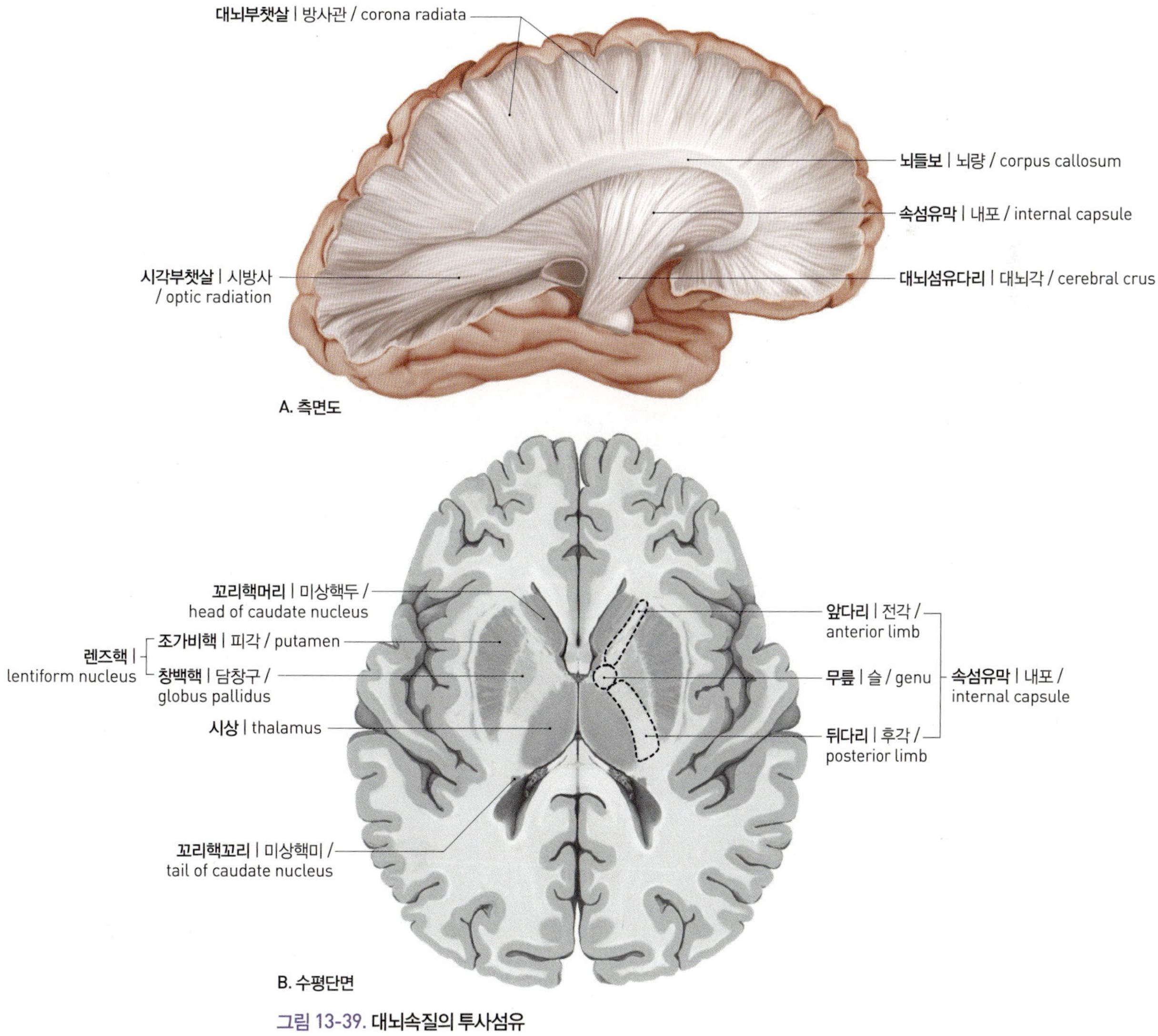

그림 13-39. 대뇌속질의 투사섬유

과의 사이를 연결하는 섬유이며, 대뇌의 깊은부분에서 부채꼴로 배열되어 대뇌부챗살을 이루고 있으며, 속섬유막을 형성하고 아래로 내려간다.

대뇌부챗살 방사관/corona radiata 은 속섬유막에서 대뇌겉질로 향해 흩어져 있는 섬유다발이다. 그중에서 청각영역으로 향하는 부분은 **청각부챗살** 청방사/acoustic radiation, 시각영역으로 향하는 부분은 **시각부챗살** 시방사/optic radiation 이라고 한다.

속섬유막 내포/internal capsule 은 렌즈핵(조가비핵 + 창백핵) 안쪽에 있고 시상과 꼬리핵 가쪽에 있는 섬유다발이다. 수평단면에서 보면 속섬유막은 렌즈핵의 정점에서 구부러지며 그곳을 기준으로 해서 **앞다리**, **무릎**, **뒤다리** 3부분으로 나뉜다.

뇌실 (그림 13-40)

뇌속에는 **뇌척수액** cerebrospinal fluid, CSF 으로 채워진 공간이 여러 곳으로 퍼져있는데 이를 **뇌실** ventricle 이라고 한다. **뇌척수액**은 뇌실과 거미막밑공간을 채우는 액체이다.

가쪽뇌실 측뇌실/lateral ventricle 은 좌우의 대뇌반구 안에 각각 있으며 가장 큰 뇌실이다. 가쪽뇌실의 형태는 불규칙한 C자 모양이다. 이마엽, 마루엽, 뒤통수엽, 관자엽의 속으로 뻗어나가고 앞위부분에 있는 **뇌실사이구멍** 실간공/interventricular foramen 을 통해 셋째뇌실로 연결되어 있다. C자 모양의 안쪽 벽을 따라 한 줄기의 맥락얼기가 뻗어있으며 뇌실사이구멍을 통해 셋째뇌실의 맥락얼기와 연결되어 있다.

셋째뇌실 제3뇌실/third ventricle 은 좌우의 사이뇌에 끼여있는 틈새 모양의 뇌실로 앞위부분에 있는 **뇌실사이구멍**에서 가쪽뇌실과 연결되어 있으며 아래쪽에서는 가느다란 관 모양의 **중간뇌수도관** 중뇌수도/cerebral aqueduct 을 통해 넷째뇌실로 연결된다. 위벽에는 두 줄기의 맥락얼기가 앞뒤로 뻗어있으며 뇌실사이구멍을 통해 가쪽뇌실의 맥락얼기와 연결되어 있다.

넷째뇌실 제4뇌실/fourth ventricle 은 다리뇌와 숨뇌 위부분의 등쪽면에 있는 마름모 모양의 뇌실이다. 위쪽에는 중간뇌수도관을 거쳐 셋째뇌실로 연결되고 아래쪽에는 숨뇌 아래부분과 척수의 중심관으로 연결된다. 넷째뇌실의 바닥은 **마름오목** 능형와/rhomboid fossa 이라고 하는 다리뇌와 숨뇌 등쪽면의 함입부분이며, 천장은 **위 · 아래숨뇌천장** 상 · 하수범/

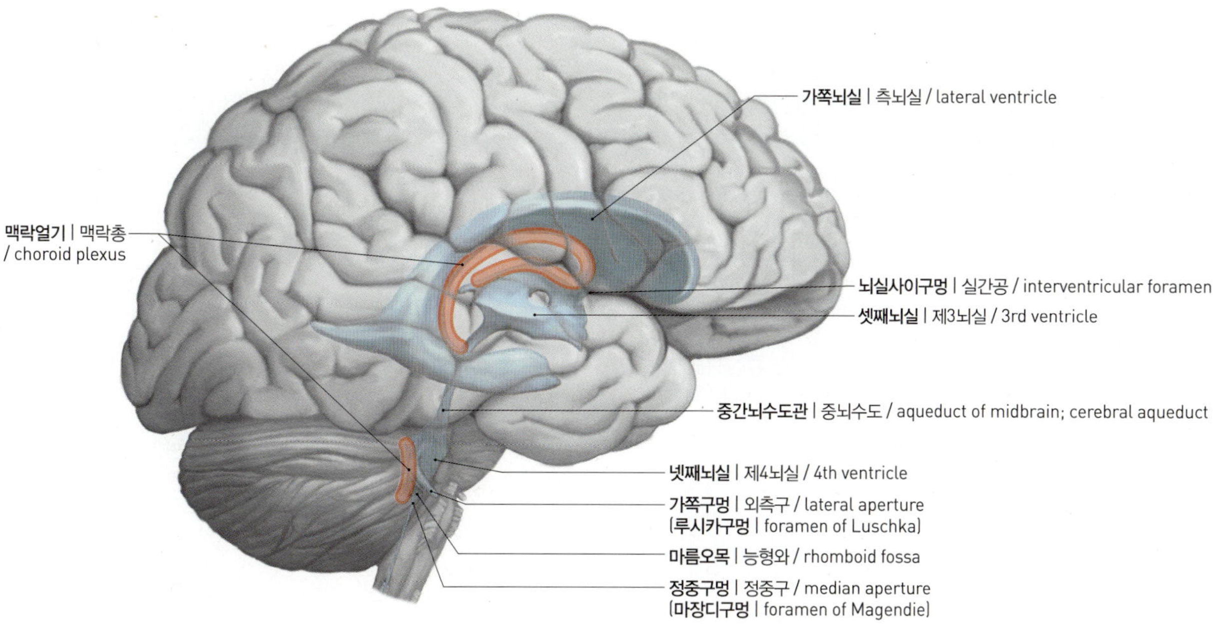

그림 13-40. 뇌실

superior · inferior medullary velum 이라고 하는 얇은 벽으로 이루어져 있다. 마름오목의 아래 끝부분에는 **정중구멍** 정중구/median aperture (**마장디구멍** foramen of Magendie), 좌우의 끝부분에는 **가쪽구멍** 외측구/lateral aperture (**루시카구멍** foramen of Luschka)이라고 하는 입구가 있어서 넷째뇌실과 거미막밑공간을 연결하고 있다. 넷째뇌실의 천장에는 두 줄기의 맥락얼기가 있으며, 가쪽구멍에서 수평으로 안쪽으로 향하고 정중앙 근처에서 직각으로 구부러져 아래쪽으로 향해 정중구멍에 도달한다.

맥락얼기 맥락총/choroid plexus 는 가쪽뇌실, 셋째뇌실, 넷째뇌실의 벽에서 튀어나온 방 모양의 구조이다. 맥락얼기는 속에 혈관을 포함하고 있으며, 뇌실을 덮고 있는 **뇌실막** 상의/ependyma 과 연막으로 이루어진 얇은 막으로 둘러싸여 있다. 뇌척수액의 분비가 이곳에서 이루어지는 것으로 예전부터 알려져 있었다.

뇌척수액의 생산, 순환, 흡수

뇌척수액(cerebrospinal fluid, CSF)은 뇌실과 거미막밑공간을 채우는 액체이다. 뇌척수액의 양은 140 mL 정도이다. 그중에서 20 mL 정도가 뇌실에 들어있고 하루에 500 mL가 생산, 흡수된다. 뇌척수액의 생산, 순환, 흡수에 대해서는 예전부터 정설이 있다. 주로 가쪽뇌실과 셋째뇌실의 맥락얼기에서 생산되고, 중간뇌수도관을 통해 넷째뇌실로 들어가며, 좌우의 가쪽구멍과 정중구멍을 통해 소뇌 아래쪽의 거미막밑수조(뒤소뇌숨뇌수조; 큰수조)로 나와 거미막밑공간을 순환해서 경막정맥굴에서 뻗어 나온 거미막융모와 과립에서 흡수되어 혈액 안으로 흡수되는 과정을 거치는 것으로 알려져 있다.

그러나 최근의 연구에서는 뇌척수액이 맥락얼기 이외에서도 생산된다는 점, 거미막과립에서의 수액 흡수가 적다는 점, 그리고 거미막밑공간에서의 뇌척수액 순환이 매우 느리다는 점 등이 알려지게 되면서 뇌척수액의 생산, 순환, 흡수에 관한 이론은 아직 불명확한 채로 남아있다.

● **뇌척수액의 순환**

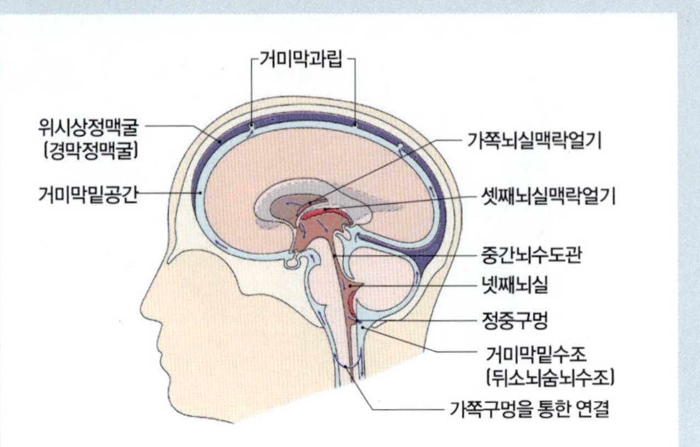

뇌척수막 [그림 13-41]

뇌척수막 meninx 은 뇌와 척수를 포함한 결합조직의 피막이며 3층으로 나뉘어져 있다.

- 바깥층의 경막은 튼튼하고 두껍다.
- 중간층의 거미막은 투명하며 섬세하다.
- 속층의 연막은 얇고 뇌와 척수 표면에 바로 맞닿아 있다.

머리뼈안에 있는 뇌의 경막은 척주관에 있는 척수의 경막과 큰구멍의 경계부분에서 연속된다.

1. 뇌경막 [그림 13-41, 42]

경막 dura mater 은 두껍고 강인한 껍질이며 뇌막의 바깥층을 이루고 있다.
머리안의 **뇌경막** cranial dura mater 은 2층으로 이루어져 있다.

경막뼈막층 | 머리뼈와 바로 맞닿아 있어 뼈막과 한 덩어리가 되어 있다.
경막뇌막층 | 거미막과 맞닿아 있다.

뼈막층과 뇌막층은 여러 곳에서 유착되어 있어서 구별하기가 힘들지만, 일부는 분리되어 그 틈새가 **경막정맥굴** 경막정맥동/dural venous sinus 로 되어 있다.
뇌경막의 뇌막층은 머리안으로 튀어나와서 4개의 가로막을 만들어서 머리안을 구분해 뇌의 위치를 고정하고 있다.

대뇌낫 대뇌겸/falx cerebri | 머리안의 천장에서 정중앙으로 늘어져 내려온 초승달 모양의

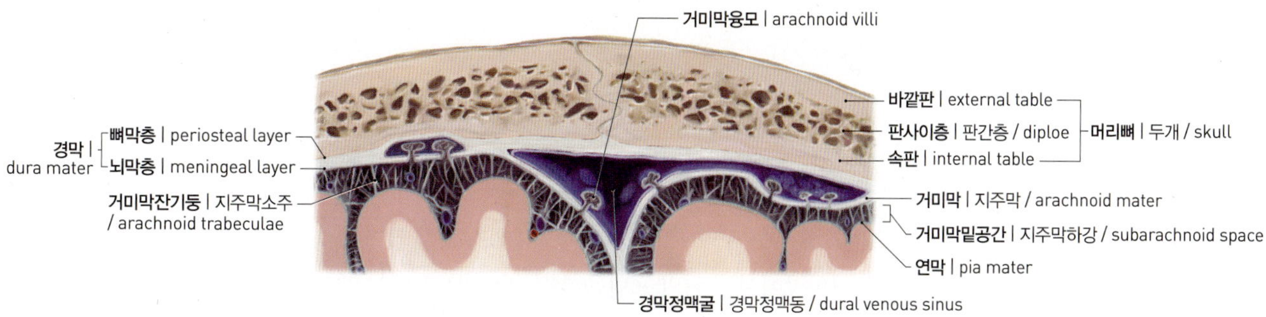

그림 13-41. 뇌척수막

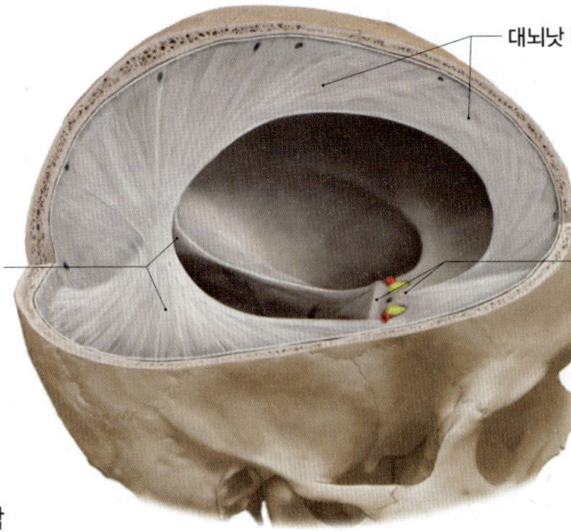

그림 13-42. 경막의 가로막

가로막이며, 대뇌세로틈새로 들어가서 좌우의 대뇌반구로 나뉜다. 앞쪽에서는 이마뼈의 이마뼈능선과 벌집뼈와 볏돌기에 붙어있고, 위쪽에서는 위시상정맥굴을 사이에 두고 머리덮개뼈에 붙어있으며, 뒤쪽에서는 소뇌천막으로 바뀐다.

소뇌천막 tentorium cerebelli | 뒤머리뼈우묵 위에서 수평으로 퍼져있는 가로막이며 대뇌반구의 뒤통수엽과 소뇌 사이를 분리한다. 뒤쪽에서는 가로정맥굴을 사이에 두고 뒤통수뼈에 붙어있고, 가쪽에서는 관자뼈의 바위부분 위모서리에 붙어있으며, 앞쪽에서는 뒤침대돌기와 앞침대돌기에 붙어있다.

소뇌낫 소뇌겸/falx cerebelli | 뒤머리뼈우묵의 정중앙에는 있는 작은 가로막이며 좌우의 소뇌반구를 분리한다. 위쪽에서는 소뇌천막으로 연결되고 뒤쪽에서는 뒤통수뼈의 속뒤통수뼈능선에 붙어있다.

안장가로막 안격막/diaphragma sellae | 뇌하수체오목 위에 수평으로 확장된 작은 가로막이며 그 아래에 뇌하수체가 들어있다. 안장가로막 가운데에 둥근 입구가 있으며 그곳을 통해 깔때기가 시상하부와 뇌하수체를 이어주고 있다.

척수경막 spinal dura mater 은 뇌경막과는 달리 속층인 경막층으로만 이루어져 있다. 척수경막과 척수관의 벽 사이에는 경막바깥공간이라고 하는 틈새가 있으며 지방과 정맥얼기가 포함되어 있다.

2. 거미막 (그림 13-41)

거미막 지주막/arachnoid mater 은 부드럽고 섬세한 막이며 경막의 속면에 느슨하게 붙어 있다. 거미막에서는 뇌의 표면을 향해 **거미막잔기둥** 지주막소주/arachnoid trabeculae 이라고 하는 가느다란 돌기가 뻗어 나와 연막으로 연결된다. 거미막은 대뇌낫, 소뇌천막, 소뇌낫을 따라 뇌 사이로 들어간다.

거미막밑공간 지주막하강/subarachnoid space 은 거미막과 연막사이이다. **뇌척수액** cerebrospinal fluid, CSF 으로 채워져 있으며 거미막잔기둥을 포함하고 있다. **거미막밑수조** 지주막하조/subarachnoid cistern 는 거미막밑공간이 넓게 펴져있는 부위이며, 특히 소뇌 아래쪽에서 숨뇌의 뒤쪽(뒤소뇌숨뇌수조; 큰수조)과 대뇌 가쪽고랑의 부위(대뇌가쪽오목수조)에서 크게 펴져있다.

거미막과 거미막밑공간은 경막을 국소적으로 관통해서 경막정맥굴로 튀어나와 **거미막융모** arachnoid villi 를 형성하고 있다. 거미막융모에는 뇌척수액이 경막정맥굴로 흡수된다. 거미막융모가 모여서 육안으로도 보일 정도의 크기로 된 것이 **거미막과립** 지주막과립/arachnoid granulation 이며 위시상정맥굴에서 잘 관찰된다.

3. 연막

연막 pia mater 은 매우 얇은 막이며 뇌의 표면을 구석구석까지 덮고 있다. 작은 뇌고랑으로 들어가서 뇌신경의 뿌리를 감싸고 있다.

중추신경계통의 경로

중추신경계통은 인체와 외부에 관련된 정보를 다양한 감각장치로부터 받아들이고 있다. 감각은 크게 나눠서 온몸에서 받아들이는 **몸감각** 체성감각/somatic sensation 과, 머리 부위의 감각기관에서 받아들이는 **특수감각** special sensation 이 있다.

1. 몸감각의 오름신경로 [그림 13-43]

몸감각에는 여러 종류가 있다. 촉각과 압력감각과 온감각은 피부와 점막에서, 고유감각은 근육과 관절에서, 통각은 신체의 여러 부위에서 전해져 온다.

중추신경계통 내부의 전도 양식에 따라 몸감각은 3가지 종류로 나뉜다.

식별감각 | 피부와 점막에서 나오는 촉각과 압력감각이며 대뇌겉질로 보내지고 의식화되어 위치를 정확히 파악할 수 있게 된다.

원시감각 | 온감각, 통각, 촉각과 압력감각이다. 대뇌겉질로 보내져서 의식화되며 뇌줄기와 둘레계통으로도 보내져서 자율반사를 일으킨다.

고유감각 | 뼈대와 근육에 가해지는 힘의 감각이다. 대부분은 소뇌로 전달되어 반사적으로 자세를 조정하고 일부는 대뇌겉질로도 전달된다.

2. 운동의 내림신경로

뼈대근육의 운동을 지시하는 내림신경로의 주요한 것은 대뇌겉질의 일차운동영역에서 시작된다.

- **겉질핵섬유** 피질핵섬유/corticonuclear fiber 는 뇌신경의 α운동신경세포에서 끝난다.
- **겉질척수섬유** 피질척수섬유/corticospinal fiber 는 척수앞기둥의 α운동신경세포에 접속한다.
- 그 이외에 중간뇌와 다리뇌에서 시작해 γ운동신경세포에 접속하는 보조적인 경로가 몇 가지 있다.

1) 겉질핵섬유 [그림 13-44]

겉질핵섬유 피질핵섬유/corticonuclear fiber 는 대뇌겉질의 일차운동영역(중심앞이랑)의 아래 1/3에서 시작되며, 속섬유막의 무릎을 통해 중간뇌 대뇌다리의 안쪽부분에서 내려가고 숨뇌와 척수의 가장 위부분의 반대쪽에 있는 운동성 뇌신경핵에서 끝난다. 삼차

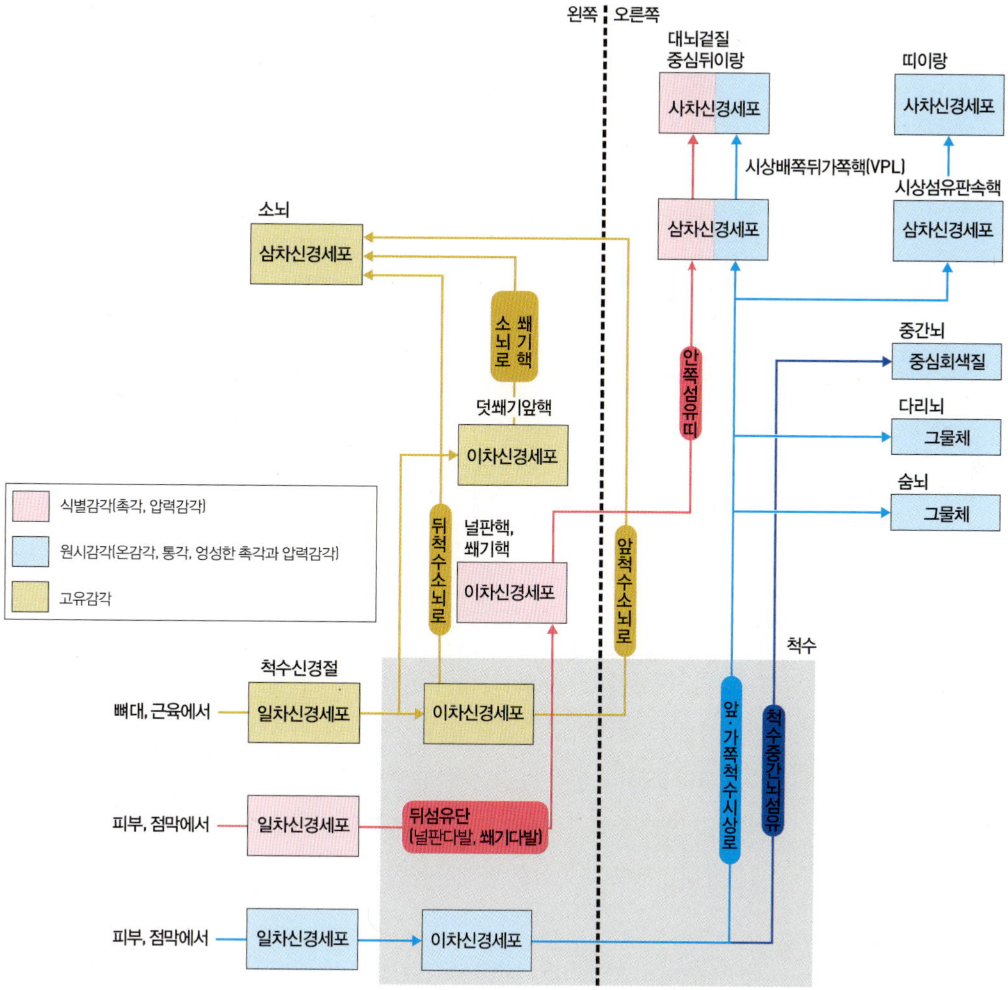

그림 13-43. 척수에서의 몸감각 오름신경로

신경 운동뿌리[V], 얼굴신경[VII], 혀인두신경[IX], 미주신경[X]을 지배하는 섬유는 양쪽 핵에서도 끝난다.

2) 겉질척수섬유

겉질척수섬유 피질척수섬유/corticospinal fiber 는 대뇌겉질에서 시작되며 척수앞기둥의 α운동신경세포에 직접 또는 사이신경세포를 통해 연결된다.

일차운동영역(중심앞이랑)의 아래 2/3에서 시작되며 속섬유막의 뒤다리을 통해 중간뇌 대뇌다리의 중간부분에서 내려간다. 다리뇌를 관통해서 숨뇌의 배쪽 가운데에 나타나며 피라미드라고 하는 융기부분을 형성한다. 이 때문에 겉질척수섬유는 **피라미드로** 추체로/pyramidal tract 라고도 한다.

숨뇌 아래끝부분의 **피라미드교차** 추체교차/decussation of pyramids 에서는 겉질척수섬유가

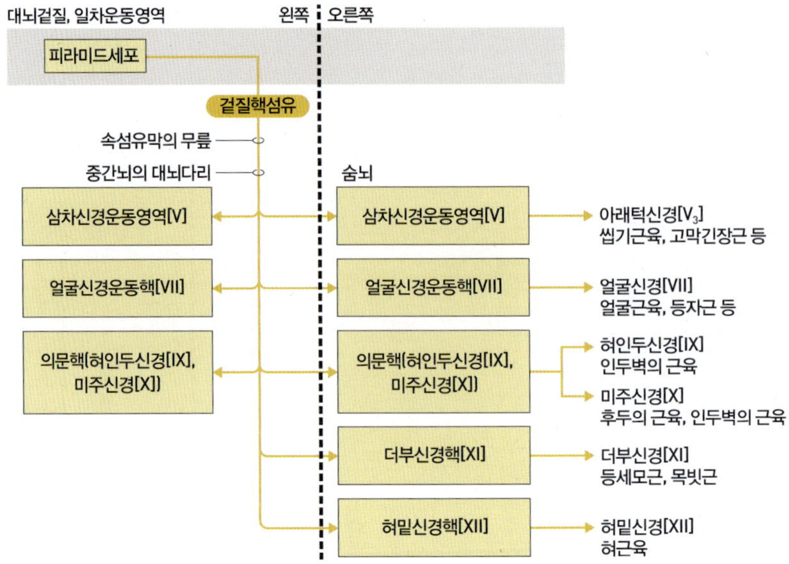

그림 13-44. 겉질핵섬유

교차한다. 대부분(75~90%)의 교차된 섬유는 반대쪽의 가쪽척수섬유단을 통해 가쪽겉질척수로로 내려가고 같은쪽 먼부위의 근육, 특히 손가락의 미세한 운동을 지시한다. 나머지(10~25%)의 섬유는 같은쪽의 가쪽척수섬유단을 통해 앞겉질척수로로 내려가서 교차하고 반대쪽 몸통과 팔다리의 몸쪽부위 근육을 지배한다.

α운동신경세포의 축삭은 뼈대근육섬유(피라미드바깥근섬유)를 지배한다.

3) 척수로의 보조적인 내림신경로(그림 13-45)

중간뇌와 숨뇌의 핵이나 그물체에서 내려가고 척수앞기둥에서 γ운동신경세포에 접속해 뼈대근육의 운동을 조절하는 보조적인 몇 가지의 내림신경로가 있다.

덮개척수로 시개척수로/tectospinal tract 는 위둔덕에서 시작되며 즉시 교차해서 숨뇌의 안쪽세로다발과 목부위의 앞섬유단을 통해 내려가고 목부위 앞기둥의 사이신경세포에 접속한다. 위둔덕은 시각정보를 받아들여 시각자극에 대한 목의 반사운동(목반사)을 담당하고 목의 위치를 조정한다.

적색척수로 적핵척수로/rubrospinal tract 는 인간에게는 흔적으로 남아있다. 적색핵의 큰세포부분에서 시작되며 즉시 교차해서 반대쪽의 가쪽척수섬유단을 통해 내려가서 척수앞기둥의 사이신경세포에 접속한다. 적색핵에는 대뇌겉질로부터의 투사(겉질적색섬유)가 있다. 특히 팔다리의 먼쪽부위 근육의 운동을 지시하며 굽힘근의 운동을 촉진하고 폄근의 운동을 억제하는 작용을 한다.

그물척수로 망상척수로/reticulospinal tract 는 다리뇌와 숨뇌의 그물체에서 각각 시작되고 서로 다른 경로를 취한다. 다리뇌그물체에서 시작되는 섬유는 같은쪽의 안쪽세로다발과

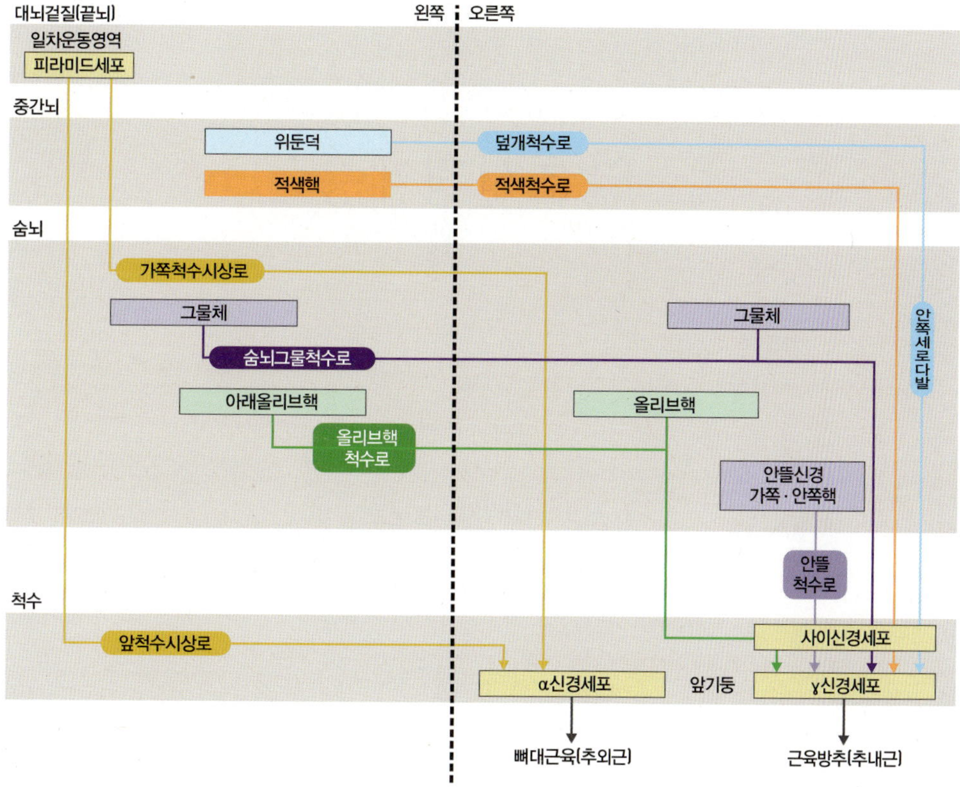

그림 13-45. 대뇌겉질에서 척수로의 내림신경로

안쪽척수섬유단을 통해 내려가고, 숨뇌그물체에서 시작되는 섬유는 같은쪽의 가쪽척수섬유단을 통해 내려가서 척수앞기둥의 사이신경세포에 접속한다. 그물체에는 겉질로부터의 투사(겉질그물섬유)가 있다. 특히 몸통과 팔다리의 몸쪽부위의 근육에 작용한다.

안뜰척수로 전정척수로/vestibulospinal tract 에는 2개의 경로가 있다. 1) 안쪽안뜰척수로는 안뜰신경 안쪽핵에서 시작되고 앞섬유단의 안쪽세로다발을 통해 내려가서 목부위의 사이신경세포에 접속한다. 목의 움직임에 반응해서 목의 근육을 움직여 목의 위치를 제어한다. 2) 안쪽안뜰척수로는 안뜰신경 안쪽핵에서 시작되고 가쪽섬유단의 앞부분(또는 앞섬유단)에서 아래로 내려가 척수앞기둥의 사이신경세포에 접속한다. 몸통과 팔다리의 폄근을 지배한다. 평형감각에 반응해서 신체의 자세를 제어한다.

신경계통

말초신경계통

뇌신경

척수신경

자율신경계통

말초신경계통은 신체 각 부위의 감각수용기에서 받아들인 자극을 뇌와 척수에 전달하고 또한 뇌와 척수에서 통제 또는 조절하는 흥분을 신체의 뼈대근육, 내장근육 및 각종 샘에 전달하는 신경이다. 말초신경은 크게 **뇌척수신경** craniospinal nerves 과 **자율신경** autonomic nerves 으로 구분한다. 뇌척수신경은 다시 **뇌신경** cranial nerves 및 **척수신경** spinal nerves 으로, 자율신경은 **교감신경** sympathetic nerves 과 **부교감신경** parasympathetic nerves 으로 구분된다.

뇌신경 (그림 13-46)

뇌신경 cranial nerve 은 머리안으로부터 머리뼈의 구멍을 통해 나가는 말초신경이며 12쌍이 있다. 로마숫자로 I~XII 번호가 붙여져 있다. 뇌신경은 각각 고유의 성질을 갖고 있으며 인접한 번호라도 분포영역이나 기능이 비슷한 경우는 없다.

12쌍의 뇌신경은 **(I) 후각신경, (II) 시각신경, (III) 눈돌림신경, (IV) 도르래신경, (V) 삼차신경, (VI) 갓돌림신경, (VII) 얼굴신경, (VIII) 속귀신경, (IX) 혀인두신경, (X) 미주신경, (XI) 더부신경, (XII) 혀밑신경**을 말한다.

뇌신경은 그 유래에 따라 3개의 그룹으로 나뉜다.

1) 특수감각기관의 신경(후각신경[I], 시각신경[II], 속귀신경[VIII])
2) 인두기관에서 유래한 신경(삼차신경[V], 얼굴신경[VII], 혀인두신경[IX], 미주신경[X])
3) 몸통의 연장에 있는 운동신경(눈돌림신경[III], 도르래신경[IV], 갓돌림신경[VI], 더부신경[XI], 혀밑신경[XII])

몸신경의 성분에 대해 살펴보면, 1)은 감각신경, 2)는 혼합신경으로 운동과 감각성분을 포함하고 있으며 3)은 운동신경이다. 또한 뇌신경의 일부에는 부교감신경의 신경절이전섬유가 포함된다(눈돌림신경[III], 얼굴신경[VII], 혀인두신경[IX], 미주신경[X]). 특히 미주신경은 가슴과 배부위의 내장 대부분에 분포하고 있다.

1. 뇌신경의 기능구분 (표 13-5)

말초신경의 신경섬유에는 중추에서 말초로 명령을 전달하는 **운동성** motor (**원심성** efferent)과 말초에서 나온 중추에 감각정보를 전달하는 **감각성** sensory (**구심성** afferent)의 2종류가 있다.

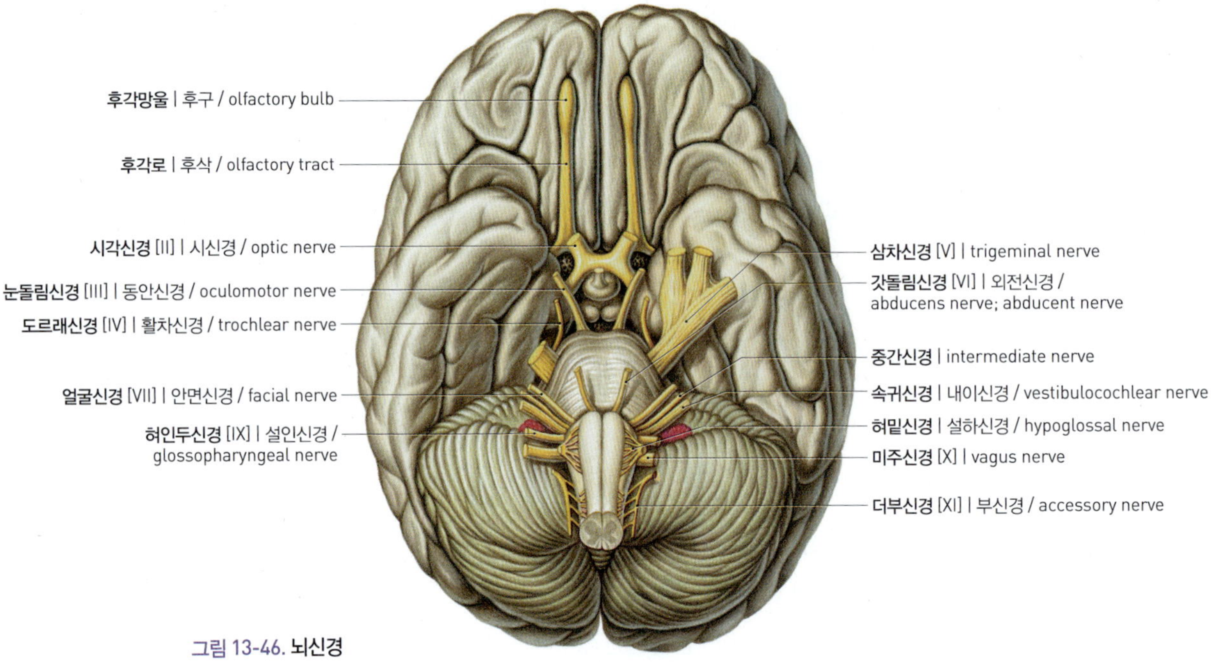

그림 13-46. 뇌신경

2. 뇌신경의 종류

1) 후각신경[I] (그림 13-47)

후각신경[I] 후신경/olfactory nerve 은 후각을 담당하는 특수감각신경섬유로 이루어져 있다. 코안의 가장 위부분에 있는 코상피에 후각세포가 있고, 거기서 나온 축삭(후각끈)이 벌집체판의 작은구멍을 통해 머리뼈바닥으로 들어가고 후각망울로 들어간다.

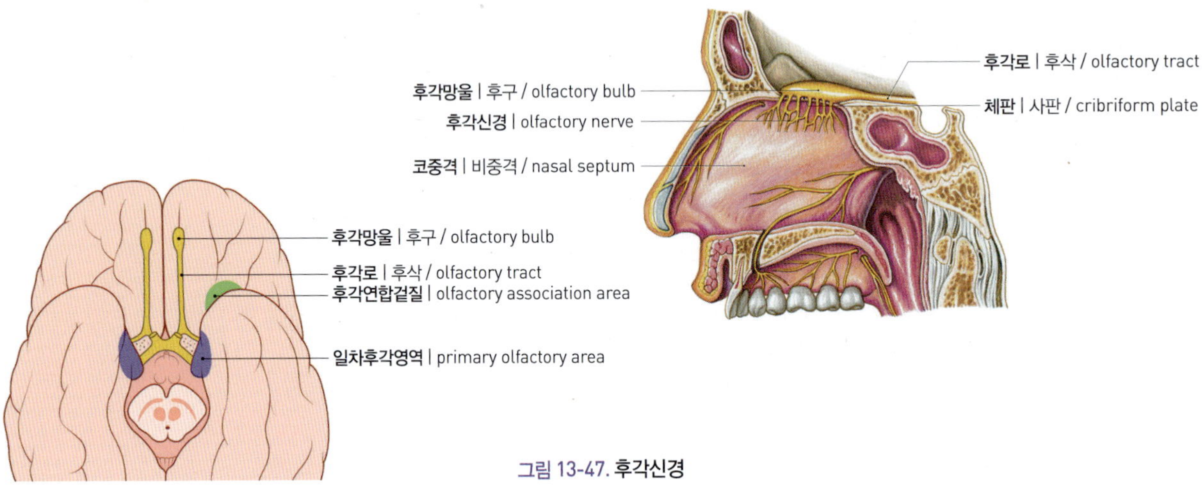

그림 13-47. 후각신경

표 13-5. 뇌신경의 개요

	통로	기능	주요분포부위
I 후각신경	벌집체판	후각	코안의 후각점막
II 시각신경	시각신경관	시각	안구의 망막
III 눈돌림신경	위눈확틈새	운동성	바깥눈근육
		부교감성	안구의 섬모체와 홍채
IV 도르래신경	위눈확틈새	운동성	바깥눈근육의 하나
V 삼차신경			
V_1 눈신경	위눈확틈새	감각성	이마부위
V_2 위턱신경	원형구멍	감각성	위턱부위
V_3 아래턱신경	타원구멍	감각성	아래턱부위
		운동성	씹기근육
VI 갓돌림신경	위눈확틈새	운동성	바깥눈근육의 하나
VII 얼굴신경	속귀길	운동성	얼굴근육
		미각	혀의 앞쪽 2/3
		부교감성	턱밑샘, 혀밑샘, 눈물샘
VIII 속귀신경	속귀길	청각, 평형감각	청각, 평형감각: 속귀
IX 혀인두신경	목정맥구멍	운동성	인두
		감각성	혀의 뒤쪽 1/3, 인두
		부교감성	귀밑샘
X 미주신경	목정맥구멍	운동성	후두근
		감각성	후두
		부교감	가슴배부위의 내장
XI 더부신경	목정맥구멍	운동성	목빗근, 등세모근
XII 혀밑신경	혀밑신경관	운동성	혀근육

2) 시각신경[II] (그림 13-48)

시각신경[II] 시신경/optic nerve 은 시각을 담당하는 특수감각신경섬유로 이루어져 있다. 망막의 신경절이후세포에서 나온 축삭이 시각신경으로 들어가고 시각신경관을 통해 머리뼈바닥으로 들어간다. **뇌바닥**에서 좌우의 시각신경은 X자 모양으로 결합해 있다. 이를 **시각교차** 시신경교차/optic chiasm 라고 부른다. 여기에서 모든 섬유가 좌우교환되는 것이 아니라, 망막 안쪽 측면에 있는 절반의 섬유만이 교차하므로 **반교차**라고 부른다.

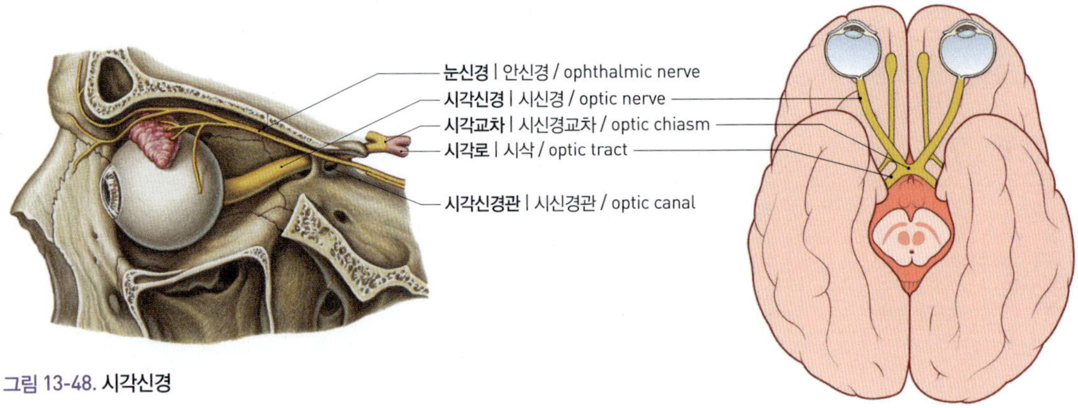

그림 13-48. **시각신경**

이 구조로 인해, 양쪽 눈이 받아들인 망막의 시각정보 중 오른쪽의 것은 왼쪽 뇌에 전달되고, 왼쪽의 것은 오른쪽 뇌로 전달된다.

3) 눈돌림신경[III], 도르래신경[IV], 갓돌림신경[VI] (그림 13-49)

이들은 모두 위눈확틈새를 통해 눈확으로 들어간다. 운동신경섬유로 이루어져 있으며 바깥눈근육을 지배해서 안구를 움직인다.

눈돌림신경[III] 동안신경/oculomotor nerve 은 안구를 움직이는 4개의 근육, 즉 **위곧은근**, **아래곧은근**, **안쪽곧은근**, **아래빗근**을 담당하는 신경이다. 또한 눈꺼풀을 끌어올리는 **눈꺼풀올림근** 역시 눈돌림신경이 담당하고 있다.

눈돌림신경 중에는 **동공**의 크기와 **수정체**의 긴장을 조절하는 **민무늬근육**(**동공조임근**과 **섬모체근**)의 운동을 담당하는 **부교감신경**이 포함되어 있다. 동공은 **교감신경**의 자극으로 더 크게 열리며(동공확대), 눈돌림신경이 우위를 점하게 되면 작아진다(동공축소). 동공에 빛을 비추면 동공이 축소하는 반사를 **빛반사**라고 부른다.

도르래신경[IV] 활차신경/trochlear nerve 은 **위빗근**을 담당하는 운동신경이다. 이 근육은 아래쪽 바깥을 보는 방향으로 안구를 움직이는 근육이다. 도르래신경마비는 계단을 내려가기 어렵게 만든다.

갓돌림신경[VI] 외전신경/abducens nerve 은 안구의 **가쪽곧은근**을 담당하는 가는 운동신경이다.

이처럼 안구를 움직이기 위해 눈돌림, 도르래, 갓돌림으로 이루어진 3개의 신경이 서로 협력해서 안구가 정확하고 신속하게 움직일 수 있게 한다. 어느 한쪽의 신경이 마비되면 장애가 일어난 쪽의 안구의 움직임에 장애가 발생하고, 사시가 되어 물체가 이중으로

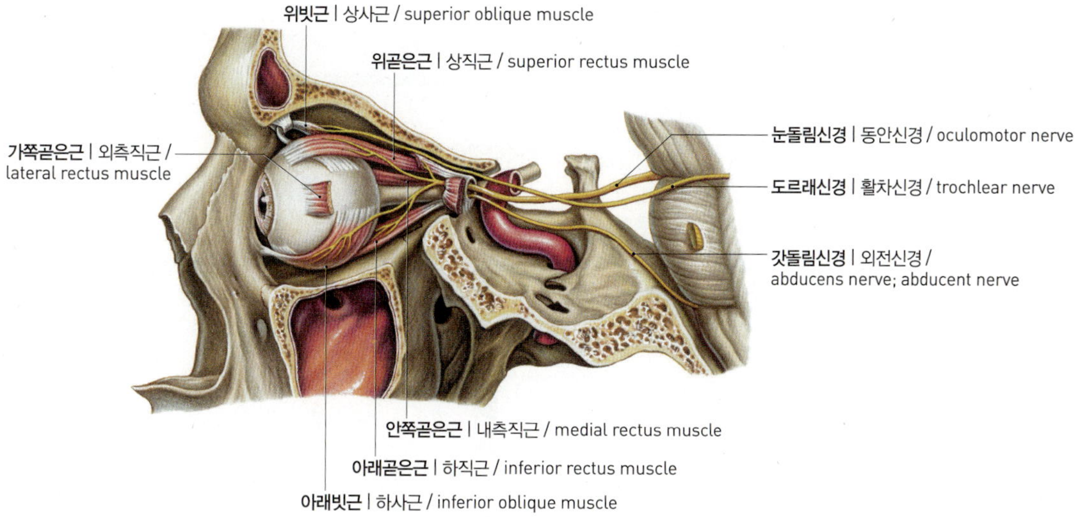

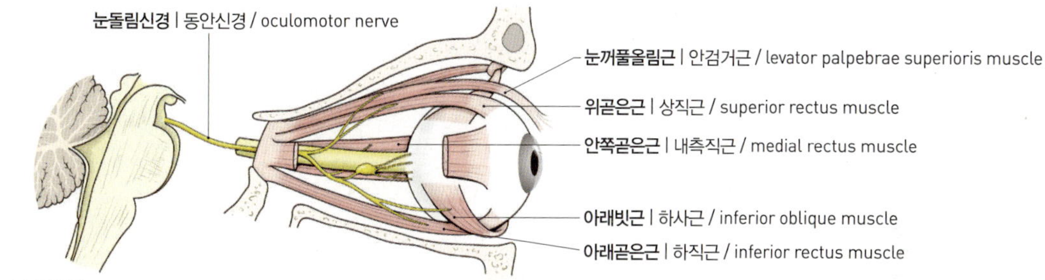

눈돌림신경

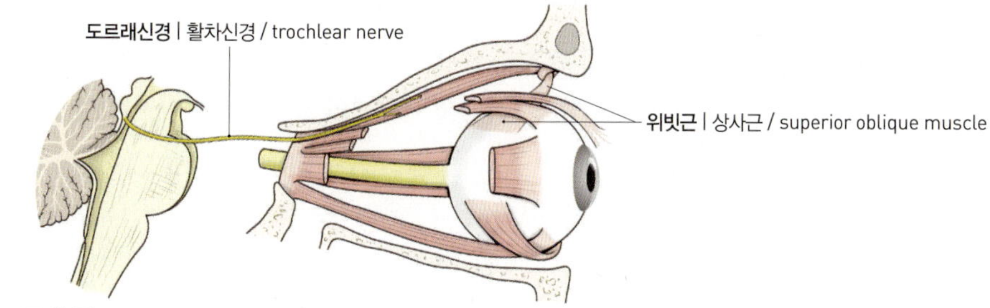

도르래신경

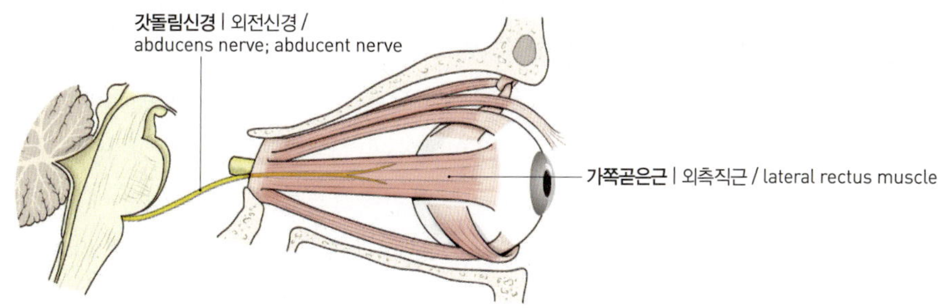

갓돌림신경

그림 13-49. 눈 근육을 움직이는 신경들

시각경로의 장애와 시야 결손

시각경로는 시각교차에서 반만 교차되기 때문에 각 안구의 왼쪽 절반(시야의 오른쪽 절반)에서 나온 섬유는 왼쪽의 시각영역에, 오른쪽 절반(시야의 왼쪽 절반)에서 나온 섬유는 오른쪽의 시각영역에 투사한다. 이러한 시각경로의 어느 한 지점에서 장애가 일어나면 시야에 결손이 생기게 된다. 장애의 부위와 범위에 따라 시야결손의 패턴이 다르다.

1) 어느 한쪽의 시각신경이 장애를 입게 되면 그 쪽의 안구가 실명된다(같은쪽반맹).
2) 시각교차가 장애를 입게 되면 좌우 눈의 가쪽 시야가 결손된다(양귀쪽반맹).
3) 어느 한쪽의 시각로가 장애를 입게 되면 반대쪽의 시야가 결손된다.
4) 관자엽 앞부분을 통과하는 식각부챗살의 아래부분이 장애를 입게 되면 반대쪽 위부분 1/4의 시야가 결손된다.
5) 마루엽을 통과하는 식각부챗살의 위부분이 장애를 입게 되면 반대쪽의 아래부분 1/4의 시야가 결손된다.
6) 뒤통수엽에서 식각부챗살이 장애를 입게 되면 반대쪽의 시야가 결손되지만 중심부분의 시야는 정상적으로 보존된다(황반보존).

● 시각경로의 장애와 시야결손

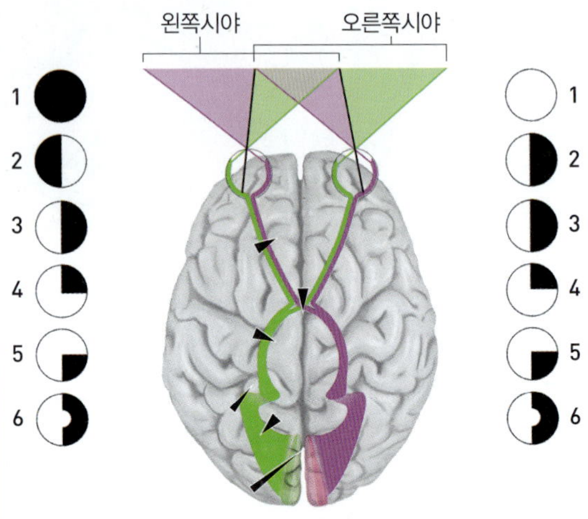

보이게 될 수도 있다.

4) 삼차신경[V]

삼차신경[V] trigeminal nerve 은 얼굴의 몸감각을 담당하는 주요한 신경이며 씹기근육을 지배해서 아래턱의 운동을 담당한다. 삼차신경은 중간머리뼈우묵 안에서 감각성 **삼차신경절** trigeminal ganglion 을 형성하며 3개의 가지로 나뉘어 머리안을 빠져나간다.

- 첫째가지인 **눈신경**[V_1] 안신경/ophthalmic nerve 은 몸감각섬유로 이루어져 있으며 위눈확틈새를 통해 눈확 위부분으로 들어온다. 눈확(각막, 위눈꺼풀결막), 코안 앞위부분(점막), 코곁굴(이마굴, 벌집굴), 앞머리뼈우묵(경막), 눈보다 위쪽의 이마부위(피부)에 분포해서 촉각이나 통각 등의 몸감각 정보를 전달한다(그림 13-50).
- 둘째가지인 **위턱신경**[V_2] 상악신경/maxillary nerve 은 몸감각섬유로 이루어져 있으며 원형구멍을 통해 날개입천장오목으로 들어온다. 아래눈꺼풀(결막), 코안뒤아래부분(점막), 코곁굴(위턱굴), 입안의 위턱부분(입천장, 입안안뜰앞부분, 위턱의 치아), 눈과 입 사이의 위턱부분(피부), 중간머리뼈우묵 앞부분(경막)에 분포하고 촉각이나 통각 등의 몸감각 정보를 전달한다(그림 13-51).
- 셋째가지인 **아래턱신경**[V_3] 하악신경/mandibular nerve 은 몸감각섬유와 인두굽이운동섬유로 이루어져 있다. 타원구멍을 통해 관자아래우묵으로 들어간다. 입안의 아래턱

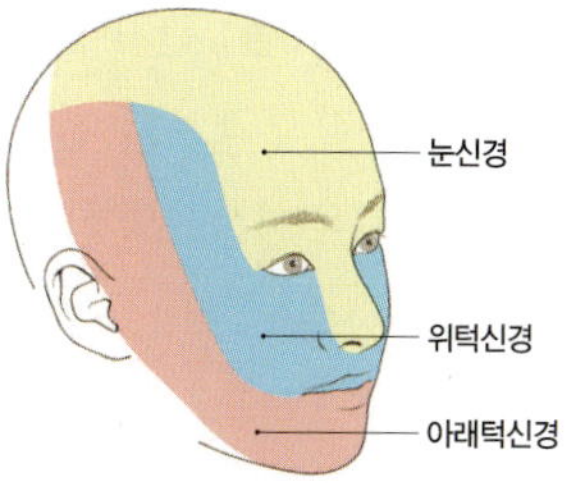

얼굴의 신경분포

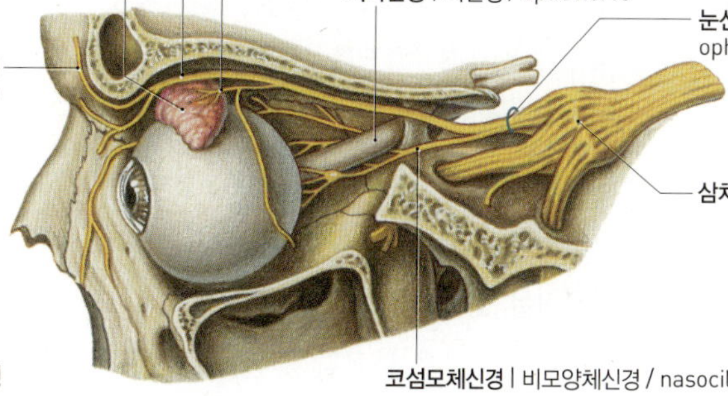

그림 13-50. 눈신경

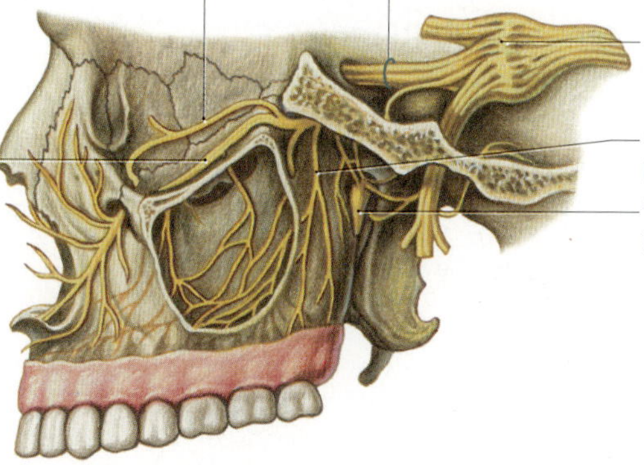

그림 13-51. 위턱신경

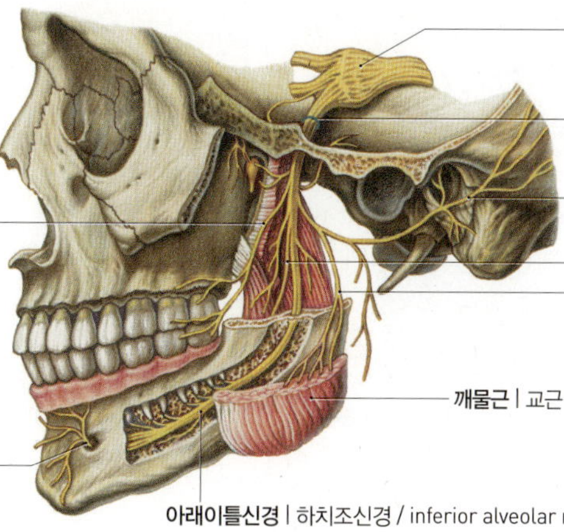

그림 13-52. 아래턱신경

부분(혀의 앞쪽 2/3, 입안바닥, 입안안뜰 뒤부분, 위턱의 치아, 아래입술, 볼), 관자부위, 바깥귀(귓바퀴, 바깥귀길, 고막)에 분포하고 촉각이나 통각 등의 몸감각 정보를 전달한다. 씹기근육(깨물근, 관자근, 가쪽·안쪽날개근)과 턱목뿔근, 턱두힘살근앞힘살, 입천장올림근, 고막긴장근에 분포해서 아래턱의 운동 등을 지배한다(그림 13-52).

5) 얼굴신경[VII] (그림 13-53)

얼굴신경[VII] 안면신경/facial nerve 은 속귀길로 들어가며 얼굴신경관 안에서 감각성 **무릎신경절** 슬신경절/geniculate ganglion 을 형성하고 붓꼭지구멍을 통해 머리뼈바닥바깥면으로 나온다. 4종류의 신경섬유로 이루어진다.

- 인두굽이운동섬유는 얼굴근육에 분포해서 **얼굴의 피부**를 움직이며 그 외에 **턱두힘살근뒤힘살**, **붓목뿔근**, **등자근**에 분포한다.
- 내장운동신경은 부교감성 신경절이전섬유로 이루어져 있다. 턱밑신경절을 거쳐서 **턱밑샘**과 **혀밑샘**을 지배하고, 날개입천장신경절을 거쳐서 **눈물샘**을 지배한다.
- 특수감각섬유는 **미각**을 담당하고 **혀의 앞쪽 2/3**에 분포한다.

6) 속귀신경[VIII] (그림 13-54)

속귀신경[VIII] 내이신경/vestibulocochlear nerve 은 속귀길로 들어가며 속귀의 막미로에 분포한다. 특수감각섬유로 이루어져 있으며 속귀의 달팽이에서 나오는 **청각**과 안뜰과 반고리관에서 나오는 **평형감각**을 전달한다. 감각성 **안뜰신경절** 전정신경절/vestibular ganglion 과 **달팽이신경절** 와우신경절/cochlear ganglion 은 속귀에 있다.

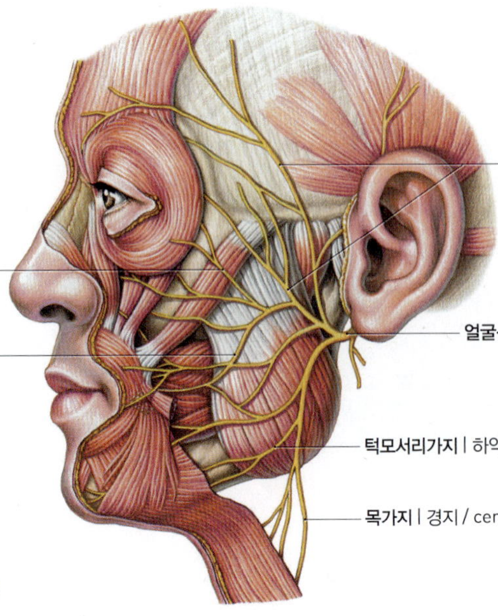

그림 13-53. 얼굴신경

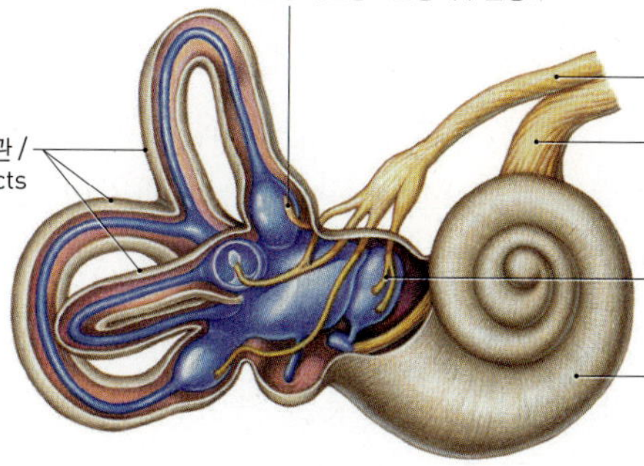

그림 13-54. 속귀신경

7) 혀인두신경[IX] (그림 13-55)

혀인두신경[IX] 설인신경/glossopharyngeal nerve 은 혀와 인두에 분포된 신경이라는 의미이며, 목정맥구멍에서 목부위의 인두곁공간으로 나온다. 4종류의 신경섬유로 이루어져 있다.

- 인두굽이운동섬유는 **붓인두근**에 분포한다.
- 내장운동섬유는 부교감성 신경절이전섬유로 이루어져 있으며 귀신경절을 거쳐서 **귀밑샘**을 지배한다.
- 특수내장감각섬유는 혀의 뒤쪽 1/3의 **미각**을 담당한다.
- 일반내장감각섬유는 혀의 뒤쪽 1/3, 목구멍편도, 인두구멍부위, 가운데귀와 귀관 점막의 촉각과 통각을 담당한다.

또한 목동맥토리의 화학수용기와 목동맥굴의 압력수용기에서 나온 감각정보를 운반한다. 감각성 **위 · 아래신경절** 상 · 하신경절/superior · inferior ganglion 이 목정맥구멍안과 아래쪽에 있다.

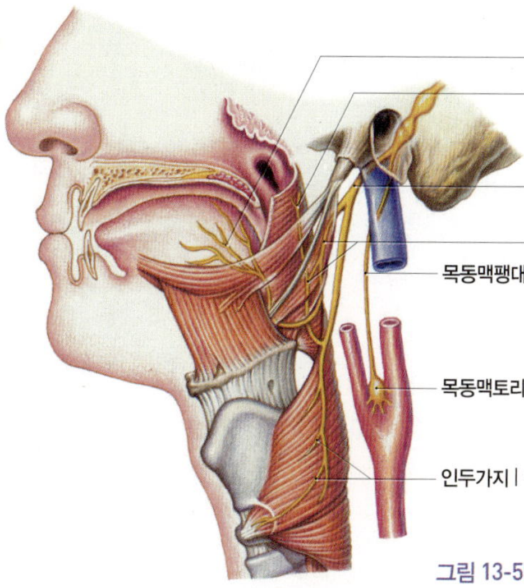

그림 13-55. 혀인두신경

8) 미주신경[X] (그림 13-56)

미주신경[X] vagus nerve 은 목정맥구멍에서 목부위의 인두곁공간으로 나온다. 속목동맥과 온목동맥의 뒤쪽을 끼고 목부위로 내려오며, 오른쪽의 것은 오른빗장밑동맥과 대동맥활의 앞을 통해서 가슴안으로 들어가고, 기관지의 뒤쪽과 식도의 양쪽 옆을 거쳐 **가로막**을 통해 **배안**으로 들어간다. 긴 경로의 도중에 목가슴부위에서는 **인두**, **후두**, **심장**, **허파**, **식도**로 뻗어 나가고, **배**에서는 골반내장을 제외한 모든 내부장기(**위**에서 **가로잘록창자**까지의 **창자**, **간**, **이자**, **지라**, **콩팥** 등)로 뻗어 나간다.

후두에 분포하는 가지 중에는 **되돌이후두신경** 반회후두신경/recurrent laryngeal nerve 이라고 불리는 것이 있다. 이는 가슴우리의 위쪽 부위에서 미주신경의 중심줄기로부터 갈라진 후, 오른쪽으로는 **빗장밑동맥**이, 왼쪽으로는 **대동맥활**이 아래에서 뒤쪽으로 구부러지고, 다시 반대방향으로 돌아서 위로 올라가는 가지이다. **성대근육**에 분포되는 운동섬유를 포함하고 있기 때문에, 되돌이후두신경에 마비가 오면 목소리가 쉬게 된다.

가슴배부위의 내부장기에 분포되는 미주신경의 가지는 부교감신경섬유를 포함하며, 각 내부장기의 **민무늬근육운동**과 **샘의 분비**를 조절한다. 이때 교감신경과는 대체로 반대의, 즉 대항하는 작용을 보인다.

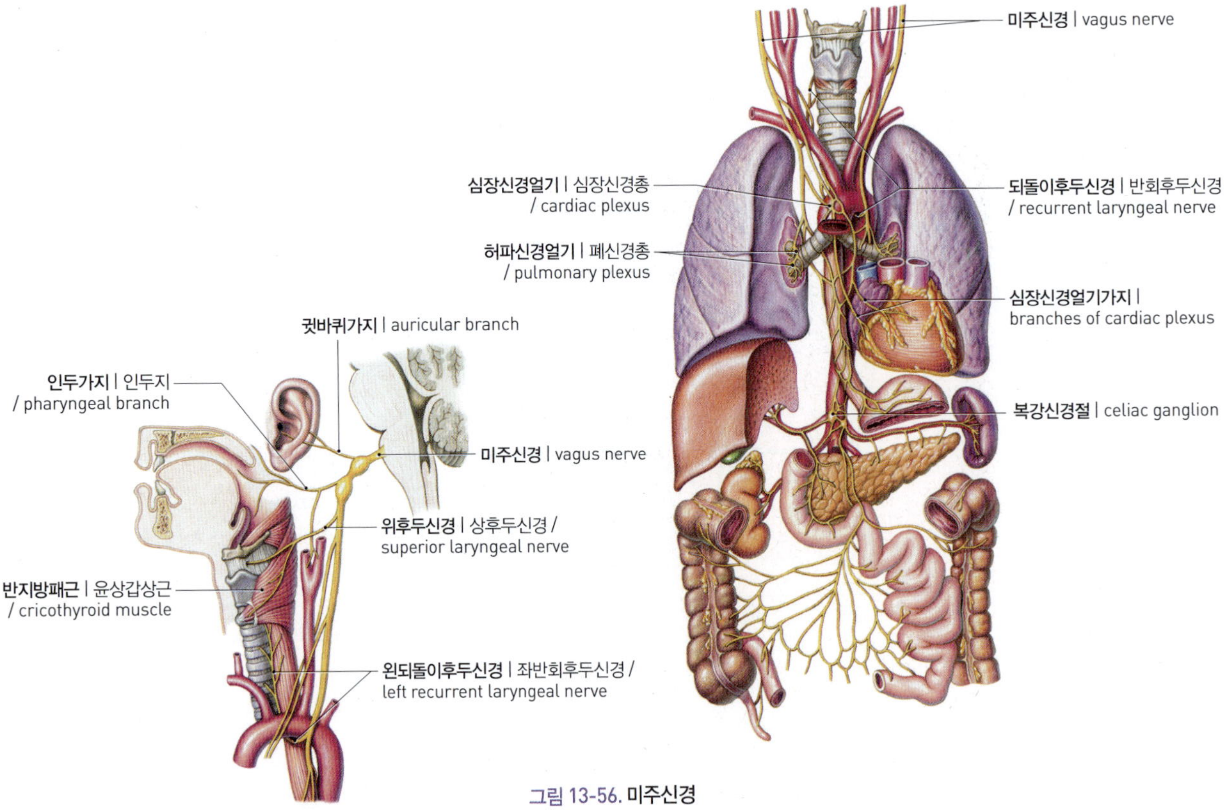

그림 13-56. 미주신경

9) 더부신경[XI] (그림 13-57)

더부신경[XI] 부신경/accessory nerve 은 목정맥구멍에서 목부위의 인두곁공간으로 나온다. 몸운동섬유로 이루어져 있으며 **목빗근**과 **등세모근**에 분포한다.

10) 혀밑신경[XII] (그림 13-58)

혀밑신경[XII] 설하신경/hypoglossal nerve 은 혀밑신경관에서 목부위의 인두곁공간으로 나온다. 몸운동섬유로 이루어져 있으며 입천장혀근을 제외한 **목뿔혀근, 턱끝혀근, 붓혀근** 및 모든 **혀근육**에 분포한다. 이 신경에 마비가 오면 혀의 운동에 장애가 발생해서 말할 수 없게 된다.

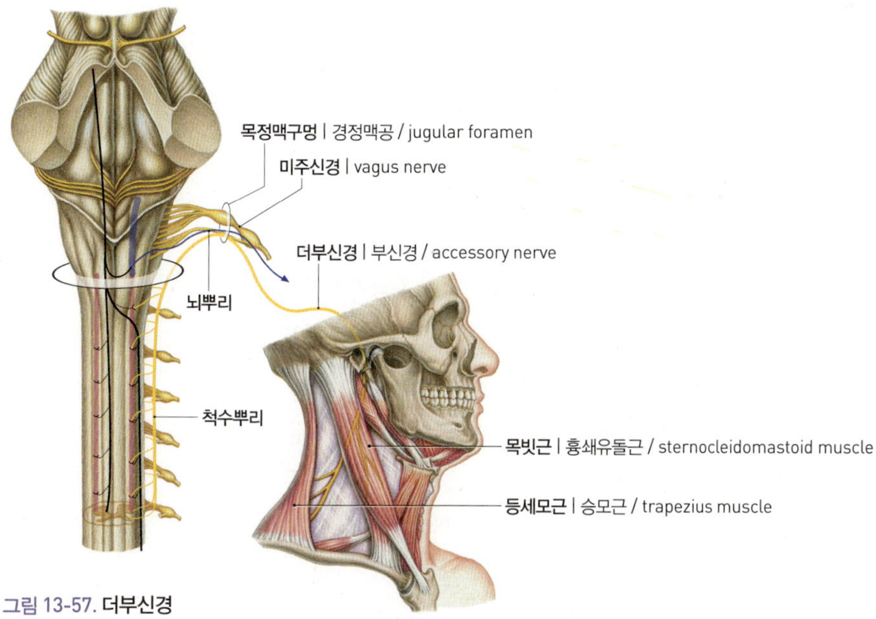

그림 13-57. 더부신경

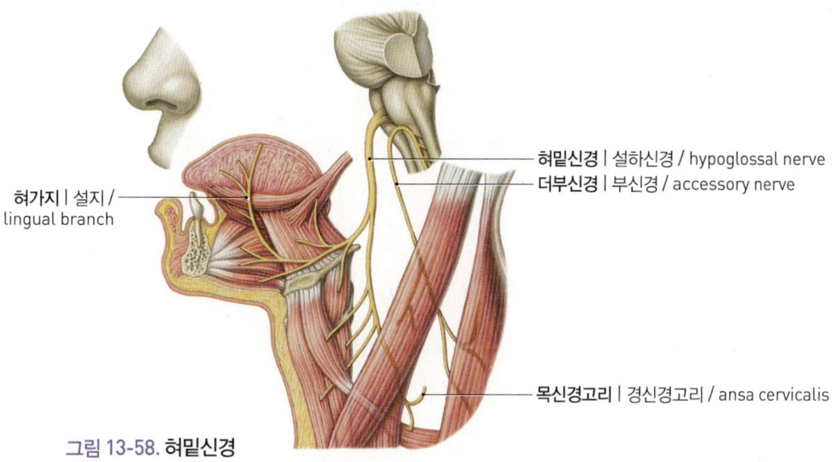

그림 13-58. 혀밑신경

척수신경

척수신경 spinal nerve 은 척추뼈 사이에서 나오는 말초신경이며 31쌍이 있다. 들어가고 나오는 높이에 따라 5그룹으로 나뉜다.

- **목신경** 경신경/cervical nerve (C1~8)
- **가슴신경** 흉신경/thoracic nerve (T1~12)
- **허리신경** 요신경/lumbar nerve (L1~5)
- **엉치신경** 천골신경/sacral nerve (S1~5)
- **꼬리신경** 미골신경/coccygeal nerve (Co)

척수신경은 척수에서 연속적으로 만들어지기 때문에 인접한 척수신경의 분포가지와 성질이 유사하며 분포하는 영역이 조금씩 겹치는 경우도 있다.

1. 척수신경의 구성 (그림 13-59, 표 13-6)

척수신경은 척수의 앞쪽과 뒤쪽으로 나뉘어서 만들어진다.

앞쪽에서 나오는 앞잔뿌리와 뒤쪽으로 이어지는 뒤잔뿌리가 여러 개가 모여서 좌우의 앞뿌리와 뒤뿌리가 된다.

앞뿌리 전근/anterior root 는 운동신경섬유만을 포함하며 운동신경세포의 세포체는 척수의 앞뿔에 있다.

뒤뿌리 후근/posterior root 는 감각신경섬유만을 포함하며 감각신경세포의 세포체는 뒤뿔로 이어지는 **척수신경절** spinal ganglion; dorsal root ganglion 에 있다. 앞뿌리와 뒤뿌리는 척수사이구멍 안이나 바로 앞에서 합쳐져 하나의 척수신경이 된다. 하나의 척수신경은 척수사이구멍을 나온 직후에 2개로 나뉘어져서 앞가지와 뒤가지가 된다.

뒤가지 후지/posterior ramus 는 척주와 주위의 내인성등근육과 피부에만 분포한다.

앞가지 전지/anterior ramus 는 몸통의 남은 부분과 팔다리에 분포하며, 또한 자율신경의 신경절이전섬유을 포함하고 있다. 이 때문에 앞가지는 대체로 매우 굵고 뒤가지는 매우 가늘다[예외적으로 둘째목신경(C2)의 뒤가지는 굵다](그림 13-60).

척수신경의 앞가지는 대부분의 경우 나란히 있는 2개 이상의 것이 합쳐지거나 갈라지면서 **신경얼기** 신경총/nerve plexus 를 형성하고, 그곳에서 갈라져 나온 가지가 분포영역에 도달한다. 척수신경의 앞가지는 **목신경얼기** 경신경총/cervical plexus, **팔신경얼기** 완신경총/brachial plexus, **허리신경얼기** 요신경총/lumbar plexus, **엉치신경얼기** 천골신경총/sacral plexus 라고 하는 4개의 주요 신경얼기를 형성한다. 이 외에 빈약한 꼬리신경얼기가 있다.

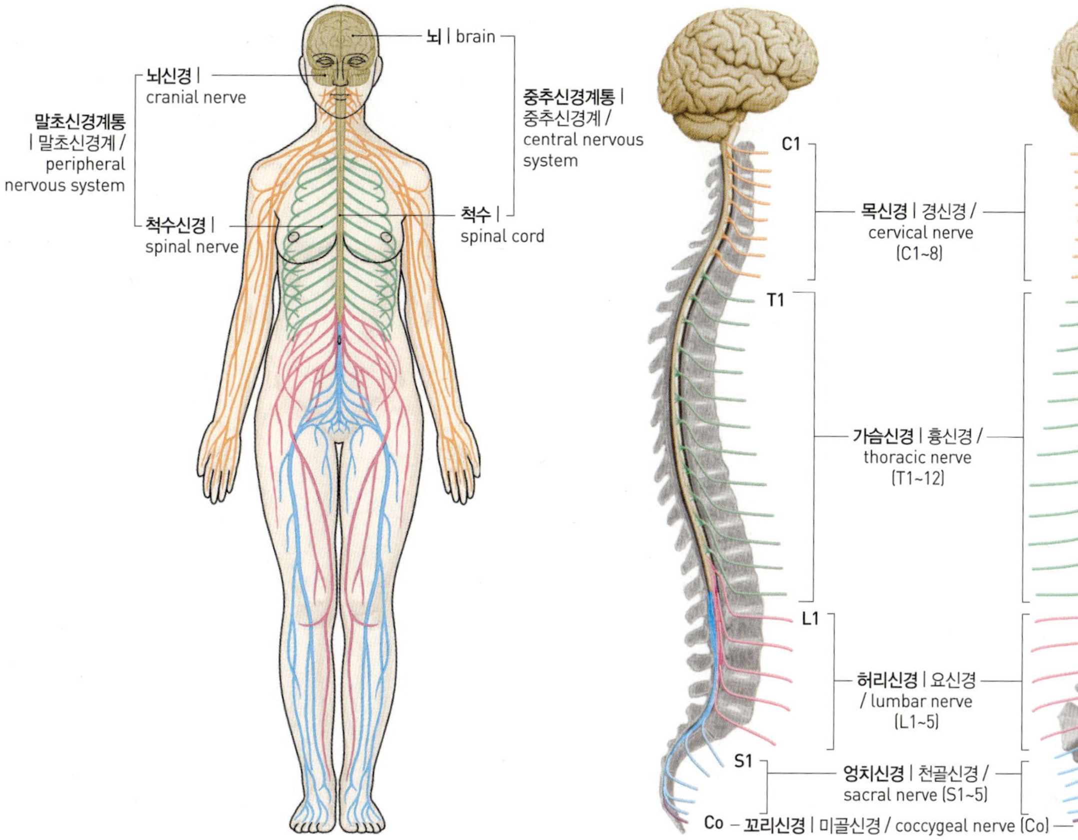

그림 13-59. 척수신경

척수신경의 분포는 규칙적이며 피부에 분포하는 감각신경은 신체의 각 부위에 명확한 지배영역을 나타낸다. 이와 같이 척수신경의 앞뒤가지들이 신체표면의 각 부위를 지배하는 영역을 **피부분절** dermatome 이라고 한다(피부의 신경분포부위 참고).

표 13-6. 척수신경의 신경얼기와 분포영역

	신경얼기	분포영역
C1~4	목신경얼기	목부위의 근육과 피부
C5~T1	팔신경얼기	팔의 근육과 피부
T1~12	(갈비사이신경과 갈비밑신경)	신경얼기를 만들지 않음 가슴배벽의 근육과 피부
T12~L4	허리신경얼기	넓적다리 앞쪽의 근육과 피부
L4~S3	엉치신경얼기	다리 대부분의 근육과 피부
S4~Co	꼬리신경얼기	꼬리뼈 주변의 피부

C: 목(cervical), T: 가슴(thoracic), L: 허리(lumbar), S: 엉치(sacral), Co: 꼬리(coccygeal)

피부의 신경분포부위

한 개의 척수신경 뒤뿌리에 포함된 신경섬유가 분포되어 있는 피부영역을 **피부분절**(dermatome)이라고 한다. 피부분절에 관한 지식은 임상적으로 중요하다. 예를 들면, **추간판탈출**(disc herniation)로 특정 높이의 척수신경이 장애를 받으면 대응하는 피부분절의 감각이 사라지게 된다. 피부의 감각소실영역의 부위로부터 장애를 받은 척수신경의 높이를 추정할 수 있다. 또한 **대상포진**(herpes zoster)은 바이러스에 노출된 척수신경얼기에 대응하는 피부분절에 발진이 발생한다. 젖꼭지의 높이가 T4, 배꼽의 높이가 T10, 고샅인대와 두덩결합의 바로 위쪽이 L1에 해당한다.

한 개의 피부신경가지는 특정 피부영역에 분포하고 있다. 피부신경의 분포영역에 관한 지식도 임상적으로 유용하다. 피부의 감각소실영역의 부위로부터 장애를 받은 말초신경의 종류와 위치를 추정할 수 있다.

● 피부의 감각신경

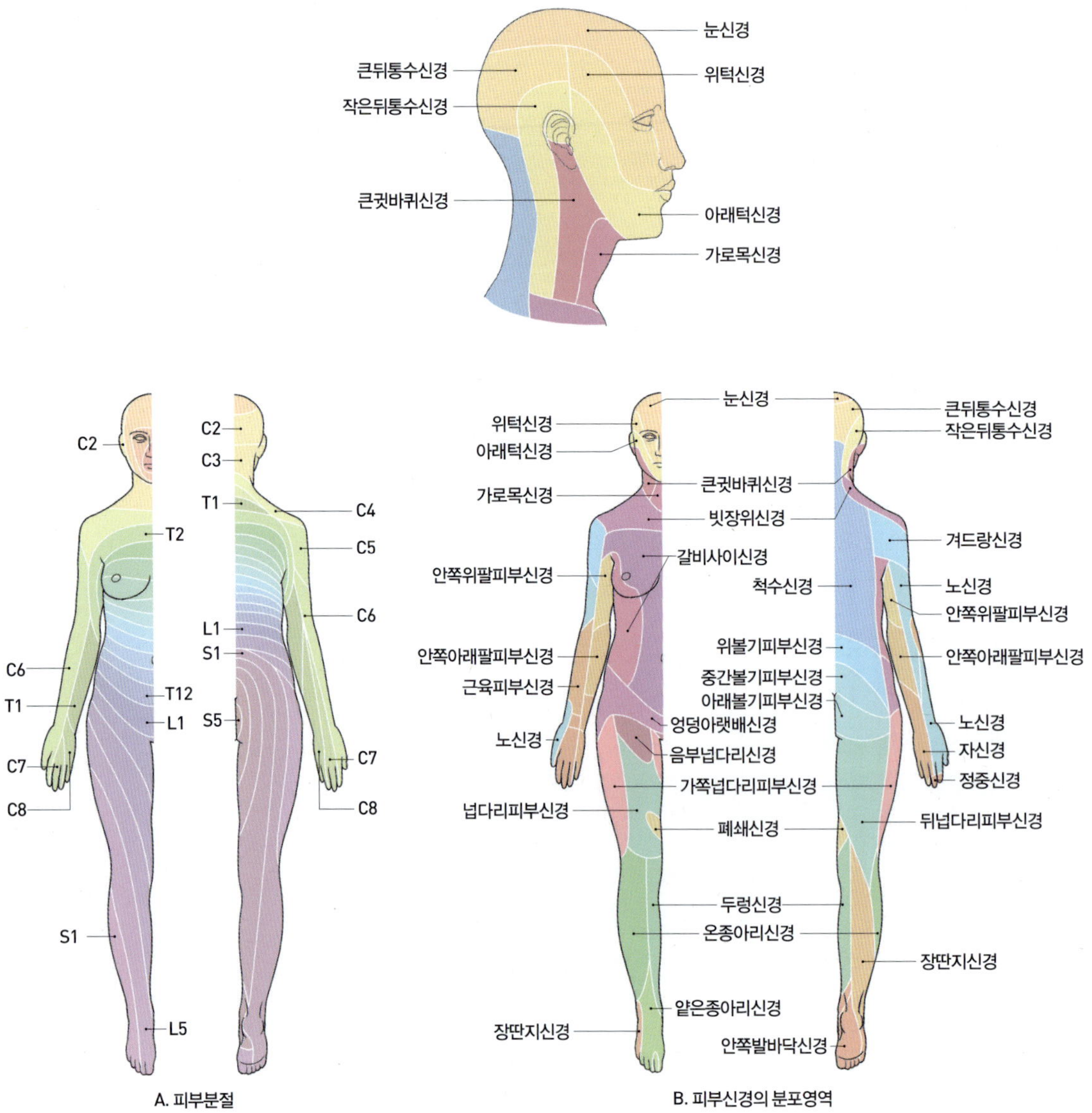

A. 피부분절

B. 피부신경의 분포영역

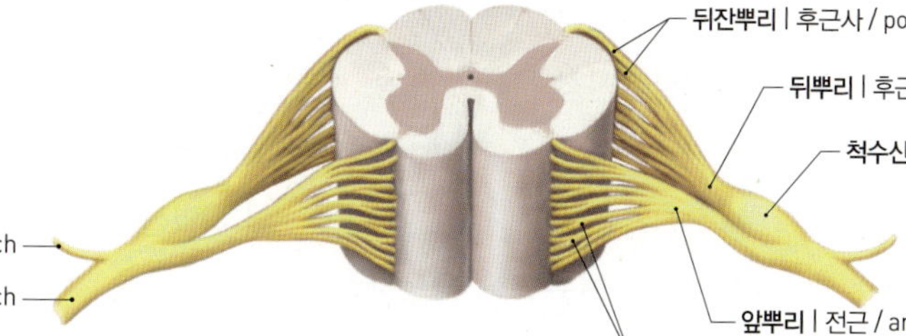

그림 13-60. **척수신경의 잔뿌리와 뿌리**

● **운동신경과 감각신경의 경로** [그림 13-61]

척수신경의 앞뿌리와 뒤뿌리는 역할이 전혀 다르다. 앞뿌리는 운동신경섬유만을 포함하고 뒤뿌리는 감각신경섬유만을 포함한다. 이러한 소견은 **벨-마겐디법칙** Bell-Magendie law 이라고 한다.

운동신경세포 motor neuron 의 세포체는 척수의 회색질 앞뿔에 있으며 그 축삭은 앞뿌리를 통해 뼈대근육에 도달해서 신경근육접합부를 만든다.

감각신경세포 sensory neuron 의 세포체는 척수신경절에 있으며 그 축삭은 피부 등 몸통벽의 감각장치에서 척수의 뒤뿔까지 도달한다.

2. 목신경얼기

목에 분포하는 신경은 목신경얼기의 가지와 뇌신경의 일부이다.

목신경얼기 경신경총/cervical plexus 는 C1~4의 앞가지로 구성되며 목근막의 척주앞층에 둘러싸여서 목갈비근 속에서 형성된다. 목신경얼기에서는 근육가지(깊은가지)와 피부가지(얕은가지)가 나온다.

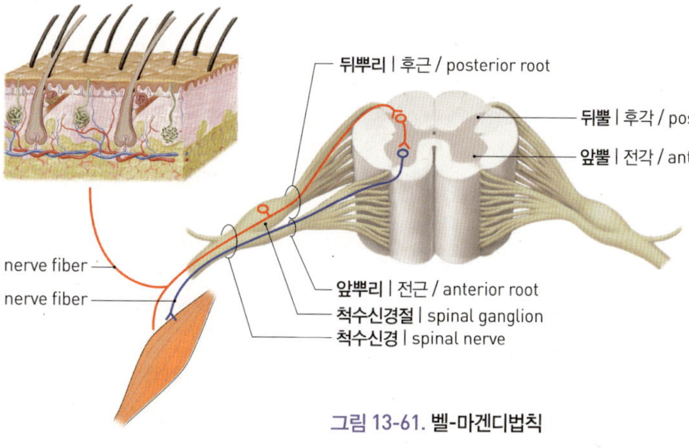

그림 13-61. **벨-마겐디법칙**

1) 근육가지(그림 13-62)

- **가로막신경** 횡격신경/phrenic nerve 은 C3~5의 앞가지에서 시작하며 앞목갈비근 앞에서 가슴우리 안을 지나 내려가서 가로막에 분포한다.
- **목신경고리** 경신경고리/ansa cervicalis 와 **혀밑신경** 설하신경/hypoglossal nerve 을 거치는 가지는 목뿔아래근육에 분포한다.

2) 피부가지(그림 13-63)

4개가 목빗근 뒤모서리에서 뒤목삼각에 나타난다.

- **빗장위신경** 쇄골상신경/supraclavicular nerve 은 가슴부위 위부분의 피부에 분포한다.
- **가로목신경** 경횡신경/transverse cervical nerve 은 앞목부위와 관자부위의 피부에 분포한다.

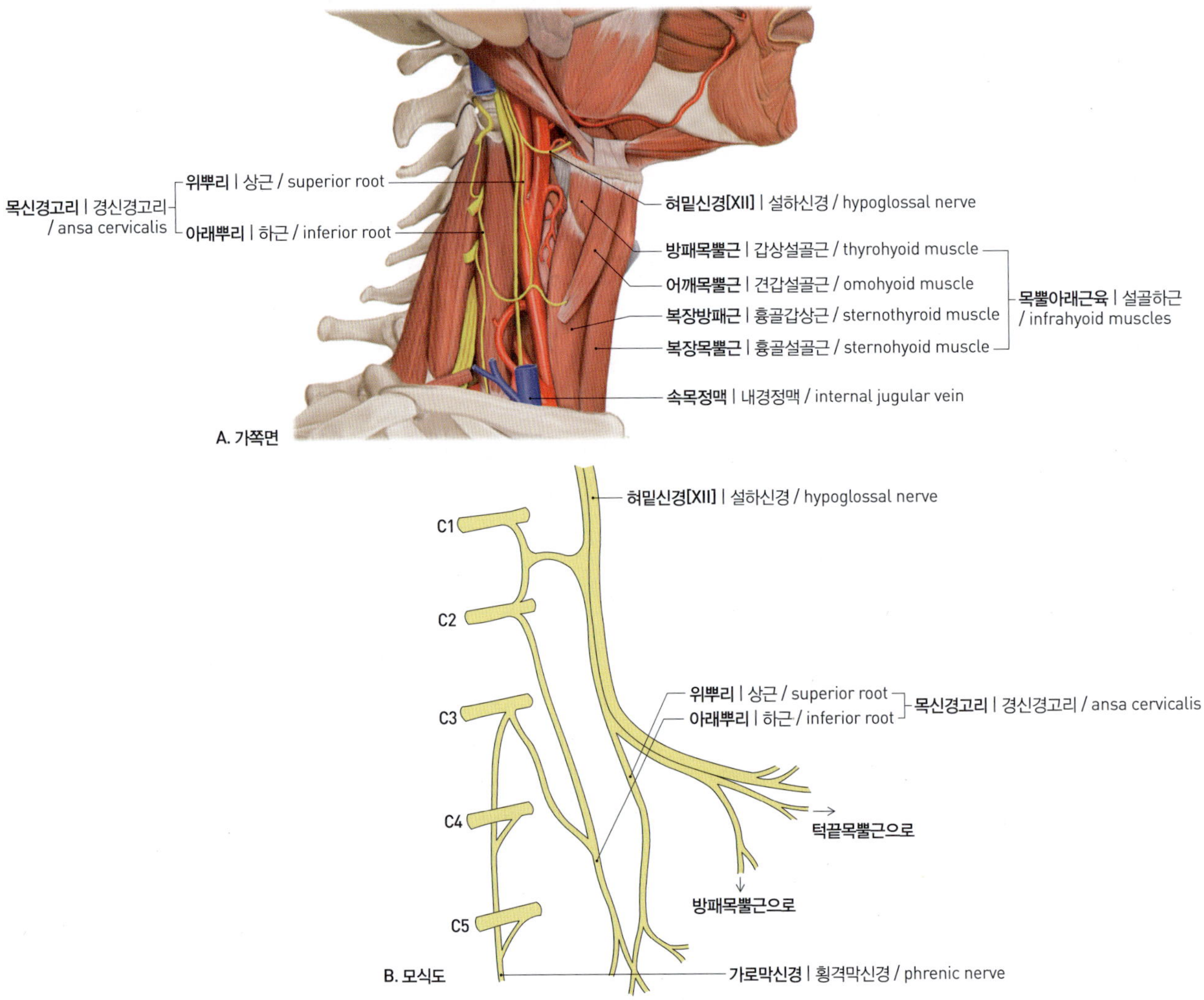

그림 13-62. 목신경고리

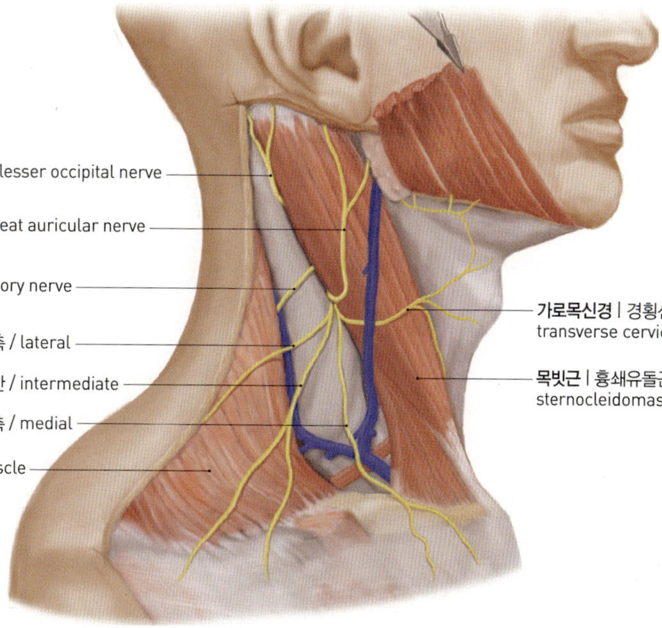

그림 13-63. 목신경얼기의 피부가지와 더부신경

- **큰귓바퀴신경** 대이개신경/great auricular nerve 은 귀밑샘부분과 꼭지돌기 부근의 피부에 분포한다.
- **작은뒤통수신경** 소후두신경/lesser occipital nerve 은 귀 뒤쪽 피부에 분포한다.

3. 팔신경얼기 (그림 13-64)

팔신경얼기 완신경총/brachial plexus 의 시작이 되는 5개의 **뿌리** root 는 다섯째~여덟째목신경(C5~8)과 첫째가슴신경(T1)의 앞가지이며 빗장밑동맥과 함께 앞목갈비근과 중간목갈비근 사이(목갈비근 틈새)에서 나타난다. 각 뿌리는 교감신경줄기의 중간목신경절, 목가슴신경절과 회색교통가지에서 연결되며 교감신경의 신경절이후섬유를 받는다. 뿌리가 합쳐져 3개의 신경줄기를 이룬다.

1) 신경줄기

신경줄기 신경간/nerve trunk 는 위, 중간, 아래의 3개 부분으로 이루어져 있다. **위줄기** 상신경간/superior trunk 는 다섯째, 여섯째목신경(C5, 6) 신경뿌리가 합쳐져서, **중간줄기** 중신경간/middle trunk 는 일곱째목신경(C7)뿌리가 계속되어, **아래줄기** 하신경간/inferior trunk 는 여덟째목신경(C8)과 첫째가슴신경(T1) 신경뿌리가 합쳐져서 이루어진다. 각 신경줄기는 앞과 뒤부분(**가지** division)으로 나뉘며 이것들이 합쳐져 3개의 신경다발을 이룬다.

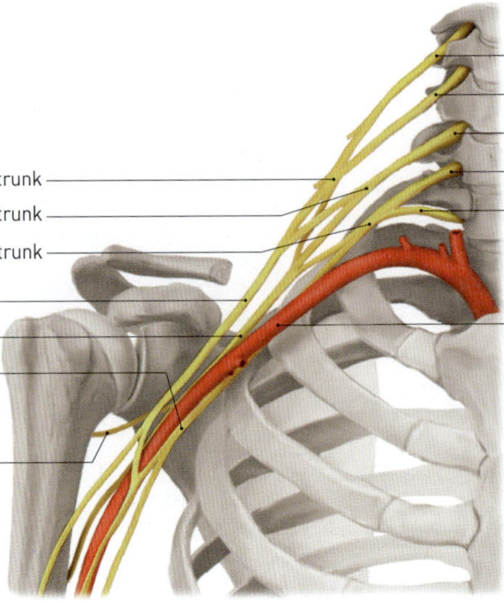

A. 위치와 모양

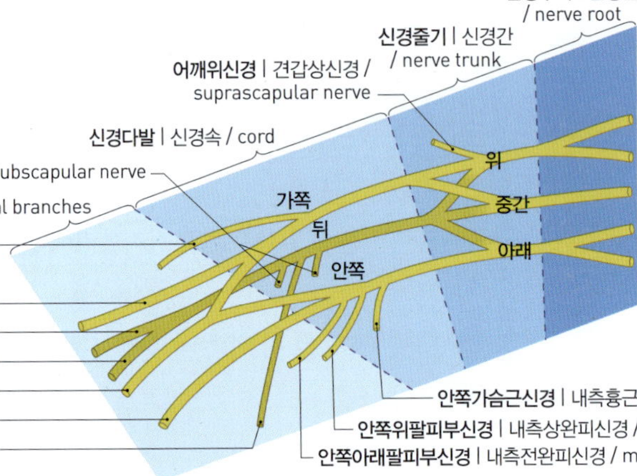

B. 구성

그림 13-64. 팔신경얼기

2) 신경다발

신경다발 신경속/cord 은 가쪽, 안쪽, 뒤의 3개 부분으로 이루어져 있다. **가쪽다발** 외측신경속/lateral cord 은 위, 중간줄기의 앞부분(C5~7)이 합쳐져서, **안쪽다발** 내측신경속/medial cord 은 아래줄기의 앞부분(C8, T1)에서 발생한다. 또한 **뒤다발** 후신경속/posterior cord 은 위, 중간, 아래줄기의 뒤부분(C5~T1)이 합쳐져 형성된다. 3개의 신경다발 사이를 겨드랑동맥의 둘째부분이 통과해서 빠져나간다. 신경다발은 재편성되어 5개의 종말가지가 된다.

빗장아래부분에서 가쪽다발과 안쪽다발은 각각 2개로 나뉘어서 **근육피부신경**(가쪽다발에서), **정중신경**(가쪽 · 안쪽다발에서), **자신경**(안쪽다발에서)으로 재편성된다. 뒤다발은 **겨드랑신경**과 **노신경**으로 나뉜다.

근육피부신경 근피신경/musculocutaneous nerve (C5~7) | 가쪽다발의 종말가지에서 부리위팔근을 관통해 겨드랑에서 나오며, 위팔두갈래근과 위팔근 사이에서 아래쪽으로 내려가 가쪽아래팔피부신경이 된다. 위팔굽힘쪽(앞구역)의 근육에 분포한다(그림 13-65A, 표 13-7).

정중신경 median nerve (C6~T1) | 가쪽 · 안쪽다발에서 나온 2개의 뿌리가 겨드랑동맥의 가쪽에서 합쳐져서 만들어진다. 위팔에서는 겨드랑에서 원엎침근의 두 갈래 사이로 빠져나오고, 아래팔에서는 얕은손가락굽힘근의 얕은층에서 아래쪽으로 내려가며, 손목굴을 빠져나와 손바닥으로 들어가서 되돌이(엄지두덩)가지와 손가락가지를 내보낸다(그림 13-65A, 표 13-7).

분포 | 아래팔에서는 굽힘쪽(앞구역)의 근육(자쪽손목굽힘근과 깊은손가락굽힘근의 자쪽부분을 제외)에 분포하고, 손바닥에서는 엄지두덩근육의 대부분(짧은엄지벌림근, 엄지맞섬근, 짧은엄지굽힘근 얕은갈래)과 첫째, 둘째벌레근에 분포하는 동시에 손바닥과 손가락의 노쪽 70%의 피부에 분포한다.

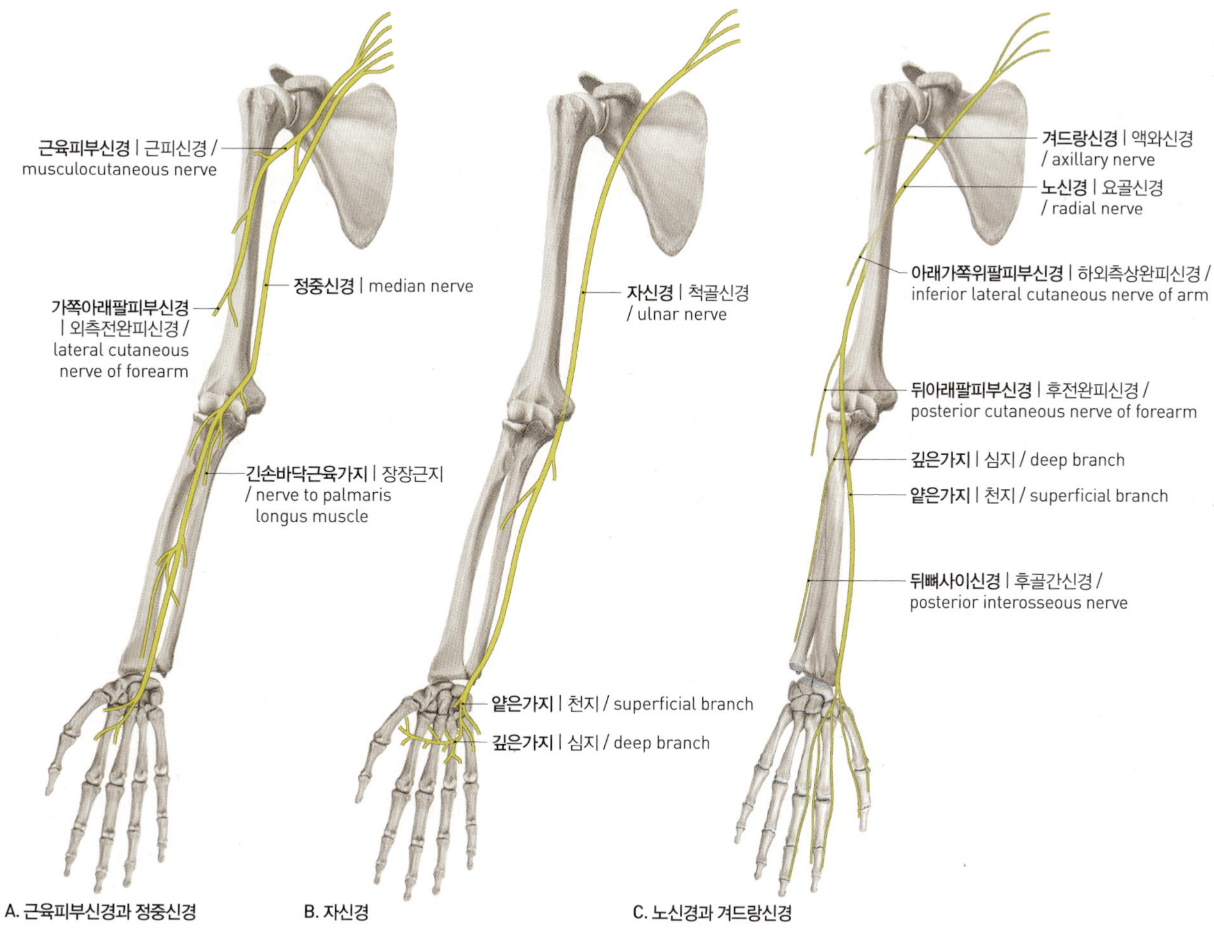

그림 13-65. 팔신경얼기와 종말가지

표 13-7. 팔신경얼기 빗장뼈 아래부분, 종말가지

신경	시작	척수분절	근육지배	피부분포
근육피부신경	가쪽다발	C5~7	위팔 굽힘쪽의 근육	아래팔 가쪽부분
정중신경	가쪽 · 안쪽다발	C6~T1	아래팔 굽힘쪽 근육의 대부분(자쪽손목굽힘근, 깊은손가락굽힘근 자쪽 부분 제외) 엄지두덩근육(짧은엄지벌림근, 엄지맞섬근, 짧은엄지굽힘근 얕은갈래) 첫째, 둘째벌레근	손바닥, 손가락의 노쪽 70%
자신경	안쪽다발	C8, T1	아래팔 굽힘쪽의 자쪽손목굽힘근, 깊은가지굽힘근자쪽부위 손바닥의 근육(새끼두덩근육, 바닥쪽뼈사이근, 등쪽뼈사이근, 셋째, 넷째벌레근, 엄지모음근, 짧은엄지굽힘근 깊은갈래)	손바닥, 손가락의 자쪽 30%, 손등의 자쪽
노신경	뒤다발	C6~T1	위팔, 아래팔 폄쪽의 근육	위팔가쪽 아래 · 뒤부분, 아래팔 뒤부분, 손등 노쪽
겨드랑신경		C5, 6	어깨세모근, 작은원근	위팔가쪽위부분

C: 목(cervical), T: 가슴(thoracic)

자신경 척골신경/ulnar nerve (C8, T1) | 안쪽다발의 종말가지이며 위팔의 안쪽에서 아래쪽으로 내려간다. 팔꿉에서는 위팔뼈 안쪽위관절융기 등쪽의 **자신경고랑** 척골신경구/groove for ulnar nerve 을 통해 아래팔의 자쪽에서 아래쪽으로 내려가면서 손에 피부가지(손등가지, 손바닥가지)를 내보낸다. 손목에서는 굽힘근지지띠의 얕은층에서 바닥쪽손목인대로 덮여 있는 **자신경굴** 척골신경관/ulnar canal (**기용굴** Guyon's canal)을 통과해서 손바닥으로 들어가고 얕은가지와 깊은가지로 나뉜다(그림 13-65B, 표 13-7).

분포 | 아래팔에서는 굽힘쪽(앞구역) 근육의 일부(자쪽손목굽힘근과 깊은손가락굽힘근의 자쪽 부분)에 분포하며, 손바닥에서는 새끼두덩근육, 손허리뼈근육의 대부분(바닥쪽 · 등쪽뼈사이근, 셋째, 넷째벌레근), 엄지두덩근육의 일부(엄지모음근, 짧은엄지굽힘근 깊은갈래)에 분포한다. 손바닥과 손가락의 자쪽 30%, 손등 자쪽의 피부에 분포한다.

노신경 요골신경/radial nerve (C6~T1) | 뒤다발의 두꺼운 쪽의 종말가지이다. 위팔에서는 위팔뼈 뒤쪽의 노신경고랑에서 비스듬히 내려간 후, 팔오금의 가쪽부분으로 들어가며 얕은가지와 깊은가지로 나뉜다. 얕은가지는 노동맥과 함께 위팔노근을 따라 아래쪽으로 내려가고 아래팔 아래끝부분에서 피부밑으로 나와 손목 등쪽에 분포한다. 깊은가지는 뒤침근을 관통해서 뒤뼈사이신경이 되고 아래팔 폄쪽의 얕은층과 깊은층 사이에서 아래쪽으로 내려간다(그림 13-65C, 표 13-7).

분포 | 위팔에서는 위팔세갈래근에 아래팔에서는 폄쪽(뒤구역)의 근육에 분포한다. 노신경에서는 뒤위팔피부신경, 아래가쪽위팔피부신경, 뒤아래팔피부신경이 갈라져 나와 피부에 분포하며 얕은가지가 손등의 피부에 분포한다.

겨드랑신경 액와신경/axillary nerve (C5, 6) | 뒤다발의 가느다란 쪽의 종말가지에서 가쪽 겨드랑공간을 통해 뒤위팔휘돌이동맥과 함께 겨드랑에서 뒤쪽으로 나와 어깨세모근의 깊은층으로 들어간다(그림 13-65C, 표 13-7).

분포 | 어깨세모근과 작은원근에 분포한다. 위가쪽위팔피부신경이 갈라져 나와 피부에 분포한다.

노신경, 자신경, 정중신경마비

팔신경얼기의 종말가지 중에서 노신경, 자신경, 정중신경은 손가락끝까지 긴 경로로 뻗어있기 때문에 관절 근처에서 뼈에 의해 압박을 받거나 골절 등의 외상으로 손상을 받아 운동마비나 감각장애를 일으키는 경우가 적지 않다.

노신경마비

노신경마비(radial nerve palsy)를 일으키는 부위는 3곳이 있다.

1) **겨드랑:** 지팡이에 의한 압박 등으로 노신경이 장애를 받는 경우가 있다. 위팔과 아래팔의 폄근이 모두 마비되며 노신경이 분포되어 있는 피부의 감각도 소실된다. 손목과 손허리손가락관절의 폄운동이 불가능해지고 굽힘근의 긴장과 중력 때문에 손목이 약간 구부러진 상태로 이완되는 **손목처짐**(wristdrop)이라고 불리는 상태가 된다.
2) **위팔뼈 뒤쪽의 노신경고랑:** 수면 중의 압박, 위팔뼈의 골절, 위팔의 부주의한 주사가 장애의 원인이 된다. 위팔세갈래근의 안쪽갈래와 아래팔의 폄근이 마비되지만, 위팔세갈래근의 긴갈래와 가쪽갈래는 마비되지 않기 때문에 팔의 폄운동은 가능하다.
3) **손뒤침근 위모서리:** 노신경의 깊은가지가 손뒤침근을 통과해서 빠져나와 노신경 깊은가지의 연장선에 있는 뒤뼈사이신경이 손상을 받게 된다. 아래팔의 폄근은 마비되지만 피부의 감각상실은 일어나지 않는다.

위팔뼈 뼈몸통의 골절은 위팔뼈 뒤쪽에서 노신경의 손상을 일으킬 수 있으며, 몬테기아골절(자뼈 뼈몸통 골절 + 노뼈머리의 탈구)은 손뒤침근 위모서리 부근에서 노신경 깊은가지의 손상을 일으키기도 한다.

자신경마비

자신경마비(ulnar nerve palsy)는 손상부위에 따라 2가지 형태가 있다.

1) **자신경굴증후군 등의 저위마비:** 손목 높이에서 굽힘근지지띠 얕은층의 **자신경굴**(기용굴/Guyon's canal)이 손상을 받는 것이다. 손의 안쪽 근육(손허리뼈근육, 새끼두덩근육, 엄지모음근)이 마비되며 또한 이러한 근육이 위축되어 **갈퀴손**(clawhand) (손허리손가락관절의 과도한 폄과 몸쪽손가락뼈사이관절의 굽힘)이 나타난다.
2) **팔꿉굴증후군 등의 고위마비:** 팔꿉 높이에서 위팔뼈 안쪽위관절융기 뒤쪽의 자신경고랑 또는 그보다 높은 위치에서 자신경이 손상을 받는 것이다. 저위마비의 증상에 더해서 넷째, 다섯째손가락에 굽힘장애(깊은손가락굽힘근 자쪽부위의 마비로 인한)와 손의 노쪽 변위(자쪽손목굽힘근의 마비로 인한)가 더해진다.

정중신경마비

정중신경마비(median nerve palsy)의 대부분은 손목의 손목굴 속에서 일어난 염증으로 인해 정중신경이 압박과 손상을 받아 일어나는것으로 **손목굴증후군**(carpal tunnel syndrome)이라고 한다. 엄지두덩근육(엄지모음근을 제외한)의 마비와 위축이 일어나 엄지손가락을 대립시킬 수 없게 되어 손으로 물건을 집는 것이 어려워진다. 이러한 손의 변형을 **원숭이손**(ape hand)이라고 한다. 또한 노쪽 손가락의 감각장애도 일어나게 된다.

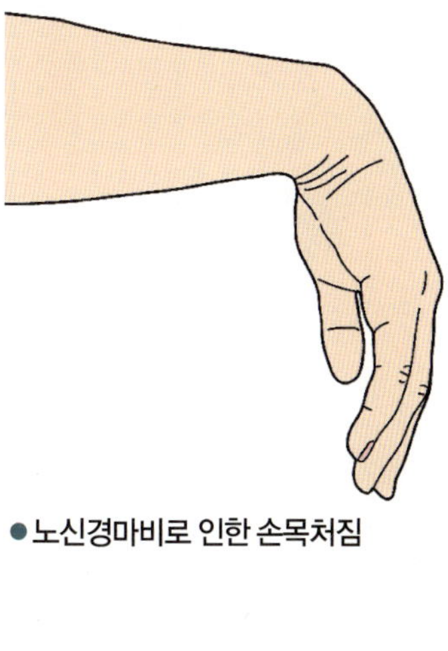

● 노신경마비로 인한 손목처짐

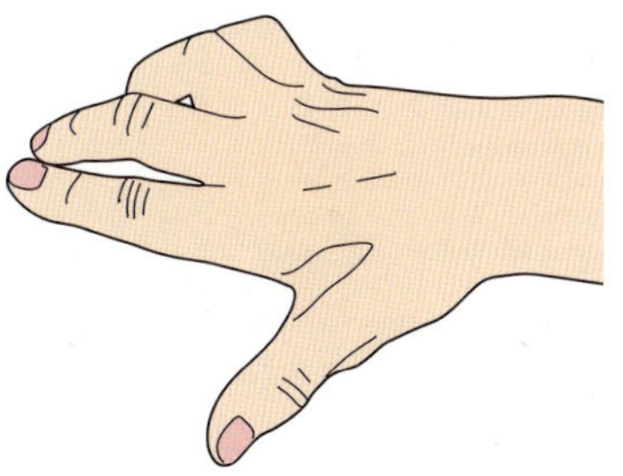

● 자신경마비로 인한 갈퀴손

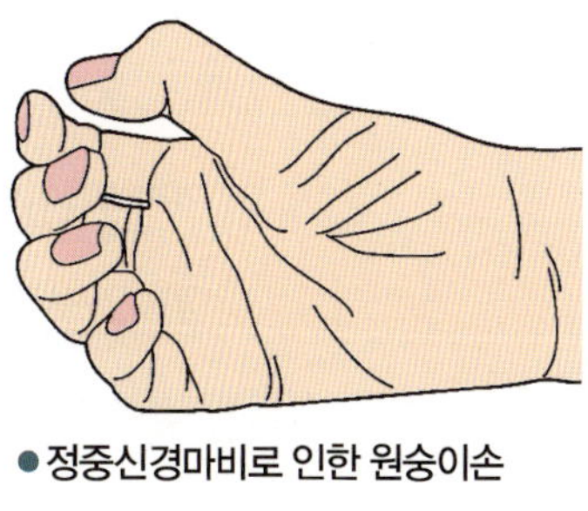

● 정중신경마비로 인한 원숭이손

4. 가슴벽의 신경 [그림 13-66]

12쌍의 가슴신경이 가슴벽에 분포한다. 가슴신경은 척추뼈사이구멍으로 나오자마자 **뒤가지** 후지/posterior ramus 가 나와 등쪽으로 가고, 나머지는 **갈비사이신경** 늑간신경/intercostal nerve (열두째는 **갈비밑신경** 늑하신경/subcostal nerve)이 되어 갈비뼈의 아래모서리를 따라 뒤갈비사이동맥, 뒤갈비사이정맥과 함께 앞쪽으로 뻗어나간다. 갈비사이신경에서 갈라져 나온 곁가지는 한 칸 아래의 갈비뼈 위모서리를 따라 달린다. 또한 갈비사이신경은 갈비사이근, 갈비밑근, 가슴가로근, 갈비올림근, 뒤위톱니근에 분포하는 근육가지를 내보낸다. 갈비사이신경에서는 다음과 같은 전형적인 가지가 갈라져 나온다.

교통가지 교통지/rami communicantes | 각 갈비사이신경이 시작되는 부위와 같은쪽의 교감신경줄기를 연결하며 백색교통가지와 회색교통가지의 2가지 종류가 있다. 백색교통가지는 교감신경절로 향하는 신경절이전섬유를 포함하고 회색교통가지는 교감신경절에서 나오는 신경절이후섬유를 포함한다.

가쪽피부가지 외측피지/lateral cutaneous branch | 중간겨드랑선 부근에서 갈라져 나와 갈비사이근을 통과한 후 피부밑조직으로 들어간다. 이후 앞가지와 뒤가지로 갈라져서 가쪽가슴부위와 배벽의 피부에 분포한다.

앞피부가지 전피지/anterior cutaneous branch | 복장뼈 바로 옆에서 갈비사이공간의 막과 근육을 통과해 피부밑조직으로 들어간다. 이후 안쪽가지와 가쪽가지로 갈라져서 가슴부위와 배부위 앞부분의 피부에 분포한다.

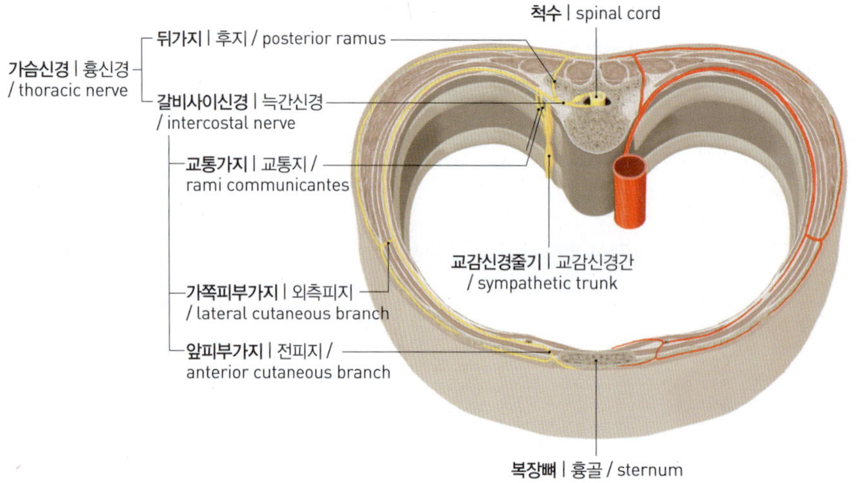

그림 13-66. 갈비사이공간의 동맥과 신경

5. 허리신경얼기 (그림 13-67, 표 13-8)

허리신경얼기 요신경총/lumbar plexus 는 허리뼈의 가로돌기에서 시작되는 큰허리근 속에서 만들어진다. L1~4의 앞가지는 가로돌기 앞쪽에서 큰허리근으로 들어가고 앞 · 뒤 부분의 가지로 나뉘어 신경얼기를 만든다. 이 때문에 허리신경얼기의 가지는 앞쪽과 뒤쪽 성분으로 나뉘지만 그 구별은 팔신경얼기 정도로 명확하지는 않다. 허리신경얼기의 가지는 다음의 3부위에서 나온다.

1) 큰허리근의 가쪽모서리에서: 엉덩아랫배신경, 엉덩고샅신경, 가쪽넙다리피부신경, 넙다리신경
2) 큰허리근의 앞쪽에서: 음부넙다리신경
3) 큰허리근의 안쪽모서리에서: 폐쇄신경

- **엉덩아랫배신경** 장골하복신경/iliohypogastric nerve (L1 앞가지, 앞쪽 성분)은 큰허리근의 가쪽모서리에서 나와 콩팥 뒤쪽에서 허리네모근의 앞쪽을 가로지르고 배가로근과 배속빗근 사이의 층으로 들어가 앞아래쪽으로 뻗어나간다.

  분포 | 배가로근과 배속빗근으로 가지를 뻗는다. 이 외에 **가쪽가지** 외측피지/lateral cutaneous branch 가 엉덩뼈능선 바로 위에서 피부밑으로 나와 엉덩부위의 피부에 분포한다. **앞쪽가지** 전피지/

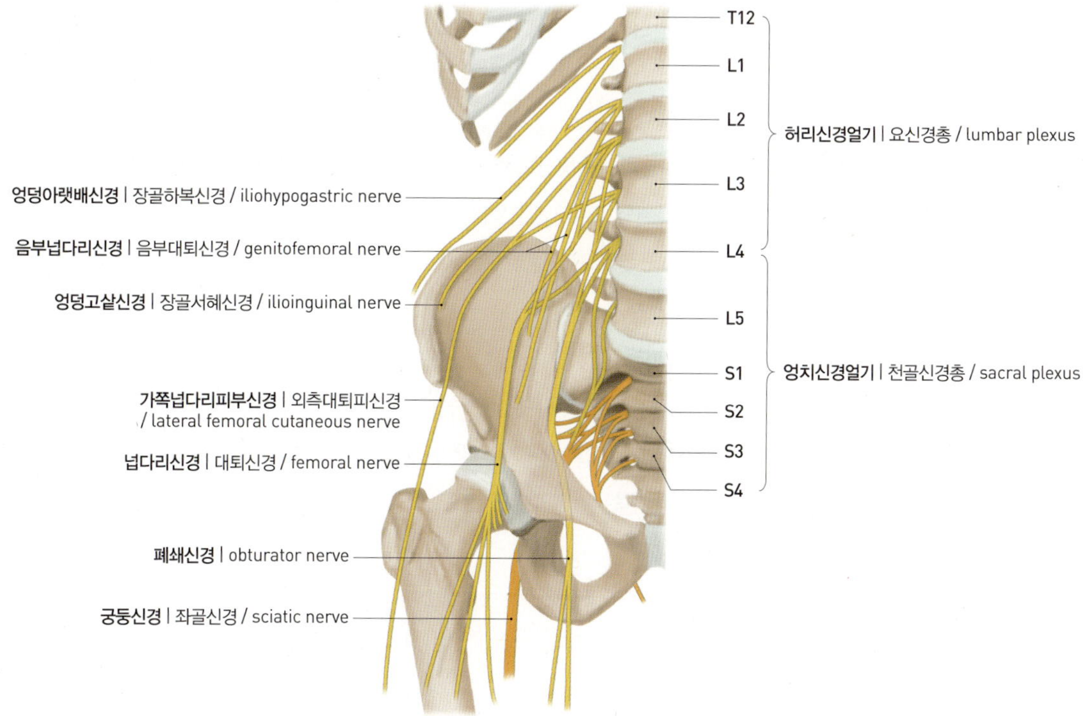

그림 13-67. 허리엉치신경얼기의 개요

표 13-8. 허리신경얼기의 신경

신경	시작	근육지배	피부분포
엉덩아랫배신경	허리신경얼기 L1 앞쪽	배가로근, 배속빗근	가쪽피부가지: 볼기부위의 피부 앞피부가지: 배부위의 피부
엉덩고샅신경	허리신경얼기 L1 앞쪽	배가로근, 배속빗근	넓적다리 위안쪽부위 남성: 음경바닥부분과 앞쪽, 여성: 불두덩과 대음순
음부넙다리신경	허리신경얼기 L1, 2 앞쪽	남성: 고환올림근	음부가지 남성: 음낭 위앞부분, 여성: 불두덩과 대음순 넙다리가지: 넙다리 위앞부분
가쪽넙다리피부신경	허리신경얼기 L2, 3 뒤쪽	-	넙다리 앞가쪽부분
넙다리신경	허리신경얼기 L2~4 뒤쪽	엉덩근, 두덩근, 넙다리네갈래근, 넙다리빗근	넙다리 앞쪽
폐쇄신경	허리신경얼기 L2~4 앞쪽	넙다리의 모음근육	넙다리 안쪽부분

L: 허리(lumbar)

anterior cutaneous branch 는 얕은고샅구멍 위쪽에서 배바깥빗근널힘줄을 관통해서 피부밑으로 나와 아래배부위의 피부에 분포한다.

- **엉덩고샅신경** 장골서혜신경/ilioinguinal nerve (L1 앞가지, 앞쪽 성분)은 큰허리근의 가쪽모서리에서 나오며 엉덩아랫배신경의 약간 아래쪽에서 함께 뻗어나간다. 엉덩뼈능선과 고샅인대를 따라 달리다 도중에 배가로근을 관통하고 배속빗근도 관통해서 고샅굴로 들어간다.

  분포 | 배가로근과 배속빗근으로 가지를 뻗는 것 외에 얕은고샅구멍에서 나온 끝가지가 넙다리 위안쪽부위의 피부, 음경 바닥부위와 음경 앞쪽의 피부(남성), 불두덩과 대음순의 피부(여성)에 분포되어 있다.

- **가쪽넙다리피부신경** 외측대퇴피신경/lateral femoral cutaneous nerve (L2, 3 앞가지, 뒤쪽 성분)은 큰허리근의 가쪽모서리에서 보이기 시작하며, 엉덩근 앞쪽을 가로질러 위앞엉덩뼈가시로 향한다. 고샅인대 가쪽끝부분의 깊은층을 통해 넙다리의 피부로 간다.

  분포 | 넙다리 가쪽부위의 피부에 분포한다.

- **넙다리신경** 대퇴신경/femoral nerve (L2~4 앞가지, 뒤쪽 성분)은 허리신경얼기에서 가장 큰 가지이다. 큰허리근 속에서 내려가 근육의 아래가쪽모서리에서 보이기 시작하며, 큰허리근의 가쪽모서리를 따라 엉덩근 앞쪽을 타고 내려간다. 고샅인대 뒤쪽에서 엉덩근 근막의 깊은층과 넙다리동맥의 가쪽을 통해 넙다리로 나오고 그 즉시 여러

개의 가지로 갈라진다(그림 13-68).

분포 | 앞피부가지는 넓적다리 앞쪽에 분포하며 근육가지는 넓적다리 앞쪽의 근육을 지배한다. 넙다리신경의 종말가지는 넙다리동맥 · 정맥과 함께 모음근굴으로 들어가고 도중에 넙다리빗근과 두덩정강근 사이를 통해 피부밑으로 나와서 두렁신경이 된다.

- **두렁신경** 복재신경/saphenous nerve 은 넙다리신경의 종말가지이다. 넙적다리 안쪽 아래 부분에서 피부밑으로 나오며 큰두렁정맥과 함께 넙적다리 안쪽에서 아래로 내려가 발의 안쪽면에 도달한다.

분포 | 무릎, 종아리, 발의 앞안쪽 피부에 분포한다.

- **음부넙다리신경** 음부대퇴신경/genitofemoral nerve (L1, 2 앞가지, 앞쪽 성분)은 큰허리근의 속에서 아래쪽으로 내려간다. 근육의 앞쪽을 뚫고 나와 근육 표면을 내려와서 요관 뒤쪽에서 음부가지와 넙다리가지로 갈라진다.

분포 | **음부가지** 음부지/genital branch 는 고샅굴을 통과해 빠져나온다. 남성인 경우 고환올림근을

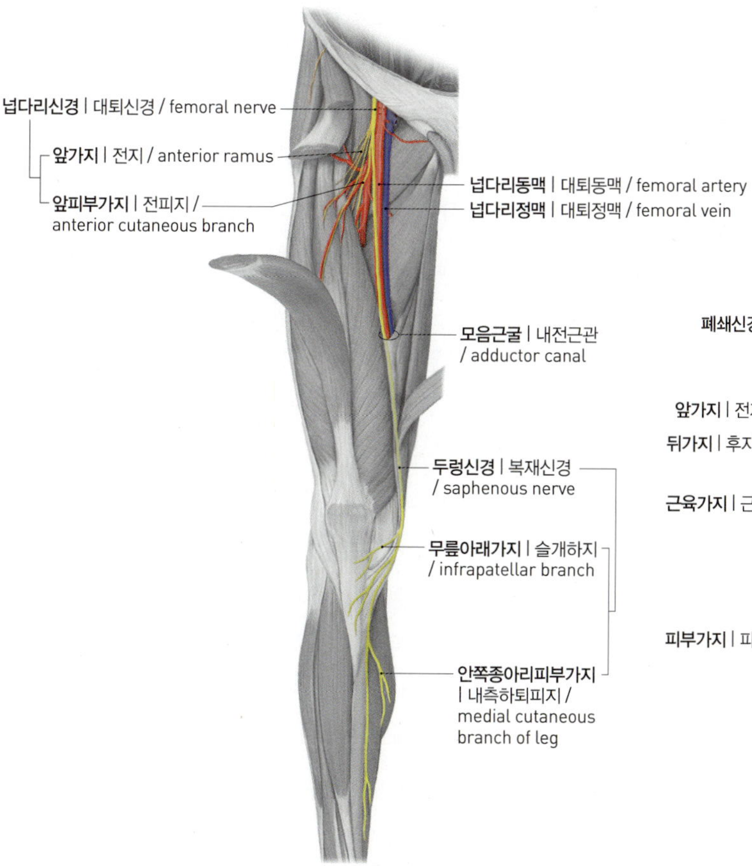

그림 13-68. 넙다리신경

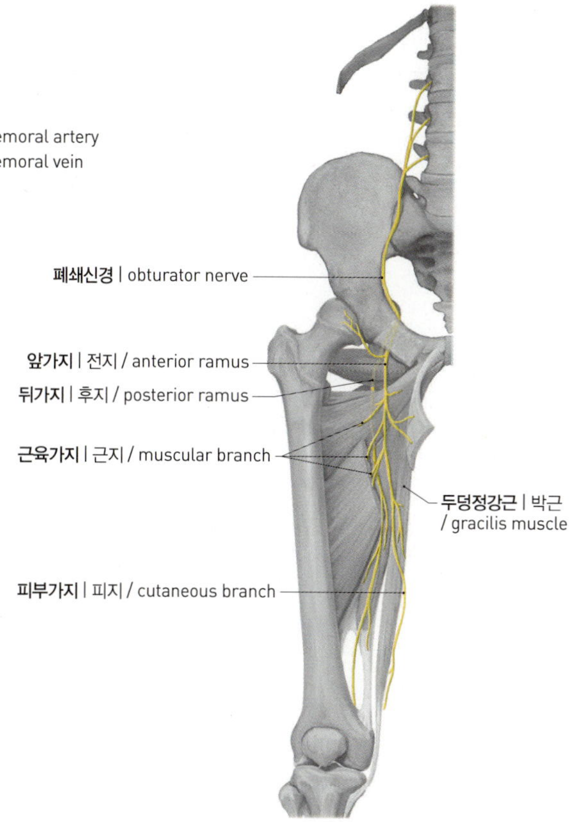

그림 13-69. 폐쇄신경

지배하며 음낭 위앞부분의 피부에 분포한다. 여성인 경우에는 자궁원인대와 함께 뻗어있으며 불두덩과 대음순의 피부에 분포한다. **넙다리가지** 대퇴지/femoral branch 는 피부가지는 넓적다리 안쪽 아래부분 2/3의 피부에 분포한다. 근육가지는 바깥폐쇄근과 모음근의 대부분을 차지하는 두덩정강근, 긴모음근, 짧은모음근, 큰모음근을 지배한다.

- **폐쇄신경** obturator nerve (L1, 2 앞가지, 앞쪽 성분)은 큰허리근의 속에서 아래쪽으로 내려가다 위골반문 근처에서 큰허리근 안쪽모서리로 빠져나온다. 온엉덩동맥 뒤쪽을 통해 골반안으로 들어가며 골반 가쪽벽을 따라 앞으로 돌아간다. 폐쇄구멍 앞·위쪽 끝에 만들어진 폐쇄관을 통해 속폐쇄근, 폐쇄막, 바깥폐쇄근을 관통해서 넙다리 안쪽부위로 나온다. 폐쇄신경은 폐쇄관 속에서 앞가지와 뒤가지로 나뉜다(그림 13-69).
  분포 | 넙다리 안쪽부분의 모음근육과 넙다리 안쪽부분의 피부 등에 분포한다.

6. 엉치신경얼기와 꼬리신경얼기 (그림 13-70, 표 13-9)

엉치신경얼기 천골신경총/sacral plexus 는 L4, 5의 앞가지와 S1~3의 앞가지에 의해 골반 가쪽벽의 궁둥구멍근 앞쪽의 속엉덩동맥·정맥과 요관 뒤쪽에서 형성된다. 엉치신경얼기의 가지는 앞뒤의 성분으로 구별된다.

엉치신경얼기의 가지에는 1) 큰궁둥구멍의 궁둥구멍근 위구멍을 통해 볼기부위로 나오는 것(위볼기신경), 2) 큰궁둥구멍의 궁둥구멍근 아래구멍을 통해 볼기부위로 나오는 것(아래볼기신경, 뒤넙다리피부신경, 궁둥신경, 음부신경), 3) 가쪽돌림근에 분포되는 것(속폐쇄근신경, 넙다리네모근신경, 궁둥구멍근신경)이 있다.

- **궁둥신경** 좌골신경/sciatic nerve 은 L4~S3의 앞가지에서 나오며, 몸에서 가장 큰 신경이다. 궁둥구멍근 앞쪽에서 형성되며, 큰궁둥구멍의 궁둥구멍근 아래구멍을 통해 볼기부위로 나와 넓적다리의 뒤쪽, 종아리와 발에 분포한다. 앞쪽의 성분(**정강신경**부분)과 뒤쪽의 성분(**온종아리신경**부분)을 포함하며 다리오금에서 갈라진다(그림 13-71).
- **정강신경** 경골신경/tibial nerve 은 장딴지의 근육에 분포하여 발목과 발가락의 굽힘에 대한 운동지배와 종아리의 아래 가쪽 및 발의 뒤가쪽 피부에 대한 감각지배를 한다.
- **온종아리신경** 총비골신경/common fibular nerve 은 종아리의 가쪽과 앞쪽으로 각각 얕은종아리신경과 깊은종아리신경으로 나누어져 종아리가쪽과 앞쪽의 근육에 분포하여 발목과 발가락의 운동지배와 발등의 피부에 대한 감각을 지배한다.
- **위볼기신경** 상둔신경/superior gluteal nerve 은 L4~S1 앞가지의 뒤쪽 성분에서 나오며, 큰궁둥구멍의 궁둥구멍근 위구멍을 통해 볼기부위로 나와 중간볼기근과 작은볼기근에 분포한다.

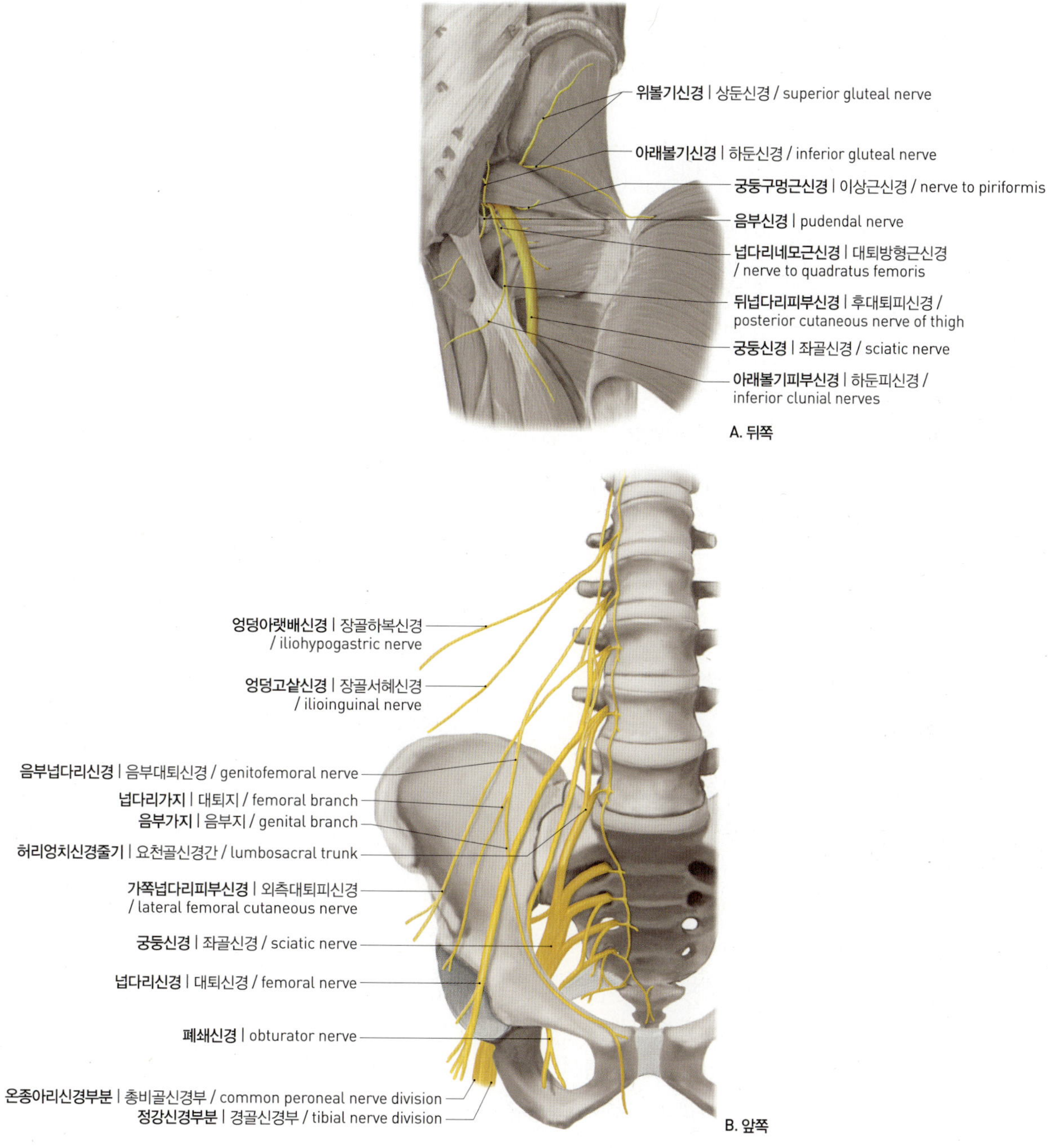

그림 13-70. 엉치신경얼기

- **아래볼기신경** 하둔신경/inferior gluteal nerve 은 L5~S2 앞가지의 뒤쪽 성분에서 나오며, 큰궁둥구멍의 궁둥구멍근 아래구멍을 통해 볼기부위로 나와 큰볼기근에 분포한다.
- **뒤넙다리피부신경** posterior cutaneous nerve of thigh 은 S1~3 앞가지의 앞쪽과 뒤쪽 성분에서 나오며, 큰궁둥구멍의 궁둥구멍근 아래구멍을 통해 골반 바깥으로 나와 넓적

표 13-9. 다리에 분포하는 엉치신경얼기의 가지

신경		유래	척수분절	근육지배	피부분포
위볼기신경		엉치신경얼기: 뒤부분	L4~S1	중간볼기근, 작은볼기근, 넙다리근막긴장근	-
아래볼기신경		엉치신경얼기: 뒤부분	L5~S2	큰볼기근	-
뒤넙다리피부신경		엉치신경얼기: 앞뒤부분	S1~3	-	넓적다리 뒤쪽, 볼기부위의 아래쪽 절반부분
속폐쇄근신경		엉치신경얼기: 앞부분	L5~S2	위쌍동근, 속폐쇄근	-
넙다리네모근신경		엉치신경얼기: 앞부분	L4~S1	아래쌍동근, 넙다리네모근	-
궁둥구멍근신경		엉치신경얼기: 뒤부분	S1, 2	궁둥구멍근	-
궁둥신경	정강신경부분	엉치신경얼기: 앞부분	L4~S3	모음근의 대부분, 큰모음근의 오금근부위	-
	온종아리신경부분	엉치신경얼기: 뒤부분	L4~S2	넙다리두갈래근 짧은갈래	-
정강신경		엉치신경얼기: 앞쪽, 궁둥신경	L4~S3	종아리의 굽힘근, 발바닥의 근육	발바닥
	안쪽종아리피부신경 / 장딴지신경			-	발목과 발등의 가쪽부분
온종아리신경 / 가쪽장딴지피부신경		엉치신경얼기: 뒤쪽, 궁둥신경	L4~S2	-	종아리의 가쪽과 뒤쪽의 위 2/3
	얕은종아리신경			종아리의 종아리근	발등
	깊은종아리신경			종아리의 폄근	첫째, 둘째발가락등부위
음부신경		엉치신경얼기: 앞부분	S2~4	망울해면체근, 궁둥해면체근	샅

L: 허리(lumbar), S: 엉치(sacral)

다리 뒤쪽 피부와 종아리 부위 피부에 분포된다.

- **속폐쇄근신경** 내폐쇄근신경/nerve to obturator internus (L5~S2 앞가지, 앞쪽 성분)은 위쌍동근과 속폐쇄근에 분포한다.
- **넙다리네모근신경** 대퇴방형근신경/nerve to quadratus femoris (L4~S1 앞가지, 앞쪽 성분)은 넙다리네모근과 아래쌍동근에 분포한다.
- **궁둥구멍근신경** 이상근신경/nerve to piriformis (S1, 2 앞가지, 뒤쪽 성분)은 궁둥구멍근에 분포한다.
- **음부신경** pudendal nerve 은 S2~4 앞가지의 앞쪽 성분에서 나오며 궁둥구멍근 아래부분 앞에서 형성된다. 큰궁둥구멍의 궁둥구멍근 아래구멍을 통해 일단 볼기부위로 나온 후 작은궁둥구멍을 통해 샅으로 들어가고, 궁둥뼈 안쪽면의 음부신경관 안에서 앞쪽으로 뻗어나간다. 3개의 주요 종말가지로 나뉘어서 샅의 뼈대근육과 피부에 분포한다.

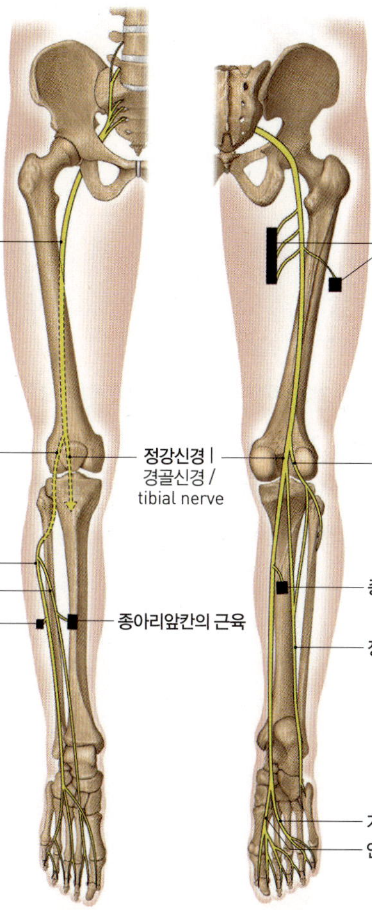

그림 13-71. 궁둥신경과 그 가지

- **꼬리신경얼기** 미골신경총/coccygeal plexus 는 S4, 5 앞가지에서 형성되는 매우 작은 신경얼기이며, 꼬리뼈 부근의 피부에 가지를 내보낸다.

자율신경계통

1. 자율신경의 구성 (그림 13-72, 표 13-10)

자율신경 autonomic nerve 은 내장과 혈관에 분포하는 신경이고, 무의식적이고 불수의적인 기능을 하며, 운동과 감각성분을 지니고 있다(직접 자기의 의지대로 조절할 수가 없어 자율신경이라고 부른다).

자율신경의 운동성분은 내장과 혈관의 민무늬근육, 심장과 샘에 작용하며 대칭적인 기능을 하는 2그룹으로 갈라져서 각각의 기능계통을 구성하고 있다.

교감신경계통 sympathetic nervous system (⟼)은 신체를 활동 상태로 만드는 기능을 한다.

부교감신경계통 parasympathetic nervous system (⟼)은 신체를 휴식 상태로 만드는 기능을 한다.

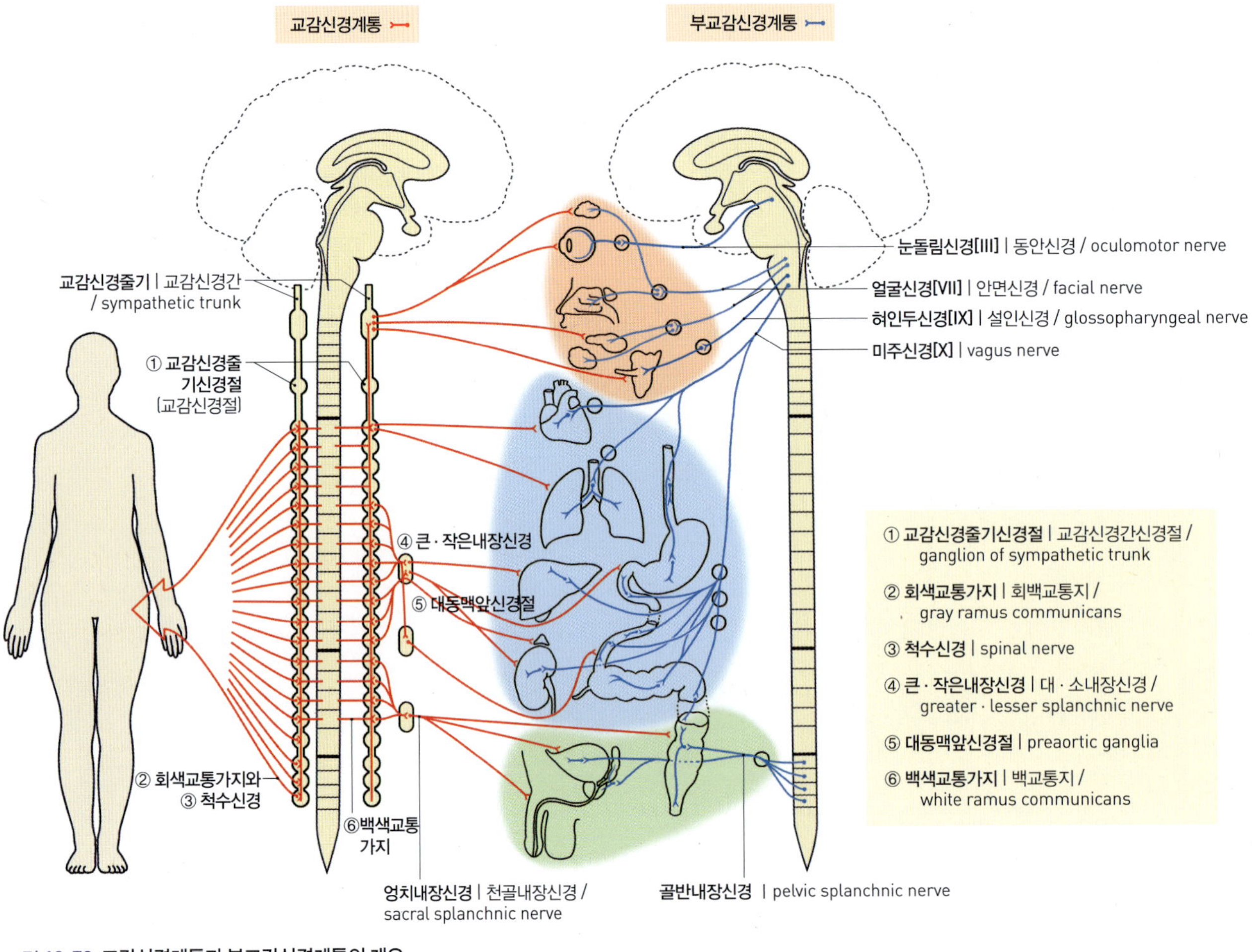

그림 13-72. 교감신경계통과 부교감신경계통의 개요

표 13-10. 교감신경과 부교감신경의 작용

	교감신경	부교감신경
동공	동공확대	동공수축
섬모체	이완, 원시	수축, 근시
침샘	분비감소	분비촉진
심장	심장박동 증가, 심장수축력 증가	심장박동 감소, 심장수축력 감소
기관지	이완	수축
간	글리코겐 분해	글리코겐 합성
위	꿈틀운동 억제	위와 창자액 분비 촉진, 꿈틀운동 촉진
이자	인슐린 분비 억제	이자액 분비 촉진, 인슐린 분비 촉진
방광	축뇨 촉진	배뇨 촉진
남성생식기관	사정	발기
부신속질	카테콜아민 분비*	-
땀샘	분비	-
털세움근	수축	-
혈관	수축 · 이완(장기에 따라 다름)	-

*신경절이전섬유가 분포한다.

자율신경의 감각성분은 내장영역의 감각을 전달한다. 교감신경계통이나 부교감신경계통과 동일한 경로를 통해 중추신경으로 이어지며, 통증이나 불쾌감을 전달하거나 내장반사를 일으키기도 한다.

자율신경의 운동성분(교감신경계통과 부교감신경계통)과 몸신경의 운동성분은 신경세포의 배치가 다르다. 몸운동신경은 중추신경에서 나온 신경섬유가 표적기관(뼈대근육)에 직접 분포하는 반면, 교감신경계통과 부교감신경계통에서는 중추에서 나온 신경섬유가 중추 바깥에 있는 **자율신경절** autonomic ganglion 에서 다른 신경세포와 연접하며 그곳에서 나온 신경섬유가 표적기관과 조직에 분포한다. 중추에서 자율신경절로 향하는 신경세포와 신경섬유를 **신경절이전신경세포 · 신경절이전섬유** preganglionic neuron · fiber 라고 한다. 또한 자율신경절에서 표적기관으로 향하는 신경세포와 신경섬유는 **신경절이후신경세포 · 신경절이후섬유** postganglionic neuron · fiber 라고 한다.

1) 교감신경과 부교감신경의 경로와 분포영역

교감신경과 부교감신경의 경로와 분포영역은 명확하게 다른 부분과 중복되는 부분이 있다.

- 신경절이전섬유는 뇌와 척수에서 나온다. 교감신경계통(⟼)에서는 첫째가슴신경~둘째허리신경(간혹 셋째허리신경), 부교감신경계통(⟼)에서는 뇌신경의 일부(눈돌림신경[III], 얼굴신경[VII], 혀인두신경[IX], 미주신경[X])와 둘째~넷째엉치신경에 포함된다.
- 신경절이후신경세포를 포함한 자율신경절은 교감신경계통(⟼)에서는 중추신경에 가까운 부위(교감신경줄기, 대동맥 앞)에 위치해 있으며, 부교감신경계통(⟼)에서는 머리부위의 자율신경절과 장기 속에 위치한다.
- 분포영역은 일부 중복된다. 교감신경계통(⟼)과 부교감신경계통(⟼)은 머리부위와 가슴배부위의 장기에 같이 분포한다. 교감신경계통(⟼)은 피부(땀샘과 털세움근)와 혈관에 단독으로 분포한다.

2) 교감신경과 부교감신경의 작용과 기능

교감신경과 부교감신경의 작용과 기능에는 명확한 차이가 있다. 동일한 기관에 같이 분포하는 경우에도 신경절이후신경세포에서 나오는 신경전달물질이 다르기 때문에 교감신경계통과 부교감신경계통은 서로 다른 작용을 한다. 교감신경계통(⟼)의 기능은 신체를 활동적이거나 긴장상태로 만들어서 자주 '싸우거나 도망가거나 fight or flight '라고 표현하기도 한다. 부교감신경계통(⟼)의 기능은 이와 반대여서 신체를 비활동적이거나 휴식상태로 만든다.

교감신경계통과 부교감신경계통의 활동은 신체활동의 균형을 맞추기 위해 계속 바뀐다. 낮 동안에는 혈압과 체온이 올라가고 야간에는 혈압과 체온이 낮아지도록 하루 사이에도 주기적으로 변화한다(하루변이).

2. 교감신경계통의 경로 [그림 13-73]

교감신경계통은 대략적으로 다음의 경로를 취한다.

- 신경절이전섬유는 척수에서 첫째가슴신경~둘째(간혹 셋째)허리신경에 포함되어 나온다.
- 척수신경에서 빠져 나와 교감신경줄기로 들어간다.
- 2종류의 신경절(교감신경줄기신경절과 대동맥앞신경절) 중 어느 한쪽에 도달한다.
- 신경절이후섬유 중에서 몸통벽으로 향하는 것은 척수신경에 다시 합쳐져 표적으로 향한다. 또한 목부위나 가슴배부위 내장으로 향하는 것은 동맥 주위의 신경얼기를 거쳐 표적으로 향한다.

교감신경줄기 교감신경간/sympathetic trunk 는 척주 양쪽을 따라 세로로 나있는 신경로

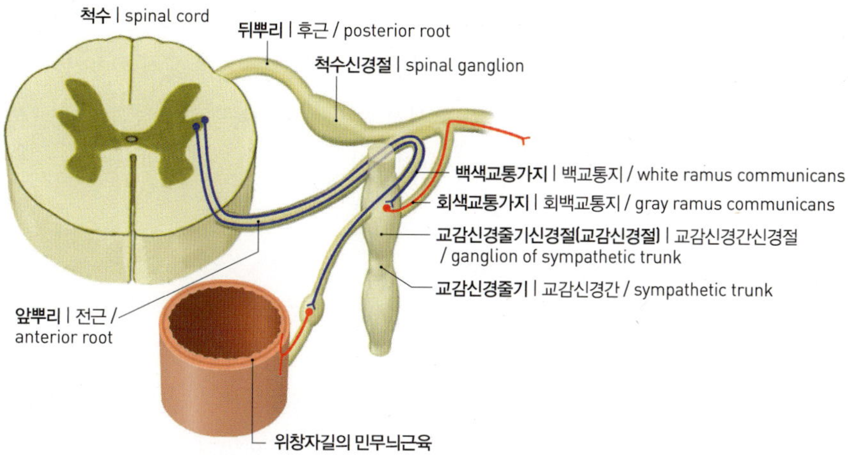

그림 13-73. 교감신경과 척수신경의 신경절

이며 머리뼈바닥에서 꼬리뼈까지 뻗어있다. 교감신경줄기에는 약 20개의 **교감신경줄기신경절** 교감신경간신경절/ganglion of sympathetic trunk (**교감신경절** sympathetic ganglion, **척주옆신경절** paravertebral ganglion)이 있으며 방추형으로 부풀어 있다. 교감신경줄기신경절과 척수신경 사이는 1~2개의 교통가지로 연결되어 있다.

백색교통가지 백교통지/white ramus communicans 는 신경절이전섬유를 척수신경에서 교감신경줄기로 이어주는 교통가지이며, 둘째가슴신경~둘째(간혹 셋째)허리신경과 연결된다.

회색교통가지 회백교통지/gray ramus communicans 는 신경절이후섬유를 교감신경줄기에서 척수신경으로 다시 이어주는 교통가지이며, 거의 대부분의 교감신경줄기신경절에서 나온다.

다른 신경절은 대동맥 앞에 위치해 있는 한 무리(복강신경절, 위·아래창자간막신경절 등)이며, **대동맥앞신경절** preaortic ganglion (**척추앞신경절** prevertebral ganglion)이라고 한다. 가슴배부위의 교감신경줄기에서 여러 개의 **내장신경** splanchnic nerve (큰내장신경, 작은내장신경, 맨아래내장신경, 허리내장신경)이 갈라져 나와 대동맥앞신경절로 향한다. 또한 목가슴부위의 교감신경줄기에서도 약간의 내장신경이 갈라져 나와 가슴배부위의 내장영역의 신경얼기로 향한다.

1) 신경절이전신경세포

교감신경계통의 신경절이전신경세포는 척수의 첫째가슴신경분절~둘째(간혹 셋째)허리신경분절의 가쪽뿔에 있다. 신경절이전신경섬유는 앞뿌리를 통해 척수신경으로 들어가고 백색교통가지를 통해 교감신경줄기로 들어가 두 가지 신경절을 통해 신경절이후신경세포와 연접을 형성한다.

- 교감신경줄기신경절에서 신경절이후신경세포와 연접을 형성한다. 교감신경줄기

신경절의 높이는 백색교통가지보다 위쪽, 동일한 위치, 아래쪽 중 어느 한 곳이며 그 높이에 따라 신경절이전섬유는 교감신경줄기 속에서 올라가거나 내려간다.

- 교감신경줄기를 거쳐 내장신경을 만들고 대동맥앞신경절에서 신경절이후신경세포와 **연접** 시냅스/synapse 을 형성한다.

2) 신경절이후신경세포

교감신경계통의 신경절이후신경세포는 분포부위에 따라 위치와 신경절이후섬유의 경로가 다르다.

- 머리부위에 분포하는 신경절이후신경세포는 가장 위쪽의 교감신경줄기신경절(위목신경절)에 위치해 있으며 신경절이후섬유는 속목동맥과 바깥목동맥의 가지를 따라 표적에 도달한다.
- 피부(땀샘, 털세움근)와 몸통벽의 혈관에 분포하는 신경절이후신경세포는 교감신경줄기신경절에서 회색교통가지를 거쳐 척수신경으로 들어가서 표적에 도달한다.
- 가슴부위 내장에 분포하는 신경절이후신경세포는 주로 머리부위의 교감신경줄기신경절에서 내장신경을 통해 가슴부위 내장영역의 신경얼기로 들어가서 표적에 도달한다.
- 배골반부위 내장에서 신경절이후신경세포는 주로 대동맥앞신경절에 위치해 있으며 동맥과 함께 신경얼기를 거쳐 표적에 도달한다.

3. 부교감신경계통의 경로 (그림 13-74)

부교감신경계통에서는 신경절이전섬유가 2부분으로 갈라져서 만들어진다. 뇌신경에서 유래하는 부분은 머리부위 기관과 가슴배부위 내장에 분포한다. 엉치신경에서 유래하는 부분은 소화관의 끝부위(내림잘록창자)와 골반안내장에 분포한다.

1) 머리부위의 분포

신경절이전섬유는 일부 뇌신경(눈돌림신경[III], 얼굴신경[VII], 혀인두신경[IX])에 포함되며, 4개의 부교감신경절 중의 하나에서 신경절이후신경세포로 바뀌어서 표적에 분포한다.

- 눈돌림신경[III]에 포함되는 신경절이전섬유는 섬모체신경절에서 신경절이후신경세포로 바뀌고, 신경절이후섬유는 안구 속의 홍채와 섬모체에 분포한다.
- 얼굴신경[VII]에서 고실끈신경에 포함된 신경절이전섬유는 턱밑신경절에서 신경절이후신경세포로 바뀌고, 신경절이후섬유는 침샘인 턱밑샘과 혀밑샘에 분포한다.
- 얼굴신경[VII]에서 큰바위신경에 포함된 신경절이전섬유는 날개입천장신경절에서

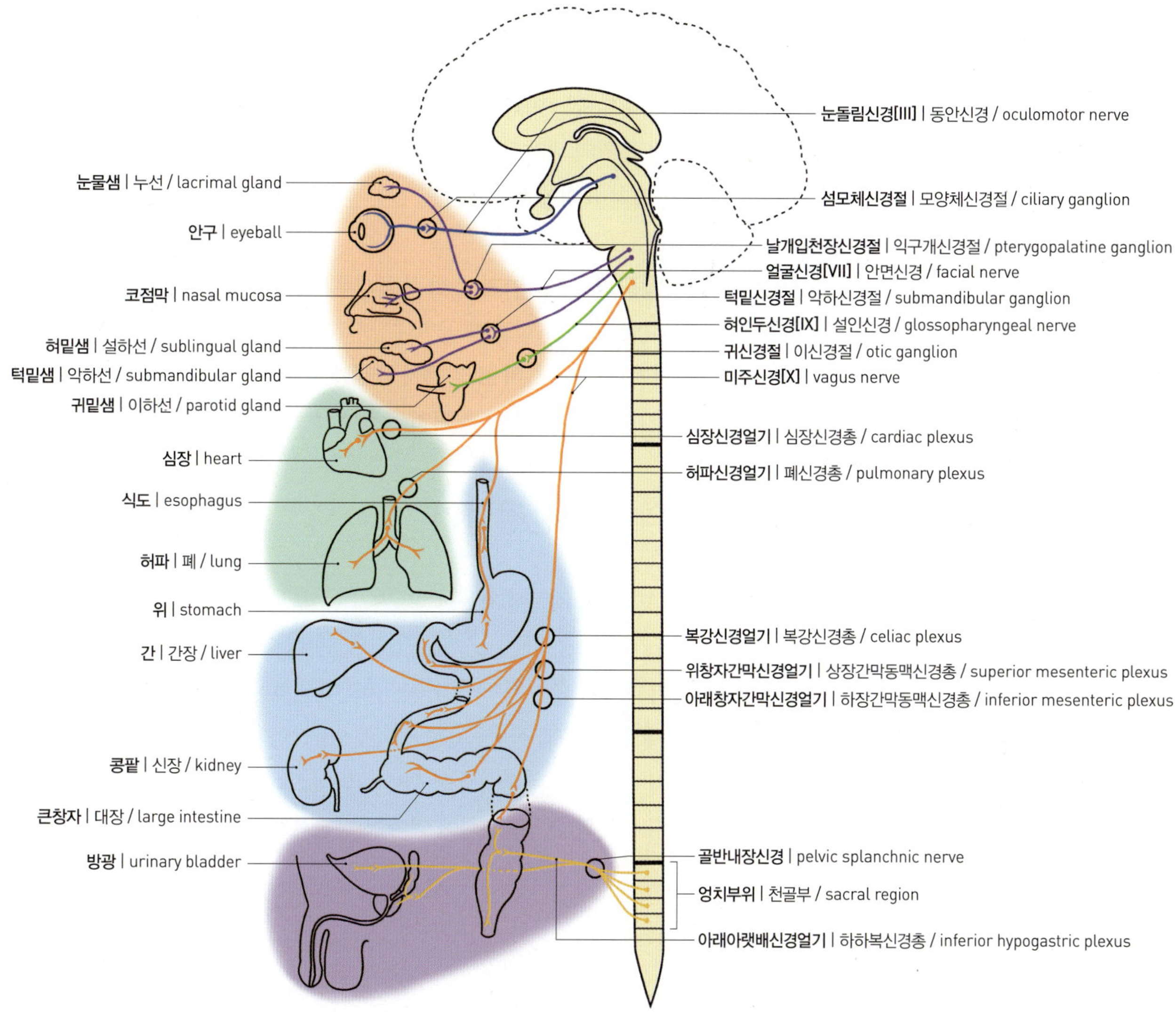

그림 13-74. 부교감신경계통, 신경절이전섬유와 신경절이후섬유의 경로

신경절이후신경세포로 바뀌고, 눈물샘에 분포한다.

- 혀인두신경[IX]에 포함되는 신경절이전섬유는 귀신경절에서 신경절이후신경세포로 바뀌고, 귀밑샘에 분포한다.

2) 가슴부위 내장(심장, 허파, 식도)으로 분포

신경절이전섬유가 미주신경[X]에 포함되고 여러 개의 가지를 거쳐 가슴부위 내장 주변의 신경얼기로 들어가서 표적 근처의 내재신경절에 도달해 신경절이후신경세포로 바뀐다. 짧은 신경절이후섬유를 거쳐 표적에 분포한다.

3) 배부위 내장(위, 간, 이자, 지라, 콩팥)으로 분포

신경절이전섬유가 미주신경[X]에 포함되고 식도를 따라 배안에 들어가 대동맥 앞의 신경얼기(복강신경얼기, 위 · 아래창자간막신경얼기)와 합쳐지며 동맥 주위의 신경얼기를 거쳐서 표적 근처의 내재신경절에 도달해 신경절이후신경세포로 바뀐다. 짧은 신경절이후섬유를 거쳐 표적에 분포한다.

4) 골반안내장(방광, 생식기관)과 소화관 끝부위(내림잘록창자)로 분포

엉치신경의 일부(S2~4)에 포함되며 골반내장신경을 거쳐 골반 속의 자율신경얼기(아래아랫배신경얼기)와 합쳐지며 표적 근처의 내재신경절에 도달해 신경절이후신경세포로 바뀐다. 짧은 신경절이후섬유를 거쳐 표적에 분포한다.

4. 소화관벽의 자율신경얼기

위와 작은창자의 벽 속에는 2곳에 자율신경얼기가 형성되어 있어서 위와 창자의 운동을 조절하고 있다.

- **근육층신경얼기** 근층간신경총/myenteric plexus (**아우어바흐신경얼기** Auerbach's plexus)는 민무늬근육의 세로근육층과 돌림근육층 사이에 있다. 창자벽의 꿈틀운동을 조절한다.
- **점막밑신경얼기** 점막하신경총/submucosal plexus (**마이스너신경얼기** Meissner's plexus)는 점막근육판보다 아래의 점막밑조직에 있다. 점막근육판과 창자융모의 운동을 조절한다.

Chapter 14

감각기관

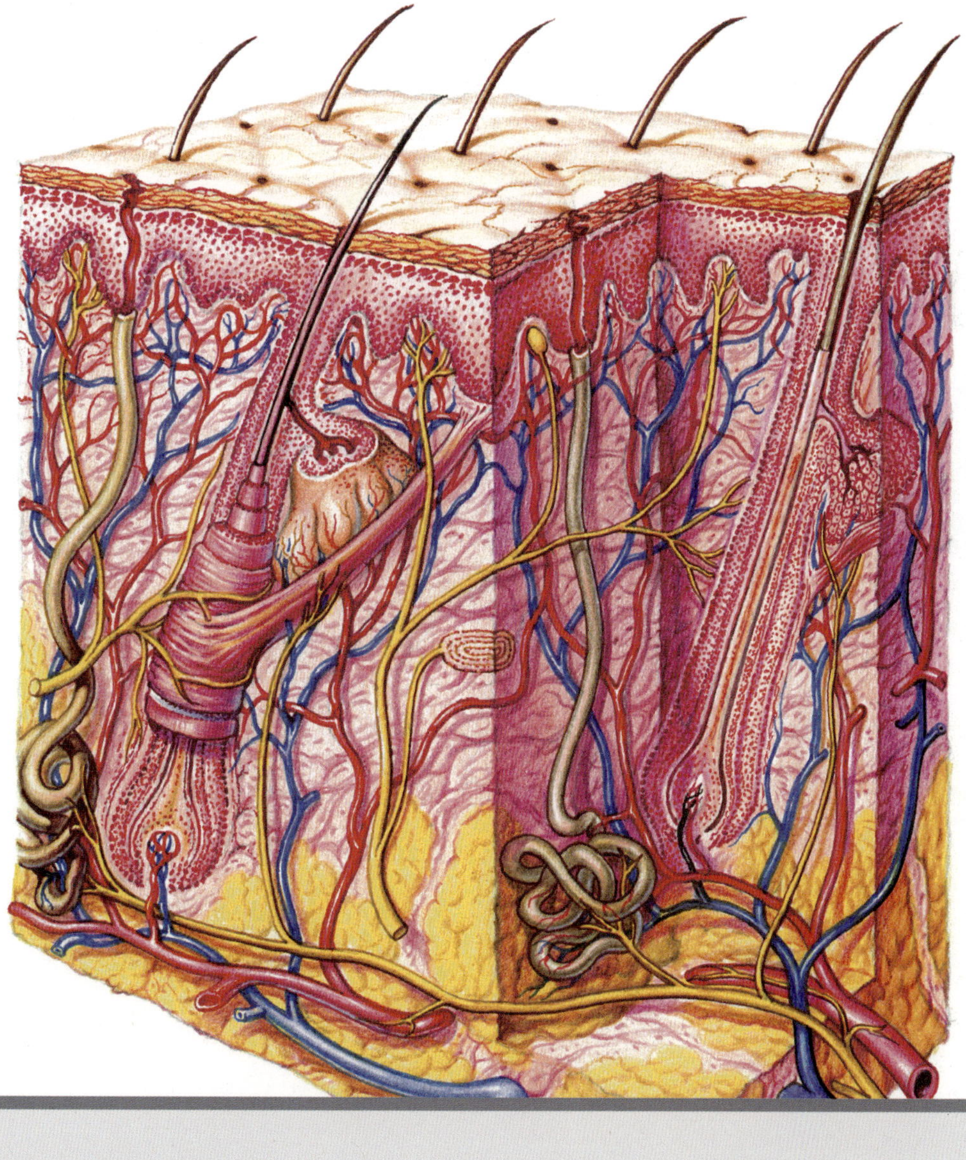

감각기관의 개요

감각기관이란 우리 몸의 차고 뜨거움, 몸의 위치에 대한 감각, 압력이나 통증, 균형을 잡고 서 있을 수 있는 감각 등의 감각을 받아들이는 다양한 수용체가 분포해 있는 기관을 말한다.

피부는 여러 가지의 기능을 가지는 기관으로 **촉각**·**압각**·**온각**·**통각**을 수용하는 감각기관으로서의 기능을 가지고 있다. 인체의 감각기관은 눈의 시각기관과 귀의 평형청각기관이 그 전형이다.

단순한 구조의 감각기관으로서는 혀의 미각기관이나 코의 후각기관이 있는데 이것은 각각의 소화계통과 신경계통에서 다루기 때문에 여기에서는 생략한다.

외피

외피 integument 는 인체 표면을 덮고 있는 피부와 부속기관(피부샘, 털, 손발톱)으로 이루어져 있다.

1. 피부 (그림 14-1, 2)

피부 skin 는 인체 표면을 덮고 있으며 그 면적은 1.5~2.0 m^2이다. 피부의 두께는 보통 1~4 mm이며 부위에 따라 다르다. 피부의 무게는 피부밑조직을 제외하고 체중의 15~20%를 차치하고 있어서 인체 최대의 기관이라고 할 수 있다. 피부는 표피(상피조직)와 진피(질긴 섬유성 결합조직)로 구성되며, 피부 밑에 피부밑조직(성긴 섬유성 결합조직)이 있다.

1) 표피

표피 epidermis 는 각질중층편평상피로 이루어져 있다. 현미경으로 관찰해 보면 다섯 개의 층으로 나뉜다. 진피와의 경계면은 물결모양이며 진피가 표피를 향해 돌출되어 유두를 형성하고 있다.

표피의 가장 깊은 층(바닥층)에는 입방체 모양의 세포가 있고 활발하게 세포분열을 한다. 표피세포는 바닥층으로부터 떨어져서 활발하게 **각질** keratin 을 합성하고(가시층),

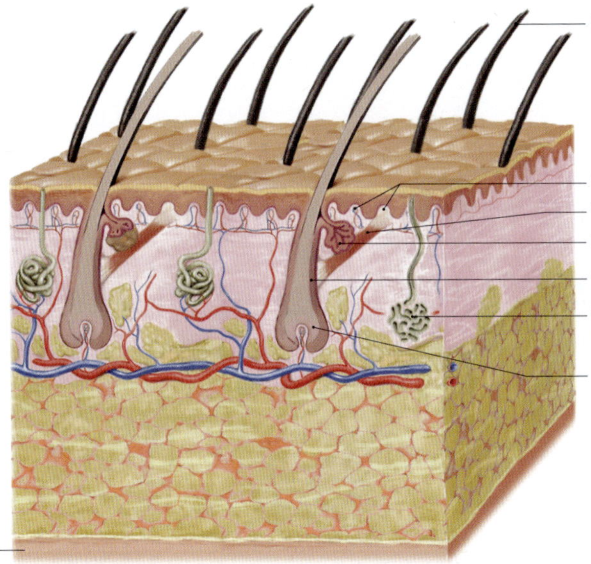

그림 14-1. **피부의 구조**

각질잔섬유가 농축되어 과립 상태가 되고(과립층), 세포질에 각질잔섬유가 가득 차서 각질화되고(각질층), 최종적으로 표피의 표면에서 떨어져 나가 때가 된다. 한편 투명층은 각질층 바로 아래에 위치하고, 보통 손바닥과 발바닥의 두꺼운 피부에만 있다(그림 14-2).

2) 진피

진피 dermis 는 촘촘하게 모인 아교섬유와 그물구조로 배열된 탄력섬유로 이루어진 질긴 섬유결합조직층이다. **진피유두** dermal papilla 가 표피를 향해 돌출되어서 경계면이 물결무늬처럼 보인다. 털뿌리를 감싸고 있는 털주머니와 땀샘 등의 분비샘이 분포하고

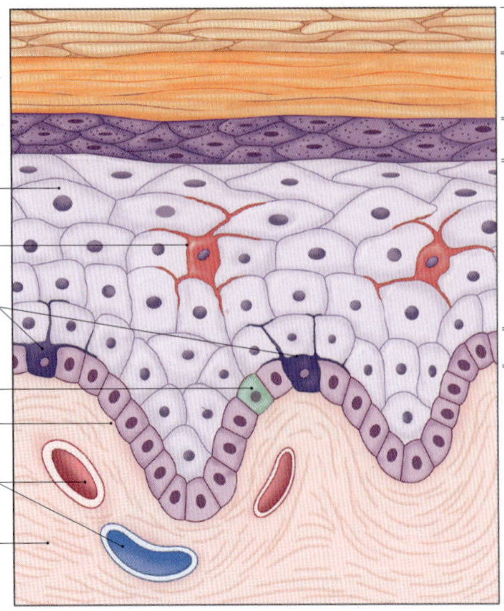

그림 14-2. **현미경으로 본 피부**

있으며 혈관, 신경섬유, 감각신경종말 등이 많이 있다.

진피에는 여러 방향으로 뻗어있는 아교섬유가 서로 얽혀있으며, 부위에 따라 특정 방향의 성분이 우세해서 피부에 작은 상처가 생기면 그 방향을 따라 선 모양으로 벌어지게 된다. 이 선을 **분할선** cleavage line (**랑게르선** Langer's line)이라 한다. 팔다리에서는 긴축 방향으로, 몸통에서는 가로 방향으로 뻗어나가는 경향이 있다. 수술할 때 분할선 방향으로 피부를 자르면 상처부위가 벌어지지 않고 잘 아물어 흉터가 작게 남을 수 있다(그림 14-3).

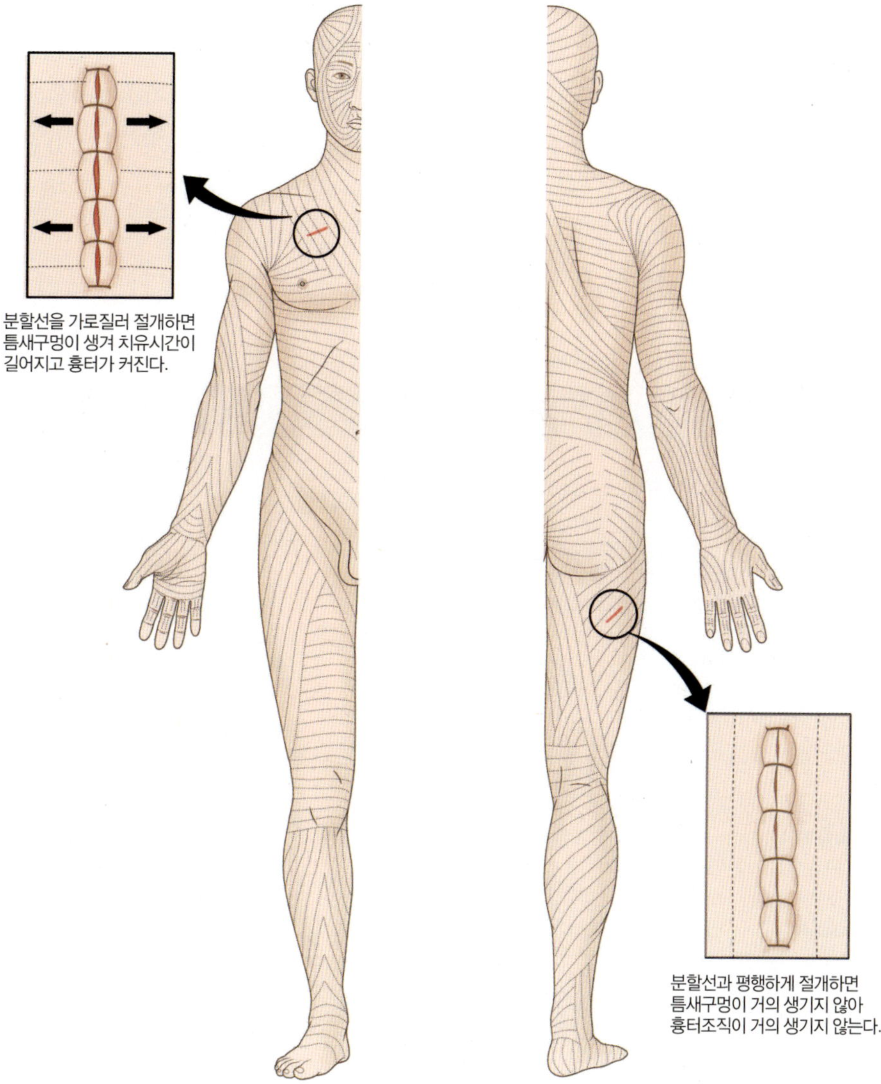

그림 14-3. 분할선

3) 피부밑조직

피부밑조직 피하조직/subcutaneous tissue 은 느슨하게 배열된 아교섬유와 지방세포를 포함한 성긴 섬유결합조직 층이다. 진피에 분포해 있는 혈관과 신경의 통로 역할을 하고 있다. 피부밑조직은 연약하고 변형이 잘 되기 때문에 표피와 진피로 이루어진 피부가 깊은층의 뼈대나 근육 위를 미끄러져 움직일 수 있게 한다.

4) 피부의 혈관과 신경

피부의 동맥은 1) 피부밑조직과 진피의 경계, 2) 진피유두 약간 아래, 2곳에서 동맥얼기를 만든다. 또한 진피유두 밑의 동맥과 정맥 사이에는 동정맥연결이 형성되어 있다. 추울 때에는 체온이 바깥으로 빠져나가지 못하도록 동정맥연결이 열려서 진피유두로 흘러가는 혈류량을 줄인다.

피부에 분포되어 있는 신경은 **피부가지** cutaneous banch (**피부신경** cutaneous nerve)이며, 몸감각신경섬유와 교감신경섬유를 포함하고 있다. 감각신경섬유는 주로 진피에 존재하는 다양한 종류의 신경종말에 분포하여 1) 촉각, 2) 진동감각, 3) 온도감각, 4) 통각을 전달한다. 교감신경섬유는 피부의 동맥과 동정맥연결의 민무늬근육에 분포해서 피부의 혈류를 조절하고, 땀샘에 분포해서 땀 분비를 자극한다.

화상

화상(burn)은 열, 화학약품, 방사선 등에 의해 발생하는 피부의 외상이다. 손상 정도에 따라 3가지로 구분한다.

- **I도:** 표피에 국한되는 화상이며 홍반, 진통, 부종 등의 증상이 나타난다. 수일 후에 피부가 벗겨지지만 표피가 재생되어 흉터가 남지는 않는다.
- **II도:** 진피까지 손상되는 화상이며 물집(수포)이 형성되고 신경종말이 손상되어 심한 통증이 발생한다. 땀샘이나 털주머니에서 표피가 재생되며 2~3주 정도 치료가 필요하다. 흉터나 약간의 수축이 남는 경우가 있다.
- **III도:** 진피를 넘어서 피부밑조직까지 손상된 화상이다. 손상부위 주변은 치료되지만 궤양화되어 치료가 안 되는 부분은 괴사된 조직을 제거하고 피부이식이 필요하다.

화상 면적이 넓으면 순환계통에 이상이 발생해서 생명이 위험해지기도 한다. 성인의 화상 면적을 계산할 때에는 9의 법칙이라고 하는 간단한 계산법이 있다. 머리부위, 양쪽 팔을 각각 9%, 몸통 앞쪽과 뒤쪽, 양쪽 다리를 각각 18%, 외음부를 1%로 계산한다. II도와 III도의 화상 범위만을 포함하고 I도화상의 범위는 제외한다. 비교적 작은 범위인 경우에는 손바닥 면적을 1%로 계산한다.

● 화상의 9법칙

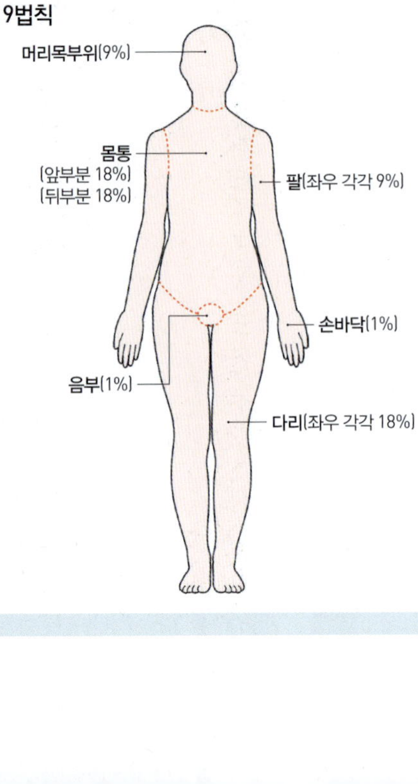

지문, 손금, 발금

인간의 손가락, 손바닥, 발바닥 피부에는 선 모양의 융기가 다양한 무늬를 형성하고 있다. 부위에 따라 **지문**(fingerprint), **손금**(palm print), **발금**(soleprint)이라 한다. 융기 꼭대기에 땀샘구멍이 열을 지어 나란히 배열되어 있다. 지문은 손으로 물건을 집거나 맨발로 걸을 때 미끄러지지 않도록 한다. 피부의 무늬는 영장류의 손발에서 광범위하게 발견되는데 이는 나무 위에서 생활하던 때의 적응으로 발생한 것으로 짐작된다.

지문 문양은 개인과 손가락에 따라 모두 다르고 평생 변하지 않기 때문에 범죄조사나 신분확인을 위한 목적으로도 이용된다.

5) 피부의 기능

피부는 크게 3가지의 기능을 한다.

외부와 체내의 차단 insulation | 외부로부터 물리적인 침해, 유해물질, 자외선, 미생물 등을 차단해서 몸속의 조직을 보호하고, 체액 같은 몸속의 성분이 몸밖으로 빠져나가는 것을 차단해서 내부환경을 보호한다.

체온조절 thermoregulation | 땀흘림으로 열을 방출하고 동맥을 수축시키거나 동정맥연결을 확장하여 체온을 유지한다.

몸감각 somatesthesia | 촉각이나 진동감각 등의 물리적인 감각, 온도감각, 통각을 감지하여 중추신경으로 전달한다.

2. 피부 부속기관

1) 털 (그림 14-4)

털 모/hair 은 각질화된 표피가 변형되어 만들어진 것이다. 표피의 일부가 파고들어 **털주머니** 모낭/hair follicle 를 만들고, 그 안에서 **털뿌리** 모근/hair root 가 성장해 **털줄기** 모간/hair shaft 가 되어 몸표면으로 나온다. 털뿌리에는 민무늬근육인 **털세움근** 입모근/arrector pili muscle 이 붙어 있다. 털은 특정 부위(손바닥, 발바닥, 입술, 유두, 귀두, 음핵 등)를 제외한 거의 모든 피부에 나있으며, 그 대부분은 가늘고 짧은 **솜털** downy hair 이다. 신체 일부에서는 굵고 강한 **성숙털** 성모/terminal hair 로 바뀌며 부위에 따라 다른 이름으로 부른다. **머리털** 모발/scalp hair, **눈썹** eyebrow, **속눈썹** eyelash, **콧털** nose hair, **수염** beard (턱수염), whisker (구렛나루), mustache (콧수염), **겨드랑털** 액모/axillary hair, **두덩털** 거웃, 음모/pubic hair 등이 있다.

2) 손(발)톱 (그림 14-5)

손(발)톱 조/nail 은 손과 발의 끝마디 등쪽에서 발생한 각질판이며 표피가 변형되어 만들어진 것이다. 손(발)톱 몸통을 **손(발)톱판** 조갑/nail plate, 손(발)톱의 기틀이 되며 피부에 가려져 있는 부분을 **손(발)톱뿌리** 조갑근/nail root, 손(발)톱의 깊은층에 있는 표피를 **손**

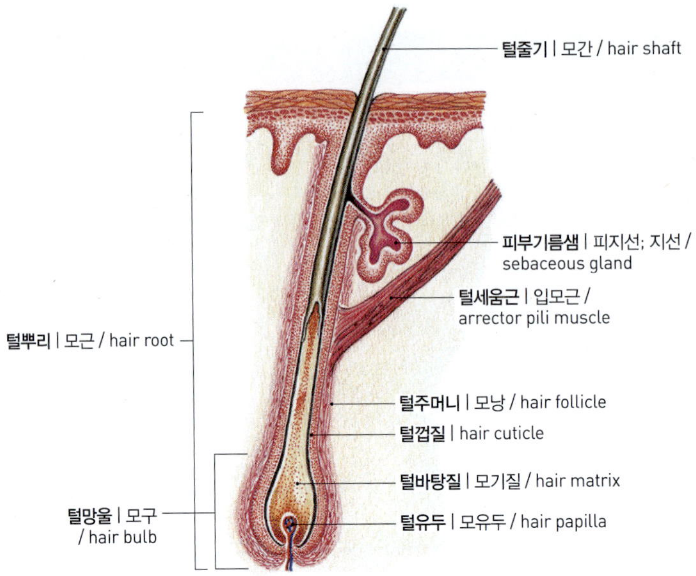

그림 14-4. **털의 구조**

(발)톱바닥 nail bed 이라 한다. 손(발)톱은 손(발)톱바닥의 몸쪽 부위와 손(발)톱뿌리를 덮고 있는 부위인 **손(발)톱바탕질** 조상/nail matrix 의 상피세포가 분열하여 먼쪽으로 이동하고 각질화되어 만들어진다.

손톱은 손가락 끝부분을 지지하여 손가락 끝부분의 손바닥쪽 면에 가해지는 힘에 대해 저항력을 높여 작은 물체를 잡는 데 도움을 주고, 촉각을 예민하게 하는 역할을 한다.

3) 피부샘

피부에는 샘분비땀샘(에크린땀샘), 부분분비땀샘(아포크린땀샘), 피부기름샘 등 3 종류의 피부샘이 있다.

샘분비땀샘 에크린땀샘/eccrine sweat gland 은 온몸의 피부에 분포하며 손바닥과 발바닥에

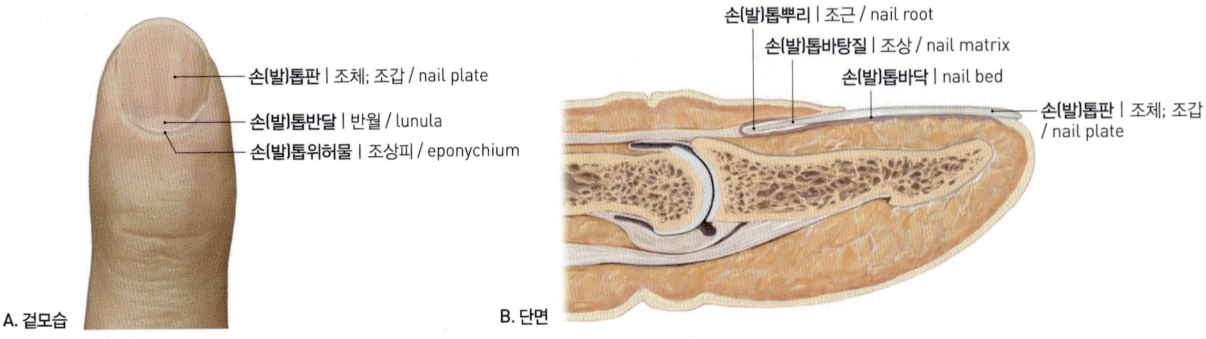

그림 14-5. **손(발)톱 구조**

특히 많다. 에크린땀샘의 분비액은 유기물질이 거의 없어서 점도가 낮다. 우리가 흔히 말하는 땀이 여기에 해당한다. 더운 환경에서 땀을 배출해 체온을 조절하고(온열성 땀남, 발한), 신경성 긴장이 일어나도 땀을 배출한다(신경성 땀남).

부분분비땀샘 아포크린땀샘/apocrine sweat gland 은 겨드랑이나 샅 등 특정 부위에 분포하고 있다. 성호르몬에 의해 성숙되며 사춘기 이후에 활발히 분비한다. 부분분비땀샘의 분비액에는 유기물이 풍부해서 세균 활동에 의해 분해되어 땀악취(액취) 등의 독특한 냄새를 풍긴다. **젖샘** 유선/mammary gland 은 부분분비땀샘이 발달해서 변형된 것이다.

피부기름샘 피지선/sebaceous gland 은 거의 온몸의 피부에 분포하며 털주머니의 위부분에 구멍이 나있다(그림 14-4). 분비물인 **피부기름** 피지/sebum 은 왁스나 중성지방 등의 지질을 포함하고 있으며 피부와 털을 매끄럽게 해서 건조되는 것을 막는다. 성호르몬 작용에 의해 성숙되며 사춘기 이후에 활발하게 분비한다.

시각기관: 눈

빛의 자극을 받고, 반응하는 시각기관은 '눈'이지만, 정확히 말하면 **안구**와 그것의 부속기관인 **눈꺼풀 · 결막 · 눈물기관 · 안구근육** 등이다.

1. 안구 [그림 14-6]

안구 eyeball 는 지름 2.5 cm 정도의 공이며 눈확 앞부분에 위치해 있다. 안구 표면의 대부분은 흰 공막으로 덮여 있으며 앞쪽 1/6은 투명한 각막으로 되어 있다. 안구의 뒤끝부분에서는 두꺼운 신경세포가 뻗어 나와 있다. 공막 표면의 앞쪽 일부는 안구결막으로 덮여서 결막주머니와 마주보고 있으며, 나머지 부분은 6개의 바깥눈근육의 닿는부위를 제외하고 안구집으로 감싸여 있다.

1) 안구벽의 구조

안구의 벽은 3층으로 이루어져 있다. 바깥층부터 안구섬유층, 안구혈관층, 망막 순으로 되어 있다.

● 안구섬유층

안구섬유층 fibrous layer of eyeball **(안구바깥층)**은 튼튼한 결합조직으로 이루어져 있다. 뒤쪽

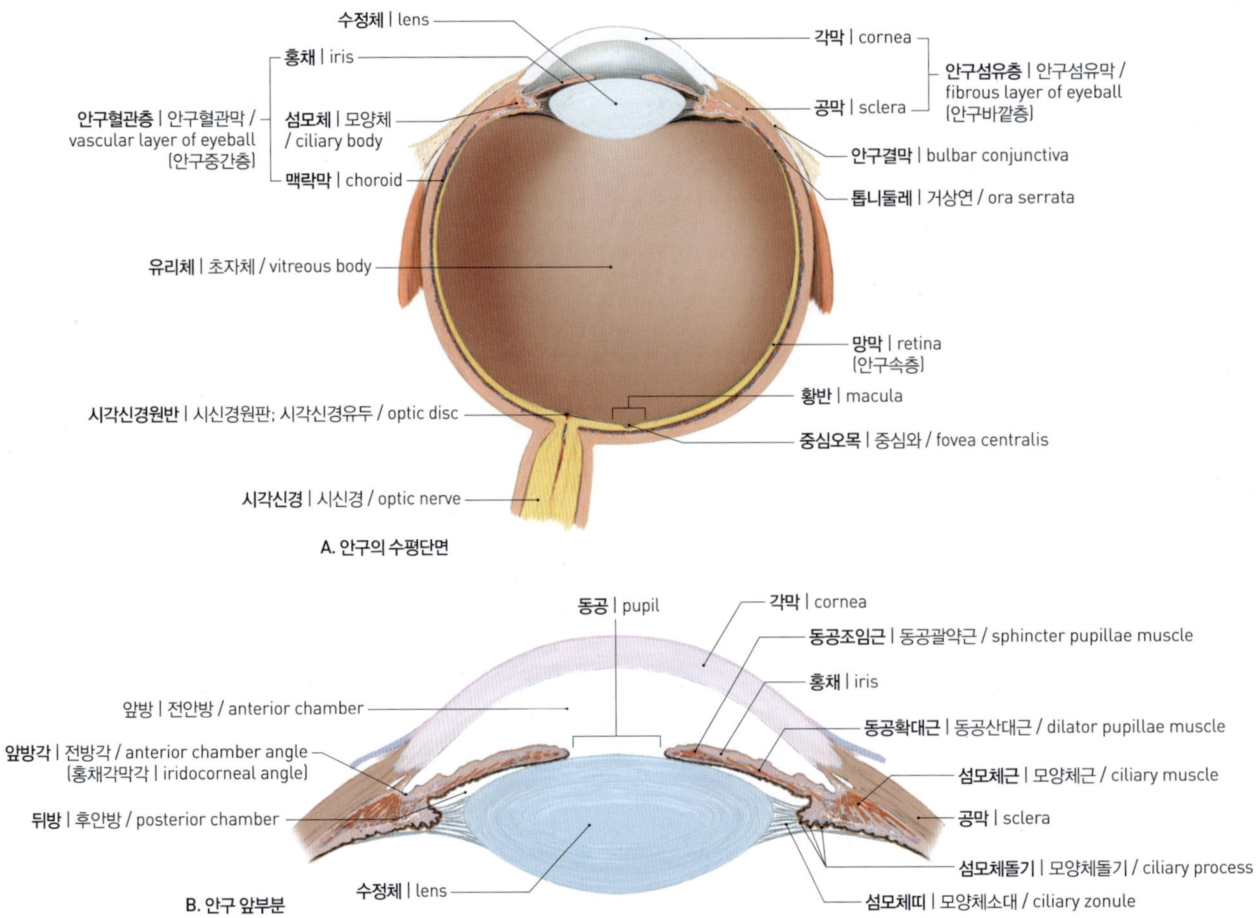

그림 14-6. 안구의 구조

5/6는 불투명한 **공막** sclera 으로 안구의 모양을 지지하며 속을 보호한다. 앞쪽 1/6은 투명한 **각막** cornea 이며 안구 속으로 들어오는 빛의 입구가 된다. 공막의 앞부분은 투명한 안구결막으로 덮여 있어서 외부에서 보았을 때 흰자로 보이며 각막 부분은 검은자로 보인다.

● 안구혈관층

안구혈관층 vascular layer of eyeball **(안구중간층)**은 혈관이 풍부하게 있는 층이며 임상적으로는 **포도막** uvea 이라고 한다. 공막 안쪽면의 대부분을 덮고 있는 **맥락막**, 앞쪽에서 수정체로 향해 튀어나와 있는 **섬모체**, 수정체의 앞쪽 표면으로 튀어나와 있는 **홍채**의 3 부분으로 이루어져 있다.

맥락막 choroid | 공막과 망막 사이에 끼어있으며 멜라닌색소와 혈관을 풍부하게 포함

하고 있다. 외부에서 들어오는 빛을 막고 망막에 영양을 공급해 준다.

섬모체 모양체/ciliary body | 맥락막 앞모서리의 두꺼운 부분이며 안구 내부로 튀어나와서 수정체를 고리 모양으로 둘러싸고 있다. 섬모체 뒤쪽의 끝부분 근처에는 여러 개의 주름 모양의 **섬모체돌기** 모양체돌기/ciliary process 는 수정체를 지지하는 **섬모체띠** 모양체소대/ciliary zonule (**진대** Zinn's zonule)의 부착부위가 되며 또한 방수를 생산한다. 섬모체 속에는 민무늬근육의 **섬모체근** 모양체근/ciliary muscle 이 있다. 부교감신경의 자극으로 섬모체근이 수축해서 섬모체가 안쪽으로 튀어나오고 섬모체끈의 섬유가 이완되어 수정체가 탄성에 의해 앞뒤로 팽창하면 가까운 곳이 잘 보이게 된다. 교감신경의 자극으로 섬모체근이 이완되면 먼 곳이 잘 보이게 된다.

홍채 iris | 섬모체의 앞쪽에서 고리 모양으로 튀어나온 구조이다. 수정체의 앞쪽에 위치하고 중심부분에는 **동공** pupil 이라고 하는 입구가 있으며 그 내부가 빛의 통로가 된다. 멜라닌색소를 포함하고 있어서 빛이 들어오는 것을 막고 2종류의 민무늬근육을 통해 동공의 크기를 조절한다. **동공조임근** 동공괄약근/sphincter pupillae muscle 은 동공에 가까운 가장자리를 따라 고리 모양으로 뻗어있으며 부교감신경의 자극으로 수축해서 동공을 수축시킨다. **동공확대근** 동공산대근/dilator pupillae muscle 은 홍채 뒤쪽에 방사 모양으로 뻗어있으며 교감신경의 자극으로 수축해서 동공을 확대시킨다.

● **망막** (그림 14-7)

망막 retina (**안구속층**)은 망막혈관막의 안쪽면을 덮고 있다. 앞쪽 1/4은 빛을 감지하지 못하는 망막비시각부분으로 홍채와 섬모체를 덮고 있으며 뒤쪽 3/4은 빛을 감지하는 망막시각부분으로 맥락막을 덮고 있다. 양쪽의 경계는 **톱니둘레** 거상연/ora serrata 에 의해 구분된다.

망막시각부분 망막시부/optic part of retina 은 2층으로 이루어져 있다.

색소층 pigmented layer | 색소층은 맥락막에 접해 있는 쪽에 있으며 망막비시각부분까지

시각의 특성

색을 구별하는 원뿔세포와 명암을 구별하는 막대세포의 특성과 분포에 따라 시각의 다양한 특성이 결정된다.
첫 번째로 **시력**(visual acuity)은 시각의 공간적 분해능력이고 중심오목에 대응하는 시야의 중심에서 매우 높으며 그곳에서 벗어나면 급격하게 떨어진다. 이는 중심오목에 원뿔세포가 높은 밀도로 모여 있기 때문이다.
두 번째로 시력은 밝은 곳에서 어두운 곳으로 이동하면 현저하게 떨어진다. 원뿔세포의 감도가 낮기 때문에 어두운 곳에서는 중심오목에 밀집되어 있는 원뿔세포가 기능하지 못하기 때문이다. 그러므로 어두운 곳에서는 책을 읽지 않는 것이 좋다.
세 번째로 **색각**(color sense)은 어두운 곳에서 줄어들어 색을 판별할 수 없게 된다. 색을 구별하는 원뿔세포는 감도가 낮아서 어두운 곳에서는 명암을 구별하는 막대세포만 기능하기 때문이다. 양복의 색을 선택할 때에는 밝은 빛 아래에서 보는 것이 좋다.

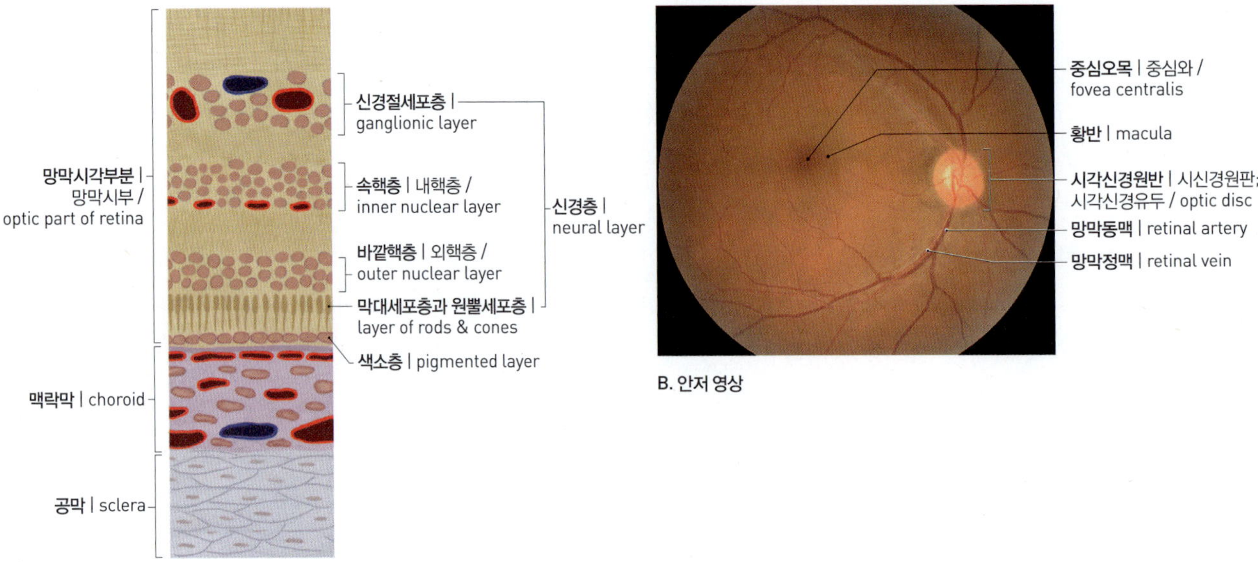

A. 단면

B. 안저 영상

그림 14-7. 망막

뻗어 있다. 단층의 색소상피세포로 이루어져 있고 멜라닌색소를 포함하고 있으며 늙은 시각세포를 처리한다.

신경층 neural layer | 신경층은 빛이 도달하는 층에 있으며 3층의 세포층(신경절세포층, 속핵층, 바깥핵층)을 포함한다. **바깥핵층** 외핵층/outer nuclear layer 은 2종류의 시각세포로 이루어져 있다. **원뿔세포** 원추세포/cone cell 는 3가지 색의 빛을 구별하며 감도가 낮아서 밝은 곳에서 기능한다. **막대세포** 간상세포/rod cell 는 어두운 곳을 감지하며 감도가 높아서 어두운 곳에서 기능한다. **신경절세포층** ganglionic layer 은 신경절세포를 포함하고 있으며 그곳에서 나온 축삭이 시각신경을 통해 중추에 도달한다.

빛반사와 죽음의 판정

홍채의 동공조임근이 수축해서 동공이 작아지는 것을 **동공수축**(축동/miosis)이라고 하고 동공확대근이 수축해서 동공이 커지는 것을 **동공확대**(산동/mydriasis)라고 한다. 동공조임근은 부교감신경에 의해, 동공확산근은 교감신경에 의해 지배되며 정신적인 긴장이 높아지면 동공이 커진다. 또한 동공의 크기는 빛의 밝기에 따라 조절된다.

빛반사(대광반사/light reflex)는 망막에 빛을 조사하면 동공이 작아져서 망막으로 들어오는 빛의 양을 줄인다. 그러나 자연환경에서 눈으로 들어와 감지할 수 있는 최대의 광량은 최소 광량의 10^6배이지만 동공의 크기 변화로 인한 광량의 변화는 겨우 5배 정도이다. 광량의 변화에 대한 적응은 시각세포에 의해 이루어진다. 또한 빛반사의 유무는 뇌줄기가 기능하고 있는지 여부를 판정하는 데 이용되기도 한다.

죽음(death)은 일반적으로 1) 자발호흡의 정지, 2) 심장박동의 정지, 3) 빛반사의 상실(중추신경의 기능정지)에 의해 판정되며 이것을 죽음의 3징후라고 한다. 그러나 현대 의료영역에서 인공심장이나 인공호흡기가 이용되면서 뇌줄기를 포함한 뇌 전체의 불가역적인 기능상실을 **뇌사**(brain death)라고 하며 이를 통해 인간의 죽음을 판정하게 되었다. 빛반사를 포함한 뇌줄기반사의 상실은 뇌사의 기준에도 포함되어 있다.

안구 뒤부분의 망막에는 특징적인 부위가 두 군데 있다.

황반 macula | 황반은 뒤부분 가운데에 있는 지름 1.5 mm 정도의 영역이며 황색 색소가 침착되어 있고 원뿔세포가 밀집해 있어서 시력이 높다. 황반 중심부분은 **중심오목** 중심와/fovea centralis 이라고 하는 함입부위로 되어 있다.

시각신경원반 시신경원판/optic disc (시각신경유두) | 시각신경원반은 황반의 3~4 mm 안쪽에 있으며 시각신경이 망막에서 나오는 부위에 있다. 색소상피세포가 없기 때문에 주위보다 색이 엷다. 시각세포가 없기 때문에 빛을 감지하지 못한다. 이곳에서 망막중심동맥이 나와 망막주위로 퍼져있다.

2) 안구 속의 빛의 통로 (그림 14-6)

앞쪽에서 안구로 도달한 빛은 **각막**, **앞방**과 **뒤방**의 **방수**, **수정체**, **유리체**를 순차적으로 통과해서 망막에 도달한다.

각막 cornea | 각막은 안구섬유막의 앞쪽에 있는 원형의 투명한 영역이며 빛의 굴절에 가장 중요한 역할을 한다. 콜라겐섬유가 규칙적으로 배열되어 있어서 투명하다. 촉각에 대해 매우 민감하며 눈신경[V_1]에 의해 지배된다. 각막은 혈관이 없고 가쪽면의 공기와 눈물, 안쪽의 방수를 통해 산소와 영양분을 공급받는다.

앞방 전안방/anterior, **뒤방** 후안방/posterior chamber | 앞방은 각막과 홍채 사이의 공간이고,

눈의 굴절이상

눈의 굴절 상태가 정상[**정시**(emmetropia)]이라면 무조절 상태에서 무한대의 물체 영상이 망막에 맺히게 된다. 굴절 이상은 이러한 조건에서 망막에 영상이 맺히지 않는 상태이며 3가지 종류가 있다.

1) **근시**(myopia)는 먼쪽 물체의 영상이 망막 앞쪽에 맺히기 때문에 먼 곳의 물체가 잘 보이지 않게 된다. 고도의 근시는 안축이 너무 길어져서 발생하는 경우가 많다. 오목렌즈를 이용해서 교정할 수 있다.
2) **원시**(hyperopia)는 먼쪽 물체의 영상이 망막보다 뒤쪽에 맺힌다. 안축이 짧은 경우와 굴절력이 부족한 경우가 있다. 볼록렌즈를 이용해서 교정할 수 있다.
3) **난시**(astigmatism)는 각막의 굴절률이 수평 방향과 수직 방향에서 차이가 있기 때문에 물체의 선명한 영상이 맺히지 않게 된다. 원기둥 모양의 렌즈로 교정할 수 있다. 각막 표면에 요철이 있는 불규칙난시는 콘텍트렌즈를 이용해 보정한다.

● 눈의 굴절이상

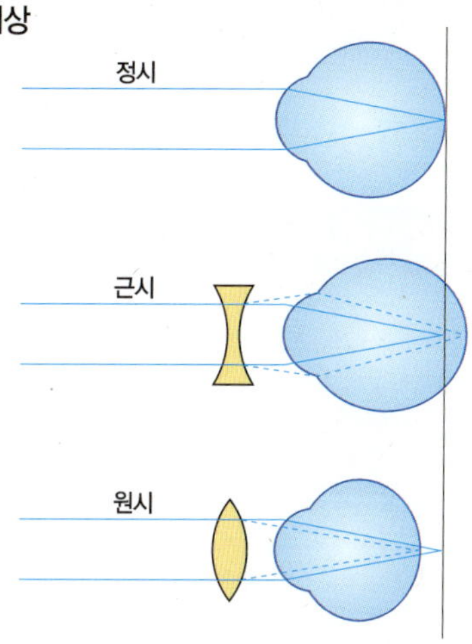

방수의 이상

안구는 강인한 공막으로 둘러싸여 있으며 내부의 안압은 14.5 mmHg 정도로 유지되고 있다. 안압은 주로 섬모체에서의 방수 생산과 앞방각(홍채각막각)에서의 방수 흡수가 균형을 이루어 조절되고 있다. 안압은 개인차가 크며 하루 중에도 계속 변한다. 또한 겨울에는 높아지고 여름에는 낮아진다.
앞방각의 흡수에 장애가 생겨 안압이 높아지면 시각신경이 장애를 받아 시력이 손상 되는데 이를 **녹내장**(glaucoma)이라고 한다. 녹내장은 일단 시각신경의 장애가 진행되면 시력을 회복시키는 것이 불가능하지만, 안압을 낮춤으로써 진행을 정지시키거나 늦출 수는 있다. 안압을 낮추는 점안약을 이용하기도 하지만 레이저치료나 수술요법으로 방수를 신속하게 배출할 수도 있다.

● 방수의 순환

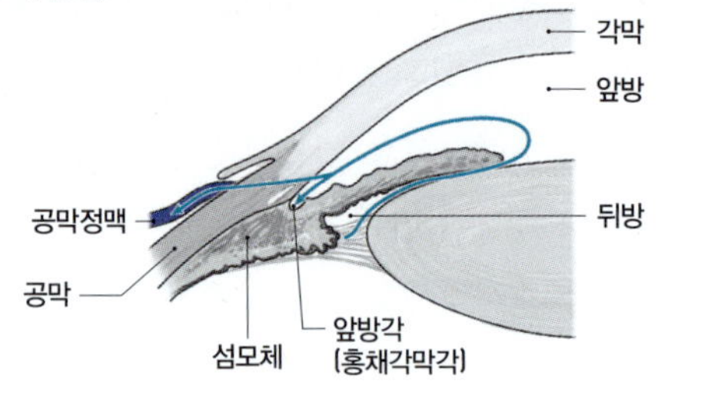

뒤방은 홍채와 수정체 사이의 공간이며 동공을 통해 이어져 있다. 앞방과 뒤방은 **방수** 안방수/aqueous humor 로 채워져 있다. 방수는 혈관이 분포되어 있지 않은 각막과 수정체에 영양을 제공한다. 방수는 섬모체의 섬모체돌기에서 생산되며, 동공을 통해 앞방으로 나와 각막과 홍채의 접합부(**앞방각** 전방각/anterior chamber angle, **홍채각막각** iridocorneal angle)에서 혈액으로 흡수된다.

수정체 lens | 수정체는 동공 뒤쪽에 있는 양면이 볼록한 지름 10 mm 정도의 투명한 구조체이다. 수정체는 탄력성이 있는 구조이고, 주변이 섬모체띠를 통해 섬모체로 당겨져 있으며 섬모체근의 수축을 통해 수정체의 두께를 변화시켜 원근을 조절한다.

유리체 초자체/vitreous body | 유리체는 안구 속에서 수정체보다 뒤쪽 공간을 채우는 투명한 젤리 모양의 물질이다. 유리체는 안구의 압력을 유지해서 형태를 유지하는 기능을 한다. 성인의 수정체에는 혈관이 없다. 태아기에는 망막중심동맥의 가지가 유리체를 관통하고 있으나 출생 후 조기에 소실되며 그 흔적이 유리체관으로 보이는 경우도 있다.

수정체의 노화

눈은 먼쪽의 물체나 가까운 곳에 있는 물체나 선명하게 볼 수가 있다. 이 작용을 **원근조절**(accommodation)이라고 한다. 섬모체근을 수축, 이완시켜 수정체의 두께를 조절한다. 섬모체근은 고리 모양으로 뻗어있으며 수축하면 섬모체가 수정체를 향해 튀어나온다. 무조절로 무한의 먼 곳을 바라볼 때에는 섬모체근은 이완되고 수정체는 섬모체와의 사이를 연결하는 띠섬유에 의해 바깥 방향의 장력을 받아 편평해진다. 가까운 곳을 바라볼 때에는 섬모체근이 부교감신경의 자극으로 수축해서 띠섬유의 장력이 감소되며 수정체는 탄성에 의해 두터워진다.
수정체의 탄력성은 연령과 함께 줄어들며 이로 인해 원근조절이 잘 되지 않아 선명하게 상이 맺히는 범위가 줄어든다. 눈에서 30 cm보다 멀어지면 독서 등이 불가능해진다. 이러한 상태를 **노안**(노시/presbyopia)이라고 하며 볼록렌즈의 안경으로 교정할 필요가 있다. 노안은 40대부터 시작된다.
더불어, 연령이 더 높아지면 수정체가 혼탁해져서 시력이 떨어진다. 이러한 상태를 **백내장**(cataract)이라고 한다. 백내장의 진행을 억제하는 점안약이 있지만, 시력장애가 진행된 경우에는 백내장의 혼탁해진 부분을 제거하고 인공수정체를 삽입하는 수술이 필요하다. 개인에 따라 차이는 있지만 60세 이후부터 수정체의 혼탁이 시작된다.

2. 눈부속기관

눈부속기관 부안기/accessory visual structure 에는 3종류의 기관이 있다. **눈꺼풀, 눈물기관, 눈근육**이 그것이다.

1) 눈꺼풀 [그림 14-8]

눈꺼풀 안검/eyelid 은 눈확 앞쪽을 덮고 있는 피부의 주름이며 안구를 보호하고 안구로 들어오는 빛을 제어한다. **위눈꺼풀** 상안검/upper eyelid 과 **아래눈꺼풀** 하안검/lower eyelid 이 있어서 그 사이의 **눈꺼풀틈새** 안검렬/palpebral fissure 라고 하는 틈새를 열고 닫는 역할을 한다. 눈꺼풀틈새 양쪽 끝부분의 위치를 **가쪽 · 안쪽눈구석** 외 · 내안각/lateral · medial angle of eye 이라고 하며, 이곳에서 위아래의 눈꺼풀이 합쳐져서 **가쪽 · 안쪽눈꺼풀연결** 외측 · 내측안검교련/lateral · medial palpebral commissure 을 형성한다.

눈꺼풀은 6개의 층으로 이루어져 있다. 표층에서 심층의 순서대로 **피부, 피부밑조직, 눈둘레근, 눈꺼풀판, 눈확사이막, 눈꺼풀결막**이 있다. 눈꺼풀의 앞쪽에 있는 피부는 눈꺼풀틈새로 향하는 **앞 · 뒤눈꺼풀가장자리** 전 · 후안검연/anterior · posterior palpebral margin 가 있는 곳에서 뒤쪽의 결막으로 이어진다.

2) 눈물기관 [그림 14-9]

눈물기관 누기/lacrimal apparatus 은 눈물을 만들어 내는 눈물샘과 안쪽눈구석에서 눈물을 방출시키는 눈물길로 이루어져 있다. 눈물은 안구의 표면을 촉촉하게 해서 안구 표면의 각막을 보호한다.

● 눈물샘

눈물샘 누선/lacrimal gland 은 눈확앞모서리의 위가쪽부분에 위치해 있으며 길이 2 cm 정도의 타원형이다. 눈꺼풀올림근의 힘줄에 의해 위아래로 나뉘어져 있으며 위쪽의 **눈확부분** 안와부/orbital part 은 크고 아래쪽의 **눈꺼풀부분** 안검부/palpebral part 은 작다. 눈물샘에서는 8~12개의 도관이 나와서 위결막구석의 가쪽부분으로 열려 있다.

● 눈물길

눈물길은 **눈물소관, 눈물주머니, 코눈물관**으로 이루어져 있다.

눈물소관 누소관/lacrimal canaliculi | 위아래로 2개가 있으며 안쪽눈구석에서 눈물주머니까지 눈물을 운반한다. 위 · 아래눈꺼풀 안쪽끝부분의 안쪽면에 **눈물유두** 누유두/lacrimal papilla 라고 하는 작은 둔덕이 있으며 그 정점에 있는 **눈물점** 누점/lacrimal punctum 이 눈물

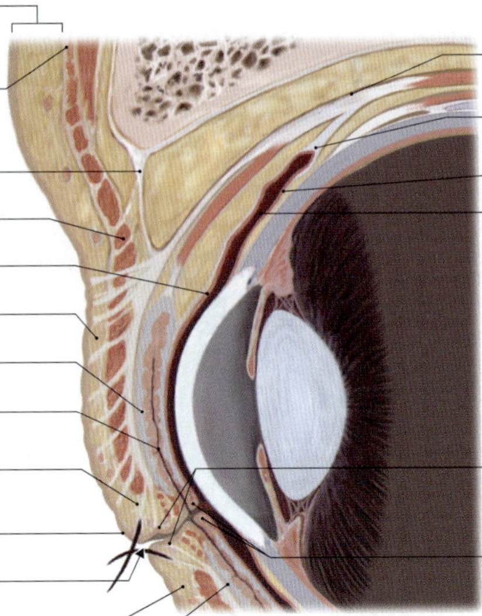

A. 단면

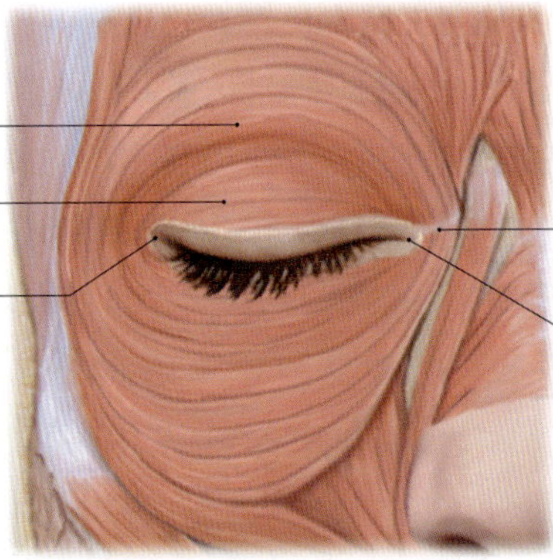

B. 눈둘레근

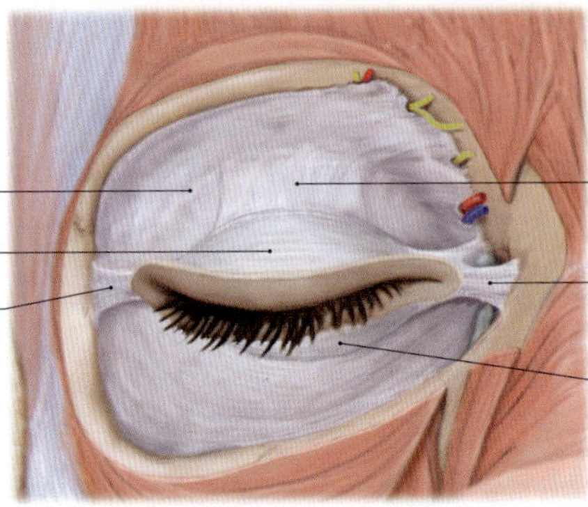

C. 눈확사이막

그림 14-8. 눈꺼풀

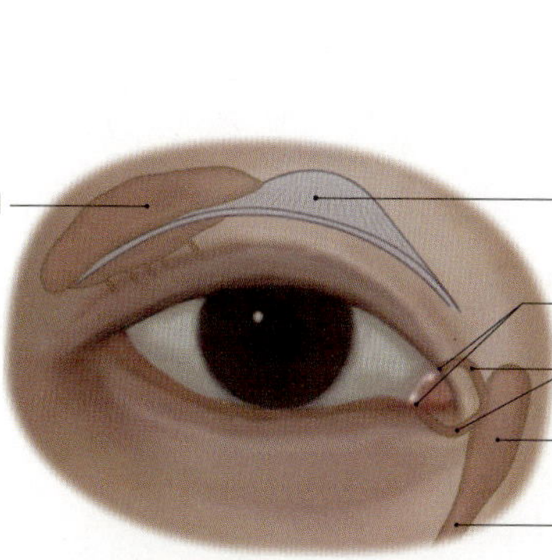

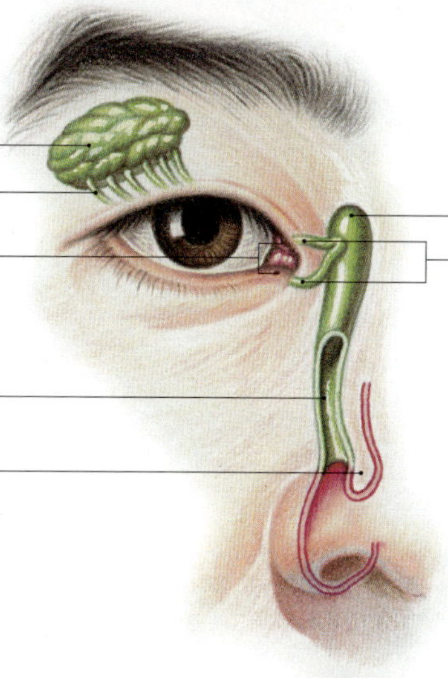

그림 14-9. 눈물기관

소관의 입구이다.

눈물주머니 누낭/lacrimal sac | 눈확 안쪽모서리의 눈물주머니오목에 있는 주머니이다. 막힌 부분으로 끝나며 아래쪽에서 코눈물관으로 이어진다. 위아래의 눈물소관과 연결된다.

코눈물관 비루관/nasolacrimal duct | 눈물주머니에서 아래쪽으로 뻗어있는 1.5~2 cm의 관이며 뼈로 이루어진 코눈물관을 통해 코안의 아래콧길로 이어진다.

3) 눈근육 (그림 14-10, 11, 표 14-1)

눈근육 안근/ocular muscle 은 눈확 속의 뼈대근육이며 위눈꺼풀을 움직이는 눈꺼풀올림근 외에 안구를 움직이는 6개의 근육(4개의 곧은근과 2개의 빗근)으로 이루어져 있다. 안구 속에서 수정체와 홍채를 움직이는 민무늬근육(속눈근육)과 구별하기 의해 바깥눈근육이라고 한다.

눈꺼풀올림근 상안검거근/levator palpebrae superioris muscle 은 위눈꺼풀을 들어 올리는 근육이며 눈확의 가장 위부분에 있다. 눈확의 천정 가장 깊은 부분의 시각신경관 바로 앞쪽에서 발생하며 얇은 힘줄이 되어 위눈꺼풀판에서 정지한다. 근육섬유의 일부는 위눈

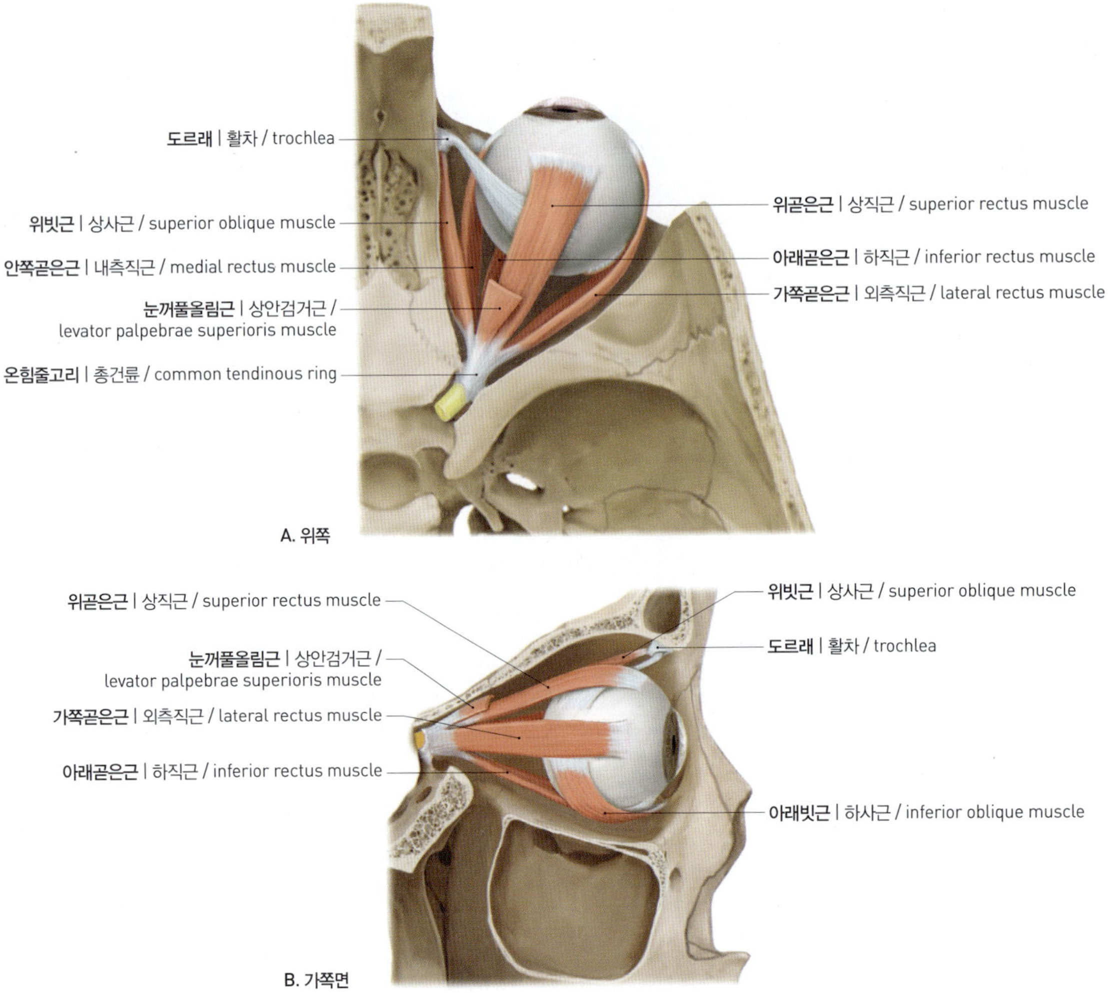

그림 14-10. 안구근육

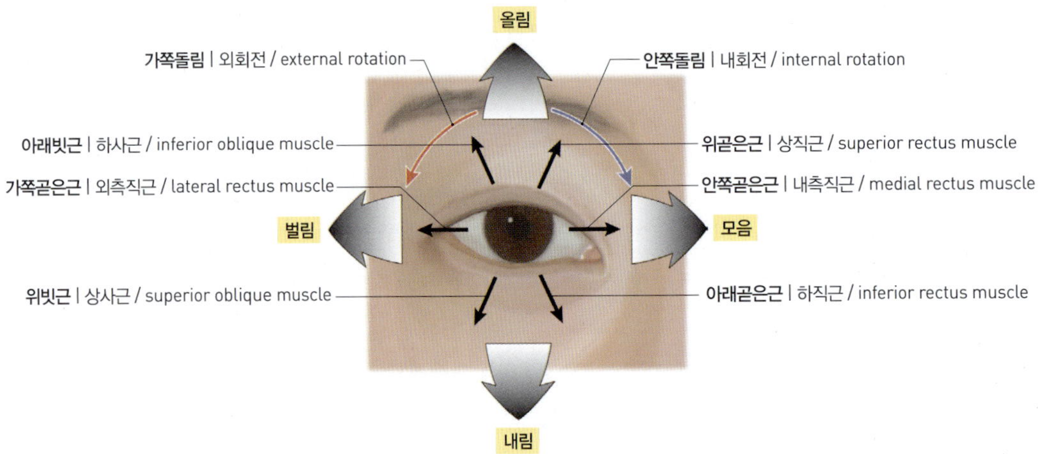

그림 14-11. 안구근육의 작용

표 14-1. 눈근육(바깥눈근육)

근육	이는곳	닿는곳	신경지배	작용
눈꺼풀올림근	눈확 위벽에서 시각신경관의 앞쪽	위눈꺼풀 앞쪽, 일부는 피부와 위결막구석으로	눈돌림신경[III] 위가지	위눈꺼풀을 올림
위곧은근	온힘줄고리 위부분	안구, 위쪽 앞부분의 공막	눈돌림신경[III] 위가지	안구를 올림 (부차적: 모음, 안쪽돌림)
아래곧은근	온힘줄고리 아래부분	안구, 아래쪽 앞부분의 공막	눈돌림신경[III] 아래가지	안구를 내림 (부차적: 모음, 가쪽돌림)
안쪽곧은근	온힘줄고리 안쪽부분	안구, 안쪽면 앞부분의 공막	눈돌림신경[III] 아래가지	안구를 모음
가쪽곧은근	온힘줄고리 가쪽부분	안구, 가쪽면 앞부분의 공막	갓돌림신경[VI]	안구를 벌림
위빗근	시각신경관의 위안쪽	도르래를 거쳐 안구의 위쪽에서 뒤가쪽부분	도르래신경[IV]	안구를 내림 (부차적: 벌림, 안쪽돌림)
아래빗근	눈확 안쪽벽의 앞아래부분에서 코눈물관의 가쪽	안구, 아래쪽의 뒤가쪽부분	눈돌림신경[III] 아래가지	안구를 올림 (부차적: 벌림, 안쪽돌림)

꺼풀의 피부나 위결막구석으로 흩어진다.

신경지배 | 눈돌림신경[III]의 위가지에 의해 지배된다.

눈꺼풀올림근의 아래쪽에 민무늬근육인 위눈꺼풀판근이 붙어 있으며 위눈꺼풀의 위끝부분까지 뻗어 나와 있어서 교감신경의 자극에 의해 눈꺼풀틈새를 크게 여는 역할을 한다.

● 4개의 곧은근

4개의 곧은근은 안구의 위·아래쪽과 안쪽·가쪽면에 닿는다.

위곧은근 상직근/superior rectus muscle, **아래곧은근** 하직근/inferior rectus muscle, **안쪽곧은근** 내측직근/medial rectus muscle, **가쪽곧은근** 외측직근/lateral rectus muscle 이 있다. 이러한 근육의 시작부위는 **온힘줄고리** 총건륜/common tendinous ring 이며, 시각신경관과 위눈확틈새의 안쪽

마른눈

눈물샘에서 분비되는 눈물은 안구 표면을 윤활하고 각막과 결막의 세포에 영양을 공급한다. 눈꺼풀판샘에서 분비되는 지질은 눈물 표면에 연막을 만들어서 눈물이 증발하는 것을 막아주고 있다.

마른눈(건성안/dry eye)은 눈물의 성질과 양이 변해서 눈물의 상태가 불안정해지고 각막 표면이 자극을 받거나 손상을 입는 상태가 된다. 눈의 건조감, 이물감, 통증, 눈부심, 피로 등 다양한 불쾌감이 나타나며 시력이 떨어지는 경우도 있다. 자가면역질환이나 **쇠그렌증후군**(Sjögren syndrome) 등이 원인이 되어 발생하는 경우도 있지만 원인을 특정할 수 없는 경우가 많다. 증상이 가벼운 경우에는 점안약 등을 사용해 증상을 완화시킨다.

부분을 고리 모양으로 둘러싸는 결합조직이다. 앞쪽으로 뻗어 나와 안구의 앞쪽 절반 부분의 공막에서 정지한다.

신경지배 | 위곧은근은 눈돌림신경[III]의 위가지, 아래/안쪽곧은근은 눈돌림신경[III]의 아래가지, 가쪽곧은근은 갓돌림신경[VI]에 의해 지배된다.

● 2개의 빗근

2개의 빗근은 위·아래쪽에 닿는다.

위빗근 상사근/superior oblique muscle 은 시각신경관의 안쪽면에서 발생하며 눈확 안쪽에서 안쪽곧은근 위쪽을 따라 앞으로 뻗어 나와 가느다란 힘줄이 된다. 힘줄은 눈확의 위안쪽구석의 **도르래** 활차/trochlea 에서 뒤가쪽으로 방향을 바꾸고 위곧은근 아래쪽을 통해 안구 위쪽의 뒤가쪽부분에 닿는다.

신경지배 | 도르래신경[IV]에 의해 지배된다.

아래빗근 하사근/inferior oblique muscle 은 눈확 안쪽벽의 앞아래부분에서 코눈물관의 가쪽에서 발생하며, 아래곧은근 아래쪽을 통해 안구 아래쪽의 뒤가쪽부분에 닿는다.

● 안구의 운동

안구를 움직이는 4개의 곧은근과 2개의 빗근 작용에 의해 안구는 3종류 6방향으로 운동한다.

올림 거상/elevation / 내림 하제/depression | 위아래방향의 운동
벌림 외전/abduction / 모음 내전/adduction | 수평방향의 운동
가쪽돌림 외회전/external rotation / 안쪽돌림 내회전/internal rotation | 이마면에서의 회전

눈근육의 역할

눈근육은 의도적으로 안구를 움직여서 시선의 방향을 바꿀 수가 있다. 예를 들어 얼굴을 움직이지 않은 채로 옆쪽을 보는 경우이다. 그러나 그것이 안구 본래의 역할은 아니다. 안구운동의 목적은 보다 더 잘 보는 것이다. 첫 번째는 시선을 미세하게 움직여서 의도한 대상으로 향하는 것이다. 망막 안에서 식별성이 높은 것은 중심오목 뿐이어서 글자 등 세밀한 것을 식별하기 위해서는 보려는 대상을 시야 중심으로 가져다 둘 필요가 있다.
두 번째는 시선을 지속적으로 보려는 대상을 향하도록 하는 것이다. 머리 부위가 움직이면 망막에 투영된 영상이 움직이게 되는데 이 영상의 움직임을 최소화하는 것이다. 즉 비디오카메라의 손떨림장치와 비슷한 기능을 하는 것이다. 이러한 기능을 **안뜰눈반사**(vestibulo-ocular reflex)가 하게 된다. 속귀의 반고리관에서 감지한 회전운동의 가속도 정보가 속귀신경[VIII]을 거쳐 뇌로 전달되고, 뇌줄기의 반사회로를 통해 눈돌림신경[III], 도르래신경[IV], 갓돌림신경[VI]의 운동신경세포로 전달된다.

검안경

검안경(ophthalmoscope)은 동공을 통해 눈 속으로 광선을 비추고 안구 바닥을 관찰하는 도구이다. 독일의 헬름홀츠(HLF von Helmholtz)가 1851년에 고안하고 개발했다. 검안경은 망막의 시각신경유두와 그 귀쪽에 있는 황반, 그 주변의 망막, 맥락막, 그리고 망막의 혈관을 관찰할 수 있다. 망막과 맥락막의 병변을 관찰하는 데 도움이 될 뿐만 아니라 혈관을 직접 관찰할 수 있어서 고지혈증, 동맥경화증, 당뇨병 등 전신성 질환의 증상을 판단할 때에도 이용된다.

위아래의 곧은근과 빗근은 3방향의 운동을 복합적으로 수행한다.

가쪽·안쪽곧은근은 벌림과 모음운동만을 담당한다.

4) 안구의 지지장치(그림 14-12)

안구 주위에는 안구를 지지하거나 안구운동을 보조하기 위한 결합조직이 발달되어 있다.

안구집 안구초/fascial sheath of eyeball (**테논주머니** Tenon's capsule)은 안구의 주요성분을 주머니 모양으로 감싸는 얇은 결합조직이며, 안구지방체 안에서 안구가 매끄럽게 움직일 수 있도록 돕는다. 공막과는 윤활액을 포함한 좁은 공간으로 분리되어 있다. 이들은 1) 안구 뒤쪽에서 시각신경이 나오는 부위의 공막, 2) 안구 앞쪽 각막모서리 근처의 공막, 3) 눈근육이 정지하는 부위에서 눈근육을 덮는 눈근육널힘줄과 이어진다.

안구걸이인대 안구제인대/suspensory ligament of eyeball 는 안구집의 아래부분이 두꺼워진 것이며, 안쪽·가쪽곧은근, 아래빗근, 아래곧은근의 근막 및 가쪽·안쪽곧은근제한인대와도 연결되어 안구를 아래쪽에서 지지하는 역할을 한다.

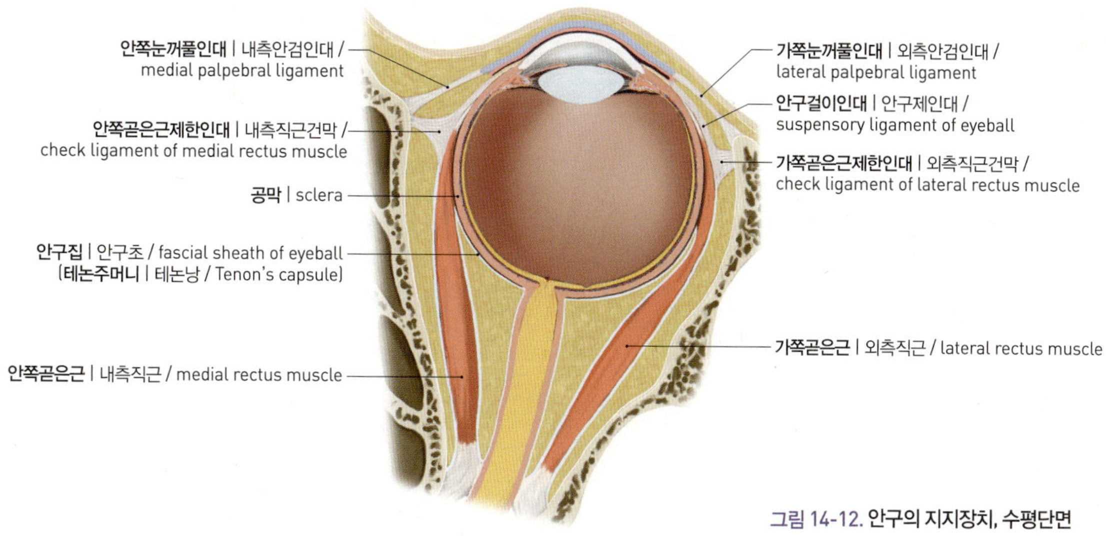

그림 14-12. 안구의 지지장치, 수평단면

가쪽·안쪽곧은근제한인대 외측·내측직근건막/check ligament of lateral·medial rectus muscle 는 가쪽·안쪽곧은근의 근막에서 눈확벽으로 뻗어있는 삼각형의 근막판이며, 안구가 과도하게 움직이지 않도록 제한한다.

청각과 평형기관: 귀 (그림 14-13)

귀 이/ear 는 청각과 균형감각의 감각기관이며 바깥귀, 가운데귀, 속귀로 이루어져 있다. 1) 바깥귀는 외부와 연결되는 부분(귓바퀴, 바깥귀길), 2) 가운데귀는 관자뼈 속에서 공기를 포함하고 있는 부분(고실, 귀관), 3) 속귀는 관자뼈 속에서 체액을 포함하고 있는 미로 모양의 부분(달팽이, 안뜰, 반고리관)이며, 평형감각을 담당하는 기관이기 도 하다.

1. 바깥귀

바깥귀 외이/external ear 는 귓바퀴과 바깥귀길로 이루어져 있다. 바깥귀길의 속에는 고막이 있어서 바깥귀와 가운데귀의 경계를 이룬다. 바깥귀는 외부에서 들어온 음파를 고막으로 전달하는 역할을 한다.

1) 귓바퀴 (그림 14-14)

귓바퀴 이개/auricle 는 머리부위의 가쪽에서 튀어나와 있으며 소리를 모아주는 역할을 한다. **귓바퀴연골** 이개연골/auricular cartilage 을 피부가 덮고 있으며 여러 개의 융기와 함입

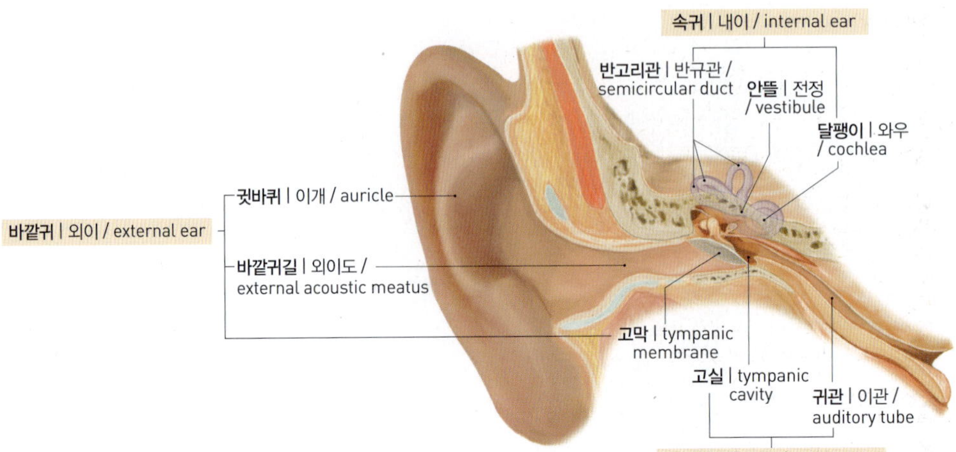

그림 14-13. 귀의 구조

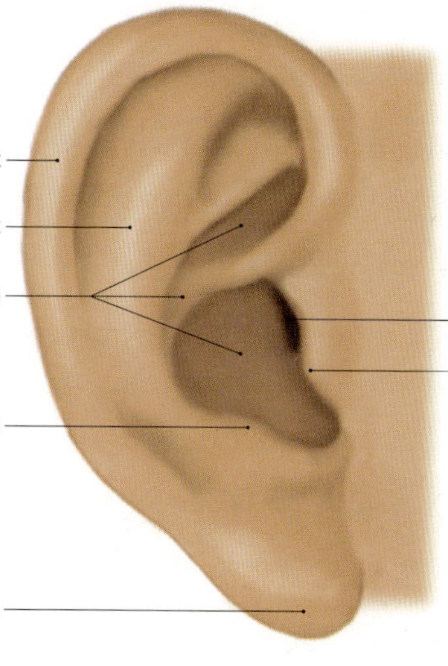

그림 14-14. **귓바퀴**

부분으로 이루어져 있다.

귓바퀴의 뒤모서리는 **귀둘레** 이륜/helix 이며 크게 활 모양으로 튀어나와 있다. 귓바퀴의 아래모서리는 **귓불** 이수/lobule of auricle 이며 연골 이외의 물렁조직으로 이루어져 있다. 가운데의 함입부분은 **귀조가비** 이갑개/concha of auricle 이며 그 앞부분으로 열려있는 **바깥 귓구멍** 외이공/external acoustic pore 은 바깥귀길의 입구 역할을 한다. 바깥귓구멍 바로 앞쪽에는 **귀구슬** 이주/tragus 이 튀어나와 있다. 귀조가비의 뒤모서리는 **맞둘레** 대륜/antihelix 이고 그 아래모서리는 **맞구슬** 대주/antitragus 이며 귀구슬과 마주보듯이 튀어나와 있다.

귓바퀴는 **앞 · 위 · 뒤귓바퀴근** 전 · 상 · 후이개근/auricularis anterior · superior · posterior muscle 에 의해 움직인다. 이들은 얼굴신경[VII]에 의해 지배된다.

2) 바깥귀길 [그림 14-13]

바깥귀길 외이도/external acoustic meatus 은 귀조가비의 깊은부분에서 고막까지 이어지는 길이 2~3 cm의 관이다. 벽의 가쪽 1/3에서는 연골로 이루어져 있는 귓바퀴연골에서 계속 이어지며, 안쪽 2/3는 뼈로 구성된 관자뼈로 이루어져 있다. 바깥귀길은 가볍게 S자 모양으로 구부러져 있다. 처음에는 위앞쪽으로, 중간 정도까지는 뒤쪽으로, 나머지 부분은 앞아래쪽으로 뻗어 있다. 이 때문에 귀보개로 바깥귀길 안쪽의 고막을 관찰할 때에는 귓바퀴를 뒤위쪽으로 잡아당겨서 바깥귀길을 직선으로 만든다.

벽의 표면은 피부로 덮여 있다. 가쪽부분의 피부에는 털과 기름샘, 부분분비땀샘의 일종인 **귀지샘** 이도선/ceruminous gland 이 있으며 그 분비물과 바깥귀길 피부의 박리물질 등이 섞여 **귀지** 이구/cerumen 가 된다.

3) 고막 [그림 14-15]

고막 tympanic membrane 은 바깥귀길과 가운데귀를 분리하는 지름 1 cm 정도 되는 원형의 막이다. 바깥귀길에 대해 수직이 아니라 앞아래쪽으로 기울어져 있다. 고막의 바깥면은 피부로, 안쪽면은 점막으로 덮여 있으며 그 사이에 얇은 결합조직층이 끼여 있다.

고막 주변은 **섬유연골둘레** 섬유연골륜/fibrocartilaginous ring 로 둘러싸여 있으며 고막을 관자뼈에 부착시킨다. 고막의 중앙 위부분에 보이는 **망치줄** 추골조/mallear stria 이라고 하는 밝은 선이 망치뼈자루의 부착부위이다. 망치줄의 아래끝부분은 가볍게 패여 있어서 **고막배꼽** 고막제/umbo of tympanic membrane 이 되고, 위끝부분은 망치뼈의 가쪽돌기가 되어 **망치융기** 추골융기/mallear prominence 가 튀어나와 있다. 그곳에서 앞뒤로 **앞 · 뒤망치주름** 전 · 후추골주름/anterior · posterior mallear fold 이 뻗어 나와 있다. 이러한 주름보다 위쪽에 있는 **이완부분** 이완부/pars flaccida 은 고막이 얇고 느슨해져 있으며, 아래쪽에 있는 **긴장부분** 긴장부/pars tensa 은 고막이 두껍고 긴장되어 있다.

2. 가운데귀

가운데귀 중이/middle ear 는 공기로 채워져 있는 관자뼈 속의 빈 공간이다. 고막 안에 있는 고실을 중심으로 인두로 이어져 있는 귀관, 고실에서 뒤쪽으로 뻗어 나와 있는 꼭지방과 꼭지벌집이 있다. 고실 안에는 귓속뼈가 있어서 고막의 진동을 속귀로 전달한다.

1) 고실 [그림 14-16]

고실 tympanic cavity 은 관자뼈 바위부분 속에 있는 작은 공간이며 공기로 채워져 있다. 고막보다 위쪽으로 뻗어 나와 있는 부분은 **고실위오목** 고실상함요/epitympanic recess 이라고 한다. 고실은 위아래, 앞뒤, 안쪽과 바깥쪽의 6개 방향의 벽으로 구분된다.

위벽 | **고실천장** 실개벽/tegmental wall 이라고 하며 고실과 중간머리뼈우묵을 분리하는

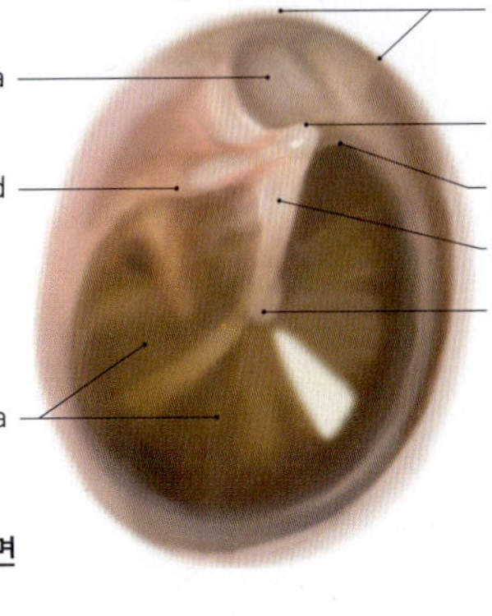

그림 14-15. 고막, 가쪽면

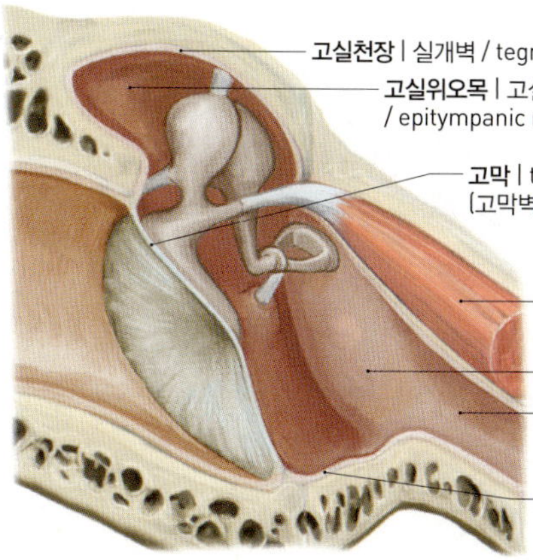

A. 앞쪽에서

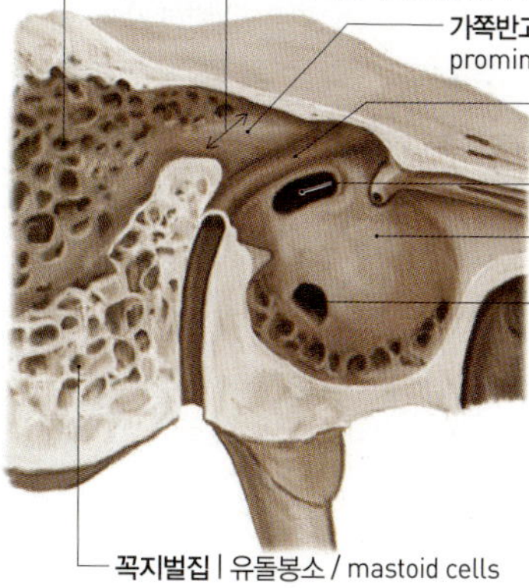

B. 가쪽에서 본 안쪽벽(미로벽)

그림 14-16. 고실의 해부

얇은 뼈판으로 이루어져 있다.

아래벽 | **목정맥벽** 경정맥벽/jugular wall 이라고 하며 얇은 뼈판과 떨어져서 속목정맥과 접해 있다.

가쪽벽 | **고막벽** membranous wall 이라고 한다. 고막에 의해 바깥귀길과 분리되어 있으며 고막보다 위쪽에 있는 고실위오목은 뼈 성분의 벽으로 이루어져 있다.

뒤벽 | **꼭지벽** 유돌벽/mastoid wall 이라고 하며 뼈 성분이다. 위부분에는 고실위오목이 **꼭지방어귀** 유돌동구/aditus to mastoid antrum 를 통해 뒤쪽의 **꼭지방** 유돌동/mastoid antrum 으로 연결되어 있다. 꼭지방 속에는 **꼭지벌집** 유돌봉소/mastoid cell 이라고 하는 촘촘하게 나뉘어져 있으며, 공기로 채워진 공간이 관자뼈의 꼭지돌기 근처로 퍼져나가며 꼭지방으로 연결되어 있다.

앞벽 | **목동맥벽** 경동맥벽/carotid wall 이라고 한다. 아래부분은 얇은 뼈 성분의 벽에서 떨어져서 목동맥관과 접해 있으며 위부분에는 귀관의 입구와 고막긴장근의 작은 구멍이 있다.

안쪽벽 | **미로벽** labyrinthine wall 이라고 하며 속귀의 가쪽벽에 해당한다. 가운데에 있는 **고실곶** 갑각/promontory 이라고 하는 둥근 융기는 속귀에 있는 달팽이의 바닥돌기로 인한 팽창부분이다. 고실곶의 표면을 덮고 있는 점막에는 고실신경얼기가 보인다. 고실곶의 뒤위쪽에는 **타원창** 전정창/oval window 이 있으며 이곳에 등자뼈 바닥이 오목하게 패여 있다. 고실곶의 뒤아래쪽에는 **둥근창** 와우창/round window 이 있으며 둘째고막에 의해 닫혀 있다. 타원창의 뒤위쪽에는 **얼굴신경관융기** 안면신경관융기/prominence of facial canal 가 있으며, 이는 얼굴신경[VII]을 통과하는 얼굴신경관에 의한 팽창부분이다. 얼굴신경관융기 바로 뒤위쪽에는 속귀의 가쪽반고리관에 의한 **가쪽반고리관융기** 외측반규관융기/prominence of lateral semicircular canal 가 있다.

2) 귀관 (그림 14-16A)

귀관 이관/auditory tube 은 고실과 인두를 연결하는 관이다. 고실 앞벽에서 앞아래안쪽으로 뻗어나가며 코인두부위의 귀관인두구멍으로 열려있다. 길이는 3.5 cm 정도이며 가운데귀쪽 1/3의 벽은 뼈로, 인두쪽 2/3는 연골로 이루어져 있다.

연골부분 연골부/cartilaginous part 은 평소에는 닫혀 있지만 외부의 기압이 급격하게 변화해서 고실과 외부 사이에 압력의 차이가 발생하면 귀관이 열려서 고실 속의 기압을 조절한다. 이때에는 삼킴 동작으로 귀관연골의 가쪽벽에 붙어있는 입천장긴장근이 수축해서 연골부분이 넓어지고 고실과 인두가 연결된다.

3) 귓속뼈 (그림 14-17)

귓속뼈 이소골/auditory ossicle 는 고실에 있는 3개의 작은 뼈이며 서로 관절로 연결되어 있다. 고막에서 고실 안쪽벽의 타원창까지 연결되어 있어서 고막의 진동을 효율적으로 속귀까지 전달하는 역할을 한다. 고막쪽에서 **망치뼈, 모루뼈, 등자뼈**가 귓속뼈를 구성하고 있다.

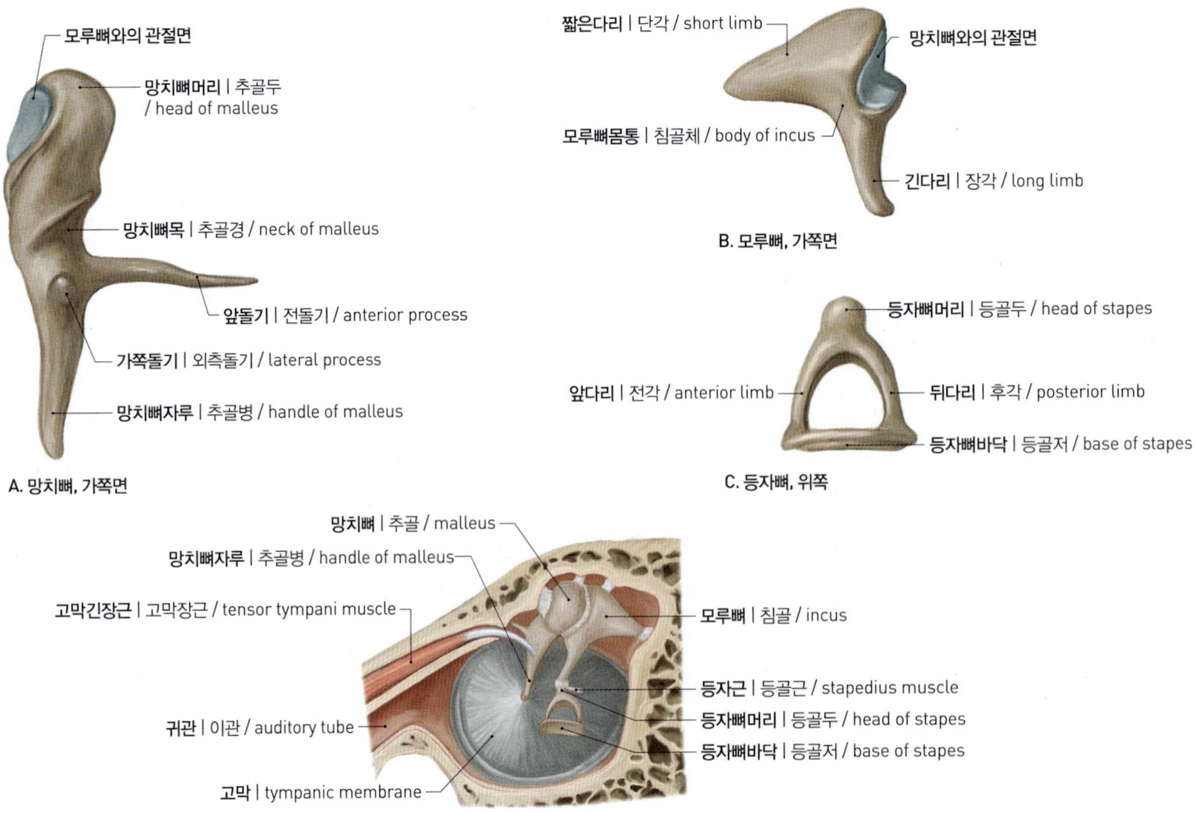

그림 14-17. 귓속뼈

망치뼈 추골/malleus | 망치뼈는 가장 큰 귓속뼈(8~9 mm)이며 고막에 붙어 있다. 위쪽의 **망치뼈머리** 추골두/head of malleus 에서 아래쪽으로 **망치뼈목** 추골경/neck of malleus 이 위치하고, 2개의 돌기(**앞돌기** 전돌기/anterior process, **가쪽돌기** 외측돌기/lateral process)가 나와 **망치뼈자루** 추골병/handle of malleus 가 되어 아래쪽으로 뻗어 나온다. 망치뼈자루는 고막의 망치줄 부분에 붙어 있고 아래끝부분의 가쪽돌기는 망치융기에 대응한다. 망치뼈머리의 뒤쪽은 모루뼈몸통과 관절을 이루고 있다.

모루뼈 침골/incus | 모루뼈는 중간에 있는 귓속뼈이며 **모루뼈몸통** 침골체/body of incus 과 2개의 다리로 이루어져 있다. 모루뼈몸통 앞쪽에 망치뼈목과의 관절면이 있다. 모루뼈 **긴다리** 장각/long limb 는 몸통에서 아래쪽으로 뻗어 나와 망치뼈자루와 거의 평행으로 위치해 있으며, 끝부분이 안쪽으로 구부러져서 등자뼈머리와 관절을 이룬다. 모루뼈 **짧은다리** 단각/short limb 는 몸통에서 아래쪽으로 뻗어 나와 고실의 뒤벽과 인대로 연결된다.

등자뼈 등골/stapes | 등자뼈는 가장 안쪽에서 고실의 안쪽벽에 붙어있다. 공 모양의 **등자뼈머리** 등골두/head of stapes 에서 안쪽으로 **앞 · 뒤다리** 전 · 후각/anterior · posterior limb 가 뻗어 나와 타원형의 **등자뼈바닥** 등골저/base of stapes 에 붙어있다. 등자뼈머리는 모루뼈 긴다리와 관절을 이루고 등자뼈바닥은 타원창으로 오목하게 들어간다.

4) 가운데귀의 근육(표 14-2)

귓속뼈 중에서 망치뼈에는 **고막긴장근**이, 등자뼈에는 **등자근**이 닿고 있어 고막에서 속귀로 소리가 전달되는 것을 억제하는 역할을 한다.

고막긴장근 고막장근/tensor tympani muscle | 고막긴장근은 귀관의 위쪽에 접해 있다. 관자뼈로 열려있는 관(근육귀뼈관)으로 귀관과 함께 수축한다. 연골부분, 나비뼈큰날개, 근육귀뼈관의 벽에서 시작하며 뒤쪽으로 향해 힘줄이 되어 직각으로 가쪽을 돌아서 고실로 나와 망치뼈몸통 위부분에 닿는다.

신경 | 아래턱신경[V_3]의 가지에 의해 지배된다.

작용 | 망치뼈자루를 안쪽으로 당겨서 고막을 긴장시키고 과도한 소리가 들어올 때 속귀로 전도되는 것을 억제한다.

표 14-2. 가운데귀의 근육

근육	이는곳	닿는곳	신경지배	작용
고막긴장근	귀관연골부분, 나비뼈큰날개, 근육귀뼈관벽	망치뼈자루 위부분	아래턱신경[V_3]의 가지	망치뼈자루를 안쪽으로 당김 음의 전도를 억제함
등자근	고실 뒤벽의 바위부분융기	등자뼈머리	얼굴신경[VII]의 가지 (등자근신경)	등자뼈머리를 뒤쪽으로 당김 음의 전도를 억제함

등자근 등골근/stapedius muscle | 등자근은 고실 뒤벽의 피라미드융기에서 시작해서 힘줄이 되어 앞쪽으로 뻗어나간 후 등자뼈머리에 닿는다.

신경 | 얼굴신경[VII] 가지의 등자근신경

작용 | 등자뼈머리를 뒤쪽으로 당겨서 고막을 긴장시키고 과도한 소리가 들어왔을 때에는 속귀로 전도되는 것을 억제한다.

3. 속귀 (그림 14-18)

속귀 내이/internal ear 는 관자뼈바위부분 안에서 형성된 복잡한 모양의 기관이다.

속귀는 2개의 미로로 구성되어 있다. **뼈미로** 골미로/bony labyrinth 는 뼈로 이루어진 공간이며, **막미로** membranous labyrinth 는 거의 동일한 모양의 막으로 구성된 주머니이다. 뼈미로 속의 공간은 막미로에 의해 2개로 나뉘며 성분이 다른 액체로 채워져 있다. 막미로 바깥에는 **바깥림프** perilymph, 안에는 **속림프** endolymph 가 포함되어 있다. 속귀의 감각세포는 막미로의 벽에 위치해 있으며 속림프로 향한다.

속귀는 총 3개의 부위로 이루어져 있다. 앞쪽부터 1) 달팽이는 소리를 감지하고 2) 안뜰은 직선가속도를 감지하고 3) 반고리관은 회전가속도를 감지한다.

1) 달팽이 (그림 14-18B~D)

달팽이 와우/cochlea 는 속귀의 앞아래쪽에 있는 원뿔 모양의 기관이며, 뼈로 이루어져 있는 **달팽이나선관** 와우나선관/spiral canal of cochlea 이 **달팽이축** 와우축/modiolus 주위를 2번 반 회전해서 형성된다. 원뿔의 바닥면에 해당하는 **달팽이바닥** 와우저/base of cochlea 은 뒤안쪽 방향으로, 꼭대기에 해당하는 **달팽이꼭대기** cochlear cupula 는 앞가쪽으로 향해 있다.

달팽이나선관 안에는 **뼈나선판** 골나선판/osseous spiral lamina 이 달팽이축에서 주변으로 향해 튀어나와 있다. 막미로에 해당하는 달팽이관이 뼈나선판의 끝부분과 가쪽벽 사이를

공기에서 속귀까지의 소리의 전달

바깥귀와 가운데귀는 공기 중의 음을 속귀까지 전달하는 장치이다.

바깥귀

인간의 귓바퀴는 다른 동물에 비해 작고 움직일 수가 없다. 그러나 음원의 방향에 따라 특정 주파수 영역의 음압이 변하기 때문에 음원의 방향을 파악하는 데 도움을 준다.

바깥귀길은 끝부분이 막혀있는 관이다. 3~4 KHz의 음파에 특히 공진하며 음압을 최대 20 dB 정도까지 증강한다. 특히 3~4 KHz의 음에 대한 감도가 높다. 이러한 구조로 인해 대화에 필요한 음파를 잘 들을 수 있게 된다.

가운데귀

고막에서 속귀까지 음을 전달하는 가운데귀는 3개의 귓속뼈의 역할이 절대적이다. 음파는 공기를 통해 전달되며 속귀에서는 물의 진동으로 감지된다. 공기와 물의 밀도는 80만 배나 차이가 나기 때문에 공기의 진동은 물 안에서 전혀 전달되지 않고 수면으로 반사되어 버린다. 그러나 귓속뼈를 통과함으로써 공기 중의 진동에너지 중에서 80%를 속귀의 바깥림프로 전달할 수 있게 된다. 이는 고막 면적에 대한 등자뼈바닥의 면적이 1/17이고 귓속뼈 사이의 지레작용으로 진폭이 3/4으로 줄어들며 음압이 22배로 증폭되기 때문이다.

연결해서 달팽이나선관을 위아래의 구획으로 나누고 있다. 위쪽 구획은 **안뜰계단** 전정계/scala vestibuli 이며 달팽이바닥을 통해 타원창으로 연결된다. 아래쪽 구획은 **고실계단** 고실계/scala tympani 이며 달팽이바닥이 타원창으로 연결된다. 안뜰계단과 고실계단은 달팽이꼭대기에서 **계단끝통로** 와우공/helicotrema 를 통해 서로 연결되어 있다. 안뜰계단과 고실계단은 서로 막미로의 바깥공간에서 바깥림프를 포함하고 있다.

달팽이관 와우관/cochlear duct 은 달팽이의 막미로에서 달팽이나선관의 바깥쪽에 위치해 있다. 단면은 삼각형이며 가쪽의 벽에 붙어 있다. 바깥쪽 가장자리는 **나선인대** spiral ligament 를 통해 달팽이나선관의 벽에 붙어있고 위모서리는 **안뜰막** 전정막/vestibular membrane 과 떨어져서 안뜰계단을 향해 있으며 아래모서리는 **바닥막** 기저판/basilar membrane 과 떨어져서

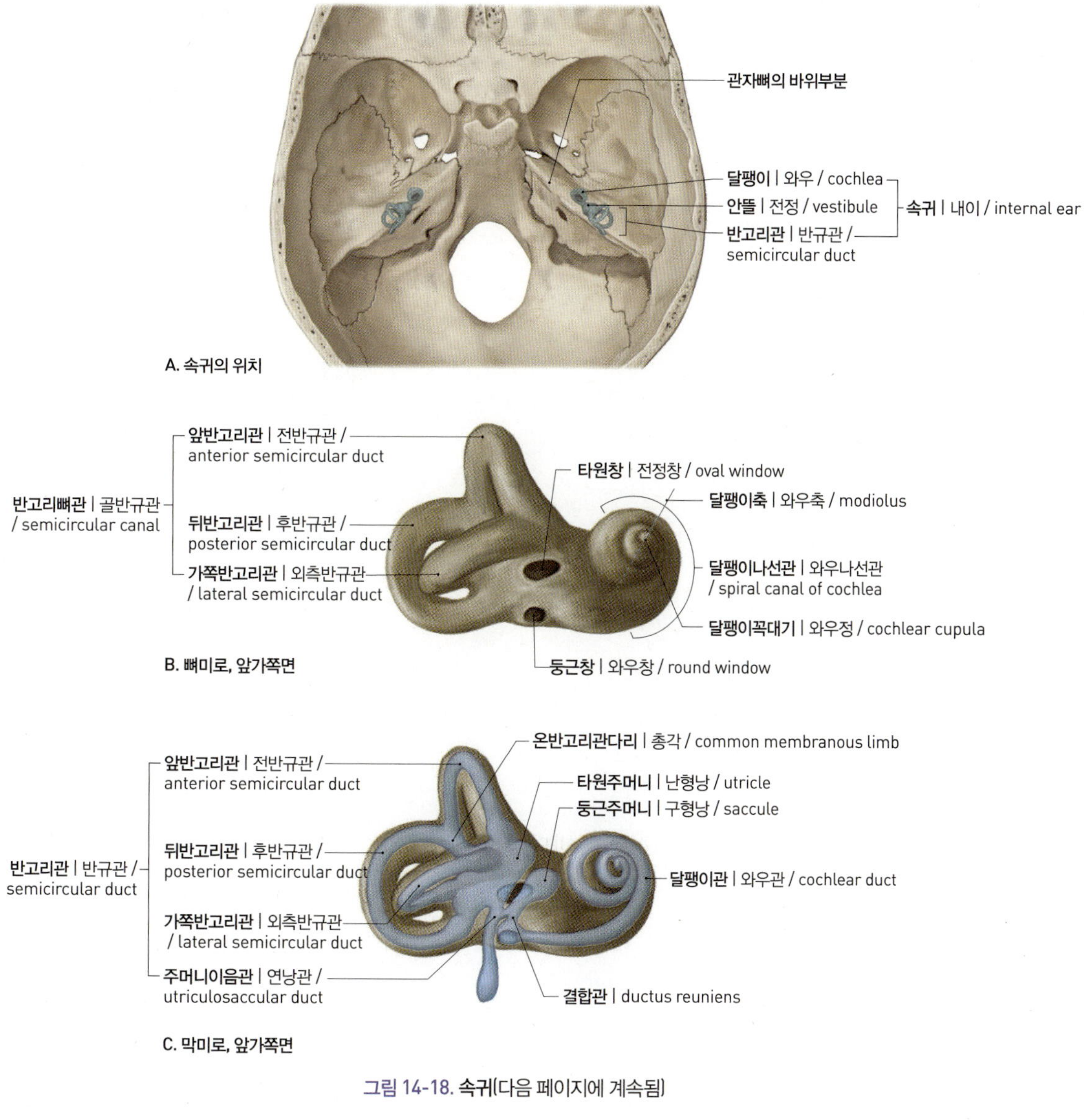

그림 14-18. **속귀**(다음 페이지에 계속됨)

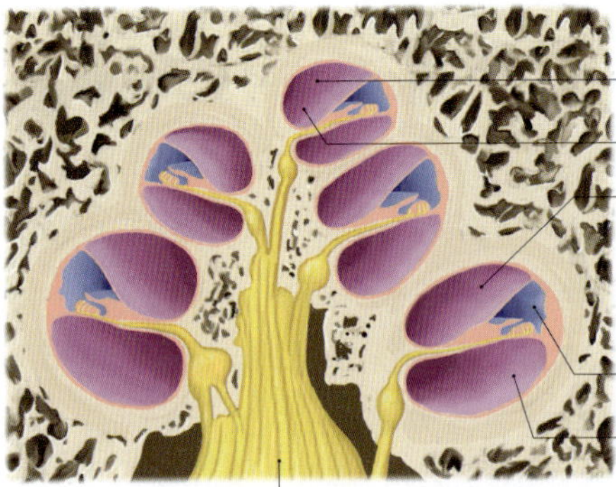

D. 달팽이

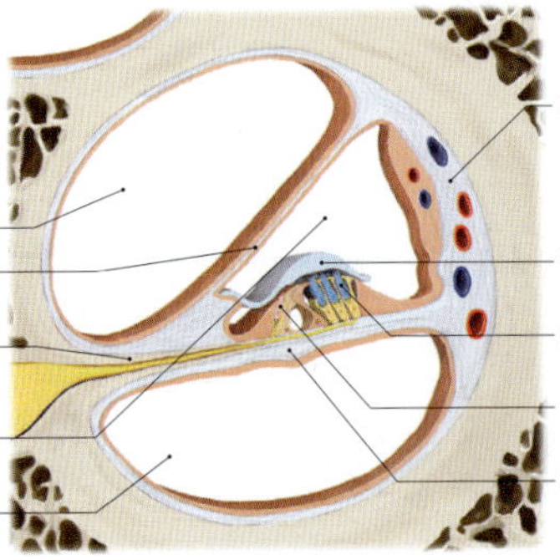

E. 달팽이나선관

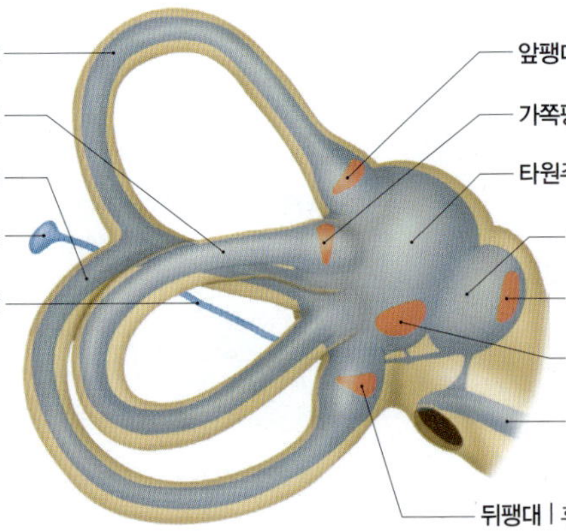

F. 안뜰과 반고리관

그림 14-18. **속귀**(앞 페이지에서 이어짐)

고실계단을 향해 있다. 바닥막 위에는 청각수용기관인 **나선기관** spiral organ (**코르티기관** Corti's organ)이 있으며 속림프를 포함한 달팽이관의 속공간에서 뻗어 나와 있다.

2) 안뜰 (그림 14-18C, F)

안뜰 전정/vestibule 은 속귀의 중앙부분에서 타원주머니와 둥근주머니라고 하는 2개의 막미로주머니를 포함하고 있다. 안뜰의 가쪽벽은 고실로 향해 있으며 **타원창** 전정창/oval window 이라고 하는 작은 구멍이 등자뼈바닥에 의해 막혀 있다. 안뜰의 안쪽벽은 속귀길바닥에 맞닿아 있으며 신경을 통과하는 여러 개의 작은 구멍에 의해 연결되어 있다.

안뜰 안에서 **둥근주머니** 구형낭/saccule 는 앞아래쪽에 있으며 결합관에 의해 달팽이관으로 연결되어 있다. **타원주머니** 난형낭/utricle 는 뒤쪽에 있으며 3개의 반고리관 양쪽 다리로 연결되어 있다. 둥근주머니와 타원주머니는 **주머니이음관** 연낭관/utriculosaccular duct 에 의해 연결되며 또한 주머니이음관에서 속림프관이 갈라져 나와 뒤머리뼈우묵의 경막바깥공간에 있는 속림프주머니에 도달한다. **속림프주머니** 내림프낭/endolymphatic sac 는 속림프의 흡수장치인 것으로 알려져 있다.

둥근주머니와 타원주머니의 벽의 일부에는 감각수용기관이 있다. **둥근주머니평형반** 구형낭반/macula of saccule 은 거의 수직면 안에 위치해 있으며 수직 방향의 가속도를 감지하고, **타원주머니평형반** 난형낭반/macula of utricle 은 거의 수평면 안에 위치해 있으며 수평 방향의 가속도를 감지한다.

3) 반고리관(그림 14-18B, C, F)

반고리관은 속귀 뒤부분에 위치해 있는 3개의 C자 모양의 관이며 양쪽 다리가 타원주머니로 연결되어 있다. **반고리관** 골반규관/semicircular canal 속에 있는 같은 모양의 **막반고리관** 막반규관/semicircular duct 은 완전하게 수용되어 있다. 앞 · 뒤 · 가쪽반고리관 3개가 있다. **앞반고리관** 전반규관/anterior semicircular duct 은 수직면 안에서 바위부분의 축과 직각으로, **뒤반고리관** 후반규관/posterior semicircular duct 은 수직면 안에서 바위부분의 축과 평행하게, **가쪽반고리관** 외측반규관/lateral semicircular duct 은 수평면 안에 위치하고 있으며 그 면은 서로 직각을 이루고 있다.

각 반고리관의 양쪽 끝부분에 있는 다리의 한쪽에는 **팽대** 팽대부/ampulla 가 있으며 그곳에 감각수용기인 **팽대능선** 팽대부능/ampullary crest 이 있다. 앞반고리관과 뒤반고리관의 팽대가 없는 쪽의 다리는 합체되어 **온반고리관다리** 총각/common membranous limb 가 되고 둥근주머니로 연결된다.

현기증과 난청

현기증(vertigo)은 자신이 움직이고 있지 않은 상태에서 외부 세계가 움직이는 것처럼 느껴지는 이상감각으로 속귀가 뇌로 전달하는 평형감각의 장애에 따른 것이다. 속귀의 이상으로 생기는 말초성현기증과 뇌의 이상으로 생기는 뇌성현기증이 있다.

난청(deafness)은 음이나 소리가 잘 들리지 않는 청각의 이상이다. 바깥귀와 가운데귀의 장애로 인한 전도난청과 속귀의 장애로 인해 발생하는 지각난청이 있다.

속귀의 질환 중에는 현기증과 난청 모두를 일으키는 것이 있다. 그중에서 대표적인 것이 **메니에르병**(Meniere disease)이다. 현기증 발작이 반복되며 난청과 귀울림이 계속된다. 30~40대에 많이 발생한다. 어느 한쪽에서만 발생하는 경우가 많지만 30% 정도는 양쪽에서 발생한다. 메니에르병이 발생하면, 속귀의 속림프가 과도하게 많아져서 막미로에 수종이 생기며 달팽이, 안뜰, 반고리관의 감각세포가 장애를 받게 된다. 속림프의 수종이 발생하는 원인은 다양하다. 초기에는 난청이나 귀울림이 남지 않지만 발작이 반복되는 과정에서 불가역적인 평형장애와 난청이 진행된다. 초기에 진단과 치료를 시작하는 것이 중요하다.

앞반고리관 속의 앞림프는 회전가속도가 가해지면 흐름이 생성되어 팽대능선의 감각세포를 자극한다. 3개의 반고리관이 3차원적으로 교차하기 때문에 여러 방향의 회전가속도를 감지할 수 있게 된다.

국문 찾아보기

영문 찾아보기